实用临床
康复医学精要

张 新 主编

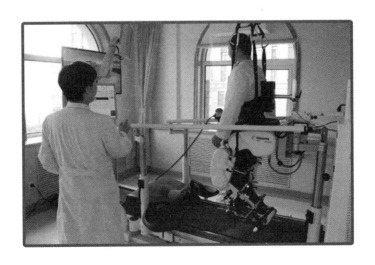

云南出版集团公司
云南科技出版社

图书在版编目（CIP）数据

实用临床康复医学精要 / 张新主编. -- 昆明：云
南科技出版社，2018.4
　ISBN 978-7-5587-1285-2

　Ⅰ．①实…　Ⅱ．①张…　Ⅲ．①康复医学　Ⅳ．①R49

中国版本图书馆CIP数据核字(2018)第079802号

实用临床康复医学精要
张　新　主编

责任编辑：王建明　蒋朋美
责任校对：张舒园
责任印制：蒋丽芬
装帧设计：庞甜甜

书　　号：978-7-5587-1285-2
印　　刷：廊坊市海涛印刷有限公司
开　　本：889mm×1194mm　　1/16
印　　张：32.5
字　　数：1048千字
版　　次：2020年6月第1版　2020年6月第1次印刷
定　　价：168.00元

出版发行：云南出版集团公司云南科技出版社
地址：昆明市环城西路609号
网址：http://www.ynkjph.com/
电话：0871-64190889

前　　言

康复医学起源于20世纪中期,随着科学技术的不断进步,康复医学的发展早已成为人类医学事业发展的必然趋势,现代科学技术进步的重要成果。康复医学是一门以消除和减轻人的功能障碍,弥补和重建人的功能缺失,设法改善和提高人的各方面功能的医学学科,它主要是利用物理因子和方法,以预防、诊断、治疗残疾和疾病,使病、伤、残者在体格上、精神上、社会上、职业上得到康复,消除或减轻功能障碍,帮助他们发挥残留功能,恢复其生活能力、工作能力,以重新回归社会。

本书融医学新知识,新技术,新进展于一体,适应了现代康复治疗学不断转变的要求;突出实用性,指导康复科医师解决临床上遇到的实际问题;突出新颖性,以层次分明的介绍展现疾病诊治的具体、可行方案;贯彻循证医学思想,尽量参考权威书籍、文献和系统性评价提供的证据,充分体现现代医学模式的转变;遵循临床思维的程序,给予临床医师运用全面的、动态的、辩证的思维方式应对不同疾病诊治的建议,强化临床思维能力的培养。综上所述,本书不失为一本覆盖面广、实践性强,可供康复科医师及其他医务人员参考的专业书籍。

尽管在本书编撰过程中,编者们做出了巨大的努力,对稿件进行了多次认真的修改,但由于编写经验不足,加之编写时间有限,书中难免存在遗漏之处,敬请广大读者提出宝贵的修改建议,以期再版时修正完善!

目　　　录

第一章　康复医学概论 ……………………………………………………………（1）

　第一节　临床康复学概述 ………………………………………………………（1）

　第二节　工作特点及工作方式 …………………………………………………（2）

　第三节　康复医学的发展 ………………………………………………………（7）

第二章　康复医学相关基础 ………………………………………………………（10）

　第一节　运动学基础 ……………………………………………………………（10）

　第二节　神经学基础 ……………………………………………………………（24）

第三章　康复医学评定 ……………………………………………………………（31）

　第一节　言语与吞咽功能评定 …………………………………………………（31）

　第二节　日常生活活动能力及社会参与能力评定 ……………………………（39）

　第三节　肌张力、肌力评定 ……………………………………………………（47）

　第四节　关节活动范围测定 ……………………………………………………（55）

　第五节　步态分析 ………………………………………………………………（58）

　第六节　平衡与协调功能评定 …………………………………………………（64）

　第七节　心肺功能评定 …………………………………………………………（67）

　第八节　疼痛评定 ………………………………………………………………（73）

第四章　康复治疗技术 ……………………………………………………………（80）

　第一节　运动疗法 ………………………………………………………………（80）

　第二节　手法治疗、牵引 ………………………………………………………（93）

　第三节　功能性神经肌肉电刺激疗法 …………………………………………（99）

　第四节　作业疗法 ………………………………………………………………（101）

　第五节　言语治疗 ………………………………………………………………（105）

第五章　神经系统疾病康复 ………………………………………………………（114）

　第一节　脑卒中的康复 …………………………………………………………（114）

　第二节　颅脑损伤的康复 ………………………………………………………（130）

　第三节　脊髓损伤的康复 ………………………………………………………（149）

　第四节　小儿脑性瘫痪的康复 …………………………………………………（169）

　第五节　周围神经损伤的康复 …………………………………………………（175）

　第六节　帕金森病的康复 ………………………………………………………（185）

第七节　老年痴呆的康复 …………………………………………………………………… (200)

第八节　多发性硬化的康复 …………………………………………………………………… (211)

第九节　持续性植物状态的康复 ……………………………………………………………… (215)

第十节　平衡功能的康复 ……………………………………………………………………… (228)

第十一节　协调功能障碍的康复 ……………………………………………………………… (234)

第十二节　肌肉疾病的康复 …………………………………………………………………… (240)

第十三节　偏瘫的康复治疗 …………………………………………………………………… (244)

第十四节　运动神经元病的康复 ……………………………………………………………… (275)

第十五节　偏头痛的康复 ……………………………………………………………………… (279)

第六章　骨骼肌肉疾病康复 ……………………………………………………………………… (282)

第一节　骨折的康复 …………………………………………………………………………… (282)

第二节　手外伤的康复 ………………………………………………………………………… (289)

第三节　颈椎病的康复 ………………………………………………………………………… (299)

第四节　腰椎间盘突出症的康复 ……………………………………………………………… (302)

第五节　骨性关节炎的康复 …………………………………………………………………… (304)

第六节　人工关节置换术的康复 ……………………………………………………………… (307)

第七节　类风湿关节炎的康复 ………………………………………………………………… (311)

第八节　运动损伤的康复 ……………………………………………………………………… (342)

第九节　脊柱侧凸的康复 ……………………………………………………………………… (352)

第十节　骨质疏松的康复 ……………………………………………………………………… (356)

第十一节　截肢后的康复 ……………………………………………………………………… (358)

第十二节　肩关节周围炎的康复 ……………………………………………………………… (364)

第十三节　腕部筋伤 …………………………………………………………………………… (368)

第十四节　膝部筋伤 …………………………………………………………………………… (373)

第七章　其他疾病的康复 ………………………………………………………………………… (381)

第一节　高血压的康复 ………………………………………………………………………… (381)

第二节　糖尿病的康复 ………………………………………………………………………… (386)

第三节　脾胃病辨证论治 ……………………………………………………………………… (391)

第四节　胃轻瘫综合征 ………………………………………………………………………… (401)

第五节　恶性肿瘤的康复 ……………………………………………………………………… (404)

第八章　临床常见问题的康复处理 ……………………………………………………………… (411)

第一节　慢性疼痛 ……………………………………………………………………………… (411)

第二节　女性产后盆底功能障碍性疾病 ……………………………………………………… (415)

第三节　产褥期健康教育 ……………………………………………………………………… (418)

第四节　母乳喂养健康教育 …………………………………………………………………… (422)

第九章　常见病的推拿治疗 ……………………………………………………………………… (427)

第一节　落枕 …………………………………………………………………………………… (427)

第二节　颈椎病 ………………………………………………………………………………… (429)

第三节　颈椎间盘突出症 ……………………………………………………………………… (434)

　第四节　肩关节周围炎 ……………………………………………………………（438）

　第五节　急性腰部损伤 ……………………………………………………………（439）

　第六节　慢性腰肌劳损 ……………………………………………………………（441）

　第七节　腰椎间盘突出症 …………………………………………………………（443）

　第八节　膝部疾患 …………………………………………………………………（447）

　第九节　踝与足部疾病 ……………………………………………………………（453）

　第十节　头痛 ………………………………………………………………………（462）

第十章　常见病的针灸治疗 …………………………………………………………（465）

　第一节　认知障碍的针灸康复治疗 ………………………………………………（465）

　第二节　常见神经内科病症的针灸治疗 …………………………………………（470）

　第三节　常见呼吸内科病症的针灸治疗 …………………………………………（484）

　第四节　常见消化内科病症的针灸治疗 …………………………………………（487）

　第五节　针灸治疗男性疾病 ………………………………………………………（493）

　第六节　急症的针灸治疗 …………………………………………………………（500）

参考文献 ………………………………………………………………………………（510）

第一章　康复医学概论

第一节　临床康复学概述

随着康复医学的发展,康复作为一种理念已渗透到临床医疗的全部过程以及养生保健领域。专科康复的开展,促进了与临床专科相应的临床康复学的发展。近几年,在一些国家出现了临床专科康复医师,如骨科康复医师、神经康复医师。专科康复学和专科康复医师队伍的发展体现了临床康复学已深入临床工作,体现了康复医学与临床治疗的密切关系。临床医师既是临床专科医师,通过学习也可以成为该专科的康复医师,而且临床早期阶段也是康复的最佳时期。在临床实践工作中,临床康复医师不仅要掌握临床医学的基本知识,而且应掌握康复医学的全面知识,特别是本专科疾病康复的相关知识,只有这样,才能正确地指导康复治疗。

一、临床康复学的定义

临床康复学是一门研究因伤病导致功能障碍的预防、治疗和促进伤残患者功能与能力最大限度恢复的医学学科。临床康复学研究的主要对象是临床相关疾病所引起的功能障碍患者。由于功能障碍可以是潜在的,也可以是现存的、可逆的或不可逆的,可以在疾病之前出现、与疾病并存或成为疾病的后遗症,所以,临床康复学实际上涉及临床各个学科,它涵盖了临床各学科的知识,侧重康复医学的内容。临床康复学的基本领域主要包括:

1.骨科康复学　是一门研究由骨与关节、肌肉及外周神经和软组织损伤、畸形、疾病所致的功能障碍及康复处理的学科。康复治疗手段包括必要的手术治疗、手术前后的功能训练、假肢和矫形器的装配等。

2.神经康复学　是一门研究由中枢神经系统及外周神经系统病损所致的功能障碍及康复处理的学科。

3.其他康复学　包括内科康复学、儿科康复学、肿瘤康复学、老年病康复学等。

二、临床康复的目标

在制订临床康复治疗计划时,每个患者具体的康复目标往往是不同的。确定每一个病伤患者具体的康复目标主要依据其病伤的分类诊断和功能评定,同时参考患者的年龄、体质,有无其他合并症等情况。但是从临床康复的基本观点出发,患者的基本康复目标是一致的。临床康复学的目的是利用以医学为主的多种手段,设法使患者已经受限或丧失的功能和能力恢复到可能达到的最大限度,帮助他们重返社会,从而达到接近正常或比较正常的生活。康复基本目标主要包括两个方面:增加患者的独立能力,使患者能回归社会并进行创造性生活。

1.重新获得独立能力　重新获得独立能力是康复的首要目标。长期以来,康复被认为是一个通过康复训练等手段使患者获得尽可能高的身体独立水平的过程。日常生活活动或生活自理能力的明显提高往往被作为临床康复成功的标志。独立能力的概念被极大程度地限制在身体的(肉体的)独立能力范围之内,即把生活自理能力作为独立能力的指标。然而,独立能力不能被单纯看做身体或生理功能上的独立能力,还应包括独立作出决定和解决问题的能力,即自决能力。举个例子,如果只强调身体的独立能力,那么仅能使得高位脊髓损伤患者通过指导别人协助和应用某些辅助器械达到一种相对独立的生活方式,而不能真正获得独立能力。因此,在所有患者的临床康复过程中,要同时注意培养患者的自觉能力,从而尽可能地达到身心独立。独立功能评定体现了身体的独立和自决能力两方面内容。

2.重归社会提高生活质量　至今,很多康复医师仍把康复目标局限于生活自理能力或独立能力的恢复或提高,康复治疗方法局限于物理疗法、作业疗法等体能方面的训练,社会适应能力的恢复及潜在的就业能力的恢复往往被忽视,甚至被忽略。患者和家属满足于患者生活自理,认为重新工作是不可能或不必要的。生活自理能力的恢复,为社会适应能力和就业能力的恢复奠定了基础,但是生活自理能力的恢复并不意味着社会适应能力和就业能力的恢复。患者只要有生活自理能力,可以在家庭环境中进行一定程度的独立活动,但仍难以回归社会。这样,他们事实上只是社会资源的消耗者,而不能通过自己潜在的就业劳动能力(包括体力和智力)为社会提供资源。他们既不能作为社会精神或物质财富的创造者而创造性地生活,也不能通过创造财富增加自信、自立。只注重生活自理能力的恢复,实际上只是对人的自然属性的康复。只有注意社会适应能力和就业能力的恢复,才是对人的社会属性进行"康复",否则,其对自然属性的康复就失去了重要价值。例如脊髓损伤患者中,有一定文化水平和专业技术能力的患者通过必要的训练,应用部分科学技术(如计算机)也可从事一定的工作。同时,研究结果显示,脊髓损伤患者在生活自理活动以外的其他方面所消耗的平均时间实际上少于正常人所用的时间,因此可以有更多的时间从事更有意义的工作,这已经被一些事业上取得成功的患者所证实。对康复患者应进行力所能及的职业康复训练,使他们今后能返回合适的工作岗位,从而真正地回归社会,达到全面康复的目标。

(张　谦)

第二节　工作特点及工作方式

临床康复是指综合采用各种康复治疗手段,对各类伤、残、病患者的病理和生理异常以及相应的功能障碍进行针对性的康复医疗实践。临床康复以功能康复、整体康复、重返社会为基本原则。与临床医学不同,临床康复有着自己的工作特点及工作方式。

一、临床康复的工作特点

临床康复学与临床医学有很大的不同,从某种意义上讲,临床康复学是一种功能医学,它的主要任务之一是研究患者的功能障碍和残疾,以及如何去治疗(克服)残疾给患者带来的功能障碍。这样临床康复的工作内容也就有了它自己的特色,即康复评定、康复治疗、康复预防。

(一)康复评定

康复评定是康复治疗的基础。它类似于临床医学的诊断过程,但又不完全相同。对于康复评定的定义可以这样来理解:康复评定是客观、准确地检查、判断患者功能障碍的性质、部位、范围、程度,确定尚存的代偿能力情况,估计功能障碍的发展、转归和预后,确定康复目标,制订出可行的康复治疗措施,判定康复治疗效果,决定康复治疗后患者回归及去向的过程。

1.康复评定的内容

(1)躯体功能评定一般包括:关节活动功能评定、肌肉力量评定、上下肢功能评定、步态分析、神经电生理评定、痉挛与弛缓的评定、感觉与知觉功能的评定、协调与平衡功能的评定、姿势反射与原始反射的评定、日常生活活动能力的评定、上下肢穿戴假肢或矫形器能力的评定、穿戴脊柱矫形器能力的评定等。

(2)精神心理功能评定一般包括:情绪评定、残疾后心理状态评定、疼痛评定、失用症和失认症评定、痴呆评定、非痴呆性认知障碍(注意力、记忆、思维)评定、人格评定等。

(3)语言功能评定一般包括:失语症评定、构音障碍评定、语言错乱评定、痴呆性言语评定、言语发育迟缓的评定、听力测定和发音功能的仪器评定等。

(4)社会功能评定一般包括:社会生活能力评定、生活质量评定、就业能力的医学评定等。

2.康复评定的分期

(1)初期评定:在患者入院初期完成。目的是全面了解患者功能状况和障碍程度、致残原因、康复潜力,据此确定康复目标和制订康复治疗计划。

(2)中期评定:在康复治疗中期进行。目的是经过康复治疗后,评定患者的功能情况,有无康复效果,分析原因,并据此调整康复治疗计划。中期评定可进行多次。

(3)后期评定:在康复治疗结束时进行。目的是经过康复治疗后,评定患者总的功能情况,评价康复治疗效果,提出重返家庭和社会或做进一步康复治疗的建议。

3.康复评定会　康复评定会是康复评定工作的一种重要形式。一般是由康复医师主持召开,康复治疗师、康复护士、康复工程师等相关人员参加的康复治疗组会议,在会上小组成员根据其本人的检查及分析,对患者功能障碍性质、部位、程度、发展、预后及康复目标充分发表意见,提出各自领域的康复对策、康复目标和治疗处理意见(包括近期、中期、远期),然后由康复医师归纳总结为一个完整的康复评定和治疗方案,拟定计划,指派各专业人员分别实施。治疗中期再次召开评定会,对计划执行情况进行评定、修改和补充。治疗结束时再召开评定会,对康复疗效进行总结并为下阶段康复治疗或出院后去向提出意见。

4.康复评定应当作出的判断

(1)确定患者功能障碍的种类和主要的功能障碍。

(2)确定患者功能障碍的程度:对患者功能障碍不仅应了解其种类,还应判断其严重程度。

(3)判断患者的代偿能力:在康复医疗工作中,不仅应了解患者功能障碍的情况,知道其丧失了什么功能,还应该了解其代偿能力如何,还残存什么功能,能发挥多大的代偿能力,并研究怎样利用这些残存的功能去发挥代偿作用,提高患者的生活和社会适应能力。

(4)确定康复治疗目标:对患者功能障碍的种类、严重程度和主要功能障碍有了正确全面的了解以后,明确康复治疗重点,通过康复治疗和训练,预期使患者的功能障碍恢复到何种水平,这种水平即是康复治疗需要达到的目标。最基本的指标是患者生活自理能力的恢复水平,其次是对家庭及社会适应能力的恢复程度等。治疗目标又可分为:

1)近期目标:是康复治疗初级阶段应达到的目标。

2)中期目标:是康复治疗过程中,分阶段应达到的目标。

3)出院目标:是患者康复治疗结束准备出院时应达到的目标。

4)远期目标:是患者出院后回归家庭和社会后所能达到的水平。

(5)决定承担各种功能训练任务的专业成员:根据患者功能障碍的种类和严重程度,结合康复治疗小组各成员的专长,将功能恢复训练的各方面任务恰如其分地分配给能胜任的成员,充分发挥康复治疗小组各专业的特长,分工协作,共同完成恢复患者功能的任务。

(6)决定各种康复治疗措施:康复评定会议要综合各专业评定结果的意见,根据功能障碍的主次,制订康复治疗计划并对康复治疗的先后顺序作出合理的安排。影响患者生活自理能力最严重的以及患者感到最痛苦并最迫切希望解决的问题,应优先考虑。

(7)判定康复治疗效果、修改康复治疗计划:康复治疗工作中,可根据需要随时对患者的状况进行评定,修改康复治疗计划,变更康复治疗措施,取得更好的康复治疗效果。

(8)决定康复结局及转归:康复治疗结束,应对患者作出全面的评定,指出康复治疗后患者的去向,例如,回归家庭、回归社会、回归工作岗位、转至其他康复机构(如康复中心、疗养院)、至社区康复服务站继续康复治疗等。

(二)康复治疗

康复治疗技术的应用是康复医学不同于其他临床医学的又一特征之处。康复治疗以康复训练为主要手段,当然并不排斥临床行之有效的其他方法的应用,比如药物、手术、石膏、夹板、传统医学疗法等。主要康复训练疗法简介如下:

1.物理疗法(PT)　包括运动疗法和理疗。

(1)运动疗法:是物理疗法的主要组成部分,它是通过运动对身体的功能障碍和功能低下进行预防、改善和功能恢复的治疗方法。应用被动运动、主动运动、主动借助运动、抗阻运动、神经发育疗法等各种运动方法来训练患者,如肢体瘫痪后如何设法使其运动,如何将不正常的运动模式转变为正常或接近正常的模式,改善关节活动,增强肌力,增进运动的协调性,提高调节平衡的能力等。总之,该疗法是有针对性地、循序渐进地恢复患者丧失或减弱的运动功能,同时能够预防和治疗肌肉萎缩、关节僵直、骨质疏松、肢体畸形等并发症的发生。

(2)理疗:主要是应用除力学因素以外的电、光、声、磁、水、冷、热等各种物理因素治疗疾病,促进患者康复的治疗方法。

2.作业疗法(OT)　是针对患者的功能障碍,从日常生活活动、手工操作劳动及文体活动中选出一些针对性强,能恢复患者减弱的功能和技巧的作业活动,让患者按照指定的要求进行训练,逐步恢复其功能,从而提高患者的日常生活能力,使其能自理生活和学习。在日常生活活动方面,常选用进食、梳洗、穿衣、从床上到轮椅转移等活动。在手工操作方面,常选用木工、手工制作等;在文体活动方面,常选用套环、拼七巧板、绘画及各种有康复价值的游戏等。对于活动困难者,作业治疗师可为他们制作自助具,如患者手握持困难,可为他们准备粗柄勺,以便握持;对装配上肢假肢矫形器以及配备特殊轮椅者,进行操纵和使用训练;对于认知能力有障碍的患者,进行认知功能的训练;以及为某些需要辅助器具的患者配制辅助具等(主要是上肢,为方便日常生活或训练用)。

3.言语疗法(ST)　是采用各种科学的方法,对言语障碍的患者,如脑瘫、脑外伤等有交流障碍的患者,进行评定和针对性训练,改善言语功能。

4.心理疗法　心理是脑的功能对客观现实的反映,患者心理往往存在不同程度的改变。心理疗法是通过观察、谈话、实验和心理测验(智力、人格、精神、心理等),对患者的心理异常进行诊断后,再采用精神支持疗法、暗示疗法、行为疗法、松弛疗法、音乐疗法等对患者进行训练、教育和治疗,从而减轻或消除症状,改善心理和精神状态,使康复治疗顺利进行,最终实现全面康复。

5.康复护理(RN)　康复护士是康复治疗组重要成员之一,主要任务是与其他康复专业人员共同协作,对患者施行符合康复要求的专业护理和必要的功能训练,预防并发症,防止继发性残疾,减轻残疾的影响,提高生活自理能力,使患者最大限度地康复并回归社会。具体康复护理内容应包括:防治长期卧床导致的各种不良反应(例如早期活动防止失用综合征,定时翻身防压疮,鼓励患者尽量主动做各种活动等);指导患者自主完成日常生活活动(如穿衣、吃饭、洗漱等);配合治疗师训练患者的肢体运动功能(如坐、站、走等);做好患者的心理康复工作等。

6.假肢和矫形器的应用(P&O)　假肢是弥补人的肢体缺损和代偿肢体功能的人工四肢,适用于上下肢截肢后装配,用以代偿已丧失肢体的部分功能,使截肢者恢复一定的生活自理和工作能力。

矫形器以往被称为支具或支架,现统称为矫形器。用于四肢和其他部位,预防或矫正畸形,支持或协助功能运动,限制关节异常活动,缓解神经压迫,治疗骨骼、关节、神经、肌肉疾病时,用以补偿功能活动。某些矫形器的适当使用甚至可以取代手术。

7.康复工程　康复工程是应用现代工程学的原理和方法去恢复、代偿或重建患者功能的学科。具体工作有:①康复评定设备的研制;②功能恢复训练器械的研制;③功能代偿性用品的研制(矫形器、辅助用品,如拐杖、助行器、轮椅、站立架和生活自助器具等);④功能重建性用品的研制(人工喉、人工耳蜗等);⑤康复工程材料的研制(人工骨关节、肌肉、血管等);⑥装饰性假器官的研制(人工眼、耳、鼻、乳房等)。广义上来说,假肢和矫形器的研制也属于康复工程学科。

8.中医康复疗法　中药、针灸、推拿、传统运动疗法等已有数千年的历史,特别是对功能障碍性疾病的治疗有较好的疗效。尤其对骨折、瘫痪、肌肉关节挛缩、疼痛、四肢功能障碍等疗效显著。

(三)康复预防

临床康复学同临床医学一样,应以预防为主。早期采取康复预防措施,防止残疾及功能障碍的发生、发展。

二、临床康复的工作方式

综合医院康复医学科是在康复医学理论指导下,应用功能评定和物理治疗、作业治疗、言语治疗、心理康复、传统康复治疗、康复工程等康复医学诊断和治疗技术,为患者提供全面、系统的康复医学专业诊疗服务的临床科室。

(一)康复治疗组

临床康复的工作方式需要多专业合作,具有特殊康复技能的人员共同组建康复治疗组。康复治疗组对病残者进行康复评定、治疗、教育与训练,以达到使服务对象功能提高、融入社会、最大限度地提高生活质量的目的。相关专业人员包括:康复医师、护士、物理治疗师、作业治疗师、言语治疗师、心理治疗师、社会工作者、假肢/矫形器技师等。治疗组成员的任务:

1.康复医师　负责患者的诊断,确定主要的功能障碍或出院目标,决定患者的药物、手术和其他医疗问题。通常康复医师担任治疗组会议组织者的角色。当然这一角色也可以由其他专业人员担任。康复医师必须首先是合格的临床医师,然后还要经过系统的康复医学专业训练和考核。

2.物理治疗师　主要职责是恢复患者躯体和肢体运动能力,包括关节活动、肌力、肌肉耐力、全身耐力和心肺功能等,以及使用下肢矫形器、假肢和步行辅助具,对患者进行步态训练,坐、站和转移训练,牵张训练、协调和平衡训练、皮肤整体感觉训练、各种理疗(冷、热、电、磁、光、超声、水疗等)、轮椅技巧训练等。推拿或手法治疗一般也属于物理治疗师的工作。

3.作业治疗师　主要职责是恢复患者日常生活、学习、娱乐和工作能力,包括患者的生活自理活动能力

（衣、食、住、行、个人卫生等）、职业能力、转移能力,使用上肢矫形器、假肢和辅助器具的能力等,必要时训练患者的感觉、感知和认知能力。吞咽功能训练有时也由作业治疗师进行。此外,还包括出院前向患者提供家庭和工作环境改造建议、就业建议等。患者家属和陪护者的训练也是作业治疗师的责任。

4.言语治疗师　主要职责是评定和治疗神经源性言语障碍,包括失语症、构音障碍、失用症以及认知性交流障碍。吞咽障碍训练往往也属于言语治疗师的工作范畴。

5.矫形器和假肢技师　主要职责是康复评定、矫形器和假肢的制作、穿戴矫形器和假肢前后的康复训练,并指导患者和家属进行矫形器和假肢的日常维护等。

6.心理治疗师　主要职责是对患者进行心理评定、心理咨询、心理疏导、应激处理、行为治疗等。

7.社会工作者　主要职责是与患者家庭和社区联络,评定患者的家居情况、家庭收入情况、就业情况、生活方式等,并协调患者的治疗费用,为患者进行出院安排,为患者家属排忧解难。国内目前没有该职业。

8.娱乐和体育治疗师　主要职责是评定、训练患者进行娱乐和体育活动的能力并教育患者如何正确地参与其中,激发患者主动活动的热情和积极性,为患者确定合适的娱乐和体育活动。

9.康复护士　少数国家设有专职的康复护士,主要负责患者卧床期间的体位摆放、床上活动、皮肤护理、直肠和膀胱处理、个人卫生、病房环境控制、辅助器具使用辅导、治疗时间安排等。没有专职康复护士时,护理组将从整体上承担上述任务。

10.其他治疗师　与康复治疗相关的其他治疗技术人员还包括:运动治疗师、园艺治疗师、音乐治疗师、足疗师、舞蹈治疗师等。

所有成员不仅要致力于特定的专业目标,还要对康复治疗的所有结果承担共同的责任,共同参与康复目标的确定,提供与目标相关的观察结果(不仅局限于自身的专业),与所有成员共享工作经验,互相学习,取长补短。因此,学科协作模式比学科组合模式更加注重参与康复过程的各个成员的独立性和相互作用。

（二)临床康复的治疗模式

康复治疗组模式是临床康复医疗的基本工作形式。康复医学是多专业和跨学科的学科,因此,多学科的康复治疗组的工作形式是所有临床康复医学工作者都应该了解和实践的重要内容。

1.治疗组会议　是由康复医师、康复治疗师、康复护士、社会工作者、心理治疗师、矫形器假肢治疗师等参加的康复评定和治疗方案讨论会。实施方式一般为:会议前确定患者的主要问题,然后由治疗组负责人确定会议日期、内容和地点。会议可以定期或不定期,在会议上各专业人员报告患者评定结果,确定或回顾治疗目标,设定治疗重点内容,并确定出院日期。会议的宗旨是治疗组成员提供相互交流讨论的平台,弥补各个专业的缺点或"盲点",对患者近期和远期治疗目标以及最重要治疗策略和方针达成共识。必要时患者及其家属也可以参加会议,这样可以有效提高患者对医务人员的信任,也有助于提高疗效。10年前这些会议通常每2周进行1次,现在通常是每周进行1次。会议需要耗费较多的时间和较多的人力资源,效率较低,因此,应根据实际情况进行。

2.查房　查房是临床医学传统的病房工作模式,特征是由上级医师指导下级医师进行医疗处置观察,患者一般被动参与。康复医学科的查房与临床医学查房模式相类似,康复医师查房时相关治疗师和护士同时参加,查房地点通常在治疗室进行,这样不影响患者治疗,也有利于直接观察患者的康复治疗情况。这种方式的针对性强,效率高,是今后的发展趋势。

3.会诊　请相关学科专家对特殊问题共同进行诊疗讨论是医院工作的基本形式。康复医学的横向多学科合作大部分以会诊的形式进行,必要时也可邀请兄弟学科专家参加。

康复医学的核心是通过多层次、多学科、多渠道的集体合作方式,对患者和残疾者进行训练和再训练,使其功能障碍得到最大限度的恢复,并尽可能恢复他们的社会角色和价值。这种方式可以使各康复医疗相关专业的作用得到充分发挥和扩大,因此已经成为康复医疗最典型的工作特征。

（张　新）

第三节　康复医学的发展

一、康复与康复医学的形成与发展

康复与康复医学是相对年轻的学科,其形成与发展经历了漫长的历史。20 世纪 20 年代以前为初创期,20～40 年代末是建立期,50～80 年代是成熟期,20 世纪 80 年代以后是发展壮大时期。

1910 年以前,在医学、教育、职业、社会、福利各领域已分散地为残疾人进行了工作,如 18 世纪就开始了盲聋儿童的特殊教育和职业训练。

我国古代已有使用针灸、导引、热、磁等治疗的历史。西方也早就采用电、光、运动、海水等治疗方法;电疗、光疗、水疗、热疗的逐渐发展,加上体疗和按摩,构成朴素的物理因子治疗法,重点治疗骨关节疾病。古代矫形外科,也早就应用假肢和支具。国外"物理医学"、"物理医学与康复"是康复医学的基础,康复医学的发展历史就是物理医学与康复的发展历史。

我国 1949 年后成立了一些荣军疗养院、荣军康复院,制定了革命残废军人的定级、抚恤和优待政策。开办了盲、聋哑学校,残疾人工厂及福利院。综合医院成立了物理治疗科、针灸按摩科,许多医学院校开设了物理治疗学、物理医学课程。20 世纪 50～60 年代物理医学的发展,为后来的康复医学打下了基础。

现代康复医学引进我国是在 20 世纪 80 年代初期,得到政府和社会的重视,取得迅速发展。其后卫生部规定二级以上医院必须建立康复医学科,是综合医院必须建立的 12 个一级临床学科之一。并提出:综合医院康复医学科,是在康复医学理论指导下,应用功能评定和物理治疗、作业治疗、传统康复治疗、言语治疗、心理治疗、康复工程等康复医学的诊断治疗技术,与相关临床科室密切协作,着重为疾病的急性期、恢复早期的有关躯体或内脏器官功能障碍的患者,提供临床早期的康复医学专业诊疗服务,同时,也为其他有关疑难的功能障碍的患者提供相应的后期康复医学诊疗服务,并为所在社区的残疾人康复工作提供康复医学培训和技术指导。此外,还批准建立了一些独立的康复医院。

其后,康复医学在教育、科研方面进展显著,毕业前后康复医学的教育制度日趋完善,许多大学开设康复医学课程,逐步确立康复专科医生及专科康复医生的培养及考核制度,近 10 年来又出现专科化趋势。目前已形成骨科康复学、神经康复学、心脏病康复、儿童脑性瘫痪康复、老年康复学等等。

康复医学的发展是人们在医学观念上的一个进步,从单纯的生物学观点,只注意器官与系统的病理变化,研究其消除、治疗技术,进步到对患者局部和整体功能的恢复与提高,从而为患者的伤病痊愈后回归社会、工作,打下良好的基础。

二、康复医学的发展基础

任何学科的发展,都是人民群众医疗需要和医学科学进步的结果。近几十年来,康复医学得到迅速发

展并日益为社会所重视,其原因有下列几个方面:

(一)社会和患者的迫切需要

在医学取得巨大进展的今天,尽管有特发某种烈性传染病的可能,但总体上讲,慢性病已成为医疗的重要问题,目前人类的死因主要是心肌梗死、脑卒中、癌症和创伤,但这些患者除急性期死亡外,有很大部分可以存活一个长时期,对于存活患者的生存质量的提高,就有待于康复医学。如心肌梗死患者中,参加康复治疗者的死亡率比不参加者低 36.8%。

在脑卒中存活的患者中,进行积极的康复治疗,可使 90% 的存活患者能重新步行和自理生活,可使 30% 的患者能恢复一些较轻的工作。相反,不进行康复治疗,上述两方面恢复的百分率相应地只有 6% 和 5%。在死亡率方面康复组比未经康复治疗组也低 12%。

在癌症方面,据统计目前有 40% 左右的癌症可以治愈,在余下 60% 不可治愈的患者中又有 60% 可以存活 15 年之久,这些患者在 15 年中,或有沉重的思想负担,或因癌瘤进行手术而不能重新恢复原来的工作而需另选职业,或因遗留的慢性疼痛或身体衰竭而受折磨,所有这些都需要给予一些积极的康复措施来解决,如心理治疗、整形治疗、作业治疗、物理治疗等。

在创伤方面,以严重创伤引起的截瘫为例。1950 年前截瘫后只能存活 2.9 年,20 世纪 50 年代后虽然延长到 5.9 年,但这些患者由于残障,成为社会和家庭的负担。由于采取了积极的康复治疗,1976 年已有 53% 的截瘫患者能重返工作和学习岗位,至 1980 年,这部分患者已达到 83% 左右。这就使许多严重残疾的患者不但不致成为社会和家庭的负担,而且还能以不同的方式为社会继续作出贡献,这也是康复医学能使消极因素变为积极因素而日益受到社会重视的原因之一。至于肢体伤残,由于现代假肢与矫形器技术的进展,很多患者装配了先进假肢或自助器具以后,绝大多数能自理生活和重新选择一种合适的职业。

人们的需求是从低向高逐步增加的。最基本的是生理的需求,其次是安全的需求,然后是爱和归属的需求、尊敬的需求,最后是自我实现的需求。所以,在经济发展、文化科学提高的条件下,人们从单纯治病保命的认识水平,逐渐提高到过一个有意义、有成效的生活为目标,这是顺理成章的事。目前我国一些地区患者自发要求康复,与该地康复迅速切实的发展,足为佐证。

(二)经济发展的必然结果

在经济发达和生活水平提高以后,下述各方面变化都向康复医学提出了更迫切的需求。

1.人口平均寿命延长   人口平均寿命延长以后,老年人的比重明显增多,60% 的老年人患有多种老年病或慢性病,迫切需要进行康复,因而近年来老年康复问题越来越突出;老年人心肌梗死、脑卒中和癌症的发病率比年轻人高,这也使得康复医学的重要性更为突出。

2.工业与交通日益发达   工业与交通日益发达以后,尽管采取了各种安全防护措施,虽能降低工伤和车祸的发生率,但工伤和车祸致残的绝对人数肯定比以往增多。这部分残疾人同样迫切需要积极的康复治疗,使他们残而不废。

3.文体活动日益发达   文体活动随着经济和生活水平提高而蓬勃发展。体操、跳水、赛车、摔跤、攀岩、杂技等难度较高或危险性大的文体活动,无论在训练和竞赛过程中,每时每刻都出现受伤致残的危险,由于这种原因而造成残疾损伤的患者,同样需要康复医学为他们的将来作出贡献,康复医学或使他们重返旧业,或使他们残而不废。所以在急性处理以后,他们的前途主要依靠康复治疗。

(三)应付巨大自然灾害和战争

在目前人类还不能完全控制自然灾害和战争根源,飓风、地震、水火灾害和战争都是难以避免的,地震造成了大量残疾人;战争也产生许多伤残者。对于这些伤残人,需要进行积极康复治疗,这也是必须重视发展康复医学的主要原因之一。

（四）医学愈进步康复需求愈大

随着科技进步,医学技能提升,能早期识别、诊断、治疗许多原来认为不可能治疗的疾病,存活率提高,存活者往往需要进一步的康复医疗。

（五）慢性疾病增加

世界卫生组织近年来,注意到疾病谱中慢性疾病比重增加,强调慢性疾病的预防、治疗。许多慢性疾病伴有各种程度的功能减退或丧失,更加需要康复服务。

（刘红春）

第二章　康复医学相关基础

第一节　运动学基础

运动是生命的标志,不仅表现为物体的物理性位移,而且也表现为生物体内部结构的动态变化。它是人类最常见的生理性刺激,对多个系统和器官的功能具有明显的调节作用,能够调节 DNA 转录、蛋白质的翻译,酶和激素诱导因子的形成,使机体最终适应运动的需要,调整和重塑组织功能。运动学是研究物体的位置、速度、加速度及其相互关系,描述的是运动的几何规律。人体运动学是研究机体活动时各系统生理效应变化的科学,主要包括运动生理学和生物力学。前者是研究运动中人体各系统生理效应的科学,后者是研究生物体内力学问题的科学。人体运动学是力学、生理学、生物学和医学相互渗透的学科,是康复治疗学的理论基础。

一、运动的生理效应

运动是躯体活动的标志,只要生命存在,运动就不会停止。运动时身体的各系统都将产生适应性的变化,继而引起功能的改变。康复治疗时所进行的针对性的功能训练,可对各系统的功能产生影响,这些影响的生理效应对改善患者的身、心功能障碍有着积极的意义。

(一)运动对心血管系统的影响

1.循环调节　心血管系统会随着躯体的运动而产生特异性变化,运动时随强度的增加,骨骼肌对有氧代谢系统的要求增强,心血管系统必须产生相应的适应性变化来满足肌肉工作时的能量供应。运动形式不同,产生的生理反应也不同。等张运动主要表现为心率加快、回心血量增多、外周阻力下降、收缩压增高、舒张压不变和心肌摄氧量增加。等长抗阻运动表现为血压升高、心肌摄氧量增加、心率加快、心排出量中度增加、每搏量和外周阻力变化不大。

运动时肾素-血管紧张素的分泌可以引起动静脉血管的收缩,参与运动时的血压调节,同时抑制肾脏水和钠的排出,增加循环血量。另外,运动时骨骼肌血管床扩张,血流灌注增加,肌肉收缩时,静脉受挤压,使血液流向心脏;其后肌肉舒张时,静脉重新充盈,如此循环,防止血液的淤积。呼吸运动的加强也促使肢体的静脉血回流入腔静脉。

2.心率调节　运动时心血管系统第一个可测的反应是心率增加。在心脏每分钟排出的血量中,心率因素占 $60\%\sim70\%$,而前负荷和后负荷的改变占 $30\%\sim40\%$,因此心率增加是心排血量增加的主要原因。运动时心脏做功负荷、心率与氧摄入量呈线性增加关系,在低强度运动和恒定的做功负荷中,心率将在数分钟内达到一个稳定的状态;而在高负荷状态下,心率需较长时间才能达到一个更高的平台。随年龄增加,最大心率将下降,这种负相关是由于心脏功能的退变造成的。具有良好心血管适应能力的人,随年龄的增长,最大心率的下降是缓慢的。此外,心率的变化还与肌肉运动的方式有关。动态运动所增加的心率要比恒定运动增加的多。卧床后心率增加可能与重力对压力感受器的刺激减少有关。轻度或中度运动,心率的改变与运动强度一致。

3.血压调节　运动时,心排出量增多和血管阻力因素可以引起相应的血压增高。但在运动中由于骨骼肌血管床的扩张,总外周血管阻力明显下降,这样有利于增加心排出量,并减少输送氧给做功肌的阻力。收缩压通常与所达到的最大运动水平有关,当极限运动后,收缩压往往下降,一般在6分钟内达到基础水平,然后保持在比运动前稍低的水平数小时。有时,突然停止运动后,由于静脉池的作用,收缩压会出现明显的下降。运动时,由于代谢增加,运动肌肉中的动脉扩张,不运动的组织中的血管收缩,阻力增加,但其总的净效应是全身血管的阻力降低,一般情况下,运动时收缩压增高,而舒张压不变。在无氧、等长收缩及仅有小肌群参与的大强度运动时,虽可明显增加心排出量,但由于此时局部血管扩张机制的作用较少,总外周血管阻力没有相应的下降,舒张压明显升高。另外,运动时血压升高还与收缩肌群的神经冲动传入大脑高级中枢,抑制迷走神经、兴奋交感神经,促进儿茶酚胺分泌有关。

4.心血管功能调节　运动可通过自主神经和血管内皮细胞衍生的舒缓因子的双重调节使冠状动脉扩张。运动时心脏舒张期的延长使冠状动脉得到更充分的灌注,改善冠状动脉的血液循环。另外,运动能增加纤溶系统的活性,降低血小板的黏滞性,防止血栓的形成。仅持续运动数秒,心血管系统就会出现复杂的适应性变化,其程度取决于运动的种类和强度。由于运动时心排血量增加,可以引起系统动脉压增加,其中不参与运动的组织外周血管阻力增加,而参加运动的肌肉外周血管阻力则下降。因此机体运动时产生一系列复杂的心血管调节反应,既保证了运动的肌肉有足够的血液供应和热量,同时保证重要脏器如心、脑的血液供应。随着运动时间的延长,发生 β-肾上腺能刺激,通过正性收缩能效应,提高心肌的收缩力。

运动时,心脏心肌收缩力增强是心搏出量增加的重要代偿机制。长期运动的人,安静时心率较慢,而心搏出量则因左心室收缩期末容量缩小而增加,故心脏的每分排出量并不减少。这就为心脏提供了较多的功能储备,使其在亚极量负荷下仍以较低的心率来完成工作,极量负荷下用提高心率来满足机体的需要。

(二)运动对呼吸系统的影响

肺的功能在于进行气体交换、调节血容量和分泌部分激素。运动可增加呼吸容量,改善 O_2 的吸入和 CO_2 的排出。主动运动可改善肺组织的弹性和顺应性。吸气时膈肌的运动对肺容量有较大的影响,正确的膈肌训练有利于肺容量的增加,肺容量增加后,摄氧量也随之增加。在摄氧量能满足需氧量的小或中等强度的运动中,只要运动强度不变,即能量消耗恒定时,摄氧量能保持在一定水平,该水平称为"稳定状态"。但在运动起始阶段,因呼吸、循环的调节较为迟缓,氧在体内的运输滞后,致使摄氧量水平不能立即到位,而是呈指数函数曲线样逐渐上升,称为工作的"非稳态期",这一阶段的摄氧量与根据稳定状态推断的需氧量相比,其不足部分即无氧供能部分即"氧亏"。当运动结束进入恢复期时,摄氧量也并非从高水平立即降至安静时的水平,而是通过快、慢两个下降曲线逐渐移行到安静水平。这一超过安静状态水平多消耗的氧量即"氧债",一般来说,"氧债"与总的"氧亏"是等量的。

"稳定状态"是完全的供能过程,而"氧亏"的摄氧量与根据稳定状态推算的需氧量相比,其不足部分是无氧供能部分。当运动结束时,摄氧量也并非从高水平立即降至安静时的水平,而是通过快速和慢速两阶段逐渐移行到安静水平。运动时消耗的能量随运动强度加大而增加,以中等强度的负荷运动时,在到达稳定状态后持续运动期间的每分摄氧量即反映该运动的能量消耗和强度水平。在运动中,一般是随功率的加大每分摄氧量逐渐增加,但当功率加大到一定值时,每分摄氧量达到最大而不再增加,此值称为最大摄氧量(VO_2max)。VO_2max的绝对值以升每分为单位(L/min),相对值以毫升每分千克体重为单位[ml/(kg·min)]。相对值消除了体重的影响,在进行个体比较时更有实际意义。

(三)运动对骨骼肌类型的影响

运动是由骨骼肌在神经支配下完成的收缩和舒张动作,肌肉和关节的运动类型与肌肉的配布、关节的形态、神经冲动的强弱有关。运动是由运动单位启动的,一个运动单位包括一个α运动神经元的轴突和它所支配的肌纤维。在运动单位中,所有的肌纤维都具有相同的收缩和代谢特性,这表明肌肉纤维的类型与其运动神经有关。应用组织化学染色可区分不同的肌肉纤维类型,其原理是基于肌肉结构蛋白在一定化学反应下的活性和代谢途径。

人类骨骼肌存在三种不同功能的肌纤维:Ⅰ型慢缩纤维,又称红肌,即缓慢-氧化型肌纤维;Ⅱa型和Ⅱb型快缩纤维,又称白肌。Ⅰ型的纤维比其他类型纤维的收缩和舒张时间都要长,比较抗疲劳,从结构上说,这些纤维有较多的线粒体和毛细血管。Ⅱa型或称快速氧化酵解型,氧化和酵解代谢途径均较完善,抗疲劳特性介于Ⅰ型和Ⅱb型之间。Ⅱb型或称快酵解型纤维,具有最快的收缩时间和最小的抗疲劳能力,每运动单位最多的肌纤维数目,最大的轴突和最大的细胞体,这种类型的纤维具有完善的酵解系统,但氧化系统不完善。另外,人类可能有Ⅱc型纤维,这一类型肌纤维有独特的肌球蛋白,在耐力型运动员中,运动训练期间肌肉中可能含有10%的Ⅱc型纤维。

中枢神经系统在募集运动单位或肌纤维时是以其大小为顺序的。以Ⅰ型纤维为主的小的运动单位首先被募集,以Ⅱb型纤维构成的最大的运动单位则主要在高强度运动时被募集,而Ⅱa型纤维或运动单位在大小上介于前二者之间。低强度运动显著消耗Ⅰ型纤维内的糖原,而对Ⅱ型纤维内的糖原影响甚微,反之,高强度的运动消耗Ⅰ型和Ⅱ型纤维内的糖原,尤以后者更为明显。

在一定条件下不同肌纤维的类型可发生转变,运动训练可使运动单位成分发生适应性的反应,这种可塑性使得肌纤维在形态学和功能上均随所受的刺激不同而发生相应的变化。有研究表明,在Ⅱ型纤维中,Ⅱa和Ⅱb型纤维可以互相转变。耐力训练在减少Ⅱb型纤维的同时可增加Ⅱa型纤维的比例,而力量训练可增加Ⅱb型纤维的比例。使用刺激Ⅰ型纤维的低频电去刺激Ⅱ型纤维,部分Ⅱ型纤维就可转变为Ⅰ型纤维。

(四)运动对骨骼肌的影响

1.力量训练　大力量和少重复次数的训练可增加肌肉力量,这是肌肉横截面积增加的结果。神经系统的参与也是产生力量训练效果的重要因素。肌肉力量增加与运动单位的募集有密切的关系,力量训练可改变中枢神经系统对运动单位的作用,使更多的运动单位同步收缩而产生更大的收缩力量。

抗阻训练所选择的阻力通常是在阻力负荷上完成1~15次动作。抗阻训练的原则是重复练习至不可再继续。大负荷和少重复次数的练习主要增加肌肉的力量和体积,而对耐力无明显影响。所有类型的肌纤维均对力量训练产生适应性。这种适应性增加了肌纤维对抗外界阻力的能力,其原因是肌肉中收缩蛋白的含量增加。

2.耐力训练　力量训练的结果是肌肉变得更强壮,体积增大,而耐力训练的结果是肌肉产生适应性变化,这种变化主要是肌肉能量供应的改变。对耐力训练而言,选择的阻力负荷应以20次动作以上为宜。耐力训练对肌纤维内的线粒体的影响比较明显,随训练的增加线粒体的数量和密度也增加。

3.爆发力训练　持续数秒至2分钟的高强度训练主要依赖于无氧代谢途径供能,又称无氧训练。其能量供应主要来源于储存的磷酸肌酸分解为ATP以及葡萄糖的酵解。无氧训练所产生的人体适应性变化主要表现为磷酸肌酸储存量的增加,另外,参与糖酵解的某些酶的活性也增加,但这种酶活性的变化比有氧训练的变化小得多。

（五）运动对关节代谢的影响

关节骨的代谢主要依赖于日常活动时的加压和牵伸,站立位的重力使关节骨受压,肌腱的作用在于牵伸。以上两力直接影响关节骨的形态和密度。关节附近的骨折、关节置换术后,应及时正确地应用运动疗法,以刺激软骨细胞,增加胶原和氨基己糖的合成,防止滑膜粘连和血管翳的形成,从而增加关节活动范围,恢复关节功能。运动提供的应力使胶原纤维按功能需要有规律的排列,促进了关节骨折的愈合。

各种运动可增加关节的磨损程度,在生物力学中承载体的磨损是由化学或力学因素作用下进行性的物质磨损。力学因素引起机械性磨损,疲劳磨损是发生于承载体表面与润滑现象无关的机械性磨损。关节的重复性载荷引起关节内周期性应力应变导致软骨疲劳,这种疲劳随软骨内微损伤的积累而扩大,致使软骨表面原本排列致密的胶原网变得肿胀、松散。最终这些破坏扩展到关节的表面,使其破裂。频繁的关节运动可导致关节软骨的疲劳、磨损,一般情况下,正常软骨的新陈代谢足以维持组织的平衡,但如果损伤的速度高于软骨细胞再生的速度,微损伤的积累效应就会发生,导致软骨的破坏,影响到关节的功能。

关节的负重和运动对维持正常关节软骨的组成、结构和机械特性非常重要。负荷的类型、强度和频率直接影响关节软骨的功能,当负重的强度和频率超出或低于某一范围时,关节软骨的合成和降解的平衡被打破,软骨的组成与超微结构均发生变化。

关节软骨是没有神经支配的组织,所以,调节人体神经冲动不能为软骨细胞传递信息。研究表明,软骨细胞对于压力一形变非常敏感。作用在组织中的力学变化导致了细胞膜应力-应变的变化,使细胞获得足够的信息。关节的负重与否、活动方式是软骨生化特性改变的主要刺激因素,影响到软骨的生物力学特性,如关节软骨受到机械刺激时将发生再塑型。

关节负荷过大、过度使用或撞击都可影响关节软骨的功能,单一的冲击或反复的损伤均可增加软骨的分解代谢,成为进行性退变的始动因素。适量的跑步运动可增加关节软骨的蛋白多糖含量与压缩硬度,增加骨骼未成熟动物关节软骨的厚度。

（六）运动对骨代谢的影响

1.运动对骨密度的影响　骨骼的密度与形态取决于施加在骨上的力,运动可增加力,对骨形成有明显影响,骨受力增加可刺激其生长、骨量增加;反之,骨受力降低可抑制其生长,骨量减少。体力劳动者骨密度高于脑力劳动者。卧床的患者,腰椎骨矿物质平均每周减少 0.9%,且卧床时间越长骨质疏松越严重。

冲击性运动(如踏步、跳跃)对髋部是良好的骨源性刺激。观察表明,排球与体操运动员的骨密度明显高于游泳运动员和正常人,且具有部位特异性。承重训练有利于腰椎骨密度的增加。快速行走时,腰椎承受的载荷比直立位增加 1 倍;慢跑时,载荷增加 1.75 倍;直立位举重物腰椎的承载则更大。中等强度的承重训练(如慢跑、爬楼梯)能维持骨量和保持骨的弹性。等长抗阻训练在训练时不产生骨关节的运动,可实现疼痛最小化和靶骨骼受力的最大化,该训练对合并有骨性关节病的骨质疏松症患者较为适合。

2.运动对雌激素的影响　雌激素是稳定骨钙的重要因素,女性在绝经后,由于雌激素水平的下降,骨量丢失速度加快。运动使绝经后妇女雌激素水平轻度增加,从而增加骨钙含量。研究表明,全身运动加局部专项锻炼 6 个月后,老年女性跟骨骨密度升高、骨强度增强和骨质疏松率下降。参加舞蹈和长跑的女性血清总碱性磷酸酶以及游泳者的雌二醇均显著高于对照组。此外,太极拳运动也可使妇女雌激素分泌增加,有效地减少骨矿物质的自然丢失,改善骨骼的钙磷代谢。

（七）运动对肌腱的影响

运动训练对肌腱的结构和力学性质有长期的正面效应。例如经长期训练后,小猪趾屈肌腱的弹性模量、极限载荷都有增加。训练还能增加胶原的合成,增加肌腱中大直径胶原纤维的百分比。大直径的胶原纤维比小直径的胶原纤维承受更大的张力,因为大直径的胶原纤维中纤维内的共价交联较多。

成年肌腱中蛋白多糖呈丝状结构重叠垂直排列,而在未成年肌腱中,蛋白多糖的丝状结构排列方向不一。与成年肌腱相比,未成年肌腱在低拉伸强度下更容易撕裂。这一特性表明,胶原纤维之间的蛋白多糖桥联在肌腱传递张力时起重要作用,能加强组织的强度。

(八)运动对脂代谢的影响

脂代谢受多种因素调控,其代谢紊乱将增加缺血性心脑血管疾病发生的危险性。长链脂肪酸是脂肪氧化的重要能源。脂肪酸的来源有血浆脂质、细胞内甘油三酯和磷脂池及肌纤维间脂肪组织中的甘油三酯池。在40% VO_2max 强度运动时,脂肪酸的氧化约占肌肉能量来源的60%。运动还可提高脂蛋白脂酶的活性,加速富含甘油三酯的乳糜微粒和极低密度脂蛋白的分解,降低血浆甘油三酯、胆固醇、低密度脂蛋白和极低密度脂蛋白水平,而增加高密度脂蛋白和载脂蛋白 AI 的水平。研究表明,坚持长跑运动的老年人血浆胆固醇、甘油三酯、低密度脂蛋白、载脂蛋白 AI 显著低于非运动组,并且锻炼改善脂代谢的程度还与锻炼年限呈正相关。任何强度的持续运动,从马拉松、越野、滑雪甚至休闲性慢跑都有降血脂效应。

运动可促进组织特别是骨骼肌中脂蛋白脂肪酶的基因表达,而脂肪组织中的脂蛋白脂肪酶表达无变化。脂蛋白脂肪酶对于组织摄取血浆中富含甘油三酯的脂蛋白是必需的。可见脂蛋白脂肪酶活性的变化与血浆甘油三酯水平呈负相关。研究结果表明,运动具有促进内源性激素如儿茶酚胺和胰岛素转移至骨骼肌,增加脂蛋白脂肪酶活性。有研究表明,运动和胰岛素均能促使葡萄糖转载体移位至细胞膜、增加细胞膜的转运和糖原合成,提高机体葡萄糖的利用度,改善脂质代谢。

(九)运动对中枢神经系统的影响

中枢神经对全身器官的功能起调控作用,同时又需要周围器官不断传入信息以保持其紧张度和兴奋性。运动是中枢神经最有效的刺激形式,所有的运动都可向中枢神经提供感觉、运动和反射性传入。多次重复训练是条件反射的综合,随运动复杂性的增加,大脑皮质将建立暂时性的联系和条件反射,神经活动的兴奋性、灵活性和反应性都得以提高。运动可调节人的精神和情绪,锻炼人的意志,增强自信心。另外,在康复训练过程中,通过功能性磁共振(fMRI)可以观察到大脑可塑性的连续变化,说明运动对大脑的功能重组和代偿也起重要作用。

二、制动与卧床对机体的影响

制动是临床最常用的保护性治疗措施。制动的形式有固定、卧床和瘫痪。长期制动可引起制动或废用综合征,此情况主要见于急性病或外伤而长期卧床者或因瘫痪而不能离床者。对于严重疾病和损伤患者,卧床是保证度过伤病危重期的必要措施。但是,长期卧床或制动可增加新的功能障碍,加重残疾,有时其后果较原发病和外伤的影响更加严重,甚至累及多系统的功能。因此针对制动要提倡运动,针对卧床要提倡起床、站立、活动。

(一)制动对心血管系统的影响

1.心率变化 严格卧床者,基础心率增加。基础心率对保持一定水平的冠状血流极为重要,因为冠状动脉的灌注在于心搏的舒张期。基础心率加快,舒张期缩短,将减少冠状动脉血流灌注,所以,长期卧床者,即使从事轻微的体力活动也可能导致心动过速。卧床后最大摄氧量(VO_2max)下降,VO_2max 是衡量心血管功能的常用指标,它既反映心排出量又反映氧的分配和利用。VO_2max 下降,肌肉功能容量减退,肌力和耐力下降。

2.血容量变化 直立位时血液流向下肢,这是血管内血液静压的结果,卧位时此静压解除,这些"多余"

的血液从下肢流向胸腔,中心血容量增加,导致右心负荷增加,压力感受器刺激增强,利尿素释放增加,肾脏滤过率增加,尿量增多,结果血浆容量减少。卧床1～2小时,血容量减少明显,24小时血容量可降低5%,14天降低20%。长期卧床患者心脏对体液的重新分布的反应在早期和后期有所不同。长期卧床患者血小板聚集、动脉血流速度降低、下肢血流阻力增加、血液的黏滞度增高,增加了静脉血栓形成的危险性。

3.直立性低血压　长期卧床的患者易发生直立性低血压,患者由卧位转为直立位时血压明显下降,出现头晕、恶心、出汗、心动过速,甚至晕厥。卧床数天后就可出现直立性低血压的症状。其发生机制有:①由于重力的作用血容量从中心转到外周,即血液由肺和右心转向下肢;②交感肾上腺系统反应不良,不能维持正常血压。

4.心功能变化　长期卧床,血容量降低、下肢静脉顺应性增加、肌肉萎缩导致肌肉泵的作用降低等因素均可使心室充盈量下降,每搏量减少,心功能降低,加之卧床可影响红细胞中酶的活性,也使氧运载和使用效率下降。

（二）制动对呼吸系统的影响

卧位时,横膈上移,胸腔容积减小,体液容量相对增加,从而导致肺的水化和咳嗽反射减弱,易形成坠积性肺炎。卧床数周后,患者全身肌力减退,呼吸肌肌力也下降,加之卧位时胸廓外部阻力加大,弹性阻力增加,不利于胸部扩张,肺的顺应性变小,肺活量明显下降。另外,卧位时膈肌的运动部分受阻,使呼吸运动减小。侧卧位时下侧肺通气不良而血流灌注过度,造成动静脉短路,导致通气/血流比值的失调。

卧床使气管纤毛的功能下降,分泌物黏附于支气管壁,排出困难。侧卧位时下部支气管壁附着的分泌物较上部为多,而由于咳嗽无力和卧位不便咳嗽,分泌物沉积于下部支气管中,容易诱发呼吸道感染。肺栓塞多是下肢静脉血栓形成的并发症。

（三）制动对骨骼肌的影响

肌肉如果被固定一段时间,肌肉的大小、结构、生理特性和代谢特性均会发生变化。肢体由于疼痛限制活动而产生的肌肉废用也会产生与固定类似的变化。而悬挂肢体、临床或失重状态也可以产生肌肉废用。被固定和废用的肌肉由于缺乏中枢神经系统的兴奋冲动,肌肉组织不能产生正常的收缩力和改变本身的长度,表现为活动受限或者收缩力丧失。

肌肉固定所出现的第一个变化是肌肉萎缩,即整个肌肉的重量下降。肌肉重量的下降是非线性的,固定后早期肌肉重量的下降最快,呈指数下降趋势。

由于肌肉收缩力的大小与其横截面积的大小有关,萎缩的肌肉表现出肌肉收缩力的下降。固定和废用不仅降低了肌肉的体积,也降低了肌肉常时工作的能力,即增加了肌肉的易疲劳性,如能量供应下降,血乳酸浓度升高,脂肪利用能力和有氧代谢能力降低。

肌肉固定后所引起的变化与其被固定时的长度有关。在无牵拉状态下固定的肌肉产生的萎缩和收缩力下降要比肌肉在牵拉下固定的变化大得多。处于拉长状态下被固定的肌肉,收缩力和横截面积降低较多,然而肌肉体积的改变却较小,这是由于肌肉处于被拉长状态时,肌纤维内合成了新的收缩蛋白,同时在已有的肌原纤维上也有新的肌小节增加,肌纤维面积的缩小被增加的肌小节的数量所抵消。肌肉被固定在缩短位置时,对被动牵拉可以产生更大的张力。可见肌肉被固定后,其伸展性是限制关节活动的一个因素。

在肌肉固定的最初几个小时里,肌肉内蛋白质的合成速率下降。激素水平在固定的早期发生变化,固定的肌肉对胰岛素的敏感性降低明显。因此,葡萄糖进入肌细胞中更加困难。固定肌肉后,皮质类固醇水平的升高可降低肌肉中蛋白质的合成。长时间卧床,由于肌肉局部血流量的减少及其运氧能力的降低,造成肌肉相对缺血缺氧,直接影响糖代谢过程,使有氧化活动减弱,无氧酵解活动加强。肌肉蛋白质代谢的变化表现为蛋白质合成减少而分解增加,导致蛋白总量的下降。在卧床的早期,骨骼肌 Ca^{2+} 的变化主要是肌浆网对 Ca^{2+} 的摄取和释放增加,将直接影响骨骼肌的收缩功能。

健康人石膏固定肘关节 4 周后,前臂周径减少 5%。制动后的 5~7 天肌肉重量下降最明显。组织学观察显示,制动 7 天肌纤维间结缔组织增生,肌纤维变细,排列紊乱,电镜下可见线粒体肿胀明显,有结晶体形成。

(四)制动对韧带的影响

固定后,关节出现僵直,导致滑膜粘连,纤维连接组织增生。关节挛缩是由于新生胶原纤维形成纤维内粘连妨碍了韧带纤维平行滑动所造成的。韧带的特性也受到固定的影响,兔膝关节固定 9 周后,股骨内侧副韧带-胫骨复合体的特性急剧减弱,复合体的拉伸载荷只有对照组的 33%,断裂的吸收能量只有对照组的 16%。固定后,内侧副韧带的弹性模量和极限拉伸强度均有所下降。

关节重新活动可使股骨-内侧副韧带-胫骨复合体和股骨-前交叉韧带-胫骨复合体的结构特性由固定后的结果发生缓慢的逆转。1 年后,上述两复合体的极限载荷和断裂时的能量吸收已达对照组的 80%~90%。内侧副韧带本身的力学特性在内固定解除 9 周即恢复正常。这表明,韧带附着处力学特性的恢复要比韧带本身恢复的慢。固定几周则需要几个月的时间来进行活动以恢复正常。

固定可明显降低骨-韧带-复合体的结构特性和韧带的力学特性,同时显著减少附着区的结构特性。韧带本身的力学特性在解除固定后较短的时间内即可恢复到对照组水平,而附着区要恢复到以前的强度和力量则需要更长的时间,在这一时期,复合体仍为薄弱环节,易发生撕脱损伤。

(五)制动对关节的影响

骨代谢主要依赖于日常的加压和牵伸,站立位的重力使骨受压,肌腱的作用在于牵伸,以上两力直接影响到骨的形态和密度。太空飞行相关的研究证明,沿长骨纵轴的压力的减小是骨质疏松的主要原因。长期制动,骨骼将发生一些变化:开始骨吸收加快,特别是骨小梁的吸收增加,骨皮质吸收也很显著,稍后则吸收减慢,但持续时间很长。常规 X 线摄片不能观察到早期的骨质疏松,骨密度下降 40% 时方有阳性发现。而骨扫描则较敏感,由于骺端的血流增加而使该部位骨质疏松的检出率明显增加。

长期制动可产生严重的关节退变。关节周围韧带的刚度降低,强度下降,能量吸收减少,弹性模量下降,肌腱附着点处变得脆弱,韧带易于断裂。关节囊壁的血管、滑膜增生,纤维结缔组织和软骨面之间发生粘连,出现疼痛。继而关节囊收缩,关节挛缩,活动范围减小。关节囊的缩短和关节制动于一定位置,使关节软骨接触处受压,关节软骨含水量下降,透明质酸盐和硫酸软骨素减少。慢性关节挛缩时,关节囊内和关节周围结缔组织重构,软骨变薄,血管增生,骨小梁吸收。

通过制动和应用支具可减少关节的负荷和运动,但可导致关节软骨的萎缩和退变。应用外固定后缺乏正常活动的关节,如两个相对关节面的关节,可导致接触面的软骨退变和损伤。破坏的程度取决于负荷的大小和持续时间。强制制动关节的非接触面的变化有纤维化、蛋白多糖合成减少、蛋白多糖的形态改变。这些变化部分是由于通过关节滑液扩散的营养物质减少的原因。应用支具或绷带固定时,关节运动部分受限,与强制固定相比关节软骨的损害较轻。除了关节软骨组成的改变外,制动时关节软骨的机械性能也受到损害,压缩时液体的流量和软骨的变形增加,但拉伸特性没有改变,这说明当关节运动和负荷降低时对蛋白多糖的影响比对胶原的影响大。这些生化与力学的改变,部分可因关节制动的解除和恢复活动而逆转,但会因制动时间过长和程度的增加而降低恢复的效果。

(六)制动对中枢神经系统的影响

长期制动以后,由于感觉输入减少,可以产生感觉异常和痛阈下降。与社会隔离,感觉输入减少,加之原发疾病和外伤的痛苦,产生焦虑、抑郁、情绪不稳和神经质,或出现感情淡漠、退缩、易怒、攻击行为,严重者有异样触觉、运动觉、幻视与幻听。认知能力下降,判断力、解决问题能力、学习能力、记忆力、协调力、精神运动能力、警觉性等均有所障碍。

（七）制动对消化系统的影响

长期卧床及病痛对精神和情绪的影响,可减少胃液的分泌,胃内食物排空的速率减慢,食欲下降,造成蛋白和碳水化合物吸收减少,产生一定程度的低蛋白血症。胃肠蠕动减弱,食物残渣在肠道内停留时间过长,水分吸收过多而变得干结,引起排便困难,造成便秘。另外,卧床使用便盆困难和排便习惯的改变也是造成便秘的原因。

（八）制动对泌尿系统的影响

卧床时抗利尿激素的分泌减少,排尿增加,随尿排出的钾、钠、氮均增加。由于钙自骨组织中转移至血,产生高钙血症。血中多余的钙又经肾排出,产生高钙尿症。卧床后1～2天尿钙即开始增高,5～10天内增高显著,高钙尿症还与皮质醇的释放有关。尿排出的钙磷增加、尿潴留、尿路感染是尿石症形成的三大因素。高钙尿症和高磷尿症为结石形成提供了物质基础。卧位时腹压减小,不利于膀胱排空。腹肌无力和膈肌活动受限、盆底肌松弛、神经损伤患者神经支配异常而导致括约肌与逼尿肌活动不协调,这些都是促成尿潴留的因素。瘫痪患者导尿次数多,尿路感染的几率增加。结石的形成降低了抗菌药物的治疗效果,尿路感染反复发作。

（九）制动对皮肤系统的影响

制动可使皮肤及其附件产生萎缩和压疮,皮下组织和皮肤的坚固性下降。食欲不佳和营养不良加速了皮下脂肪的减少和皮肤的角化。皮肤卫生不良导致细菌和真菌感染以及甲沟炎。大面积压疮使血清蛋白质尤其是白蛋白减少。血清蛋白质减少使组织渗透压下降,加速了液体向细胞间渗出,引起下肢皮肤水肿。

（十）制动对代谢和内分泌的影响

长期卧床往往伴有代谢和内分泌的障碍,其出现较肌肉骨骼和心血管系统并发症为晚,但恢复也较迟。往往在心血管功能开始恢复时代谢和内分泌变化方表现出来。这些变化除了不活动外,也可能与原发伤病有关。

1.负氮平衡　制动期间抗利尿激素的分泌减少,产生多尿,尿氮排出明显增加,加上制动引起的食欲减退所造成的蛋白质摄入减少,可出现低蛋白血症、水肿和体重下降。氮排出增加开始于制动的第4～5天,在第2周期间达到高峰,并一直持续下去。3周卧床所造成的负氮平衡可以在1周左右恢复,但7周卧床造成的负氮平衡则需要7周才能恢复。

2.内分泌变化　抗利尿激素在卧床后的第2～3天分泌开始下降,肾上腺皮质激素分泌增高,雄激素水平降低。糖耐量降低,血清胰岛素和前胰岛素C肽同时增高,在制动后1个月达到高峰,这种情况不是胰岛分泌减少,而是胰岛素的利用下降。血清甲状腺素和甲状旁腺素增高或不稳是造成高钙血症的原因之一。

3.水电解质改变　高钙血症是制动后常见而又容易忽视的水电解质异常,在骨折固定或牵引而长期卧床的儿童中,高钙血症的发生率可达50%。卧床休息4周左右可以发生症状性高钙血症。早期症状包括食欲减退、腹痛、便秘、恶心和呕吐,进行性神经体征为无力、低张力、情绪不稳、反应迟钝,最后发生昏迷。

三、骨与关节的生物力学

（一）人体的力学杠杆

肌肉、骨骼和关节的运动都存在着杠杆原理。任何杠杆均有三个点：力点、支点和阻力点。在人体上，力点是肌肉在骨上的附着点，支点是运动的关节中心，阻力点是骨杠杆上的阻力，与运动方向相反。支点到力点的垂直距离为力臂，支点到阻力点的垂直距离为阻力臂。根据力点、支点和阻力点的不同位置关系可分为三类杠杆。

1.第一类杠杆   支点位于力点与阻力点之间，主要作用是传递动力和保持平衡，故称之为"平衡杠杆"。支点靠近力点时有增大速度和幅度的作用，支点靠近阻力点时有省力的作用。如肱三头肌作用于鹰嘴产生伸肘动作，由于肌肉附着点接近肘关节，故手部有很大的运动弧度，然而手部较小的阻力即可阻止肱三头肌的运动。

2.第二类杠杆   阻力点位于力点和支点之间。这类杠杆力臂始终大于阻力臂，可用较小的力来克服较大的阻力，有利于做功，故称之为"省力杠杆"。如足承重时跖屈使身体升高，原理类似于抬起独轮推车的车把，其特点是阻力点移动的力矩小于肌肉的运动范围。

3.第三类杠杆   力点位于阻力点和支点之间。此类杠杆因为力臂始终小于阻力臂，力必须大于阻力才能引起运动，不省力，但可以获得较大的运动速度，故称之为"速度杠杆"。如肱二头肌引起屈肘动作，运动范围大，但作用力较小。

人体中多数是一、三类杠杆，其特点是将肌腱的运动范围在同方向或反方向上放大，比较费力，肌肉附着点越靠近关节越明显。这种排列的生物学优势是肌肉集中排列，能使四肢更轻、更细。若一块肌肉跨过关节分别止于两块骨上，一块固定，另一块可动，肌肉收缩可产生两个效应，即转动效应和关节的反作用力。

（二）骨骼生物力学

骨骼系统是人体重要的力学支柱，不仅承受着各种载荷，还为肌肉提供可靠的动力联系和附着点。骨组织主要由骨细胞、有机纤维、黏蛋白、无机结晶体和水组成。骨的生物活性来源于骨细胞。胶原纤维借助黏蛋白的胶合形成网状支架，微小的羟磷灰石晶粒充填于网状支架并牢固地附着于纤维表面，这种结构不仅具有较好的弹性和韧性，还具有较大的强度和刚度。胶原平行有序地排列并与基质结成片状形成骨板，是形成密质骨的单元。胶原与基质贴附交错无序则形成棒状骨小梁，是形成疏质骨的单元。骨的力学性质受人的年龄、性别、部位等因素影响。

骨的变形以弯曲和扭转最为常见，弯曲是沿特定方向上连续变化的线应变的分布，扭转是沿特定方向上的角应变的连续变化。骨骼的层状结构充分发挥了其力学性能。从受力情况来分析，一长骨若中部受到垂直于长轴的力的作用，该长骨的两端由关节固定，中间部的力使其长度伸长并弯曲，与两端关节固定点形成相反的平行力，越靠近骨皮质部应力越大。若受到扭转力的作用，情况亦是如此，骨的一部分类似于一个圆柱体，圆柱的端面受一对大小相等、方向相反的力矩作用发生角应变，轴心的应变及剪应力为零，圆柱体表面的力最大，即骨皮质部受的力最大，而骨皮质是最坚硬的部位，抗压、扭转力最强。

（三）应力对骨生长的作用

应力刺激对骨的强度和功能的维持有积极的意义。骨是能再生和修复的生物活性材料，有机体内的骨处于增殖和再吸收两种相反过程中，此过程受很多因素的影响，如应力、年龄、性别以及某些激素水平，但应力是比较重要的因素。研究表明，骨骼都有其最适宜的应力范围，应力过高或过低都会使其吸收加快。一般认为,机械应力对骨组织是有效的刺激。骨骼的力学特性是由其物质组成、骨量和几何结构决定的,当面临机械性应力刺激时,常常出现适应性的变化,否则,将会发生骨折。负重对维持骨小梁的连续性、提高交叉区面积起重要作用,施加于骨组织上的机械应力可引起骨骼的变形,这种变形导致成骨细胞活性增加,破骨细胞活性抑制。瘫痪的患者,骨骼长期缺乏肌肉运动的应力作用,使骨吸收加快,产生骨质疏松。另外,失重也可造成骨钙丢失。骨在应力作用下羟磷灰石结晶的溶解增加,使发生应变的骨组织间隙液里的钙离子浓度增大,以利于无机晶体的沉积。骨的重建是骨对应力的适应,骨在需要应力的部位生长,在不需要的部位吸收。制动或活动减少时,骨缺乏应力刺激而出现骨膜下骨质的吸收,骨的强度降低。骨折钢板内固定,载荷通过钢板传递,骨骼收到的应力刺激减少,骨骼的直径缩小,抗扭转能力下降。相反,反复承受高应力的作用,可引起骨膜下的骨质增生。

(四)骨痂生物力学

骨折愈合后的机械力学特性依赖于愈合骨痂的物理特性和几何特性,骨强度的恢复与连接骨折块的新骨形成的数量密切相关。骨痂的强度与其自身钙的含量有关。在骨折修复的过程中,骨折愈合对骨折块活动的机械力高度敏感。无论以何种方式固定,在负荷的作用下,骨折块都会发生一定的运动,影响到关节修复的形态。不同组织可承受不同的应力,在骨折愈合的早期,骨折处形成的肉芽组织能很好地耐受骨折块间的应力变化。修复过程中,细胞的类型和性质决定了骨折的稳定性,在骨折断端紧密连接机械稳定性的情况下,软骨形成的数量极少,但由于存在哈弗系统直接塑形愈合的作用,所以会在骨端间产生一层薄骨痂。而在骨折断端未获得机械稳定性时,早期的骨痂不能在断端间形成桥接,而是形成丰富的软骨骨痂,这些骨痂随稳定性的加强,通过软骨内骨化转变成骨。在软骨骨痂钙化的过程中,如果骨折间隙较大,并且不具备足够的稳定性,那么由于纤维组织的存在或纤维软骨骨痂不能转变为成骨性骨痂组织,则会发生骨折不愈合。

(五)关节软骨生物力学

1.关节软骨的结构与组成　关节软骨是组成活动关节面的有弹性的负重组织,可减小关节面反复滑动中的摩擦,具有润滑和耐磨的特性,并有吸收机械震荡,传导负荷至软骨下骨的作用。

关节软骨主要由大量的细胞外基质和散在分布的高度特异细胞(软骨细胞)组成,基质的主要成分是水、蛋白多糖和胶原,并有少量的糖蛋白和其他蛋白。这些成分构成了关节软骨独特而复杂的力学特性。

关节结构的变化会改变关节承载和力的传递方式,改变关节的润滑度,从而改变关节软骨的生理状态。扫描电镜发现,正常关节软骨的表面是紧密的带微孔的表面编织结构,而变性的软骨表面常常出现撕裂和剥脱现象。关节软骨的表面有明显的不规则特性,这种特性有助于润滑,可显著影响关节软骨的摩擦和变性几率。

2.关节的润滑　关节滑液是由滑膜分泌入关节腔的一种透明的或微黄的高黏滞性液体,它是一种血浆透析液,不含凝血因子、红细胞和血红蛋白,但含有透明质酸盐、葡萄氨聚糖和具有润滑作用的糖蛋白。关节的润滑有两种基本的形式:液膜润滑和边界润滑。液膜润滑的润滑剂是关节液。边界润滑模式包含一层吸附在两相向关节面上的润滑剂分子,当两关节面的粗糙部开始接触或当液膜被大载荷挤出时,边界润滑开始起作用。软骨内间隙液增压提供了混合润滑模式,这些间隙液承受了大部分的载荷,同时相互接触的胶原-蛋白多糖基质之间的边界润滑承担了剩余的载荷。混合润滑降低了关节的摩擦和磨损。在病理状态下,关节内的润滑机制将受到病变润滑特性和软骨特性改变的影响。

3.软骨的生物力学特性　活动关节软骨要承受人一生中几十年的静态或动态的高负荷,其结构中的胶原、蛋白多糖与其他成分组成一种强大、耐疲劳、坚韧的固体基质来承担关节活动时产生的压力和张力。关节软骨有独特的生物力学特性。

(1)渗透性:关节软骨中的胶原、蛋白多糖与其他分子组成强大、耐疲劳、坚韧的固体基质来承受负重时产生的压力和张力。水分占正常关节软骨总重量的 65%～80%,可由压力梯度或基质的挤压在多孔-渗透性的固体中流动。当存在压力差时,压力使固体基质压缩,组织间压升高,促使水分从基质中流出,流出的速度由液流时产生的黏滞力所决定。液相和固相所分担的压力取决于组织的容积比、负重率、负重形式,每一相的承载能力由组织中每一点的摩擦力与弹力间的平衡所决定。如当水在硬的、渗透性高的固体基质中流动时,产生的摩擦力或液压力较小。相反,液体在渗透性很小、柔软的基质中流动所产生的摩擦力较大,此时液压成了承担载荷的主要形式,使固体上的压力降至最小。在正常软骨中,这种效应保护了固体基质。关节软骨的渗透性与水分的含量呈正相关,与蛋白多糖的含量呈负相关。

(2)黏弹性:关节软骨具有黏弹性,当持续均衡负重或变形时,表现出时间依赖性,压力不变,随时间的延长,其形变增加。同样,当组织形变后并保持一定的应变值时,随后发生应力松弛。此乃材料的蠕变特性。

组织间隙中的液体压力产生于软骨承重、持续负重时,随着蠕变持续,承重相逐渐由液相转变为固相。对于正常软骨,典型的平衡过程需要 3.5～6.0 小时。当到达平衡点时,液体压力消失,所有的负荷均由被挤压的胶原-蛋白多糖固体基质承担。正常关节软骨固体基质的压缩弹性模量为 0.4～1.5MPa。由于达到平衡所需的时间很长,在生理状态下,关节软骨几乎总是处在动态负荷中,即使在睡眠中,关节也在活动,没有平衡态的出现。所以,液体压力总是存在。

人类骨性关节炎时软骨早期的变化是水分的增加与蛋白多糖的减少,这种变化增加了组织的渗透性,降低了软骨中液压的承载能力。同时,基质胶原-蛋白多糖载荷增加,降低了软骨的寿命。

(3)剪切特性:关节软骨中层随机分布的胶原结构决定了其具有明显的剪切特性。由于随机分布胶原纤维的牵张与相嵌其间的蛋白多糖分子的剪切力使得软骨具有剪切应力-应变反应。在关节活动中,关节软骨受力是十分复杂的,如对一软骨条块加压,其不仅在加压方向上受挤压,而且会横向扩展,这就是所谓的 Poisson 比效应,此时软骨与硬的骨性界面上就会产生剪切应力。压力过大,会导致软骨从骨上剥脱。当受到压缩时,任何 Poisson 比大于 0 的材料都会发生横向伸展,说明材料产生了应力-应变。在关节软骨中,若应力-应变足够大时,会导致关节表面胶原纤维与网状结构的损害。

(4)拉伸特性:当一块材料受到拉伸或压缩时,其容积总在变化。在拉伸实验中,无论是流体依赖性或非流体依赖性的黏弹性机制均在软骨对张力的反应中起作用。在应力-应变曲线中恒定的线性部分称为拉伸弹性模量;代表了在拉伸过程中胶原网状结构的刚性。关节软骨的拉伸弹性模量为 5～50MPa。由于关节软骨的表层胶原纤维含量较高,排列较一致,比中间层和深层的硬度大,所以当关节退变时其拉伸刚性降低。

关节结构的破坏,如半月板和韧带的撕裂,都将改变关节表面应力的大小,与关节不稳和软骨的生化改变密切相关。在实验动物中,前交叉韧带切断或半月板切除后,关节软骨表面出现纤维化、蛋白多糖聚集的数和量下降、水合增加、关节囊增厚、骨赘形成。在组织学与生化成分改变的同时,力学特性也发生改变,如前交叉韧带切除后,拉伸与剪切弹性模量渐进性降低。关节不稳时,压缩弹性模量降低,液压渗透性增加,导致基质变形增加,生理负荷时液体流量增加,负重时液压减小,应力遮挡效应减弱。

四、肌肉的生物力学

(一)肌肉的分型

根据肌细胞分化情况可将肌细胞分为骨骼肌、心肌和平滑肌。骨骼肌按其在运动中的作用不同,又可分为原动肌、拮抗肌、固定肌和协同肌。

1.原动肌　在运动的发动和维持中一直起主动作用的肌肉叫原动肌。

2.拮抗肌　指那些与运动方向完全相反或发动和维持相反运动的肌肉。原动肌收缩时,拮抗肌协调地放松或作适当的离心收缩,以保持关节活动的稳定性及增加动作的精确性,并能防止关节损伤。如在屈肘运动中,肱二头肌是原动肌而肱三头肌是拮抗肌。

3.固定肌　为了发挥原动肌对肢体的动力作用,需将肌肉近端附着的骨骼作充分固定,这类肌肉即为固定肌。如在肩关节,当臂下垂时,冈上肌起固定作用。

4.协同肌　一块原动肌跨过一个单轴关节可产生单一运动,如多个原动肌跨过多轴或多个关节,就能产生复杂的运动,包括需要其他肌肉收缩来消除某些因素,这些肌肉可辅助完成某些动作,称为协同肌。

在不同的运动中,某块肌肉可担当原动肌、拮抗肌、固定肌或协同肌等不同的角色。即使在同一运动中,由于重力的协助或抵抗力不同,同一块肌肉的作用也会改变。

(二)肌肉的收缩形式

肌纤维在 ATP 和 Ca^{2+} 的激动下,肌球蛋白与肌动蛋白的横桥相结合,产生收缩。骨骼肌的两端附着于骨骼上,随肌纤维的缩短、延长或不变,产生复杂的功能活动,其收缩形式有等张收缩、等长收缩和等速收缩。肌肉收缩时,如果阻力负荷低于肌肉所产生的力时肌肉发生的收缩称为向心性收缩;如果阻力负荷大于肌肉收缩所产生的力,肌肉被拉长,称为离心性收缩。

1.等张收缩　在肌肉收缩时整个肌纤维的长度发生改变,张力基本不变,可产生关节的运动。此类肌肉收缩又根据肌肉纤维长度变化的方向不同分为:

(1)等张向心性收缩:肌肉收缩时肌纤维向肌腹中央收缩,长度变短,肌肉的起始点相互接近,如肱二头肌的收缩引起的肘关节屈益。

(2)等张离心性收缩:肌肉收缩时肌纤维的长度变长,肌肉起始端远离,此时的肌肉收缩是为了控制肢体的运动速度,如下蹲时,股四头肌收缩但其长度延长,其作用是控制下蹲的速度。

2.等长收缩　肌肉收缩时整个肌纤维的长度基本不变,所做功表现为肌张力增高,不产生关节的运动。

3.等速收缩　肌肉收缩时产生的张力可变,但关节的运动速度是不变的。等速收缩也分为向心性和离心性收缩,等速收缩产生的运动称为等速运动。

4.肌肉对电刺激的反应　神经活动的状态可通过在一定频率下单一刺激、重复刺激或其他刺激的模式来控制。单一刺激时,肌肉的张力很快上升,之后在不同的时间内降至基线,通常小于 200 毫秒,称为肌肉的单收缩,是对单一神经刺激做出的收缩反应。如果第一次神经刺激的反应已回到基线,肌膜处于稳定状态,紧接着再出现第二次神经活动,重复刺激的结果不会增加收缩力,只是另一单收缩的开始。但是,如果神经的刺激频率增加,在前一刺激引起的收缩张力未恢复到基线前,下一刺激又发生,此时引起的张力强度比单收缩时要高。随刺激频率的增加,肌肉张力表现出综合效应,即高频率的刺激可使张力达到最大并保持在此水平,这称为强直收缩。强直收缩所产生的张力要比单收缩产生的张力高数倍,这是中枢神经系统通过改变刺激频率来改变肌肉收缩力的有效机制。机体通过有秩序的募集运动单位并调节刺激频率使得肌肉获得最佳的收缩,产生肢体运动。

5.骨骼肌收缩与负荷的关系　肌肉是躯体运动的基本驱动者,当肌肉被来自于支配它的神经冲动刺激时,肌肉产生收缩并且肌肉的长度也缩短。肌肉收缩缩短时的速度与肌肉的负荷有关。低负荷肌肉的收缩速度快于高负荷的肌肉。随着肌肉收缩的速度变小,肌肉的收缩力则增加。与此相类似,肌肉等长收缩力趋于最大时,肌肉缩短的速度趋于零。向心收缩的肌肉产生更大的力和做更多的功。肌肉的离心性工作优势在于是肌肉增加力量产生而减小能量消耗的机制的优越之处。对于一给定的递增负荷,肌肉伸长的速度小于其缩短的速度。因此,肌肉在进行抗阻力收缩时,表现得类似硬材料的力学特征。而当收缩力大于最大收缩力的50%时,力量与速度之间的关系发生突然的变化。在临床上,力量与速度之间的这种双曲线关系很重要,因为在速度增加时,力量迅速下降。

离心性运动的机械效率高而耗氧量低,因此离心性运动消耗的能量少。离心性运动的另一优点是,与向心性运动相比较,在相同的收缩速度下,肌肉作最大自主性收缩和产生最大力矩时,神经肌电活动则只表现为次最大活动。而且,反复地进行离心性收缩训练也可以增加肌肉对抗运动性延迟性肌肉疼痛的能力。

五、肌腱和韧带的生物力学

(一)肌腱和韧带的拉伸特性

肌腱是机体软组织中具有最高拉伸强度的组织之一,原因是它由胶原组成,而胶原是最强的纤维蛋白,同时这些蛋白纤维沿张力作用方向平行排列。胶原的力学性质主要由胶原纤维的结构、胶原与细胞外间质、蛋白多糖之间的相互作用决定。骨-肌腱-肌肉的结构的性质依赖于肌腱本身、肌腱与骨附着处、肌腱肌肉交界处三者的力学性质。

肌腱和韧带与许多组织一样,具有与时间和过程相关的弹性特性,即肌腱和韧带的伸长不仅与受力的大小相关,也与力的作用时间及过程相关。这种黏弹性反映了胶原的固有性质及胶原与基质之间的相互作用。肌腱和韧带与时间的关系可以蠕变-应力松弛曲线来描述。组织持续受到特定载荷随时间延长发生的拉伸过程称为蠕变;另一方面,组织受到持续拉伸随时间增加组织上的应力减小的过程称应力松弛。肌腱和韧带随过程发生的变化是指载荷-拉长曲线的形状取决于前载荷的情况而变化。在等张收缩中,肌肉-肌腱单位的长度保持不变,然而由于蠕变的作用,导致肌腱和韧带拉伸,肌肉缩短。从生理学上讲,肌肉的长度缩短降低了肌肉的疲劳程度,所以,肌腱和韧带的蠕变在等张收缩中可增加肌肉的工作能力。另外,肌腱、韧带的黏弹性与其载荷有关。拉张的最初几次循环均比以后的循环的滞后面积大,这表明能量损失较大。所以,在预载荷之后软组织的载荷-伸长曲线才有最大的可重复性。肌腱和韧带的性质还与应变的速率有关,拉长速度越快,肌腱的强度越大。

(二)影响肌腱和韧带力学的因素

除黏弹性外,解剖部位、运动水平、年龄、温度都是影响肌腱和韧带力学性质的因素。

1.解剖部位　不同解剖部位的肌腱和韧带所承受的应力和生化环境不同,其生物力学性质也不同。如成年猪趾屈肌腱的极限拉伸强度比趾伸肌腱大两倍,生化分析表明,趾屈肌腱中的胶原含量比趾伸肌腱多。

2.锻炼和固定　锻炼对肌腱和韧带的结构和力学性质有长期的正面效应,例如经长期训练后,小猪趾屈肌腱的弹性模量、极限载荷都有增加。锻炼对胶原纤维的弯曲角度和弯曲长度有明显的影响。锻炼还能增加胶原的合成,增加肌腱中大直径胶原纤维的百分比。大直径的胶原纤维比小直径的胶原纤维承受更大的张力,因为大直径的胶原纤维中纤维内的共价交联较多。

3.年龄　年龄是影响肌腱和韧带力学性质的重要因素,随年龄的增长,肌腱胶原纤维波浪弯曲角度减小。在发育成熟期前,线性区域之后是一个单一的屈服区,出现不可逆转的拉伸及结构破坏,在屈服区内可观察到近乎于零的弹性模量。发育成熟后,这个屈服平台消失,代替它的是两个不同的屈服区域。随发育成熟,极限拉伸强度和极限应变也增加。青壮年和老年的肌腱极限拉伸强度显著高于未成年人。青壮年肌腱的模量高于未成年人和老年人。

成年肌腱中蛋白多糖呈丝状结构重叠垂直排列,而在未成年肌腱中,蛋白多糖的丝状结构排列方向不一。与成年肌腱相比,未成年肌腱在低拉伸强度下更容易撕裂。这一特性表明,胶原纤维之间的蛋白多糖桥联在肌腱传递张力时起重要作用,能加强组织的强度。

六、周围神经的卡压和牵拉的生物力学

(一)神经卡压损伤分类

神经卡压损伤主要分为两大类:即刻发生的急性损伤和延迟发生或逐渐进展的慢性损伤。损伤应变力可来自外源性或内源性。在急性和慢性卡压损伤中,神经功能减退的主要原因是机械因素和缺血因素。卡压损伤的范围和程度由作用力大小和频率、作用力的持续时间和作用方式所决定。作用力的大小可为轻、中或重。轻度卡压造成Ⅰ度或Ⅱ度损伤,中度卡压造成Ⅲ度损伤,重度卡压造成的破坏引起Ⅳ～Ⅴ度损伤。

神经受卡压的高危区域有:①神经直接与坚硬的表面相接触,如尺神经在肱骨内上髁后面、桡神经在肱骨肌螺旋管内、腓总神经在腓骨头附近;②神经通过或容纳于具有坚硬内壁的腔隙时,如正中神经在腕管部分和骶丛在腰大肌间隙;③与神经密切相邻的某个结构,当其体积过大时可引起卡压,如与神经接触的血管发生动脉瘤样肿胀。

(二)神经卡压生物学效应

在严重的急性损伤中,神经纤维的机械形变是引起神经病理改变的原因,在慢性卡压中,缺血则成为损伤发生的主要因素。迟发的效应包括:水肿、出血、神经纤维变性以及可减少神经滑动的粘连。卡压引起的缺血将导致对神经内毛细血管内皮细胞的缺氧及机械性损伤,使其对水分、各种离子和蛋白质的通透性升高,当缺血后血供恢复时,可导致神经内水肿。水肿的程度与卡压强度和持续时间有关。

最轻微的卡压性损伤可造成传导阻滞或Ⅰ度损伤。在这类损伤中,一旦卡压因素去除后,阻滞可迅速逆转,提示损伤与神经内血管部分或完全闭塞导致的供氧减少有关。在高强度卡压下,不仅存在血管闭塞,还可有神经纤维和血管的破坏。长期持续的传导阻滞将形成局部神经内水肿和节段性脱髓鞘,引起Ⅲ度和Ⅳ度损伤。

(三)神经牵拉伤分类

牵拉和牵张引起的神经损伤分为两大主要种类:突然的具有相当大小的外力导致的急性损伤和对神经长期慢性的牵拉引起的慢性损伤。牵拉引起的神经损伤可以从Ⅰ度至Ⅴ度。损伤的程度和严重性与外力的大小及形变比率有关。形变力可分为轻微、中等和严重三级。通常轻微牵拉产生Ⅰ度和Ⅱ度损伤,中等牵拉产生结构破坏导致Ⅲ度损伤,而严重牵拉导致广泛的创伤和撕脱,结果引起Ⅳ度损伤或连续性丧失的Ⅴ度损伤。若某一神经受慢性牵拉达数月或数年之久,它可被牵拉至超过其正常限度而产生明显的形变,但可无功能损伤的症状。如果同一神经被快速牵拉超过毫秒或秒时,神经传导和结构可在瞬间被破坏。

(四)神经牵拉生物力学

最初牵拉时,由于神经干的松弛,神经很迅速且很容易被拉长,神经束被牵拉,振动消失。当牵拉继续时,神经纤维内部张力增加,并和神经束膜一起被牵拉。当神经束被牵拉时,它们的横截面积减少,使神经束内压力升高,导致卡压神经的形变和缺血(Ⅰ度损伤),当神经拉长接近弹性限度时,神经束内纤维开始断裂(Ⅱ度损伤),牵拉增加时,神经束内的神经内管断裂(Ⅲ度损伤),然后是神经束膜的撕裂(Ⅳ度损伤),更大的牵拉则引起神经外膜撕脱和连续性丧失(Ⅴ度损伤)。神经纤维和神经束的断裂可发生在神经干上相当大的长度。这些损伤和神经束内广泛损伤和纤维变性有关,后者能阻碍神经再生。

（张　新）

第二节　神经学基础

一、中枢神经发育机制

(一)神经诱导

神经诱导包括形成神经板的原发诱导和早期脑与脊髓的次发诱导。原发诱导的关键是中胚层向外胚层释放神经化因子,使神经组织具有特异性。次发诱导是中胚层向外胚层释放中胚层化因子,此因子在神经外胚层各部的浓度差,决定着脑的区域分化差别。结果是中胚层的前部与外胚层相互作用诱导出前脑,中胚层中部与外胚层相互作用诱导出中脑和后脑。中胚层的最后部与外胚层相互作用诱导出脊髓。

诱导可产生于细胞间的直接接触,也可由一些可弥散的生物活性物质所介导。直接接触诱导,其作用可通过细胞间细胞信息间的传递实现。而弥散性诱导,则由组织产生的一些大分子物质释放到细胞外基质,形成一定的浓度梯度,影响组织的定向分化和形态发生。分子生物学技术已成功地应用于非洲蟾蜍和小鸡的研究,识别了很有希望成为诱导神经组织或促使其模式形成的内源性诱导因子,如成纤维细胞生长因子(FGF)、肝细胞生长因子(HGF)、noggin、follistatin 等,这使人们对神经诱导的机制有了更进一步的认识。

(二)神经细胞的分化

由一个前体细胞转变成终末细胞的多步骤过程成为神经细胞的分化。神经细胞的分化与其他过程是重叠的,如在神经上皮不断增殖的过程中细胞也开始进行迁移和分化。虽然依照两栖类胚胎的实验研究,神经谱系早在卵裂球时便已确定,但神经细胞分化过程中环境因素可在发育的不同阶段起作用,这在脊椎动物尤为明显。发育的神经细胞处于一个复杂的环境中,包括机械张力、生化的多样性以及电流等,对于每个细胞来说,这些不断变化着的时空信息构型,既有神经细胞本身的化学因素,又有驱动分化过程的环境因素。神经生长因子(NGF)对神经系统的分化发育起重要作用,在胚胎发育的早期,NGF 有神经营养效应,促进神经的有丝分裂;对神经元的分化也有很强的影响,对交感神经细胞、嗜铬细胞、基底前脑胆碱能神经元等有生化和形态分化效应;对神经纤维的生长方向有引导作用,神经纤维沿着 NGF 浓度梯度逐渐增高的方向生长。

(三)神经细胞的迁移

神经系统发育过程中一个独特的现象是神经细胞的迁移。其原因可能一是由于神经细胞的发生区与最终的定居区不同;二是神经元的纤维联系均有其特定的靶细胞,为达到靶部位,神经细胞在神经发育过程中需要不断地迁移。发育过程中的细胞迁移的因素有细胞及突起的积极移动,沿着胶质细胞的爬行,受多种化学因子局部浓度梯度的影响。细胞的迁移运动多呈阿米巴样运动,迁移的细胞先伸出一个引导突,细胞本身附着于适宜底物上,细胞核注入引导突,最后细胞核后方的尾突撤回。放射状胶质细胞在引导神经细胞迁移过程中起着决定作用。电镜三维重建技术表明,单个迁移细胞能同时与几条胶质纤维接触,并在不同的放射状胶质纤维束之间交换,当大部分神经细胞完成迁移任务后,放射状胶质细胞即转变为星形胶质细胞。随着发育阶段的不同,神经细胞粘连分子(NCAM)也发生化学变化,如由神经嵴细胞产生的透明质酸恰好在细胞迁移期含量最高,大量的透明质酸为细胞迁移开拓了空间。在神经嵴细胞的迁移前和迁移后,NCAM 含量高而纤维连接蛋白含量低,增加了细胞的稳定性,此时,若 NCAM 含量低而纤维粘连蛋白含量高,则可增加细胞的自由性。实验证明,层粘连蛋白是促细胞迁移的基质,而一些蛋白聚糖则可限制细胞的迁移。

(四)神经细胞的程序性死亡

在神经系统的发育中,在细胞的生长分化的同时也发生大量的细胞死亡,发育中出现的这种由细胞内特定基因程序表达介导的细胞死亡称程序性细胞死亡或称凋亡。程序性细胞死亡是多细胞动物生命活动中必不可少的过程,与细胞增殖同样重要。这种生与死的动态平衡保证了细胞向特定组织、器官的表型分化,构筑成熟的机体,维持正常的生理功能,它使神经系统的发育达到了结构的高度精细和功能完美。程序性细胞死亡还与胚胎发育缺陷、组织分化错乱、肿瘤发生等疾病有密切关系。

机体对细胞凋亡的控制包括促进和抑制两个方面,只有这两个过程相互平衡,神经系统的发育才能正常。机体在行使凋亡抑制作用时,凋亡抑制蛋白发挥着重要调控作用,主要包括 bcl-2 家族的抗凋亡成员、死亡受体阻断分子等。Bcl-2 家族中抗凋亡成员的作用机制主要是通过线粒体途径实现的。虽然细胞凋亡的信号各异,但凋亡的生物化学特性和死亡通路却保持高度保守和恒定。凋亡的细胞去路有:由邻近细胞或巨噬细胞的溶酶体经异噬作用消除;由细胞自身的溶酶体经自噬作用消除;不经任何溶酶体作用的退化。

二、神经反射

(一)脊髓水平的反射

脊髓反射是指脊髓固有的反射,其反射弧并不经过脑,但在正常情况下,其反射活动是在脑的控制下进行的。完成反射的结构是脊髓的固有装置,即脊髓灰质、固有束和前、后根。脊髓反射分为躯体反射和内脏反射。

1.躯体反射　是指骨骼肌的反射活动,包括牵张反射、屈肌反射和浅反射。

(1)牵张反射:当骨骼肌被拉长时,可反射性地引起收缩,这种反射称为牵张反射。牵张刺激沿粗纤维经脊神经后根直接传至脊髓前角的 α 和 γ 神经元,引起梭内肌和梭外肌的收缩。膝反射和跟腱反射都是牵张反射。"肌张力"其实也是牵张反射的一种,可使肌肉保持一定的紧张度,抵抗地心的引力作用,从而保持身体直立。

(2)浅反射:是指刺激皮肤引起的相应肌肉反射性的收缩。常见的有腹壁反射、提睾反射、趾反射等。

(3)病理反射:是一种原始的屈肌反射,正常时因受大脑皮质的长下行传导束的抑制表现不出来,但当上运动神经元受损后,下运动神经元脱离了高级中枢的影响,这些受抑制的反射就释放出来,如病理跖反射。2 岁以下儿童由于锥体束尚未发育好,可出现这种反射。

(4)节间反射:是指脊髓一个节段神经元发出的轴突与邻近神经元发生联系,通过上下节段之间的神经元的协同活动所发生的反射活动,如牵拉近端关节屈肌可引起同侧肢体地反射性屈曲,当快走、跑步时该反射较明显。脑性瘫痪患儿、脑卒中偏瘫患者的特有的联合反应、协同运动也与节间反射有关。

2.内脏反射　包括躯体-内脏反射、内脏-内脏反射和内脏-躯体反射。如立毛肌反射、皮肤血管反射、瞳孔对光反射、直肠排便反射和性反射。

(二)脑干水平的反射

为了维持姿势,必须对来自四肢、躯干的本体感觉和前庭及视觉系统的信息进行中枢性整合,这种整合主要在脊髓和脑干,并且受到小脑与大脑皮质控制。在人类,一般出生 8 个月后脑干水平的反射消失,脑性瘫痪患儿的这种反射往往持续很长时间不消失。

1.阳性支持反应　延髓动物的一只足底及跖趾关节接触地面时,刺激了本体感受器而引起下肢呈强直状态为阳性支持反应。正常人出生以后第3～8个月内可有此反应,中枢性神经病损者亦可出现,此时由于麻痹侧足趾关节最先着地而诱发下肢伸肌紧张性增高,膝关节强直或反张,使体重很难移到该侧下肢上来。

2.颈紧张反射　是指颈部扭曲时脊椎关节和肌肉、韧带的本体感受器的传入冲动对四肢肌肉紧张性的反射性调节。其反射中枢位于颈部脊髓。当头向一侧转动时,下颌所指一侧的伸肌紧张性增强,表现为上下肢伸展,而枕骨所指一侧屈肌张力增强,表现为上下肢屈曲,称为非对称性颈紧张反射。头后仰时,上肢伸展下肢屈曲;头前屈时,则上肢屈曲下肢伸展,称为对称性颈紧张反射。这类反射在幼儿期可一过性短期出现,成人脑卒中偏瘫时也可出现。

3.迷路紧张反射　是指内耳迷路的椭圆囊和球囊的传入冲动对躯体伸肌紧张性的反射性调节。该反射中枢主要在前庭核。去大脑动物仰卧位时伸肌张力最高,俯卧位时伸肌张力最低。Bobath、Brunnstrom等人主张利用姿势反射调整肌张力,改善动作或姿势。

4.抓握反射　压迫刺激手掌或手指腹侧,引起手指屈曲内收活动,称为抓握反射,可见于出生1～4个月的儿童。小儿脑性瘫痪、脑卒中偏瘫患者会出现该反射。

5.翻正反射　正常动物可以保持站立姿势,如将其推倒则可翻正过来的反射称为翻正反射。人的正常站立姿势为头顶朝上,面部与重力方向垂直。翻正反射可分为视觉、迷路、颈和躯干翻正反射4种。

(三)脑水平的反射

人体在维持各种姿势和完成各种动作中,需要感知自身姿势,将运动的本体感觉、视觉及触觉的信息在中枢神经系统中整合处理,再对全身肌张力进行不间断的调整,无论是静态姿势,还是随意运动时的姿势,都需要抵抗重力进行相关肌群自动性活动,以保持平衡。大脑水平反射活动从出生后6～18个月内出现,并且保持终身。大脑水平的平衡反应有:

1.降落伞反应　人在垂直位置急剧下落时,四肢外展、伸展,足趾展开,呈现与地面扩大接触的准备状态,该反应称为降落伞反应。

2.防御反应　在水平方向急速运动时产生的平衡反应,防御反应包括坐位反应、立位反应、膝立位反应等。

3.倾斜反应　受试者在支持面上取某种姿势,当改变支持面的倾斜角时而诱发出躯体的姿势反应称为倾斜反应。

三、中枢神经损伤反应

神经受损的因素有物理性创伤、化学物质中毒、感染、遗传性疾病以及老化、营养代谢障碍引起的神经退行性变。神经系统对损伤的反应取决于损伤的性质、部位和损伤因素作用时间的长短。然而,无论是中枢神经系统还是外周神经系统,其神经轴突损伤后都发生以下反应:①受损轴突的近、远侧端肿胀;②损伤使兴奋性氨基酸释放增加,N-甲基-D-门冬氨酸(NMDA)受体激活Ca^{2+}内流,Ca^{2+}作为细胞内的第二信使,触发一系列级联反应,激活多种蛋白激酶,通过钙调蛋白敏感点,激活一氧化氮合酶(NOS),大量合成一氧化氮(NO),这些产物使细胞骨架崩解及生长锥萎缩,从而介导神经毒性反应;③远端神经末梢退变及突轴传递消失;④胞体肿胀,胞核移位,胞核周围的尼氏体分散染色质降解;⑤与受损神经元有突触联系的神经元也将变性,称跨神经元或跨突触变性;⑥血-脑或血-神经屏障不同程度破坏,引起炎症、免疫反应,这些反应有利于损伤细胞残屑的消除和受损神经的再生修复。

中枢神经损伤时,除损伤区域的神经组织直接受损外,由此继发的动力性损伤也很重要,如脑卒中引起的缺血、缺氧继发的神经元胞膜的改变,细胞膜内外的离子交换,Ca^{2+}大量进入细胞内,随后发生的细胞内级联事件,加重了脑损伤,继而引起脑功能的缺失。脊髓损伤早期主要是局部出现水肿和神经元的变性,胶质细胞浸润。由于轴突离断出现的逆行性溃变,灰质神经元的核周体变性,胞体内细胞器减少。白质的上、下行纤维由于与胞体离断,出现典型的 Waller 变性、轴突变形、髓鞘崩解。晚期的变化为瘢痕增生、囊肿、硬膜粘连、溶血性硬脊膜炎、神经胶质化。周围神经损伤后,远侧段轴突脱离了神经元胞体的代谢中心,发生 Waller 变性。轴突肿胀,外形呈不规则串珠状,随后出现断裂和溶解。损伤后数小时,郎氏结两端的髓鞘收缩,髓鞘的板层裂松开。轴突终末溃变,可见施万细胞吞噬轴突终末的现象。损伤近侧段的神经纤维也发生溃变。轴索损伤后,神经元胞体肿胀、核偏位、尼氏体消失,出现明显的变性或坏死。

四、中枢神经的可塑性

为了主动适应和反映外界环境各种变化,神经系统能发生结构和功能的改变,并维持一定时间,这种变化就是可塑性,或可修饰性。神经系统的可塑性决定了机体对内外环境刺激发生行为改变的反应能力,这包括后天的差异、损伤、环境及经验对神经系统的影响。

(一)大脑的可塑性

神经系统结构和功能的可塑性是神经系统的重要特性。各种可塑性变化既可在神经发育期出现,也可在成年期和老年期出现。具体而言,神经系统可塑性突出地表现为以下几个方面:胚胎发育阶段神经网络形成的诸多变化,后天发育过程中功能依赖性神经回路的突触形成,神经损伤与再生(包括脑移植)以及脑老化过程中神经元和突触的各种代偿性改变等。

1.发育期可塑性现象　中枢神经系统在发育阶段如受到外来干预,相关部位的神经联系会发生明显的异常改变。中枢神经系统的损伤若发生在发育期或幼年,功能恢复情况比同样的损伤发生在成年时要好。研究表明,中枢神经可塑性有一个关键期,在这一关键时期以前,神经对各种因素更敏感,在这一时期之后,神经组织可变化的程度则大大降低。各种动物神经发育和可塑性的关键期出现的迟早不同,持续的时间长短也有差异。

胚胎发育期脑内神经回路的形成一般是由基因控制的。但这一时期神经回路的联系是相对过量的,胚胎期这种过量的神经连接在形成成熟的神经网络之前,必须经过功能依赖性和刺激依赖性调整和修饰过程。因此,即使是在发育期,环境因素与基因因素同样对发育期神经系统可塑性起决定性的影响。

2.成年损伤后可塑性　在发育成熟的神经系统内,神经回路和突触结构都能发生适应性变化,如突触更新和突触重排。突触更新和突触重排的许多实验证据来自神经切除或损伤诱发的可塑性变化。在神经损伤反应中,既有现存突触的脱失现象,又有神经发芽形成新的突触连接。神经损伤反应还可以跨突触地出现在远离损伤的部位,例如,外周感觉或运动神经损伤可以引起中枢感觉运动皮质内突触结构的变化和神经回路的改造;一侧神经损伤也可以引起对侧相应部位突触的重排或增减。

结构的可塑性:脑结构的可塑性包括轴突和树突发芽,突触数量增多,这些变化可提高大脑对信息的处理能力。实验观察表明,康复训练能使脑梗死灶周围的星形胶质细胞、血管内皮细胞、巨噬细胞增殖,侧支循环改善,促进病灶修复及正常组织的代偿作用,从而促进其运动功能的恢复。

功能的可塑性:脑功能可塑性主要表现为脑功能的重组、潜伏神经通路的启用及神经联系效率增强等,而其中比较重要的是突触传递的可塑性。

部分神经元损伤后,可通过邻近完好神经元的功能重组,或通过较低级的中枢神经部分来代偿;皮质下中枢也存在功能重组,脊神经或背根离断后,其脊髓背角定位域的神经元对外周皮肤感受野刺激完全不发生反应,而经几周恢复后,背角定位域即出现功能重组。

(二)突触的可塑性

1.突触的结构和分类　神经元是构成神经系统结构和功能的基本单位,其形态和大小差别很大,但结构相似,由胞体和突起两部分组成,突起由树突和轴突组成。轴突的末端有许多分支,其末端的膨大部分称为突触小体,这些小体与其他神经元相接触形成突触。根据信息传递媒介物性质的不同分为化学性突触和电突触。化学性突触的信息传递媒介物是神经递质,其结构分为突触前膜、突触间歇和突触后膜。电突触的信息传递媒介物是局部电流,其结构无前膜和后膜之分,多在两个神经元紧密接触部位,一般为双向传导,传递速度快,几乎无潜伏期。也可根据神经元相互接触的部位,将典型的突触分为:①轴突-树突式突触:前一神经元的轴突和后一神经元的树突相接触,这类突触最常见。②轴突-胞体式突触:前一神经元的轴突与后一神经元的胞体相接触。③轴突-轴突式突触:前一神经元的轴突与另一神经元的轴突相接触,这类突触式构成突触前抑制和突触前易化的重要结构。

2.突触的可塑性形式　成年动物的神经系统尽管通常不具备增殖和分裂能力,即不能再产生新的神经元,但神经元却持续拥有修饰其显微形态和形成新的突触连接的能力。这种能力是中枢神经系统可塑性的基础。神经元受损后,突触在形态和功能上的改变称为突触的可塑性,中枢神经的可塑性大多情况下是由突触的可塑性完成的。突触可塑性的形式有:

(1)强直后增强:突触前末梢在接受一短串强刺激后,突触后电位发生明显增强的现象。

(2)习惯化和敏感化:当重复给予较温和的刺激时,突触对刺激的反应逐渐减弱甚至消失,这种现象称为习惯化;重复出现较强的刺激尤其是伤害性刺激,使轴突对刺激的反应性增强,传递效能增强称为敏感化。

(3)长时程增强和长时程抑制:长时程增强是突触前神经元受到短时间的快速重复性刺激在突触后神经元快速形成的持续时间较强的突触后电位增强,与记忆有关。长时程抑制是指突触传递效率的长时程降低。

神经元受损后,突触在形态和功能上均可发生改变,具有可塑性潜力的突触多数为化学性突触。形态的可塑性是指突触形态的改变及新的突触联系的形成和传递功能的建立,这种可塑性持续时间较长;功能的可塑性指突触的反复活动引起突触传递效率的增加(易化)或降低(抑制)。

3.环境对突触可塑性的影响　遗传和后天环境因素共同决定了中枢神经系统的结构复杂性。人们很早就注意到,生活环境的改变的确可以引发起神经系统结构和功能的不同变化。在不断变化的环境下生长的动物,由于接受较多的环境信息的刺激,其神经系统发育程度、突触数量、树突的长度和分支以及胶质细胞数量等远远胜过生活在贫乏环境下生长的动物。从这些微结构的变化,人们可以推测神经元之间的相互联系增强,甚至于建立某些新的联系。这些观察结果表明,后天经验和学习等非病理因素能够影响和改变神经元和突触的组织结构和生理效能。

(三)康复训练对大脑可塑性的影响

迄今为止,无论是生物学还是临床医学的研究,都没有证据表明高度分化的神经细胞具有再生能力。然而,无论是动物实验还是临床观察,都会发现脑损伤后丧失的脑功能可以有某种程度的恢复。这说明在大脑损伤的恢复过程中,存在着不同于再生的其他恢复机制。脑损伤后的可塑性可能与下列因素有关:①兴奋和抑制平衡打破,抑制解除;②神经元的联系远大于大脑的实际功能联系;③原有的功能联系加强或减弱;④神经元的兴奋性改变,新的轴突末梢发芽和新突触的形成。但总的来说,可分为结构的可塑性和功能的可塑性。

脑损伤后,脑可塑性的发生和功能的重组是一个动态变化的过程,脑卒中后功能重组可以分成4个阶段:①即脑卒中后的即刻改变,整个神经网络都处于一种抑制状态,这与远隔功能抑制的理论相一致;②主要是未受损半球的增量调节和过度活动;③双侧半球运动相关区域的激活减低,在这一阶段,残存的神经网络建立新的平衡;④即脑卒中后恢复的慢性阶段。脑损伤后功能重组的动态变化提示我们在脑卒中恢复的不同时期,应采用不同的康复措施以促进脑功能的重组和运动功能的恢复。

(四)脊髓的可塑性

1.脊髓可塑性的形式　脊髓是中枢神经的低级部位,与脑一样也具有可塑性。如切除猫后肢的大部分背根,发现保留完好的背根神经纤维在脊髓的投射密度增大,说明保留的背根与附近被切除的背根之间发生了可塑性变化。经电镜定量技术证实,未受损伤的神经纤维的侧支出芽参与了新突触的形成,使因伤而减少的突触数产生恢复性增加。脊髓可塑性变化的一般表现形式主要为附近未受伤神经元轴突的侧支先出芽,以增加其去传入靶区的投射密度,随后与靶细胞建立突性联系。在这一过程中,突触性终末除了发生数量变化外,还出现终末增大、突触后致密区扩大的结构变化和一般生理生化改变。脊髓损伤后轴突的出芽主要包括3种变化,即再生性出芽、侧支出芽和代偿性出芽。再生性出芽是指在受伤轴突的神经元仍存活时,该轴突近侧端以长出新芽的方式进行再生。侧支出芽是指在损伤累及神经元胞体或近端轴突进而造成整个神经元死亡时,附近未受伤神经元从其自身的侧支上生出枝芽。当在发育过程中神经元轴突的部分侧支受伤时,其正常的侧支发出新芽以代偿因受伤而丢失的侧支,这种出芽称代偿性出芽。研究表明,脊髓损伤后的可塑性变化与大脑一样,具有发育阶段差异和区域差异特征。

2.脊髓模式发生器　模式发生器的概念指的是位于脊髓和脑干中的中间神经元形成节律性神经元放电的基础,从而引起如呼吸、跑步、咀嚼等节律性的动作。脊髓模式发生器特指位于脊髓内、能自动产生稳定振荡、有序激活伸屈肌群进行交替收缩、激发肢体节律运动的模式发生器,具有独立于脊髓上神经中枢和外周感觉输入、自我维持运动样神经活动的特性。

脊髓模式发生器的位置接近于脊髓表面,主要由兴奋、侧抑制、末端交叉抑制3种基本中间神经元构成,呈链式和阵列式排列,能在缺乏高层控制信号和外部反馈信息的情况下,产生稳定的振荡行为,输入信号的波幅、频率以及多个信号之间的相位关系决定输出的运动模式。运动行为的产生需要运动神经元和模式发生器网络神经元的相互协调。

模式发生器的网络具有多功能性,网络的边界是灵活的,可以实现网络重组。在节律运动过程中,持续的钠电流是神经元节律激发的基础;电压敏感的离子电流对模式发生器内突触的整合起驱动作用;钙离子电流可在运动神经元内产生动作电位。

一般情况下,神经系统的不同结构都存在与其他结构分开也能产生节律性爆发行为的神经元。这种功能可以是自发的,也可能需要一种起始信号,但模拟信号的发出不需要大脑下传信号的刺激。脊髓横断模型的研究表明,某些神经束诱发的重复放电足以产生运动,说明引起节律行为的散在振荡发生器主要位于脊髓的中间神经元内。减重步行训练(BWSTT)是治疗脊髓损伤常用的训练方法,其治疗机制就是应用脊髓模式发生器的原理。减重步行训练影响了脊髓内产生模式运动的中间神经元相关的反射通路,脊髓感觉传入的时相激活有助于重塑脊髓网络,产生相应的节律运动。

脊髓模式发生器的放电可受外周系统调控,因为它可被适当部分的传入神经所调节。例如,四肢动物在运动的动态相时,如果对处于悬空状态的脚施加皮肤刺激时,会产生避让障碍物的躲避动作;当腿仍在承重状态时,刺激皮肤则没有这样的反应,说明感觉传入信号存在一种重要的相位依赖性调节。

五、脑老化

脑老化是指脑生长、发育、成熟到衰亡过程中的后一阶段,包括一系列生理、心理的、形态结构和功能的变化。其表现以脑功能的降低、减弱和消失为特征。在老年的脑中,可见到轻中度的脑萎缩和脑沟变宽,与年轻脑相比,脑膜外表上呈不透明的乳白色,并可粘连到下面的皮质,在近大脑半球顶部发现有部分的钙沉积。虽然在脑老化过程中神经元的丧失不是主要的,但大量的细胞似乎要经历胞体、树突和轴突的变化。许多神经元跟外周轴突的分支有进行性的限制和萎缩,还有不规则的树突棘的丢失和沿着残余树突分支出现的串珠肿胀。这些变化可能与进行性蛋白合成能力有关,也可能是由于脂褐素的沉积和神经原纤维缠结增加侵入细胞质空间的结果。然而,也有一些研究发现,脑老化时,神经元生长的能力并不丧失,伴随着某些树突系统的进行性破坏,其他神经元长出进一步的树突延伸部分,从而增加了它们的有效突触面积来代偿。

脑的老化过程,一方面是随着生长-发育-退化的自然规律,向结构和功能减退的方向发展变化。另一方面,在一定时期内包括在老年时期,还包含着脑功能的积累、丰富回忆和加工,即脑所具有的可塑性,有着向脑功能增强、补偿、提高的发展趋势。这种变化在很大程度上补偿了脑老化过程中某些结构功能的退化。

(李　晶)

第三章　康复医学评定

第一节　言语与吞咽功能评定

一、言语功能评定

（一）概述

1.言语障碍　构成言语的各个环节,如听、说、读、写四个部分受损或发生功能障碍时称为言语障碍。

2.分类　目前尚无统一标准,常见的言语障碍包括失语症、构音障碍、言语失用。

3.评定目的　了解被评定者有无言语功能障碍并判断其性质、类型、程度及可能原因;确定是否需要给予言语治疗以及采取何种有效的治疗方法;治疗前后评定以了解治疗效果以及预测言语功能恢复的可能性。

4.评定方法　对失语症和言语失用的患者主要是通过与患者交谈,让患者阅读、书写或采用通用的量表来评定。对有构音障碍的患者,除了观察患者发音器官的功能是否正常,还可以通过仪器对构音器官进行检查。

（二）失语症评定

失语症是由于脑损伤使原来已经获得的语言能力受到损伤的一种语言障碍综合征。表现为语言的表达和理解能力障碍;患者意识清醒,无精神障碍,能听见声音但是不能辨别和理解;无感觉缺失和发音肌肉瘫痪,但却不能清楚地说话或者说出的话语不能表达意思,使人难以理解。失语症患者不仅对口语的理解和表达困难,对文字的理解和表达以及阅读和书写也困难,同时,还表现出其他高级信号活动如计算等障碍。譬血管意外是失语症的最常见病因,其他包括颅脑损伤、脑部肿瘤、脑组织炎症,以及 Alzheimer 病等均可以引起失语症。

1.失语症的分型　根据汉语失语检查法可以将其分为以下几种:外侧裂周失语综合征,包括 Broca 失语(又称为运动性失语)、Wernicke 失语(又称为感觉性失语)和传导性失语;分水岭区失语综合征,包括经皮质运动性失语、经皮质感觉性失语和经皮质混合性失语;完全性失语;命名性失语;皮质下失语综合征,包括丘脑性失语和基底节性失语。

几种常见失语症的病灶部位及语言障碍特征见表 3-1。

表 3-1　常见失语症类型的病灶部位和语言障碍特征

	病灶部位	自发语	听理解	复述	命名	阅读	书写
运动性失语	优势侧额下回后部皮质或皮质下	不流利,费力,电报式	相对正常	差	部分到完全障碍	朗读困难,理解好	形态破坏,语法错误
感觉性失语	优势侧颞上回后 1/3 区域及其周围	流利但语言错乱	严重障碍	差	部分到完全障碍	朗读困难,理解差	形态保持,书写错误
传导性失语	优势侧颞叶峡部、鸟叶皮质下弓状束和联络纤维	流利但语言错乱	正常或轻度障碍	很差	严重障碍	朗读困难,理解好	中度障碍
命名性失语	优势侧颞枕顶叶结合区	流利但内容空洞	正常或轻度障碍	正常	完全障碍	轻度障碍或正常	轻度障碍
经皮质运动性失语	优势侧额叶内侧面运动辅助区或额叶弥散性损害	不流利	正常	正常	部分障碍	部分障碍	中度障碍
经皮质感觉性失语	优势侧颞顶分水岭区(主要累及角回和颞叶后下部)	流利但语言错乱,模仿语	严重障碍	正常	部分障碍	严重障碍	有障碍
完全性(球性)失语	颈内动脉或大脑中动脉分布区	不流利,自发语较少	严重障碍	完全障碍	完全障碍	完全障碍	形态破坏,书写错误

2.失语症的评定方法　国内常用失语症成套测验有汉语标准失语症检查、汉语失语成套测验、汉语版波士顿诊断性失语症检查(BDAE),评定的内容包括语言的四个方面:听理解、言语表达、阅读理解和书写。

(1)波士顿诊断性失语症检查(第二版)(BDAE):根据失语症分类系统,可以对失语症进行鉴别诊断。根据对话和言语作业的录音,设计了失语症严重程度分级;应用对话的录音对言语特征进行分级,包括错语、语法形式、韵律、找词、发音等。27 个分测验归为几组,即听理解、命名、复述、书写、阅读以及自动语序、背诵和唱歌。这些测验具有一定范围的长度、语言学的复杂性和语义范畴。波士顿诊断性失语症检查对了解患者残存的语言能力是有价值的,它可以作为治疗师制订治疗程序的依据。此外,在失语症研究中常用它对患者进行分类。波士顿诊断性失语症检查第三版可根据测验结果可以推测出语言加工的受损水平,如命名所需的语义通达、语音输出等哪个或哪些环节受损。

(2)汉语标准失语症检查:该检查法是引用日本失语症检查法的理论和框架,在语句的选用方面严格依据汉语习惯和规则。此检查由 30 个分测验组成,分为 9 个大项目,包括听、复述、说、朗读、阅读、抄写、描写、听写和计算,可以对失语症进行分类诊断和严重度的测量。

(3)汉语失语成套测验:又称汉语失语检查法,主要参考波士顿诊断性失语症检查和西方失语症成套测验并结合临床经验由北京大学第一医院编制而成。该检查法的内容包括听、说、读、写的检查,目的是区别有临床意义的不同失语症亚型,并观察失语严重度。

3.失语症测验的内容

(1)听理解测验

1)听词辨认:听词辨认的测验内容为不同语义范畴的词,如物品、图形、动作、数字、颜色、拼音、躯体部位等。检查者说出词,患者指出相应图片或实物。这一测验可以分辨出患者是否存在语义范畴的选择性损害。

2)句子的理解:测验的句子包括简单的主语-谓语结构、主语-谓语-宾语结构,以及有一定难度的被动句、比较句等。

3)语段的理解:对语段的理解不但需要有一定的语法知识的保留,还需有短时记忆的能力。由于语段有上下文的联系和连贯性,即语境的提示,有时比被动句、比较句更容易理解。

4)执行指令:执行指令测验是由长度不等的语句指令组成。句中包括一些方位词,如"旁边"、"前面"、"里"、"之间",目的是观察患者对方位词的理解能力,以及听语保持广度。

(2)言语表达测验

1)对话与图画描述:采取自由对话和看图描述的方式,可以了解患者的言语流利性、语调、语句长度、发音的灵活性、语法结构,是否有找词困难、错语,是否有言语失用或构音障碍。

2)系列言语与自动语序:系列言语与自动语序是指人们非常熟悉的言语,以至可以倒背如流。其内容包括数1~10,说12个属相,背诵熟悉的诗词等。一般失语症患者记忆语序比有意义的言语保留得好。

3)词复述:词复述测验的词汇多由1~3个字组成。词复述是一个简单作业,失败的原因应从两方面分析:一是听输入,二是言语输出。

4)句复述:句复述测验中的语句由短至长排列。短句3个字,长句20个字左右。BDAE汉语版中的16个句子,根据词汇的使用频率的不同,分为常用句与罕用句。严重命名性失语症的患者过多地依赖内容的预测性。字词使用频率造成两类句子复述测验的分数有差异。汉语失语症检查中,有一个句子由相互无联系的6个字"所机全微他合"组成,目的是观察复述无意义字词的能力。

5)视图命名:BDAE的测验材料由6类图片组成,它们是物品、拼音、动作、数字、颜色、躯体部位,观察是否存在词类选择性命名障碍。同时分析6类词汇中的难易程度,当实物、躯体部位命名不成功,可以触摸实物和躯体部位后再命名,以除外视觉失认造成的命名失败。

6)反应命名:检查者口头提问,患者回答。答案包括名词、动词、颜色、数字,如"铅笔是干什么用的?"但该测验不是纯粹的找词测验,它依赖于一定的听理解能力。

7)列名:列名测验要求患者在1分钟内尽量多说动物的名称或水果、青菜名称,以及尽量多说以"大"起头的词。度,为语言治疗提供依据。汉语失语症检查中采用实物命名和躯体部位命名。在BDAE汉语版检查的是动物列名。观察词联想的流畅性和灵活性。

8)图画说明:出示动作图片,要求患者用语句描述。中康失语症检查中包括10个动作图片,如"孩子们堆了一个大雪人"。

在上述言语表达测验中,都应详细记录患者的言语反应,尤其是错语,通过分析错语的类别,判断患者找词或命名的损害层级,有利于指导治疗。

(3)阅读与朗读测验

1)朗读字词:朗读失败的原因应考虑是否是由于视知觉障碍而不能对文字符号进行辨认,或捕捉到或部分捕捉到词义,但没有足够激起音位成分以指导最后的言语输出;后一种情况时,患者朗读的词在语义上与靶词有联系,如把"黑"说成"绿"或把"圆"说成"方"。另一种可能是言语运动性输出障碍,如言语失用症。

2)朗读语句:朗读的语句一般与复述等测验内容相同,便于在视-说与听-说功能之间进行比较。

3)字辨认:方法是字一字匹配。出示一个示范字,患者从5个近形字中选出与示范字相同的字。也可以用潦草字迹匹配,由于不易细辨,只能整体地去把握。

4)听字辨认:在BDAE中,听字辨认由检查者念1个字,患者从5个答案中选出正确的1个,目的是了解听-视语音联系的完整性,了解患者能否在近音字、近义字之间进行鉴别。

5)词-图匹配:检查者出示字卡,患者指相应的图片。目的是了解形-义间的联系。如果视觉辨认是完好的,但词-图匹配出现错误,提示字形输入与语义认知之间出现问题,如果伴有听词辨认、命名困难、视图书写障碍等,提示语义认知有损害。

6)阅读语句:由患者阅读不完整的句子,根据句子的意思从 4 个词中选出正确的 1 个词填空。提供选择的 4 个词有的是近义词,有的与语句中的某些词汇有联系。在做出选择时,患者要检查在上下文中这种选择在句法方面以及语义方面可接受性,对提供的选择逐一排除。因此仅注意显著的词,而不理解全句,则不可能正确完成语句。

7)执行文字指令:要求患者按语句要求移动物品。它与听理解测验中的执行口头指令内容相同,涉及到一些方位词的理解,但呈现刺激的方式不一样。一种是以听刺激作为输入方式,另一种是以文字刺激作为输入方式。将两个测验结果进行比较,判断听接收与视接收两种功能哪个保留得更好。从作业的难度来看,听觉刺激呈现的速度快,不能多次重复,必须记住完整的语句,才能执行。而阅读作业可以反复多看几遍,或将句子分割成几个部分,一步一步地执行。因此,一般来讲它比听理解作业容易。由于句子含有方位词,通过对听指令和阅读指令的反映情况,判断患者是否存在方位词的语义认知损害。

(4)书写测验

1)书写姓名、住址及抄写:目的是初步了解患者的书写能力,是否存在构字障碍、镜像书写等。

2)初级水平听写:书写数字,听写偏旁、部首。这代表最简单的文字符号回忆,不涉及任何言语交流意义的水平。

3)看图书写命名:这是要求患者用文字表达信息的测验。使用的图片由物品、动作、数字、颜色、形状组成。多与听理解、视图命名、阅读、复述测验的内容相同,以便在多个语言功能之间进行对照,分析产生语言障碍的环节。

4)描述书写:给患者看 1 张图画,要求患者尽可能多地写出看到的事情。这一测验涉及到找词、组成语句的复杂操作。许多能够书写字词的患者在构句中遇到困难:偶尔有患者书写较流畅,但大部分是无关书写,常见的是错语较多的患者。

5)听写语句:听写语句的内容与书写的内容相同。目的是在这两种测验的反应之间进行比较。描述书写差,但听写语句较好的患者,可能存在的问题是找词困难,组成词汇构成语句困难。描述书写时能写出一些实义词,但不能构成完整的语句,听写较好,表明患者可能存在语法缺失,语言的组合机制受损。在书写测验完成后,要对书写的情况进行错误分析。书写错误可以分为四类:错字,即构字障碍;别字,又分为两种,同义词替代的形态性错误,和非同义词替代的结构性错误;混合性错误和无反应或遗漏。语音性失写以错字为主,语义性失写以别字为主。

（三）构音障碍评定

构音障碍是指由于发音器官神经肌肉的器质性病变而引起发音器官的肌肉无力、叽张力异常以及运动不协调等,产生发声、发音、共鸣、韵律等言语运动控制障碍。

凡能影响到发音器官正常发挥功能的疾病均能引起构音障碍,最常见病因是脑血管疾病;急性感染性多发性神经根炎因可累及延髓而产生构音障碍;其他包括舌咽神经、迷走神经、舌下神经损害如肿瘤、脑膜炎、损伤、脑性瘫痪、遗传性共济失调、多发性硬化等,运动神经元性疾病,以及肌肉疾病如重症肌无力等。

1.分类

(1)运动性构音障碍:参与构音的诸器官(肺、声带、软腭、舌、下颌、口唇)的肌肉系统及神经系统的疾病所致运动功能障碍,即言语肌肉麻痹,收缩力减弱和运动不协调所致的言语障碍。一般分为六种类型:

弛缓型构音障碍、痉挛型构音障碍、运动失调型构音障碍、运动过少型构音障碍、运动过多型构音障碍以及混合型构音障碍(表 3-2)。

表 3-2　运动性构音障碍的常见病因及言语特征

类型	常见病因	神经肌肉病变表现	言语异常特征
弛缓型	球麻痹(低位脑干卒中、脑干型小儿麻痹症、延髓空洞症)、重症肌无力、面神经麻痹	弛缓型瘫痪、肌肉萎缩、舌肌震颤	呼吸音、鼻音过重,辅音不准,单音调音量降低,气体由鼻孔逸出而语句短促
痉挛型	痉挛型脑卒中、假性球麻痹(脑炎、外伤、肿瘤)	痉挛性瘫痪、运动缓慢、活动范围受限	辅音不准、单音调,刺耳音、紧张窒息样声音、鼻音过重,偶尔音调中断,言语缓慢无力、音调低、语句短
共济失调型	脑卒中、肿瘤、外伤、共济失调型脑性瘫痪、感染、中毒	运动不协调、肌张力低下、运动缓慢	不规则的言语中断,音调和响度辅音不规则、不正确,发元音变调,刺耳音,音节重音相同,音节与字间隔延长
运动减少型	Parkinson 病、药物中毒	运动缓慢、活动范围受限	单音调,重音减弱,辅音不准,不适当的沉默寡言,刺耳音、呼吸音、语音短促,速率缓慢
运动过多型	舞蹈症 手足徐动症	快速不自主运动、肌张力异常	语音不准、拖长,说话时快时慢,刺耳音
运动快速		扭转或扭曲运动、肌张力亢进	辅音不准,元音延长、变调、刺耳音,语音不规则中断,音量变化过度和声音终止
运动缓慢		运动缓慢、不自主运动	
混合型(痉挛型与弛缓型,痉挛型、弛缓型与共济失调型)	肌萎缩性侧索硬化、脑外伤	无力、运动缓慢、活动范围受限	速率缓慢、低音调,紧张窒息音,鼻音过重,气体由鼻腔逸出
	多发性硬化	无力、肌张力增高、反射亢进、假性球麻痹症	音量控制障碍,刺耳音,鼻音过重,不适当的音调和呼吸音,重音改变

(2)器质性构音障碍:构音器官的形态异常出现构音障碍。造成构音器官形态异常的原因有:先天性唇腭裂、先天性面裂、巨舌症、齿列咬合异常、外伤致构音器官形态及功能损伤、神经疾患导致构音器官麻痹、先天性腭咽闭合不全等。器质性构音障碍的代表是腭裂。

(3)功能性构音障碍:器官无形态异常和运动功能异常,听力正常,语言发育已达 4 岁以上水平。功能性构音障碍原因目前尚不十分清楚,可能与语音的听觉接受、辨别、认知因素、获得构音动作技能的运动因素、语言发育的某些因素有关,大多病例通过构音训练可以完全治愈。

2.构音器官评定

(1)目的:构音器官的形态和粗大运动检查来确定构音器官是否存在器官异常和运动障碍。常常需要结合医学、实验室检查、言语评价才能做出诊断。另外,病史、交往史、听觉和整个运动功能的检查促进诊断的成立。

(2)范围:肺(呼吸情况)、喉、面部、口部肌肉、硬腭、腭咽机制、下颌、反射。

(3)用具:板、笔式手电筒、长棉棒、指套、秒表、叩诊槌、鼻息镜等。

(4)方法:观察安静状态下构音器官的同时,通过指示和模仿,使其做粗大运动并对以下方面做出评价:

1)部位:器官哪个部位存在运动障碍。

2)形态:各器官的形态是否异常。

3)程度:异常程度。

4)性质:根据异常,判定是中枢性、周围性或失调性。

5)运动速度:单纯运动,反复运动,是否速度低下或节律变化。

6)运动范围:运动范围是否受限,协调运动控制是否低下。

7)运动的力:肌力是否低下。

8)运动的精确性、圆滑性:过协调运动和连续运动判断。

3.构音检查　构音检查是以普通话语音为标准音结合构音类似运动对患者的各个言语水平极其异常的运动障碍进行系统评价。

(1)检查用具:检查用图卡50张、记录表、压舌板、卫生纸、消毒纱布、吸管、录音机、鼻息镜。上述检查物品应放在一清洁小手提箱内。

(2)检查范围及方法

1)会话:通过询问患者的姓名、年龄、职业等,观察是否可以说,音量、音调变化是否清晰,及气息音、粗糙声、鼻音化、震颤等。一般5分钟即可,需录音。

2)单词检查:由50个单词组成。在患者朗读时记录是否有漏掉音(省略),是否用其他音替代(置换),是否发音与目的音相似(歪曲)或很难判定说出的是哪个音(无法判断)或需通过复述才能说出。

3)音节复述检查:是按照普通话发音方法设计,共140个音节,均为常用和比较常用的音节,目的是在患者复述时,在观察发音点的同时并注意患者的异常构音运动,发现患者的构音特点及规律,方法为检查者说一个音节,患者复述,标记方法同单词检查,同时把患者异常的构音运动记入构音操作栏,确定发生机制,以利制定训练计划。

4)文章水平检查:在限定连续的言语活动中,观察患者的音调、音量、韵律、呼吸运用,选用的是一首儿歌,患者有阅读能力自己朗读,不能读,由复述引出,记录方法同前。

5)总结:构音障碍特点归纳分析,结合构音运动和训练计划观点进行总结,见表3-3。

表 3-3　常见的构音异常

错误类型	举例	说明
省略	布鞋	物鞋
置换	背心	费心
歪曲	大蒜	类似"大"中"d"的声音,并不能确定为置换的发音
口唇化		相当数量的辅音发成 b,p,f 的音
齿背化		相当数量的音发成 z,c,s 的音
硬颚化		相当数量的音发成 zh,ch,sh 和 j,q,x 音
齿龈化		相当数量的音发成 d,t,n 音
送气音化	大蒜	踏蒜,将多数不送气音发成送气音
不送气化	踏	大
边音化		相当数量的音发成"l"
鼻音化	怕	那

续表

错误类型	举例	说明
无声音化		发音时部分或全部音只有构音器官的运动但无声音
摩擦不充分	发	摩擦不充分而不能形成清晰的摩擦音
软腭化		齿背音,前硬颚音等发成"g,k"的音

二、吞咽障碍的评定

(一)临床检查

吞咽障碍的临床检查包括完整的病史、症状,与吞咽有关的运动、感觉系统的检查。

1.病史　神经疾病史,如脑卒中、脑外伤、中枢神经系统感染;吸入性肺炎史;头颈部手术史;用药情况,如有镇静催眠作用、使肌力减退、口腔黏膜干燥、影响定向力或运动的药物,也可影响吞咽。

2.症状描述

(1)吞咽障碍发生的频度:每天发生次数,还是每次饮水或进食均有发生。

(2)何时发生:吞咽过程前部、中部、后部。

(3)症状加重的因素:流质、半流质、固体食物等。

(4)吞咽时伴随的症状:包括梗阻(环咽括约肌不能松弛、喉抬高不完全、食道咽憩室、肿瘤、狭窄等可引起),鼻腔反流(腭咽肌能不全或咽收缩无力可引起),口臭(食道咽憩室,咀嚼障碍,口腔不卫生,口腔食物滞留,肿瘤和感染等可引起)等。

(5)有无误吸:可由吞咽控制失灵、吞咽反射延迟或消失、喉关闭不全、咽蠕动减退、一侧咽麻痹、咽抬高不够或环咽部功能障碍造成。胃食道反流和烧心可能提示胃食道括约肌功能不全。胃内容物返流,特别是在夜间,可导致吸入性肺炎。

3.临床检查

(1)意识状态和能否合作。

(2)双侧面部、颈部肌肉功能。

(3)通过检查面部表情及咀嚼或咬牙时,触摸咬肌和颞肌,了解两侧面、口、颈部肌肉是否对称或无力。下颌向一侧运动,了解对侧翼外肌的功能。

(4)原始反射。

(5)注意观察患者是否在咀嚼或吞咽时存在脑干水平的原始反射,如吸吮或咬合。这些病理反射常见于双侧额叶损伤的患者。

(6)口腔检查

1)注意口内是否有残渣、异常活动及口干或流涎。

2)手指戴上指套,触摸硬腭、齿龈、扁桃体窝和舌,有助于发现赘生物,观察舌肌是否有萎缩、束状条纹。

3)检查舌肌肌力:将手指置于口外,当患者伸舌时,用手指抵抗舌的外伸。

4)分别刺激两侧咽后壁,出现呕吐反射,并可见腭咽肌收缩,观察两侧反射是否对称。

(二)进食试验

1.适应证　意识清楚,能够遵循指令,病情稳定,运动控制较好的患者。

2.禁忌证　干吞咽时喉上抬缺失或明显减退、中至重度构音障碍、重度智力障碍、严重的肺部疾患和保护性咳嗽缺失。

3.目的　观察患者的进食能力,了解其进食速度、患者对食物的反应。

4.食物性状　如果进行正式评价,应使用最不易误吸的食物,如菜泥,根据患者的耐受力,逐步增加食物的控制难度,如半固体食物、软固体食物、常规食物。液体的控制难度顺序是:黏稠状食物、蜂蜜状食物、稀薄状食物、水状液体。

5.重点观察内容

(1)咳嗽:吞咽前咳嗽:提示舌咽控制差或吞咽反射始发延迟,食物过早流入咽喉部;吞咽中咳嗽:提示声带闭合差;吞咽后咳嗽:有可能是食物残渣落入气道、咽喉蠕动差或食管括约肌有障碍。

(2)喉上抬:手指触摸喉结,感觉患者吞咽时喉结的上下跳动。舌骨上抬减退可造成咽期吞咽障碍,增加了会厌谷残渣和咽停滞,这些因素增加了误吸的危险。

(3)呼吸和音质:这是了解喉功能和是否误吸的一个方法。将听诊器置于患侧喉部,调整听诊器的位置,直到可以清楚地听到颈部呼吸声音。正常咽期包括口腔传递后开始吞咽,吞咽期的呼吸暂停,吞咽后的立即呼气,伴有清楚的吸气声和音质声。吞咽障碍患者的呼吸和音质是不同的,常常有汩汩声,清嗓子的次数增多和"湿"性音质。湿性音质和汩汩声音质提示吞咽障碍。

(三)吞咽试验

1.反复唾液吞咽检查

(1)目的:随意性吞咽反射引发是否存在。

(2)方法:反复快速吞咽30秒。口腔干燥可于舌面注入1ml水,再吞咽。

(3)评价:高龄者≥3次/30秒。

(4)注意:意识障碍、高级脑功能障碍而不能听指令者,可在口腔和咽部做冷按摩,观察吞咽动作和时间。

2.冷按摩引发吞咽测试

(1)步骤:棉棒沾上冰水,将口唇、舌尖、舌面、舌后部、口腔内黏膜充分湿润。轻微刺激吞咽反射引发部位(腭弓、舌根、咽后壁)。

(2)观察:至吞咽发生的时间:≤3秒,临床跟踪;3～5秒,饮水测试;＞5秒,仔细检查。仅此项测试就出现呛咳,即有吞咽障碍。

3.饮水试验　床边检查可采用饮水试验来发现吞咽异常及其程度。洼田饮水试验是操作简易且灵敏度很高的经典床边检查方法,可作为判断患者能否经口摄食或进行吞咽造影检查的筛选标准。具体操作:患者取坐位、颈部放松;用水杯盛温水30ml,让患者按习惯自己喝下,观察所需时间及呛咳等情况,将吞咽功能分为5级:

Ⅰ级:5秒内30ml温水能顺利地一次咽下(根据计时又分为,a.5秒之内喝完;5秒以上喝完);

Ⅱ级:5～10秒内分两次以上不呛地咽下;

Ⅲ级:5～10秒内能一次咽下,但有呛咳;

Ⅳ级:5～10秒内分成两次以上吞咽,有呛咳;

Ⅴ级:屡屡呛咳,10秒内全部咽下有困难。

吞咽功能判定标准:正常,Ⅰa级;可疑,Ⅰb、Ⅱ级;异常,Ⅲ、Ⅳ、Ⅴ级。

4.进食试验　如果估计试验性吞咽少量食物或水导致误吸的危险性不大,则在有抢救措施如吸引器、懂得急救的人员在场等的前提下,先选择容易吞咽、误吸少的食物及液体,如吞咽顺利再用不易咽下或较易引起呛咳的物质进行试吞咽。无论首选何种性质的食物，建议均从 1ml 开始，然后逐渐增加 o.5 或 1ml 的量，最大量加到 20ml。通过试验性吞咽主要是观察吞咽过程中口、面肌群活动的协调性、力量、速度、口闭合及咀嚼动作等，有无流涎、食物从口角漏出、咀嚼不能、张口困难、吞咽延迟、咳嗽、噎塞、声音变化、喉结构上抬的幅度和速度等各种吞咽异常的表现及一口量，并详细记录。如果经过上述试验，仍不能明确或不能肯定吞咽困难的具体机制，或者在康复方法的选择上存在困难，允许时可以进行电视透视检查（VFSS）。通过 VFSS 可反复观察、分析吞咽活动的经过，有利于对吞咽功能做出全面评估。观察内容主要包括：是否有误吸、误咽；软腭、舌骨、舌根的活动；有无吞咽反射减弱、喉闭合不良及环咽肌张力过低的表现；梨状隐窝、会厌谷是否有食物滞留等。还可以掌握患者吞咽的最佳体位、食物放入口中的最佳部位以及患者适宜选择的食物性状。有研究者认为 VFSS 是评估吞咽困难的金标准。患者必须能够保持坐位或立位，并能够配合检查。检查时，在不同性状的食物中，加入适量造影剂备用。如果患者吞咽功能很差，则可不给钡剂，而仅仅在透视下观察患者的自主吞咽动作。一般对三种黏度的食物吞咽情况进行检查，即稀液体、稠糊状以及固体食物。要分别于垂直坐位、30°及 60°坐位对患者进行吞咽 VESS。一般记录正位和侧位的影像。图像范围包括口、咽、喉和食管的上端。每种黏度的食物往往测试不同的量，一般从小量开始，如 1ml，然后依次增加剂量至 3、5、10ml 等。

5.咽部敏感试验　用柔软纤维导管中的空气流刺激喉上神经支配区的黏膜，根据感受到的气流压力来确定感觉障碍的阈值和程度，轻度感觉障碍的标准定为 3.5～6.0mmHg，重度感觉障碍的标准为＞6.0mmHg。脑卒中后吞咽功能障碍患者咽部感觉障碍程度与误吸有关。

（四）口面功能评价

1.口面运动功能评价　检查患者口、面、舌运动的力量，对称性及控制能力和灵活性。

2.口腔反射活动检查　原始口腔反射的存在，提示上运动神经元的损害；原始反射的消失，表明下运动神经元的损害（脑干颅神经核或外周神经损害）所致的肌肉软瘫。

对反射性活动与有目的的运动相对照。如，假性球麻痹的患者，唇运动无力，舌后部抬高不能，但反射性吞咽时，唇闭合、舌后部与硬腭接触恰当，可进行功能性吞咽。

3.舌感觉功能检查　患者闭目，评价面、唇、口内的痛觉（锐、钝）；用舌舔冷、热水，检查温度觉；用棉花沾上酸或甜味食品触舌的不同部位，检查味觉的辨别力。

（张　谦）

第二节　日常生活活动能力及社会参与能力评定

一、功能独立性评定

功能独立性评定（FIM）包括运动和认知两个范畴、六个方面的内容，共 18 项（表 3-4）。其中有 13 项运动性 ADL 和 5 项认知性 ADL。该评定的评分为 7 分制，每项最高 7 分，最低 1 分（表 3-5）。FIM 所测量的是残疾人实际做什么，考察患者目前的实际状况，而不是症状缓解时能够做什么。例如：抑郁症患者有能力做许多事情，可是他不做，评价时则应按其目前实际完成情况。FIM 反映残疾水平或需要帮助的量的方式上更为精确，可敏感地度量出患者的残疾状态。FIM 分成几个部分：OT 师负责评价自理活动和认知活动，PT 师评价转移活动，护士评价大小便功能，语言治疗师评价交流能力。FIM 在美国已作为衡量医院管理水平与医疗质量的一个客观指标。

表 3-4　功能独立性评定内容

编号	内容	评分
Ⅰ	自理能力	
A	进食	
B	修饰	
C	洗澡	
D	穿上衣	
E	穿下衣	
F	上厕所	
Ⅱ	括约肌控制力	
G	膀胱管理	
H	直肠管理	
Ⅲ	转移	
I	床、椅、轮椅间	
J	厕所	
K	浴盆或淋浴间	
Ⅳ	行走	
	步行	
	轮椅	
	两者	
M	上下楼梯	
运动类总分		
Ⅴ	交流	
	视	
	听	
	两者	
	言语	
	非言语	
	两者	
Ⅵ	社会认知	
P	社会交往	
Q	解决问题	
R	记忆	
认知类总分		
FIM 总分		

表 3-5 功能水平和评分标准

独立程度	评分	评分标准
独立		活动中不需他人帮助
完全独立	7分	构成活动的所有作业均能规范、完全地完成,不需修改和辅助设备或用品,并在合理的时间内完成
有条件的独立	6分	具有下列一项或几项:活动中需要辅助设备;活动需要比正常长的时间;或有安全方面的考虑
依赖		为了进行活动,患者需要另一个人予以监护或身体的接触性帮助,或者不进行活动
有条件的依赖		患者付出 50% 或更多的努力,其所需的辅助水平如下:
监护和准备	5分	患者所需的帮助只限于备用、提示或劝告,帮助者和患者之间没有身体的接触或帮助者仅需要帮助准备必需用品;或帮助带上矫形器
少量身体接触的帮助	4分	患者所需的帮助只限于轻轻接触,自己能付出 75% 或以上的努力
中度身体接触的帮助	3分	患者需要中度的帮助,自己能付出 50%~75% 的努力
完全依赖		患者需要一半以上的帮助或完全依赖他人,否则活动就不能进行
大量身体接触的帮助	2分	患者付出的努力小于 50%,但大于 25%
完全依赖	1分	患者付出的努力小于 25%

注:FIM 的最高分为 126 分(运动功能评分 91 分,认知功能评分 35 分),最低分为 18 分。

126 分＝完全独立;108~125 分＝基本独立;90~107 分＝有条件的独立或极轻度依赖;72~89 分＝轻度依赖;54~71 分＝中度依赖;36~53 分＝重度依赖;19~35 分＝极重度依赖;18 分＝完全依赖

二、PULSES 评定

PULSES 评定方法包括躯体状况(P),上肢功能(U),下肢功能(L),感觉(S),排泄(E)和支持因素(S)等六个方面(表 3-6),简称 PULSES。评定时按各项评出分数后相加,其和为总评分。6 分为功能最佳;＞12 分表示独立自理生活严重受限;＞16 分表示有严重残疾。

表 3-6 PULSES 简表

项目
P-躯体状况:包括内脏疾病(心血管、胃肠道、泌尿系统和内分泌系统)与神经系统疾病
1分:医学情况很稳定,最多 3 个月检查一次
2分:医学情况比较稳定,间隔 1 周~3 个月(不包括 3 个月在内)检查一次
3分:医学情况比较不稳定,至少每周需要强化的医疗或护理
4分:医学情况很不稳定,至少每天需要强化的医疗或护理
U-上肢功能:生活自理活动(自己进食与饮水;上身与下身的穿衣;安装支具或假体;修饰自己;洗涤;会阴卫生)主要依赖上肢功能
1分:生活自理,上肢无残损
2分:生活自理,上肢有某些残损
3分:生活自理活动需要帮助或监督,有或无上肢残损
4分:生活自理活动完全依赖他人,有明显的上肢残损

项目

L-下肢功能:移动(椅子、厕所、浴盆或淋浴间的转移;步行;登梯;使用轮椅)主要依赖上肢功能

　　1分:移动独立,下肢没有残损

　　2分:移动独立,下肢有某种程度的残损,如需要步行器具、支具或假肢;或完全轮椅独立,没有明显的建筑或环境障碍

　　3分:移动需要帮助或监督,有或没有下肢残损;部分轮椅独立(或有明显的建筑或环境障碍)

　　4分:移动完全依赖,有明显的下肢残损

S:指交流(言语与听力)与视物

　　1分:交流与视物独立,没有残损

　　2分:交流与视物独立,有某种程度的残损,如轻度的构音障碍、轻度的失语或需要眼镜、助听器或常常使用眼药

　　3分:交流或视物需要帮助、解释员或监督

　　4分:交流或视物完全依赖

E-排泄:膀胱与直肠功能

　　1分:膀胱与直肠括约肌完全随意控制

　　2分:尽管有二便急或需要导尿或器械或栓剂等,但括约肌的控制功能允许参与正常的社会活动;能够照顾自己的需要,无须帮助

　　3分:括约肌的控制需要帮助,或偶有意外

　　4分:常常因尿失禁或便失禁弄湿或弄污

s-支持因素:智力和情感的适应能力,家庭的支持,财力,与社会的相互影响

　　1分:能够达到平常的作用与完成平常的任务

　　2分:达到平常的作用与执行平常的任务时,必须做某种程度的修改

　　3分:需要帮助、监督或公众或私人机构的鼓励

　　4分:需要长期的机构照顾(如慢性病医院或护理之家),不包括有时间限制的做具体评价、治疗或主动性的康复的医疗机构

三、Barthel 指数和改良 Barthel 指数

Barthel 指数(BI)和改良 Barthel 指数(MBI)的评定包括 10 项评定内容:进食、转移、用厕、洗澡、平地行走、上下楼梯、穿衣、大小便控制。满分为 100 分,得分越高,独立性越好。

根据 Barthel 指数(表 3-7)记分,将日常生活活动能力分成良、中、差三级:99~60 分为良,有轻度功能障碍,能独立完成部分日常活动,需要部分帮助;60~41 分为中,有中度功能障碍,需要极大的帮助方能完成日常生活活动;≤40 分为差,有重度功能障碍,大部分日常生活活动不能完成或需他人服侍。Barthel 指数分级是进行日常生活能力测定的有效方法,其内容比较全面,记分简便、明确,可以较敏感地反映出病情的变化或功能的进展,适于作疗效观察及预后判断的手段。

表 3-7　Barthel 指数评分标准

项目	评分	评分标准
直肠控制	0	失禁或需要灌肠
	5	偶尔失禁或需要灌肠(每周一次)
	10	可以自己控制

续表

项目	评分	评分标准
膀胱控制	0	失禁,或需要导尿并且不能自己完成导尿
	5	偶尔失禁或需要导尿(最多24h不超过1次)
	10	自己控制
修饰	0	需要帮助
	5	在提供器具的情况下,可以独立完成面/头发/牙齿/刮脸的修饰
用厕	0	依赖他人
	5	需要一定程度的帮助,但可以独立做一些事情
	10	独立
进食	0	不能
	5	需要帮助切食物、涂黄油等
	10	独立
转移(床-椅子)	0	不能,不能保持坐位平衡
	5	大量帮助(一个或二个人,躯体上的帮助),能坐
	10	小量帮助(语言或躯体上的)
	15	独立完成
移动	0	不能移动
	5	独立轮椅移动,包括独立转弯
	10	在一个人的帮助下步行(语言或躯体上的帮助)
	15	独立(但可以使用任何辅助器械,如拐杖)
穿衣	0	独立
	5	需要帮助,但在没有帮助的情况下,大约可以完成一半
	10	独立(包括扣扣子、拉拉链、系鞋带等)
上下楼梯	0	不能
	5	需要帮助(语言、躯体、辅助器械)
	10	独立
洗澡	0	依赖
	5	独立(或淋浴独立)
总分	0～100	

四、改良 Barthel 指数

特点是具有更高的敏感性。改良 Barthel 指数的分值为五个等级(表 3-8),其基本的评定标准为:①完全独立,可以独立完成整项活动而无需别人监督、提示或协助;②少量帮助,除了在准备和收拾时需要协助外,患者可以独立完成整项活动,或进行活动时需要有人监督或提示;③中等帮助,能参与整项活动的大部分过程,但在某些过程中需要别人提供协助;④大量帮助,某种程度上能参与活动,但在超过一半的活动过程中需要别人提供协助;⑤完全依赖,完全依赖别人完成整项活动。

表 3-8　改良 Barthel 指数评分标准

项目	完全独立	少量帮助	中等帮助	大量帮助	完全依赖
直肠控制	10	8	5	2	0
膀胱控制	10	8	5	2	0
修饰	5	4	3	1	0
用厕	10	8	5	2	0
进食	10	8	5	2	0
转移(床-椅子)	15	12	8	3	0
移动	15	12	8	3	0
穿衣	10	8	5	2	0
上下楼梯	10	8	5	2	0
洗澡	5	4	3	1	0

五、Katz 指数

1970 年,Katz 等人认为患者按一定的顺序发生功能障碍,较复杂功能先受影响,故根据功能复杂程度将 ADL 分为六个方面:洗澡、穿着、用厕、转移、大小便控制、进食(表 3-9)。再将它们分为 7 个功能等级(A～G)进行评定。

表 3-9　Katz 指数

项目		依赖
洗澡(海绵浴、盆浴或淋浴)	只有身体的一个部位需要他人帮助,如背部或残疾的肢体;或完全自己洗澡	多于一个部位需要他人帮助;或出入澡盆需要帮助或完全不能自己洗澡
穿衣	从衣柜和抽屉中取出衣服;穿上衣服,带上支具;扣扣子或拉拉链;不包括穿靴	不能自己穿衣服或身体部分未穿上衣服
用厕	去卫生间;坐上和离开坐便池;整理衣服;清洁肛门(只有夜间可以使用便盆,可以使用机械性的支持)	使用便盆或便桶或需要帮助去厕所和用厕所
转移	独立地上床和下床,独立地坐椅子和从椅子上站起来(可以借助机械性的支持)	起床、上床、坐椅子或从椅子上站起来需要帮助;或不能执行一项或多项转移
二便控制	二便完全自控部分或完全尿或便失禁;或排便或排尿时需要使用通便药物、导尿,或常常使用尿壶或便盆	
进食	从盛食物的器具中取食物,放进口中(不包括准备食物和切食物)	进食需要帮助;或根本不能进食或胃管进食

Katz 指数就是根据以上几项功能的独立性进行评定的。

A　进食、二便控制、转移、用厕所、穿衣和洗澡均独立。

B　一项依赖,其余各项均独立。

C　洗澡依赖,其余各项中有一项依赖,剩余各项独立。

D　洗澡和穿衣依赖,其余各项中有一项依赖,剩余各项独立。

E　洗澡、穿衣和用厕所依赖,其余各项中有一项依赖,剩余各项独立。

F　洗澡、穿衣、用厕所和转移依赖,余各项一项依赖,一项独立。

G　六项功能均依赖。

六、Kenny 自我照料指数

评定项目有床上活动、体位转移、行走活动、穿衣、个人卫生和进食 6 项日常生活活动,再分别对其独立能力进行评分(表 3-10)。每项分 5 个级别,按 0 至 4 分评定,0 分为无任何独立生活能力,24 分为独立生活能力良好。评分标准如下:

0 分　各项均不能独立完成。

1 分　只有一项能独立完成,或在监督、帮助下完成 1 项或 2 项,其他各项均不能完成。

2 分　能独立完成 2 项,或在监督、帮助下完成 3 项,其他各项均不能完成。

3 分　只有 1～2 项需要监督或帮助。

4 分　各项均能独立完成。

表 3-10　Kenny 自我照料指数评定

项目	评定		
	独立	帮助	不能
床上活动			
床上移动			
床上坐起			
体位转移			
坐位			
站位			
入厕			
移动			
行走			
上下楼梯			
轮椅			
穿着			
衣			
裤			
鞋袜			
个人卫生			
洗脸、洗头、洗手臂			
洗躯干、洗会阴			
洗下肢			
大便控制			
小便控制			

七、Rankin 量表

详见表 3-11。

表 3-11　修改的 Rankin 量表

分级	表现
0	一点症状也没有
1	除症状外,没有明显的残疾;能够完成平常的责任与活动
2	轻度残疾;不能够完成以前的所有活动,但可以生活自理
3	中度残疾;生活自理需要一些帮助,但是可以独立步行
4	重度残疾;重能独立步行,并且生活不能自理
5	极重度残疾;卧床不起,尿失禁,并且需要持续的看护

八、Frenchay 活动指数

Frenchay 活动指数(FAI)量表(表 3-12),主要是用于测试患者的工具性日常生活活动(IADL)。

表 3-12　Frenchay 活动指数

项目	说明	评分标准
准备主餐	需要参与组织、准备与烹调主餐的大部分活动,不仅仅是做快餐	
洗餐具	必须做全部的工作,或每样都做,如洗、擦和放置,而不是偶尔冲洗一件	
洗衣服	组织洗衣服和风干衣服(用洗衣机、用手洗或拿去洗衣店洗)	
轻家务活	打扫、擦拭与整理小物件	
重家务活	所有家务活,包括整理床铺、擦地板和收拾炉子、搬椅子等	
当地购物	无论购物的多少,应在组织与购买中起实质性的作用,必须到商店去,而不仅仅是推手推车而已	
社交场合	去俱乐部、上教堂、上电影院、上戏院、喝酒、与朋友聚餐等。如果他或她在到达目的地后主动参与活动的话,也可以让他人将其送至那儿持续步行至少 15 分钟(允许为缓口气而短暂地停顿),约 1 英里	
室外步行	(1609m)。如果他或她可以步行足够长的距离的情况下可以进行,包括步行去购物	
业余嗜好	需要有一定程度的主动参与和思考的嗜好,如在家栽花种草、针织、画画、游戏、运动等,不仅仅是看电视中的运动节目	
驾车/乘坐公共汽车	需要驾车(不仅仅是坐在车里)或登上公共汽车/长途汽车并且乘车外出	

续表

项目	说明	评分标准
外出旅游/ 驾车兜风	乘长途汽车或火车,或驾车,去某地方游玩,不是常规的社会性的外出(即购物或会一会本地的朋友)。患者必需参与组织及决策。除外有机构组织的被动性的旅游,除非患者试图决定去与不去。常见的因素是旅游是为了享受	近6个月来: 0=从来不 1=6个月内1~2次 2=6个月内3~12次 3=至少每周2次
园艺	屋外的园丁活:轻度-偶尔除草;中度-经常除草、修剪等;重度-所有必需的活动,包括重体力的挖掘	
操持/汽车维护	轻度-修理小物件;中度-某些装饰活、常规的汽车养护	
读书	必须是完整较厚的书籍,不是杂志、期刊和报纸	近6个月来: 0=没有 1=6个月1次 2=两星期不到1次 3=两星期1次以上
工作	指有报酬的工作,而不是志愿性的工作近6个月来:	0=没有 1=每周不到10小时 2=每周10~30小时 3=每周30小时以上

注:目的是记录患者需要有一定主动性的活动。注意患者在较近一段时间内实际的活动频次,而不是他很长时间以前的活动或潜在的能力。一种活动只能在一个项目中评测。

(李飞舟)

第三节 肌张力、肌力评定

一、肌张力评定

(一)定义

肌张力是指肌肉组织在静息状态下的一种不随意的、持续的、微小的收缩。正常肌张力有赖于完整的外周神经和中枢神经系统调节机制以及肌肉本身的特性(如收缩能力、弹性、延伸性等)。肌张力是维持身体各种姿势和正常活动的基础,根据身体所处的不同状态,正常肌张力可分为以下三类:

1.静止性肌张力 是指肌肉处于不活动状态下肌肉具有的张力。

2.姿势性肌张力 是指人体变换各种姿势(如协调的翻身、由坐到站等)时肌肉所产生的张力。

3.运动性肌张力 是指肌肉在运动过程中的张力。

(二)异常肌张力

1.肌张力增高 是指肌张力高于正常静息水平。肌张力增高的状态有痉挛和强直。痉挛是一种由牵张反射高兴奋性所致的、速度依赖的紧张性牵张反射增强伴腱反射亢进为特征的运动障碍。痉挛的速度依赖即为伴随肌肉牵伸速度的增加,痉挛肌的阻力(痉挛的程度)也增高。痉挛性肌张力增高见于锥体束病变,即上肢的屈肌和下肢的伸肌张力增高明显,检查者在做被动活动时,起始感觉阻力较大,但在运动过程中突然感到阻力减小,此现象称折刀现象,是痉挛时最常见的现象。强直,也称僵硬,做关节被动活动时各个方向的阻力是均匀一致的,也就是主动肌和拮抗肌张力同时增加,它与弯曲铅管的感觉类似,因此称为铅管样强直。如伴有震颤则出现规律而断续的停顿,称齿轮样现象,常为锥体外系的损害所致。

2.肌张力低下   是指肌张力低于正常静息水平,对关节进行被动运动时感觉阻力消失的状态。肌张力低下见于下运动神经元疾病、小脑病变、脑卒中弛缓期、脊髓病损的休克期等。

3.肌张力障碍   是一种以张力损害、持续的和扭曲的不自主运动为特征的运动功能亢进性障碍。肌张力障碍可由中枢神经系统缺陷所致,也可由遗传因素(原发性、特发性肌张力障碍)所致。与神经退行性疾患(肝豆状核变性)或代谢性疾患也有一定关系。也可见于张力性肌肉变形或痉挛性斜颈。

(三)肌张力的检查方法

1.病史   如痉挛发生的频率,受累的肌肉及数目,痉挛的利弊,引发痉挛的原因,痉挛的严重程度等。

2.视诊   评定者应注意观察患者肢体或躯体异常的姿态,有无刻板样运动模式、自发性运动有无缺失等。

3.触诊   以触摸肌肉的硬度来判断肌张力。

4.反射   应特别注意检查患者是否存在腱反射亢进等现象。评分标准为:

－:消失。

±:反射轻度减弱。

＋:反射正常。

＋＋:反射轻度亢进。

＋＋＋:反射中度亢进。

＋＋＋＋:反射高度亢进。

5.被动运动   被动运动检查可发现肌肉对牵张刺激的反应,通过检查者的手来感觉肌肉的抵抗,是最常见的检查方法,它能从一个方面反映肌张力的情况。体会其活动度和抵抗时的肌张力的变化,可发现是否存在肌张力过高、低下,是否有阵挛,并与强直进行比较和鉴别。

6.摆动检查   是以一个关节为中心,主动肌和拮抗肌交互快速收缩,快速摆动,观察其摆动振幅的大小。肌张力低下时,摆动振幅增大,肌张力增高时,摆动幅度减小。

7.其他检查方法   ①肌肉僵硬的检查,头的下垂试验。②伸展性检查,是指让肌肉缓慢伸展时,能达到的最大伸展度,主要提示肌张力有无下降。③姿势性肌张力的检查法,让患者变换各种姿势和体位,记录其抵抗状态。④生物力学评定方法。⑤电生理评定方法等。

(四)评定注意事项

由于痉挛的神经性因素,所以临床上同一痉挛患者每天的严重程度是高变异的;痉挛又是速度依赖的,所以涉及牵张反射的痉挛评定方法会因为被动运动的速度问题而影响信度;此外,痉挛量化评定的信度还受患者努力的程度、情感、环境温度、评定同时并存的问题(如尿路结石、感染、膀胱充盈、便秘、压疮、静脉血栓、疼痛及局部肢体受压等可使肌张力增高)、患者的整体健康水平[如发热、代谢和(或)电解质紊乱也可影响肌张力]、药物、患者的体位等的影响。因此,进行痉挛量化评定时,必须使评定的程度严格标准化;重复评定时还应注意选择尽可能相同的时间段和其他评定条件。

（五）肌张力的评价标准

1.正常肌张力评价标准

（1）肌肉外观应具有特定的形态。

（2）肌肉应具有中等硬度和一定的弹性。

（3）近端关节可以进行有效的主动肌与拮抗肌的同时收缩使关节固定。

（4）具有完成抗肢体重力及外界阻力的运动能力。

（5）将肢体被动地放在空间某一位置上，突然松手时，肢体有保持肢位不变的能力。

（6）可以维持主动肌与拮抗肌的平衡。

（7）具有随意使肢体由固定到运动和在运动过程中变为固定姿势的能力。

（8）在需要的情况下，具有可以完成某肌群的协同动作，也可以完成某块肌肉的独立的运动功能的能力。

（9）被动运动时具有一定的弹性和轻度的抵抗。

2.痉挛的评定标准 痉挛的量化评定困难，由此形成了不少量化评定的方法，许多方法正处于不断研究中，现主要介绍较为常用的方法，即修订的 Ashworth 痉挛评定（表3-13）。

表 3-13　修订的 Ashworth 痉挛评定量表

0 级	无肌张力的增加
Ⅰ 级	肌张力轻微增加：受累部分被动屈伸时，ROM 之末出现突然的卡住然后释放或出现最小的阻力
Ⅰ⁺ 级	肌张力轻度增加：被动屈伸时，在 ROM 后 50% 范围内突然出现卡住，当继续把 ROM 检查进行到底时，始终有小的阻力
Ⅱ 级	肌张力较明显增加：通过 ROM 的大部分时，阻力均较明显地增加，但受累部分仍能较容易地移动
Ⅲ 级	肌张力严重增高：进行 PROM 检查有困难
Ⅳ 级	僵直：受累部分被动屈伸时呈现僵直状态，不能活动

注：此方法原理与手法快速 PROM 评定法类同，但分级较细。

3.肌张力弛缓的评定标准 见表3-14。

表 3-14　弛缓性肌张力的分级

级别	评定标准
轻度	肌张力降低，肌力下降，肢体放在可下垂的位置并放下，肢体仅有短暂抗重力能力，随即落下。能完成功能性动作
中度到重度	肌张力显著降低或消失，肌力零级或Ⅰ级（徒手肌力检查），把肢体放在抗重力肢位，肢体迅速落下，不能维持规定肢位。不能完成功能性动作

二、肌力评定

肌力是指机体随意运动时肌肉收缩的力量。肌力评定在肌肉、骨骼、神经系统，尤其是周围神经系统的病变中尤为重要。

肌力评定的主要目的是：判断肌力减弱的部位和程度；协助某些神经肌肉疾病损伤进行定位诊断；预防肌力失衡引起的损伤和畸形；评定肌力增强训练的效果。

常用的肌力评定方法有徒手肌力检查（MMT）、应用简单器械的肌力测试、等速肌力测试。

（一）徒手肌力检查

1.定义　MMT 是通过被检查者自身重力和检查者用手施加阻力而产生的主动运动来评定肌肉或肌群力量的方法。此方法简便、易行、科学、实用，在临床中得到广泛应用。其缺点是 MMT 只能表明肌力的大小，不能表明肌肉收缩耐力；定量分级标准较粗略；较难以排除测试者主观评价的误差。

应用徒手肌力检查的一般原则：①大脑支配的是运动而不是一块或一组肌肉的收缩。因此 MMT 是有关的主要动作肌和辅助肌共同完成的运动。②学习 MMT，必须具备一定的解剖、生理知识，包括每一块肌肉的起止点、肌纤维的走向、肌肉的作用、引起关节运动的方向和角度，以及当一肌肉力量减弱或消失时可能出现的代偿运动等。只有熟练掌握必要的基本理论与基础知识，才能理解和掌握此项检查技术。③MMT 一块或一组肌群的随意收缩。中枢神经系统疾病所致的偏瘫及脑性瘫痪，由于受到原始反射的影响而导致痉挛和出现异常的运动模式，不能完成分离运动。

2.分级标准　通常采用 6 级分级法，各级肌力的具体标准见表 3-15。

表 3-15　MMT 肌力分级标准

级别	名称	标准	相当正常肌力的%
0	零(zero,O)	无可测知的肌肉收缩	0
1	微缩(trace,T)	有轻微肌肉收缩，但不能引起关节活动	10
2	差(poor,P)	解除重力的影响，能完成全关节活动范围的运动	25
3	尚可(fair,F)	能抗重力完成关节全范围运动，但不能抗阻力	50
4	良好(good,G)	能抗重力及轻度阻力，完成关节全范围运动	75
5	正常(normal,N)	能抗重力及最大阻力，完成关节全范围运动	100

每一级又可以用"＋"和"－"号进一步细分。如测得的肌力比某级稍强时，可在该级的右上角加"＋"号，稍差时则在右上角加"－"号，以补充分级的不足。最近由 Daniels 和 Worthingham 主编的第 6 版《新徒手肌力检查法》中，取消了各级的"＋"、"－"，仅保留了"3＋"和"2－"。"3＋"的标准是在满足 3 级肌力标准的前提下，在关节活动的最后部分能对抗轻度的抵抗。"2－"的标准是在解除肢体重力的影响下，仅能在关节活动范围内完成部分的运动。

3.主要肌肉的检查

（1）上肢：见表 3-16。

（2）下肢：见表 3-17。

表 3-16　上肢肌肉的徒手肌力检查

肌肉	检查与评定		
	1 级	2 级	3、4、5 级
三角肌前部 喙肱肌	仰卧，试图屈肩时可触及三角肌前部收缩	向对侧侧卧，上侧上肢放滑板上，肩可主动屈曲	坐位，肩内旋，肘屈，掌心向下；肩屈曲，阻力加于上臂远端
三角肌后部 大圆肌 △背阔肌	俯卧，试图伸肩时可触及大圆肌、背阔肌收缩	向对侧侧卧，上侧上肢放滑板上，肩可主动伸展	俯卧：肩伸展 30°～40°，阻力加于上臂远端
三角肌中部 冈上肌	仰卧，试图肩外展时可触及三角肌收缩	同左，上肢放滑板上，肩可主动外展	坐位，肘屈：肩外展至 90°，阻力加于上臂远端

肌肉	检查与评定		
	1级	2级	3、4、5级
冈下肌 小圆肌	俯卧,上肢在床缘外下垂:试图肩外旋时在肩胛骨外缘可触及肌收缩	同左,肩可主动外旋	俯卧,肩外展,肘屈,前臂在床缘外下垂:肩外旋,阻力加于前臂远端
肩胛下肌 大圆肌 △胸大肌 △背阔肌	俯卧,上肢在床缘外下垂:试图肩内旋时在腋窝前、后襞可触及相应肌肉收缩	同左,肩可主动内旋	俯卧,肩外展,肘屈,前臂在床缘外下垂:肩内旋,阻力加于前臂远端
肱二头肌 肱肌 肱桡肌	坐位,肩外展,上肢放滑板上:试图肘屈曲时可触及相应肌肉收缩	同左,肘可主动屈曲	坐位,上肢下垂:前臂旋后(测肱二头肌)或旋前(测肱肌)或中立位(测肱桡肌),肘屈曲,阻力加于前臂远端
肱三头肌 肘肌	坐位,肩外展,上肢放滑板上:试图肘伸展时可触及肱三头肌收缩	同左,肘可主动伸屈	俯卧,肩外展,肘屈,前臂在床缘外下垂:肘伸展,阻力加于前臂远端
肱二头肌旋后肌	俯卧,肩外展,前臂在床缘外下垂:试图前臂旋后时可于前臂上端桡侧触及肌收缩	同左,前臂可主动旋前	坐位,肘屈90°,前臂旋前:前臂旋后,握住腕部施加反方向阻力
旋前圆肌 旋前方肌	俯卧,肩外展,前臂在床缘外下垂:试图前臂旋前时可在肘下、腕上触及肌收缩	同左,前臂可主动旋前	坐位,肘屈90°,前臂旋后:前臂旋前,捏住腕部施加反向阻力
尺侧腕屈肌	向同侧侧卧,前臂旋后45°:试图腕掌屈及尺侧偏时触及其止点活动	同,前臂旋后45°,可见大幅度腕掌屈及尺侧偏	同左,肘屈,前臂旋后:腕向掌侧屈并向尺侧偏,阻力加于小鱼际
桡侧腕屈肌	坐位,前臂旋前45°:试图腕背伸及桡侧偏时可触及其止点活动	同左,前臂旋前45°,可见大幅度腕掌屈及桡侧偏	同左,前臂旋后45°:腕向掌侧屈并向桡侧偏,阻力加于大鱼际
尺侧腕伸肌	坐位,前臂旋前45°:试图腕背伸及尺侧偏时可触及其止点活动	同左,前臂旋前45°,可见大幅度腕背伸及尺侧偏	同左,前臂旋前:腕背伸并向尺侧偏,阻力加于掌背尺侧
桡侧腕长、短伸肌	坐位,前臂旋后45°:试图腕背伸及桡侧偏时可触及其止点活动	同左,前臂旋后45°,可见大幅度腕背伸及桡侧偏	同左,前臂旋前45°:腕背伸并向桡侧偏,阻力加于掌背桡侧
指总伸肌	试图伸掌指关节时可触及掌背肌腱活动	前臂中立位,手掌垂直时掌指关节可主动伸展	伸掌指关节并维持指间关节屈曲,阻力加于手指近节背面
指浅屈肌	屈近端指间关节时可在手指近节掌侧触及肌腱活动	有一定的近端指间关节屈曲活动	屈曲近端指间关节,阻力加于手指中节掌侧
指深屈肌	屈远端指间关节时可在手指中节掌侧触及肌腱活动	有一定的远端指间关节屈曲活动	固定近端指间关节,屈远端指间关节,阻力加于手指末节指腹
拇收肌	内收拇指时可于第1、2掌骨间触及肌肉活动	有一定的拇内收动作	拇伸直,从外展位内收,阻力加于拇指尺侧

肌肉	检查与评定		
	1级	2级	3、4、5级
拇长、短展肌	外展拇指时可于桡骨茎突远端触及肌腱活动	有一定的拇外展动作	拇伸直,从内收位外展,阻力加于第1掌骨桡侧
拇短屈肌	屈拇时于第1掌骨掌侧触及肌肉活动	有一定的拇屈曲动作	手心向上:拇指掌指关节屈曲,阻力加于拇指近节掌侧
拇短伸肌	伸拇时于第1掌骨背侧触及肌腱活动	有一定的拇伸展动作	手心向下:拇指掌指关节伸展,阻力加于拇指近节背侧
拇长屈肌	屈拇时于拇指近节掌侧触及肌腱活动	有一定的拇屈曲动作	手心向上,固定拇指近节:屈指间关节,阻力加于拇指远节指腹
拇长伸肌	伸拇时于拇指近节背侧触及肌腱活动	有一定的拇指指间关节伸展动作	手心向下,固定拇指近节:伸指间关节,阻力加于拇指远节背侧

注:△为躯干肌。

表 3-17　下肢肌肉的徒手肌力检查

肌肉	检查与评定		
	1级	2级	3、4、5级
髂腰肌	仰卧,试图屈髋时于腹股沟上缘可触及肌活动	向同侧侧卧,托住对侧下肢,可主动屈髋	仰卧,小腿悬于床缘外:屈髋,阻力加于股远端前面
臀大肌腘绳肌	俯卧,试图伸髋时于臀部及坐骨结节下方可触及肌活动	向同侧侧卧,托住对侧下肢,可主动伸髋	俯卧,屈膝(测臀大肌)或伸膝(测腘绳肌):髋伸10°~15°,阻力加于股远端后面
大、长、短收肌股薄肌耻骨肌	仰卧,分腿30°,试图髋内收时于股内侧部可触及肌活动	同左,下肢放滑板上可主动内收髋	向同侧侧卧,两腿伸,托住对侧下肢:髋内收,阻力加于股远端内侧
臀中、小肌阔筋膜张肌	仰卧,试图髋外展时于大转子上方可触及肌活动	同左,下肢放滑板上可主动外展髋	向对侧侧卧,对侧下肢半屈:髋外展,阻力加于股远端外侧
股方肌梨状肌臀大肌上、下肌闭孔内、外肌	仰卧,腿伸直:试图髋外旋时于大转子上方可触及肌活动	同左,可主动外旋髋	仰卧,小腿在床缘外下垂:髋外旋,阻力加于小腿下端内侧
臀小肌阔筋膜张肌	仰卧,腿伸直:试图髋内旋时于大转子上方可触及肌活动	同左,可主动内旋髋	仰卧,小腿在床缘外下垂:髋内旋,阻力加于小腿下端外侧

肌肉	检查与评定		
	1级	2级	3、4、5级
腘绳肌	俯卧,试图屈膝时可于腘窝两侧触及肌腱活动	向同侧侧卧,托住对侧下肢,可主动屈膝	俯卧:膝从伸直屈曲,阻力加于小腿下端后侧
股四头肌	仰卧,试图伸膝时可触及髌韧带活动	向同侧侧卧,托住对侧下肢,可主动伸膝	仰卧,小腿在床缘外下垂:伸膝,阻力加于小腿下端前侧
腓肠肌比目鱼肌	侧卧,试图踝跖屈时可触及跟腱活动	同左,踝可主动跖屈	俯卧,膝伸(测腓肠肌)或膝屈(测比目鱼肌):踝跖屈,阻力加于足跟
胫前肌	仰卧,试图踝背屈,足内翻时可触及其活动	侧卧,可主动踝背屈、足内翻	坐位,小腿下垂:踝背屈并足内翻,阻力加于足背内缘
胫后肌	仰卧,试图足内翻时于内踝后方可触及腱活动	同左,可主动踝跖屈、足内翻	向同侧侧卧,足在床缘外:足内翻并踝跖屈,阻力加于足内缘
腓骨长、短肌	仰卧,试图足外翻时于外踝后方可触及腱活动	同左,可主动踝跖屈、足外翻	向对侧侧卧:使跖屈的足外翻,阻力加于足外缘
趾长、短屈肌	屈趾时于趾近节跖面可触及腱活动	有主动屈趾活动	仰卧:屈趾,阻力加于足趾近节跖面
趾长、短伸肌	仰卧,伸拇时于足背可触及腱活动	同左,有主动伸趾活动	同左:伸足趾,阻力加于足趾近节跖面
拇趾长伸肌	坐位,伸拇时于拇趾近节背侧可触及腱活动	同左,有主动伸拇活动	同左,固定拇趾近节:伸拇,阻力加于拇趾近节背面

(3)躯干:见表3-18、3-19。

4.肌力评定的适用范围和慎用情况

(1)适用范围:下运动神经元病损、原发性肌病、骨关节疾病等。

表 3-18　躯干主要肌肉的徒手肌力检查(一)

肌肉	检查与评定		
	1级	2级	3、4、5级
斜方肌菱形肌	坐位,臂外展放桌上,试图使肩胛骨内收时可触及肌收缩	同左,使肩胛骨主动内收时可见运动	俯卧,两臂稍抬起:使肩胛骨内收,阻力为将肩胛骨向外推
斜方肌下部	俯卧,一臂前伸,内旋,试图使肩胛骨内收及下移时,可触及斜方肌下部收缩	同左,可见有肩胛骨内收及下移运动	同左,肩胛骨内收及下移,阻力为将肩胛骨向上外推
斜方肌上部肩胛提肌	俯卧,试图耸肩时可触及斜方肌上部收缩	同左,能主动耸肩	坐位,两臂垂于体侧:耸肩向下压的阻力加于肩锁关节上方
前锯肌	坐位,一臂向前放桌上,上臂前伸时在肩胛骨内缘可触及肌收缩	同左,上臂前伸时可见肩胛骨活动	坐位,上臂前平举,屈肘:上臂向前移动,肘不伸,向后推的阻力加于肘部

表 3-19　躯干主要肌肉的徒手肌力检查（二）

肌肉	检查与评定				
	1 级	2 级	3 级	4 级	5 级
△斜角肌 △颈长肌 △头长肌 △胸锁乳突肌	仰卧,屈颈时可触及胸锁乳突肌	侧卧,托住头部时可屈颈	仰卧,能抬头,不能抗阻力	同左,能抗中等阻力	同左,抬头屈颈,能抗加于额部的较大阻力
斜方肌 颈部骶棘肌	俯卧,抬头时触及斜方肌活动	侧卧,托住头部时可仰头	俯卧,能抬头不能抗阻力	同左,能抗中等阻力	同左,抬头时能抗加于枕部的较大阻力
腹直肌	仰卧,抬头时触及上腹部腹肌紧张	仰卧、能屈颈抬头	仰卧,髋及膝屈:能抬起头及肩胛部	同左,双手前平举坐起	同左,双手抱头后能坐起
骶棘肌	俯卧,抬头时触及其收缩	俯卧位能抬头	俯卧,胸以上在床缘外下垂 30°,固定下肢:能抬起上身,不能抗阻力	同左,能抗中等阻力	同左,能抗较大阻力
腹内斜肌 腹外斜肌	坐位,试图转体时触及腹外斜肌收缩	仰卧,能旋转上体至一肩离床		仰卧,屈腿,固定下肢:双手前平举能坐起并转体	同左,双手抱颈后能坐起同时向一侧转体

注:△为颈肌。

(2)慎用情况:严重疼痛、关节活动极度受限、严重的关节积液或滑膜炎、软组织损伤后刚刚愈合、骨关节不稳定、关节急性扭伤或拉伤等为绝对慎用;疼痛、关节活动受限、亚急性或慢性扭伤或拉伤、心血管疾病为相对慎用。

5.检查注意事项

(1)如为单侧肢体病变,先检查健侧肢体同名肌的肌力,以便患侧与其比较。

(2)当主动肌肌力减弱时,协同肌可能取代被检的主动肌而引起代偿运动。避免代偿动作的方法是被检肌肉或肌群应摆放在正确的位置,检查者的固定方法要得当。

(3)重复检查同一块肌肉的最大收缩力时,前后检查以间隔 2 分钟为宜。

(4)正常肌力受年龄、性别、身体形态及职业的影响而存在个体差异。因此,在进行 3 级以上肌力检查时,给予阻力的大小要根据被检者个体情况来决定。

(5)检查不同肌肉时需采取相应的检查体位。但为了方便患者,检查者应在完成一种体位时的所有肌力检查内容后,再令患者变化体位,即应根据体位来安排检查的顺序。

(6)检查者的位置,以尽量靠近被检者,便于固定、实施手法,但以不妨碍运动为宜。

(7)施加阻力时,要注意阻力的方向与肌肉或肌群牵拉力方向相反;施加的阻力点应在肌肉附着段的远端部位。对肌力达 4 级以上时,所作抗阻须连续施加,并保持与运动相反的方向。

(8)选择适合的测试时机,疲劳时、运动后或饱餐后不宜进行。

(二)简单器械的肌力测试

在肌力较强(超过 3 级)时,为了进一步作较准确的定量评定,可用专门的器械进行测试。常用的方法有握力测试、捏力测试、背肌力测试、四肢肌群肌力测试等。

1.握力测试　用握力计测试握力大小。握力计有多种型号,但用法和结果基本一致,握力大小以握力指数评定。握力指数＝手握力(kg)/体重(kg)×100%。握力指数正常值为大于50。测试时将把手调至适当宽度,测试时立位或坐位,上肢在体侧下垂,屈肘90°,前臂和腕中立位,用力握2～3次,取最大值。检查时避免用上肢其他肌群来代偿。

2.捏力测试　用捏力计测试拇指与其他手指间的捏力大小。检测时调整好捏力计,用拇指分别与其他手指相对捏压捏力计2～3次,取最大值。捏力主要反映拇对掌肌和其他四指屈曲肌的肌力,正常值约为握力的30%。

3.背肌力测试　用拉力计测定背肌力的大小,以拉力指数评定。拉力指数＝拉力(kg)/体重(kg)×100%。拉力指数正常值:一般男性为体重的1.5～2倍(150%～200%),女性为体重的1～1.5倍(100%～150%)。测试时两膝伸直,将拉力计把手调至膝关节高度,两手抓住把手,然后伸腰用力上拉把手。进行背拉力测试时,腰椎应力大幅度增加,易引起腰痛发作,故不适用于腰痛患者及老年人。

4.四肢肌群的肌力测试　在标准姿势下通过钢丝绳与滑车装置牵拉固定的测力计,可测试四肢各组肌群(如腕、肩、踝的屈伸肌群及肩外展肌群)的肌力。

(三)等速肌力测试

需要借助特定的等速测试仪来测试,如 Cybex、Biodex、Kin-Com、Lido、Ariel 等多种型号供选择。等速运动是在整个运动过程中运动速度(角速度)保持不变的一种肌肉收缩方式。等速仪器内部有特制的机构使运动的角速度保持恒定,可以记录不同运动速度下、不同关节活动范围内某个关节周围拮抗肌的肌肉峰力矩、爆发力、耐力、功率、达到峰力矩的时间、角度、标准位置和标准时间下的力矩、屈/伸比值、双侧同名肌肉的力量相差值、肌力占体重的百分率等一系列数据。等速肌力测试的优点是:能提供肌力、肌肉做功量和功率输出、肌肉爆发力和耐力等多种数据;可同时完成一组拮抗肌的测试,还可以分别测定向心收缩、离心收缩及等长收缩等数据;测试参数全面、精确、客观。等速肌力测试已被认为是肌肉功能评价及肌肉力学特性研究的最佳方法。等速肌力测试的缺点是:测试仪器价格昂贵,操作较复杂,不同型号的仪器测试的结果有显著差异,无可比性。

(钱　前)

第四节　关节活动范围测定

关节活动范围(ROM)是指关节运动时所通过的运动弧,常以度数表示,亦称关节活动度。关节活动度是衡量一个关节运动量的尺度。

主动关节活动度(AROM):关节运动是通过人体自身的主动随意运动而产生的运动弧。测量某一关节的 AROM 实际上是评定被检查者肌肉收缩力量对关节活动度的影响。

被动关节活动度(PROM):关节运动是通过外力如治疗师的帮助而产生的运动弧。正常情况下,被动运动至终末时产生一种关节囊内的、不受随意运动控制的运动。因此,PROM 略大于 AROM。

关节活动受限的常见原因:随着年龄增大,人体老化,关节形态也在发生变化(如退行性脊柱炎、退行性关节炎、骨质疏松等),这些退行性变化可使关节活动范围下降;关节、软组织、骨骼病损所致的疼痛与肌肉痉挛;制动、长期保护性痉挛、肌力不平衡及慢性不良姿势等所致的软组织缩短与挛缩;关节周围软组织瘢痕与粘连;关节内损伤与积液、关节周围水肿;关节内游离体;关节结构异常;各种病损所致肌肉瘫痪或无力;运动控制障碍等。

关节活动范围测定的主要目的:发现 ROM 范围障碍的程度;根据整体的临床表现,大致分析可能的原因;为选择治疗方法提供参考;作为治疗过程中评定效果的手段。

一、测量方法

1.测量工具　测量工具有多种,如通用量角器、电子量角器、皮尺等。必要时可以拍 X 线片或用摄像机拍摄进行测量分析。皮尺用于特殊部位的测量,如脊柱活动度、手指活动度等。临床上最常采用量角器测量。量角器是通过对关节的近端和远端骨运动弧度的测量而获得量化的结果。

(1)量角器的构成:量角器又称关节角度尺。通用量角器是由一个带有半圆形或圆形角度计的固定臂及一个普通长度尺(称为移动臂)组成,两臂交点用铆钉固定,为量角器的中心。两臂以轴心为轴,可自由转动,随着关节远端肢体的移动,在量角器刻度盘上读出关节活动度。由于量角器使用简单,携带方便,故在临床中被广泛应用。量角器可由金属或塑料制成,其规格不等。

(2)量角器的选择:量角器的长度从 7.5～40cm 不等。检查者根据所测关节的大小,选择合适的量角器。如测膝关节、髋关节等大关节时应选择 40cm 长臂的量角器,而测量手或趾关节时,应选用 7.5cm 短臂的量角器。

(3)量角器的摆放:测量时,量角器的轴心(中心)应对准关节的运动轴中心;固定臂与构成关节的近端骨的长轴平行,移动臂与构成关节的远端骨的长轴平行(当患者有特殊障碍时可以变化)。例如,测量肩关节屈曲时,量角器轴心位于肱骨头中心点的外侧面,固定臂与腋中线平行,移动臂与肱骨长轴平行。

电子量角器的固定臂和移动臂为 2 个电子压力传感器,刻度判为液晶显示器。显示器可以与固定臂和移动臂固定在一起,也可以通过连接线与两条臂相连。电子量角器重复性好,使用方便,精确度优于通用量角器。

2.体位　确定关节运动范围的方法为关节运动委员会推荐的中立位法,即解剖学立位时肢位定为"零"起始点。测量旋转度时则选正常旋转范围的中点作为"零"起始点。另外,检查者要保证被检者体位舒适,测量在全关节活动范围不受限的解剖位上进行。例如,测量前臂旋前、旋后角度时,应取坐位,上臂紧靠躯干,肘关节屈曲 90°,前臂呈中立位。可让受检者手中手中握一支笔,与地面垂直,以确认体位的正确与否。

3.固定　被测量的关节在运动时,如其他关节参与,将会出现代偿动作,其结果是产生一个较大的 ROM。为了防止这样的假象发生,应在构成关节的远端骨运动时充分固定近端骨。固定方法可以借助体重、体位以及测量者所施加的外力。

二、主要关节活动度的具体测量

1.上肢　见表 3-20。

表 3-20　上肢 ROM 测量法

关节	运动	受检者体位	测角计放置方法			正常活动范围
			轴心	固定臂	移动臂	
肩	屈、伸	坐或立位,臂置于体侧,肘伸直	肩峰	与腋中线平行	与肱骨纵轴平行	屈:0°～180° 伸:0°～50°
	外展	坐或端位,臂置于体侧,肘伸直	肩峰	与身体中线(脊柱)平行	与肱骨纵轴平行	0°～180°

续表

关节	运动	受检者体位	测角计放置方法			正常活动范围
			轴心	固定臂	移动臂	
肘	内、外旋	仰卧，肩外展 90°，肘屈 90°	鹰嘴	与地面垂直	与尺骨平行	各 0°～90°
	屈、伸	仰卧或坐或立位，臂取解剖位	肱骨外上髁	与肱骨纵轴平行	与桡骨平行	0°～150°
	旋前旋后	坐位，上臂置于体侧，肘屈 90°	中指尖	与地面垂直	包括伸展拇指的手掌面	各 0°～90°
腕	屈、伸	坐或站位，前臂完全旋前	尺骨茎突	与前臂纵轴平行	与第 2 掌骨纵轴平行	屈:0°～90° 伸:0°～70°
	尺、桡侧偏移（尺、桡侧外展）	坐位，屈肘，前臂旋前，腕中立位	腕背侧中点	前臂背侧中线	第 3 掌骨纵轴	桡偏:0°～25° 尺偏:0°～55°

2.下肢　见表 2-21。

表 3-21　下肢 ROM 测量法

关节	运动	受检者体位	测角计放置方法			正常活动范围
			轴心	固定臂	移动臂	
髋	屈	仰卧或侧卧，对侧下肢伸直（屈膝时）	股骨大转子	与身体纵轴平行	与股骨纵轴平行	0°～125°
	伸	侧卧，被测下肢在上	股骨大转子	与身体纵轴平行	与股骨纵轴平行	0°～15°
	内收、外展	仰卧	髂前上棘	左右髂前上棘连线的垂直线	髂前上棘至髌骨中心的连续	各 0°～45°
	内旋、外旋	仰卧，两小腿于床缘外下垂	髌骨下端	与地面垂直	与胫骨纵轴平行	各 0°～45°
膝	屈、伸	俯卧或仰卧或坐在椅子边缘	膝关节或腓骨小头	与股骨纵轴平行	与胫骨纵轴平行	屈:0°～150° 伸:0°
踝	背屈 跖屈 内翻 外翻	仰卧，膝关节屈曲，踝处于中立位 俯卧，足位于床缘外	腓骨纵轴线与足外缘交叉处踝后方，两踝中点	与腓骨纵轴平行 小腿后纵轴	与第 5 跖骨纵轴平行 轴心与足跟中点连线	背屈:0°～20° 跖屈:0°～45° 内翻:0°～35° 外翻:0°～25°

三、关节活动度测量的适用范围和慎用范围

1.适用范围　当关节水肿、疼痛，肌肉痉挛、短缩，关节囊及周围组织的炎症及粘连，皮肤瘢痕等发生时，会影响关节的运动功能，这些情况需要进行 ROM 测量。关节炎、痛风、截肢、关节周围软组织损伤以及关节继发性损害患者，ROM 测量是必查项目。

2.慎用范围　关节脱位或骨折未愈合；刚刚经历肌腱、韧带、肌肉手术后；骨化性肌炎。

四、评定分析及测量的注意事项

为使测试结果准确可靠以及作出合理评价,必须注意以下几点:

1.熟悉关节的解剖位、中立位和关节的运动方向。

2.测量前要对患者说明方法,取得合作,防止出现错误的姿势和代偿运动。

3.根据测量部位选择适当的关节角度测量工具。

4.读取量角器刻度盘上的刻度时,刻度应与视线同高。

5.关节测量尺的轴心、固定臂和移动臂要严格按规定方法实施。最好由专人进行,以提高检查的精确性。

6.被动运动关节时手法要柔和,速度要缓慢、均匀,尤其对伴有疼痛和痉挛的患者不能做快速运动。

7.通常应先测量关节的主动活动范围,后查被动活动范围。关节的主动与被动活动范围明显不一致时,提示运动系统存在问题,如肌肉瘫痪、肌腱粘连等,应分别记录。评价关节本身活动范围应以被动活动度为准。

8.应与健侧相应关节测量进行比较,亦应测量与之相邻的上下关节的活动范围。

9.关节活动度测定方法尚缺乏统一规范。但在同一单位内必须统一。对测定时所观察到的内容要记录在备注中,如关节变形、肿胀、疼痛、痉挛、挛缩及测定时患者的反应等。

(张　新)

第五节　步态分析

步行是指通过双足的交互动作移行机体的人类特征性活动。步态是人类步行的行为特征。正常步行并不需要思考,然而步行的控制十分复杂,包括中枢命令、身体平衡和协调控制,涉及下肢各关节和肌肉的协同运动,也与上肢和躯干的姿态有关。步态还涉及人的行为习惯,受到职业、教育、年龄、性别的影响,也受到各种疾病的影响。任何环节的失调都可能影响步行和步态,而异常也有可能被代偿或掩盖。步行障碍是对残疾者日常生活活动影响最大的功能障碍之一,也是残疾者最迫切需要消除的功能障碍。

步态分析是研究步行规律的检查方法,旨在通过生物力学和运动学手段,揭示步态异常的关键环节和影响因素,从而指导康复评定和治疗,也有助于临床诊断、疗效评定、机制研究等。这是医学生和康复医学专业人员需要了解的重要内容。

一、步行周期

步行周期是指一侧下肢完成从足落地到再次落地的时间过程,根据下肢在步行时的空间位置分为支撑相和摆动相。

1.支撑相　指下肢接触地面和承受重力的时间,占步行周期的60%。支撑相大部分时间是单足支撑。步行与跑步的关键差别在于步行有双足支撑的时间,称为双支撑相,相当于支撑足首次触地及承重反应期或对侧足的减重反应和足离地时期。双支撑相的时间与步行速度呈反比。步行障碍时往往首先表现为双支撑相时间延长,以增加步行稳定性。

(1)支撑相早期:指支撑相开始阶段,包括首次触地和承重反应,占步行周期的 10%～12%。①首次触地,是指足跟接触地面的瞬间,下肢前向运动减速,落实足进入支撑相的位置,是支撑相异常最常见的时期。②承重反应,是指首次触地之后重心由足跟向全足转移的过程。③地面反作用力(GRF),是体重和加速度的综合,正常步速时为体重的 120%～140%,步速越快,GRF 越高。下肢承重能力降低时可以通过减慢步速,减少 GRF 对活动的影响。

(2)支撑相中期:指支撑相中间阶段。此时支撑足全部着地,对侧足处于摆动相,是唯一单足支撑全部重力的时相,正常步速时大约为步行周期的 38%～40%。主要功能是保持膝关节稳定,控制胫骨前向惯性运动,为下肢向前推进做准备。参与的肌肉主要为腓肠肌和比目鱼肌。下肢承重力小于体重或身体不稳定时此期缩短,以将重心迅速转移到另一足,保持身体平衡。

(3)支撑相末期:指下肢主动加速蹬离的阶段,开始于足跟抬起,结束于足离地,约为步行周期的 10%～12%。此阶段身体重心向对侧下肢转移,又称为摆动前期。在缓慢步行时可以没有蹬离,而只是足趾离开地面。踝关节保持跖屈,髋关节主动屈曲。

2.摆动相　指足离开地面向前迈步到再次落地之间的阶段,占步行周期的 40%。

(1)摆动相早期:指足刚离开地面的阶段,主要的动作为足廓清地面和屈髋带动屈膝,加速肢体前向摆动,占步行周期的 13%～15%。

(2)摆动相中期:指迈步的中间阶段,足廓清仍然是主要任务,占步行周期的 10%。

(3)摆动相末期:指迈步即将结束,足在落地之前的阶段,主要动作是下肢前向运动减速,准备足着地的姿势,占步行周期的 15%。

3.肌肉活动　肌肉活动是步行动力的基础。参与步行控制的肌肉数量和质量均有很大的储备力,因此关节运动与肌肉活动关联复杂。步态异常与肌肉活动的异常通常有密切关联(表 3-22)。动态肌电图对于问题的鉴别起关键作用。因此是步态分析必要的组成。

表 3-22　正常步行周期中主要肌肉的作用

肌肉	步行周期
腓肠肌和比目鱼肌	支撑相中期至蹬离,首次触地
臀大肌	摆动相末期,首次触地至支撑相中期
腘绳肌	摆动相中期,首次触地至承重反应结束
髂腰肌和股内收肌	足离地至摆动相早期
股四头肌	摆动相末期,首次触地至支撑相中期
	足离地至摆动相早期
胫前肌	首次触地至承重反应结束
	足离地至再次首次触地

二、临床步态分析

1.分析内容

(1)病史回顾:病史是判断步态障碍的前提。步态分析前必须仔细询问现病史、既往史、手术史、康复治疗措施等基本情况。同时要明确诱发步态异常和改善步态的相关因素。

(2)体格检查:体检是判断步态障碍的基础,特别是神经系统和骨关节系统的检查。体检的重点在生理反射和病理反射、肌力和肌张力、关节活动度、感觉(触觉/痛觉/本体感觉)、压痛、肿胀及皮肤状况(溃疡/颜色)等。

(3)步态观察:一般采用自然步态。观察包括前面、侧面和后面。需要注意步行节律、稳定性、流畅性、对称性、重心偏移、手臂摆动、关节姿态、患者神态与表情、辅助装置(矫形器、助行器)的作用等(表 3-23)。在此基础上,可以要求患者加快步速,减少足接触面(跖足或足跟步行)或步宽(两足沿中线步行),以凸现异常;也可以通过增大接触面或给予支撑(足矫形垫或矫形器),以改善异常,从而协助评定。

表 3-23 临床步态观察要点

步态内容	观察要点		
步行周期	时相是否合理	左右是否对称	行进是否稳定和流畅
步行节律	节奏是否匀称	速率是否合理	时相是否流畅
疼痛	是否干扰步行	部位、性质与程度与步行障碍的关系	发作时间与步行障碍的关系
肩、臂	塌陷或抬高	前后退缩	肩活动过度或不足
躯干	前屈或侧屈	扭转	摆动过度或不足
骨盆	前、后倾斜	左、右抬高	旋转或扭转
膝关节	摆动相是否可屈曲	支撑相是否可伸直	关节是否稳定
踝关节	摆动相是否可背屈和跖屈	是否足下垂、足内翻,或足外翻	关节是否稳定
足	是否为足跟着地	是否为足趾离地	是否稳定
足接触面	足是否全部着地	两足间距是否合理	是否稳定

2.诊断性阻滞 指对靶肌肉诊断性注射局部麻醉剂,以鉴别动态畸形和静态畸形。动态畸形指肌肉痉挛或张力过高导致肌肉控制失平衡,使关节活动受限,诊断性阻滞可明显改善功能。静态畸形指骨骼畸形以及关节或肌肉挛缩导致的关节活动受限,诊断性阻滞无作用。

3.步态障碍的影响因素

(1)骨关节因素:由于运动损伤、骨关节疾病、先天畸形、截肢、手术等造成的躯干、骨盆、髋、膝、踝、足静态畸形和两下肢长度不一。疼痛和关节松弛等也对步态产生明显影响。

(2)神经肌肉因素:中枢神经损伤,包括脑卒中、脑外伤、脊髓损伤和疾病、脑性瘫痪、帕金森病等造成的痉挛步态、偏瘫步态、剪刀步态、共济失调步态、蹒跚步态等。原发性原因是肌肉张力失衡和肌肉痉挛;继发性因素包括关节和肌腱挛缩畸形、肌肉萎缩、代偿性步态改变等。

三、三维步态分析

1.运动学分析 是研究步行时肢体运动时间和空间变化规律的科学方法,主要包括:人体重心分析、廓清机制、步行时间-空间测定和肢体节段性运动测定。

(1)人体重心:位于第 2 骶骨前缘,两髋关节中央。直线运动时是身体摆动最小的部位。步行时减少重心摆动是降低能耗的关键。人体重心偏移主要包括:

1)骨盆前后倾斜,摆动侧的髋关节前向速度高于支撑侧,造成骨盆前倾。

2)骨盆左右倾斜,摆动侧骨盆平面低于支撑侧。

3)骨盆侧移,支撑相骨盆向支撑腿的方向侧移。

4)纵向摆动,重力中心在单支撑相最高,双支撑相最低。上下摆动 8～10cm。

5)膝关节支撑相早期屈曲,支撑侧膝关节屈曲 15°。

6)体重转移,支撑侧早期在跖屈肌的作用下体重由足跟转移到全足。

7)膝关节支撑相晚期屈曲,支撑侧膝关节屈曲 30°~40°。

(2)廓清机制:主要包括摆动相早期-中期髋关节屈曲,摆动相早期膝关节屈曲,摆动相中-末期踝关节背屈。骨盆稳定性参与廓清机制。支撑相也有一定影响。

(3)时间-空间参数测定:传统的测定方法为足印法,即在足底涂上墨汁,在步行通道(一般为 4~6m)铺上白纸。受试者走过白纸,用秒表记录步行时间,并通过足迹测量步行空间。现代实验室也可采用数字化三维分析或电子步态分析系统。主要参数为:①步长,指一足着地至对侧足着地的平均距离。国内也有称之为步幅。②步长时间,指一足着地至对侧足着地的平均时间。③步幅,指一足着地至同一足再次着地的距离,也可称为跨步长。④平均步幅时间,相当于支撑相与摆动相之和。⑤步频,指平均步数(步/分)。步频=60(秒)÷步长平均时间(秒)。由于步长时间两足不同,所以一般取其均值。要按左右步长单独计算步频,以表示两侧步长的差异。⑥步速,指步行的平均速度(m/s),步速=步幅÷步行周期。⑦步宽,也称之为支撑基础,指两足跟中心点或重力点之间的水平距离,也有采用两足内侧缘或外侧缘之间的最短水平距离。左右足分别计算。⑧足偏角,指足中心线与同侧步行直线之间的夹角。左右足分别计算。

(4)节段性运动测定:节段性运动测定是指步行时关节活动角度的动态变化及其与时相之间的关系。常用的分析方式有:摄像分析:在 4~8m 的步行通道的前面和侧面设置 2 台摄像机,记录步行过程,并采用同步慢放的方式,将受试者的动作分解观察和分析。三维数字化分析:通过 2~6 台数字化摄像机获取步行时关节标记的反射信号,转换为数字信号,通过电脑进行三维图像重建和分析关节角度变化、速率和时相。

2.动力学分析　是对步行作用力和反作用力的强度、方向和时间的研究方法。步行动力特征包括:

(1)地面反作用力(GRF):正常步行时 GRF 呈双峰型。下肢承重能力降低或步行速度降低时,GRF 双峰曲线降低或消失。

(2)剪力:前后剪力表现为反向尖峰图形。左右剪力形态相似,但是幅度较小。

(3)力矩:力矩通常指力和力臂的乘积。但是关节运动时的力矩是指身体惯性质量矩和关节运动弧加速度的乘积,受肌力、关节稳定度和运动速度的影响。关节运动力矩的计算公式是:$T=Ia$。其中 T 是力矩,以 $N \cdot m$ 表示,I 是惯性质量矩,以 $N \cdot m \cdot s^2$ 表示,a 是角加速度,以 r/s^2 表示。

(4)测力平台:用于记录步行时压力变化的规律。

(5)足测力板:采用特制超薄的测力垫插入受试者的鞋内,测定站立或步行时足底受力的静态或动态变化,协助设计矫形鞋和纠正步态。

3.动态肌电图　动态肌电图用于检测步行时肌肉活动与步行的关系。表浅肌肉一般采用表面电极,置放于与相邻肌肉距离最远并且接近肌腹的部位。深部肌肉可以采用置入式线电极,其导线表面有绝缘物质覆盖,导线两端裸露,一端与肌肉接触,另一端与肌电图仪连接。

四、常见异常步态

1.基础分类

(1)支撑相障碍:下肢支撑相的活动属于闭链运动,足、踝、膝、髋、骨盆、躯干、上肢、颈、头均参与步行姿势。闭链系统的任何改变都将引起整个运动链的改变,远端承重轴(踝关节)对整体姿态的影响最大。①支撑面异常,足内翻、足外翻、单纯踝内翻和踝内翻伴足内翻、单纯踝外翻和踝外翻伴足外翻、足趾屈曲、踇趾背伸。②肢体不稳,由于肌力障碍或关节畸形导致支撑相踝过分背屈、膝关节屈曲或过伸、膝内翻或外翻、髋关节内收或屈曲,致使肢体不稳。③躯干不稳,一般为髋、膝、踝关节异常导致的代偿性改变。

(2)摆动相障碍:摆动相属于开链运动,各关节可以有孤立的姿势改变,但是往往引起对侧下肢姿态发生代偿性改变;近端轴(髋关节)的影响最大。①肢体廓清障碍,垂足、膝僵硬、髋关节屈曲受限、髋关节内收受限。②肢体行进障碍,膝僵硬、髋关节屈曲受限或对侧髋关节后伸受限、髋关节内收。

2.常见步态异常现象

(1)足内翻:多见于上运动神经元病变患者,常合并足下垂和足趾卷曲。步行时足触地部位主要是足前外侧缘,特别是第5跖骨基底部,常有承重部位疼痛,导致踝关节不稳,进而影响全身平衡。支撑相早期和中期由于踝背屈障碍,可能造成支撑相中期和末期膝关节过伸。髋关节可发生代偿性屈曲,患肢地面廓清能力降低。相关肌肉包括:胫前肌、胫后肌、趾长屈肌、腓肠肌、比目鱼肌、踇长伸肌和腓骨长肌。

(2)足外翻:骨骼发育尚未成熟的儿童或年轻患者多见(例如脑性瘫痪),表现为步行时足向外侧倾斜,支撑相足内侧触地,可有足趾屈曲畸形。可以导致舟骨部位胼胝生成和足内侧(第1跖骨)疼痛,明显影响支撑相负重。步行时身体重心主要落在踝前内侧。踝背屈往往受限,同样影响胫骨前向移动,增加外翻。严重畸形者可导致两腿长度不等,跟距关节疼痛和踝关节不稳。支撑相早期可有膝关节过伸,足蹬离力量减弱。摆动相踝关节跖屈导致肢体廓清障碍(膝和髋关节可有代偿性屈曲)。相关肌肉包括:腓骨长肌、腓骨短肌、趾长屈肌、腓肠肌、比目鱼肌。

(3)足下垂:足下垂指摆动相踝关节背屈不足,常与足内翻或外翻同时存在,可导致廓清障碍。代偿机制包括:摆动相增加同侧屈髋、屈膝,下肢划圈行进,躯干向对侧倾斜。常见病因是胫前肌无活动或活动时相异常。单纯的足下垂主要见于脊髓损伤、脊髓灰质炎和外周神经损伤。

(4)足趾卷曲:支撑相足趾保持屈曲,常合并足下垂和内翻,多见于中枢神经损伤、长期制动和挛缩。穿鞋步行时足趾尖和跖趾关节背面常有疼痛,表现为疼痛步态。相关肌肉包括:趾长屈肌、踇长伸肌和屈肌。

(5)踇趾背伸:多见于中枢神经损伤患者,支撑相和摆动相踇趾均背屈,常伴有足下垂和足内翻。主诉支撑相踇趾和足底第一跖趾关节处疼痛,表现为疼痛步态。相关肌肉包括:腓肠肌、踇长伸肌、趾长屈肌、胫前肌和胫后肌。

(6)膝塌陷步态:小腿三头肌(比目鱼肌为主)无力或瘫痪时,胫骨在支撑相中期和末期前向行进过分,支撑相膝关节过早屈曲,同时伴有对侧步长缩短,同侧足推进延迟,如果患者采用增加股四头肌收缩的方式避免膝关节过早屈曲,并稳定膝关节,将导致同侧膝关节在支撑相末期屈曲延迟,最终导致伸膝肌过用综合征。在不能维持膝关节稳定时往往使用上肢支撑膝关节,以进行代偿。相关肌肉包括:小腿三头肌和股四头肌。

(7)膝僵直:常见于上运动神经元患者。支撑相晚期和摆动初期的关节屈曲角度<40°(正常为60°),同时髋屈曲程度及时相均延迟。摆动相膝屈曲是由髋屈曲带动,髋屈曲减少将减少膝屈曲度,从而减少其摆动相力矩,结果导致拖足。患者往往在摆动相采用划圈步态、尽量抬髋或对侧下肢踮足(过早提踵)来代偿。相关肌肉包括:股直肌、股中间肌、股内肌和股外肌、髂腰肌、臀大肌和腘绳肌。

(8)膝过伸:膝过伸很常见,但一般是代偿性改变,多见于支撑相中末期。一侧膝关节无力可导致对侧代偿膝过伸;跖屈肌痉挛或挛缩导致膝过伸;膝塌陷步态时采用膝过伸代偿;支撑相伸膝肌痉挛;躯干前屈时重力线落在膝关节中心前方,促使膝关节后伸以保持平衡。

(9)膝屈曲:指支撑相和摆动相都保持屈膝姿势,称为蹲伏步态。患者步长缩短,股四头肌过度负荷,以稳定膝关节。相关肌肉包括:腘绳肌、股四头肌、腓肠肌、比目鱼肌。

(10)髋过屈:表现为支撑相髋关节屈曲,特别在支撑相中末期。如果发生在单侧下肢,则对侧下肢呈现功能性过长,步长缩短,同时采用抬髋行进或躯干倾斜以代偿摆动相的廓清功能。相关肌肉包括:髂腰肌、股直肌、髋内收肌、伸髋肌和棘旁肌。

(11)髋内收过度:髋关节内收过度,即剪刀步态,常见于脑性瘫痪。摆动相髋内收,与对侧下肢交叉,步宽或足支撑面缩小,致使平衡困难,同时影响摆动相地面廓清和肢体前向运动。此外还干扰生活活动,如穿衣、卫生、如厕和性生活。相关肌肉包括:髋内收肌群、髋外展肌群、髂腰肌、耻骨肌、缝匠肌、内侧腘绳肌和臀大肌。

(12)髋屈曲不足:屈髋肌无力或伸髋肌痉挛/挛缩可造成髋关节屈曲不足,引起廓清障碍。患者可通过髋关节外旋,采用内收肌收缩来代偿。对侧鞋抬高可以适当代偿。

3.外周神经损伤导致的异常步态

(1)臀大肌步态:臀大肌是主要的伸髋及脊柱稳定肌。在足触地时控制重心向前。肌力下降时其作用由韧带支持及棘旁肌代偿,导致在支撑相早期臀部突然后退,中期腰部前凸,以保持重力线在髋关节之后。腘绳肌可以部分代偿臀大肌,但是外周神经损伤时,腘绳肌与臀大肌的神经支配往往同时损害。臀大肌步态表现出支撑相躯干前后摆动显著增加,类似鹅行姿态,又称为鹅步。

(2)臀中肌步态:患者在支撑相早期和中期骨盆向患侧下移超过5°,髋关节向患侧凸,患者肩和腰出现代偿性侧弯,以增加骨盆稳定度。臀中肌步态表现为支撑相躯干左右摆动显著增加,类似鸭行,又称为鸭步。

(3)屈髋肌无力步态:屈髋肌是摆动相主要的加速肌,肌力降低造成肢体行进缺乏动力,只有通过躯干在支撑相末期向后,摆动相早期突然向前摆动来进行代偿,患侧步长明显缩短。

(4)股四头肌无力步态:股四头肌无力使支撑相早期膝关节处于过伸位,用臀大肌保持股骨近端位置,用比目鱼肌保持股骨远端位置,从而保持膝关节稳定。膝关节过伸导致躯干前屈,产生额外的膝关节后向力矩。长期处于此状态将极大地增加膝关节韧带和关节囊负荷,导致损伤和疼痛。

(5)踝背屈肌无力步态:在足触地后,由于踝关节不能控制跖屈,所以支撑相早期缩短,迅速进入支撑相中期。严重时患者在摆动相出现足下垂,导致下肢功能性过长,往往以过分屈髋屈膝代偿(上台阶步态),同时支撑相早期由全脚掌或前脚掌先接触地面。

(6)腓肠肌/比目鱼肌无力步态:表现为膝塌陷步态。

4.中枢神经疾病常见的异常步态

(1)偏瘫:偏瘫患者常见股四头肌痉挛导致膝关节屈曲困难,小腿三头肌痉挛导致足下垂、胫后肌痉挛导致足内翻。多数患者摆动相时骨盆代偿性抬高、髋关节外展外旋,患侧下肢向外侧划弧迈步的姿态,称为划圈步态。在支撑相,由于足下垂,限制胫骨前向运动,因此往往采用膝过伸的姿态代偿。同时由于患肢的支撑力降低,患者一般通过缩短患肢的支撑时间来代偿。部分患者还可以采用侧身,健腿在前,患腿在后,患足在地面拖行的步态。

(2)截瘫:截瘫患者如果损伤平面在L$_3$以下,有可能独立步行,但是由于小腿三头肌和胫前肌瘫痪,摆动相患者有显著的足下垂,只有增加屈髋跨步来克服地面廓清的障碍,称之为跨槛步态。足落地时缺乏踝关节控制,所以稳定性降低,患者通常采用膝过伸的姿态以增加膝关节和踝关节的稳定性。L$_3$以上平面损伤的步态变化很大,与损伤程度有关。

(3)脑性瘫痪:脑性瘫痪患者根据神经损害的特点,分为痉挛型和共济失调型。痉挛型患者常见小腿肌肉痉挛导致足下垂和足外翻或足内翻、股内收肌痉挛导致摆动相足偏向内侧、腘绳肌痉挛导致膝关节屈曲等,表现为跖足剪刀步态。而共济失调型的患者由于肌肉张力的不稳定,步行时通常通过增加足间距来增加支撑相稳定性,通过增加步频来控制躯干的前后稳定性,通过上身和上肢摆动的协助,来保持步行时的平衡。因此在整体上表现为快速而不稳定的步态,类似于醉汉的行走姿态。

(4)帕金森病:帕金森病以普遍性肌肉张力异常增高为特征,因此表现为步行启动困难、下肢摆动幅度减小、髋膝关节轻度屈曲、重心前移、步频加快以保持平衡,表现为慌张步态。

(吴 琴)

第六节 平衡与协调功能评定

一、平衡功能评定

1.定义 平衡是指身体所处的一种姿势状态以及在运动或受到外力作用时自动调整并维持姿势的一种能力。姿势是指躯体的一种非强制性、无意识状态下的自然状态。为了保持平衡,人体重心(COG)必须垂直地落在支撑面的范围内。支撑面是指人体在各种体位下(卧、坐、站立、行走)所依靠的接触面。站立时的支撑面为包括两足底在内的两足之间的面积。支撑面的大小影响身体平衡。当身体的重心落在支撑面内,人体就保持平衡,反之,重心落在支撑面之外时就失去平衡。

2.分类 人体平衡可以分为以下两大类。

(1)静态平衡:人体处于某种特定的姿势,例如坐或站时保持稳定的状态。

(2)动态平衡:包括两个方面:①自动动态平衡,是指人体在进行各种自主运动时能重新获得稳定状态的能力,例如,由坐到站或由站到坐的姿势转换;②他动动态平衡,是指人体对外界干扰,例如推、拉等产生反应、恢复稳定状态的能力。

3.人体平衡的维持机制 保持平衡需要三个环节的参与:感觉输入,中枢整合,运动控制。而前庭系统、视觉调节系统、身体本体感觉系统、大脑平衡反射调节、小脑共济协调系统以及肌群的力量在人体平衡功能的维持上都起到了重要作用。

(1)感觉输入:适当的感觉输入,特别是躯体、前庭和视觉信息对平衡的维持和调节具有前馈和反馈的作用。

视觉系统:由视网膜收集经视通路传入视中枢,提供周围环境及身体运动和方向的信息。在视环境静止不动的情况下视觉系统能准确感受环境中物体的运动以及眼睛和头部的视空间定位。当身体的平衡因躯体感觉受到干扰或破坏时,视觉系统通过颈部肌肉收缩使头保持向上直立位和保持水平视线来使身体保持或恢复到原来的直立位,从而获得新的平衡。如果去除或阻断视觉输入如闭眼或戴眼罩,姿势的稳定性将较睁眼站立时显著下降。这也是视觉障碍者或老年人平衡能力降低的原因之一。

躯体感觉:平衡的躯体感觉包括皮肤感觉(触、压觉)和本体感觉。在维持身体平衡和姿势的过程中,与支撑面相接触的皮肤触、压觉感受器向大脑皮质传递有关体重的分布情况和身体重心的位置;分布于肌肉、关节及肌腱等处的本体感受器(螺旋状感觉神经末梢)收集随支撑面而变化的信息(如面积、硬度、稳定性以及表面平整度等而出现的有关身体各部位的空间定位和运动方向),经深感觉传导通路向上传递。正常人站立在固定的支撑面上时,足底皮肤的触、压觉和踝关节的本体感觉输入起主导作用,当足底皮肤和下肢本体感觉输入完全消失时,人体失去感受支撑面情况的能力,姿势的稳定性立刻受到严重影响,此时,闭目站立时身体倾斜、摇晃,并容易跌倒。

前庭系统:感知与角加速度运动和瞬时直线加速运动及与直线重力加速有关的头部位置改变的信息。在躯体感觉和视觉系统正常的情况下,前庭冲动在控制人体重心位置上的作用很小。只有当躯体感觉和视觉信息输入均不存在(被阻断)或输入不准确而发生冲突时,前庭系统的感觉输入在维持平衡的过程中才变得至关重要。

(2)中枢整合:三种感觉信息在包括脊髓、前庭核、内侧纵束、脑干网状结构、小脑及大脑皮质等多级平衡觉神经中枢中进行整合加工,并形成产生运动的方案。当体位或姿势变化时,为了判断人体重心的准确位置和支持面情况,中枢神经系统将三种感觉信息进行整合,迅速判断何种感觉所提供的信息是有用的,何种感觉所提供的信息是相互冲突的,从中选择出那些提供准确定位信息的感觉输入,放弃错误的感觉输入。

(3)运动控制:中枢神经系统在对多种感觉信息进行分析整合后下达运动指令,运动系统以不同的协同运动模式控制姿势变化,将身体重心调整回到原来的范围内或重新建立新的平衡。

当平衡发生变化时,人体通过三种调节机制或姿势性协同运动模式来应变,包括踝调节机制、髋调节机制及跨步动作机制。①踝调节机制,是指人体站在一个比较坚固和较大的支持面上,受到一个较小的外界干扰(如较小的推力)时,身体重心以踝关节为轴进行前后转动或摆动(类似钟摆运动),以调整重心,保持身体的稳定性。②髋调节机制,正常人站立在较小的支持面上(小于双足面积),受到一个较大的外界干扰时,稳定性明显降低,身体前后摆动幅度增大。为了减少身体摆动使重心重新回到双足的范围内,人体通过髋关节的屈伸活动来调整身体重心和保持平衡。③跨步调节机制,当外力干扰过大,使身体的摇动进一步增加,重心超出其稳定极限,髋调节机制不能应答平衡的变化时,人体启动跨步调节机制,自动地向用力方向快速跨出或跳跃一步,来重新建立身体重心支撑点,为身体重新确定稳定站立的支持面,避免摔倒。

此外,前庭神经系统,内侧纵束向头部投射影响眼肌运动,经前庭脊髓通路向尾端投射维持躯干和下肢肌肉兴奋性,经 γ 运动纤维传出的冲动调整梭内肌纤维的紧张性;而经运动纤维发放的冲动调整骨骼肌的收缩,使骨骼肌保持适当的肌张力,能支撑身体并能抗重力运动,但又不会阻碍运动。交互神经支配或抑制可以使人体能保持身体某些部位的稳定,同时有选择性地运动身体的其他部位,产生适宜的运动,完成大脑所制定的运动方案,其中静态平衡需要肌肉的等长运动,动态平衡需要肌肉的等张运动。上述几方面的共同作用结果,使得人体保持平衡或使自己处于一种稳定的状态。

4.平衡评定目的及对象　评定平衡主要是了解是否存在平衡功能障碍;找出引起平衡障碍的环节;确定是否需要进行治疗(如药物治疗或康复治疗);重复评定以了解治疗手段是否有效;预测患者可能发生跌倒的危险性。

任何引起平衡功能障碍的疾患都有必要评定平衡功能。主要为:①中枢神经系统损害,如脑外伤、脑卒中、帕金森病、多发性硬化、小脑疾患、脑肿瘤、脑性瘫痪、脊髓损伤等;②耳鼻喉科疾病,如各种眩晕症;③骨科疾病或损伤,如骨折及骨关节疾患、截肢、关节置换、影响姿势与姿势控制的颈部与背部损伤以及各种运动损伤、肌肉疾患及外周神经损伤等;④其他人群,如老年人、运动员、飞行员及宇航员。

5.评定方法　包括主观评定和客观评定两个方面。主观评定以观察和量表为主,客观评定多用平衡测试仪进行评定。

(1)观察法:观察被评定对象能否保持坐位和站立位平衡,以及在活动状态下能否保持平衡。观察法虽然过于粗略和主观,缺乏量化,但由于其应用简便,可以对具有平衡功能障碍的患者进行粗略的筛选,至今在临床上仍广为应用。

(2)量表法:虽然属于主观评定,但由于不需要专门的设备、评分简单、应用方便,故临床仍普遍使用。信度和效度较好的量表主要有 Berg 平衡量表,Tinnetti 量表,以及"站起-走"计时测试。Berg 平衡量表和

Tinnetti 量表既可以评定被测试对象在静态和动态状态下的平衡功能,也可以用来预测正常情况下摔倒的可能性。Berg 量表有 14 个项目,需要 20 分钟完成,满分 56 分,低于 40 分表明有摔倒的危险性。Tinnetti 量表分为平衡(10 项)和步态(8 项)两个部分,不到 15 分钟即可完成,满分 44 分,低于 24 分提示有摔倒的危险性。"站起-走"计时测试主要评定被测试者从座椅站起,向前走 3m,折返回来的时间以及在行走中的动态平衡。

(3)平衡测试仪:这一类仪器采用高精度的压力传感器和电子计算机技术,整个系统由受力平台,即压力传感器、显示器、电子计算机及专用软件构成。受力平台可以记录到身体的摇摆情况并将记录到的信号转化成数据输入计算机,计算机在应用软件的支持下,对接收到的数据进行分析,实时描计压力中心在平板上的投影与时间的关系曲线,其结果以数据及图的形式显示,故也有称平衡测试仪为计算机动态姿势图(CDP)。

平衡测试仪的评定项目主要包括以下几个方面:①静态平衡测试,在睁眼、闭眼、外界视动光的刺激下,测定人体重心平衡状态。主要参数包括重心位置,重心移动路径总长度和平均移动速度,左右向(x 轴向)和前后向(y 轴向)重心位移平均速度,重心摆动功率谱,睁眼、闭眼重心参数比值等等。②动态平衡测试,被测试者以躯体运动反应跟踪计算机荧光屏上的视觉目标,保持重心平衡;或者,在被测试者无意识的状态下,支撑面突然发生移动(如前后水平方向,前上、后上倾斜),了解机体感觉和运动器官对外界环境变化的反应以及大脑感知觉的综合能力。

二、协调功能评定

1.定义　协调是指人体产生平滑、准确、有控制的运动能力,运动质量。应包括按照一定的方向和节奏,采用适当的力量和速度,达到准确的目标等几个方面。协调与平衡密切相关。中枢神经系统中参与协调控制的部位主要有小脑、基底节、脊髓后索。协调功能障碍又称为共济失调。根据中枢神经系统中不同的病变部位分为小脑性共济失调、基底节共济失调和脊髓后索共济失调。

2.临床评定　评定协调主要是判断有无协调障碍,为制定治疗方案提供客观依据。评定方法主要是观察被测试对象在完成指定的动作中有无异常。

(1)指鼻试验:被测试对象用自己的示指,先接触自己的鼻尖,再去接触检查者的示指。检查者通过改变自己示指的位置,来评定被测试对象在不同平面内完成该试验的能力。

(2)指一指试验:检查者与被测试对象相对而坐,将示指放在被测试对象面前,让其用示指去接触检查者的示指。检查者通过改变示指的位置,来评定被测试对象对方向、距离改变的应变能力。

(3)轮替试验:被测试对象双手张开,一手向上,一手向下,交替转动;也可以一侧手在对侧手背上交替转动。

(4)示指对指试验:被测试对象双肩外展 90°,伸肘,再向中线运动,双手示指相对。

(5)拇指对指试验:被测试对象拇指依次与其他四指相对,速度可以由慢渐快。

(6)握拳试验:被测试对象双手握拳、伸开。可以同时进行或交替进行(一手握拳,一手伸开),速度可以逐渐增加。

(7)拍膝试验:被测试对象一侧用手掌,对侧握拳拍膝;或一侧手掌在同侧膝盖上作前后移动,对侧握拳在膝盖上作上下运动。

(8)跟-膝-胫试验:被测试对象仰卧,抬起一侧下肢,先将足跟放在对侧下肢的膝盖上,再沿着胫骨前缘向下推移。

（9）旋转试验：被测试对象上肢在身体一侧屈肘 90°，前臂交替旋前、旋后。

（10）拍地试验：被测试对象足跟触地，足尖抬起作拍地动作，可以双足同时或分别做。

上述检查主要观察动作的完成是否直接、精确，时间是否正常，在动作的完成过程中有无辨距不良、震颤或僵硬，增加速度或闭眼时有无异常。评定时还需要注意共济失调是一侧性或双侧性，什么部位最明显（头、躯干、上肢、下肢），睁眼、闭眼有无差别。

（魏　巍）

第七节　心肺功能评定

心血管和呼吸系统虽然属于两个系统，但功能密切相关，功能障碍的临床表现接近。通过心肺功能评定了解心肺功能的动态变化及功能障碍的程度，有助于临床康复疗效及预后判断。

一、心脏功能的康复评定

1.心功能分级

临床上沿用由纽约心脏病协会（NYHA）于 1928 年提出，因操作简单。实际上 NYHA 分级是对 C 期和 D 期患者症状严重程度的分级。

Ⅰ级：患者有心脏病，但日常活动量不受限制，一般体力活动不引起过度疲劳、心悸、气喘或心绞痛。

Ⅱ级：心脏病患者的体力活动轻度受限制。休息时无自觉症状，一般体力活动引起过度疲劳、心悸、气喘或心绞痛。

Ⅲ级：患者有心脏病，以致体力活动明显受限制。休息时无症状，但小于一般体力活动即可引起过度疲劳、心悸、气喘或心绞痛。

Ⅳ级：心脏病患者不能从事任何体力活动，休息状态下也出现心衰症状，体力活动后加重。

1994，AHA 对 NYHA1928 年心功能分级的补充

根据 ECG，运动负荷试验，X-ray，心超，放射学显像等客观检查结果进行第二类分级。

A 级：无心血管病的客观证据

B 级：有轻度心血管病的客观证据

C 级：有中度心血管病的客观证据

D 级：有重度心血管病的客观证据

2.动态心电图

（1）监测指标：状态（可适当加大活动量）的心率、心律和心肌缺血改变。

（2）监测时间：出院前做一次，便于制定出院康复活动的安全范围；出院回家后，最初每月一次，以后每 3 个月一次，便于合理安排日常生活活动。

3.运动负荷试验

（1）运动负荷试验（ET）：ET 是心脏运动康复计划开始和结束时进行临床评估最重要的部分，可为临床提供以下数据：心肺功能状态、运动时血液动力学变化、有无心肌缺血、运动是否诱发或加重心律失常，以及有氧运动时目标心率（THR）的计算。但并不是所有患者均适合运动负荷试验，还需注意运动负荷试验的禁忌证及试验终止指征。

(2)运动负荷试验类型选择:临床上,应根据患者的病史、心功能和运动能力选择不同的运动负荷方案,包括低水平、亚极量和症状限制性运动负荷试验。①低水平运动试验:适用于急性心肌梗死(AMI)后1周左右患者,运动时限制最大心率<100~120次/min,收缩压增加不超过20~40mmHg(1mmHg=0.133kPa)。②亚极量运动试验:适用于无症状心肌缺血及健康人冠状动脉血供和心功能评定,目标心率达到最大心率的85%,即运动中最高心率=195-年龄。③症状限制运动试验:通常用于AMI后14d以上患者。要求患者坚持运动,直到出现运动试验必须终止的症状和体征或心电图ST段下降>1mm(或在运动前ST段的原有基础上下降>1mm),或血压下降或过高,运动中血压下降是最危险信号,常提示左主干或对等病变。

(3)运动负荷试验观察指标:运动负荷试验记录参数主要有:最大运动量、从静息到最大运动量以及恢复过程中心率和血压的变化、运动中是否出现心绞痛症状或心电图异常(ST段变化或心律失常)以及运动终止的原因等。在心肺运动试验过程中,除上述参数外,还可提供摄氧量(VO2)、无氧阈值(AT)、二氧化碳通气当量、每分通气量等参数。峰值摄氧量是从心肺运动试验中获得的参数,是评价心肺运动耐量的金标准,是心血管病患者预后评价的最有效指标。研究证实,在50%~70%的峰值摄氧量范围内进行运动训练,不仅安全且获益最大,因此峰值摄氧量也是决定理想运动强度的重要指标。无氧阈值也是从心肺运动试验中获得的参数,也可在运动中监测血乳酸水平获得。它是指一定运动强度时血清乳酸浓度突然大幅度增加的临界点,提示有氧代谢进入无氧代谢,正常值>40%的峰值摄氧量,通常在峰值摄氧量的50%~60%时达到无氧阈。超过无氧阈后,交感神经活性显著增加,血清乳酸堆积,体内酸碱失衡,心搏骤停风险和肌肉损伤风险明显增加。研究显示,接近无氧阈的运动是有效安全的运动,且不依赖主观运动意愿,是制订运动处方和评价训练效果的良好指标。

4.心电运动试验　心电运动试验是指通过逐步增加运动负荷,以心电图为检测手段,并通过试验前、中、后心电和症状及体征的反应来判断心肺功能的试验方式。其原理是通过增加心肌耗氧量揭示冠状动脉的供血情况。当冠状动脉病变时血液相对减少,不能满足心肌对氧的需要,在心电图上显示心肌供血不足的表现。临床用于冠心病诊断及冠状动脉储备、病变程度和预后的评估;心律失常鉴定;心功能、体力活动能力和残疾程度判定;指导康复治疗,评定治疗效果等。

(1)适应证:凡有上述应用需求,病情稳定,无明显步态和骨关节异常,无感染及活动性疾病,患者精神正常以及主观上愿意接受检查,并能主动配合者均为适应证。

(2)禁忌证:病情不稳定者均属于禁忌证。如:疑为心肌梗死、急性充血性心力衰竭、明显的电解质异常等。

(3)常用试验方法

1)活动平板试验:让患者在带有能自动调节坡度和转速的活动平板上,按预先设计的运动方案进行,并规定在一定时间提高一定的坡度和速度,以逐渐增加心率和心脏负荷,最后达到预期的运动目标。

递增负荷运动试验:功率自行车、台阶或跑台,通过多级运动强度测试来完成心肺功能测试。测试结果:写入多次测试不同运动强度所对应的心率值、血压值、主观疲劳感受。一般功率自行车的运动强度以功率表示,单位1kpm/min。1kpm/min表示每分钟将1千磅物体提高1米的功率水平。1kpm约等于9.8066J,1W约等于6kpm。跑台上的运动强度则以速度表示。

极量运动试验:增加运动量和摄氧量,达到高水平运动量时,摄氧量也达到最大,继续增加运动量,摄氧量不再增加,这时的运动量称为极量运动,此时的心率应达到该年龄组的最大平均值,即220-年龄。

亚极量运动试验:量相当于极量运动试验的85%~90%,如以摄氧量为准相当于最大摄氧量的85%~90%。临床上多以心率为准,当运动心率达到最大心率(220-年龄)的85%时为亚极量运动,此时的心率为目标心率,计算公式为:目标心率=(220-年龄)×0.85。

低水平运动试验:以特定的心率、血压和症状为中止指标的试验方法,适用于急性心肌梗死后或病情较重者的早期运动试验。

症状限制性运动试验:是临床上最常用的运动心电图试验,多用于急性心肌梗死恢复期患者及心功能等级的评估。冠心病、心肌病、心功能不全的患者,运动试验常常达不到极量或亚极量运动,就已经出现严重心肌缺血或其他征象而终止运动。运动试验的终点定义为以下任一症状、体征或心电图改变:出现胸痛、疲乏、呼吸困难、心悸、头晕等症状;有冷汗、苍白、步态不稳、低血压等体征;有室性心律失常(连续3个以上室性早搏或室性心动过速),有意义的 ST 段偏移,房室或室内传导阻滞等心电图改变;收缩压达30kPa(225mmHg),舒张压较休息时升高 2.6kPa(20mmHg)以上;血压不升或下降 1.3kPa(10mmHg)以上;被检人不愿继续进行试验。

Bruce 方案(表3-24)应用最广泛。

表 3-24　活动平板改良 Bruce 方案

分级	速度(km/h)	坡度(%)	时间(min)	METs
0	2.7	0	3	2.0
1/2	2.7	5	3	3.5
1	2.7	10	3	5.0
2	4.0	12	3	7
3	5.5	14	3	10
4	6.8	16	3	13
5	8.0	18	3	16
6	8.9	20	3	19
7	9.7	22	3	22

注:坡度1°=1.75%

2)踏车试验:患者取坐或卧位在功率自行车上进行踏车运动,可随时调整负荷量,直接观察机体作功负荷量。踏车试验方案一般参照平板试验方案。

3)简易运动试验:一般采用6分钟或12分钟走作为试验方法,即让患者用6分钟或12分钟尽力行走,计算所走的距离。适用于没有心电运动试验条件或病情较重而不能耐受活动平板、踏车等运动的患者。

(4)试验阳性评定标准:符合下列条件之一可以评为阳性:①运动诱发典型心绞痛;②运动中及运动后(2分钟内出现)以 R 波为主的导联出现下垂型、水平型、缓慢上斜型(J 点后 0.08 秒)ST 段下移≥0.1mV,并持续2分钟以上;③运动中收缩期血压下降(低于安静水平)。以上标准仅作为临床诊断的参考,而不等于临床诊断。

(5)试验结果的意义

1)心率:正常时每增加1代谢当量(MET),心率增加8~12次/分。心率过慢见于窦房结功能减退、严重左心室功能不全和严重多支血管病变的冠心病;心率过快有窦性心动过速和异位心动过速。

2)血压:正常时收缩压应随运动负荷的增加而逐步升高,舒张压一般无显著变化。血压下降提示心脏收缩功能储备力小。舒张期血压明显升高说明总外周阻力明显升高,提示冠状血管储备力接近极限,常见于严重冠心病。

3)ST 段:正常 ST 段应始终保持在基线。运动后 ST 段下斜型或水平型下移>10.1mV,持续≥2min

是心肌缺血的可靠指标。ST 段压低幅度越大、出现越早、涉及导联越多、持续时间越长,提示缺血的程度与范围越大。伴 Q 波的 ST 段上抬提示室壁瘤/室壁运动障碍,见于前壁心梗和下壁心梗患者,无 Q 波的 ST 段上抬提示近端冠脉病变和穿壁性心肌缺血。

4)U 波和 T 波:运动后出现一过性 U 波倒置,高度提示心肌缺血,见于左前降支冠脉严重狭窄。缺血型 ST 段改变的恢复期伴有 T 波倒置,逐渐恢复至运动前图形是缺血恢复的表现,原倒置 T 波运动后转直立提示心肌缺血的反应。

5)心律失常:运动性心律失常的原因与交感神经兴奋性增高和心肌需氧量增加有关。运动中最常见的心律失常是室性早搏。

6)心脏功能容量:又称心脏功能能力或体力工作容量,是指机体在尽力活动时所能达到的最大能量代谢当量(METs),也就是体力活动的最高限度。其测定一般应用平板或踏车运动试验,测定时应有医生在场,从最低负荷量开始,连续监测心电图,直至体力疲惫或出现症状时,即达到终点的负荷量,经折算成 MET 值,即是心脏或体力工作容量。

7)运动能力(E.C.):指进行身体锻炼时,应该达到并保持的运动强度,为锻炼提供有效且安全的运动强度范围。E.C.的单位为 MET。E.C.是控制运动强度最准确的方法,需要通过计算才能得到。在实际应用中一般通过它计算出相应的靶心率等指标,用靶心率来控制运动强度。

(6)运动试验在心脏病康复中的应用

1)调整住院过程中的体力活动。

2)出院前评价。

3)用于心导管检查、药物治疗或运动疗法的筛选。

4)制定运动处方,预告危险。

5)确定所需运动程序(监测或不监测、医务人员在场或不在场以及随访检查内容的一部分)。

(7)运动试验方式的选择

1)急性心肌梗死或心脏手术后康复患者住院期间,即在心血管疾病康复活动早期,康复活动都很有限,一般都无需参考心脏功能的最高限界,不必冒亚极量运动试验的风险,而只需做低水平运动试验。

2)心脏功能容量测定用于制定运动处方即安排日常活动、恢复工作等情况时作为参考,宜采用症状限制性运动试验。

二、肺功能的康复评定

1.肺功能检查　肺功能检查是呼吸系统疾病的必要检查之一,对于早期检出肺、气道病变,评估疾病的病情严重程度及预后,评定药物或其他治疗方法的疗效,鉴别呼吸困难的原因,诊断病变部位、评估肺功能对手术的耐受力或劳动强度耐受力及对危重患者的监护等方面有重要的指导意义。

(1)呼吸力学检查:呼吸力学检查就是从力学的观点对呼吸运动进行分析,检查指标包括:

1)肺活量(VC):即潮气量、补吸气量和补呼气量的总和。正常人平均为 2500～3500ml。

2)潮气量(VT):即平静状态下每次吸入或呼出的气体量。正常的成年人为 400～500ml。

3)补吸气量(IRV):即在平静吸气后,再尽力吸气,所能吸入的气体量。正常成年人为 1500～2000ml。

4)补呼气量(ERV):即平静呼吸后,再尽力呼气,所能呼出的气体量。正常成年人为 900～1200ml。补呼气量受膈肌上升幅度、胸廓弹性阻力和细支气管阻塞等影响。在肥胖、腹水、肺气肿和支气管痉挛情况下,补呼气量会有不同程序的影响。

5)残气容积(RV):是用力呼气后留在肺内的气量。临床常以残气容积占肺总量的百分比(RV/TIC%)或无效腔气量/潮气量比值作为判断指标,正常为 20%～30%,高于 35% 为异常,提示有效通气量下降,见于肺气肿疾病。

6)功能残气量(FRC):平静呼气后留在肺内的气量,即等于补呼气量加残气容积。足够的功能残气量使肺泡保持一定气量,稳定肺泡气体分压,能在呼气期继续进行正常的气体交换。肺气肿时功能残气量增加,肺纤维化等疾病时则减少。

7)肺总量(TLC):深吸气后肺内所含的总气量,等于肺活量加残气容积。因肺活量与残气容积的增减可互相弥补,肺总量正常并不一定提示肺功能正常。肺气肿患者因残气容积增加其肺总量也增加,肺纤维化及肺叶切除患者则减少。

肺活量减低见于胸廓、肺扩张受限、肺组织损害、气道阻塞。功能残气量改变常与残气容积改变同时存在。阻塞型肺部疾患如支气管哮喘、肺气肿等残气容积增加。限制型肺部疾患如弥漫性肺间质纤维化、肺占位性疾病,肺切除后肺组织受压等残气容积减少。临床上以残气/肺总量% 作为考核指标。

8)肺通气量:指单位时间内进出肺的气量,可以反映通气功能。最大通气量,即以尽快的速度和尽可能深的幅度进行呼吸时,得到的每分钟通气量。最大通气量的多少,可判定被试的通气贮备能力。一般在肺功能测验中常以最大通气和通气贮量百分比作为衡量通气功能好坏的主要指标。

9)每分钟静息通气量:是潮气容积与呼吸频率的乘积,正常成人静息状态下每分钟呼吸次数约为 15 次,潮气容积为 500ml,其通气量为 7.5L/min。潮气容积中有 140ml 气体存留在气道内不进行气体交换,称为解剖死腔,故肺泡通气量仅为 5.5L/min。

若呼吸浅快则解剖死腔通气量相对增高,影响肺泡通气量。进入肺泡的气量可因局部血流量不足致使气体不能与血液进行气体交换。这部分气体称为肺泡死腔量。肺泡死腔量加上解剖死腔量合称为生理死腔量。

$$肺泡通气量＝(潮气容积－生理死腔量)×呼吸频率$$

肺泡通气量不足,常见于肺气肿;肺泡通气量增加见于过度通气综合征。

10)用力肺活量(FEV_1):也称时间肺活量。该指标是指将测定肺活量的气体用最快速呼出的能力,如 1s、2s、3s 的用力呼气容积即 FEV_1、FEV_2、FEV_3 等,以 FEV_1 最有意义。FEV_1、FEV_2、FEV_3 占肺活量的百分比分别为 83%、96%、99%。正常人基本能在 3s 将气体全部呼出。阻塞性通气障碍时呼出时间延长,而限制性通气障碍时则往往提前呼完。

11)第一秒用力呼气容积(FEV_1):为深吸气末,1s 内以最快速度用力呼出的气量。阻塞性通气障碍时 FEV_1 下降。用 FEV_1 和用力肺活量预计值比值可反映通气障碍的类型和程度。FEV_1 正常值:男性为 $(3719±117)$ml;女性为 $(2314＋48)$ml。

12)一秒率:是 FEV_1 占整个肺活量的百分比。正常人大于 80%,低于 80% 表明气道阻塞性通气障碍的存在,如哮喘。还可用于评判支气管哮喘发病的轻重程度,例如小于 80% 或 60%。

13)最大自主通气量(MVV):是指在单位时间内以尽可能快的速度和尽可能深的幅度重复最大自主努力呼吸所得的通气量。若设定单位时间为 1min,亦称每分钟最大通气量。MVV 测定因是较剧烈的呼吸运动,凡严重心肺疾病患者,如近期大咯血、心肌梗死、严重心律紊乱、重度肺气肿等患者均不宜作此项试验。

14)每分钟最大通气量:是指受检查者以每秒一次的速度和尽可能深的幅度重复最大自主努力呼吸 12 次的通气量再乘以 5。本项检查实质是通气储备能力试验,用以衡量胸廓肺组织弹性、气道阻力、呼吸肌力量。医学上多用实测值与理论预计值的比例来表示其大小。正常大于理论预计值的 80%;低于 60% 为异常,提示通气储备能力降低。

15)用力呼气中期流速(MMEF或MMF):指将测定肺活量的气体用最快速呼出的能力,在临床上最常使用,也是敏感简便的最佳通气指标。

16)一氧化碳弥散量(CODL):是测定肺泡膜弥散功能的一项生理指标,即在一定时间内单位分压差条件下,能够通过肺泡膜的一氧化碳气体量。

(2)弥散功能:弥散功能减低主要见于肺间质疾患,如弥漫型肺间质纤维化,其他如肺气肿时,肺泡壁的破坏,弥散面积减少,或贫血时血红蛋白减低,都能使肺弥散量减少。由于二氧化碳弥散能力比氧大20倍,所以一旦出现弥散障碍,主要是氧弥散的障碍,严重时可出现缺氧。

一氧化碳摄取量($F_U CO$)可提供肺部是否发生弥散功能障碍的判断。测定步骤:受检者呼吸含有少量一氧化碳(0.1%)的气体(FICO),呼出的气体被收集到另外一个肺量仪或气袋内,几分钟过后测量呼出气袋内 CO 的($F_E CO$)。CO 吸入量($F_U CO$)可由公式 $F_U CO = (FICO - F_E CO)/F_E CO \times 100\%$ 计算。$F_U CO$ 受接受检测者通气水平的影响,若受检者分钟通气量低可造成 $F_U CO$ 的值小,甚至在弥散功能正常人也会这样。$F_U CO$ 仅仅是一个简单的筛选方法,即在保持恒定的分钟通气量的基础上,如果 $F_U CO$ 正常,那么受检者的肺弥散功能一般来说是正常的;如果 $F_U CO$ 下降则表明受试者的肺弥散功能有可能受损。

2.运动气体代谢测定 运动气体代谢测定是指机体在运动时肺换气功能的评定。

人体呼吸和循环器官有较大的功能储备,因此在症状出现之前,心肺功能就可能有损害。运动试验可以较敏感地显示早期肺功能的改变。

通过运动试验可引起一些患者心肺功能障碍或症状的出现,称为激发试验。部分哮喘患者通过运动激发试验可引起肺通气功能减低,甚至哮喘发作。气短是一常见的症状,运动试验可以鉴别气短是因心肺器官本身疾患或由于精神因素所引起。前者通过运动试验可引起心肺功能的改变,而后者则无明显变化。

(1)适应证和禁忌证:与心电运动试验相似。

(2)检查方法:采用呼吸气分析方法进行,即通过测定通气量及呼出气中氧和二氧化碳的含量,推算吸氧量、二氧化碳排出量等各项气体代谢的参数,在康复功能评定中具有较大的实用价值。

(3)运动方案:多采用平板运动,也有采用功率车、台阶试验等。注意由于活动肌数量和机械效率的差异,不同的运动方式所测得的 $VO_2 max$ 不同。参与运动的肌群越多,$VO_2 max$ 越高。

分级运动试验(GXT):是最常用的评价心肺功能的测试手段之一。试验时,受试者进行递增负荷的运动直到最大限度。在测试过程中,受试者将被测量心血管方面的指标(如心电图、心率、血压等)和呼吸功能方面的指标(如肺通气、呼吸频率等),还包括新陈代谢指标(如摄氧量和血乳酸水平)等。

(4)检查指标

1)需氧量:指人体为维持某种生理活动所需要的氧量。安静时约 250ml/min。运动时需氧量随运动强度而变化,并受运动持续时间的影响。运动时随着运动强度的增大,每分需氧量也相应增加。

2)摄氧量:单位时间内,机体摄取并被实际消耗或利用的氧量称为摄氧量。安静时为 200~300ml/min。运动时,随着运动强度的增加,每分需氧量成比例增加,摄氧量能否满足需氧量,取决于运动项目的特点。在持续时间短且强度大的运动中以及低强度运动的开始阶段,摄氧量均不能满足需氧量而出现氧的亏欠。

3)最大摄氧量($VO_2 max$):指人体在进行有大量肌肉群参加的长时间剧烈运动中,当心肺功能和肌肉利用氧的能力达到本人的极限水平量,单位时间内(通常以每分钟为计算单位)所能摄取的氧气量。最大摄氧量也称做最大吸氧量或最大耗氧量,或称最大有氧能力。在分级运动试验中:随着递增负荷运动强度的增加,受试者的氧摄取量也增加,来满足运动负荷增加的需要。在 GXT 的最后阶段,将会出现一个临界点,这时尽管运动负荷在增加,但是受试者的氧摄取量不再上升。这是因为心血管系统向肌肉输送氧的能力达到了极限。这一点就被称为 VO_2max。VO_2max 是机体通过有氧方式合成 ATP 的最大限度。它也是心血管系统向肌肉运输含氧丰富的血液的能力上限。因此 VO_2max 不仅是反映心肺功能的较好指标,也是一些有氧运动例如长跑、自行车、越野滑雪、游泳等项目运动员运动能力高低的一个预测指标。VO_2max 的表示方法有绝对值和相对值两种。绝对值勤是指机体在单位时间(1 分钟)内所能吸的最大氧量,通常以 1L/min(升/分)为单位;相对值则按每千克体重计算的最大摄氧量,以 ml/(kg·min)为单位。正常成年男子 VO_2max 的绝对值为 3.0~3.5L/min,相对值为 50~55ml/(kg·min);女子较男子略低,其绝对值为 2.0~2.5L/min,相对值为 40~45ml/(kg·min)。

4)个体乳酸阈在分级运动试验中:进行的过程中,处于开始阶段较低的运动负荷时,机体很少甚至不产生乳酸。随着强度的不断增加,会出现这样一个临界点,这时乳酸迅速大量产生,血乳酸浓度出现突然性增高。在此时的运动强度被称为乳酸阈,也曾被称作无氧阈。这个乳酸浓度突然性增高的拐点或称阈值因人而异,其变化范围在 1.4~7.5mmol/L 之间,此时的拐点称为个体乳酸阈。

5)峰值摄氧量:严重心肺疾病的患者如果不能进行极量运动,可测定其运动终点时的吸氧量,称为 VO_2peak。VO_2peak 可作为疗效评定和运动方案制定的指标。

6)代谢当量(MET,按音译称之为"梅脱"):代谢当量是指运动时代谢率对安静时代谢率的倍数。1MET 的活动强度相当于健康成人坐位安静代谢的水平,即每公斤体重,从事 1min 耗氧 3.5ml 的活动时的活动强度[$1MET=3.5mlO_2/(kg·min)$]。气体代谢测定是 METs 实测的基本方法。由于大量日常活动的 METs 已经测得,所以临床上多采用人群平均 METs 值作为参考。

7)无氧阈值:指运动负荷达一定程度后,无氧代谢开始参与体内代谢过程的时刻。人体在长时间亚极量运动负荷过程中保持血乳酸浓度和血乳酸丙酮酸比值不持续增加的最高耗氧值。无氧阈的另一个定义是血乳酸水平达 4mmol/L 时的耗氧量。正常人一般在达到 50% 极量负荷时达到其无氧阈。Beaver 等以 VCO_2 随 VO_2 增加呈非线性变化点(即容积斜率法)作为通气阈的判断标准。

(李　晶)

第八节　疼痛评定

疼痛的康复评定,包括定性和定量评定。疼痛的定性评定是治疗疼痛的重要步骤,其目的是判断"疼痛是否存在?","是什么性质的疼痛?"等,通过定性评定,可以确定疼痛的性质、程度、分类、部位和范围等特点,为临床选择疼痛康复治疗方法提供参考依据。

疼痛的定量评定是评估疼痛的强度和评价疗效的方法之一。一方面可以直接通过患者本人对疼痛进行治疗前后的主观评价;另一方面可以通过各种量表调查疼痛对日常生活质量的影响,间接地判断疼痛的程度和疗效。

一、疼痛的评定内容

1.采集疼痛的详细病史

(1)现病史:应包括疼痛的发生过程,疼痛的部位、性质和强度,疼痛的诱发因素,疼痛加重和缓解因素,伴随症状,睡眠状态以及目前的治疗。

（2）既往史：应包括过去身体健康状态，是否存在其他疾病，既往身体是否出现过类似症状，是否有外伤或手术史，过去接受过何种治疗，是否有药物过敏史和药物滥用史，是否有烟酒嗜好等。

（3）家族史：成员是否有类似的疼痛症状，是否有其他的疼痛症状等。

（4）职业和社会环境：患者是否有战争经历，曾接受过何种教育，目前从事的职业，是否因疼痛丧失了工作能力，家庭经济状态，能否参加休闲活动，能否满足医疗费用的需要，疼痛是否影响患者的人际关系等。

（5）婚姻状况。

2.完成详细的体格检查，尤其是神经系统的检查。

3.测量疼痛程度。

4.疼痛的定性评定。

5.评价患者的心理状态。

6.确定疼痛的原因。

7.记录疼痛的既往治疗史。

8.查体。

9.适当的影像学检查和血生化学检查。

10.初步诊断。

11.考虑缓解疼痛的可选择方法。

12.注意疼痛患者同时合并其他疾病的情况。

13.指导患者和家属学会报告和记录疼痛。

14.及时进行疼痛疗效的评估和再评估。

二、疼痛的定性评定

1.疼痛性质的描述

患者描述疼痛性质的常见词汇列于表 3-25。

表 3-25　疼痛的感受性常见词汇

胀痛	肿痛	酸痛	酸胀痛	酸麻痛
绞痛	刀绞痛	刺痛	针刺痛	针扎痛
刀割痛	切割痛	下坠痛	坠痛	坠胀痛
跳痛	搏动样痛	压痛	挤压痛	压样痛
钻心痛	揪心痛	痉挛痛	揪样痛	
钝痛	放射痛			
串痛	游走样痛	转移痛	气串痛	烧灼样痛
火烧火燎痛	火辣辣痛	烧痛	热痛灼痛	
干痛	撕裂样痛	撕痛	撕拉痛	牵拉痛
拉样痛	抽痛	抽搐样痛	抽动痛	
锐痛	麻痛	麻木痛	麻胀痛	

痒痛	麻痒痛	电击样痛	过电样痛
沉重样痛	冷痛		
牵涉痛	饥饿样痛	压榨样痛	迁延痛

2.疼痛的部位、范围和发生过程

(1)弥散的、弥漫的、全身性的(同时有两处疼痛、三处疼痛、四处疼痛、五处及五处以上疼痛);局限的、局部的。

(2)深痛,深部疼痛;浅痛,浅部疼痛。

(3)固定的,疼痛部位固定不变的;不固定的,疼痛部位常常变化的。

(4)持续性的、长期的;阵发的、间断的、短暂的、瞬时的、反复的、发作性的、偶发的。

(5)定时的,规律的,周期性的,不规律的。

(6)急性的,急剧的;慢性的,缓慢的。

3.影响疼痛的因素

(1)加重因素:体位的改变、活动、运动、劳累、气候、冷和热、呼吸、咳嗽、吞咽和按压等。

(2)减轻因素:压(压迫、按摩)、休息、热敷、冷敷或体位制动等。

4.常见疾病的疼痛特点

(1)风湿性疼痛:常被描述为慢性持续性的、折磨人的疼痛,酸胀痛、冷痛、钝痛常见,也可见刀割样疼痛。

(2)偏头痛:常被描述为搏动样疼痛、跳痛。

(3)三叉神经痛:常见触电样痛、电击样痛、过电样痛、闪电样痛。

(4)周围神经损伤:可见麻木痛、烧灼痛、热痛、灼痛、放射痛、针刺样痛。

(5)内脏痛:常被描述为绞痛、刀绞样痛、痉挛性痛、揪样痛、钝痛、牵涉痛等。

(6)肌肉疼痛:多见被描述为压痛、酸痛、困痛、沉重样痛,有时也被描述为痉挛性痛。

三、疼痛的定量评定

1.疼痛的测量　是对疼痛的严重程度的评价即对疼痛的定量诊断,具有实用性。但是临床上还缺少对疼痛程度的客观检测工具,下面介绍的是几种常用的测量疼痛的主观感受的方法。

(1)视觉模拟尺(VAS):该尺的一面中心刻有数字的10cm长线上有可滑动的游标,两端分别表示"无痛"(0)和"最剧烈的疼痛"(10)。患者面对无刻度的一面,本人将游标放在当时最能代表疼痛程度的部位;医生面对有刻度的一面,并记录疼痛程度。

(2)语言评价量表(VRS):该量表是将疼痛用"无痛"、"轻微痛"、"中度痛"、"重度痛"和"极其重度痛"表示。

0　无痛;

1　轻微痛;

2　中度痛;

3　重度痛:

4   极重度痛(不可忍受的痛)。

(3)数字评价量表(NRS):该表是将疼痛程度用 0 到 10 这 11 个数字表示。0 表示无痛,10 表示最痛。被测者根据个人疼痛感受在其中一个数字上打记号。

NRS   0 1 2 3 4 5 6 7 8 9 10

无痛   最剧烈的痛

疼痛缓解度:在上述方法的基础上进行,作为镇痛疗效的评价。

$$疼痛缓解度 = \frac{接受治疗前疼痛程度 - 治疗后疼痛程度}{接受治疗前疼痛程度}$$

0   未缓解;

5   轻度缓解(疼痛程度下降 25%);

6   中度缓解(疼痛程度下降 50%);

7   明显缓解(疼痛程度下降 75%);

8   完全缓解(疼痛消失)。

(4)疼痛问卷表:疼痛问卷是根据疼痛的生理感受,患者的情感因素和知识成分等多方面因素设计而成的,因此能准确的评价疼痛的强度和性质。

1)McGill 问卷表(MPQ):McGill 疼痛问卷包括 4 类 20 组对疼痛的描述词,从感觉、情感、评价和其他相关的四个方面因素以及现时疼痛强度进行较全面的评价。第一部分(A)为疼痛定级指数,内含感觉类、情感类、评估类和杂类四大类,每一类有 1～10 个不等的项,每项有 3～6 个表达疼痛的词,按轻重程度排列为 1～6 级记分。四类共 20 项 78 个表达词,第一部分结束时一小计,经各项选词后加权,可得出四大类各类的分数及总分(T)。第二部分为现有疼痛强度(PPI),列有 6 个词供选。第三部分为选词总数(NWC),从另一侧面反映受检者对疼痛的表现。第四部分为疼痛情况和持续时间的选词,计 3 项 9 个词。四大部分构成整体,以体现受检者实际疼痛程度及对疼痛的态度。该问卷虽为主观选词,但却客观地反映了患者的实际情况。由于 McGill 疼痛问卷过于繁琐、费时,故在此基础上衍生简化 McGill 疼痛问卷。

2)简化的 McGill 疼痛问卷表(SFMPQ):简化的 SF-MPQ 疼痛问卷将原问卷精简成感觉类(11 个词)、情感类(5 个词)两项,每词分别以无痛(0 分)、轻痛(1 分)、中等痛(2 分)和极痛(3 分)的等级记分。分别得出感觉类分和情感类分,两者相加得疼痛总分。此外,简化 McGill 疼痛问卷保留了选词数和现有疼痛强度 PPI(记 0～5 分),并加入 VAS。简化 McGill 疼痛问卷在临床上使用更为便利。

3)简明疼痛问卷表(BPQ):又称简明疼痛调查表(BPI),是将感觉、情感和评价这三个因素分别量化。此表包括了有关疼痛原因、疼痛性质、对生活的影响、疼痛的部位等描述词,以及上述 NRS(0～10 级)描述疼痛程度,从多方面进行评价。BPQ 是一种快速多维的测痛与评价方法。

(5)手术后疼痛评分(Prince-Henry 法):手术后疼痛的测量具有特殊性。疼痛会因活动(咳嗽、翻身、行走等)加重。因此术后疼痛的测量应包括静止和活动状态下的疼痛情况。

0 分   咳嗽时无疼痛。

1 分   咳嗽时才有疼痛。

2 分   深呼吸时即有疼痛发生,安静时无疼痛。

3 分   静止状态下即有疼痛,但较轻,可以忍受。

4 分   静止状态即有剧烈疼痛,难以忍受。

(6)对不能提供病情的患者疼痛的评价:由于语言障碍或认知功能损害,患者可能不能提供有关疼痛的准确病史,儿童也会有一些特殊的困难。对认知功能损害的患者,最好有知情者帮助确认其疼痛病史,如委托疼痛问卷(PPQ)。即使痴呆患者能够提供病史,也要观察其行为是否与所说的疾病相符合。例如患者已存在上臂骨折或脱位,但尚未检查出来,这时应观察其是否能回避其上臂的运行。

对大多数痴呆患者来说,至少可采用一种评价量表来评价疼痛。行为观察有时是评价疼痛的唯一方法。当痴呆患者轻度疼痛时,用轻、中、重来评价疼痛,较采用 0～10 分法更实用;中、重度疼痛时,可采用非语言疼痛行为量表(CNPI)、痴呆患者不适评估量表(ADD)以及 Abbey 疼痛评估量表。由于痴呆患者的特殊性,应根据患者认知及语言表达能力的不同来选择相应的评估工具。

(7)行为测定法:由于疼痛对人体的生理和心理都造成一定的影响,所以疼痛患者经常表现出一些行为和举止的改变,主要有以下几个方面:

1)反射性痛行为:如惊恐、呻吟、叹气。

2)自发反应:为了躲避或减轻疼痛而产生的主动行为,如跛行、抚摸疼痛部位、护卫身体某些部位或区域,或将身体固定于某种特殊姿势等。

3)功能限制和功能障碍:如静止不动、过多的躺卧等被动行为。

4)患者服药的态度和频率。

5)希望引起别人注意的举动。

6)睡眠习惯的改变。

通过观察记录这些变化,可以为临床疼痛评价提供一些较客观的辅助依据。目前采用的方法有 UBA 疼痛行为量表,此评分法将 10 种疼痛行为按严重程度和出现时间作三级评分(0,1/2,1)。患者的各项行为指标的总积分即为其疼痛行为得分。UBA 疼痛行为量表是一种行为简便、可靠、结果可信的疼痛间接评价方法(表 3-26)。

表 3-26 UBA 疼痛行为量表

行为表现	评分
1.发音性主诉:语言性的	
无	0
偶尔	1/2
经常	1
2.发音性主诉:非语言性的(呻吟、喘气)	
无	0
偶尔	1/2
经常	1
3.躺着的时间(因为疼痛每天躺着的时间 8am～8pm)	
无	0
偶尔	1/2
经常	1
4.脸部怪相	

行为表现	评分
无	0
轻微和(或)偶尔	1/2
严重和(或)经常	1
5.站立畸形	
正常	0
轻度变形	1/2
明显变形	1
6.运动	
观察不出影响	0
轻度跛行和(或)影响行走	1/2
明显跛行和(或)吃力行走	1
7.身体语言	
无	0
偶尔	1/2
经常	1
8.支撑身体(按医嘱不算)	
无	0
偶尔	1/2
经常	1
9.静止运动(呻吟、喘气)	
能持续坐或站	0
偶尔变换位置	1/2
一直变换位置	1
10.治疗	
无	0
非麻醉性镇痛药物和(或)心理治疗	1/2
增加剂量或次数和(或)麻醉性镇痛药物和(或)失控	1

(8)儿童疼痛的评估:疼痛是主观体验,但小儿尤其是婴幼儿缺乏表达能力,因此小儿的疼痛评估较为困难。临床上常用:

1)行为评估方法:即通过患儿的哭声、面部表情及躯体行为来评估其疼痛的程度。可通过哭声的强弱、持续时间、次数来可反映疼痛的程度。高调、紧张、无声的或是强烈的哭闹具有代表性。

面部表情代表着婴幼儿对疼痛天生的反应。与疼痛有关的表情有眉毛凸出、挤眼、鼻唇沟加深、张嘴、撅嘴、下巴抖动等。

疼痛时的躯体行为包括肢体的踢打、摆动、身体的紧张和僵硬、肢体活动减少等,均可视为对疼痛的表达。

2)生理评估方法:包括心率、血压、出汗、饥饿等。

3)面部表情量表:是由一组不同痛苦程度的表情的脸谱组成,可以用来测定3～12岁儿童的疼痛强度。

将疼痛强度用0～10(0～100)之间的数字表示,从笑到哭有9个不同的脸谱,0为无痛,10(或100)为最痛,让小儿选择与疼痛相关的脸谱。

(9)疼痛的其他评定方法

1)疼痛诱发法:包括止血带疼痛试验、冷刺激试验、热柱疼痛测定法、压力测痛计法和电刺激(刺激前臂或牙髓)、化学法(皮内和皮下)等。

2)止血带疼痛试验(又称缺血测痛法):用压力袖带绑在前臂加压,使肢体局部暂时缺血,让患者以固定速率松手或握手,产生一潜在的、缓慢加重的疼痛,记录疼痛出现与临床疼痛一致的诱发疼痛所需时间(单位:s)。然后令患者活动手部,观察最高疼痛耐受限度所需的时间,采用以下公式:达到临床疼痛所需时间(s)/达到最高疼痛耐受所需时间(s)×100%,计算止血带疼痛比率。因其诱发的疼痛强度随时间而逐渐变化,试验中患者自己将临床疼痛强度和实验疼痛相比较,故结果客观、敏感、精确。

3)冷刺激试验:让患者将一只手浸泡于温水中2min,然后置于冰水中,要求患者指出疼痛感觉开始出现和达到最大疼痛耐受力所需时间。从浸入冰水至疼痛开始出现所需时间为痛阈,从浸入冰水至最大疼痛耐受出现之间的时间为最大疼痛耐受性。该方法可有效测定疼痛强度,并能与临床疼痛强度相匹配。

4)热柱疼痛测定法:以$C_6 \sim T_1$神经节支配的前臂皮区为测定部位,上涂黑漆,干燥后热灯照射,要求患者保持前臂不动直至疼痛达到"不能耐受"为止。记录从开始照射至手臂动的时间。每一部位可反复多次测定。

5)压力测痛计法:给患者施加压力,听取患者反应,并依据给予压力的强度及反应剧烈程度,判断疼痛的性质和强度,单位为牛顿(N)或ks/cm^2。压力达到一定强度,患者出现疼痛反应时,定为痛阈,继续加力至不可耐受时,定为耐痛阈。压力测痛特别适用于肌肉系统疼痛的测评。

6)疼痛日记评分法:由患者或其亲属或护士记录每天每时间段内(每4h或2h,或1h,或0.5h)与疼痛有关的活动,活动方式为坐、立、行走、卧位。在日记表内注明某时间段内某种活动方式、使用药物名称及剂量。疼痛强度用0～10的数字量级表示。睡眠过程按无疼痛(0分)记分。特点为动态观察,结果可靠,方法简单,便于发现患者行为与疼痛、疼痛与药物用量之间的关系。

(王秋生)

第四章　康复治疗技术

第一节　运动疗法

一、运动疗法的目的

1.改善全身功能状态:运动疗法可维持和改善骨骼肌肉功能、增强心肺功能、促进和发展功能代偿、提高和增强神经系统的调节能力、改善和增强内分泌系统能力、调节精神和心理。

2.预防或治疗各种疾病所致的并发症,如压疮、骨质疏松、关节挛缩、肌肉萎缩、心肺功能下降等。

3.提高运动能力,如增强肌力、提高柔韧性、提高平衡及协调能力,改善步态,增强运动耐力等。

4.提高患者日常生活中的活动能力,提高生存质量。

二、运动疗法的基本原则

1.针对性　严格按照患者的自身特点、疾病诊断、病程、评定的结果及治疗目的等制定康复治疗方案,因人因病而异,目的明确,重点突出,并且应根据患者功能状况的改变而及时调整方案及方法。

2.渐进性　运动强度由小到大,运动时间由短到长,动作的复杂性由易到难,休息次数和时间由多到少、从长到短,重复次数由少到多,动作组合从简到繁。在患者适应过程中逐渐增加运动量。同时,还应根据患者的病情变化、自觉症状和体征表现随时调整。

3.持久性　运动疗法特别是主动运动,具有良好的效应积累以及远期作用。治疗时间越久,效果越佳,因此需要患者长期坚持。

4.整体性　在功能训练中,不能只重视局部的治疗和训练,而忽略了身体的全面训练,应该局部和全身兼顾。在许多情况下,当全身健康状况改善后,局部的功能改善更为容易。

5.安全性　应以保证患者安全为前提。治疗中密切观察患者反应,避免因方法或运动量不当造成损伤或加重病情。

三、运动疗法的分类

1.主动运动　运动治疗时动作的完成需要患者主动收缩肌肉才能完成。根据运动时有无外力的参与又分为随意运动、助力运动和抗阻力运动。

(1)随意运动:动作的发生或完成没有任何外力(包括手力或器械力)的参与,完全由参与动作的肌肉的主动收缩来完成。例如,自己活动四肢关节,行走,各种医疗体操,传统医学中的太极拳锻炼,日常生活活动训练等。

(2)助力运动:在运动治疗中,患者不能完成完整的动作,动作的完成一部分是由患者通过主动收缩肌肉完成,一部分需要借助于外界力量的帮助来完成。外界力量可以来自于机械(如滑轮、悬吊装置等),也可以来自于健侧肢体或他人的帮助。例如,周围神经损伤后,患者常常不能自己活动受伤的肢体,此时,治疗人员借助于滑轮的帮助,通过健侧肢体拉动滑轮来帮助患侧肢体的抗重力活动;等患侧肢体的肌力有改善,能完成抗重力的动作时,再去除悬吊,让患侧肢体进行抗重力活动,以增大关节的活动或增加肌肉的力量。

(3)抗阻力运动:是指患者必须克服外部阻力才能完成运动,又称为负重运动。外部的阻力可以来自于器械(如拉力器、专用训练装置)或手力(如手法施加),这种运动治疗多用于肌肉的力量训练和耐力训练。例如,四肢骨折或周围神经损伤后,利用哑铃或沙袋训练患侧肢体的肌肉力量。

2.被动运动　在运动治疗中肢体完全处于放松状态,没有肌肉收缩,动作的发生和完成全部由外力来完成。这种外力可以来自器械或手力。例如,下肢关节手术后的早期,患者由于疼痛常常不愿意活动肢体,此时,可以利用持续性被动活动治疗仪(CPM)来活动患侧的下肢;脑卒中或脑外伤后肢体偏瘫患者,在健侧手或他人的帮助下活动瘫痪侧的肢体。

3.等长运动　是指肌肉收缩时肌肉的张力(力量)增加,但关节不产生肉眼可见的运动(肌肉的长度没有明显的变化),又称为等长收缩或静力性收缩。由于人体骨骼肌的纤维长短不一,即使是等长运动,肌纤维也会发生长度的改变,因此,没有绝对的等长运动。等长运动主要用于骨科疾患的康复治疗。例如,肢体被固定或手术后早期患侧肢体只进行肌肉收缩,但关节不活动;下腰痛患者保持某一种体位(没有活动),进行针对性的肌肉力量训练等。

4.等张运动　是指肌肉收缩时肌肉的张力(力量)基本保持不变,但肌纤维长度缩短或延长导致关节发生肉眼可见的运动,又称为动力性收缩。根据收缩时肌纤维长度变化的方向分为以下两种。

(1)向心性等张运动:肌肉收缩时,肌肉的两端相互接近,肌纤维的长度变短,又称为向心性缩短。通常,动作完成的主要肌群的收缩属于向心性等张运动,如屈肘时的肱二头肌收缩,伸膝时的股四头肌收缩。

(2)离心性等张运动:肌肉收缩时,肌肉的两端距离逐渐分开,肌纤维的长度被拉长,又称为离心性延伸。通常,动作完成的拮抗肌群的收缩属于离心性等张运动,如屈肘时的肱三头肌收缩,伸膝时的腘绳肌收缩等。

5.等速运动　是利用专门设备,根据运动过程中肌力大小的变化来调节外加阻力,使整个关节依照预先设定的速度运动,而在运动过程中只有肌肉张力和力矩输出的增加。与等长运动和等张运动相比,等速运动的最大特点是运动中速度是固定的,而阻力是变化的,以保证在整个运动过程中所产生的阻力与所作用的肌群力量呈正比,即肌肉在运动过程中的任何一点都能产生最大的力量。

6.放松性运动　是以放松精神和改善心肺功能为主要目的的运动,如医疗步行、医疗体操、保健按摩、太极拳等。放松性运动由于消耗的能量比较小,运动强度比较低,因此,一般适合于心血管和呼吸系统疾病的患者、精神紧张者、老年人及体弱者。

7.耐力性运动　是以增加心肺功能为主要目的的运动,如医疗步行、骑自行车、游泳等。由于耐力性运动具有周期性和节律性的特点,比较适合于心血管和呼吸系统疾病的患者以及需要增加耐力的体弱患者。

四、运动疗法的应用范围

1.神经系统疾患　脑卒中、颅脑外伤、脑肿瘤术后、小儿脑瘫、脊髓损伤、帕金森病、多发性硬化、脊髓灰质炎以及各种周围神经伤病。

2.骨科疾患　骨折、关节脱位、截肢、关节炎、关节置换术后、运动外伤后功能障碍、软组织劳损性病变、骨质疏松、颈椎病及腰椎疾患等。

3.内科疾病　冠心病、动脉硬化、慢性阻塞性肺病、糖尿病、高血压、糖尿病、高脂血症、肥胖症、内脏下垂、消化性溃疡、内脏手术后等。

4.其他　烧伤后瘢痕形成、肿瘤经药物或手术治疗后、艾滋病、戒毒后等。

五、运动疗法的禁忌证

运动疗法没有绝对的禁忌证,过去认为疾病的急性期或重症患者不适宜实施运动治疗,现在看来,这是将运动治疗与体育运动等同起来的错误观点。从现代运动治疗学的范畴来看,疾病的急性期或因各种原因卧床的重症患者,仍然可以实施适当的运动治疗。例如,对昏迷患者(如颅脑损伤或脑卒中),可以做肢体的被动运动,以预防关节挛缩和肢体僵硬;对急性心肌梗死急性期的患者,可以自己完成远端肢体小关节的主动运动,以改善肢体的血液循环,防治静脉血栓形成。因此,疾病的急性期或重症患者同样可以实施运动治疗,关键在于选择好适当的治疗项目,掌握好适宜的运动量。对一些强度比较大的运动治疗,特别是全身性的主动运动,如医疗体操、医疗行走、肌肉力量训练、耐力训练等。运动治疗的相对禁忌证主要为感染性疾病、发热(体温38℃以上,血白细胞数量明显增加),器官功能失去代偿,严重衰弱等。

六、运动处方

完整的运动处方应包括运动项目、运动量及注意事项。运动量的项目应包括运动治疗的强度、运动的持续时间及频度三个要素。运动处方要根据患者的具体病情和功能状况而定,还要随着患者病情的变化和功能的恢复不断地进行调整,才能在保证患者安全的前提下使患者的功能不断提高。

七、常用运动治疗技带与方法

(一)关节活动范围训练

关节活动范围训练是指利用各种方法以维持正常的关节活动范围(ROM)或改善因组织粘连或挛缩造成的关节活动障碍,使其接近或达到正常的 ROM 的运动疗法技术。

1.ROM 训练的基本方法　ROM 训练应根据患者主动运动的能力及活动范围的需要选择主动运动、助力运动或被动运动。

(1)主动运动 ROM 训练:常用各种徒手体操或器械体操。动作的设计原则是根据患者关节活动受限的方向和程度、肌力的大小以及可以使用的器械,设计出一些有针对性的动作,适用于患者意识清楚且有较强的毅力,能配合并坚持治疗;如已出现 ROM 受限,则带动该关节运动的肌肉肌力应达到 4 级以上。

(2)助力运动 ROM 训练:可根据条件选择训练方式;常用的有悬吊练习、滑轮练习和器械练习。悬吊练习是利用挂钩、绳索和吊带组合将拟活动的肢体悬吊起来,使肢体在去除重力的前提下主动活动,类似于钟摆样运动。滑轮练习是利用滑轮和绳索,通过健侧肢体的活动来帮助或带动患侧肢体的活动。器械练习是利用杠杆原理,以器械为助力,带动活动受限的关节进行活动。另外水中运动是助力活动中增加关节活动范围的较好的练习方法,利用水的浮力进行活动,但须具备水池、水处理及安全设施等场地、设备条件,而且在一般情况下,若无支持和帮助是很难完成的。

(3)被动运动 ROM 训练:根据力量来源分为两种,一种是由经过专门培训的治疗人员完成的被动运动,如关节可动范围内的运动和关节松动技术;一种是借助外力由患者自己完成的被动运动,如滑轮练习、关节牵引、持续性被动活动等。

1)关节可动范围的活动:治疗者根据关节运动学原理完成的关节各个方向的被动活动。操作要在关节活动的各个方向进行,范围要尽可能大,动作缓慢,忌暴力。每天应活动关节 1~2 遍,每遍让所有关节至少做 3~5 次全范围运动。已发生关节 ROM 受限时,操作动作应达到现有的最大可能范围,并在到达时再稍用力,力求略有超过,在稍停留后还原再做。每天必须坚持锻炼数遍,训练效应才能得以积累。

2)关节松动术:又称"澳式手法"或"Maitland 手法"。特点是利用关节的生理运动和附属运动被动活动患者关节,以达到维持或改善关节活动范围,缓解疼痛的目的。常用手法包括关节的牵引、滑动、滚动、挤压、旋转等。关节松动术由于其对手法和力度的控制要求严格,治疗师须经过严格的正规培训才可为患者进行治疗。

3)关节牵引术:应用力学原理,通过机械装置,使关节和软组织得到持续的牵伸,从而解除肌肉痉挛和改善关节挛缩。

4)持续性被动活动(CPM):利用机械或电动活动装置,使手术肢体在术后能进行早期、持续性、无疼痛范围内的被动活动,以缓解疼痛,改善关节活动范围,防止粘连和关节僵硬,促进伤口愈合和关节软骨的修复和再生,促进关节周围软组织的血液循环和损伤软组织的修复,消除手术和制动带来的并发症。

2.ROM 训练的注意事项

(1)患者应处于舒适的体位,穿宽松衣服,必要时应脱去衣服或暴露治疗部位。

(2)治疗师必须熟悉关节的解剖学结构和运动平面、运动方向以及各方向 ROM 的正常值,以免使关节产生错误的运动方向和超范围运动造成损伤。

(3)治疗前应向患者说明训练的重要性和治疗所采用的手法和器械的作用以及可能产生的正常和异常感觉,使患者做好心理准备,避免恐惧及过分紧张,并能在治疗中有异常感觉时及时告诉治疗师。

(4)治疗师应采取适当的体位为患者进行治疗,避免自己用力不当导致不必要的损伤或某一局部过度疲劳。

(5)操作要缓慢、有节律地在无痛的范围内进行,合理控制力度,一般应以治疗过程关节周围软组织有明显牵拉感,治疗后略感酸胀为宜。注意患者的疼痛反应,避免牵拉已经过度活动的关节。如果出现关节明显疼痛或肌肉肿胀,并持续 24 小时,则说明用力过度。

(6)除 CPM 以外,无论主动运动还是被动运动,均应在达到关节 ROM 终点处停留数秒或更长时间,以达到对粘连、挛缩的软组织更好的牵张效果。

(7)注意对每一关节进行全方位范围的关节活动,例如肩关节,屈曲、伸展、内收、外展、外旋、内旋各个方向的运动均应做到。

(8)遇到下列情况时,应避免牵拉:骨折未可受力之前;牵拉中有明显骨性阻挡;炎症急性渗出期。

(二)增强肌力的训练

根据超量恢复的原理,肌力训练应遵循超负荷原则,通过肌肉的主动收缩来改善或增强肌肉的力量。

根据肌肉的收缩方式可以分为等长运动和等张运动;根据是否施加阻力分为非抗阻力运动和抗阻力运动。非抗阻力运动包括主动运动和主动助力运动,抗阻力运动包括等张性(向心性、离心性)、等长性、等速性抗阻力运动。

当肌力为1级或2级时,进行徒手助力肌力训练。当肌力3级或以上时,进行主动抗重力或抗阻力肌力训练。此类训练根据肌肉收缩类型分为抗等张阻力运动(也称为动力性运动)、抗等长阻力运动(也称为静力性运动),以及等速运动。

1.肌力训练的基本方法

(1)等长运动训练:指示患者选择适当体位,用全力或接近全力使某一肌肉收缩,并维持3～10秒,再缓慢放松,休息数秒后重复进行,直至肌肉感觉酸胀疲劳。适用于骨科疾患早期,如关节炎急性期,骨、关节损伤肢体被固定或手术后,不允许关节活动的各类情况。

(2)助力运动训练:在患者进行自发肌肉收缩的同时,由治疗师辅助或借助器具引起关节活动进行训练,在训练过程中应逐渐减少助力成分。包括:①徒手助力运动,先由患者进行主动运动,未能完成部分由治疗者给予帮助,随着主动活动能力的改善,应逐渐减少给予的帮助。②悬吊助力运动,是利用绳索、挂钩、滑轮等装置悬吊接受训练的肢体,以减轻肢体的自身重量,然后在水平面上进行主动运动。适用于1级及2级肌力的患者。

(3)主动运动:由患者自己进行运动,治疗师给以适当的指示和必要的监督。要使主要训练的肌肉置于抗重力位,其运动的速度、次数、间隔时间,均需根据患者的具体情况进行。适用于3级肌力,心肺功能有所改善、全身状况有一定恢复的患者。

(4)抗阻运动:多用砂袋、哑铃、弹簧或橡皮条给予一定负荷,或由治疗师或患者本人徒手施加抵抗,使患者主动作肌肉收缩并抵抗负荷。根据肌肉收缩过程中的受力情况可分为等张抗阻运动和等速抗阻运动。①等张抗阻训练,由于向心性收缩和离心性收缩两种肌肉运动的方式在日常生活中均常用到,故在进行肌力增强训练时,两种训练方式应轮流采用。抗阻训练需长期坚持才能显示其效果,为了使肌力提高得更为迅速,应采取渐进抗阻训练——首先测定患者某一肌群连续运动10次所能对抗的最大阻力(如果超过这一阻力,则肌肉不能连续运动达到10次),该阻力(负荷)称为10RM。以该负荷作为本周肌力训练负荷,连续抗阻运动10次为1组,每次训练作3组,第一组负荷为10RM的1/2,第二组负荷为10RM的3/4,第三组为全10RM。每周训练3次。最后一次训练后2～3天重新测定10RM(应略高于1周前的水平),按照新的10RM进行为期一周的肌力训练,如此反复评定—训练,逐步提高运动负荷和肌肉力量。根据患者情况,也可使用低于10RM的负荷进行训练,但连续抗阻运动的次数也应相应延长。阻力大,重复次数少,有利于发展肌肉;阻力中等,重复次数多有利于发展肌肉耐力。②等速抗阻训练:利用专门设备限定肌肉收缩时关节运动的角速度的。该训练方法保证了在运动全过程任何时刻肌张力都有较大的增加,从而使肌肉得到较有效的训练的方法。训练较安全,且拮抗肌可同时训练,但需使用专门仪器进行,技术要求较复杂,仪器价格昂贵,不易普及。适用于4级及5级肌力的患者。

2.增强肌力训练的注意事项

(1)合理选择训练方法:增强肌力的效果与选择的训练方法是否合理直接有关。训练前应先评估训练部位的关节活动范围和肌力情况,根据评估结果选择训练方法。

(2)注意运动时始终保持规范的姿势:避免出现代偿性运动影响训练效果。

(3)合理调整训练阻力:所加阻力是否得当是肌力训练的关键因素之一。每次施加的阻力应持续、平稳,而非跳动性。阻力的增长应根据肌力的改善情况循序渐进。若患者不能完成全范围关节运动、加阻力的部位出现疼痛、肌肉出现震颤或出现代偿性运动时应改变施加阻力的部位或大小。

(4)防止过分疲劳和疼痛:肌力训练后出现很短时间内的肌肉酸痛和疲劳是正常的,若训练后第三天仍感疲劳和疼痛,则说明运动强度过大,则应适当减少运动时间和调整运动量,同时应注意做好准备活动和训练后的放松活动。

(5)防止出现心血管反应:等长抗阻力运动,特别是抗较大阻力时,具有明显的升压反应。加之运动时常伴有闭气,容易对心血管造成额外负荷。故有高血压、冠心病或其他心血管疾病者应避免在等长抗阻运动时过分用力或闭气。

(三)增强耐力的训练

增强肌肉耐力的训练方法较增强肌力的训练方式不同点在于肌肉每一次收缩所对抗的阻力适当减小,而重复收缩的次数相应增加,训练时间相应延长。

增强整个机体耐力的训练宜采用有氧训练。常用的有氧运动方式包括:散步、慢跑、自行车、游泳及各种无身体直接对抗的球类运动等,常用于一般健体、强身,以及心血管、呼吸、代谢等系统疾患的康复。

1.有氧运动的运动强度　对于有心肺功能障碍的患者,有氧运动的运动强度应严格控制。运动强度的制定可通过以下三种方法:

(1)心电运动试验:又称运动负荷试验,即在心电监测下进行运动,测定心脏功能和运动耐量,以便客观地安排患者的活动范围和劳动强度,为康复锻炼提供可靠的依据。运动方式常用踏车和活动平板运动试验。

采用心电运动的方式须严格遵循制定的试验方案,逐渐增加运动强度,通过多级运动强度的测试,了解患者的心脏功能和机体耐力,以患者出现呼吸或循环不良症状(如呼吸困难、头晕眼花等)或体征(如血压下降、步态不稳等)以及心电图异常、心血管运动反应异常作为终止运动的指标。日常有氧运动训练的运动强度则应低于该指标。

(2)靶心率(THR):根据靶心率来控制运动量较为简便。靶心率是指达最大功能的60%～70%时的心率,或称为“运动中的适宜心率”,即有氧运动过程中应达到并维持一定时间的心率。通常以最大心率的65%～85%作为靶心率,即:靶心率:(220－年龄)×(65%～85%)。年龄在50岁以上,有慢性病史的患者,靶心率:170－年龄;经常参加体育锻炼的人,靶心率＝180－年龄。在有氧运动中,心率达到靶心率的时间应超过10分钟,最好能够持续20～30分钟,才能产生良好盼效果。

(3)Borg自觉疲劳分级(RPE):根据运动者自我感觉疲劳程度衡量相对运动强度的指标,是持续强度运动中体力水平较为可靠的指标,可用来评定运动强度;在修订运动处方时,可用来调节运动强度。

RPE与心率的对应关系是:RPE 12～13级相当于65%～70%最大心率,RPE 15～16级相当于80%最大心率,RPE 17～18级相当于90%最大心率。故一般有氧运动的强度应以使患者达到RPE 12～16级为宜,而老年人应控制在12～13级。

2.有氧运动方式的选择　患者进行有氧运动训练的方式,应根据患者的体力情况及兴趣爱好来选择。运动的能量消耗通常以代谢当量或梅脱值(METs)表示。常见运动的METs值(表4-1)。

表4-1　常见运动的METs值

运动项目	METs
羽毛球	4～9
篮球(练习)	3～9
仰卧、坐位上肢练习	1～2
保龄球	2～4

续表

运动项目	METs
划船	3～8
韵律体操	3～8
舞蹈	3～7
钓鱼	2～6
高尔夫球	2～7
徒步旅行	3～7
骑马	3～8
跳绳	12
骑自行车(20.8千米/小时)	9
慢跑	7～15
爬山	5～10
旱冰、滑冰	5～8
滑雪	5～12
冲浪	5～7
上台阶	4～8
游泳	4～8
乒乓球	3～5
网球	4～9
排球	3～6
台球	2.3

3.有氧运动的持续时间及频度　有氧运动的持续时间要根据个人体质情况而定,一般每次运动不应少于20分钟,健康人可延长至1～2小时。此外,在每次训练前还要进行5～10分钟的准备活动,训练后要有5分钟左右的整理活动。至少隔天运动一次,即每周应进行3～5次有氧运动,才会产生良好的累积效应。

4.有氧运动的注意事项

(1)注意安全:进行必要的体格检查,耐力训练对心血管等内脏系统影响较大,有些训练项目如健身跑、骑自行车、跳绳等运动强度比较大。因此,训练前应认真进行必要的体格检查,特别是心血管系统和运动器官的检查,以免在训练中发生意外或运动损伤;进行必要的医疗监护:对潜在意外危险的患者,尤其心血管疾患者,应有一定的医疗监护措施;防止运动过程中的运动损伤。

(2)循序渐进:按患者病情及体质情况制定训练计划,并严格按照进度中规定的运动量(运动强度、持续时间、运动频度)训练,切忌急于求成,超量训练。定期检查患者运动中的心率,如患者的运动耐力提高,完成同一运动强度的训练时心率较前下降,不能达到靶心率或RPE级别减低,则应提高运动强度,使运动中仍能维持一定时间的靶心率,这样才能使患者的耐力逐步提高。

(四)平衡功能训练

1.平衡训练的原则

(1)支持面从大到小。

（2）从静态平衡到动态平衡。

（3）身体重心从低到高。

（4）从睁眼时保持平衡到闭眼时保持平衡。

（5）从注意下保持平衡到不注意下保持平衡。

2.训练方法 在平衡练习前,应首先要求患者学会放松,减少紧张或恐惧心理。平衡练习中,必须保持头部于稳定的位置。平衡练习可分静态平衡和动态平衡练习。

（1）静态平衡练习:静态平衡主要依靠肌肉相互协调的等长收缩,用以维持身体的平衡。在静态平衡训练中先从比较稳定的体位开始,然后转至较不稳定体位,如前臂支撑俯卧位→倾跪位(前臂支撑跪位)→跪坐位→半跪位→坐位→站立位。站立位时也可先睁眼再闭眼进行。

（2）动态平衡练习

1）抗干扰能力:在上述静态平衡训练的基础上,当患者能够在某一体位独立保持平衡后,治疗师可从其身体的前、后、左、右施加外力干扰,使其在重心偏移的情况下重新将其调整回支持面以内。开始时先向患者预报干扰动作的方向再做动作,或按照一定顺序进行各方向的干扰,逐步过渡到不做预报并且随机从各个方向进行干扰,干扰动作亦逐步由轻到重。注意在训练中治疗师要一手做干扰动作,一手在一定距离内保护患者,既能使患者的身体产生一定程度的晃动令其尝试自行调整回平衡位置,又不致使患者跌倒摔伤。

2）自行控制的重心转移能力:患者具备了在外力干扰下调整重心的能力后,可在治疗师的保护下练习自己进行身体重心的前、后、左、右移动。同样的训练原则是:重心转移幅度由小到大,从每次转移后再回到初始位置,逐步过渡到各方向转移之间的直接变换。治疗师的保护原则亦与抗干扰训练时相同。

3）在活动的支撑点上训练平衡:如果患者在上述训练中能够应付自如,可利用 Bobath 球、平衡板、平衡训练测试仪等训练器材。

4）在行进中训练平衡:在直线行走、转弯、折返等过程中逐渐学习控制行进中的平衡,还可增加跳跃、上下阶梯等运动。

5）在复杂运动中训练平衡:利用抛接球、投篮、乒乓球等游戏类项目,吸引患者的注意力,使其能够随时下意识地控制平衡。

（五）协调功能训练

1.协调功能训练的适应证 患者存在下列动作控制障碍时需进行协调功能训练。

（1）辨距不良:即动作幅度过大或过小。

（2）动作分解(震颤):参与运动的各肌群之间不能相互配合,使得本应平滑流利的动作变成若干孤立的肌肉收缩和松弛。

（3）轮替性动作困难:原因是肌肉的收缩和松弛之间的转换不及时。

2.训练原则

（1）在完成具体任务的过程中进行练习。

（2）任务应与日常生活中的实用动作密切相关,可将生活实用动作进行适当简化或增加其娱乐性。

（3）将复杂动作分解成单个动作分别练习,再将不同的单个动作按顺序累加,逐渐增加动作的复杂性。

（4）无论单个动作还是复杂任务,都要求重复相当多的次数,要求完成动作从慢到快,以使之逐渐熟练、协调。

（5）任务动作的设计应在现有功能的基础上,使患者感到有信心完成任务,但按标准、有质量地完成却有一定难度,才能在反复练习中逐渐使动作趋于完善。

（6）任务应从易到难，从粗大动作到精细动作；另一方面，还需练习参与任务的身体部位从少到多。

3.训练方法

（1）上肢的协调性训练

1）双上肢交替上举、交替屈肘、交替用双手摸对侧肩，交替用双手摸同侧肩等。

2）做前臂旋前旋后的轮替动作，双手掌心互拍与掌背互击交替进行等。

3）左手握拳击右掌与右手握拳击左掌交替进行等。

4）双手手指一一对应，顺序相触，双手五指顺序、有节奏地击打桌面等。

（2）下肢的协调性训练

1）仰卧位双下肢交替屈伸髋、膝关节，将一侧足跟放置于另一侧膝上，再沿胫骨滑至足背。

2）坐位双脚足跟固定，交替用脚掌拍击地面，或一只脚有节奏地拍击地面，速度由慢到快。

3）站立位用协调性差的下肢作迈步的分解动作，再逐渐将动作连贯起来。

（3）全身协调性训练：例如跳跃击掌、跳绳和打太极拳等。

（4）Frenkel 体操：是针对本体感觉消失的患者步态失调问题设计的训练治疗方案。训练要点是使患者学会用视觉代偿本体感觉。

具体方法：训练开始时应在治疗师监护下进行，强调动作要慢，准确，位置要适当。为避免疲劳，每一课的每节体操不要超过 4 次，应在最初的简单运动完成后，再逐渐进行较困难的形式，患者能自己进行每节体操后，应让其每 3～4 小时练习 1 次。

1）仰卧位练习：患者躺在表面光滑的床上或垫子上，足跟能很容易地沿着床面滑动，头部枕起，使其容易看到小腿与足。

A.沿床面滑动足跟，屈曲一侧下肢的膝、髋部，然后恢复到原位。对侧下肢重复这一动作。

B.同第一步一样屈曲髋、膝部，然后外展已屈曲的髋部，再恢复到屈曲位，最后恢复原位。

C.髋、膝部半屈，然后恢复到伸直位。以后加入外展和内收。

D.屈曲一侧下肢的髋部与膝部，按口令在屈曲或伸直的任何部位停顿。

E.同时同等地屈曲双下肢，再包括外展、内收、伸直。

F.同时使双下肢髋、膝部呈半屈位，再加入外展和内收、伸直。按口令停止在某一位置。

G.屈曲一侧下肢的髋、膝部，并把足跟抬高离床面 5cm，恢复到原来位置。

H.同 G 一样屈曲下肢，将足跟置于对侧髌骨上。连续增加运动项目，使足跟能接触到胫骨的中间、踝部、对侧足趾、膝关节以及小腿两侧的床面。

I.同 G 一样屈曲下肢，然后使足跟接触髌骨、胫骨、踝部和足趾。反向重复上述运动。

J.同 G 一样屈曲下肢，然后按口令将足跟接触治疗师所指的某一点。

K.屈曲髋部、膝部，并将足跟抬离床面 5cm。将足跟置于对侧髌骨上，再沿胫骨嵴慢慢地滑到踝部。反向重复上述动作。

L.用 K 之方式，将足跟沿对侧胫骨嵴下滑，跨过踝部和足直至足趾。若足跟即将滑到足趾，对侧膝关节在做这一节操时应轻度屈曲。按口令停在某一运动姿势。

M.双踝双膝处同一位置，双侧足跟抬离床面 5cm，同时屈曲双下肢，恢复到原来位置。按口令停留在某一姿势。

N.在足跟接触床面情况下，双下肢交互屈曲和伸展。

O.足跟抬离床面 5cm，双下肢交替屈曲和伸展。

P.足跟抬离床面 5cm，双下肢同时屈曲、外展、内收、伸直。

Q.将足跟准确地置于治疗师在床上或对侧下肢指定的位置。

R.联合各种下肢运动,并使患者足跟随治疗师手指运动。

2)坐位练习

A.在一张有靠背和踏板的扶椅上,练习维持正确坐位姿势2分钟。在没有扶手的椅子上重复上述动作。再在无靠背的椅子上重复上述动作。

B.治疗师计算仅足跟抬离地面的时间,逐渐改为练习轮流将整个足抬离地面,然后准确地把足再放到地面指定的位置。

C.用粉笔在地下划两个"十"字标记,轮流使足顺所划的"十"字向前、后、左、右滑动。

D.按治疗师的节奏,练习从椅子上起身和坐下;屈曲膝关节,将足置于坐椅前缘下方;躯干在大腿上方向前屈曲;伸直髋、膝,站起来,然后伸直躯干;向前稍屈曲躯干;屈曲髋、膝部坐下;伸直躯干,再坐回椅上。

3)站位练习

A.侧走:侧走时容易掌握平衡,因为患者不需要以足趾或足跟为枢轴,那样会减小其支撑的基底面。这一练习应有节奏地进行:把体重转移到左足,右足移30cm,把体重转移到右足,使左足向右足靠近。向右或左,每步的大小可以不同。

B.在35cm宽的平行线之间向前走,将右足恰好置于右边线的内侧,左足亦恰好置于左边线的内侧,强调位置要正确,走10步后休息。

C.向前走:把每步都踏在地板上绘好的足印上,足印应平行且离中线5cm,进行1/4步、1/2步、3/4步及一整步的练习。

D.转弯:提起右足趾,右足以足跟为轴向外转动;抬起左足跟,使左小腿以足趾为轴向内旋转;将左足提到右足旁。

4)松弛练习:焦虑会使中枢神经系统增加活动的紧张状态,对许多系统都有影响。神经肌肉系统因肌肉长时间收缩做出的反应,可引起肌肉关节不适,颈痛和头痛。长时间肌肉收缩产生的疼痛,会引起继发性反射性收缩,患者焦虑和紧张又将增加。使患者了解肌肉紧张,并知道如何控制或抑制肌肉紧张,可使这种继发性影响逆转。

(六)神经肌肉促进技术(又称易化技术,神经发育学疗法)

1.应用原则

(1)以中枢神经系统病损作为主要治疗对象。

(2)治疗中重视与日常生活的实用功能结合起来。

(3)基本动作的练习按照运动发育顺序进行。

(4)主张肢体的训练由躯体近端向远端进行。

(5)应用多种感觉刺激,包括躯体、语言、听觉、视觉等。

(6)强调运用人类正常运动模式反复强化训练。

(7)强调早期治疗、综合治疗以及各相关专业的全力配合。

2.常用治疗技术

(1)Brunnstrom技术

1)理论核心:脑损伤后偏瘫患者的恢复过程要经过完全性瘫痪-异常运动模式-脱离异常模式-正常运动模式的过程,在此过程中,异常运动模式出现是功能恢复的必经之路,应该先诱发出这种异常模式使患者肢体出现运动功能,再利用专门技术打破这种模式,帮助患者恢复对肢体的良好控制。

2)Brunnstrom技术的特点:早期充分利用一切方法引出肢体的运动反应,并利用各种运动模式(无论是正常的还是异常的)强化训练,再从异常模式中引导、分离出正常的运动成分。

3)Brunnstrom 技术训练方法举例——踝背屈训练

促进屈肌共同运动:在患者做髋、膝屈曲运动时施加阻力,促进屈髋、屈膝肌肉的等长收缩,诱发胫前肌的共同运动产生踝关节背屈,以后训练时逐渐减小屈髋、屈膝的角度,直至在伸髋、伸膝位能做出踝背屈动作。

利用下肢屈肌反应:使患足足趾快速被动屈曲,引起包括踝背屈在内的下肢屈曲反应,以激发踝背屈运动。这种反应被诱发出来以后,保持该肢位,再通过增强患者的随意性反应进行强化。

刺激足趾背侧及足背外侧:利用冰块或手指的快速叩击等方法刺激该区域,诱发踝背屈,然后通过增强患者的随意性反应进行强化。

(2)Bobath 技术

1)理论核心:抑制异常运动模式,诱发和促进正常反应的出现。

2)Bobath 技术的特点:是通过关键点的控制及其设计的反射抑制模式和肢体的恰当摆放来抑制肢体痉挛,再通过反射、体位平衡诱发其平衡反应,让患者进行主动的、小范围的、不引起联合反应和异常运动模式的关节运动,然后再通过各种运动控制训练,逐步过渡到日常生活动作的训练而取得康复效果,最终达到各种生活能力的自理。该技术主要用于小儿脑瘫和偏瘫的康复治疗。

所谓关键点主要包括:头部(可控制全身)、胸骨柄中下段(可控制躯干张力)、肩部(可控制肩胛带部的张力)、手指(可控制上肢及手部的张力)、足(可控制下肢的张力)等。

所谓反射抑制模式是指与偏瘫患者痉挛模式(躯干向患侧屈、肩胛带后撤、下沉,肩关节内收、内旋,肘屈曲,前臂旋前,腕、指关节屈曲,拇内收、屈曲,患侧骨盆上抬,髋、膝关节伸展,踝关节跖屈)相反的姿势,即患侧躯干伸展,患侧上肢外展、外旋、伸肘、前臂旋后、腕指伸展同时拇指外展,下肢轻度屈髋、屈膝、内收、内旋同时踝、趾背屈的姿势。

3)训练方法:用放置并维持某肢位、姿势来克服病理性活动及控制关键点来抑制痉挛;通过利用指导性技术、挤压、牵引和拍打等手段使患者获得正常的运动感觉,从而改善或恢复其对运动的控制能力,促进正常运动的出现。

4)Bobath 技术训练方法举例——踝背屈训练:从偏瘫早期开始,时刻注意将踝关节摆放于背屈、外翻的状态,在训练髋、膝关节的运动时仍不忘用一只手保持踝关节的这一姿势。在坐位进行膝关节屈曲大于90°的训练时,保持足跟不离地。在进行患侧下肢迈步训练时,治疗师托住患足足趾使其伸展,并将踝关节控制在背屈、外翻位,引导患肢迈步过程中以微屈膝关节的标准动作向前迈低步(避免发生下肢伸肌痉挛或以骨盆上提、躯干侧屈代偿的摆腿姿势),再慢慢以足跟着地,同时用手体验患足足趾有无屈曲动作,若有,在患足落地前指示患者再次抬高足部,放松足趾后用足跟着地。必要时可佩戴保持踝关节于良好位置的踝足矫形器。

(3)神经肌肉本体感觉促进法(PNF 技术)

1)理论核心:以神经发育和神经生理学原理为理论基础,强调整体运动而不是单一肌肉的活动。

2)技术特点:模仿日常生活中的功能活动,以躯干和肢体的对角线和螺旋方式(如上肢以肩关节为轴心做屈曲、内收、外旋-伸展、外展、内旋-屈曲、外展、外旋-伸展、内收、内旋)的助力、主动或抗阻运动,来刺激本体感觉器,同时结合言语和视觉刺激,尽可能地激活和募集最大数量的运动单位参与活动,从而改善运动控制、肌力、协调性和关节活动度。PNF 技术还注重激励患者自身积极主动的精神,激发其潜力来促进神经肌肉功能的恢复,最终达到改善功能的目的。

(4)Rood 疗法:又称"多种感觉刺激法"。可用于运动控制能力差的任何患者。

1)理论核心:任何人体活动都是由先天存在的各种反射,通过不断地应用和发展,并根据反复的感觉刺激不断地做出修正,直到在大脑皮层意识水平上达到最高的控制为止。

2)技术特点:强调有控制的感觉刺激,并根据人体运动的发育顺序,利用运动来诱发有目的的反应。

3)训练方法

机械性刺激:经典的机械性刺激是利用电动旋转式毛刷在皮肤表面沿逆毛发生长的方向旋转;另一种形式是拍打,对欲收缩肌肉进行轻拍,可产生类似牵张反射的作用。

温度刺激:用冰块沿肌肉走行轻划数次,可提高肌肉的兴奋性;用冰敷、温热敷可降低肌肉的兴奋性,缓解肌张力。

对关节面的刺激:两关节面的分离可刺激该关节的屈曲;两关节面相互加压可刺激该关节的伸展。

有节律的运动:关节向两个方向的缓慢而有节律的运动可起到放松的作用。如仰卧位双下肢屈曲,双脚平放在床面上,双膝均匀的向两侧摆动或侧卧,治疗师扶住患者的肩和髋部做相反的交替进行的屈伸动作等。

按运动发育的顺序进行动作训练:根据患者运动障碍的性质和程度,按照运动控制发育的以下 4 个水平进行。

第一个水平,肌肉的全范围收缩,即主动肌收缩、拮抗肌抑制所形成的肢体自由屈伸;

第二个水平,通过肌肉的协同收缩支撑体重-固定近端关节,允许远端部分活动;

第三个水平,远端固定,近端关节活动,即一边支撑体重一边活动;

第四个水平,肢体的近端关节起固定作用,远端部位活动。进行由简单到复杂,由低级到高级,利用各种感觉刺激逐级诱发肌肉的运动。

4)治疗原则:按一定的顺序进行刺激,通常由颈部开始,尾部结束;由近端向远端进行;先刺激外感受器,后刺激本体感受器;颈部和躯干先进行难度高的运动,后进行难度低的运动;四肢先进行难度低的运动,后进行难度高的运动;先诱发反射运动,再过渡到随意运动。

(七)运动再学习疗法

是以中枢神经损伤后功能重组为理论基础的训练方法,目前国际公认的具有循证医学依据的康复训练方法。

1.理论核心　依据最新的神经生理学、运动行为学等理论,认为:

(1)中枢神经损伤后运动功能的恢复过程是一个学习的过程。

(2)残疾人和非残疾人具有同样的学习需要。

(3)以预期的和变化的两种形式进行运动控制训练,把姿势调整和患肢运动结合起来。

(4)特殊的运动控制最好通过练习该运动来获得,同时,这样的运动需要在各种环境中练习。

(5)与运动有关的感觉输入有助于动作的调节。

2.技术特点　强调患者的认知能力在治疗中的重要作用,强调训练中应用功能性活动和真实环境,按照科学的运动学习方法对患者进行教育,即为"运动再学习方案"。MRP 将基本的日常生活活动归纳为七个部分,它们是:上肢功能、口腔颜面功能、坐位功能、站位功能、起立、坐下和行走。对于上述每一个功能的训练,都经过 4 个步骤:

(1)观察患者的功能活动,与正常的功能活动进行比较,分析患者的问题,找出妨碍患者进行该项功能活动的因素。

(2)针对妨碍因素进行训练。

(3)训练整体功能活动。例如,首先发出指令"拿起这个纸杯,不要让它变形",在患者拿纸杯的过程中检查患者握杯的姿势和抓握的松紧程度,纠正不适当的动作。

(4)将训练贯穿于患者的日常生活之中。

因此 MRP 的每一项功能的训练都包含了评定和训练的内容,它要求治疗师了解运动学,能够分析患者的运动行为并向患者清楚地解释,以利于患者发挥主动参与意识。

(八)强制性运动疗法

强制性运动疗法是建立在大脑可塑性和皮层功能重组基础上的中枢系统损害后的新的康复训练方法,在患侧具备一定的能力的基础上,限制健侧的活动,强迫患者主动使用患侧从而促进患侧肢体的功能恢复的技术。

塑型训练是强制性使用运动训练技术中的个体化训练方式。治疗师根据患者的运动能力为其设计运动训练任务,该任务的难度刚刚超过患者现有的运动能力,治疗师指导患者通过反复练习逐步接近并达到按动作要领完成该任务的目标。

CIMT 在脑卒中恢复期应用,可以增加患肢使用时间、提高功能水平、改善患者自我感觉和提高其抓、握、捏和粗大运动功能;在后遗症期应用,可以改善患侧上肢的实用功能,提高其日常生活活动独立水平和生存质量。

高强度的患肢训练和对健肢的限制是此疗法的两个主要部分,而且高强度的训练比对健肢的限制更为重要。训练时间为每天 6～8 小时,限制时间则为 90% 的清醒时间或者与治疗时间相等。

适应证:首次脑卒中患者一侧偏瘫,患侧手腕能够主动背伸至少 10°,手指背伸 10°,有足够的平衡能力,听理解能力基本正常,能配合检查和治疗,有较好的康复欲望和良好的家庭支持。

禁忌证:严重的高血压(BP>180/100mmHg)和严重的心肺功能衰竭等全身性疾病,严重的关节疼痛,明显的肩关节半脱位,明显认知障碍(MMSE<22 分),明显的关节活动受限(肩关节被动屈曲、外展<90°)和严重的肌肉痉挛,Ashworth 分级≥2 级。

(九)减重平板训练

减重平板训练是通过支持带悬吊减轻人体的部分体重使得下肢负重减轻,从而使双下肢可以在步行过程中完成重心转移,以促进步行功能障碍的患者步行功能的恢复。减重平板训练作为传统运动疗法的辅助治疗方法,可明显改善步行速度和步行能力。

适应证:上运动神经元病变导致的下肢瘫痪(脑卒中,脑外伤,脑瘫,脊髓损伤等),周围神经病变所致的下肢瘫,帕金森病,多发硬化,下肢骨关节病变,骨科手术后,截肢等。

禁忌证:体位性低血压,脊柱不稳定,下肢骨折未愈合或关节不稳定,严重骨质疏松,运动诱发下肢过度肌痉挛,患者不能主动配合。慎用于下肢肌力小于 2 级且未佩戴矫形器者,以免发生关节损伤。

治疗方法:通常使用减重设备悬吊减重<40% 体重,并应根据患者功能逐步适当增加平板运行速度,使之达到人体舒适步行速度的 70%～130%。

虽然 MRP 和 CIMT 与神经肌肉促进技术的理论基础不同,但在实际应用中都显示出对中枢神经损伤患者运动功能的良好促进作用,应根据患者的功能状况将各种疗法有机结合加以运用,以取得更好的疗效。

(吴 琴)

第二节　手法治疗、牵引

一、手法治疗

(一)按摩

1.**适应证**　关节和肌肉疼痛,肌肉、韧带等软组织痉挛和紧张。

2.**操作程序**

(1)基本方法

1)推摩:治疗师用手掌对患者皮肤施加一定的压力,并轻轻地作向心性、按抚性滑动。常用于软组织轻度疼痛和损伤后肿胀部位的周围、弛缓性麻痹肌肉等处,也可用于其他按摩方法前的准备和不同按摩方法之间的过渡。

2)揉捏:治疗师拇指和其他手指相对将患者皮肤、皮下组织、肌肉提捏,并由远端向近端方向进行,有助于牵伸、分离肌肉纤维、筋膜和瘢痕组织。

3)强擦:治疗师一手支托治疗部位对侧,另一手用指尖、拇指或手的根部垂直压向治疗部位深处,并作圈形运动,以分离造成活动受限和疼痛的肌肉、肌腱纤维或瘢痕组织粘连。

4)叩击法:治疗师用拳、掌或指轻柔地叩击局部,适用于刺激弛缓性麻痹的肌肉。

5)震颤法:治疗师屈肘90°、伸腕、伸指,以指端特别是拇指端压在治疗部位并作水平方向的颤动,以用于镇痛。

(2)常用步骤

1)选择有助于放松治疗部位的体位。

2)在治疗前用温热疗法放松治疗部位的肌肉。

3)用枕头、小垫等物品垫于患者踝部、腹部(俯卧位时)进一步帮助放松。

4)必要时使用按摩介质。

5)先轻而慢的推摩手法,逐渐增加其深度,然后开始揉捏手法。

6)需要时应用强擦手法。

7)重复应用揉捏和深推摩手法。

8)轻推摩手法结束治疗。

(3)治疗时间和频度

1)时间为数分钟至1小时。

2)频度为每日1次。

3.**注意事项**

(1)禁忌证:局部皮肤创伤、湿疹、炎症;局部的肿瘤、结核;局部血肿早期及其他出血倾向;局部开放伤口未愈;局部或邻近处骨折未愈;孕妇或经期妇女的下腹部、腰骶部。

(2)患者需知:治疗时身体尽量放松。

(3)工作人员需知

1)采用于皮肤摩擦较强的手法时,应使用滑石粉、橄榄油等介质。

2)损伤处于急性或亚急性期时,按摩可能会增加炎症反应。

(二)关节松动术

1.适应证　关节疼痛、反射性肌肉紧张及痉挛、可逆性关节活动度降低、关节进行性活动受限、关节功能制动。

2.操作程序

(1)基本手法

1)属正常生理运动的摆动手法。

2)属关节内骨表面的滚动、滑动、滚动-滑动结合、旋转等手法。

3)被动成角牵伸和关节滑动牵伸。

4)挤压、牵拉等其他附加运动手法。

(2)治疗前对患者的疼痛和关节运动功能受限情况进行评定。

(3)决定手法的强度

1)Maitland 摆动性技术分级:Ⅰ级为在关节活动范围起始部分作小幅度、节律性的摆动;Ⅱ级为在关节活动范围的中间部分作大幅度、节律性摆动;Ⅲ级为在关节活动范围的中、末部分作大幅度、节律性的摆动;Ⅳ级为在关节活动范围的终末部分作小幅度、节律性的摆动。Ⅰ、Ⅱ级手法适合因疼痛所致的关节活动受限,Ⅲ级适合于关节疼痛伴僵硬者,Ⅳ级适合于关节周围软组织粘连、挛缩所致的关节功能障碍者。

2)Kaltenborn 持续性关节微动技术分级:仅适用于产生关节分离牵拉的关节微动技术。Ⅰ级(松弛)为在关节囊不紧张的情况下进行小幅度的牵拉分离,而关节面无实质性间隙存在;Ⅱ级(绷紧)为使关节面产生有效分离的牵拉,并使关节周围组织绷紧;Ⅲ级(牵伸)为使关节囊及关节周围结构产生牵伸。

Ⅰ级适用于缓解因关节面压力所致的疼痛;Ⅱ级适用于治疗初始明确关节对关节松动术的易感性,并据此加量或减量,同时有抑制疼痛和保持关节微动的作用;Ⅲ级用于增加关节的活动度。

(4)患者处于放松体位:被治疗关节处于休息位。

(5)治疗师用手或皮带固定关节的近骨端。

(6)治疗力量尽量接近相对应的关节面。

(7)运动方向与治疗关节面平面平行或垂直。

(8)初始采用持续性关节微动技术Ⅱ级手法,根据患者反应进行调整。

(9)速度、节律和运动时间

1)Maitland 技术:Ⅰ、Ⅳ级手法速度宜快;Ⅱ、Ⅲ级手法节律 2～3 次/秒,时间 1～2 分钟。

2)Kaltenborn 技术:关节疼痛时,先采用 7～10 秒的分离,然后间歇休息数秒,重复数次;关节活动受限时,先至少牵伸 6 秒,后用 3～4 秒慢速间歇牵伸。

(10)治疗后及新的治疗前进行功能的再评估。

3.注意事项

(1)禁忌证:关节活动过度、关节肿胀、关节炎症。

(2)患者需知:在治疗体位下尽量放松;及时报告治疗反应。

(3)治疗人员需知

1)治疗效果有限;仅缓解疼痛、保持关节微动、减少关节受限,但并不改变治疗功能障碍的进程。

2)技术要求较高,故应注意安全,尤在脊柱部位操作时。

3)在恶性肿瘤、骨性疾病、未愈合骨折、剧烈疼痛、相邻关节活动过度、手术、创伤后、系统性结缔组织疾病和老年人等情况下要谨慎使用,尤其是牵伸手法。

4）理解与"推拿"的区别。

5）配合其他有限的康复措施。

（三）Mckenzie力学诊断治疗技术

1.适应证 颈、胸、腰等脊柱疾病和按Mckenzie分类的三大综合征。

2.操作程序

（1）力学诊断

1）病史：以疼痛为核心，重复向患者提问，获取准确的信息。

2）检查：姿势的评定和神经学方面问题的筛查，内容包括坐、站的姿势，下肢长度差异和神经学方面的检查。

3）运动缺失的评定：包括对脊柱屈曲、伸展、侧屈、旋转及侧方滑动等功能运动的活动范围的评价。

4）运动试验：通过各种不同姿势下各方向运动（包括反复运动）来明确运动对疼痛部位和强度的影响效果。

5）综合征及其分型、分类：综合征分为姿势性综合征、功能不良综合征、间盘移位综合征；间盘移位综合征又可分为间盘后方移位和间盘前方移位两型；根据疼痛部位、对称与否、下肢痛累及的部位和有无后凸、侧移变形等将间盘后方移位分为6类，间盘前方移位分为第7类。

（2）力学治疗

1）治疗原则：姿势综合征需矫正姿势；功能不良综合征产生力学变形时相应采用屈曲或伸展原则；间盘后方移位时，若伸展使疼痛向心化或减轻、停止，则应用伸展原则；间盘前方移位时，若屈曲使疼痛向心化或减轻、停止，则应用屈曲原则；神经根粘连应用屈曲原则。

2）具体操作：俯卧位、俯卧伸展位、卧位伸展、用皮带固定的卧位伸展、持续伸展、站立位伸展、伸展松动术、伸展手法、伸展位旋转松动术、屈曲位旋转手法、卧位屈曲、坐位屈曲、站立位屈曲、侧移矫正和侧移自我矫正等。

3.注意事项

（1）禁忌证：运动试验或体位调整不能有效降低疼痛者、存在严重病理改变、严重疼痛或体重明显减轻者；鞍区麻木、膀胱无力、骨折、脱位和部分腰椎滑脱、运动时疼痛剧烈和完全不能活动者。

（2）患者需知

1）应遵医嘱坚持练习，并注意观察疼痛部位、强度等症状的改变。

2）增强自我治疗和减少依赖的观念。

（3）工作人员需知

1）根据患者具体情况，相应教会患者自我治疗的方法，如正确的坐姿、锻炼方法等。

2）加强对患者的预防教育。

二、牵引

（一）颈椎机械牵引疗法

1.适应证 颈部肌肉痉挛、颈椎退行性椎间盘疾病、颈椎椎间盘突（膨）出、颈脊神经根刺激或压迫、颈椎退行性骨关节炎、椎间关节囊炎和颈椎前后纵韧带病变。

2.仪器设备 电动牵引装置或机械牵引装置。

3.操作程序

(1)治疗前准备

1)确定患者体重,决定牵引首次力量。

2)选择患者舒适、放松体位,如坐位、仰卧位、斜位。

3)根据病变部位确定患者头部的位置,一般以前屈25°为宜;按病变部位确定牵引角度,上颈段病变角度可小些,下颈段病变牵引角度可大些。

4)牵引带加衬,使患者更为舒适,且使牵引力量作用于后枕部。

5)将牵引带挂于牵引弓。

(2)治疗过程

1)设定控制参数:一般首次牵引力量为体重的7%,常用的牵引力量为6～14kg。牵引时间为25分钟左右;间歇牵引时牵引与间歇的时间比例为3:1或4:1。

2)根据牵引后的症状、体征的改变,相应调整牵引体位、角度、力量和时间。

(3)治疗结束后

1)牵引绳完全放松、所有参数回零后关机;卸下牵引带。

2)询问患者牵引效果及可能的不适,记录本次牵引参数,以作为下次治疗的依据。

4.注意事项

(1)禁忌证:颈椎及邻近组织的肿瘤、结核或血管损害性疾病、严重的颈椎失稳或椎体骨折、脊髓压迫症、突出的椎间盘破碎、急性损伤、炎症在首次治疗后症状加重、严重的骨质疏松、颈椎病术后。

(2)患者需知

1)牵引前应将手机、眼镜等影响治疗的物品除去。

2)牵引中应尽可能使颈部放松。

3)了解可能出现的不良反应,并及时报告。

(3)工作人员需知

1)熟悉牵引装置的性能。

2)治疗时对患者状况作密切观察,预防不良反应,如纱布卷放于后牙间、不必让患者除去假牙、使用改良牵引带等减少颞颌关节疼痛;合并腰椎病变者,牵引力量宜小,以避免产生腰椎疼痛。

(二)颈椎徒手牵引疗法

1.适应证　同颈椎机械牵引,并可作为是否应用机械牵引及寻找最合适牵引体位的试验性手段。

2.操作程序

(1)患者尽可能放松,仰卧于治疗床。

(2)治疗师立于治疗床头,双手支持患者头部重量,并以患者舒适为度。具体方法有如下几种:①双手置于患者枕后;②一手置于患者前额,另一手于患者枕后;③双手食指置于需牵引的椎体上一节段棘突;④使用皮带技术,增强手指的牵引力量。

(3)首次牵引时,改变患者头部的位置,找到能最有效缓解症状的牵引位置。

(4)治疗师双臂采用静力收缩施加牵引力量。

(5)牵引力量可间歇使用,在逐渐平稳增加至最大时,维持15～60秒,并以同样平稳、逐渐放松的方式复原,反复数次。

3.注意事项

(1)禁忌证:同颈椎机械牵引。

（2）患者需知

1）在治疗过程中，头颈背部肌肉应尽量放松。

2）及时述说自身的反应，如疼痛、不适症状加重等。

（3）工作人员需知

1）牵引力量的大小不能被客观测量，故应注意观察和询问患者反应，尤在进行机械牵引前的试验时更应细致观察。

2）若试验加重了症状，则不能应用牵引治疗。

（三）腰椎机械牵引疗法

1.适应证　腰椎间盘突出症，尤为造成脊神经损害者；腰椎退行性椎间盘疾患；腰椎关节功能障碍或退行性骨关节炎、腰椎肌肉痉挛或紧张等。

2.仪器设备　电动牵引装置或机械牵引装置。

3.操作程序

（1）治疗前

1）选择患者牵引体位，如：仰卧位、俯卧位（一般应屈髋、屈膝）等，以使腰椎获得更大的屈曲或伸展，并使患者处于合适的牵引力学列线上。

2）固定牵引带，骨盆牵引带的上缘应恰好处于髂前上棘，反向牵引带固定于胸廓（或双侧腋下），分别将牵引带系于牵引弓和牵引床头。

（2）治疗过程

1）设定参数：选择持续或间歇牵引模式，后者一般为牵引 40 秒，放松 20 秒；首次牵引力量选择＞25％体重，适应后逐渐增加；牵引时间 20～40 分钟；治疗频率 5～6 次/周。

2）治疗调整：根据治疗目的和患者反应调整牵引力量、时间，一般可渐增力量，但牵引力量范围宜在 30～70kg，时间则根据牵引力的大小相应调整，牵引力大则时间短。

（3）治疗结束后

1）牵引绳完全放松、控制参数回零后关机。

2）患者状况再评估。

记录本次牵引的控制参数，作为下一次治疗的根据。

4.注意事项

（1）禁忌证：上腰段脊髓受压、腰椎感染、恶性肿瘤、风湿性关节炎、急性拉伤扭伤、腹疝、裂孔疝、动脉瘤、严重痔疮、严重骨质疏松、急性消化性溃疡、心血管疾病（尤其是未控制的高血压）、严重的呼吸系统疾病、心肺功能障碍、孕妇。

（2）患者需知

1）尽量使自己放松。

2）症状加重或有不良反应时及时报告。

（3）工作人员需知

1）为减少摩擦力可选择滑动的分离式牵引床，骨盆置于滑动部分；治疗前后，锁定分离床，治疗时再开启。

2）可采用脚凳、枕头等调整患者腰椎角度。

（四）腰椎徒手牵引疗法

1.*适应证*   同腰椎机械牵引。

2.*操作程序*

（1）患者仰卧于治疗床,最好为滑动的分离式治疗床。

（2）治疗师施力方法根据患者双髋和双下肢位置的变化而定。具体方法有:①患者双下肢伸直、腰椎伸展时,治疗师施力于患者踝部;②患者双髋屈曲90°,腰椎屈曲,双下肢悬挂于治疗师双肩,治疗师用双臂绕于患者双下肢施力;③治疗师应用绕于自身骨盆的环形皮带助力。

（3）尝试性地检查患者对牵引的耐受情况,注意改变患者腰椎各方向运动的角度,找到患者最舒适、症状降为最低的牵引位置。

（4）治疗师应用身体后倾力量有效地产生牵引力量。

（5）每次牵引时间为15～60秒,可反复数次。

3.*注意事项*

（1）禁忌证:同腰椎机械牵引。

（2）患者需知

1）尽量使自己放松。

2）及时反映牵引中或牵引后的反应,以利于调整牵引方向、力量和时间。

（3）工作人员需知

1）这一牵引不像颈椎徒手牵引一样易于进行,牵引力量相对较大。

2）欲加大牵引力量时,可将患者胸椎固定,或由另一个治疗师立于治疗床头侧,抓握患者腋下固定患者。

（五）四肢关节功能牵引疗法

1.*适应证*   需要扩大关节活动范围的关节活动受限性疾病,尤其是存在挛缩及粘连的关节。

2.*仪器设备*   各关节专用的支架或特制的牵引器,以及多关节(甚至包括脊柱)的牵引装置。

3.*操作程序*

（1）在牵引器上稳定地将需牵引的关节近端肢体固定于适当姿势。

（2）在关节的远端肢体施加牵引力量,并使牵引力作用点准确落在被牵拉组织的张力最大点上。

（3）牵引力量应稳定而柔和,患者的局部肌肉有一定紧张或轻度疼痛,但不引起反射性肌痉挛且可耐受;牵引关节时力量要小,有炎症时力量要轻柔。

（4）牵引时间为10～20分钟,使挛缩的肌肉和受限的关节缓缓地伸展开,每日1～2次。

（5）牵引疗程:取决于每次牵引的效果,只要牵引后肌肉紧缩或关节活动受限再现,则均可考虑再行牵引。

（6）不同关节、不同方向的牵引可依次进行。

4.*注意事项*

（1）禁忌证:骨性关节强直、新近骨折后、关节内及其周围的炎症或感染、关节运动或肌肉拉长时疼痛剧烈、有血肿或其他组织损伤征兆时、挛缩或缩短的软组织正替代正常结构的稳定性或对关节起日益增强的稳定作用时、当挛缩和缩短的软组织有增大功能能力作用时(尤其是瘫痪或严重肌无力患者)。

（2）患者需知

1）牵引前宜进行一些热身活动。

2）牵引中患者局部应尽量放松。

3)牵引时呼吸应慢而有节律。

4)衣着应舒适、宽松,以免限制运动。

(3)工作人员需知

1)不能强迫关节超过其正常的关节活动度。

2)新愈合的骨折部位和发生运动的关节之间要加以固定保护。

3)对存在骨质疏松的患者操作要小心。

4)避免用较大的力量牵引长期制动的肌肉和结缔组织。

5)避免牵引水肿组织和过度牵引无力的肌肉。

6)应从简单的牵引逐步过渡到较高级水平。

7)从少量、数次的牵引过渡到持续牵引。

8)可合并热疗使局部温度达到43℃左右再行牵引。

(陈广先)

第三节　功能性神经肌肉电刺激疗法

功能性电刺激(FES)属于神经肌肉电刺激的范畴,通过低频电流,按照预先设定的刺激程序刺激多组肌肉,诱发肌肉运动或模拟正常自主运动诱发肌肉产生功能性活动(例如抓握、行走、吞咽等),是通过电刺激作用于丧失功能的器官或肢体,以其产生的及时效应来代替或纠正器官和肢体功能的一种方法。所用电流主要是方形脉冲波,正向、负向或双向脉冲。脉冲宽度不超过1ms,常用0.3～0.6ms,频率30～100Hz。对于完全失神经肌肉的刺激,由于肌肉的应激性远低于神经组织,故需用脉宽大于1～5ms、频率小于10～20Hz的脉冲电流,才能引起肌肉收缩。

一、适应证

偏瘫、脑性瘫痪、截瘫所致下肢运动障碍,脑瘤摘除术后,多发性硬化,脊柱侧弯,呼吸功能障碍,马尾或其他脊髓损伤引起的排尿功能障碍等。

二、仪器设备

目前临床上应用的功能性电刺激种类繁多,刺激方式主要有表面刺激式、经皮刺激式及全植入式三种。现以以下两种较为常用的功能性电刺激仪器作为代表举例说明。

(一)便携式垂足刺激器

对于中枢神经系统损伤后足下垂的患者,可使用此类便携式功能性电刺激仪以达到改善行走功能和步态的目的。当患者行走时,功能性电刺激仪可以对目标肌肉给予适时适量的电刺激,以产生相应的肌肉收缩如踝背屈和伸趾以补偿患者所丧失的功能。同时电刺激也刺激传入神经,经脊髓投射至高级中枢,促进功能重建。运动功能的重建对患者的心理、生理及社会参与均产生积极的影响。除表面电极外,有的仪器还采用植入式电极。由于植入电极免除了皮肤抗阻的影响,其所需电流强度只有表面电极的1/10甚至1/100,且又可对所需肌肉进行选择性刺激,所以当脑卒中、脑外伤后病变影响到下肢众多肌群时,可以通过多通道刺激器植入的方法来获得完美的步态。

（二）循环运动下功能性电刺激疗法

循环运动下功能性电刺激疗法（FES-Cycling），是通过精密设定的程序在上下肢循环屈伸运动过程中对主动肌进行适时的神经肌肉电刺激以辅助患者主动完成上下肢屈伸运动的一种功能性电刺激疗法。循环运动下功能性电刺激疗法具有防止或延缓肌肉萎缩，增加肌力，缓解肌肉痉挛，提高运动协调性、对称性，改善心肺功能等作用，可有效改善中枢系统损伤所致运动功能障碍患者的运动功能。

三、操作程序

（一）便携式垂足刺激器（以表面电极式为例）

1.使用时，刺激器可置于患者腰部，刺激电极置于腓神经处（通常为腓骨小头下方），用绑带固定，触发开关设在鞋底或足跟部。

2.当患者足跟离地时，开关接通，位于鞋跟的触发刺激盒发出低频脉冲电流，通过刺激电极刺激腓神经使足背屈，直到患者足跟再次着地，开关断开，刺激才停止，下次迈步时又重复上次过程。

3.可根据患者情况调整相关参数，如刺激频率、刺激开始及结束的延迟时间等。

（二）循环运动下功能性电刺激疗法

1.检查治疗部位的皮肤，确定局部皮肤干燥、清洁，无红肿破损等异常表现。将设备专用电极沿肌纤维走向平行放于目标肌肉的肌腹上，确保电极与皮肤贴合紧密。

2.根据患者情况，适当调整座椅高度及与治疗仪之间的距离，确保座椅治疗过程中固定无移动。

3.将患者肢体牢固固定于治疗仪的移动臂及踏板上，将电极与通道线相连接。

4.根据患者情况，调整治疗仪相关参数，设定目标转速、阻力值、刺激强度、刺激频率、刺激时间及治疗时间等参数。

5.治疗一般每天1次，每次20～30分钟，根据患者情况适当调整。

四、注意事项

1.心脏起搏器植入者、怀孕者、运动肢体存在骨折等不稳定因素禁用。

2.慎用于下运动神经元病变所致失神经肌肉、严重痉挛、关节活动范围明显受限者、刺激部位皮肤有破损者、重度骨质疏松者、痛觉过敏不能耐受电刺激者、有癫痫病史者、对电极凝胶过敏者、刺激部位或附近有近期植入的金属内固定物（螺钉、钢板等）者、严重认知功能障碍者、严重心肺功能障碍者。

3.治疗时应该有医师或治疗师在旁监护，如患者有心慌、头晕、恶心或疼痛等不适应立即停止治疗，监测患者血压、心率和皮肤情况，必要时调整相关训练参数。

4.如果皮肤与电极接触面不足或参数调整不当，会造成皮肤过敏或化学烧伤，因此应谨慎选择治疗参数，保证电极与皮肤紧密贴合，电极不能放置于皮肤发红或破损处。

（李德龙）

第四节　作业疗法

一、概述

（一）作业疗法的定义和目的

作业疗法是指导患者参与选择性、功能性活动的治疗方法。目的是减轻残疾，保持健康，增强患者参与社会、适应环境、创造生活的能力。有效的作业治疗需要患者主动地参与选择性活动，以达到有目的地利用时间、精力进行日常生活活动、工作和娱乐。在患者进行选择性活动的过程中，达到身体功能、心理社会功能和生活能力的康复。选择性活动不仅包括那些可以达到治疗目标的活动，而且包括那些对患者适应环境和适应工作有帮助的活动。作业疗法是重要和必要的。因为作业治疗的最终目标是提高生存质量，训练患者成为生活中的主动角色，积极地进行必需的生活活动，而不是被动地成为他人的负担。作业治疗的基本成分是"教"与"学"，"教"是治疗师的任务，为患者的学习提供环境，用科学的方法设计学习的内容，并给予细致、有步骤、有计划的指导；"学"是源于患者自身内部的过程，通过学习，患者改变以往看问题的眼光和对事物的领悟，把新的理念和知识变为习惯。

（二）作业疗法的种类

1.按作业名称分　木工、金工、皮工等；黏土作业；编织作业；制陶作业；手工艺作业；电气装配与维修；日常生活活动；认知作业；书法、绘画；园艺。

2.按作业治疗方法分类

（1）感觉运动功能：治疗性练习；神经生理学方法；计算机辅助训练；认知综合功能训练；日常生活活动能力训练。

（2）娱乐活动。

（3）工作训练。

（4）矫形器、自助器具的制作与使用。

（三）作业疗法的治疗作用

1.增加躯体感觉和运动功能　通过感觉和运动功能的作业训练，结合神经生理学方法、治疗性锻炼改善躯体的活动能力，如增加关节活动度，增强肌肉力量、耐力，改善身体协调性和平衡能力等。

2.改善认知和感知功能　通过认知和感知作业的训练，提高脑的高级功能的能力，如定向力、注意力、认识力、记忆力、顺序、定义、概念、归类、解决问题、安全保护等。

3.提高生活活动自理　能力通过生活活动自理能力的训练，及自助器具的使用，提高患者自行活动能力、自我照料能力、适应环境及工具使用能力等。

4.改善社会、心理功能　通过作业活动可以改善进入社会和处理情感的能力，包括自我概念、价值、兴趣、介入社会、人际关系、自我表达、应对能力等，并且调动患者的情绪和积极性，增强战胜疾病的自信心。

（四）作业治疗的评定

作业评定主要包括以下内容：

1.感觉运动功能　维持躯体运动和活动的基本要素。包括：感觉，感知，肌力，肌张力，耐力，关节活动度，关节稳定性，姿势控制，原始反射，腱反射，正常软组织结构，粗大运动，精细运动，越过中线运动，手的活动,单侧肢体运动,双侧肢体运动,对刺激的接收和处理等。

2.认知综合功能 运用脑的高级功能的能力。包括:觉醒水平,定向力,注意力,认识力,记忆力,顺序,定义,关联,概念,归类,解决问题,安全保护,学习概括等。

3.日常生活活动能力 是指日常生活中的功能性活动能力。日常生活活动可分为两个层次:①基本日常生活活动:最基本的生存活动技能。包括:活动(如床上活动、转移、行走、上下楼梯等)、自我照顾(如穿衣、吃饭、如厕、修饰、洗澡等)。②工具性日常生活活动:需要更多的解决问题的能力、社会能力和有更复杂的环境因素介入。包括:家务(做饭、洗衣、打扫卫生)、社会生活技巧(如购物、使用公共交通工具)、个人健康保健(就医、服药)、安全意识(对环境中危险因素的意识、打报警电话)、环境设施及工具(如冰箱、微波炉)的使用。另外,性生活也是日常生活活动以及生活质量的一个重要方面。

4.社会心理功能 是指进入社会和处理情感的能力。包括:自我概念,价值,兴趣,介入社会,人际关系,自我表达,应对能力,时间安排,自我控制等。

5.环境 指患者在其生活、工作、社会活动中周围环境条件是否对他造成一定的障碍,如对于坐轮椅的患者,在其经常出入的道路中有无轮椅通道,因此对其所在环境设施进行评估,找出不利于患者活动的设施障碍,提出改造的可能。

(五)作业治疗处方

康复医生根据患者性别、年龄、职业、生活环境、个人爱好、身体状况、残疾程度的评定结果,拟定作业治疗计划或阶段性实施方案,如增加手的抓握功能、增加上肢的协调性、增强下肢的肌力,改善和调整心理状态等,称作业治疗处方。作业治疗处方包括作业治疗的项目、目的、方法、强度、持续时间、频率及注意事项等内容。与作业时体力,姿势,作业的材料,用具,因作业的不同活动内容而不同。作业治疗一般是循序渐进,从轻到重,从简到繁,而且根据患者的不同情况,对作业活动进行调整,以适应患者需要。疗程中要定期评定,根据功能状态及时调整修订治疗处方。

二、作业活动训练与方法

(一)作业治疗的流程

患者参与作业活动前要进行评定。作业评定是为了评定患者的功能状态,寻找患者存在的问题,即进行或完成作业活动能力和技能的过程存在哪些功能障碍,明确和设定治疗目标,选择出适合患者功能状态和促进其恢复的作业活动和治疗,之后对患者进展和恢复的不同阶段再行评定,制定适应不同阶段的康复目的和目标,最终达到康复。

(二)作业治疗的功能训练方法

功能训练重点是对患者进行感觉运动功能、认知综合功能、日常生活活动、娱乐活动以及就业前训练,从而达到身体功能、心理社会功能和生活能力的康复,重返社会。

1.感觉运动功能 生物力学方法:运用人体运动的生物力学原理进行作业活动的方法是生物力学方法。将力、杠杆、力矩等在人体运动及平衡中的作用原理用于作业活动中,以改善活动范围、增加肌力及耐力、减少变形。生物力学方法主要适用于周围神经系统或骨、软组织疾病导致的运动功能障碍者,例如类风湿性关节炎、骨性关节炎、骨折、截肢、手外伤、烧伤、外周神经损伤、吉兰-巴雷综合征、脊髓损伤、肌营养不良等。这些患者能够控制分离动作和特殊的运动模式,只是肌力、耐力和关节活动度受限。生物力学方法分为以下两种:

第一为实用性活动,它是作业治疗最主要的内容和最基本的治疗方式,同时也只有作业治疗这门学科将实用性活动作为重点。实用性活动是患者在日常生活及工作中可应用的、有目的、有功能性的活动,是患者主动参与的活动。其目的性表现在两方面:活动本身的目的及治疗目的。以锯木为例,它本身的目的可能是制作一个书架,而治疗性目的是加强肩、肘部的肌肉功能。当患者专心进行这种活动时,他的注意力将集中在这个动作的最终目标上,而不是这个动作过程本身,这就使患者能够自然地努力完成这个动作。实用性活动旨在使患者患病肢体得到有目的的锻炼和运动,使患者在非实用性活动中获得的运动、力量及耐力、协调性等能够运用到具体的日常活动中。实用性活动包括绘画、书法、演奏、舞蹈、编织、剪纸、泥塑、金工、木工、游戏、体育项目、娱乐活动、自我照顾活动、家务料理等。上述活动的特点为使病变部位肌肉能够交替收缩及放松,关节活动可达到其最大范围;对患者有益的动作模式可重复进行;活动的难度可调整。实用性活动可以从以下几个方面调整作业活动的难度。首先是力量的调整:①从减重运动到抗重力运动,直至负重运动;②增加物体重量;③改变材料的质地,通过增加摩擦力来提高阻力;④变换另一种阻力大的作业活动。其次是关节活动度的改变,例如用毛巾卷在用具的手柄上,以增加手柄尺寸,利于患者抓握。第三,可以通过逐渐提高工作强度、延长时间来锻炼耐力。第四,协调性与肌肉控制能力可通过减少粗大抗阻运动,增加精细控制运动来改善。最后可通过增加活动的复杂程度来达到感知、认知、社会技能。实用性活动能够加强患者主动参与的动机,因此,通过实用性活动,可以锻炼患者的自主随意运动,加强患者的社会意识,同时,也可发现患者的潜能,进行再就业方面的训练。

另一种为非实用性活动。非实用性活动是强调使用患者的运动功能来完成的活动,活动本身无实用性。患者的注意力集中于活动的过程,而不是最终的成果。此类活动又分为可能性活动与附加活动。可能性活动:是由治疗师设计的模仿现实生活中具体工作活动,目的是通过某种特殊运动模式的反复练习,来提高患者在真实生活中的运动、认知等功能。这种活动可作为实用性活动的中介在作业治疗中使用。可能性活动包括以下常用几种:①斜面砂板磨:在一倾斜平面内模仿打磨木板的动作。主要训练肩、肘部关节、肌肉。②在桌面上堆积木:可训练协调性、抓握、伸指及消除共同运动的组合运动模式。③桌面训练板:用于训练视觉、认知、记忆、解决问题的能力。如拼图、拼板、匹配、游戏板等。④生活、工作中各种精细运动的物品的应用:如拉链、纽扣、门把手、水龙头、电源插座、电灯按钮等。这些练习主要是为患者回归家庭及社会做准备。⑤高级技能训练活动,如计算机操作等。可能性活动为患者进行实用性活动提供了可能性。当患者开始学习某一动作时,比较适于此种活动。这种活动需每天练习,并要纠正其错误,以便患者掌握正确的运动模式。

附加活动是为作业活动作准备的。包括治疗性练习、站立训练、感觉刺激及物理方法等,其中最主要的是治疗性练习。治疗性练习是作业活动的准备阶段,是通过身体的运动或肌肉收缩来提高神经肌肉系统的功能的一种方法。治疗性练习对于骨科疾病及外周神经损伤造成的力弱、弛缓性瘫等比较适用。不适用于炎症早期、体质差或术后早期患者,对痉挛和运动控制不好的患者,效果也不好。

2.治疗性练习

(1)增加肌力的练习:主动助力运动、主动运动、抗阻运动,应用的肌肉收缩形式有等长收缩与等张收缩,可达到增加肌力的作用。治疗性练习的主要类型有:①抗阻等张运动:例如抗阻的斜面磨砂板;②主动等张练习:如使用锤子,训练上肢肌力,使用橡皮泥训练手的力量;③主动助力练习:例如上肢借悬吊带进行一些活动,此种活动主要是等张收缩形式;④被动牵拉:可增加关节活动度;⑤主动牵拉:利用主动肌的力量牵拉拮抗肌;⑥无抗阻的等张练习;⑦抗阻等长练习:用于肌力2+或3+的肌肉,任何需要保持姿势的动作均作为此种练习,如抬高上肢绘画;⑧神经肌肉控制练习。

(2)增加耐力的练习:低负荷、重复多次的练习,可增加肌肉的耐力。训练不同姿势下的耐力。

(3)增加心肺功能的练习:主要是有氧练习,要达到最大耗氧量的 $50\%\sim85\%$。

(4)增加关节活动度和灵活性的练习:主动运动和被动运动均可增加关节活动度与灵活性。被动运动可借助于治疗师或一些装置的外力来完成。在这种练习中,稍加阻力的持续牵拉的效果比大阻力的反复快速振动要好。

(5)增加协调性的练习:协调性是由本体感觉反馈所控制的自动反应。因此通过多次的练习,患者的神经系统可以自发地控制肌肉的运动,动作就越发的圆滑自如,不需集中更多的注意力,如利用洗碗等增加双侧上肢协调能力。

(6)站立训练、感觉刺激及物理治疗等方法可在作业活动之前作为准备,或在进行作业活动中,来增加作业活动的效果。

3.神经生理学方法　应用神经生理学理论,使肌张力正常化,引出正常的运动的方法。这种方法的目的是提高患者的运动功能,而不注重患者的动机、主动性、注意力等对动作的影响。可用来为患者进行作业活动提供准备。神经生理学方法中,假设特定的可控的感觉输入,可影响到运动的输出。异常的运动模式可以得到抑制,正常的运动模式可以重新学习。常用的感觉输入方法有本体感觉刺激(如牵拉、抗阻)和皮肤的刺激(刷、擦、冷、热等)。这两种刺激可结合使用,以影响感觉感受器的活性,促进特定肌群的自主运动,抑制异常运动。另外,还可利用反射机制,如紧张性颈反射、腰反射、翻正反应,保护性反应和联合反应等。常用的有 Rood 方法、Brunnstrom 方法、PNF 法、Bobath 方法等,参见运动治疗部分。

(三)认知综合功能训练

可对觉醒水平、定向力、注意力、认识力、记忆力、顺序、定义、关联、概念、归类、解决问题、安全保护、学习概括分别进行训练。如提高觉醒水平,可用简单的问题提问或反复声音刺激等;每天进行空间、时间的问答刺激提高患者的定向能力;对患者熟悉的事、物可帮助患者提高记忆力;阅读等逐步使患者理解定义、概念等。

计算机辅助训练是最直观、省力,又能提供反馈的治疗方法。由计算机输出的声音信号帮助患者促进听觉记忆,输出的文字、图画等促进文字、图像记忆,并有利于定义、概念、解决问题和对策,计算机中的各种游戏对患者注意力、认知能力、计划、学习等有促进作用。

(四)日常生活活动能力训练

1.基本日常生活活动　基本日常生活活动是按一定的训练顺序:吃饭→洗漱→转移→入厕→脱衣服→穿衣服。这是儿童学习 ADL 的顺序,训练患者时可作为参考。但要根据患者的特殊残疾和局限性、家庭条件等制订训练程序。根据患者的具体情况,教给他一些技巧并作指导,必要时为患者配置辅助器具。主要包括穿脱衣服、吃饭、洗漱、入厕、洗澡等活动的技巧和方法。

2.工具性日常生活活动　应当教会患者如何安排并进行家务活动(做饭、洗衣、打扫卫生)以节省能量消耗。让患者学会社会生活技巧(如购物、使用公共交通工具)、个人健康保健(就医、服药)、安全意识(对环境中危险因素的意识、打报警电话)、环境设施及工具(如冰箱、微波炉)的使用。

性生活也是日常生活活动以及生活质量的一个重要方面,有躯体障碍的患者都面临着是否可有性生活的问题。若一个人生病后与任何人都不能亲近,包括自己最亲密的人,这种情况会造成患者自尊、自信下降,甚至绝望。作业治疗师可以针对患者在性生活中的问题给予指导。如患者在性生活中存在低耐力、疼痛和运动障碍时应如何处理等。

(五)娱乐活动

娱乐活动是另一类作业疗法中重要的训练内容之一,主要适用于大关节、大肌群或内脏功能障碍者,国外有专门受训的娱乐治疗师来指导训练。娱乐活动可增加患者内在的价值感和自尊感,可增进与家人、朋友的关系。娱乐活动可以是适合患者年龄的各种娱乐活动,如球类、游戏、下棋、文艺等。作业治疗师可对患者的娱乐功能进行评定,提供指导和教育,并可配置一些辅助器具。使患者在娱乐活动中达到治疗疾病、提高生活质量的目的。

(六)工作训练

工作训练为最大程度使患者重返工作而专门设计的有目标的个体化治疗程序,以真实的或模拟的工作活动作为手段。工作活动包括能够为社会创造物质或提供服务的活动,可有报酬或无报酬。作业治疗师可以对工作活动进行分析,评定患者的身体功能状况,为患者设计工作活动,可以是与原工作相近的技能训练,可以是针对性的对有明显手的精细协调功能活动障碍进行技能训练,也可以根据个人爱好选择相应的技能训练,训练中教给患者减轻工作中不适的技巧和自我保护的技巧。

(七)矫形器与自助具

矫形器、自助具的制作与使用:矫形器和自助具是作业治疗的方法之一,常常在临床中应用。

矫形器是在人体生物力学的基础上,作用于人体四肢或躯干,以预防、矫正肢体畸形,治疗骨、关节、神经和肌肉疾病及功能代偿的体外装置,是利用矫形器治疗疾病和训练患者功能的学科及技术,在康复医学领域占有十分重要的地位。矫形器的基本作用包括:①保护作用:通过矫形器对受损、疾病肢体的固定,保持肢体、关节的正常对线关系,维持肢体功能位置;②稳定作用:通过矫形器对肢体异常活动的限制,维持骨、关节、脊柱的稳定性,有利于病变组织修复,肢体功能重建,缓解痉挛,改善功能活动;③代偿作用:通过矫形器的外力源装置,代偿已瘫痪肌肉的功能,对肌力较弱者给予助力,使其维持正常运动;④矫正作用:通过力学原理矫正已出现的畸形,充分保持肢体功能位,以预防潜在的畸形发生和发展。

自助具是帮助肢体功能障碍的残疾人或老年人实现生活自理的辅助用具。可包括:①饮食辅助器具,如特制的勺、叉、碗、杯等,开罐器、防滑垫;②穿着辅助器具,如扣扣子辅助器具、长柄鞋拔子;③梳洗辅助用具,如特制的牙刷、挤牙膏器、特制洗澡刷。

三、临床应用

(一)适应证

1.神经科 脑卒中、颅脑损伤、脊髓损伤、神经肌肉病、老年性痴呆等。

2.骨科 截肢、腰腿疼、股骨头置换术后、骨折后关节活动度受限等。

3.儿科 脑瘫、发育迟缓等。

4.内科 类风湿性关节炎、冠心病、糖尿病、高血压、慢性阻塞肺气肿等。

5.精神科疾病 抑郁症、精神分裂症等。

(二)禁忌证

意识不清、病情危重、心肺肝肾严重功能不全、活动性出血者等。

(李飞舟)

第五节 言语治疗

一、概述

言语治疗,又称为言语训练或言语再学习,是指通过各种手段对有言语障碍的患者进行针对性治疗。

其目的主要是通过言语训练来改善患者的言语功能,提高交流能力。对经过系统训练效果仍不理想者,或因重度语言障碍而很难达到正常的交流水平时,应加强非言语交流方式的训练或借助于替代言语交流的方法如手势语、交流板和言语交流器等。

(一)言语治疗的原则

1.早期开始　早期发现有言语障碍的患者是关键。只有早期发现才能早期开始治疗。开始得愈早,效果愈好。

2.及时评定　治疗前应进行全面的言语功能评定,了解障碍的类型及其程度,制定相应的治疗方案。并要定期评定以了解治疗效果,及时调整治疗方案。

3.循序渐进　言语训练应遵循循序渐进的原则,先易后难。如果听、说、读、写均有障碍,治疗应从听理解开始,重点应放在口语的训练上。合理安排治疗时间及内容,避免患者疲劳及出现过多的错误。

4.及时反馈　言语治疗就是治疗人员给予某种刺激,使患者作出反应。正确的反应要强化(正强化),错误的反应要加以更正(负强化),反复进行可以形成正确反应,纠正错误反应。

5.患者主动参与　言语治疗是训练者与被训练者之间的双向交流过程,需要患者的主动参与。

6.语言环境　为激发患者言语交流的欲望和积极性,要注意设置适当的语言环境,采用集体治疗、食别治疗或家庭治疗。

(二)言语治疗的途径

1.训练和指导　是言语治疗的中心,包括听觉的活用,促进言语的理解和口语表达,恢复或改善构音功能,提高语言清晰度等。训练形式分为"一对一"训练、自主训练、小组训练和家庭训练。

2.手法介入　对一些言语障碍的患者,可以利用传统医学的手法帮助改善受限的与言语产生有关的运动功能。

3.辅助具　为了弥补功能受限,有时需要装配辅助具,如重度运动性构音障碍腭咽肌闭合不全时,可以给患者戴腭托,以改善鼻音化构音。

4.替代方式　当重度言语障碍很难达到正常的交流水平时,就要考虑使用替代交流的方式,如手势、交流板、言语交流器等。

(三)言语治疗的影响因素

影响言语治疗的因素很多,有些是确定的,有些是不确定的。根据国内外文献和统计资料,言语治疗的影响因素可能与以下因素有关:训练开始愈早效果愈好;障碍程度越轻效果越好;无合并症效果好;初次发病好于再次发病;脑损范围小、部位单一好于范围大、多部位;一般外伤性脑损伤所致的言语障碍好于其他原因所致的言语障碍;家属和本人主动积极参与、对恢复的愿望高者效果好;表达障碍为主的要好于理解障碍为主的。

(四)言语治疗的注意事项

1.反馈的重要性　这里说的"反馈"是指训练过程中患者有意识的认识到自己的反映情况。

2.并发症　由原发病所引起的注意力、观察力的改变,以及抑郁、过度紧张等并发症经常存在,此时要注意与患者的说话方式和调整环境。

3.确保交流手段　对于重症患者,首先要用手势、交流板等交流工具,尽量建立基本的交流。特别对失语症患者有很大帮助。

4.重视患者的自我训练　训练效果原则上与训练时间成正比,因此要充分调动患者及其家属的积极性,配合训练。

5.注意观察患者的异常反应　开始前要了解患者原发病及并发症方面的资料以及可能出现的意外情

况;另外要经常注意患者的身体状况,病房人员的介入量,运动疗法、作业疗法训练内容等;特别要注意患者的疲劳表情。训练时如发现患者与平时状态不同绝不可勉强训练。

二、失语症

(一)听理解障碍的治疗

1.重度听理解障碍的治疗　重度听理解障碍的语言治疗,可以从词水平开始。采取听语指图或指物作业,给患者出示 2～4 张图片,治疗师说出名称(靶词),患者指出相应的图片。

当重度感觉性失语症经观察或治疗无明显改善者,可采用旁路刺激,不使用任何听说刺激呈现,通过阅读理解训练可以减少患者的新词杂乱语,改善命名能力,从而达到改善患者的交往能力的目的。

2.中度听理解障碍的治疗

(1)扩大短时记忆广度:目的是扩大患者的听语保持广度。听语记忆训练语句中的各词汇应在患者的理解范围内,要求患者准确记忆全部信息成分,逐步增加信息量,扩大短时记忆能力。表 4-2 列出 3 种长度的听理解作业,它系统地增加了信息长度,而不需要言语反应。它包括执行指令,是否问题和一系列指出作业。

表 4-2　听语保持广度训练作业

作业类型	长度		
	1	2	3
标志测验			
指红勺子	指小红勺子	指小红勺和绿茶杯	
是否问题	下雨了吗	你喜欢吃清炖鸡吗	你的脚上穿着鞋和袜子吗
指出	指出茶杯	指出茶杯和房子	指出房子、树和汽车
执行指令	指一下屋顶	站起来转个圈	关上门、坐下、给我一支笔

复述作业对训练患者的注意力,增加保持广度是有帮助的。

(2)语句完形:语句完形既可以用于言语表达训练,也可用于理解训练。由治疗师说出句子的大部分,由患者说出句子最后的一个词,使语句完整。患者完成该作业的首要条件是能够准确地接收语音信息,并需要恰当的词提取。语句完形作业有不同的难度。

1)简单作业,如:我喜欢吃国光＿＿＿＿＿＿＿。

2)电等难度作业如:芝麻闻起来很香,臭豆腐闻起来很＿＿＿＿＿＿＿。

3)高难度作业,如:要想开门,把钥匙插进＿＿＿＿＿＿＿。

治疗师在应用语句完形作业时,可利用言语速度、停顿、提示等帮助患者处理信息。

(3)"是否"问句:由治疗师提出问题,患者只需作是或不是的回答,或点头、摇头的反应。是否问句可以涉及一般知识的问题,如"石头在水里可以沉下去吗?";需要语义辨别的问题,如"能用吸尘器擦地吗?";语言保持的问题,如"牛、马、狗、树都是动物吗?"根据患者的情况选择适当的问题。

3.轻度听理解障碍的治疗　轻度听理解障碍的患者能够听懂大部分言语。但与数人一起交谈时,会出现理解困难。治疗师要通过详细的语言功能评价,明确患者的具体的听理解缺陷,并将这种缺陷告诉患者,使他知道自己对理解某些语言信息或结构有困难,从而提高患者的自知力。

(1)记忆训练:训练的方法是治疗师朗读一段短文后,呈现一些与短文内容相关的语句(文字),患者阅读后从中选出不正确的信息进行口头修改,或指出错误。这类作业应与日常生活有关,可根据工作生活环境,改变短文内容。

(2)介词理解训练:轻度听理解障碍的患者对理解某些词类,如介词比理解实义词如名词、动词困难。介词的听理解训练可呈现实物,患者按照指令移动实物。

方位词的训练包括上、下、里、外、左、右、前、后。如:

1)把勺子放在茶杯里。

2)把钢笔放在书的下面。

时间词的训练包括前、后。如,呈现一个日历,询问患者,"星期二的前一天是星期几?"请患者指点日历,或口头回答。

(3)被动句的听理解训练:可以采用词序策略的方法,先训练主动句,将第一个名词作为施事者,第二个名词作为受事者。当主动句听理解能力较好时再进行被动句训练。

(4)社会活动参与训练:由于轻度听理解障碍的患者可以做出较为复杂的言语反应,在听理解训练中可与言语反应结合在一起训练。可能的话,治疗活动应与患者的社会、职业活动有关,如:让患者听一般故事或新闻,数秒钟后说出他听到的内容;还可以由治疗师说出一系列与患者职业有关的指令,患者执行,为患者恢复工作,回归社会做准备。

(二)言语失用症的治疗

言语失用症的治疗与失语症或构音障碍的训练不同,应集中在发音障碍上。患者需注视治疗师的发音动作,建立和加强"视觉记忆"对成人言语失用症的治疗是非常重要的。向患者描述正确的发音位置、清音浊音的发音方法也是有益的。

可应用旋律语调疗法治疗非流利型言语障碍患者。通过"唱"语句的训练程序,指导患者过渡到正常的语句表达。

(三)口语表达障碍的治疗

1.单字的产生　在口语训练中,先训练一些无实际意义的韵母字,如啊[a]、哦[o]、爱[ai]等。当患者能够说出单个声母时,再将声母与韵母连在一起发,如妈[ma]、八[ba]、挖[wa]等。也可以用数数的方法,诱导出单字的产生。

2.词语的产生

(1)唱歌:唱简单、熟悉的歌曲有助于诱导患者说出歌词。开始时治疗师与患者一起唱,逐渐把曲调减弱,让患者唱出歌词,最后说出歌词,必要时给患者提供歌词的文字。

(2)语句完形:出示靶词的图片,由治疗师说出语句的前半部分,稍有停顿,患者说出后半部分。例如:

1)熟能生_____(巧)。

2)团结就是_____(力量)。

3)他拿着肥皂在水池旁_____(洗手)。

(3)词选择:治疗师呈现一张靶词(要求患者说出的词)的图片,说出两个词,如"茶杯和钢笔",患者说出图片中的物品名称。例如靶词是"喝茶",治疗师问:"他在喝茶还是洗脸?"

(4)命名训练:治疗师要求患者说出某个词时,患者出现困难,可以给予起始语音的暗示,对物品范畴、功能、描述暗示,或者相应的手势、动作暗示。

(5)回答问题:回答问题的训练目的是激发患者词提取的能力,如果患者存在找词困难,难以完成这类作业,也可提供图片作为提示。

回答问题包括简单问题,如"你用什么刷牙?";较复杂的问题,如"中国最长的河是什么河?";回答"谁"

的问题,如"谁是中华人民共和国主席?";回答"在哪儿?"的问题,如"你把食品放在哪儿保鲜?"

(6)范畴内找词、词语联系与组词:范畴内找词是指在规定的时间内,尽可能多地说出某一范畴的名称。如国家名称、蔬菜、交通工具、家具等。词语联系是治疗师说出一刺激词,如"火",患者说出与这一词相关的词,如热、火焰、红色、暖和。组词要求患者用一个字组词。如"火",可以组成火炉、火柴、焰火、发火等。

(7)动词语义理解与产生

1)动词理解:呈现1张动作图画,向患者解释动词的意义,并要求患者做出该动作。

2)动词产生:治疗师做出一个动作,患者说出动词;给患者呈现1个动词,让他尽可能地多想与动词相关的名词,组成谓语—宾语结构。如"浇",可以组成"浇花"、"浇菜"、"浇树"等;给患者2个名词(主语、宾语),让他想出1个动词组成1个句子。如"修理工—汽车";尽量多地说出与1个名词有关的动词,如"花",可以组成"浇花"、"买花"、"卖花"、"种花"、"栽花";给患者描述一个场景,患者说出动词,如"花枯萎了,你会干什么?"可以让患者先做出动作,再说出动词。

3.语句生成　可按以下顺序从易到难地训练:

(1)主动句生成

(2)被动句生成

(3)从情景诱发动词词组:如:如热烈欢迎,如跑得快,穿衣服、批评他们、怕冷等。

(4)产生有逻辑次序的言语:这一活动的目的是让轻度失语症患者产生有逻辑、有次序的言语。可以让患者对某一活动,如沏茶、洗衣服等系列动作进行描述。

(5)语义网络:有学者认为,用核心词作为刺激,产生有联系的语言,对患者的词提取有帮助。如,核心词是"农民",那么与这个核心词有联系的词可以是"农田、农作物、农舍、牛羊、谷仓、气候"等。训练方法可要求患者说出与核心词有联系的词;用核心词做主语造句,如"农民种庄稼";用相关词做主语造句,如"谷仓在房子附近","气候影响农作物的生长"等。

(6)丰富言语表达:例如:

1)对一名词说出有关形容词。

2)对一语句补充适当的形容词。如"一个妇女走过马路。"可以改为"一个漂亮的妇女走过宽阔的马路。"

3)对于语言表达水平较高的患者,可以让他们充当记者的角色,写出有关晚会、婚礼等的新闻报道。

(7)促进自发言语:对于轻度言语表达障碍的患者,治疗师应为他们提供更多的言语表达机会,使他们的口语表达能力得到锻炼。

三、结构障碍

(一)轻度至中度构音障碍的治疗

关于康复的途径,学者们强调按①呼吸、②喉、③腭和腭咽区、④舌体、⑤舌尖、⑥唇、⑦下颌运动的顺序一个一个地解决。要分析这些结构与言语产生的关系,决定治疗从哪一步开始和先后的顺序,这种顺序自然是根据构音器官和构音评定的结果。构音器官评定所发现的异常部位便是构音训练是重点部位;构音评定所发现的哪些音可以发,哪些音不能发,哪些音不清楚等就决定了构音训练时的发音顺序。一般来说均应遵循由易到难的原则。

1.构音改善的训练

(1)舌唇运动训练。

(2)发音训练。

(3)减慢言语速度:可以利用节拍器控制速度,由慢开始逐渐变快,患者随节拍器的节拍发音可以增加可理解度。

(4)辨音训练:训练患者对音的分辨,首先要能分辨出错音,可以通过口述或放录音,也可采取小组训练形式,由患者说一段话,让患者评议,最后由治疗师纠正,效果很好。

(5)利用患者的视觉途径:如患者的理解能力很好,要充分利用其视觉能力,如可以通过画图让患者了解发音的部位和机制,指出其主要问题所在并告诉他准确的发音部位。此外,也可以结合手法促进准确的发音,首先是单音,然后是拼音、四声、词、短句。还可以给患者录音、录像,让患者一起对构音错误进行分析。

2.克服鼻音化的训练　鼻音化是由于软腭运动不充分,腭咽不能适当闭合,将鼻音以外的发成鼻音。治疗的目的是加强软腭肌肉的强度。

(1)"推撑"疗法:具体的做法是患者的手放在桌面上向下推或两手掌相对推,同时发[au](ao)的声音。随着一组肌肉的突然收缩,其他肌肉也趋向收缩,增加了腭肌的功能。这种疗法可以与打哈欠和叹息疗法结合应用,效果更好。另外训练发舌后部音如[ka](ga),[kei](gei),[k′a](ka),[k′ei](kei)等也用来加强软腭肌力。

(2)引导气流法:这种方法是引导气流通过口腔,减少鼻漏气。如吹吸管、吹乒乓球、吹喇叭、哨子等。

3.克服费力音的训练　这种音是由于声带过分内收所致,听起来喉部充满力量,声音好似从其中挤出来似的。因此,主要的治疗目的是获得容易的发音方式,理论上打哈欠可以完全打开声带而停止声带的过分内收;还可以训练患者随着[x](h)发音,由于此音是由声带的外展产生,因此可以用来克服费力音;另外,咀嚼训练可以使声带放松和产生适当的肌张力,训练患者咀嚼时发声,利用这些运动使患者发出单词、短句和对话。

4.克服气息音的训练　气息音是由声门闭合不充分引起的。上面所述的"推撑"方法可以促进声门闭合;另一种方法是用一个元音或双元音结合辅音和另一个元音发音,如[ama](ama),eima等,在用这种元音和双元音诱导发音的方法来产生词、词组和句子。对单侧声带麻痹的患者,注射硅可用来增加声带的体积,当声带接近中线时,可能会产生较好的声带震动。

5.语调训练　指出患者的音调问题,训练者可以发音由低到高,乐器的音阶变化也可以用来克服单一的音调。另外,也可以用"视-音高训练"帮助训练,患者可以通过仪器监视器上的曲线的升降调节音高。

6.音量训练　训练患者强有力的呼吸并延长呼气的时间。可使用具有监视器的语言训练器,患者在发音时观看监视器的图形变化训练和调节发音的音量。

(二)重度构音障碍的治疗

1.手法　适合于重度构音障碍无法进行主动运动或自主运动控制很差的患者,通过手法可以使患者逐步自主完成构音运动。

(1)呼吸训练:练习腹式呼吸,并逐步让患者结合[f](f)、[xa](ha)等发音进行。

(2)舌训练具体方法是治疗师戴上手套或用压舌板协助患者做舌各种运动。

(3)唇训练:通过手法可以帮助患者做双唇展开、缩拢、前突运动并进行吹吸及爆破音的训练。当出现下颌下垂或偏移而使唇不能闭合,可以把左手放在颌下,右手放在患者的头部,帮助做下颌上举和下拉的运动,帮助双唇闭合。

2.增强或替换交流系统的应用　　替换或增强交流系统(ACS)包括很多种类,最简单的包括图片板、词板和句子结构板,以及体积小、便于携带和操作的电子交流器。经过训练,患者通过这类装置上的内容来表达各种意思。计算机语言辅助训练系统近些年以来在我国也逐渐开始应用,但还不够普及。在为患者设计交流板时,关键要对患者的运动功能、智力、语言能力等进行全面的评定,充分利用残余能力来进行设计。例如四肢瘫患者就可以利用"眼指示"或"头棒"选择交流板上的内容来进行交流。随着患者水平的提高,要调整和增加交流板上的内容,最终使患者能使用现代的交流辅助系统来补偿重度运动障碍所造成的言语交流障碍。

四、吞咽障碍

(一)口面肌肉运动

目的是改善面部的对称性和感觉。主要有:

1.增加面颊力量和肌张力。

2.增加上唇力量和肌张力。

3.增加下唇力量和肌张力。

4.增加唇的感觉:可将手轻放在患者的双唇上,轻拍患者的嘴唇发出"哇,哇,哇……"的声音,使唇发生震动。

5.增加嘴唇闭合和减少流口水。

6.发闭唇音和咬唇音:闭唇音如:"宝贝"、"版本"、"婆婆"、"批评"等;咬唇音如:"发奋"、"方法"、"反复"等。

(二)舌运动

目的是增加舌头力量、肌张力和协调。主要有:

1.舌的各向运动。

2.舌牵拉运动:用干纱布包住舌,用拇指、食指向外牵拉舌。

3.舌尖抵抗运动。

(三)软腭运动

主要有:

1.冷刺激腭弓,压舌板压住舌头,暴露会厌,嘱患者发"啊"并观察运动情况,冰棒快速自内向外、自下而上地划过软腭。

2.深吸气,鼓腮,维持数秒,然后呼出;也可吹堵住的吸管。鼓腮闭嘴时,如有漏气(手指挤压面颊,气流从鼻孔漏出),让患者说"s、s、s",不让气流由鼻漏出。

3.分辨鼻音与非鼻音,让患者发"na,ba"、"bo、mo"、"bei、mei"等。

(四)下颌运动

目的是增加下颌力量和稳定性。主要有:

1.张开口停留5秒;将手心放在下颌上,开口手往上推,抵抗下颌往下。

2.增加下颌开口度运动。

3.将压舌板放在一侧磨牙上,嘱患者尽量咬住,不让压舌板拉出,肌肉无力侧要加强。

4.嚼口香糖。

（五）吞咽运动

主要有：

1.冷刺激治疗　冰的勺柄或小号喉镜反复刺激软腭、舌咽弓基底部、舌后部，刺激后令患者做空吞咽动作，反复进行。

2.促进吞咽反射手法　用手指沿着甲状软骨到下颌缘之间的皮肤上下摩擦；或用手指快速按摩该部位的皮肤和肌肉促进吞咽反射的触发。

3.反复的空吞咽　改善吞咽的反射触发。

4.用冰勺或喉镜刺激舌体，促进吞咽反射的快速触发。

（六）吞咽代偿方法

目的是减少吞咽前、中、后发生的误吸。主要有：

1.声门上吞咽　患者吸气，屏住呼吸；吞咽；吞咽结束后，紧接着立即咳嗽。

2.一侧咽肌麻痹者　将头转向患侧吞咽。将头转向无力侧减少食物滞留，关闭患侧，引导食团进入健侧。

3.吞咽延迟者　低头时下颌回缩，防止食物过早滑过舌根部；将会厌谷加宽，把会厌推向更高的悬吊位置增加气道保护。

4.咽部滞留者　每次吞咽后，反复做几次空吞咽；或每次进食吞咽后饮少量水。

（七）进食训练

1.进食体位

(1)躯干与地面成 45°或以上角度。

(2)躯干 30°仰卧位，头前屈，偏瘫侧肩部垫起，辅助者位于健侧。

(3)不能坐起者，采用吞咽器官的健侧卧位。

2.食物和液体送入

(1)食物性质：密度均一、适当黏性、不易松散，通过咽及食道时易变形，不在黏膜上残留，例如：稠酸奶、稠芝麻糊、蛋羹、豆腐等。

(2)食量：小量，最好用勺，每口之间间隔至少 30 秒，鼓励干咽。

（八）声带运动

1.发音训练　学习控制发音的持续性、音量及音调。

2.声门内收训练　练习在躯干及上肢用力的同时说出：一、二、三、四、五，可增加声门闭合的力量，防止水进入肺部。

（九）舌骨喉上抬训练

1.练习发假声。

2.干吞咽　请患者做吞咽动作，并提示其注意自己咽喉部的感觉。

3.拇指顶下颌　吞咽时，用拇指顶住下颌，拇指用力向上，抵住舌根。

4.Shaker 训练法　平躺在床上，抬头看脚，肩膀不能抬起，加强颈前部吞咽肌肉的力量，辅助环咽肌开放。

（十）咽收缩运动

1.打哈欠训练法　增加咽后壁运动。

2.Masako 手法　舌伸出门牙，吞咽唾液，增加咽收缩。

（十一）呼吸运动

呼吸控制训练

1.双手往上抬,同时深吸气,然后双手慢慢放下,同时吐气。

2.双手往上抬,同时深吸气,手提到最高点时停止呼吸3秒,再慢慢吐气。

3.双手往上抬,同时深吸气,手提到最高点时停止呼吸3秒,慢慢放手同时喊"啊",保持匀速,尽量延长时间。

4.用吸管吹泡泡,尽量延长吹气时间,保持匀速,每次练习10分钟。

（十二）放松运动

1.放松头颈肌肉。

2.放松肩膀肌肉。

3.用力咬牙4秒,然后放松。

4.用力闭唇4秒,然后放松。

（李飞舟）

第五章　神经系统疾病康复

第一节　脑卒中的康复

脑卒中是神经系统的常见病、多发病,具有发病率高、致残率高、死亡率高和复发率高的特点,严重危害着人类的生命健康。据统计,在存活的脑卒中患者中,约有四分之三不同程度地丧失劳动能力,其中重度致残者约占 40%,严重影响了患者的生活质量。现代康复理论和实践证明,脑卒中后进行有效的康复不仅能使患者得到最大程度的功能恢复,而且能够降低其死亡率,缩短住院时间,减少医疗费用,并促进患者积极参与社会生活,提高其生活质量。

一、概述

(一)定义

脑卒中又称脑血管意外(CVA),是指起病迅速,由脑血管病变引起的局限性或全脑功能障碍,持续时间超过 24 小时或引起死亡的临床综合征。临床上将其分为两大类:缺血性脑卒中和出血性脑卒中。缺血性脑卒中包括短暂性脑缺血发作(TIA)、脑血栓形成及脑栓塞;出血性脑卒中包括脑出血及蛛网膜下腔出血。

(二)流行病学特点

脑卒中是导致人类死亡的三大疾病之一,在全球范围内,每年约 460 万人死亡,其中 1/3 在工业化国家,其余发生在发展中国家,患病和死亡主要发生在 65 岁以上的人群。日本是脑卒中发病率、死亡率最高的国家之一,脑血管病死亡率一直居死因之首。中国脑卒中发病率大约是 2‰,高于欧美,与日本相近。由于我国人口基数大,每年新发卒中病人约 150 万,我国现存脑卒中患者为 600 万~700 万,约 40%的患者会遗留有中度功能障碍,15%~30%的人会留下严重的残疾。功能障碍包括运动功能障碍、言语障碍、认知障碍、心理障碍等。70%~80%的卒中病人有不同程度的劳动力丧失,独立生活能力下降。

近年来,急性脑血管病发病率有明显上升趋势,发病年龄呈下降趋势。随着现代医学的发展,脑卒中救治水平的提高,呈现死亡率下降、致残率上升的现象,给家庭和社会带来沉重负担。据不完全统计,我国每年用于治疗脑卒中的费用超过百亿元,加上各种间接经济损失,每年此病支出接近 200 亿元。这不仅是患者个人和家庭问题,而且已经成为严重的社会问题。

(三)病因及发病机制

各种原因如动脉硬化、血管炎、先天性血管病、外伤、药物、血液病及各种栓子和血流动力学改变都可引起急性或慢性脑血管疾病。根据解剖结构的发病机制,可将脑血管疾病的病因归为以下几类:

1.血管壁病变　以高血压性动脉硬化和动脉粥样硬化所致的血管损害最常见,其次为结核、梅毒、结缔组织疾病和钩端螺旋体等病因所致的动脉炎,再次为先天性血管病(如动脉瘤、血管畸形和先天性狭窄)和各种原因(外伤、颅脑手术、插入导管、穿刺等)所致的血管损伤,另外还有药物、毒物、恶性肿瘤等所致的血管病损等。

2.心脏病和血流动力学改变　如高血压、低血压或血压的急骤波动,以及心功能障碍、传导阻滞、风湿性或非风湿性心瓣膜病、心肌病及心律失常,特别是心房纤颤。

3.血液成分和血液流变学改变　包括各种原因所致的高黏血症,如脱水、红细胞增多症、高纤维蛋白原血症等。另外还有凝血机制异常,特别是应用抗凝剂、避孕药物、弥散性血管内凝血和各种血液性疾病等。

4.其他病因　包括空气、脂肪、癌细胞和寄生虫等栓子,脑血管受压、外伤、痉挛等。

(四)临床特征

1.运动功能障碍　脑卒中使高级中枢神经元受损,下运动神经元失去控制,反射活动活跃,患者的肢体不能完成在一定体位下单个关节的分离运动和协调运动,而出现多种形式的运动障碍。联合反应、协同运动和姿势反射是最常见的表现形式:

(1)联合反应:联合反应是指偏瘫时,即使患侧肢体不能做任何随意运动,但当健侧上下肢紧张性随意收缩时,其兴奋可波及到患侧而引起患侧上下肢发生肌肉紧张,从而产生相似的运动。

(2)协同运动:协同运动是指偏瘫患者期望完成某项活动时不能做单关节的分离运动,只有多关节同时活动时才能将动作完成。

(3)姿势反射:指由体位改变导致四肢屈肌、伸肌张力按一定模式变化的一种运动,称为姿势反射。主要包括紧张性迷路反射、紧张性颈反射、紧张性腰反射、阳性支撑反射、对侧伸肌反射及抓握反射等。

2.感觉功能障碍　感觉是其他高级心理活动的基础,它是对客观事物个别属性的反映,如颜色、质地、形状等,这些个别属性整合起来构成事物的整体形象—知觉。脑卒中后感觉传导通路受损,出现感觉障碍,主要表现为一般感觉障碍,如浅感觉的痛、温、触觉,深感觉的关节位置觉、震动觉、运动觉,以及复合感觉(如实体觉、定位觉、两点辨别觉)和特殊感觉(如偏盲)等感觉障碍。

3.平衡功能障碍　平衡功能的产生需要有功能完整的深感觉及前庭、小脑和锥体外系等的参与,由各种反射活动、外周本体感觉和视觉调整以及肌群间的相互协作共同完成。以上任一环节出现问题均可导致平衡功能障碍。

4.认知障碍　认知是机体认识和获取知识的智能加工过程,涉及学习、记忆、语言、思维、精神、情感等一系列随意、心理和社会行为。认知障碍指与上述学习记忆以及思维判断有关的大脑高级智能加工过程出现异常,从而引起严重的学习、记忆障碍,同时伴有失语、失用、失认或行为异常等,可单独存在,但多相伴出现。

(1)学习、记忆障碍:记忆是处理、贮存和回忆信息的能力,与学习和知觉相关。记忆过程包括感觉输入→感觉记忆→短时记忆→长时记忆→贮存信息的回忆等过程。短时记忆涉及特定蛋白质的磷酸化和去磷酸化平衡,而长时记忆除特定蛋白质的磷酸化改变外,还涉及新蛋白质的合成。在大脑皮层不同的部位受损伤时,可引起不同类型的记忆障碍,如颞叶海马区受损主要引起空间记忆障碍,蓝斑、杏仁核区受损主要引起情感记忆障碍等。

(2)失认:失认是指脑损害时患者并无视觉、听觉、触觉、智能及意识障碍的情况下,不能通过某一种感觉辨认以往熟悉的物体,但能通过其他感觉通道进行认识。例如,患者看到手表而不知为何物,通过触摸手表的外形或听表走动的声音,便可知其为手表。

(3)失用:失用是指脑部疾患时患者并无任何运动麻痹、共济失调、肌张力障碍和感觉障碍,也无意识及智能障碍的情况下,不能在全身动作的配合下,正确地使用一部分肢体功能去完成那些本来已经形成习惯的动作。如不能按要求做伸舌、吞咽、洗脸、刷牙、划火柴和开锁等简单动作,但病人在不经意的情况下却能自发地做这些动作。

(4)其他精神、神经活动的改变:患者常常表现出语多唠叨、情绪多变、焦虑、抑郁、激动、欣快等精神、神经活动方面的异常改变。

5.言语障碍 言语障碍是由脑损伤后引起语言的和作为语言基础的认知过程的障碍。言语障碍可粗略分为理解及表达两个方面。因为交流可通过语言或者文字进行,所以受到影响的能力包括语言表达、语言理解、书写及阅读等几个方面。卒中后言语障碍主要表现为失语症和构音障碍等。

(1)失语症:是指由于大脑半球损伤而导致已获得的语言能力丧失或受损,并非发音器官功能障碍所致。其功能障碍因卒中部位不同而异,主要表现为听、说、读、写四大方面功能障碍。

(2)构音障碍:是指由于神经系统损害导致与言语有关的肌肉无力、肌张力异常以及运动不协调等,产生发声、发音、共鸣、韵律等言语运动控制障碍。患者通常听理解正常并能正确地选择词汇以及按语法排列词句,但不能很好地控制重音、音量和音调。

6.吞咽障碍 吞咽障碍在脑卒中患者中是很常见的,急性期影像学检查发现发生率为 $25\%\sim50\%$。主要表现为流口水、构音障碍、进食呛咳、反复肺部感染、体重下降、口腔失用等障碍。吞咽功能减退可造成误吸、支气管痉挛、气道阻塞窒息以及脱水、营养不良,从而导致患者病死率增加。吞咽障碍的表现、程度与病变部位有关,延髓的神经核或其周围神经受累而导致真性球麻痹,双侧大脑运动皮质及皮质延髓束受损导致假性球麻痹。

7.协调运动障碍 高级中枢对低级中枢控制的失灵,损伤平面以下的反射异常,肌张力过高,肢体各肌群之间失去了相互协调能力,正常的精细、协调、分离运动被粗大的共同运动或痉挛所取代,一般上肢较下肢重,远端比近端重,精细动作比粗大动作受影响明显,运动协调障碍在动作的初始和终止时最明显,尽管偏瘫侧肢体有肌肉收缩活动,如出现用力屈肘、握拳等动作,但这些动作是屈肌共同运动中伴随着痉挛出现而产生的,不能协调进行复杂的精细动作,无法随意恢复到原来的伸展位。

8.反射亢进 脑损伤后,高级与低级中枢之间的相互调节、制约受损,损伤平面以下的各级中枢失去了上一级中枢的控制,正常反射活动丧失,原始的、异常的反射活动被释放,并夸张地出现,引起反射性肌张力异常,表现为平衡反射、调整反射能力减弱,出现病理反射、脊髓反射、肌紧张反射(姿势反射)亢进,造成躯体整体和局部平衡功能的失调,影响了正常功能活动的进行。

9.心理障碍 最常见的是抑郁症,有的伴有焦虑。

脑卒中的各种功能障碍,均可导致患者的日常生活活动能力和功能独立性不同程度下降,严重影响其生活质量。

二、康复评定

脑卒中康复评定是脑卒中康复的重要内容和前提,它对康复治疗目标、康复治疗方案起着指导作用,且有利于康复效果的预测。康复评定涉及的内容很多,主要评定如下:

(一)神经功能损伤程度的评定

1.格拉斯哥昏迷量表(GCS) GCS用以确定患者有无昏迷及昏迷严重程度。GCS分数≤8分为昏迷状态,是重度脑损伤,9~12分为中度损伤,13~15分为轻度损伤。

2.脑卒中患者临床神经功能缺损程度评分 我国第四届脑血管学术会议推荐应用脑卒中患者临床神

经功能缺损程度评分标准来评定脑卒中损伤程度(表5-1)。该评分标准简单、实用、可靠、易于操作,是脑卒中最基本的功能评定方法之一。它的最高分是45分,最低分是0分,轻型是0~15分,中型是16~30分,重型是31~45分。

表5-1　神经功能缺损程度评分标准

评价内容	得分
1.意识(最大刺激、最佳反应)	
①提问:a 年龄;b.现在是几月份(回答相差2岁或1个月都算正确)	
都正确	0
一项正确	1
都不正确进行以下检查:	
②两项指令:握拳、伸掌;睁眼、闭眼,可示范	
均完成	3
完成一项	4
均不能完成,进行以下检查	
③强烈局部刺激健侧肢体	
定向退让	6
定向肢体回缩	7
肢体伸直	8
无反应	9
2.水平凝视功能	
正常	0
侧方凝视功能受限	2
眼球侧方凝视	4
3.面肌	
正常	0
轻瘫,可动	1
全瘫	2
4.语言	
正常	0
交谈有一定困难,需借助表情 动作表达;或流利但不易听懂,错语多	2
可简单交流,但复述困难,语言多迂回,有命名障碍	5
词不达意	6
5.上肢肌力	
Ⅴ度正常	0
Ⅳ度不能抵抗外力	1

续表

评价内容	得分
Ⅲ度抬臂高于肩	2
Ⅲ度平肩或以下	3
Ⅱ度上肢与躯干夹角＞45°	4
Ⅰ度上肢与躯干夹角＜45°	5
6.手肌力	
Ⅴ度正常	0
Ⅳ度不能紧握拳	1
Ⅲ度握空拳,能伸开	2
Ⅲ度能屈指,不能伸	3
Ⅱ度能屈指,不能及掌	4
Ⅰ度指微动	5
0度	6
7.下肢肌力	
Ⅴ度正常	0
Ⅳ度不能抵抗外力	1
Ⅲ度抬腿45°以上,踝或趾可动	2
Ⅲ度抬腿45°左右,踝或趾不能动	3
Ⅱ度抬腿离床不足45°	4
Ⅰ度水平移动,不能抬高	5
0度	6
8.步行能力	
正常行走	0
独立行走5m以上,跛行	1
独立行走,需拐杖	2
他人扶持下可以行走	3
能自己站立,不能走	4
坐不需支持,但不能站立	5
卧床	6

3.美国国立研究院脑卒中评分表(NIHSS) 是Brott等人制定的,是一种有效的标准化的脑卒中后神经功能缺损严重程度评价工具。有11项检测内容,得分低说明神经功能损害程度轻,得分高说明程度重(表5-2)。

表 5-2　美国国立研究院脑卒中评分表

项目编号	项目名称	得分
1	意识与定向力	
	（1）意识水平	
	清醒	0
	嗜睡	1
	昏睡	2
	昏迷	3
	（2）定向力问题（现在的月份和患者的年龄，回答必须正确，接近的答案不给分）	
	两个问题均回答正确	0
	一个问题回答正确	1
	两个问题回答均不正确	2
	（3）定向力命令（睁眼闭眼，健侧手握拳与张开）	
	两个任务执行均正确	0
	一个任务执行正确	1
	两个任务执行均不正确	2
2	瞳孔对光反应	
	双眼均有反应	0
	一眼有反应	1
	双眼均无反应	2
3	凝视（只评测水平凝视功能）	
	正常	0
	部分凝视麻痹	1
	完全性凝视麻痹	2
4	视野	
	没有视野缺失	0
	部分偏盲	1
	完全偏盲	2
	双侧偏盲	3
5	面瘫	
	正常	0
	轻度瘫痪	1
	部分瘫痪	2
	完全性瘫痪	3
6	上肢的运动（如果坐位，上肢前屈至 90°，手掌向下；如果卧位，前屈 45°，观察上肢是否在 10 秒内跌落）	

项目编号	项目名称	得分
	保持 10 秒	0
	不到 10 秒	1
	不能抗重力	2
	直接跌落	3
7	下肢的运动（下肢抬高 30°，常常在卧位检测下肢是否在 5 秒内跌落）	
	保持 5 秒	0
	不到 5 秒	1
	不能抗重力	2
	直接跌落	3
8	跖反射	
	正常	0
	可疑	1
	伸性	2
	双向伸性	3
9	肢体共济失调（指鼻试验和足跟膝胫试验）	
	无共济失调	0
	上肢或下肢共济失调	1
	上下肢体均共济失调	2
10	感觉	
	正常	0
	部分缺失	1
	明显缺失	2
11	忽视	
	没有忽视	0
	存在一种类型的忽视	1
	存在一种以上类型的忽视	2
12	构音障碍	
	正常	0
	轻度至中度障碍	1
	重度障碍	2
13	语言	
	没有失语	0
	轻中度失语	1
	重度失语	2
	完全性失语	3

（二）运动功能评定

对于脑卒中造成的肢体功能障碍比较实用的评定方法主要有 Brunnstrom 偏瘫功能评价法、Fugl-Meyer 法、上田敏法。其中 Fugl-Meyer 法在感觉运动功能和平衡功能方面信度和效度较好，其缺点是评定过于复杂和费时；上田敏法对于上、下肢、手指运动功能评定简易、快速但使用较局限，而 Brunnstrom 偏瘫功能评价法在临床中以其简便易于操作而得到广泛应用。

1.Brunnstrom 偏瘫功能评价法　　Brunnstrom 将脑血管意外后肢体偏瘫恢复过程结合肌力肌张力变化情况分为六个阶段进行评定（表 5-3）。

表 5-3　Brunnstrom 偏瘫功能恢复过程六阶段及功能评定标准表

阶段	上肢	手	下肢
Ⅰ	无任何运动	无任何运动	无任何运动
Ⅱ	仅出现协同运动模式	仅有极细微的屈曲	无任何运动
Ⅲ	可随意发出协同运动	可有钩状抓握，但不能伸指	坐和站位上，有髋、膝、踝的协同性屈曲
Ⅳ	出现脱离协同运动的活动： 1.肩伸展 0°、屈肘 90°的情况下，前臂旋前、旋后 2.在肘伸直的情况下，肩可前屈 90° 3.手背可触及腰骶	能侧捏及松开拇指，手指有半随意的小范围伸展	在坐位上，可屈膝 90°以上，可使足向后滑向椅子下方，在足跟不离地情况下能背屈踝
Ⅴ	出现相对独立于协同运动的活动： 1.肘伸直时肩可外展 90° 2.在肘伸直时肩前屈 30°～90°的情况下，前臂可旋前和旋后 3.肘伸直，前臂中立位可上举过头	可做球状和圆柱状抓握，手指可做集团伸展，但不能单独伸展	健腿站，病腿可先屈膝后伸髋，在伸膝的情况下可背伸踝，可将踵放在向前迈一小步的位置上
Ⅵ	运动协调近于正常，手指指鼻无明显辨距不良，但速度比健侧慢（≤5 秒）	所有抓握均能完成，但速度和准确性比健侧差	在站立姿势上可使髋部外展到超出站起该侧骨盆所能达到的范围；在坐位上可在伸直膝的情况下，内、外旋下肢，并发足的内、外翻

2.简化 Fugl-Meyer 评定法　　Fugl-Meyer 评定法是由 Fugl-Meyer 等在 Brunnstrom 评定法的基础上制定的综合躯体功能的定量评定法，其内容包括上肢、下肢、平衡、四肢感觉功能和关节活动度的评测，科学性较强，因而在相关科研中多采用此法。而简化 Fugl-Meyer 评定法是一种只评定上、下肢运动功能的简化评定形式，具有省时简便的优点。简化 Fugl-Meyer 运动功能评定中各单项评分充分完成为 2 分，不能完成为 0 分，部分完成为 1 分。其中上肢 33 项，下肢 17 项，上、下肢满分为 100 分。可以根据最后的评分对脑卒中患者的运动障碍严重程度进行评定（表 5-4）。

表 5-4　Fugl-Meyer 运动功能评定积分总表

项目	入院日期	出院日期	最大积分
运动			
上肢			36
腕和手			30

续表

项目	入院日期	出院日期	最大积分
上肢总积分			66
下肢总积分			34
总运动积分			100
平衡总积分			14
感觉总积分			24
被动关节活动度			
运动总积分			44
疼痛总积分			44
Fugl-Meyer 总分			226

3.上田敏偏瘫功能评价　日本上田敏等认为,Brunnstrom 评定法从完全偏瘫至完全恢复仅分为 6 级是不够的。因此,他在 Brunnstrom 评定法的基础上,将偏瘫功能评定分为 12 级,并进行了肢位、姿势、检查种类和检查动作的标准化判定,此方法称为上田敏偏瘫功能评定法。也是一种半定量的评定方法。

4.运动功能评定量表　运动功能评定量表(MAS)是由澳大利亚的 Carr 等人于 1985 年提出的,由 8 个不同的运动功能项目和一个有关全身肌张力的项目组成。每一项评定记分为 0～6 分,检测内容有:仰卧位翻至侧卧位、侧卧位至床边坐、坐位平衡、坐位至站位、行走、上肢功能、手的运动和手的精细活动等。

5.Rivermead 运动指数　运动指数(RMI)是由英国 Rivermead 康复中心 1991 年编制的、专门用于评估运动功能的方法。该方法针对性强,简单,实用,易于掌握,但相对较粗略,共有 15 项评测内容和 2 个功能等级(0～1 分),能独立完成规定的运动得 1 分,不能完成则为 0 分。

6.改良 Ashworth 肌张力分级评定法　主要用于上运动神经元损伤肌张力增高的评定,通过被动活动关节来了解受累肌肉的张力情况。

(三)平衡功能评定

1.三级平衡检测法　三级平衡检测法在临床上经常使用,Ⅰ级平衡是指在静态下不借助外力,患者可以保持坐位或站立位平衡;Ⅱ级平衡是指在支撑面不动(坐位或站立位)身体某个或几个部位运动时可以保持平衡;Ⅲ级平衡是指患者在外力作用或外来干扰下仍可以保持坐位或站立平衡。

2.Berg 平衡评定量表　Berg 平衡评定量表是脑卒中康复临床与研究中最常用的量表,一共有 14 项检测内容,包括:①坐-站;②无支撑站立;③足着地,无支撑坐位;④站-坐;⑤床-椅转移;⑥无支撑闭眼站立;⑦双足并拢,无支撑站立;⑧上肢向前伸;⑨从地面拾物;⑩转身向后看;⑪转体 360°;⑫用足交替踏台阶;⑬双足前后位,无支撑站立;⑭单腿站立。每项评分 0～4 分,满分 56 分,得分高表明平衡功能好,得分低表明平衡功能差。

3.平衡测试分析系统检测　通过检测了解患者动态和静态时身体重心分布情况来判断其平衡能力。一般正常人身体重心分布是两侧肢体分别承担体重 50%,脑卒中患者健侧大于患侧。

(四)日常生活活动能力的评定

日常生活活动(ADL)能力的评定是脑卒中临床康复常用的功能评定,其方法主要有 Barthel 指数和功能独立性评定(FIM)。

(五)生活质量评定

生活质量(QOL)评定分为主观取向、客观取向和疾病相关的 QOL 3 种,常用的量表有生活满意度量表、WHO-QOL100 和 SF-36 等。

（六）其他功能障碍的评定

其他功能障碍评定的量表还有感觉功能评定、认知功能评定、失语症评定、构音障碍评定和心理评定等。

三、康复治疗

脑卒中的康复主要是针对卒中后各种功能障碍进行相应的处理。脑卒中后最初几周功能恢复最快，基本上是在 3 个月以内达到康复平台期。脑卒中 6 个月后瘫痪肢体的运动和步行功能的进一步改善的可能性减小，但言语、认知、家务及工作技能在 2 年内都还有进一步恢复的可能。

康复时机选择：大量临床康复实践表明，早期康复有助于改善脑卒中患者受损的功能，减轻残疾的程度，提高其生活质量。通常主张在生命体征稳定 48h 后、原发神经病学疾患无加重或有改善的情况下开始进行康复治疗（脑出血患者脑水肿程度相对较重，一般主要在发病后 1～2 周，病情稳定后开始康复治疗）。对伴有严重的并发症，如血压过高、严重的精神障碍、重度感染、急性心肌梗死或心功能不全、严重肝肾功能损害或糖尿病酮症酸中毒等，应在治疗原发病的同时，积极治疗并发症，待患者病情稳定 48h 后方可逐步进行康复治疗。

脑卒中的康复应遵循以下基本原则：①选择合适的康复时机；②康复评定贯穿脑卒中治疗的全过程，包括急性期、恢复早期（亚急性期）、恢复中后期和后遗症期；③康复治疗计划是建立在康复评定的基础上，由康复治疗小组共同制订，并在治疗方案实施过程中逐步加以修正和完善；④康复治疗注意循序渐进，要有脑卒中患者的主动参与及其家属的配合，并与日常生活和健康教育相结合；⑤采用综合康复治疗，包括物理治疗、作业治疗、言语治疗、心理治疗、中医康复治疗和康复工程。

（一）急性期的康复治疗

脑卒中急性期持续时间一般为 2～4 周，待病情稳定后康复治疗即可与临床诊治同时进行。

急性期康复目标：预防压疮、呼吸道和泌尿道感染、深静脉血栓形成及关节挛缩和变形等并发症；尽快地从床上的被动活动过渡到主动活动；为主动活动训练创造条件，尽早开始床上的生活自理；为恢复期功能训练做准备。

1.运动疗法

（1）床上正确体位的摆放：脑卒中急性期的大部分患者肢体呈弛缓状态，此阶段不仅不能运动，还会导致关节半脱位和关节周围软组织损伤，甚至由于长时间异常体位造成肢体的痉挛模式。正确体位的摆放能预防和减轻肌肉弛缓或痉挛带来的特异性病理模式，防止因卧床引起的继发性功能障碍。

1）健侧卧位：是患者最舒服的体位。患肩前伸，肘、腕、指各关节伸展，放在胸前的垫枕上，上肢向头顶方上举约 100°。患腿屈曲向前放在身体前面的另一垫枕上，既不外旋，也不内旋，避免足内翻。

2）患侧卧位：患肩前伸，将患肩拉出，避免受压和后缩，肘、腕、指各关节伸展，前臂旋后。患侧髋关节伸展，膝关节微屈，健腿屈曲向前放在身体前面的垫枕上。患侧卧位时，康复人员应注意患肩、患髋不能压在身体下面。

3）仰卧位：仰卧位不是最佳的体位，因为仰卧位可以加重病人的痉挛模式，如患侧肩胛骨后缩及内收、上肢屈曲、内旋（常常放在胸前），髋关节轻度屈曲及下肢外旋（可引起外踝压疮），足下垂及内翻。为预防这些异常，患肩应放在体旁的垫枕上，肩关节前伸，保持伸肘，腕背伸，手指伸展。患侧臀部和大腿下放置垫枕，使骨盆前伸，防止患腿外旋，膝下可置一小枕，使膝关节微屈，足底避免接触任何支撑物，以免足底感受器受刺激,通过阳性支持反射加重足下垂。另外,偏瘫患者应避免半卧位,因该体位的躯干屈曲及下肢伸展姿势直接强化了痉挛模式。

(2)床上体位变换:任何一种体位若持续时间过长,都可能引起继发性损伤,如关节挛缩、压疮等。因此,为了防止关节的挛缩或维持某一种体位时间过长而导致的压疮,要适时变换体位。

1)被动向健侧翻身:先旋转上半部躯干,再旋转下半部躯干。治疗者一手放在颈部下方,另一手放在患侧肩胛骨周围,将患者头部及上半部躯干转呈侧卧位;然后,一手放在患侧骨盆将其转向侧方,另一手放在患侧膝关节后方,将患侧下肢旋转并摆放于自然半屈位。

2)被动向患侧翻身:治疗者先将患侧上肢放置于外展90°的位置,再让患者自行将身体转向患侧,若患者处于昏迷状态或体力较差时,则可采用向健侧翻身的方法帮助患者翻身。

体位变换应注意以下几点:①每隔2小时变换一次体位。在特殊情况下亦不应超过3小时,否则,褥疮开始形成;②变换体位时不要在肢体远端牵拉,必须对肢体远端及近端均进行支撑并缓慢进行活动;③出现下列症状时,应暂时停止体位变化:血压明显下降,收缩压在13.33kPa以下;头部轻度前屈时出现瞳孔散大;患侧瞳孔散大和对光反射消失;呼吸不规则;呕吐频繁;双侧弛缓性麻痹;频发性全身痉挛;去大脑强直状态。

(3)被动活动关节:对昏迷或不能做主动运动的患者,应做患肢关节的被动活动。通过被动活动关节,既可以防治关节挛缩和变形,又能早期体验正确的运动感觉,保持大脑皮质对运动的"记忆"。

肢体的被动活动应注意以下几点:①被动运动要在关节正常活动范围内进行,若患者出现疼痛,不可勉强;②要充分固定活动关节的近端关节,以防止替代运动;③动作要缓慢、柔和、有节律性,避免因粗暴动作而造成的软组织损伤;④对容易引起变形或已有变形的关节要重点运动;⑤活动顺序应从近端关节至远端关节,各关节要进行各方向的运动,每个动作各做3~5次,每天2次;⑥两侧均要进行,先做健侧,后做患侧。

(4)床上活动:当肢体肌力部分恢复时,可进行早期的助力运动;待肌力恢复至3~4级时,可让患者进行主动活动。急性期的主动训练主要是在床上进行的,目的是使患者独立完成各种床上的早期训练后达到独立完成从卧位到床边坐位的转移。

1)双手交叉上举训练:患者正坐,双手手指交叉,患手拇指置于健手拇指之上(Bobath握手),用健侧上肢带动患侧上肢在胸前伸肘上举,然后屈肘,双手返回置于胸前,如此反复进行。上举过程中,要保证肩胛骨前伸,肘关节伸直,患者可将其上肢上举过头。

2)双手交叉摆动训练:在完成前项训练的基础上,进行上举后向左、右两侧摆动的训练。摆动的速度不宜过快,但幅度应逐渐加大,并伴随躯干的转移。

3)利用健侧下肢辅助抬腿训练:患者仰卧,用健侧足从患侧腘窝处插入并沿患侧小腿伸展,将患足置于健足上方。患者利用健侧下肢将患侧下肢抬起,尽量抬高,患侧下肢不得屈曲。然后缓慢放回床面,如此反复进行。

4)"桥式"运动:患者仰卧,上肢伸直放于体侧,双腿屈髋屈膝,足支撑在床上。嘱患者将臀部主动抬起,并保持骨盆成水平位,维持一段时间后慢慢放下(双桥式运动)。最初,治疗者可以通过轻拍患侧臀部,刺激其活动,帮助伸髋。随着控制能力的改善,为了进一步提高患侧髋关节伸展控制能力,可逐步调整桥式运动的难度。如将健足从治疗床上抬起,或将健腿置于患腿上,以患侧单腿完成桥式运动(单桥式运动)。

2.物理因子治疗　常用的有局部机械性刺激(如用手在肌肉表面拍打等)、冰刺激、功能性电刺激、肌电生物反馈和局部气压治疗等,可使瘫痪肢体肌肉通过被动引发的收缩与放松逐步改善其张力。

（二）恢复期的康复治疗

脑卒中恢复期一般为1年，言语和认知功能的恢复可能需要1～2年。发病后1～3个月是康复治疗和功能恢复的最佳时期。恢复后期功能进步缓慢或停滞不前，出现肢体的废用。

恢复期康复目标：运动功能的康复，重点是抑制痉挛、原始反射和异常运动模式，增强肌力，促进协调性和精细运动，提高和恢复日常生活活动能力；翻身、坐起和站起训练；步行训练，改善步态，恢复步行能力。

1.运动疗法

（1）床上活动

1）分离运动及控制能力训练：患者仰卧，支撑患侧上肢于前屈90°，让患者上抬肩部使手伸向天花板并保持一定的时间，或患侧上肢随治疗者的手在一定范围内活动，并让患者用患手触摸自己的前额、另一侧肩部等部位。

2）屈曲分离训练：患者仰卧，上肢置于体侧。治疗者一手将患足保持在背伸位、足底支撑于床面；另一手扶持患侧膝关节，维持髋关节呈内收位，令患足不离开床面完成髋、膝关节屈曲，然后缓慢地伸直下肢，如此反复练习。

3）伸展分离训练：患者仰卧，患膝屈曲，治疗者用手握住患足（不应接触足尖），使其充分背伸和足外翻。随后缓慢地诱导患侧下肢伸展，让患者不要用力向下蹬，并避免髋关节出现内收内旋。

4）髋控制能力训练：摆髋是早期髋控制能力的重要训练方法。患者仰卧，屈髋屈膝，足支撑在床上，双膝从一侧向另一侧摆动。同时，治疗者可在健膝内侧施加阻力，加强联合反应以促进患髋由外旋回到中立位。进一步可进行患腿分、合运动。

5）踝背屈训练：患者仰卧，屈髋屈膝，双足踏在床面上。治疗者一手拇、示指分开，夹住患侧踝关节的前上方，用力向下按压，使足底保持着床位，另一手使足背屈外翻。当被动踝背屈抵抗消失后，让患者主动保持该位置，随后指示患者主动背屈踝关节。

（2）翻身训练：患者仰卧，双上肢Bobath握手伸肘，头转向要翻转的一侧，肩上举约90°，健侧上肢带动患肢伸肘向前送，用力转动躯干向翻身侧，同时摆膝，完成肩胛带、骨盆带的共同摆动而达到侧卧。

（3）坐位训练

1）坐起训练：患者首先从仰卧位变换为侧卧位，用健手握住患手置于腹部，头抬起，健侧肘关节屈曲，上臂呈直立位以支撑上半身抬起；健足插入患足下呈交叉状，以健足带动患足向床边挪动；上半身进一步上抬、前倾，同时健手手掌向下放在床上，以支撑身体起立。两足下垂在床沿上。坐起，移开交叉的双腿，两足着地。

2）坐位平衡训练：平衡训练分静态平衡训练和动态平衡训练。静态平衡训练要求患者无支撑下在床边或椅子上静坐位，髋关节、膝关节和踝关节均屈曲90°，足踏地或支撑台，双足分开约一脚宽，双手置于膝上。治疗者协助患者调整躯干和头至中立位，当感到双手已不再用力时松开双手，此时患者可保持该位置数秒，然后慢慢地倒向一侧。随后治疗者要求患者自己调整身体至原位，必要时给予帮助。静态平衡完成后，让患者自己双手手指交叉在一起，伸向前、后、左、右、上和下方并有重心相应的移动，此为自动态坐位平衡训练。患者一旦在受到突然的推、拉外力仍保持平衡时（他动态平衡）就可以认为已完成坐位平衡训练。

3）坐位时身体重心向患侧转移训练：偏瘫患者坐位时常出现脊柱向健侧侧弯，身体重心向健侧偏移。治疗者站在患者对面，一手置于患侧腋下，协助患侧上肢肩胛带上提，肩关节外展、外旋，肘关节伸展，腕关节背伸，患手支撑于床面上；另一手置于健侧躯干或患侧肘部，调整患者姿势，使患侧躯干伸展，完成身体重心向患侧转移,达到患侧负重的目的。

(4)立位训练

1)站起训练:患者坐位,双足平放于地面,足尖与膝盖成一直线。治疗者坐在患者对面,膝关节屈曲并抵住患侧膝关节,用肘部将患者上肢抵在自己的腰部,另一手置于患者肩部,协助患者将身体重心向前移动。当双肩前移超过双足时,膝关节伸展而完成起立动作。起立时尽量患侧负重,抬头看前方。

2)站位平衡训练:静态站位平衡训练是在患者站起后,让患者松开双手,上肢垂于体侧,治疗者逐渐除去支撑,让患者保持站位。注意站位时不能有膝过伸。患者能独立保持静态站位后,让患者重心逐渐向患侧转移,训练患腿的持重能力。同时让患者双手交叉的上肢(或仅用健侧上肢)伸向各个方向,并伴有随躯干(重心)相应的摆动,训练自动态站位平衡。如在受到突发外力的推拉时仍能保持平衡,说明已达到他动态站位平衡。

3)患侧下肢负重训练:当患侧下肢负重能力逐渐提高后,就可以开始患侧单腿站立训练。患者站立位,身体重心移向患侧,健手可抓握一固定扶手起保护作用,为避免患侧膝关节过度伸展,治疗者可用手辅助膝关节保持屈曲15°左右,然后患者将其健足抬起,置于患侧膝关节内侧,躯干、骨盆及患侧下肢位置不动,将健侧下肢内收、内旋。

(5)步行训练

1)步行前准备:如扶持站立位下患腿的前后摆动、踏步、屈膝、伸髋练习,患腿负重,健腿向前向后移动及进一步训练患腿的平衡。

2)扶持步行:治疗者站在偏瘫侧,一手握住患手,掌心向前;另一手从患侧腋下穿出置于胸前,手背靠在胸前处,与患者一起缓缓向前步行,训练时要按照正确的步行动作行走或平行杠内步行,然后扶杖步行(四脚杖、三脚杖、单脚杖)到徒手步行。

3)改善步态训练:步行早期常有膝过伸和膝打软(膝突然屈曲)现象,应进行针对性的膝关节控制训练。

4)复杂步行训练:如高抬腿步,弓箭步,绕圈走,转换方向,越过障碍走,各种速度和节律的步行以及训练步行耐久力(如长距离的步行、接力游戏),增加下肢力量(如上斜坡、上楼梯),训练步行稳定性(如在窄步道上步行),训练协调性(如踏固定自行车,踏脚踏式织布机等)。

(6)上、下楼梯训练:偏瘫患者上下楼梯训练应遵照健足先上、患足先下的原则。治疗者站在患侧后方,一手协助控制膝关节,另一手扶持健侧腰部,帮助将重心转移至患侧,健足先蹬上一层台阶。当健侧下肢在高一层台阶上支撑时,重心充分前移,治疗者一手固定腰部,另一手协助患足抬起,髋膝关节屈曲,将患足置于高一层台阶。如此反复进行,逐渐减少帮助,最终能够独立上楼梯。下楼梯时,治疗者站在患侧,一手置于患膝上方,稍向外展方向引导,协助完成膝关节的屈曲及迈步,另一手置于健侧腰部身体向前方移动。患者健手轻扶楼梯扶手以提高稳定性,但不能把整个前臂放在扶手上。

2.作业疗法

(1)作业治疗:对偏瘫患者应针对其功能障碍采用作业治疗。

1)肩、肘、腕的训练:应用墙式或桌式插件进行肩、肘、腕关节的训练,捶钉木板、调和黏土等作肘伸屈的训练。

2)前臂旋前或旋后的训练:拧水龙头、拧螺帽,利用圆盘状插件等。

3)手指精细活动:用栓状插件进行拇指的对指、内收、屈曲活动,捡豆、和面、编织、刺绣、拼图、打字等。

4)改善协调平衡功能的训练:脚踏缝纫机、拉锯,打保龄球、砂磨板作业等。

5)认知功能的作业训练:脑卒中患者很多存在认知障碍,主要包括注意力障碍、记忆力障碍及定向力障碍等。要针对性地采取相应的作业训练,如注意力、记忆力、定向力、表达力、计算力、理解力等的作业训练。

(2)日常生活活动能力训练包括床椅转移、穿衣、进食、上厕所、洗澡、行走、上下楼梯、个人卫生等。通过作业治疗,使患者尽可能实现生活自理。

3.物理因子治疗　在脑卒中的康复治疗中可根据需要选择一些恰当的物理因子治疗手段,对改善肌力、缓解痉挛、促进功能重建、消炎、镇痛起到重要作用。如:调制中频脉冲电疗法,刺激痉挛肢体的拮抗肌缓解痉挛,改善肌力。功能性电刺激疗法(FES),可以改善肌力,对于偏瘫肩采用功能性电刺激治疗减轻肩关节半脱位。

4.言语治疗　尽早地进行言语训练可提高患者残存的言语功能,改善患者的交流能力,促进患者全面康复。

5.心理疗法　脑卒中患者的心理治疗在于早期发现问题,及时干预,恶性的情绪对患者全身状况和各方面功能都有负面影响。治疗以心理干预和药物为主。

6.康复工程　脑卒中病人在功能训练和日常生活中要使用或借助一些助行器、自助具或矫形器来矫正或改善其功能障碍。康复工程技术可为脑卒中后偏瘫患者提供这方面的服务。

(三)后遗症期的康复治疗

后遗症期是指脑卒中发病后一年以上的时期,此期患者不同程度地留下各种后遗症,如痉挛、肌力减退、挛缩畸形、共济失调、姿势异常甚至软瘫。

后遗症期康复目标:维持性训练,利用残余功能,防止功能退化。

1.继续强化患侧的康复训练　以防止功能退化,提高日常生活活动能力。值得一提的是强制运动疗法,目前该方法主要应用于慢性期中风患者(发病半年以上)的上肢治疗。患肢至少具备主动伸腕 $10°$,拇指掌侧或桡侧外展 $10°$,其余四指中任意两指的掌指和指间关节可以伸 $10°$ 。患者没有明显的平衡障碍,能自己穿戴吊带,无严重的认知障碍、痉挛、疼痛及并发症。主要的临床干预方法为:在连续 $10\sim15$ 天内对患侧上肢保持每天至少 $6h$ 的训练量,同时对健侧上肢进行 $2\sim3$ 周的限制性使用。有研究表明,这种疗法的突出效果在于其治疗效果可以很好地转化为真实环境中的能力,患者可以在日常生活活动中大幅度增加患侧肢体的实际使用。

2.加强代偿　患侧功能不可恢复或恢复很差的,应充分发挥健侧的代偿作用。

3.矫形器和辅助器具的使用　针对患者功能水平、对残疾的适应水平、居住环境与建筑情况,指导其使用各种矫形器、辅助器具,是十分必要的,如日常生活中用以帮助吃饭、洗澡、穿衣、修饰、行走的器具和轮椅,以及用于支持和制动、预防畸形的各种矫形器。这些器具的运用可以补偿患者的功能,帮助患者提高日常生活活动能力。

4.改善周围环境　为方便患者完成日常生活活动和预防跌倒。例如,门槛和台阶改成斜坡,厕所改成座厕或凳式便器,在经常活动的范围内,墙上应装上扶手,床铺以 $40cm$ 左右为宜。

四、并发症的康复

脑卒中的并发症直接影响到脑卒中后各种功能的恢复,这些并发症较常见的有:肩部的并发症、直立性低血压、深静脉血栓形成、肺部感染、泌尿系感染、骨质疏松、骨折、痉挛、关节挛缩、压疮以及废用综合征、误用综合征等。

(一)肩部并发症

肩部并发症是脑卒中后常见并发症之一,主要包括肩痛、肩关节半脱位、肩手综合征,下面分别介绍:

1.**肩关节半脱位**   肩关节半脱位是脑卒中早期的常见并发症,多在脑卒中3周内发生,对患者上肢功能的恢复影响极大。卒中病人肩关节半脱位的原因是卒中后早期,上肢不同程度的瘫痪,肩关节稳定性减弱,偏瘫侧肩关节周围肌肉肌张力低下,维持肩关节正常解剖位置的周围肌肉松弛,使固定肩关节的稳定机构强度降低,导致肩关节脱离关节窝的正常位置。

对于肩关节半脱位最主要的是预防:①在软瘫时做好肩部关节的保护,避免对瘫痪肩的过分牵拉。②患侧卧位时间不宜过长,以免在无知觉时损伤肩关节。③在硬瘫时,做肩外展上举运动时宜掌面向上使肩外旋,让肱骨大结节避开肩峰的挤压。④同时须配合做肩胛骨的被动活动,增加肩胛骨的活动范围。

肩关节半脱位的治疗方法:①矫正肩胛骨的姿势,注意良肢位摆放。②纠正肩胛骨的位置,抵抗肩胛骨后缩:Bobath式握手,双上肢伸展充分上举,多次反复进行,卧位、坐位均可。③活动肩胛带:让肩胛骨向上、外、前活动。④刺激肩关节周围起稳定作用肌群的张力和活动。⑤肩关节无痛范围被动运动以保持肩关节的正常活动范围。

2.**肩痛**   肩痛是脑卒中后常见的和严重的并发症之一,多在脑卒中发病后很长时间甚至数月后发生,发病率高达84%。它不仅给患者带来身心上的痛苦,也使患者的进一步康复受到极大影响。肩痛发病原因很多,一般认为主要由于肌痉挛破坏肩关节运动的正常机制以及患侧肩部处理不当,导致肩关节外展时所必需的肩肱关节节律紊乱,使肱骨头、喙肩韧带以及软组织之间产生摩擦和压迫,从而刺激了软组织中高度密集的神经感受器所致。

治疗应针对偏瘫后肩痛的发病机理使用神经促通技术,纠正肩胛骨的下沉、后缩及肱骨的内旋、内收,以减轻肩带肌的痉挛。注意纠正患者的坐、卧体位和进行患肢被动、自主运动;同时还应由治疗师实施有效的抗痉挛活动,使肩周各组肌群间的张力逐步恢复平衡,促进肩胛骨与肱骨间的协调和同步运动,从而达到肩关节的痉挛状态得到明显改善。另外还可以采用止痛药物控制疼痛,并在局部采用超声波、超短波等物理疗法进行综合治疗。

3.**肩手综合征**   肩手综合征是脑卒中后常见的并发症,常在脑卒中后1~3个月内发生。发病机制尚不清楚,一般认为与反射性交感神经营养不良有关,也有人认为与机械作用致静脉回流障碍有关。表现为:突然出现的肩部疼痛,运动受限,手部疼痛及水肿;后期出现手部肌肉萎缩,手指挛缩畸形,甚至患手的运动功能永远丧失。常用的预防及治疗方法有:

(1)患肢正确的放置:将患肢抬高,防止患手长时间处于下垂位;维持腕关节于背伸位,可采用上翘夹板固定腕关节。卧位时,将上肢平放,远端抬高与心脏平齐,手指放开,半握空拳,可置一圆形物体于手掌中。此姿势可促进静脉血的回流。

(2)向心性加压缠绕:即以一根粗约1~2mm的长布带,对患肢手指、手掌、手背作向心性缠绕,至腕关节以上,随后立即除去绕线。反复进行可减轻水肿,促进周围血管收缩舒张自行调节机能。

(3)冰疗:即将患手浸于冰水混合液中,连续3次,中间可有短暂的间歇,本法可消肿、止痛并解痉。但应注意避免冻伤和血压升高。

(4)冷热水交替法:即先把患手浸泡在冷水中5~10分钟,然后再浸泡在温热水中10~15分钟,每日3次。以促进末梢血管收缩舒张调节的能力。

(5)主动运动:在可能的情况下,练习主动活动,如可训练患者旋转患肩,屈伸肘腕关节,但要适量适度,以患者自觉能承受的感觉为度,避免过度运动人为损伤肌肉及肌腱。

(6)被动运动:医护人员帮助活动患肢,顺应肩、肘、腕各关节的活动,活动应轻柔,以不产生疼痛为度。在卒中早期即开始训练,卒中后24~48小时即可进行,越早越好,可预防肩痛的发生,维持各个关节的活动度。

（7）其他：此外，还可应用针刺、中药、推拿、物理治疗等治疗手段综合治疗肩手综合征。

（二）直立性低血压

正常人由卧位至立位时因体位血压调节反射的作用能维持正常的循环供血。脑卒中长期卧床病人体位血压调节反射机制障碍，病人站立时，收缩期血压可迅速降低，极易出现头晕、恶心甚至昏厥等脑缺血表现。预防应强调早期起坐；起床动作要缓慢进行；可穿弹性长袜；有条件可以利用起立床（斜床）训练，逐渐提高倾斜角度达到90°，延长训练时间至30分钟。

（三）深静脉血栓形成

当下肢偏瘫严重时，缺血性脑卒中患者的深静脉血栓形成发生率在卧床患者中高达50％～75％，且多发生在一两周内。典型的症状是患腿肿胀，痛觉保留的患者可有痛感。约半数患者并无典型的临床症状而必须靠高灵敏度的多普勒血流仪确诊。一旦确诊，应避免下肢剧烈运动，使用抗凝药治疗（低分子肝素、华法林等），局部理疗也可能有一定帮助，必要时行手术治疗。

（四）肺部感染

昏迷或有吞咽障碍的患者常常会由于吸入食物、呕吐物、气管分泌物而导致肺部感染。问题可能发生在吞咽动作的口舌期，也可以发生在咽喉期，但都是因为吞咽反射减弱或消失造成会厌不能完全封闭喉口（气管开口）所致。发现有吞咽功能障碍时，应及时下鼻饲管。一旦确诊有肺部感染，则应全力以赴地处理：吸痰、排痰、大量使用抗生素，严重的需要吸氧，甚至气管切开。对有轻度吞咽障碍者，除进行唇、舌、颜面、软腭、口腔等处的刺激和肌肉功能训练外，让患者取直坐位，头前伸，从试吞结实的冻状物（如果冻）开始，逐步过渡到固体、软食、半流食、流食。总之，对吸入性肺炎的发生，要以预防为主。

（五）泌尿系感染

二便失禁是重症脑卒中患者常见的问题，因此留置导尿管帮助排尿和观察出入量在疾病早期十分常见。通常每4～6小时开放排尿一次，以刺激神经反射性排空和防止膀胱过度充盈及尿失禁为主。由于导尿管的长期留置，易于发生泌尿系感染，因此应尽可能地缩短导尿管的留置时间，采用习惯的排尿姿势。适当进行热敷、按摩、针灸等操作有利于早日排尿。另外，膀胱冲洗、使用抗生素、更换导尿管等也都是必要的措施。

（六）废用综合征

废用综合征是指长期卧床不活动，或活动量不足及各种刺激减少的患者，由于全身或局部的生理功能衰退，而出现的关节挛缩、肺部感染、压疮、深静脉血栓、便秘、肌肉萎缩、心肺功能下降、体位性低血压、智力减退等一系列综合征。大多数废用综合征的表现可以通过积极的康复训练得到预防。对"废用状态"比较明显的患者，应酌情进行被动关节活动训练，提高心肺功能的处理，增加神经肌肉反应性的处理（如利用保护性反应、姿势反应、平衡反应、多种感觉刺激、适当的手法治疗等）以及及时地处理各种并发症等。在积极控制"废用综合征"的同时，还应介入主动性运动，并使患者得到正确的康复训练。但是，如果已经出现了废用综合征的表现，再进行积极的康复训练，也只能部分逆转。

（七）误用综合征

误用综合征是指脑卒中偏瘫患者在康复过程中，由于运动方法不适当，而使偏瘫肢体肌群运动不协调，不能实现有效活动功能的一组症状。存在该综合征的患者，其偏瘫肢体伸、屈肌群肌力发展不平衡，常出现肌痉挛，不能进行分离运动，给病人日常生活活动增加困难。它是偏瘫肢体功能康复的一大障碍。在脑卒中患者常见的有：由于发病后对肢体及关节不正确的摆放和不合理用力所致的炎症，韧带、肌腱和肌肉等的损伤，骨关节变形，痉挛状态的增强，强肌和弱肌不平衡加剧，以及形成"划圈"步态和上肢"挎篮"状，并伴有肩痛、肩关节半脱位等症状。如果在患病早期就开始正确的训练，可完全或部分预防这种异常模式的形成。

五、脑卒中预后

一般来说,脑卒中后有三种结局:①经神经内科常规治疗,其受损功能完全恢复,临床痊愈;②经神经内、外科治疗,仍留有不同程度的功能障碍;③经积极抢救治疗无效,死亡。对于存活并有功能障碍的脑卒中患者来说,由于干预措施等因素的影响,其功能结局仍有较大差异。

1.影响脑卒中功能结局的因素

(1)年龄:随着年龄的增加,人体器官功能会发生退行性改变,易合并多种慢性疾病,有研究表明年龄≥75岁的脑卒中患者受损功能恢复不如年轻患者。

(2)并发症与继发性功能损害:合并有心脏病的脑卒中患者,由于心功能受限可影响原发病造成功能障碍的改善;继发于原发病的吞咽困难、失语、智力下降、感觉障碍、二便失禁和抑郁,也可延长脑卒中患者的住院时间,影响其受损功能恢复的速度,从而使其生活质量下降。

(3)病灶部位与严重程度:在损害程度相同的情况下,脑卒中患者左、右半球病变对其功能结局没有明显影响,若有忽视存在,即右半球损害的患者功能结局相对较差。一般来说,脑卒中后受损功能程度越重,持续时间越长,其功能结局越差。

(4)康复治疗:大量的临床实践表明规范化康复治疗可以促进脑卒中患者的功能恢复。早期康复治疗不仅可以预防并发症的发生,缩短住院日,加快恢复时间,其效果也较非早期康复者为好。

(5)家庭与社会的参与:在脑卒中患者的功能恢复过程中,家庭成员的积极配合和社会相关因素的参与,都对其功能结局产生积极的影响。

2.脑卒中预后的评定   相关的影响因素有助于预测脑卒中患者的预后,Brunnstrom运动功能恢复分期、Fugl-Meyer运动功能评定、FIM量表和Barthel指数,以及反映神经功能缺损的脑卒中量表,以及多元回归数学模型等方法均可预测脑卒中预后。

(张 谦)

第二节   颅脑损伤的康复

随着经济社会的飞速发展,工业事故、交通意外等危险因素不断增多,颅脑损伤的发病率也呈上升趋势,且多发生于青壮年。颅脑损伤具有发病率高、病情急、变化快、功能障碍复杂等特点,严重地影响患者的生活和工作,给自身及其家庭带来痛苦和负担。对颅脑损伤患者进行早期和积极的康复治疗,使受损的功能得以最大程度地恢复和代偿具有重要的意义,一直以来都是临床康复的重点工作内容。

一、概述

(一)定义

颅脑损伤(TBI)是指致伤外力作用于头颅部,特别是脑所造成的脑部损伤,常导致头皮、颅骨、脑膜、脑血管和脑组织发生机械性改变,从而引起暂时性或永久性的神经功能受损,常见意识障碍、记忆缺失及各种神经功能障碍。

（二）流行病学特点

颅脑损伤是危害人类生命健康的重要疾病之一。在我国,年发病率为 55.4/10 万人口,仅次于四肢创伤,但病死率居首位。在美国,颅脑损伤的发生率大约为 200/10 万人口,每年有 50 万新增病例,每年约有 8 万人死于颅脑损伤。轻度、中度和重度颅脑损伤的病死率分别是 0%、7% 和 58%,而致残率分别为 10%、66% 和 100%。经研究发现,颅脑损伤可发生在各年龄组,其分布呈两极分化,即 15~24 岁青少年(200/10 万人口)、65-75 岁老年人(200/10 万人口)居多。老年人死亡率高,与青壮年相比,老年病人恢复过程非常慢,甚至难以恢复。男性颅脑损伤的发生率明显高于女性,约为 2∶1。

（三）病因及发病机制

交通事故、工伤事故、意外坠落、运动损伤、失足跌倒以及各种锐器、钝器对头部的伤害,是颅脑损伤的常见原因,常复合身体其他部位的严重损伤。不同类型的颅脑损伤发病机制不尽相同,但均属于脑组织及脑血管的直接或间接病理生理改变,如神经纤维断裂、神经通路传导障碍、神经细胞功能丧失及脑缺血、脑水肿、颅内压增高、脑内血肿等。

脑组织遭受撞击后,电镜下可见神经元线粒体变化、ATP 酶消失、血脑屏障通透性变化等现象,局部碰撞点见灰质及表面出血,轴突髓鞘内出现广泛分散的肿胀、撕裂,并伴毛细血管和小血管的出血。通过脂质过氧化反应,引起血管完整性破坏、脑微循环血流紊乱、细胞膜通透性改变、细胞肿胀等,从而产生脑水肿,进一步使颅内压升高,引起脑移位,甚至脑疝。

（四）临床特征

颅脑损伤是一种常见外伤,可单独存在,也可与其他损伤复合存在。虽然其临床表现呈多样性与多变性,但其受伤后常见症状与体征仍有一定的共性,主要表现为以下几个方面:

1.认知功能障碍　认知功能属于大脑皮质的高级活动范畴。颅脑损伤患者大脑皮质常常受累,由于损伤性质、部位、严重程度各不相同,因而可出现各种认知功能障碍,如意识的改变、记忆障碍、听力理解异常,严重损伤的还可有感知、交流和处事行为障碍等。如果大脑皮质广泛受损则可能导致全面智能减退,成为外伤性痴呆。

认知功能障碍导致颅脑损伤患者生活与社会适应的障碍。认知障碍不仅在颅脑损伤患者中相当常见,而且往往影响到其他功能障碍的康复治疗效果,因此认知功能障碍常常成为颅脑损伤患者康复中的重要问题。

2.运动功能障碍　由于颅脑损伤形式多样,导致运动功能障碍差异很大,可出现单肢瘫、偏瘫、三肢瘫或四肢瘫。通常伴肌张力异常,出现痉挛、姿势异常、共济失调、手足徐动等运动障碍。

3.言语功能障碍　颅脑损伤后常见的言语功能障碍有言语错乱、构音障碍、命名障碍和失语。失语症也可根据不同的表现分为运动性失语、感觉性失语、命名性失语和混合性失语等。

4.心理及行为功能障碍　颅脑损伤患者经受突发性外伤,往往会因对受伤情景的回忆、头痛引起的不适、担心生命危险等不良情绪导致否认、抑郁、倦怠嗜睡、易怒、攻击性强及躁动不安,严重者还会出现人格改变、类神经质反应、行为失控等。

5.日常生活活动能力障碍　主要因为认知、运动、心理及行为等功能障碍的存在,使患者的日常生活活动受到不同程度的限制。

6.职业能力障碍　中重度颅脑损伤患者往往因各种功能障碍无法重返原来的工作岗位。

二、康复评定

颅脑损伤可导致多种严重的功能障碍,主要包括意识、认知、运动、心理、行为、日常生活能力等障碍,这些功能障碍严重影响着患者的生存质量。及时、客观、准确的康复评定,对评估患者的损伤严重程度、制定康复目标和康复治疗计划、评定康复治疗效果、判断预后等均有重要意义。

(一)损伤严重程度的评定

颅脑损伤的严重程度差别很大,可以是最轻微的脑震荡,也可以是脑干严重受损而长期昏迷,甚至终生不醒。因而在讨论康复问题前,首先要确定颅脑损伤病情的严重程度,并据以判断预后,考虑其康复指征及评价其疗效。

颅脑损伤的严重程度主要通过昏迷的程度与持续时间、创伤后遗忘持续的时间来反映。临床上常采用格拉斯哥昏迷量表、盖尔维斯顿定向遗忘试验等方法来确定颅脑损伤的严重程度。

1.格拉斯哥昏迷量表(GCS)   格拉斯哥昏迷量表是颅脑损伤评定中最常用的一种评定量表(表 5-5)。国际上普遍采用 GCS 来判断急性损伤期病人的意识情况。该量表通过检查颅脑损伤患者的睁眼反应、运动反应和言语反应三项指标,确定这三项反应的计分后,再累计得分,以三者的总分为判断伤情轻重的依据。GCS 能简单、客观、定量评定昏迷及其深度,并对预后有一定的指导意义。评分越低,昏迷时间越长,伤后遗忘时间越长,远期预后越差。

表 5-5   颅脑损伤严重程度评定

严重程度	GCS	昏迷时间
轻型	13~15 分	<20 分钟
中型	9~12 分	20 分钟~6 小时
重型	6~8 分	≥6 小时或在伤后 24 小时内出现意识恶化并昏迷≥6 小时
特重型	3~5 分	伤后昏迷或再次昏迷 1 周以上

下述两种情况不计入评分:①颅脑损伤入院后 6 小时之内死亡;②颅脑火器伤。

临床上根据 GCS 计分及伤后昏迷时间长短,可将颅脑损伤分为四型:轻型、中型、重型、特重型。详见上表。

2.创伤后遗忘(PTA)   与盖尔维斯顿定向遗忘试验(GOAT)   PTA 是颅脑损伤后记忆丧失到连续记忆恢复所需的时间,其情况如表 5-6 所示。

表 5-6   创伤后遗忘(PTA)

记忆情况	创伤阶段	记忆情况	创伤阶段	记忆情况	创伤阶段	记忆情况
	伤前		受伤时刻		伤后	
连续记忆		逆行性遗忘		PTA		恢复连续记忆

对于患者是否仍处于 PTA 之中,还是已恢复了连续记忆,常用 GOAT(表 5-7)来确定,主要通过向患者提问的方式了解患者的连续记忆是否恢复。目前认为 GOAT 是评定 PTA 客观可靠的方法。

表 5-7   Galveston 定向力及记忆遗忘检查表

姓名:	性别:	出生日期:	年 月 日	受伤时间:
诊断:				检查时间:

①你叫什么名字?(2 分)

你的生日是什么时候?(4 分)

你现在在哪里?(4 分)

②你现在在什么地方?城市名(5 分)

医院名(5 分)

续表

姓名:		性别:	出生日期:	年　月　日	受伤时间:
诊断:					检查时间:

③你是哪一天入院的?(5分)

你是怎样到医院的?(5分)

④受伤后你记得的第一件事是什么?(5分)

你能详细描述受伤后记得的第一件事吗?(5分)

(例如:时间、地点、伴随情况等)

⑤你能描述事故发生前的最后一件事情吗?(5分)

你能详述伤前记住的第一件事吗?(5分)

(例如:时间、地点、伴随情况等)

⑥现在是几点?几分?(最高5分,与当时时间相差半小时扣1分)

⑦今天是星期几?(最高5分,与正确者相差1天扣1分)

⑧今天是几号?(最高5分,与正确者相差1天扣1分)

⑨现在是几月份?(最高是5分,与正确月份相差1月扣5分)

⑩今年是公元多少年?(最高30分,与正确年份相差1年扣10分)

注:该项检查满分为100分,患者回答错误时按规定扣分,GOAT实际得分为:100减去总扣分。COAT评分:75～100分为正常;66～74分为边缘;<66分为异常。一般认为≥75分才可认为是脱离了PTA。

(二)认知功能障碍评定

认知功能是指大脑加工、储存和提取信息的能力,是人们完成活动最重要的心理条件,包括语言信息、智慧技能、认知策略等方面。颅脑损伤后认知功能障碍很常见,主要涉及感知、意识、记忆力、理解力、注意力、专注力、思维能力、推理能力和解决问题的能力等。常用的方法有:RanchoLosAmigos(RLA)认知功能分级、神经行为认知状态测试(NCSE)、洛文斯顿作业疗法认知评定成套测验(LOTCA)。

1.RanchoLosAmigos认知功能分级　按RLA的等级评定标准,颅脑损伤患者恢复过程中的认知与行为变化,包括从无反应到有目的反应共8个等级。该等级评定虽然不能表明患者特定的认知障碍,但可大致反映患者颅脑损伤后一般的认知及行为状态,并常常作为制定治疗计划的依据,因此在临床上广泛使用(表5-8)。

表5-8　RanchoLosAmigos(RLA)认知功能分级

分级	特点	认知与行为表现
Ⅰ级	没有反应	患者处于深昏迷,对任何刺激完全无反应
Ⅱ级	一般反应	患者对无特定方式的刺激呈现不协调和无目的的反应,与出现的刺激无关
Ⅲ级	局部反应	患者对特殊刺激起反应,但与刺激不协调,反应直接与刺激的类型有关,以不协调延迟方式(如闭着眼睛或握着手)执行简单命令
Ⅳ级	烦躁反应	患者处于躁动状态,行为古怪,毫无目的,不能辨别人与物,不能配合治疗,词语常与环境不相干或不恰当,可以出现虚构症状,无选择性注意,缺乏短期和长期的回忆
Ⅴ级	错乱反应	患者能对简单命令取得相当一致的反应,但随着命令复杂性增加或缺乏外在结构,反应呈无目的、随机或零碎性;对环境可表现出总体上的注意,但精力涣散,缺乏特殊注意能力,用词常常不恰当并且是闲谈,记忆严重障碍,常显示出使用对象不当;可以完成以前常有结构性的学习任务,如借助帮助可完成自理活动,在监护下可完成进食,但不能学习新信息

分级	特点	认知与行为表现
Ⅵ级	适当反应	患者表现出与目的有关的行为,但要依赖外界的传入与指导,遵从简单的指令,过去的记忆比现在的记忆更深更详细
Ⅶ级	自主反应	患者在医院和家中表现恰当,能自主地进行日常生活活动,很少出差错,但比较机械,对活动回忆肤浅,能进行新的活动,但速度慢,借助结构能够启动社会或娱乐性活动,判断力仍有障碍
Ⅷ级	有目的反应	患者能够回忆并且整合过去和最近的事件,对环境有认识和反应,能进行新的学习,一旦学习活动展开,不需要监视,但仍未完全恢复到发病前的能力,如抽象思维、对应激的耐受性、对紧急或不寻常情况的判断等

2.神经行为认知状态测试(NCSE)

(1)评测工具:NCSE 是一全面性的标准认知评定,能比较敏感地反映患者认知障碍的内容及程度,可按病人的认知状况作初步的筛选和评估,且操作比较方便,结果可以图示,因而比较直观,具有良好的效度和信度。NCSE 可以评估患者的定向、专注、语言(理解、复述和命名)、结构组织、记忆、计算、推理(类似性、判断)等领域。

(2)评测内容及方法:NCSE 评估认知功能的三个一般因素(意识水平、注意力和定向能力)和五个主要的认知功能区域(语言能力、结构能力、记忆力、计算能力和推理能力)。除了记忆及定向分测验外,其余所有分测验都先给予"筛查试",若受试者通过"筛查试"则认定该项认知功能未受损,不需进一步评估。若"筛查试"未通过,则给予该分测验的一系列难度渐增的"等级试"。

(3)特点:根据 NCSE 评估所得到的信息,判断是否存在认知障碍,同时明确认知功能受损的区域以及尚存的功能。临床常用的认知功能筛查量表如 MMSE、CCSE 等,仅得出单一的总分性评估结论,对于特定的认知障碍,如失语、失用症等不敏感,NCSE 则充分考虑了以上几个因素。

3.洛文斯顿作业疗法认知评定成套测验(LOTCA)　LOTCA 是目前认知评估领域应用较为广泛的方法之一。它基本涵盖了检测认知功能的各个方面,操作简单,实用性强,是临床康复中评定认知功能的敏感、系统的指标。

评定内容分为四大类:定向力、知觉、视运动组织及思维运作检查,共 20 项测验,除思维运作中的三项检查为 5 分制外,均采用 4 分制评分标准。通过检查结果可了解患者在定向、视失认、命名、空间失认、失用、单侧忽略、视空间组织推理能力、颜色失认、失写、思维运作、注意力等方面的能力。

4.记忆能力评估　记忆是人对过去经历过的事物的一种反应,是对已获信息的感知及编码、储存和提取的过程,可分为瞬时记忆、短时记忆和长时记忆三种。记忆功能是人脑的基本认知功能之一。颅脑损伤患者经常出现记忆功能障碍,这就要求对患者的记忆状况进行客观评定。常用 Rivermead 行为记忆能力测验(RBMT)和韦氏记忆量表(WMS)。

(1)Rivermead 行为记忆能力测验:该方法是应用较广的成套记忆测验,也是神经心理测验之一。其目的是在医院的室内环境下评定日常生活的记忆功能。RBMT 包含 11 个项目,主要检测患者对具体行为的记忆能力,患者在此项行为记忆能力测验中的表现,可帮助治疗师了解患者在日常生活中因记忆力受损所带来的影响。包括时空及时间的定向、记忆姓名(延迟忆述)、记忆图片(实时忆述及延迟忆述)、记忆样貌(实时忆述及延迟忆述)、记忆故事(实时忆述及延迟忆述)、记忆要做的事情(延迟忆述)、记忆说话讯息(延迟忆述)、记忆所走路线(实时忆述及延迟忆述)、记忆对象摆放位置(实时忆述及延迟忆述)等。记忆高(MQ)表示记忆的总水平。

评定方法:患者各项目得到的初步积分会转化成标准分数及筛选分数。经过测试后的记忆功能水平可分为正常、轻度障碍、中度障碍及严重障碍。22～24 分为正常,17～21 分为轻度障碍,10～16 分为中度障碍,0～9 分为重度障碍(表 5-9)。

表 5-9　Rivermead 行为记忆功能评定表

检查项目	操作方法	评分标准
记住姓和名	让患者看一张人像照片,并告知他照片上人的姓和名。延迟一段时间后让他回答照片上人的姓和名,延迟期间让他看一些其他东西。可先让患者跟着复述一遍人名,确认其注意集中且记住了之后再开始	姓和名均答对,2分;仅答出姓或名 1分;否则 0 分
记住藏起的物品	向患者借一些属于他个人的梳子、铅笔、手帕、治疗时间表等不贵重的物品,当着他的面藏在抽屉或柜橱内,然后让他进行一些与此无关的活动,结束前问患者上述物品放于何处	正确指出所藏的地点,1 分;否则 0 分
记住预约的申请	告诉患者,医生将闹钟定于 20 分钟后闹响,让他 20 分钟后听到闹钟响时提出一次预约的申请,如向医生问"您能告诉我什么时候再来就诊吗"?	钟响当时能提出正确问题,1 分;否则0 分
记住一段短的路线	让患者看着医生手拿一信封在屋内走一条分 5 段的路线:椅子→门→窗前→书桌,并在书桌上放下信封→椅子,从书桌上拿信封放到患者前面。让患者照样做。提前告知患者需关注的重点,在做的过程中不再给予提示	5 段全记住,1 分;否则 0 分
延迟后记住一段短路线	方法同 4,但不立刻让患者重复,而是延迟一段时间再让他重复,延迟期间和他谈一些其他事	全记住,1 分;否则0 分
记住一项任务	即观察 4 中放信封的地点是否对	立即和延迟后都对,1 分;否则 0 分
学一种新技能	找一个可设定时刻、月、日的计算器或大一些的电子表,让患者学习设定月、日、时和分(操作顺序可依所用工具的要求而定)。如①按下设定钮(set);②输入月份,如为 3 月,输入 3;③输入日,如为 16,输入 16;④按下仪器上的日期钮,告诉患者这是日期;⑤输入时间,如为 1 时 54 分,输入 1-5-4;⑥按下时刻钮,告诉患者这是时刻;⑦按复位钮,消除一切输入。让患者尝试 3 次	3 次内成功,1 分;否则 0 分
定向	问患者下列问题:①今年是哪一年? ②本月是哪个月? ③今日是星期几? ④今日是本月的几号? ⑤现在我们在哪里? ⑥现在我们在哪个城市? ⑦您多大年纪? ⑧您何年出生? ⑨现届国家总理的名字是什么? ⑩谁是现届的国家主席?	①②③④⑤⑥⑦全对,1 分;否则 0 分
日期	问题 8 中的第④题时记下错、对	正确 1 分,否则 0 分
辨认面孔	让患者细看一些面部照片,每张看 5 秒,一共看 5 张。然后逐张问他这是男的还是女的? 是不到 40 岁,还是大于 40 岁? 然后给他 10 张面部照片,其中有 5 张是刚看过的,让他挑出来	全对 1 分;否则 0 分
认识图画	让患者看 10 张用线条图绘的物体画,每次一张,每张看 5 秒,让他叫出每图中的物体名称。在延迟后让患者从 20 张图画中找出刚看过的 10 张	全对 1 分;否则 0 分

注:以上 11 题除第一题最高 2 分外,余各题最高为 1 分,满分为 12 分。正常人总分 9～12 分,平均 10.12 分,标准差为 1.16 分。脑损伤时至少 3 项不能完成,总分 0～9 分,平均 3.76 分,标准差为 2.84 分。对脑损伤的患者最难的是 1、2、3、10 题,对第 2 题尤感困难。

(2)韦氏记忆量表:由我国学者根据国外单项测验编制的中文版成套记忆量表,用于成人(20～90 岁)。由于临床所见记忆障碍以近事记忆障碍或学习新事物困难为多见,故该量表各个分测验都是检查持续数分钟的一次性记忆或学习能力。本测试可以鉴别不同类型的记忆障碍,如词语记忆障碍或视觉记忆障碍,并为大脑功能障碍评定提供参考数据。

该量表共有 10 项分测验,分别测量长时记忆、短时记忆和瞬时记忆。长时记忆,如给患者看抽屉内的剪刀,数分钟后提问患者剪刀在何处等;短时记忆,如让患者记住不熟悉的人名,然后主试者与之交谈无关内容,1 分钟时让患者说出该人名;瞬时记忆,如数字复述,主试者从两位数开始,以每秒一数的速度念各行数字,每念完一列即让患者复述,能复述 5～7 位数字为正常。该量表特点是对各个方面的记忆功能都予以评定,其结果也有助于鉴别器质性和功能性的记忆障碍。

5.解决问题能力评估　该项目评估包括执行功能障碍的行为评估法(BADS),后设认知能力面试及Raven 的演变图形(RPM)。BADS 主要是针对额前叶执行能力障碍所设计。由于额前叶障碍的患者往往在筛选评估中各方面的认知功能障碍都有好的表现,因此 BADS 在一些模拟的活动,例如转换及遵守规则、计划行动以及思考方法等活动中,便能找出患者在其他测试中无法评定出的执行能力障碍。

6.感知功能评定　感知功能评定包括感觉功能、知觉功能评定两个方面。感觉功能方面,一般检查触觉、痛觉、听觉、视觉等。知觉障碍评定包括失认症、失用症的评定。

(三)言语功能障碍评定

颅脑损伤患者常见的言语障碍如表 5-10。

表 5-10　颅脑损伤患者常见的言语障碍

编号	障碍类型
I	错乱言语
II	构音障碍
III	失语
IV	命名障碍
V	言语失用
VI	阅读困难
VII	书写困难

颅脑损伤患者言语障碍的特点如下:

1.言语错乱　颅脑损伤早期最常见的言语障碍。其特点:①答非所问但言语流畅,没有明显的词汇与语法错误。②失定向:时间、空间、人物等定向障碍十分明显。③缺乏自知力:不承认自己有病,不能配合检查,且意识不到自己的回答是否正确。

2.构音障碍　常见,主要表现有吐词不清、鼻音过重、说话费力等。

3.命名障碍　常见,而且可以持续很久。

4.失语　除非直接损伤言语中枢,真正的失语较少见。在发病初期,在闭合性、开放性颅脑损伤中,其发病率分别为 12%～15%、14%～23%。但 3 个月后,闭合性颅脑损伤患者的失语迅速恢复,因而比例比开放性者明显减少。在失语症中,约 50%左右为命名性失语,另外对复杂资料理解差也很常见。

颅脑损伤患者言语障碍的筛查和评定,可参阅语言治疗学相关内容。失语的评定可采用原北京医科大学汉语失语症成套测验(ABC)和中国康复研究中心版的失语症检查法(CRRCAE);构音障碍的常用评定方法有 Enderby 构音障碍评定。

(四)运动功能障碍的评定

颅脑损伤可致痉挛、偏瘫、共济失调、震颤、运动反应迟钝等运动障碍,其评定与脑卒中或脑性瘫痪所致运动障碍评定相似。目前国际上统一的运动功能评定方法主要有：Brunnstrom 等级评定法、Fugl-Meyer 运动功能评定法、Rivermead 运动指数等，下面主要介绍前两者。

1.Brunnstrom 等级评定法　美国物理治疗师 Signe Brunnstrom 在进行大量的临床实践后，将偏瘫肢体功能的恢复过程根据肌张力的变化和运动功能情况分为六个阶段，这就是著名的 Brunnstrom 运动功能恢复六阶段理论，并据此理论设计制定了偏瘫功能恢复 6 级评价标准。神经疾患的恢复过程可能停留在任一阶段，但不会跨越任一阶段。Brunnstrom 运动疗法的中心就是促进患者沿着运动功能恢复顺序达到正常运动功能。治疗早期通过姿势反射和联合反应诱发共同运动，其后训练患者对共同运动的主动控制，后期以促进分离运动，进行功能活动为主导。治疗常用的方法有：本体感觉刺激、皮肤刺激诱发肌肉活动等。Brunnstrom 疗法强调有目的性的活动克服共同运动，强调反复练习所获得的正确运动的重要性。

2.Fugl-Meyer 运动功能评定法　由瑞典医生 Fugl-Meyer 等人在 Brunnstrom 运动评定法的基础上发展而来，是目前公认的、使用最为广泛的评价方法。Fugl-Meyer 运动功能评定法是将上肢、下肢、手和手指运动功能评定、平衡能力、关节活动度、关节运动的疼痛、感觉功能等多项与偏瘫后身体运动功能恢复有密切关系的内容综合进行定量评定的方法。上肢总评积分 66 分，下肢总评积分 34 分，最大平衡积分 14 分，最大关节活动度积分 88 分。它能反映偏瘫患者功能恢复过程中各种因素的相互作用，是脑损伤患者康复评定常用的定量方法之一。

（五）行为障碍的评定

颅脑损伤患者行为障碍的评定主要依据症状判断和观察记录，如攻击、冲动、丧失自知力、无积极性、严重的强迫观念、癔症等。在没有专门心理人员的情况下，主要依据颅脑损伤患者行为障碍常见的临床表现来评定。常见的器质性行为障碍如表 5-11。

表 5-11　颅脑损伤常见的行为障碍

性质	表现
Ⅰ 正性	A 攻击
	B 冲动
	C 脱抑制
	D 幼稚
	E 反社会性
	F 持续动作
Ⅱ 负性	A 丧失自知力
	B 无积极性
	C 自动性
	D 迟缓
Ⅲ 症状性	A 抑郁
	B 类妄想狂
	C 强迫观念
	D 循环性情感（躁狂-抑郁气质）
	E 情绪不稳定
	F 癔病

颅脑损伤患者典型的行为障碍可表现为：

1.发作性失控　往往是颞叶内部损伤的结果，发作时脑电图有阵发异常，表现为无诱因、无预谋、无计划的突然发作，直接作用于最近的人或物，如打破家具、向人吐唾沫、抓伤他人以及其他狂乱行为等。发作时间短，发作后有自责感。

2.额叶攻击行为　又称脱抑制攻击行为，因额叶受损引起，特点是对细小的诱因或挫折发生过度的反应，其行为直接针对诱因，最常见的是间歇性的激惹，并逐步升级为一种完全与诱因不相称的反应。

3.负性行为障碍　常为额叶和脑干部位受损的结果，特点是精神运动迟滞，感情淡漠、失去主动性，患者往往不愿动、嗜睡，即使是日常生活中最简单、最常规的活动也完成得十分困难。

（六）情绪障碍评定

颅脑损伤患者常见的情绪障碍如表 5-12。其中以焦虑、抑郁较为重要。对于有抑郁症状的患者可用汉密尔顿抑郁量表（HAMD）和抑郁自评量表（SDS）进行评定；对于有焦虑症状的患者，可采用汉密尔顿焦虑量表（HAMA）和焦虑自评量表（SAS）进行评定。

表 5-12　颅脑损伤患者常见的情绪障碍

编号	障碍类型
I	淡漠无情感
II	易冲动
III	抑郁
VI	焦虑
V	情绪不稳定
VI	神经过敏
VII	攻击性
VIII	呆傻

（七）日常生活活动（ADL）能力的评定

患者由于运动、认知等功能障碍的存在，经常导致 ADL 能力的下降。评定基本 ADL，可用 Barthel 指数（BI）或改良 Barthel 指数（MBI），更推荐使用功能独立性评定（FIM），因为颅脑损伤患者多有认知障碍，而 FIM 不仅评估躯体功能，而且还评定了言语、认知及社会功能，显然比 BI 或 MBI 更客观、全面。

评定工具性 ADL（ADL），可用社会功能活动问卷（FAQ）。

（八）其他功能障碍的评定

部分颅脑损伤患者还可能涉及以下功能障碍或损伤，如前庭功能障碍、吞咽障碍、感觉障碍、颅神经损伤（如面神经、位听神经、动眼神经、滑车神经、外展神经、视神经等）、迟发性癫痫等，也需要分别进行评定。

三、康复治疗

颅脑损伤的康复要从急性期开始介入，采用各种综合康复手段，对颅脑损伤患者的运动、认知、言语等功能障碍进行康复治疗，消除或改善功能障碍，使患者最大程度地恢复正常的生活、工作能力并参与社会活动。

（一）急性期的康复治疗

颅脑损伤病人的生命体征（即呼吸、心率、脉搏、血压）稳定，特别是颅内压持续 24 小时稳定在 2.7kPa

(20mmHg)以内即可进行康复治疗。康复治疗措施包括综合促醒治疗和一般康复处理等。

康复目标:稳定病情,提高觉醒能力,促进意识恢复;预防各种并发症;促进功能康复。

1.促醒治疗 严重颅脑损伤病人会出现不同程度的昏迷、昏睡或嗜睡等。昏迷存在于损伤的早期,通常持续不超过3～4周。严重颅脑损伤的恢复首先从昏迷和无意识开始,功能恢复的大致顺序为:自发睁眼→觉醒周期变化→逐渐能听从命令→开始说话。可以应用各种神经肌肉促进和刺激方法加速其恢复的进程,帮助患者苏醒,恢复意识。

(1)听觉刺激:①定期播放患者喜欢和熟悉的音乐;②亲属经常与患者谈话,谈话内容包括患者既往遇到过的重要事件、患者喜欢或感兴趣的话题等。通过患者面部及身体其他方面的变化,观察患者对听觉刺激的反应。③家庭成员和治疗小组成员需了解与患者说话的重要性,在床边交谈时需考虑患者的感觉,尊重患者的人格,鼓励患者主动的反应。

(2)视觉刺激:可在患者头上放置五彩灯,通过不断变换的彩光刺激视网膜、大脑皮层等。

(3)浅深感觉刺激:皮肤触觉刺激、肢体关节位置觉对大脑皮层有一定的刺激作用。可由治疗师或患者家属每天利用毛巾、毛刷、冰块等从肢体远端至近端进行皮肤刺激,对患者的四肢关节进行被动活动。

2.运动疗法

(1)良肢位摆放:能有效预防和减轻肌肉弛缓或痉挛带来的异常模式,预防关节半脱位等并发症的发生。头的位置不宜过低,以利于颅内静脉回流;患侧上肢保持肩胛骨向前、肩前屈、肘伸展,下肢保持髋、膝关节微屈和踝关节中立位。目前多主张采用患侧卧位或健侧卧位,少采用仰卧位。

(2)关节被动活动:可维持肌肉和其他软组织的弹性,防止挛缩或关节畸形,在患者生命体征稍稳定后即可进行瘫痪肢体被动关节活动范围的训练。每日1～2次,每一关节5分钟左右。进行被动运动时要注意动作轻柔、缓慢,活动范围避免拉伤肌肉或韧带。

(3)床上体位转移:患者应经常变换体位以预防压疮。在保持至少每2h变换一次体位的同时,还应使用气垫床,密切观察皮肤颜色变化,并避免皮肤破损。

(4)尽早活动:一旦生命体征稳定、神志清醒,应尽早鼓励患者进行深呼吸、肢体主动运动、床上活动和坐位、站位练习。可应用起立床对患者进行训练,逐渐递增起立床的角度,使患者逐渐适应,预防体位性低血压、骨质疏松及泌尿系统感染,治疗时应注意观察患者的呼吸、心率和血压的变化。

(5)排痰训练:每次翻身时用空掌从患者背部肺底向上拍打至肺尖部,帮助患者排痰,并指导患者作体位引流排痰,以保持呼吸道通畅,预防肺部感染。

3.物理因子疗法 对弛缓性瘫痪患者,可利用低频脉冲电刺激疗法增强肌张力、兴奋支配肌肉的神经,以增强肢体运动功能。另外对高热患者可以采用冰毯、冰帽治疗。

4.高压氧治疗 颅脑损伤后及时改善脑循环,保持脑血流相对稳定,防止灌注不足或过多,将有利于改善脑缺氧所致的脑功能障碍,从而促进脑功能的恢复。高压氧治疗,可每日1次,每次90分钟,10次为一个疗程,可连续数个疗程。

(二)恢复期的康复治疗

颅脑损伤的急性期过后,生命体征已稳定1～2周后,即进入恢复期,时间一般为伤后2年内。恢复期患者病情相对稳定,发病后6个月内是康复治疗和功能恢复的最佳时期,但6个月后功能仍可进一步恢复。在此期内康复治疗应全面介入,重点改善患者的运动、言语、认知等功能障碍,提高患者的ADL能力。

康复目标:最大限度地恢复患者的运动、感觉、认知、语言等功能和生活自理能力,学会应对残疾,尽可能在工作、个人生活等方面达到自理,提高生存质量。

1.运动疗法 恢复期的运动治疗主要是进一步改善和加强患者感觉和运动功能,训练各种转移能力、姿势控制及平衡能力,尽可能使患者达到日常生活活动自理。主要采用神经发育疗法,包括 Brunnstrom 技术、Rood 技术、Bobath 技术、神经肌肉本体促进技术以及运动再学习技术,如床上运动、翻身训练、坐起训练、坐位训练、站起训练、站位训练、步行训练等。通过训练,促进神经功能的恢复,使颅脑损伤患者重新恢复机体的平衡、协调及运动控制功能。颅脑损伤恢复期的运动疗法与脑卒中恢复期的运动疗法相类似。

2.认知功能训练　颅脑损伤患者的认知障碍主要表现在觉醒和注意障碍、学习和记忆障碍及思维障碍等。可按照 RLA 分级标准,根据其认知功能恢复的不同时期,采用相应的治疗策略。

早期(Ⅱ、Ⅲ):对患者进行躯体感觉方面的刺激,提高觉醒能力,使其能认出环境中的人和物。

中期(Ⅳ、Ⅴ、Ⅵ):减少患者的定向障碍和言语错乱,进行记忆、注意、思维的专项训练,训练其组织和学习能力。

后期(Ⅶ、Ⅷ):增强患者在各种环境中的独立和适应能力,提高在中期获得的各种功能的技巧,并应用于日常生活中。

(1)改善患者自知力的康复训练:在颅脑损伤(尤其是额叶损伤)的恢复早期,患者常缺乏自知力,否认疾病,拒绝治疗,或即使接受治疗但会确定不现实的目标,使康复治疗变得困难,严重影响治疗效果。因此,本阶段应首先恢复患者的自知力。可采用下述的方法。

1)改善患者对自身缺陷的察觉:对患者的日常活动进行录像,并向患者播放,针对性展示其活动缺陷,向他指出哪些是对的,哪些是错的,并逐步将放录像任务交给患者,要求他在录像中出现他的错误时停住,由自己述说错误所在。如暂无录像条件,可面对镜子活动并在自己的实际活动中指出自己的错误。

2)改善患者的感知功能:让患者观看一群颅脑损伤患者的集体活动,并让他观察和记下其中某一患者的错误,和他一起分析错误的特征和原因。

3)改善患者判断行为是否成功的知觉:选出一些与患者康复目标有关的行为,分别播放该行为成功和不成功的录像,和患者一起进行足够详尽的分析,使他认识行为成功和不成功的特征和原因,并告诉患者克服不正确行为的方法。

4)改善患者对现存缺陷和远期目标之间差距的认识:具体、详尽地讨论患者的长期目标和期望,拟定一个为了达到这一目标所需技能的详尽一览表,和他讨论哪些已掌握而哪些尚不足。

(2)注意障碍的康复训练:可用下述方法。

1)猜测作业:取两个透明玻璃杯和一粒弹球,在患者注视下治疗师将一个杯子扣在弹球上,让患者指出哪个杯子中有弹球,反复进行数次。成功后可通过逐步改用不透明的杯子,用三个或更多的杯子,用两粒或更多不同颜色的弹球等方式以增加训练难度。

2)删除作业:在一张纸中部写几个大写的汉语拼音字母如 KBEZBOY(也可依据患者文化程度选用数字或图形),让患者删除由治疗师指定的字母如其中的"B"。成功后,改变字母顺序和要删除的字母,反复进行多次。进一步可通过逐步缩小字母的大小、增加字母的行数、增加小写字母或插入新字母等方式以增加训练的难度。

3)时间作业:给患者一个秒表,让他按命令启动,并于 10 秒内停止。如此反复进行练习。随后可以逐步延长秒表走动时间以增加训练难度,进而还可在与患者交谈分散其注意力的情况下进行训练,以进一步提高难度。

4)顺序作业:让患者按顺序写出 0~10 的数字,如有困难,可排列 10 张数字卡。成功后,加大数字系列,反复进行。随后改为让患者按奇数或偶数的规律说出或写出一系列数字,并由治疗师任意改变起点的数字。在此基础上再进行该列数字的算术处理,如在该列数字的每 4 个数字的末一个数字上加上由治疗师指定的数目,并由患者报出两者相加的结果等方式以增加训练难度。

（3）记忆障碍的康复治疗：可用下述方法。

1）运用环境能影响行为的原理

①日复一日地保持恒定、重复的常规和环境。

②控制环境中信息的量和呈现条件，每次提供的信息量少要比多好；信息重复的次数多比少好；多个信息相继出现时，间隔时间长比短好等。

③充分利用环境中的记忆辅助物，要帮助患者学会充分利用记忆策略和内、外环境中的记忆辅助物，而不是单调、重复的训练。

2）教会患者充分利用内部策略和外部策略

①内部策略：是在患者记忆损伤的严重程度不同的情况下，让他以损伤较轻的部分来从事主要的记忆工作，或是以另一种新的方式去记忆的方法（如患者言语记忆差就让他改用形象记忆的方法等）。内部辅助主要依靠以下一些记忆的策略。

a.背诵：是反复无声地背诵要记住的信息。背诵的好处是背诵一个项目可以增加对他的注意时间，从而加强对它们的记忆；另外，背诵可以将一些项目保持在短期记忆之中，将它们编好码，并将之转移到长期记忆中去。

b.PQRST 法

P（preview）——先预习要记住的内容；

Q（question）——向自己提问与内容有关的问题；

R（read）——为了回答问题而仔细阅读资料；

S（state）——反复陈述阅读过的资料；

T（test）——用回答问题的方式来检验自己的记忆。

c.精细加工：是教会患者将要记住的信息详细地分析，找出各种细节，并将之分解，并设法与已知的信息联系起来，以便于记忆的方法。

d.兼容：要患者培养成一种良好的、善于将新信息和已知的、熟悉的信息联系起来记忆的方法。

e.自身参照：让患者学会分析新信息与其自身有何关系，并将之尽量与其自身的事物联系起来记忆的方法。

f.视意象：是让患者将要记住的信息在脑中形成与之有关的视觉形象的方法。

g.首词记忆法：将要记住的信息的头一个词编成一些类似诗歌的句子，以便记忆，例如将训练记忆的要点编成"天天复习，不要偷懒，作业勤快，美好的结果将等着你"的句子，由于头一个字合起来是"天不作美"这样一个好记的句子，因而易于记住。

h.编故事法：按自己的喜爱和习惯也可将记住的信息编成一个自己熟悉的故事。

②外部策略：主要是利用身体以外的提示或辅助物来帮助记忆的方法。

对于提示，要求：能在最需要的时候提供；其内容要和需记住的信息密切相关。

对于辅助物，要求：便于携带，而且容量要大；容易使用而无须再借用其他工具。

常用的辅助物有：

a.日记本：应用的条件是患者能阅读，最好能写，如不能写，由他人代写也可；患者能提取信息中的关键词。

应用时要注意：一人一本；随身携带；放置的地点要恒定；开始使用时记录要勤，以 15 分钟为一段记下要记的事，记忆能力改善后再逐步延长。如患者视力不佳、注意力差或口语能力不良等情况下使用日记本的效果较差。

b.时间表:将有规律的每日活动写在大而醒目的时间表上,张贴在患者经常停留的场所,初用时,经常提醒患者观看时间表,让他知道什么时候应当做什么。这样,即使有严重的记忆障碍,患者也能掌握生活的规律。

c.地图:适用于伴有空间、时间定向障碍的患者。用大的地图、大的罗马字和鲜明的路线,标明常去的地点和顺序,以便应用。

d.闹钟、手表和各种电子辅助物:有一种可以定时报时的手表就很适用,如日记本上为每15分钟记一次事,则将手表调到每15分钟报时一次,则可及时地提醒患者看日记本。

e.应用连接法训练记忆:将作业分解为许多步骤,每次只要求患者记住一个步骤,记住后再加入下一步。

f.修改外部环境以利于记忆:如房门上贴粗大的字或鲜明的标签,物品放置的位置恒定,简化环境,突出要记住的事物等,均有助于记忆。

g.提供言语或视觉提示:让患者记住一件事物时,口头提问有关的问题并同时让他观看相关的图片等。

进行记忆训练时,需要注意的事项:每次训练的时间要短,开始要求患者记忆的内容要少,而信息呈现的时间要长。以后逐步增加信息量,反复刺激以提高记忆能力。训练要从简单到复杂,可将整个练习分解为若干小节,分节进行训练,最后再逐步联合训练。如每次记忆正确时,应及时地给予鼓励,使其增强信心。

3)药物治疗:胆碱酯酶抑制剂如多奈哌齐、卡巴拉汀、石杉碱甲等有助于促进记忆。颅脑损伤后记忆障碍患者可选择应用。药物与记忆训练两者相结合,可能效果更好。

(4)思维障碍的康复训练颅脑损伤可引起推理、分析、综合、比较、抽象、概括等多种认知过程的障碍,常表现为解决问题的能力下降。对于这些患者,训练其解决问题的能力就是改善其思维障碍的有效方法。简易有效的方法如下:

1)提取信息的训练:取一张当地当天的报纸,让患者找出尽可能多的、不同种类的信息(表5-13)。

表 5-13　报纸中的各类信息

信息内容	提取正确时的得分(%)
Ⅰ报纸名称	10
Ⅱ日期	10
Ⅲ头版头条新闻	10
Ⅳ天气预报	10
Ⅴ患者感兴趣的栏目	10
Ⅵ电视节目	10
Ⅶ体育节目	10
Ⅷ招聘广告	10
Ⅸ保健或化妆品广告	10
Ⅹ家用电器广告	10

给患者报纸后,先让患者自己述说其内容,不完全时,再按表中的项目提问。提问时要稍加扩大,以核实患者是否真正了解。对真正了解的项目给相应的分数。再次训练时,如分数增加,即可看出进步。

2）排列顺序的训练：让患者进行数列的排序（表5-14）。

表 5-14　数列的排序

序列	范围	排列正确时的得分（%）
Ⅰ数目	1～20	20
Ⅱ字母	A～Z	20
Ⅲ星期1～7	20	
Ⅳ月份	1～12	20
Ⅴ年份	2000～2007	20

将上述内容制作成分列的卡片，每次一组，打乱后让患者重新排好，正确时给相应的分数。

3）物品分类的训练：将每类有5种共5大类物品（表5-15）的卡片，打乱后让患者重新分类，正确时给相应的得分。

表 5-15　物品的分类

类别	内容	分类正确时的得分（%）
Ⅰ食物	西红柿、青椒、鸡蛋、土豆、香肠	20
Ⅱ家具	写字台、沙发、书柜、茶几、椅子	20
Ⅲ衣物	衬衫、长裤、西装、背心、鞋子	20
Ⅳ家用电器	电视机、电脑、电扇、电冰箱、电话机	20
Ⅴ梳洗用品	牙刷、洗发水、肥皂、梳子、毛巾	20

在每组内，如排列不完全对时，可按每对一小项给4分计算。

4）从一般到特殊的推理训练：方法是向患者提供一类事物的名称（表5-16），让患者通过向治疗师提问的方式，推导出究竟为何物。如告诉患者为食物，患者可以问是否是蔬菜？如回答是，患者可以再问是叶子？茎类？还是根类？如回答是根类，患者可以再问是长的还是圆的？如回答为长的，患者可以再问，是红的还是白的？如回答是红的，患者即可推导出是胡萝卜。起初允许患者通过无数次的提问猜出结果，以后限制他必须至多20次提问猜出结果，成功后再逐步限定为至多10次乃至5次。

表 5-16 从一般到特殊的推理

类别	目标事物	推理正确时的得分（%）
Ⅰ食物	香蕉	20
Ⅱ工具	钳子	20
Ⅲ植物	柳树	20
Ⅳ动物	孔雀	20
Ⅴ职业	医生	20

5）对问题及突发情况的处理训练：可让患者设想遇到的一些问题（表5-17），训练患者处理问题的能力。进一步增加难度，可假设一些突发情况（表5-17），训练其应变处理能力。这里需要指出的是，突发情况下的应变方法可以有多种，只要患者言之有理，均可认为是正确的。

表 5-17　对问题及突发情况的处理

问题	回答正确时的得分(%)
Ⅰ 刷牙	20
Ⅱ 煎鸡蛋	20
Ⅲ 丢了钱包怎么办?	20
Ⅳ 出门回来忘了带钥匙怎么办	20
Ⅴ 到新地方迷了路怎么办?	20

6)计算和预算的训练:让患者进行简单的计算,并作出一个家庭预算,如表 5-18。

表 5-18　计算和预算

项目	例	回答正确时的得分(%)
Ⅰ 加法	54＋47	10
Ⅱ 减法	67-39	10
Ⅲ 乘法	15×6	20
Ⅳ 除法	90÷15	20
Ⅴ 家庭预算	每月工资用在房租、水电、伙食、衣着、装饰、文化、娱乐、保健、医疗、预算外支出等方面的分配是否合理	40

在计算方面,可以先是笔算,每题限半分钟,以后可改为心算,最后即便心算也将规定的时间缩短。在家庭预算方面,视其合理性如何?所需时间是多少?为增加难度,可假设某月因故有较大的预算外开支,将余下的钱让患者重新分配,视其处理问题的能力如何。

以上各种训练,均应得分达到 80% 或以上,方可增加难度或更换训练项目。另外,并非一日之内将所有训练做完,每日可选择其中的 2～3 项进行练习,视患者的耐受和反应而定。

7)计算机辅助训练:由于计算机提供的刺激高度可控,给予的反馈即时、客观、准确;患者自己可以完成训练,也可以自己控制治疗的进程,可以节省治疗师的劳动;电脑操作的趣味性较大,患者常乐于使用。在编制或选用电脑软件时,应该注意到以下要求:①作业应有稳定的、可被控制的难度;②训练过程能培养患者的能力;③指导语简明易懂;④有一致的反应形式;⑤内容与年龄相符;⑥有患者乐于接受的反馈方法;⑦有保存记录的方法。

3.感知障碍的康复治疗　感知是指大脑将感觉信息综合为概念的认知能力。感知障碍主要表现为各种失认症和失用症。康复训练的方法是采用反复多次的训练,通过给予患者特定的感觉刺激,使大脑对感觉输入产生较深影响,从而提高感知能力。

(1)失认症的康复训练:常见失认症的训练方法如下。

1)单侧忽略训练法

①不断提醒患者集中注意其忽略的一侧。

②站在忽略侧与患者谈话和训练。

③对忽略侧给予触摸、拍打、挤压、擦刷、冰刺激等感觉刺激。

④将患者所需物品放置在忽略侧,要求其用健手越过中线去拿取。

⑤鼓励患侧上下肢主动参与翻身,必要时可用健手帮助患手向健侧翻身。

⑥在忽略侧放置色彩鲜艳的物品或灯光提醒其对患侧的注意。

⑦阅读文章时,在忽略侧一端放上色彩鲜艳的标尺,或让患者用手摸着书的边缘,从边缘处开始阅读,

避免漏读。

2)视觉空间失认训练法

①颜色失认:用各种颜色的图片和拼版,先让患者进行辨认、学习,然后进行颜色匹配和拼出不同颜色的图案,反复训练。

②面容失认:先用亲人的照片,让患者反复观看,然后把亲人的照片混放在几张无关的照片中,让患者辨认出亲人的照片。

③路线失认:让患者自己画钟面、房屋,或在市区路线图上画出回家路线等。如画一张地图,让患者用手指从某处出发到某处停止,让患者将手放在停止处,要求其能原路找回出发点,如此反复训练。连续2次无误可再增加难度。

④图案失认:让患者按要求用火柴、积木、拼板等构成不同图案。如用彩色积木拼图,治疗师演示拼积木图案,然后要求患者按其排列顺序拼积木,如正确后再加大难度进行。

⑤垂直线感异常:监控患者头的位置,偏斜时用声音给患者听觉暗示。进行镜子前训练,在镜子中间放垂直线,让患者认知垂直线,反复多次地进行。

3)Gerstmann综合征训练法

①左、右失认:反复辨认身体的左方或右方,接着辨认左方或右方的物体。左右辨认训练可贯穿于运动训练、作业训练及日常生活活动中。

②手指失认:给患者手指以触觉刺激,让其呼出该手指的名称,反复在不同的手指上进行。

③失读:让患者按自动语序,辨认和读出数字,让患者阅读短句、短文,给予提示,让他理解其意义。

④失写:辅助患者书写并告知写出材料的意义,着重训练健手书写。

4)触觉失认(失实体觉)训练法:触觉失认也称之为体觉障碍,包括实体觉和体像觉。实体觉训练方法同身体失认训练。而体像觉则是对身体各部分的定位及命名能力有障碍。训练时可用人的轮廓图或小型人体模型让患者学习人体的各个部分及名称,再用人体拼板让患者自己拼配;同时,刺激患者身体某一部分,让其说出这一部分的名称,或说出患者身体某一部分的名称,让其刺激自己身体的这一部分。也可以看图说明,让患者按要求指出身体的各部分和说出身体各部位名称。

(2)失用症的康复训练:失用症的治疗一定要根据患者的损伤和相应功能障碍有针对性地进行。在训练时先选用分解动作,熟练后再逐步把分解动作组合起来,即通过活动分析法进行训练。对难度较大的运动分解动作要反复强化练习。先作粗大运动,再逐步练习精细运动。治疗师使用柔和、缓慢、简单的口令指导患者,也可用触觉、视觉和本体觉暗示患者。应尽可能在真实的生活环境中训练。

失用症的训练方法如下:

1)结构性失用:如训练患者对家庭常用物品的排列、堆放等,可让治疗师先示范一下,再让患者模仿练习,开始练习时一步一步给予较多的暗示、提醒,有进步后再逐步减少暗示和提醒,并逐渐增加难度。

2)运动失用:如训练患者完成刷牙动作,可把刷牙动作分解一并示范,然后提示患者一步一步完成或手把手地教患者。也可以将牙刷放在患者手中,通过触觉提示完成一系列刷牙动作。反复训练,改善后可减少暗示、提醒等,并加入复杂的动作。

3)穿衣失用:训练者可用暗示、提醒指导患者穿衣,甚至可一步一步地用言语指示并手把手地教患者穿衣。最好在上衣、裤子和衣服的左右标上明显的记号以引起患者的注意。

4)意念性失用:当患者不能按指令要求完成系列动作,如泡茶后喝茶,洗菜后切菜,摆放餐具后吃饭等动作时,可通过视觉暗示帮助患者。如令其倒一杯茶,患者常常会出现顺序上的错误,如不知道先要打开茶杯盖子,再打开热水瓶塞然后倒水这一顺序,那么就必须把一个个动作分解开来,演示给患者看,然后分步进行训练,上一个动作要结束时,提醒下一个动作,启发患者有意识的活动,或用手帮助患者进行下一个动作,直到有改善或基本正常为止。

5)意念运动性失用:患者不能按训练者的命令进行有意识的运动,但过去曾学习过的无意识运动常能自发地发生。治疗时要设法触动其无意识的自发运动。如要让患者刷牙,患者不能完成;让他假装刷牙也不行;令其模仿刷牙也不一定能完成。当其不能完成这项动作时,可以将牙刷放在患者手中,通过触觉提示完成一系列刷牙动作。再如患者划火柴后不能吹灭它,假装或模仿也不能完成,但训练者把火柴和火柴盒放到患者手中或许能完成;把点燃的火柴放到患者面前他常能自动吹灭。因此要常启发患者的无意识活动以达到恢复功能的目的。

4.作业治疗 颅脑损伤患者由于精神、情绪异常、行为失控、肢体运动功能障碍等原因,而不能自我料理日常生活,应根据患者的功能状况选择适应其个人的作业活动,提高患者日常生活活动能力和适应社会生活能力。作业活动一般包括下面几项。①日常生活活动能力训练:日常生活能力的水平是反映康复效果和患者能否回归社会的重要指标,基本的日常生活活动(如主动移动、进食、个人卫生、更衣、洗澡、步行和用厕等)和应用性日常生活活动(如做家务、使用交通工具、认知与交流等)都应包括在内。②治疗性作业训练:通过相应的功能活动增大患者的肌力、耐力、平衡与协调能力和关节活动范围。③辅助用具使用训练:为了充分利用和发挥已有的功能可配置辅助用具,有助于提高患者的功能活动能力。训练中可尽量逐渐减少他人的帮助,充分调动患者的主观能动性,以达到生活自理。

5.言语治疗 言语是人类特有的复杂的高级神经活动。颅脑损伤患者言语障碍的特点是损伤程度重,失语和构音障碍常同时存在,治疗难度大,50%左右为命名性失语,早期多表现为言语错乱。患者病情稳定后即可开始言语训练,以方便医患之间的交流,增强整体康复的效果。

6.吞咽功能训练 颅脑损伤后一部分患者会因球麻痹等因素导致吞咽功能障碍,影响患者的进食、发音等,治疗方法包括食物的调整、胃肠营养、Mendelsohn方法、冷刺激咽部、舌肌训练、咽收缩练习及吞咽障碍治疗仪等。

7.康复工程 对部分功能障碍的患者需要矫形器及各种自助具的代偿、替代和补偿。包括:①多功能固定带;②腕关节背伸位固定板;③进食类自助具:弹性筷子,叉、勺,防滑垫,盘挡等;④更衣类自助具:系扣器、拉锁环、穿衣棒、穿袜自助具;⑤梳洗修饰类自助具:刷子、梳子、固定式的指甲刀;⑥沐浴类自助具;⑦写字用自助具;⑧炊事自助具;⑨手杖:有单足手杖、三足手杖、四足手杖;⑩踝足矫形器。

8.物理因子疗法

(1)温热疗法:可用蜡疗、温水浴、红外线等,可改善血液循环,减轻疼痛。

(2)冷疗:长时间冷敷、快速冰水浸泡,可抑制肌梭的活动,降低神经传导速度,缓解肌痉挛,但作用短暂。

(3)功能性电刺激:可刺激痉挛肌的拮抗肌收缩来抑制痉挛肌。

(4)低频脉冲电疗法:可增强肌张力及兴奋支配肌肉的运动或感觉麻痹的神经,以增强肢体运动功能。

(5)超声波治疗:利用频率大于2000Hz以上的超声波的机械振动波和在介质中的传播达到机械、温热及化学治疗作用,达到缓解肌肉痉挛、止痛、镇静和促进伤口愈合的作用。

(6)高频电疗:对肺部感染及尿路感染有显著效果。

(7)磁疗:对于肩关节半脱位产生肩关节疼痛及髋、膝、踝等关节疼痛的患者可以进行磁疗缓解疼痛。

(8)光疗:红外线及紫外线照射具有杀菌作用,亦可促进压疮患者肉芽组织的生长。

(三)后遗症期的康复治疗

后遗症期一般是指发病2年以上,部分患者经过临床处理和前期康复治疗后,各种功能已有不同程度的改善,但仍遗留诸如偏瘫、痉挛、关节畸形、认知言语障碍等部分功能障碍,常停留在某一水平或进行性加重,进入后遗症期。

康复目标:进一步改善和提高患者的运动、言语、认知功能,使其学会应付功能不全状况,学会用新的方法代偿功能不全,增强患者在各种环境中的独立和适应能力,对患者进行身体上、精神上和职业上的康复训练,为能顺利重返工作、社会和家庭打好基础。

1.继续强化康复训练　继续加强日常生活能力、认知、言语等障碍的功能训练,以维持或促进功能的进步,防止功能的进一步退化。

2.矫形支具与轮椅训练　通过矫形支具及辅助器具的使用,加强健侧肢体的功能训练,以增强其代偿功能。

3.强化复职前训练　颅脑损伤的患者大部分是青壮年,其中不少在功能康复后尚需重返工作岗位,部分可能要转变工作性质。因此,当患者的运动功能、认知功能等基本恢复后,应同时进行就业前的专项技术技能的训练,包括驾车、电脑操作、汽车修理、机械装配和货物搬运等。可在模拟情况下练习操作,也可把复杂过程分解成几个较为简单的动作,反复操练后,再综合练习。为满足某些工种的特殊需要,也可为患侧的上下肢装配一定的支具,以利于重返工作岗位。

4.心理支持　此期由于患者残留的各种功能障碍恢复较慢,会导致焦虑、抑郁等不良情绪,因此患者家属要从患者思维、情绪变化中,发现其积极和消极因素,采用说服、解释、启发、鼓励、对比等方法,调动患者积极性,提高其恢复的信心,结合 PT、OT、ST 等治疗成果,常能唤起病人的康复希望,多数心理障碍患者随病情改善而缓解。

5.康复宣教　中、重度颅脑损伤患者的康复是长期的,少数病人甚至终生都需要康复,对此,患者本人与家属应有充分、清醒的认识。预后与康复治疗的介入、家庭的支持、患者的体质及对康复治疗的配合等众多因素有关。系统的、规范的康复治疗以及良好的家庭与社会支持对颅脑损伤后的预后有较大的影响。因此必须有患者家人的参与,通过对患者及家属的教育和指导,使其掌握一些日常的、不复杂的训练技巧进行日常的康复训练,是长期康复最现实、最可靠的方法。

四、并发症的康复

颅脑损伤患者的并发症主要包括:继发性癫痫、精神障碍、中枢性高热、持续植物人状态等。任何并发症的发生都会影响康复效果,延缓康复进程,甚至危及患者的生命。因此应进行预防,当并发症发生后采取综合的康复治疗措施,减轻并发症的影响。

(一)继发性癫痫

1.概述　继发性癫痫是颅脑损伤最常见的严重并发症之一,其发生率与脑损伤的部位、类型、受伤时间及严重程度均密切相关,可出现于伤后的任何时期(高峰时间为伤后 1 个月、半年和 1 年),长期存在并反复发作。

颅脑损伤引起的脑组织原发性或继发性损害,均可造成神经元本身或其周围的胶质细胞以及血管的改变,因此促使各个脑细胞过度放电和异常的超同化,导致癫痫灶形成。

继发性癫痫的临床表现形式有多种,根据发作情况主要可分为大发作、小发作、精神运动性发作(复杂部分性发作)和局限性发作。

2.康复评定　电生理检查如脑电图、癫痫患者生活质量量表评定、华盛顿癫痫社会心理调查表评定、利物浦评价组合量表、癫痫患者外科调查表、美国癫痫基金会关注指数等。

3.康复治疗

(1)物理因子疗法

1)直流电疗法具有较好的镇静效果。

2)离子导入法可用 Br^- 或 Ca^{2+} 导入或中药导入,能增强兴奋与抑制过程,消除疲劳和减少发病频率,提高生活质量。

(2)心理治疗:主要通过改善颅脑损伤患者的抑郁、焦虑等心理障碍,提高其对生活质量的满足感,从而可以减少癫痫的发作频率。

(3)生物反馈疗法:癫痫患者常用脑电生物反馈治疗,它通过脑电图仪将患者的电活动记录下来,让患者学会识别癫痫发作前的信号,通过产生抗癫痫脑电图来抑制癫痫的急性发作。

(4)行为治疗:癫痫患者的行为治疗包括一般支持治疗,识别先兆和触发因素,正确处理日常压力,学习自我观察,进行放松训练及提高社会能力等方面。

(5)中医康复方法

1)针灸疗法:主要以豁痰开窍、息风止痛为治疗原则,可选用水沟、长强、筋缩、鸠尾、丰隆、阳陵泉等为主穴,针刺得气后留针 20 分钟,每天 1 次,10 次为 1 个疗程。

2)耳针:取胃、皮质下、神门、心、枕、脑点。每次选 2～3 穴,毫针强刺激,留针 20 分钟,间歇行针。每天 1 次,10 次为 1 个疗程。

3)中药治疗:应根据癫痫的标本虚实辨证施治。频繁发作,以治标为主,着重清泻肝火、豁痰息风、开窍定痫;平时则补虚以治其本,使用益气养血、健脾化痰、滋补肝肾、宁心安神的中药,从而调理脏腑机能,固本培元。

继发性癫痫的康复预防:避免癫痫发作的诱因。如:饮食应营养丰富、均衡、易于消化,多食清淡、含维生素高的蔬菜和水果,切忌暴饮暴食;建立良好的生活习惯,适当从事一些轻体力劳动,避免过度劳累及从事精神高度紧张的工作;保持心情愉悦,避免大喜大悲,所居住环境应安静、舒适,尽量避免不必要的干扰等。

(二)精神障碍

1.概述　颅脑损伤患者出现的精神障碍是由于颅脑受到外力的直接或间接作用,引起器质性或功能性障碍,从而出现精神异常,可见于颅脑损伤的任何时期。其产生的概率决定于脑组织受损的严重程度,并与个体素质、社会心理因素等密切相关。

颅脑损伤引起的精神障碍,与脑损伤的程度、部位、急性期的病理生理变化等多种因素有关。损伤程度越严重、部位越广泛,越容易引起精神障碍。其次,其发生发展还与社会心理因素有关,部分精神障碍纯属功能性,颅脑损伤可能只是诱发因素。

颅脑损伤引起的精神障碍临床上有多种表现形式,常见的有两类患者。一种以持续性心理功能缺损为主;另一种以情绪障碍与无力状态为主。

2.康复评定　住院精神病患者康复疗效评定量表、精神病简明评定量表、日常生活活动能力评定等。

3.康复治疗

(1)作业治疗

1)阅读:是通过治疗师、阅读媒体与患者三者之间的互动过程来改善患者的情绪,提高认知水平,改善精神障碍。

2)手工制作:教患者折纸、陶艺加工、编织、串珠等,培养患者动手动脑能力,还可以借机鼓励患者对生活树立信心。

3)书画练习与欣赏:书画作品欣赏给人以美的享受,创作或欣赏书画作品可以不断丰富患者的生活内容,提高患者的自信。

4)音乐治疗:音乐可以给患者带来愉悦和满足感,将音乐治疗和心理治疗有机结合起来可以让患者在艺术表演和欣赏中认识自己的不良行为,从而逐步强化正常行为。音乐治疗还可以帮助患者减轻焦虑、抑郁及被鼓励的感觉,增加注意力、表达力、想象力及思考力,还可以稳定患者情绪。

(2)心理疗法:需要进行一对一的治疗,态度和蔼,言语谨慎,与患者建立良好的医患关系。对敏感多疑的患者态度应自然大方,不要在其面前与他人窃窃私语,避免引起患者的猜测和不安。对兴奋躁动的患者,可启发诱导其合作,尽量减少刺激,避免激惹患者。对抑郁及焦虑不安的患者,应多与他们交谈,专心倾听他们的诉说,对于他们提出的问题,用通俗的语言给予解释、指导。

(三)中枢性高热

1.概述　中枢性高热是颅脑损伤后严重的并发症之一,是由于颅脑损伤后导致脑干或下丘脑损伤,引起体温调节中枢的功能紊乱,发生体温异常,表现为高热,体温可高达41℃以上,头颈、躯干体温上升明显。发病早期若出现高热且持续时间长,处理不当可危及病人生命。

2.康复治疗　冷疗:头部给予冰枕、冰帽,使患者脑部处于低温环境,降低脑细胞的代谢和耗氧量;②置冰袋于双侧腋下及腹股沟等皮肤表浅大血管处持续降温;③用36～40℃的温水或30%～50%的酒精进行擦浴;④冰毯机降温:设置冰毯温度20℃,逐步降低体温,每3h降低温度1℃,降温不宜过快,以免引起寒战。

(李　晶)

第三节　脊髓损伤的康复

脊髓损伤(SCI)是临床常见病,常发生在青壮年人群中,是严重致残性疾病,且治疗费用昂贵,给家庭及社会带来沉重的负担,极大影响患者的生活质量。为此,积极开展脊髓损伤康复,对预防和减少脊髓功能的进一步损害、预防并发症的发生、最大限度利用残存功能,使患者重新开始自理生活、重返社会具有重要意义。

脊髓损伤患者的康复贵在持之以恒,根据康复评定的结果制定个体化的康复治疗方案,促进患者的各种功障碍恢复,并使患者的残损功能发挥到极致。

一、概述

(一)定义

脊髓损伤是由于各种致病因素引发的脊髓结构和功能的损害,造成损伤平面以下运动、感觉、括约肌和自主神经功能障碍。颈段脊髓损伤表现为四肢瘫痪称四肢瘫,胸段以下脊髓损伤引起躯干及下肢瘫痪而未累及上肢者称截瘫。

(二)流行病学特点

脊髓损伤的发病率在不同国家和地区有较大的差异,在北美国家脊髓损伤发病率约(25～93)1100万;日本的发病率约为39.4/100万;中国北京市2002年的调查资料显示,年发病率约68/100万;上海浦东新区年发病率约25/100万。且各地区均出现每年进行性增长的特点,主要原因应该是现代化工业的迅速发展及汽车保有量等不断增加导致脊髓创伤显著增多。脊髓损伤好发于青壮年,男女比率约为(3~4):1,这可能与该年龄段男性从事高风险社会活动有关。国外的调查显示脊髓损伤的年龄分布存在双峰特点,即 20~50 岁及 70~80 岁两个高峰,老年高峰的主要原因是跌倒。

(三)病因及发病机制

1.病因 青年人脊髓损伤致伤原因主要是交通事故、高处坠落、重物砸伤、运动相关的损伤及暴力损伤,60 岁以上的老人脊髓损伤致伤原因则以跌倒损伤为主。

(1)外伤:是造成脊髓损伤的主要原因。包括车祸、坠落、暴力、体育意外、杂技事故、工矿业事故及自然灾害等,也包括刀枪伤或爆炸性损伤及挥鞭性损伤。2004~2008 年天津市调查资料显示交通事故和跌倒是主要致伤原因。

(2)非外伤:多由感染性、血管性、退行性疾病、发育性及肿瘤等原因所致。

2.发病机制

(1)闭合性损伤:多因车祸、坠落等外伤导致脊柱过度伸展、屈曲、扭转,造成脊柱骨折、脱位,以及脊椎附件、韧带及脊髓供血血管的损伤,进而引发脊髓的闭合性损伤。

(2)开放性损伤:脊髓损伤可由于爆裂伤、血管损伤,也可由于子弹穿过或骨折片刺破脊髓所致。

(3)挥鞭性损伤:是一种特殊的颈脊髓损伤。多见于上身在高速运动时突然停止,头部由于惯性继续向前运动,造成颈髓损伤。

3.病理变化急性期 主要是组织出血、水肿、变性和坏死,晚期主要表现为瘢痕增生、囊肿、硬膜粘连、神经胶质化。由于脊髓损伤的急性期病理变化发展迅速,呈持续性加重,故一般认为,伤后 6 小时内是抢救的黄金时期。

(四)脊髓损伤的分类

1.脊髓震荡 指暂时性和可逆性脊髓或马尾神经功能丧失,可见于单纯性压缩性骨折,甚至影像学检查阴性的患者。这种情况下,脊髓既无机械性压迫,也无解剖上的损害。脊髓实质在光镜下无明显改变或有少量渗出甚至出血。伤后早期表现为不完全截瘫,24 小时内开始恢复,且在 3~6 周完全恢复。由于早期其表现与脊髓不完全性损伤难于鉴别,故为一回顾性诊断,即在 6 周后获得完全恢复者的最后诊断。

2.脊髓休克 指脊髓被横断与高级中枢失去联系后,断面以下的脊髓暂时丧失反射活动,处于一种无反应的状态。在断面以下脊髓所支配的骨骼肌紧张性减退或消失,外周血管扩张,血压下降,括约肌功能障碍及发汗反射消失,这表明断面以下躯体和内脏反射均减退或消失。脊髓休克只是暂时现象,损伤后不久可逐渐恢复,人类需要数周至数月。

3.脊髓不完全性损伤 指在损伤神经平面以下包括最低位的骶段(S_4~S_5)保留部分感觉或运动。骶部感觉包括肛门黏膜皮肤交界处和肛门深部的感觉。骶部运动检查指通过肛门指检发现肛门外括约肌有无自主收缩。此外脊髓不完全性损伤尚有以下几种特殊类型的损伤:

(1)中央束综合征:最常见于颈椎病患者发生过伸性损伤时(常见原因为摔伤),可伴或不伴骨折和脱位。临床表现为不完全损伤,运动功能障碍重于感觉功能障碍,上肢无力重于下肢。

(2)半切综合征(布郎-塞卡综合征):多见于刀刺伤,由于脊髓半侧损害造成损伤平面以下同侧本体感觉和运动功能丧失,对侧痛温觉丧失。

(3)前束综合征:脊髓前柱和侧柱损伤造成损伤平面以下不同程度的运动功能和痛温觉障碍,而本体感觉存在。

(4)后束综合征:脊髓后部损伤,损伤平面以下本体感觉丧失,而运动和痛温觉存在。

(5)脊髓圆锥综合征:脊髓骶段圆锥损伤,临床表现除运动、感觉障碍外,还包括膀胱、肠道功能障碍和下肢反射消失,部分患者可以保留骶反射。

(6)马尾综合征:指椎管内的腰骶神经根损伤,引起膀胱、肠道和下肢反射消失,表现外周神经损伤的特征(弛缓型瘫痪)。

4.脊髓完全性损伤 指在最低位的骶段($S_4 \sim S_5$)的感觉和运动功能完全消失。

(五)临床特征

颈髓损伤是最常见,所占比例超过50%,其次是胸腰段。根据损伤部位(颈段、胸腰段)、损伤程度(完全性损伤和不完全损伤)和并发症的不同,脊髓损伤的临床表现也各不相同。

1.临床症状

(1)运动功能障碍:颈段脊髓损伤表现为四肢瘫痪,胸段以下脊髓损伤引起躯干及下肢瘫痪;脊髓休克期呈现弛缓性瘫痪,一般持续6周以上或更长时间。脊髓休克期结束后,脊髓锥体束受损的患者出现痉挛性瘫痪。马尾神经受损出现弛缓性瘫痪。

(2)感觉功能障碍:损伤平面以下各种感觉消失、减退及过敏(感觉异常及疼痛),完全性损伤患者鞍区(会阴区)感觉消失。

(3)膀胱功能障碍:脊髓损伤会造成脊髓反射中枢与皮质高级中枢的联系障碍,导致神经源性膀胱,从而出现尿潴留或尿失禁,神经源性膀胱的类型包括骶髓以上脊髓损伤导致的自动性膀胱(或反射性膀胱)及骶髓排尿中枢损伤导致的自主性膀胱。

(4)直肠功能障碍:脊髓休克期主要表现为大便失禁。脊髓休克期后,脊髓腰段以上的完全性损伤主要表现为便秘。

(5)呼吸功能障碍:①胸腰椎移行部以上的脊髓损伤时,因肋间肌麻痹而导致呼吸功能低下;②第4颈髓以上损伤因膈肌瘫痪而不能呼吸。

(6)自主神经调节功能障碍:主要表现为阵发性高血压、搏动性头痛、眼花、视物不清、心动过缓、损伤平面以上出汗、面部潮红和鼻塞等症状。

(7)性和生育功能障碍:脊髓损伤患者多有不同程度的性功能和生育功能障碍。男性颈髓及胸髓损伤患者多数均可勃起,女性对性交及生育无明显影响。

(8)其他障碍:包括体温调节障碍、日常生活自理能力障碍、社会参与能力受限及心理障碍等。

2.临床体征 主要表现为肌力减弱或消失,肌肉张力异常(肌张力、高张力、痉挛),腱反射异常(无反射、弱反射、反射亢进),皮肤感觉异常(无感觉、感觉减退、感觉过敏),皮肤破溃或压疮等。

3.临床并发症 脊髓损伤急性期呼吸系统、心血管系统并发症、电解质紊乱、泌尿系统感染、消化系统并发症、深静脉血栓、伤口感染、肺栓塞等都会出现。其他并发症还包括痉挛、中枢性疼痛、压疮、自主神经反射异常、关节挛缩、肌肉萎缩、骨质疏松及骨折、骨化性肌炎等。

二、康复评定

脊髓损伤引起的功能障碍多种多样,与损伤的水平、损伤的程度密切相关,在临床康复中必须对脊髓损伤患者进行全面、细致的康复评定,除了常见的神经系统疾病导致的功能障碍评定外,还包括特征性的脊髓损伤的神经学检查、脊髓损伤程度的评定及脊髓休克的评定,从而为制订康复计划提供可靠依据。

(一)脊髓损伤的神经学检查

1982年美国脊髓损伤学会(ASIA)首次制定了脊髓损伤的神经功能分类标准,并经多次修订,于2011年发布第七版,该标准描述了脊髓损伤的标准查体方法包括运动检查和感觉检查及残损分级。

1.感觉功能检查 方法为检查身体两侧各自的 28 个皮节的关键点（C_2 至 $S_{4\sim5}$）。关键点为容易定位的骨性解剖标志点。每个关键点要检查 2 种感觉，即轻触觉和针刺觉（锐/钝区分）。检查时按照 3 个等级分别评定打分，正常者两侧感觉总积分为 112 分，分数越高，表示感觉越接近正常。

分级标准：0＝感觉缺失；1＝感觉改变（受损或部分感知，包括感觉过敏）；2＝正常或完整（与面颊部感觉类似）；NT＝无法检查（即因石膏固定、烧伤、截肢或患者无法感知面部感觉等）。

轻触觉检查需要在患者闭眼或视觉遮挡的情况下，使用棉棒末端的细丝触碰皮肤，接触范围不超过 1 厘米。针刺觉（锐/钝区分）常用打开的一次性安全别针的两端进行检查：尖端检查锐觉，圆端检查钝觉。在检查针刺觉时，检查者应确定患者可以准确可靠地区分每个关键点的锐性和钝性感觉。如存在可疑情况时，应以 10 次中 8 次正确为判定的准确标准。无法区分锐性和钝性感觉者（包括触碰时无感觉者）为 0 分。若锐/钝感知发生改变则为 1 分。这种情况下患者可以可靠地区分锐性和钝性感觉，但关键点的针刺程度不同于面部正常的针刺强度。其强度可以大于也可以小于面部感觉。两侧感觉关键点的检查部位见表 5-19。

表 5-19 感觉关键点

脊髓节段	关键感觉点
C_2	枕骨粗隆外侧至少 1cm（或耳后 3cm）
C_3	锁骨上窝（锁骨后方）且在锁骨中线上
C_4	肩锁关节的顶部
C_5	肘前窝的外侧（桡侧）（肘横纹近端）
C_6	拇指近节背侧皮肤
C_7	中指近节背侧皮肤
C_8	小指近节背侧皮肤
T_1	肘前窝的内侧（尺侧），肱骨内上髁近端
T_2	腋窝的顶部
T_3	锁骨中线第 3 肋间
T_4	锁骨中线第 4 肋间（乳线）
T_5	锁骨中线第 5 肋间（$T_4\sim T_6$ 的中点）
T_6	锁骨中线第 6 肋间（剑突水平）
T_7	锁骨中线第 7 肋间（$T_6\sim T_8$ 的中点）
T_8	锁骨中线第 8 肋间（$T_6\sim T_{10}$ 的中点）
T_9	锁骨中线第 9 肋间（$T_8\sim T_{10}$ 的中点）
T_{10}	锁骨中线第 10 肋间（脐水平）
T_{11}	锁骨中线第 11 肋间（$T_{10}\sim T_{12}$ 的中点）
T_{12}	锁骨中线腹股沟韧带中点
L_2	T_{12} 与 L_2 连线的中点
L_2	大腿前内侧，T_{12} 和股骨内侧髁连线的中点
L_3	股骨内髁
L_4	内踝

续表

脊髓节段	关键感觉点
L_5	足背第 3 跖趾关节
S_1	足跟外侧
S_2	腘窝中点
S_3	坐骨结节或臀下皱襞
S_{4-5}	肛周 1cm 范围内,皮肤黏膜交界处外侧(作为 1 个平面)

＊表示锁骨中线第 3 肋间的判定方法:胸前触诊,确定第 3 肋骨,其下即为相应的第 3 肋间;另一个方法是触诊胸骨柄,该处为第 2 肋骨水平。自该点向外可触及第 2 肋,远端为第 3 肋,其下即为第 3 肋间。

2.运动功能检查　运动检查是通过检查 10 对肌节(C_5～T_1 及 L_2～S_1)对应的肌肉功能来完成。推荐每块肌肉的检查应按照从上到下的顺序,使用标准的仰卧位及标准的肌肉固定方法。体位及固定方法不当会导致其他肌肉代偿,并影响肌肉功能检查的准确性。通过徒手肌力检查法进行肌力测试和分级。关键肌是确定神经平面的标志性肌肉,通过对关键肌运动能力的检查和总的运动评分,可以判断脊髓损伤的神经平面、部分保留区和残损分级(表 5-20)。

表 5-20　运动关键肌

脊髓节段	关键肌
C_5	屈肘肌(肱二头肌、肱肌)
C_6	伸腕肌(桡侧伸腕长、短肌)
C_7	伸肘肌(肱三头肌)
C_8	中指屈指肌(指深屈肌)
T_1	小指外展肌
L_2	屈髋肌(髂腰肌)
L_3	伸膝肌(股四头肌)
L_4	踝背屈肌(胫前肌)
L_5	足踇长伸趾肌(足踇长伸肌)
S_1	踝跖屈肌(腓肠肌、比目鱼肌)

肌肉的肌力分为 6 级:0＝完全瘫痪;1＝可触及或可见肌收缩;2＝去重力状态下全关节活动范围(ROM)的主动活动;3＝对抗重力下全 ROM 的主动活动;4＝肌肉特殊体位的中等阻力情况下进行全 ROM 的主动活动;5＝(正常)肌肉特殊体位的最大阻力情况下全 ROM 的主动活动,最大阻力根据患者功能假定为正常的情况进行估计;5＊＝(正常)假定抑制因素(即疼痛、废用)不存在情况下,对抗重力和足够阻力情况下全 ROM 的主动活动,即认为正常;NT＝无法检查(即由于制动、导致无法分级的严重疼痛、截肢或大于 50％ ROM 的关节挛缩等因素导致)。

评定时分左、右两侧进行,分别将左、右两侧各关键肌得分相加后得到运动总评分,最高得分左侧 50 分,右侧 50 分,共 100 分。运动评分越高,表示肌肉功能越佳。

对脊柱不稳的患者,进行徒手肌力检查时要小心。对胸 8 以下怀疑急性创伤的患者髋主动或被动屈曲均应不超过 90°,以降低对腰椎的后凸应力。检测时应保持等长收缩并单侧检查,这样对侧髋部就可以保持伸展位以稳定骨盆。

3.脊髓损伤神经平面的评定　脊髓损伤的神经平面是指保留身体两侧正常感觉和运动功能的最低脊髓节段。感觉和运动平面可以不一致,左右两侧也可能不同。神经平面是通过运动关键肌和感觉关键点的检查来确定。

(1)感觉平面:为针刺觉和轻触觉两者的最低正常皮节。皮节从 C_2 开始,向下至第一个轻触觉或针刺觉小于 2 分的节段。感觉平面由一个 2 分(正常/完整)的皮节确定。在轻触觉或针刺觉受损或缺失的第一个皮节平面之上的正常皮节即为感觉平面。因左右侧可能不同,感觉平面应左右分开确定。检查结果将产生 4 个感觉平面:R-针刺觉、R-轻触觉、L-针刺觉、L-轻触觉。所有平面中最高者为单个感觉平面。若 C_2 感觉异常,而面部感觉正常,则感觉平面为 C_1。若身体一侧 C_2 至 $S_{4\sim5}$ 轻触觉和针刺觉均正常,则该侧感觉平面应记录为"INT",即"完整",而不是 S_5。

(2)运动平面:通过身体一侧 10 个关键肌的检查确定,肌力为 3 级及以上(仰卧位 MMT)的最低关键肌即代表运动平面,前提是代表其上节段的关键肌功能正常(5 级)。身体左右侧可以不同。二者中的最高者为单个运动平面。对于那些临床应用徒手肌力检查法无法检查的肌节,如 $C_1\sim C_4$、$T_2\sim L_1$,及 $S_2\sim S_5$,运动平面可参考感觉平面来确定。如果这些节段的感觉是正常的,其上的运动功能正常,则认为该节段的运动功能正常。

(二)脊髓损伤程度的评定

损伤一般根据鞍区功能保留程度分为神经学"完全损伤"或"不完全损伤"。"鞍区保留"指查体发现最低段鞍区存在感觉或运动功能(即 $S_{4\sim5}$ 存在轻触觉或针刺觉,或存在肛门深部压觉或存在肛门括约肌自主收缩)。鞍区保留(即最低骶段 $S_{4\sim5}$ 感觉和运动功能)不存在即定义为完全损伤,而鞍区保留存在则定义为不完全损伤。

骶部功能的残留证明了骶反射的存在。骶反射的检查方法见表 5-21。

表 5-21　骶反射的检查方法

反射	检查方法	阳性结果
Ⅰ球海绵体-肛门反射	捏阴茎龟头或阴蒂	肛门外括约肌收缩
Ⅱ肛门黏膜皮肤反射	针刺肛门皮肤与黏膜交界处	肛门外括约肌收缩
Ⅲ肛指诊反射	将手指在肛门内提插	肛门外括约肌收缩
Ⅳ耻骨上轻叩反射	轻叩耻骨上区	肛门外括约肌收缩

1.完全性损伤的确定　完全性损伤是指损伤后不存在骶部感觉和(或)运动功能的残留。但损伤平面以下 1~3 个节段可有部分感觉和运动保留,称为部分保留区(ZPP)。部分保留区是因为脊髓损伤水平以下一些皮节和肌节保留部分神经支配,故仍存在感觉或运动功能的残留。完全性损伤的确定必须在脊髓休克消失后才可作出,原因在于脊髓休克阶段一切反射均暂时消失,因而无法判断。

2.不完全性损伤的确定和分级不完全性损伤　是指脊髓损伤后损伤平面以下最低骶段($S_4\sim S_5$)仍有运动和(或)感觉功能存留。不完全性脊髓损伤提示脊髓损伤平面未发生完全性的横贯性损害,预后较完全性脊髓损伤好。损伤程度的分级采用 ASIA 修订的 Frankel 残损分级(表 5-22)。

表 5-22　ASIA 脊髓损伤分级

损伤等级	功能状况
A:完全性损伤	在骶段 $S_4\sim S_5$ 无任何感觉或运动功能保留
B:不完全性损伤	神经平面以下包括鞍区 $S_4\sim S_5$ 无运动但有感觉功能保留,且身体任何一侧运动平面以下无 3 个节段以上的运动功能保留

损伤等级	功能状况
C:不完全性损伤	神经平面以下有运动功能保留,且单个神经损伤平面以下超过一半的关键肌肌力小于 3 级(0～2级)
D:不完全性损伤	神经平面以下有运动功能保留,且神经损伤平面以下至少有一半以上(一半或更多)的关键肌的肌力大于或等于 3 级
E:正常	所有节段的感觉和运动功能均正常,且患者既往有神经功能障碍,则分级为 E。既往无 SCI 者不能评为 E 级

注:如患者需要评为 C 级或 D 级,即不完全损伤,则需要满足下列之一:①肛门括约肌自主收缩或②鞍区感觉保留,同时身体一侧运动平面以下有 3 个节段以上的运动功能保留。

3.部分保留带(ZPP)　ZPP 仅用于完全损伤(ASIA 分级为 A 级),指感觉和运动平面以下保留部分神经支配的皮节和肌节。保留部分感觉或运动功能的节段即为相应的感觉或运动 ZPP,且应按右侧和左侧以及感觉和运动分别记录。对不完全损伤,ZPP 不适用。

(三)脊髓休克的评定

脊髓休克期损伤平面以下一切神经反射消失,肌张力降低,但这并不意味着完全性损伤。因此在这一时期无法对脊髓损伤程度作出正确的评估。球-海绵体反射是判断脊髓休克是否结束的指征之一。具体方法:用戴手套的示指插入患者肛门,另一手刺激龟头(男性)或阴蒂(女性),若手指可以明显感觉到肛门括约肌的收缩,则为阳性,提示脊髓休克期结束。但正常人中有 15%～30% 不出现该反射,应通过观察损伤平面以下出现感觉、运动、肌张力增高,腱反射活跃或亢进,出现病理反射这几个指征来确定是否度过脊髓休克期。

(四)神经电生理评定

神经电生理评定技术对脊髓的功能评定比较客观,灵敏度较高,其变化先于临床体征,在判断脊髓损伤程度、评价脊髓残存功能、手术监测、治疗评定等方面能作出客观、准确、全面、可靠的评定,为脊髓损伤预后的估计、治疗方案的选择及疗效判定提供了相对客观的指标。脊髓损伤常用的神经电生理检查包括:

1.运动诱发电位(MEP)　指应用电或磁刺激皮质运动区或脊髓,产生兴奋,通过下行传导通路,使脊髓前角细胞或周围神经运动纤维兴奋,在相应肌肉表面记录到的电位。MEP 可以直接检测脊髓运动传导束的功能并预测运动功能的恢复,是脊髓神经及轴突功能完整程度的反映,是临床最常用的脊髓损伤的电生理检查方法。

2.体感诱发电位(SEP)　是从周围感受器发出电冲动,引起输入排放,沿周围神经至脊髓,再沿中央传导通路向上,最后可在刺激对侧的体感区记录到的电位变化,可分为以下几类。

(1)脊髓诱发电位(SCEP):在给予周围神经刺激时,在相应脊髓节段可引出与刺激有锁时关系的节段性与传导性电位,称 SCEP。SCEP 反映了脊髓某一节段神经元与传导纤维的综合功能,有助于判断脊髓损伤的严重性、治疗反应及预后,其波形及曲线倾斜度可估计脊髓感觉功能状态,可确定病变范围及分析症状,还可帮助了解脊髓损伤后病变发展及破坏程度。

(2)皮质体感诱发电位(CSEP):CSEP 是指连续刺激周围神经引起的冲动,在大脑皮质体感区记录到的时间和空间上的综合电位变化。CSEP 是一种非创性检查方法,可估计脊髓损伤的严重程度,判断预后,早期敏感地区分完全性与不完全性截瘫,对于脊柱、脊髓手术则能起到监护脊髓功能的作用。

(3)节段性体感诱发电位(SSEP):多用于神经根、脊髓节段性感觉损伤的定位,并能判断脊髓损伤的程度。SSEP 波幅降低通常为传导阻滞所致,常见于病损早期;潜伏期延长则为传导障碍所致,常见于病损后期。脊髓严重受损伤者则诱发不出任何图形。

3.F 波(F-wave)和 H 反射(H-reflex) F 波检查可帮助判断脊髓前角细胞传导有无异常;H 反射可提供被测神经传入和传出通路的传导信息,并反映脊髓灰质功能,是判断脊髓损伤后灰质破坏程度的有效方法。

(六)心理评定

长期严重功能障碍导致大多数脊髓损伤患者都存在不同程度的心理障碍,多表现为抑郁、焦虑等,临床上多采用汉密尔顿焦虑量表(HAMA)、汉密尔顿抑郁量表(HAMD)、焦虑自评量表(SAS)及抑郁自评量表(SDS)等。

(七)日常生活活动能力的评定

日常生活活动(ADL)能力是人们在家庭、医疗机构和社区中的基本能力之一。对于截瘫患者的 ADL 评定可采用改良 Barthel 指数(MBI),四肢瘫患者可采用四肢瘫功能指数(QIF)。此外,运用较广泛的还有功能独立性量表(FIM)。

(八)其他评定

脊髓损伤除引起运动、感觉功能障碍外,还会导致膀胱和大肠功能障碍、呼吸功能障碍、自主神经反射障碍等。因此,对脊髓损伤患者的评定内容还应当包括以上功能障碍的评定。

三、康复治疗

脊髓损伤的患者经过早期治疗,脊柱恢复稳定,应早期进行功能锻炼。对于神经功能稳定不再恢复的截瘫患者,经过康复治疗,虽然神经功能不再恢复,但其运动功能仍然可改善。脊髓损伤的康复治疗包括早期和中后期两个阶段,治疗措施包括运动疗法、作业疗法、物理因子疗法、心理疗法、康复工程、中医康复方法等,应做到早期康复介入,综合协同治疗,最终达到回归家庭、回归社会的目标。不同脊髓损伤水平的基本康复目标见表 5-23。

表 5-23 不同脊髓损伤基本康复目标

损伤水平	活动能力	生活能力
$C_1 \sim C_3$	依赖膈肌维持呼吸,可用声控方式操纵某些活动	完全依赖
C_4	使用电动高靠背轮椅,用口或下颌操纵,有时需要辅助呼吸	高度依赖
C_5	可用手在平坦路面上驱动高靠背轮椅,需要上肢辅助器具及特殊改进轮椅	大部依赖
C_6	可用手驱动轮椅,独立穿上衣、上下床及上下汽车,基本可以独立完成转移,	中度依赖
C_6	可驾驶特殊改装汽车	
C_7	轮椅使用,可独立完成床-椅转移/厕所/浴室的转移	大部自理
$C_8 \sim T_4$	可用手驱动轮椅活动,使用骨盆长支具站立	基本自理
$T_5 \sim T_8$	可用支具进行治疗性步行	基本自理
$T_9 \sim T_{12}$	可用长下肢支具进行治疗性步行	基本自理
$L_1 \sim L_3$	长腿矫形器扶杖步行,长距离行动需轮椅	基本自理
$L_4 \sim S_1$	短腿矫形器扶杖步行,无须轮椅	基本自理

(一)早期康复

早期康复一般指在脊髓损伤后 8 周内,是指脊髓损伤发生后直到骨科情况允许患者伤区脊柱适当负重以采取垂直姿位的这一段时间,在临床中应尽可能在急救阶段就开始康复介入。此期康复的主要目标是:①预防和及时处理呼吸道感染、泌尿系统感染、压疮、深静脉血栓等并发症;②维持关节活动度和肌肉软组织的正常长度,并对受损平面以上的肢体和受损平面下的残存肌力进行肌力和耐力训练;③防止失用综合征,预防肌肉萎缩、骨质疏松和关节挛缩等。

临床上,脊髓损伤早期又包括急性不稳定期(卧床期)和急性稳定期(轮椅活动)两个阶段。

1.急性不稳定期　为急性脊柱脊髓损伤后约2～4周之内,又称卧床期。脊柱和病情的相对不稳定是这一时期的特点,患者需要卧床和必要的制动。但是这一时期也是开展早期康复的重要时期,在尽快稳定病情的基础上,在ICU内即应开始康复。早期康复训练,不仅对预防并发症和稳定病情有重要意义,也为中后期的康复打下良好基础。

康复原则:①以床旁康复训练为主;②在进行关节活动度(ROM)训练和肌力增强训练时,应注意脊柱的稳定性问题,要控制肢体活动的范围与强度,并应循序渐进;③临床治疗与康复治疗应同时进行,互相配合;④此期康复训练强度不宜过大,以每天1～2次为宜。

急性不稳定期康复的主要内容包括良肢位摆放、床上体位变换训练、床上ROM训练、呼吸及排痰训练、膀胱直肠功能训练和早期床上肌力增强训练等。

(1)良肢位摆放:卧床时保持肢体于功能位,以防止压疮、关节挛缩和肌肉痉挛等。四肢瘫患者,采用手夹板,使腕、手保持功能位。

1)仰卧位:患者双上肢置于身体两侧枕头上,肩下垫软枕防止肩后缩,肩关节外展90°,肘关节伸展,前臂旋后,腕关节背屈约45°,拇指外展背伸,手指关节轻度屈曲。保持髋关节伸展并轻度外展,膝关节伸展但不能过伸,踝关节背屈,两腿间可放软枕相隔,足跟放一软垫圈。

2)侧卧位:双肩均向前伸,呈屈曲位(肩前屈90°),下方的肘关节屈曲,前臂旋后,上方的前臂放在胸前的枕头上,腕关节自然伸展,手指自然屈曲。躯干后放一枕头给予支持。位于下方的髋、膝关节伸展,上方的髋、膝关节屈曲(髋20°,膝60°)放在枕头上,踝关节自然背屈,上方踝关节下垫一枕头防止踝跖屈内翻。

(2)床上体位变换训练:正确的体位变换可有效防止压疮和肢体挛缩。对卧床患者可应用气垫床,并根据患者情况定时变换体位,一般每2h翻身1次,采用间歇充气床垫者可以适当延长翻身间隔,但不能替代体位变换。进行翻身时要注意脊柱的稳定性,一般由2～3人进行轴向翻身,且应避免在床上拖动患者,损伤皮肤。

(3)床上肢体ROM训练:生命体征稳定后即开始对瘫痪肢体的关节进行被动ROM训练,有助于保持关节活动度,防止肌肉萎缩及关节挛缩畸形,同时还可预防压疮及肢体疼痛等。每个肢体从近端到远端关节的活动应在10分钟以上,每一关节在各轴向活动20次即可,每日2次。

ROM训练的注意事项:①动作轻柔、缓慢、有节奏,活动范围应尽量达到最大生理范围,但不可超越,要注意控制在无痛范围内,以免拉伤肌肉或韧带。②下肢髋关节屈曲的同时要外展(<45°),膝关节伸直要缓慢,不能过伸。髋关节内旋、外旋要在屈髋90°时进行。③髋关节外展要限制在45°以内,以免损伤内收肌群。④患者仰卧位时被动屈曲膝关节,需同时外旋髋关节。对膝关节的内侧要加以保护,以免损伤内侧副韧带。⑤对上位胸椎骨折,过度的肩关节屈曲有可能影响骨折部位的稳定;在下胸椎或腰椎骨折时,进行屈髋、屈膝运动时,要格外小心,不可造成腰椎活动。⑥对颈髓损伤患者,应进行肩胛骨和肩带肌的被动活动与训练,这对于恢复上肢功能意义重大;但禁止同时屈曲腕关节和指关节,以免拉伤伸肌肌腱。⑦对颈椎不稳者,肩关节外展不要超过90°;腰椎不稳者,髋关节屈曲不要超过90°。

(4)呼吸及排痰训练:呼吸肌由膈肌(C_4支配,为主要的吸气肌)、肋间肌(T_1～T_7支配,稳定肋骨配合膈肌运动)和腹肌(T_6～T_{12}支配,为主要的呼气肌,并在咳嗽、呕吐及排便动作中起很大作用)三组肌肉组成。脊髓损伤后,其损伤平面以下的呼吸肌瘫痪,胸廓的活动度降低,肺活量下降,尤其是急性期患者,呼吸道分泌物增多又不易排出,容易发生肺部感染和肺不张。因此,脊髓损伤患者应进行深呼吸、咳嗽、咳痰及体位排痰训练,以预防及治疗呼吸系统并发症。

脊髓损伤患者每日应进行 2 次以上的呼吸训练,增加肺活量,清除呼吸道分泌物。延长呼气时间,提高呼吸肌肌力,呼吸功能训练包括腹式呼吸训练、体位排痰训练等。

1)呼吸肌肌力训练:指导患者运用腹式呼吸,先从放松缓慢开始,逐渐用手法或使用沙袋将一定阻力施于患者腹部等方式,锻炼呼吸肌的负荷能力,阻力施加应循序渐进,开始训练时最好行血氧饱和度监测,以患者感到稍许呼吸困难但血氧饱和度仍维持在 95% 以上为度。

2)辅助咳嗽:腹肌部分或全部麻痹的患者,不能做咳嗽动作,治疗师要用双手在其膈肌下面施加压力,以代替其腹肌的功能,协助完成咳嗽动作。一般可用单人辅助法,但若患者胸部较宽,或肺部感染、痰液黏稠,就需采用两人辅助法,为患者提供咳嗽所需的足够压力。所需的压力酌情而定,以不使骨折处疼痛、又能把痰排出为度。最初 2 周内,每天治疗 3~4 次,以后每天 1 次。也可以让患者自行练习,或在家人、治疗师帮助下练习咳嗽,预防肺不张或肺炎,这对于颈髓损伤患者尤为重要。

3)体位排痰训练:当患者因腹肌麻痹而不能完成咳嗽动作时,常使用体位排痰,使粘在气管壁上的痰液松动并排出体外。管床护士、治疗师及家属坚持每天按照由外向正中线,由下向上有节律地叩击、拍打患者胸背部,同时鼓励患者主动进行咳嗽排痰训练,防止气道分泌物滞留。

体位排痰的注意事项:①在体位排痰之前要了解疼痛和关节活动受限的部位;②排痰前要针对肺内感染的位置确定相应的引流体位;③饭后 30~60 分钟内不能进行体位排痰;④防止粗暴手法引起肋骨骨折;⑤四肢瘫患者每日至少做一次预防性体位引流。

4)日常趣味训练:为提高患者肺活量、延长呼气时间及提高呼吸肌肌力,还可设计多种多样的主动呼吸训练方法,如吹蜡烛、吹气球、水杯里插吸管吹泡泡等。

(5)膀胱直肠功能训练

1)早期留置尿管:处理脊髓损伤后早期常有尿潴留,且此期因急救需要输液难以控制入量,临床一般采用留置导尿方式。留置导尿时,要注意卧位时男性导尿管的方向必须朝向腹部,以免导尿管压迫尿道壁,造成尿道内损伤,留置导尿时还要注意夹放导尿管的时机。膀胱储尿在 300~400mL 时有利于膀胱自主功能的恢复,要记录水的出入量,以判断放尿时机。留置导尿时每日进水量必须达到 2500~3000mL,尿量在 1500~1800mL。

2)清洁间歇导尿:脊髓损伤患者的留置导尿要尽早结束,改为清洁间歇导尿,目的是减少患者对医务人员的依赖性,提高患者的生活独立性。导尿次数根据残余尿量调整,如果残余尿量 200mL 以上,则每日导尿 4 次,残余尿量 150~200mL,则每日导尿 3 次,残余尿量 100~150mL,则每日导尿 2 次,残余尿量 80~100mL,则每日导尿 1 次,残余尿量少于 80mL 时可以停止清洁导尿。每次导出的尿液一般不超过 500mL,一般 400mL 左右(生理性膀胱容量)为宜。在清洁导尿的同时,要尽早进行排尿训练。每次导尿前,配合各种辅助手法进行膀胱功能训练,如耻骨上区叩击法、屏气法、Crede 手法等。

清洁间歇导尿的注意事项:①患者必须有定时定量喝水、定时排尿的制度,以便合理选择导尿时机;②患者每日进水量一般不需要超过 2000mL,保持尿量在 800~1000mL/d 左右;③充分清洗和合理保存导尿管;④选用长度足够的最细硅胶导尿管,插入动作必须轻柔,不可暴力,避免尿道损伤;⑤间歇导尿开始阶段,应每周检查尿常规、细菌计数及细菌培养 1 次,发现感染应根据尿细菌培养结果及药敏试验结果选用抗菌药物。

禁忌证:原因不明的发热,泌尿系感染;膀胱输尿管反流;尿道损伤;前列腺炎症或增生的患者慎用,前列腺癌患者禁用。

3)尿失禁用器具:男性患者的集尿器品种较多,女性集尿器也有生产,但由于固定困难,都不理想。现有生产一次性集尿便短裤,吸水性较强,用后更换。

4)膀胱控制训练:进行定时饮水、定时排尿训练,增加腹压的训练,尽可能站立或坐位排尿,少用卧位排尿。排尿时患者或家属可用 Crede 手法在下腹部压迫将尿排出,但不可用力太大避免尿液反流。排尿前,可采用叩击、按摩下腹部或大腿根部,挤压下腹,牵拉阴毛,耻骨上区叩击,电针刺激等,建立排尿反射。

5)排便训练:脊髓损伤后的直肠问题主要是便秘。首先要强调保证足量高粗纤维的饮食和规律的排便习惯。可采用肛门直肠润滑剂如开塞露、缓泻剂如番泻叶、麻仁软胶囊和手指肛门牵张法、按结肠走向按摩法促进排便。

(6)早期床上肌力增强训练:截瘫患者双下肢功能丧失,很多时候要用双上肢的功能来代偿。在卧床期间不但要防止上肢和躯干肌肉的肌力下降或肌肉萎缩,而且要锻炼出比健康人还强健的肌力,为日后手控制轮椅或用拐杖步行打下基础。卧床期间一般主要针对三角肌、肱二头肌、肱三头肌、背阔肌等肌群进行肌力训练,采用助力运动、抗阻训练、渐进性抗阻训练等方式。但要注意,胸椎骨折所致胸髓损伤,左右不对称的上肢肌力强化训练会产生胸椎旋转,肩关节过度屈曲会引起胸椎的伸展,诱发骨折部位不稳而产生疼痛。

2.急性稳定期　急性不稳定期结束后,脊髓损伤的第 4～8 周左右为急性稳定期(轮椅活动期)。此期患者经过内固定或外固定支架的应用,重建了脊柱的稳定性;危及生命的复合伤也得到了处理或控制,脊髓损伤的病理生化改变进入相对稳定的阶段;脊髓休克期多已结束,脊髓损伤的水平和程度基本确定,康复成为首位的任务,患者应逐步离床乘轮椅进行康复训练。

在强化急性不稳定期的有关训练的基础上,此期应增加肌肉牵张训练、床上坐起训练、起立床站立训练和 ADL 训练等。由于每个患者的年龄、体质不同,脊髓损伤水平与程度不同,因此训练内容、强度均有区别。本期应强化康复训练内容,每日康复训练时间总量应在 2 小时左右。在训练过程中注意监护心肺功能改变。在训练室训练完成后,患者可在病房内护士的指导下自行训练。此期内应对将需用下肢支具者进行测量制作以准备用于训练。在从卧床期过渡到轮椅活动期训练时,应注意脊柱稳定性和直立性低血压的防治。

(1)运动疗法

1)ROM 训练:此期的 ROM 训练主要为患者主动运动。训练目的在于保证起坐、支撑、转移等动作训练能够顺利进行,如有关节挛缩阻碍动作训练时则应积极采取对策。

2)肌肉牵张训练:主要以牵拉下肢的腘绳肌、内收肌和跟腱为主,方法包括治疗师被动手法牵拉和患者自我牵拉。可帮助患者降低肌肉张力,对痉挛有一定的治疗作用。牵拉腘绳肌是为了使患者直腿抬高大于 90°,以实现独立坐起;牵拉内收肌是为了避免患者因内收肌痉挛而造成会阴部清洗困难;牵拉跟腱是为了防止跟腱挛缩,以利于步行训练。

3)肌力增强训练:此期肌力训练的目的是为了使肌力达到 3 级以上,以恢复肌肉的实用功能。尤其是在应用轮椅、拐杖或助行器时,要求有足够的肌力稳定肩及肘关节。因此,患者在卧床、坐位时均要重视肩带肌的训练,包括上肢支撑力训练、肱三头肌和肱二头肌训练和握力训练。对于四肢瘫患者,背阔肌训练非常重要,对其进行强化训练则可保持坐位和躯干的平衡。而手指肌力的增强可用抓网球来训练。对于采用低靠背轮椅者,还需要进行腰背肌力训练。

根据不同的情况和条件可选用徒手或哑铃、沙袋、弹簧、拉力计以及重物滑轮系统等简单器械进行抗阻运动,卧位时可采用举重、支撑等方式,坐位时可利用支撑架等。肌力 3 级及以上的,可以采用主动运动、渐进性抗阻训练;肌力 2 级时可以采用滑板练习或辅助性动力运动;肌力 0～1 级时采用功能性电刺激等方式进行训练。

4)早期床上坐起训练:对脊髓损伤后脊柱稳定性良好者应早期(佩戴脊柱矫形器)开始坐起训练,每次30 分钟～2 小时,每天 2 次。开始时将床头摇起 30°,如无不良反应,则每日将床头逐渐升高,一直到 90°,并维持训练。一般而言,从平卧位到直立位需 1 周的适应时间,适应时间长短与损伤平面相关。

5)早期起立床站立训练:患者经过坐起训练后无直立性低血压等不良反应即可进行站立训练。患者站起立床,从倾斜 20°开始,角度渐增,直至达到 90°,如有不良反应发生,应及时降低起立床的高度。训练时应注意保持脊柱的稳定性。

(2)作业疗法

1)四肢瘫的作业治疗:早期四肢瘫患者作业治疗是从日常生活动作及一些身边动作的自立开始,以逐渐建立持续坐位保持为目标,并重视患者心理自信的恢复。具体包括:①支持疗法:会话、读书、朗读、欣赏音乐、听收音机、看电视等;②精神心理疗法:理解患者心理,精神鼓励等;③自助具及其装置:口杖、口棒、书架、镜子、特制呼叫器等;④自我辅助运动,如棋类训练,亦可进行利用呼气的简单游戏,较轻的四肢瘫患者可开始进行吃饭、刷牙、刮脸、擦脸、梳头、写字等 ADL 基本动作的训练。

2)截瘫的作业治疗:除最低限度的生活自理能力保持和心理支持外,截瘫患者此期还要进行残存肌力增加的作业治疗训练。具体如下:①功能性作业:包括良肢位、双下肢 ROM 训练和上肢躯干肌力强化等;②支持性作业治疗:除交谈、游戏等一般支持性作业外,在卧位、床上半坐位也可进行简单的手工业作业;③更衣、物品整理等 ADL 训练。

(3)物理因子疗法

1)肢体气压治疗:SCI 患者长期卧床易导致下肢深静脉血栓及淋巴回流障碍。肢体气压治疗可促进静脉血和淋巴回流,有利于预防深静脉血栓形成、防止肌肉萎缩、促进肢体水肿的消散。但下肢深静脉血栓形成属禁忌证。每次 20 分钟,每天 1～2 次,10 次为 1 个疗程。中后期 SCI 患者同样适用。

2)功能性电刺激疗法:急性期 SCI 患者容易出现尿失禁,功能性电刺激尿道括约肌和盆底肌,可增强其肌力,对男性患者可用体表电极或直肠电极,对女性患者可用阴道电极,刺激参数为频率 20～50Hz,波宽 0.1～5ms,通断比为 8∶15,波型为交变的单相方波或双相方波,每次 20 分钟,每天 1～2 次,20 次为 1个疗程。此外,高位脊髓损伤患者早期由于冈上肌、三角肌无力,常出现肩关节半脱位,功能性电刺激用双相方波刺激冈上肌和三角肌后部,采取频率 20Hz,波宽 0.3ms,通断比为 1∶3 的治疗,能取得较好的效果。对于高位脊髓损伤所致的呼吸肌麻痹患者,将接收器植入皮下,环式电极经手术置于双侧膈神经上,或将表面电极放在颈部膈神经的运动点上(肌腹隆起处),进行功能性电刺激,可引起膈肌收缩。

3)调制中频电疗法:可兴奋神经肌肉、预防和减轻肌萎缩和骨质疏松,常采用通断比 1∶1、频率 50Hz、调制幅度 100％的间调波;对脊髓损伤所致的神经源性膀胱,常采用频率 30～20Hz、调制幅度 80％～100％、通断比 5∶5 的间调波,作用时间 5 分钟。

4)神经肌肉电刺激:可使肌肉收缩,防止肢体出现失用性肌萎缩。此外,电刺激小腿肌肉可以减少发生深静脉血栓的危险。

5)超短波疗法:中小剂量超短波疗法对 SCI 患者出现的肺部感染及尿路感染有明显效果。但有金属内固定器和外固定架的患者禁用。治疗采用中小剂量,电容电极治疗区对置,每次 10～20 分钟,每天 1 次,5～10 次为 1 个疗程。

6)紫外线疗法:SCI 患者容易出现压疮,大剂量紫外线照射,特别是波长为 253.7nm 的短波紫外线照射杀菌作用最强,适用于压疮感染期。若照射创面、溃疡或有脓液痂皮的部位时,应先将坏死组织和分泌物清理干净,照射范围应包括伤口周围 1～2cm 正常组织。每次 20～30 分钟,每天 1 次,5～10 次为 1 个疗程。

7)高压氧疗法:高压氧治疗可以增加脊髓血氧含量及血氧分压,改善脊髓缺氧;调节微循环,减轻脊髓水肿,保护神经细胞,促进神经纤维再生,促进传导功能恢复。一般伤后 2 小时进行高压氧治疗效果最好,4～6 小时内应用也可以收到良好的效果。每次 90 分钟,每天 1 次,10 次为 1 个疗程。

(4)心理疗法:早期心理治疗主要是使患者尽早克服悲观、失望、消沉、焦虑、抑郁的情绪,勇敢面对现实,改善患者非适应社会的行为,积极配合康复治疗。具体心理干预时,要根据患者的心理特点以及心理障碍的临床表现,选择药物疗法、行为疗法、认知疗法、作业心理支持等适当的方法。

(5)康复工程

1)上、下肢支具:SCI 早期患者麻痹的肌肉呈弛缓状态,易于因循环障碍产生水肿,为避免无意识的肌肉伸展,保持肢体良肢位,防止水肿、畸形的发生,应及早应用支具。颈髓损伤患者早期使用的支具有防止肩关节半脱位的肩支具和防止足下垂和跟腱挛缩的足支具,手部夹板对颈髓损伤患者也是必需的,而且应在入院后 48 小时内提供。

2)脊柱支具:脊柱支具亦称躯干矫形器,是通过作用于皮肤、软组织、肋骨的应力,来稳定脊柱、矫正和防止畸形。依脊柱部位的不同而分颈椎支具、腰骶椎支具、胸腰骶椎支具、颈胸腰骶椎支具。

注意事项:①佩戴脊柱支具时,必须能够舒适地坐下,如佩戴腰骶椎支具需考虑在支具下缘与身体之间留有空隙,以防压迫皮肤。因坐位时盆骨倾斜,改变了力线和支具的位置,设计与穿戴支具时要考虑到站立位与坐位的改变。②塑型贴附于身体的支具须避免对呼吸、消化和咀嚼等生理运动的干扰。支具的目的虽在于固定脊柱或防止与矫正畸形,但在制作与设计时必须考虑到呼吸和消化过程中胸腹部的活动,可在胸腹部的前侧开窗,或在颈椎支具上加一下颌托。③短期使用脊柱支具可以减少肌肉痉挛、稳定脊柱和减轻疼痛,但长期使用会导致躯干肌肉萎缩、脊柱活动度减少和心理依赖。要定期复查患者,以确定在适当的时机停止使用支具。

(6)康复教育:SCI 可造成终身残疾,患者早期需要学习有关 SCI 的基本知识及自我解决问题的方法,后期应了解如何在现实的家庭和社区的条件下进行康复训练,以利于患者出院后长期保持独立生活能力和回归社会。护士在康复教育中有重要的作用,患者与家属更乐意听护士介绍有关 SCI 康复护理和康复训练方面的知识与技巧,从而对 SCI 康复理论获得初步的理解。

(7)中医康复方法

1)中药治疗:早期多以活血化瘀通络为主要治则,可选用复元活血汤加减,多选用桃仁、川红花、炙甘草、酒大黄、当归、穿山甲、柴胡、天花粉等药。大量使用活血化瘀药物需注意防止过度活血而致出血。

2)针灸疗法:SCI 早期患者,脊柱不稳定,不宜俯卧位接受针刺。当选择仰卧位,多以肢体阳明经、少阳经为主,酌情选用阴经穴位。下肢瘫痪主要取风市、阳陵泉、足三里、申脉、悬钟、三阴交、太溪等穴;上肢瘫痪取肩髃、肩贞、曲池、手三里、外关、阳溪、合谷等穴。膀胱功能障碍选用中极、关元、气海、液门、中渚等穴。直肠功能障碍选用上巨虚、下巨虚、天枢等穴。针刺用泻法,宜用强刺激,久留针,电针用断续波,强度以肌肉微颤或患者能够忍受为度,每次 20 分钟,每天 1 次,10 次为 1 个疗程。

3)推拿治疗:以温经通络、行气活血为原则,选穴参照针刺穴位,施以㨰法、按法、揉法、搓法、擦法等。

4)艾灸疗法:使用温箱艾灸,选择气海、关元、中极施灸,每次约 30 分钟,每日 2 次。治疗 SCI 后尿潴留情况。

(二)中后期(恢复期)康复

当患者生命体征平稳、骨折部位稳定、神经损害或压迫症状稳定、呼吸平稳后,应在早期康复训练的基础上开始进行中后期的康复治疗。脊髓损伤中后期的康复治疗目标为:进一步改善和加强患者残存功能、训练各种转移能力、姿势控制及平衡能力,尽可能使患者获得独立生活活动能力。

1.垫上训练　是SCI患者恢复期康复的主要组成部分,经典的康复训练过程是先通过训练获得躯干的稳定控制,之后在此基础上追求日常生活中功能活动需要的其他技能。早期的垫上训练往往强调双侧、对称性的训练,随着患者的进步,可以强调单侧肢体的负重及重心转移。要获得复杂的功能技能,需要从垫上训练开始。

(1)翻身训练

1)翻身动作的必要条件:正常人的翻身动作在身体任何部位都可开始,但脊髓损伤患者的翻身动作则常由上肢与头颈部的旋转开始,顺次向尾部传递,最后旋转下肢而结束。故损伤水平越高,能活动的部位就越少,动作也越困难,尤其高位颈髓损伤者,上肢不能自由旋转,翻身困难。胸腰髓损伤时,为辅助下肢的旋转,必须按压地面方可,故上半身旋转运动量小的时候,难以完成翻身动作。为易于完成翻身动作,许多患者利用上肢的反作用来加大上半身的旋转运动的量,或抓住床栏而使上半身强力旋转。能够完成翻身的患者三角肌、肱二头肌、肱肌或肱桡肌还必须具备较强的肌力,肩、肘关节活动不受限。

2)翻身训练的方法:截瘫患者可采用抓住病床床栏翻身,也可以借助摆动势能不抓物品翻身;四肢瘫患者的翻身训练基本方法与截瘫相同,但需要更多时间。训练中康复治疗师给予的辅助力量可以增减,开始的体位不是侧卧位而是半侧卧位,采取分阶段进行。在翻身训练前,先被动改善其躯干的旋转活动范围,进而使动作易于完成。具体方法有:可以通过前屈及旋转头、颈帮助从仰卧位向俯卧位翻身;可以通过后伸及旋转头、颈帮助从仰卧位向俯卧位翻身;可以通过双侧上肢伸直上举及左右摇摆帮助从仰卧位向俯卧位翻身;下肢的合理放置能够用于促进翻身,如从仰卧位向左侧翻身时,可以将右侧下肢置于左下肢之上,同时通过屈髋、屈膝促进翻身;在从仰卧位向俯卧位翻身时,可以在肩胛及骨盆下垫置枕头制造躯干旋转,帮助实现翻身;很多PNF的模式运动可以用于翻身训练,上肢的 D_1 屈曲及 D_2 伸展可以促进从仰卧位向俯卧位翻身。

(2)肘支撑俯卧位俯卧:肘支撑位可以为四点跪位及坐位做准备,开始时治疗师辅助,要独立完成这个体位转换(从俯卧位)患者可以将双侧肘关节尽可能置于躯干侧,将双手置于肩关节下,然后通过肘关节将身体撑起。但是胸腰段脊柱损伤患者需谨慎,因该体位胸腰段后伸剪切力会增加。

1)肩关节的手法抗阻训练可以用来增强肩周力量,作为该体位的准备训练。

2)在肘支撑俯卧位下,通过肩关节负重可以强化肩关节的稳定性和力量,在两侧上肢之间进行重心转移可以进一步强化肩关节的控制和力量。

3)在肘支撑俯卧位下,患者可以将一侧上肢前伸,将上身的体重全部转移到对侧上肢,强化负重侧上肢肌肉的协同收缩。

4)在俯卧位用双肘支撑并向上推起上身,加强前锯肌等肩周的肌肉力量。

(3)手支撑俯卧位:在手支撑俯卧位下,患者的髋关节及腰椎处于过伸状态,使髋关节进入过伸位在SCI患者的站立、步行以及穿戴大腿矫形器时使用拐杖从轮椅站起有重要意义。手支撑俯卧位并不适合每一个患者,此体位的实现需要下段脊柱的极度后伸,对于一些胸椎或腰椎骨折内固定的患者可能无法实现。

1)手支撑俯卧位下,向侧方进行重心转移,可帮助强化负重肩关节的稳定性及力量。

2)可通过手法抗阻训练强化上肢近端关节的力量及控制,为此训练做准备。

3)肩胛骨的下降和俯卧位撑起可作为力量训练的方式。

(4)肘支撑仰卧位肘支撑仰卧位可强化肩关节伸肌及肩胛内收肌群的力量及控制,改善患者的床上活动能力,也可为长腿坐位做准备。如果患者保有支配腹肌的神经支配并有有效的腹肌收缩,可以轻易通过双肘支撑进入该体位;常用的方式是将双手置于髋关节下,将双手固定,通过肱二头肌或者腕关节的收缩将上身拉起,然后通过两侧的重心转移,将肘关节移至肩关节下。

2.坐位训练　独立实现长腿坐位及短腿坐位并稳定维持躯干平衡,患者的穿衣、转移、轮椅等功能活动才能实现,稳定进入坐位也是站立的必要条件。

(1)坐位保持的必要条件:保持躯干能有屈曲活动,能避免因骨盆倾斜而不能保持平衡;上肢有充分的功能,在无靠背的垫上能保持躯干的相对稳定;克服直立性低血压的问题。

(2)截瘫患者的坐位训练

1)轮椅坐位训练:刚开始坐轮椅时,尽量选择姿势稳定的高靠背轮椅,一定要穿鞋,轮椅座面上放10cm厚的垫子。

2)长坐位训练:在有稳定的轮椅坐位后,开始无靠背状态下的长坐位训练,长坐位平衡的保持是起坐和转移动作的基础,应熟练掌握。可先在垫上开始髋关节屈曲90°、膝关节完全伸展的长坐位保持训练。在坐位平衡训练中,需先进行睁眼状态下的平衡训练,再逐步过渡到闭眼状态下的平衡训练。可让患者坐在一镜子前面,通过视觉反馈来建立新的姿势感觉。首先进行自我支撑的坐位训练,即双手在身体两侧支撑着训练椅,尽可能保持躯体直立位;接着训练抬起一侧上肢,只用一侧支撑;再训练抬起双侧上肢,不需支撑;然后进行不用镜子的双上肢抬起训练;最后康复治疗师有意图地推其身体破坏平衡,再恢复平衡。在无靠背的长坐位下练习篮球的传球也是一个好的平衡训练方法。

3)端坐位训练:床边坐位保持平衡,是横向转移动作的重要基础。训练中,为安全起见,可在患者前方放上床,康复治疗师在后方,按长坐位同样顺序进行训练。

(3)四肢瘫患者的坐位训练

1)床上被动坐位:四肢瘫患者,坐位训练早期多出现直立性低血压症状,此时多用起立床慢慢增加直立性低血压的耐受。在病房内,可将头从30°开始慢慢抬起,如有不适立即回到仰卧位。不断地反复进行则不适感会逐渐减少,随着头部上抬角度一点点地增加,坐位时间也随之延长。值得注意的是,摩擦应力及压迫力易使骶尾部发生压疮,预防方法为被动坐起后使躯干前倾,后背离开床,去除皮肤的摩擦力及压力。

2)轮椅坐位的开始:颈髓损伤轮椅坐位训练的早期,为增加稳定性、减少直立性低血压,多使用高靠背轮椅。待坐位稳定、低血压症状减少后再换至普通型轮椅。如在普通型轮椅上发生低血压,则由辅助人员抬起轮椅的前轮即可。压疮预防的动作,患者自己多不能完成,有必要选择压力分散性能好的垫子。

3)长坐位与轮椅坐位的训练:训练顺序与截瘫相同,损伤水平在脊髓C_6节段以上者,肱三头肌无残存功能,需练习在伸展位下锁住肘关节以支撑体重。

3.起坐动作训练

(1)起坐动作的必要条件:起坐动作也是决定脊髓损伤患者 ADL 能力的基本动作,起坐动作不能完成时,患者不能离开床边。脊髓损伤者由上肢及颈部肌力来进行仰卧位到坐位的动作,故动作中必需的肩伸展肌、水平外展肌、伸肘肌必须强而有力。高位脊髓损伤患者,躯干是否有充分的活动度,也是获得起坐动作的决定性因素。此外,起坐动作中要很好地掌握时间来移动重心位置而不失去平衡。

(2)起坐训练方法:截瘫患者一般采用用肘起坐方法,上肢肌力弱及训练早期时多使用翻身起坐的方法。四肢瘫者起坐动作的方法有多种,可根据瘫痪水平和残存肌力、关节活动范围等来选择合适的方法进行训练。为了能够在任何情况下都能坐起,患者要学会多种方法,包括抓住几根绳或床上吊环的起坐、抓住床栏的起坐方法和不抓物体的起坐方法。

4.支撑动作训练

(1)支撑动作的必要条件：支撑动作是预防压疮和自己变换姿势和位置的基本动作。要完成支撑动作，上肢要有充分的肌力，尤其肩胛带周围的肌力是必需的。

(2)截瘫者支撑动作训练：将手撑在股骨大粗隆的侧方，肘伸展，肩胛带下掣，抬起臀部。开始训练时用支撑台，由此使有效上肢长度加长，易于完成上提臀部动作。在抬起状态下，臀部可向左右前后活动。练习中，在足跟与垫子之间可铺上滑行板而减轻摩擦，此动作可由康复治疗师帮助完成。在臀部能抬高后可开始练习向高处转移，此时需把垫子铺在台上以保护臀部皮肤。

(3)四肢瘫者的训练：四肢瘫患者中，支撑动作对恢复失去的姿势非常重要。为提高姿势复原的能力，可在垫上、轮椅上向前后、左右破坏平衡，然后做恢复姿势的训练。

四肢瘫患者在开始训练时，易于向前方倾倒，可在膝上放枕头练习。如果肱三头肌瘫痪无力，在向前方倾倒时，可利用闭式链条运动的机制，屈曲、内收肩关节而伸展肘关节，用此动作使姿势复原。

5.四点跪位训练　四点位下患者通过双手或双肘及双膝支撑体重。四点位是重要的从卧位变换为站位的过渡体位。在此体位下髋关节开始负重，故该体位还可用于训练髋周肌肉的力量及控制。要实现该体位，可先进入肘支撑俯卧位，之后通过双肘间的重心转移交替后行，并逐渐用手承负体重，然后通过头、颈、上躯干的快速屈曲将重心后移，从而屈曲髋关节，患者继续交替后移双手直至髋关节移至膝关节正上方。

6.膝跪位训练　膝跪位对于强化躯干和骨盆的控制及力量，改善直立平衡有重要意义，也是SCI患者从地面站起(双拐及KAFO辅助)必须掌握的技能。实现膝跪位最简单的方式是从四点跪位过渡。四点跪位下患者通过交替后移双手而将重心向后转移，进一步屈曲髋及膝关节，直至骨盆坐落于踝关节上实现膝跪位。患者也可以通过借助肋木的帮助，患者四点跪位于肋木前，双手交替上爬，直至实现膝跪位，治疗师可在患者身后帮助控制骨盆。

7.转移训练　转移是SCI患者必须掌握的技能，独立的转移技能可为患者的日常生活提供更多选择的机会，使患者不再依赖护理人员及家属的帮助而能独立地从床转移到轮椅，从轮椅转移到坐便器或汽车，或者在摔倒后能够不借助他人的帮助而重新回到轮椅上。

转移训练包括帮助转移和独立转移，帮助转移指患者在他人的帮助下转移体位，可有两人帮助和一人帮助。独立转移指患者独立完成转移动作。转移训练包括床与轮椅之间的转移、轮椅与凳子之间的转移、轮椅与坐便器之间的转移、淋浴间(浴盆)的转移以及轮椅与地之间的转移等。在转移时可以借助一些辅助具，四肢瘫患者可利用扶手、绳子等工具，截瘫患者可借助滑板等工具。

8.轮椅训练　轮椅是替代脊髓损伤患者下肢的终身伴侣，即使是具有拐杖步行能力的患者，在距离较长或复杂路面等许多场合都需要使用轮椅。轮椅操纵是脊髓损伤患者真正回归社会所必须掌握的技术，轮椅操纵技术的高低是其康复水平和未来生活质量高低的重要标准。

脊髓损伤后2~3个月，患者脊柱稳定性良好，坐位训练已完成，可独立坐15分钟以上时，即可开始进行轮椅训练。上肢力量及耐力是良好轮椅操纵的前提。轮椅训练首先是轮椅上平衡训练，其次是轮椅操纵训练。

(1)轮椅上平衡训练：患者选择合适的姿势，可采用身体重心落在坐骨结节上方或后方(后倾坐姿)或相反的前倾坐姿。前倾坐姿的稳定性和平衡性更好，而后倾坐姿较省力和灵活。

(2)轮椅各部件操作训练：包括手闸的操作、卸下扶手、从地板上拾起物品、用手向下触摸脚踏板、在轮椅上使臀部前移的支撑等基本操作训练。

(3)轮椅驱动训练：如前后轮操纵、左右转进退操纵、前轮翘起行走、旋转训练，上下台阶、坡道,跨越障碍、狭窄场所的转换方向、蛇形前进以及安全跌倒和重新坐直的训练等多项内容。

（4）特殊控制的练习：如电动、气控、颌控、颏控、声控、舌控轮椅等训练。

（5）轮椅训练的注意事项①配合轮椅的减压训练，每坐 15～30 分钟，必须使用上肢撑起或侧倾躯干，使臀部减压，以避免坐骨结节处发生压疮；②防止骨盆倾斜和脊柱侧弯。

9.站立训练 脊髓损伤患者的站立训练早期就可以进行，主要是在治疗师帮助下站立或在平行杠内站立训练。截瘫或不完全性四肢瘫患者站立训练为双手抓住平行杠并向下支撑，身体向上伸展，双脚承重后伸髋；完全性四肢瘫患者可由治疗师帮助进行站立训练，患者双臂抱住治疗师颈部，必要时身体前倾，下颌钩住治疗师的肩部以保持稳定。治疗师面对患者，两腿分开跨过患者双下肢，双手置于患者臀下，协助患者站立并保持平衡。开始站立训练时，时间不宜过长，一般 5～10 分钟，若患者无不适，可逐渐延长。站立训练还包括从轮椅上站起、从地上站起等。患者从轮椅上站起，上肢肌肉功能必须完好，从地上站起则要求患者脊髓 C_6～T_1 节段支配肌功能完好。

在站立时也应加强站立平衡训练，主要是从静态到动态平衡的训练过程。患者可以在平行杠内进行，在治疗师的监护下，先以一只手扶住平行杠，另一手放开或抬高离开平衡杠保持平衡，后练习手臂在各方运动的站立平衡，继之可练习进行躯干的前后移动。也可使用辅助支具在治疗床边进行站立平衡训练。

10.步行训练 步行训练是脊髓损伤患者重返社会最为重要的康复治疗。完全性脊髓损伤患者步行的基本条件是上肢有足够的支撑力和控制力，不完全性脊髓损伤患者，则要根据残留肌力的情况确定步行能力。并非所有脊髓节段损伤患者都能步行，脊髓 C_2～C_4 损伤是不能步行的，C_5～C_6 损伤只能在平行杠内站立，而 C_8～T_5 损伤可在平行杠内步行，T_6～T_9 损伤可用拐杖步行，T_{10}。及以下损伤具有功能性步行能力，功能性步行又有家庭功能性步行和社区功能性步行之分。

（1）平行杠步行：平行杠步行训练主要是练习患者站立平衡能力，为后期步行做好必备准备。首先为防止膝关节屈曲，应用支架或石膏夹板和弹力带将双侧膝关节固定，将轮椅靠近平行杠一端，将座位前移，双手握住平行杠近端，用力将身体撑起，在平行杠间保持站立位，两足两手的位置与身体重心取得平衡，并逐渐松开双手，练习站立平衡。

平行杠内的步行姿势与双拐（腋杖）步行一样，截瘫患者以四点移动、交替移动、同时移动、小幅（摆至步）四点步行、最后大幅（摆过步）两点移动的顺序进行训练。髂腰肌是上提骨盆的主要肌肉，如该肌无功能，则变成拖地步行。如果有功能则足可离地，或四点步行或两点步行。

（2）治疗性步行：是指患者因不耐受长时间穿戴矫形器完成日常生活活动而短暂使用膝踝足矫形器及框架助行器进行的一种非功能性步行训练，一般适合于脊髓 T_6～T_{12} 平面损伤患者。其价值主要体现在：①能给患者走的感觉，增加其自信心；②可以预防和减少压疮；③防止骨质疏松；④促进血液循环和大小便的排空。因此，即使该步行训练无功能，也要积极练习。

（3）功能性步行：功能性步行必须符合下列标准：①安全，独立行走时稳定，无须监护，不会跌倒；②姿势基本正常；③无须笨重的助行器；④站立时双手可以游离做其他活动；⑤有一定的步行速度和效力，即 5 分钟能步行 550m 左右，而且步行效力（步行速度或步行 3 分钟后的心率）>30%。

功能性步行训练的目的，在于使患者学会使用轮椅和拐杖的方法，以便在不同的场合使用。靠拐杖步行能扩大患者独立活动的范围，大大改善其日常生活活动能力。进行功能性步行训练，多数患者需要矫形器。如用 Calipers 式长下肢矫形器固定膝关节，并使双足保持在背屈位，此种矫形器可使下肢承受体重，是大多数患者唯一不可缺少的机器。

临床上，功能性步行分为家庭功能性步行和社区功能性步行两种。前者主要满足患者室内行走，但步行的速度和耐力较差，行走距离不能达到 900m，一般适合于脊髓 L_1～L_3 平面损伤患者。后者是指患者能长时间耐受穿戴踝足矫形器,能独立上下楼梯,能独立进行日常生活活动,能连续行走 900m 左右,主要适用于 L_4 以下平面损伤患者。

(4)减重步行训练:减重步行训练主要作用是降低患者体重,使其原来较难支撑体重的肢体可以很容易地步行,且不会因平衡原因而跌倒,还可根据患者具体情况调整所减重量、步行速度和斜率等来增加训练的难度,为独立步行做准备。适用于虽肌力不足以支撑体重、平衡训练还不太好,但具备站立能力,且能交替迈步的患者。

治疗时让患者站在步行系统的电动跑台上,通过减重吊带固定腰部和双大腿,调整减重的比例,原则上根据患者下肢运动能力情况,先减 40% 体重,然后根据患者步行改善情况逐步增加下肢负重程度。步行时平板速度一般从每秒 0.07～0.11m 开始,逐渐增加到每秒 0.12～0.23m,每次 15～30 分钟,每天 1～2 次。开始行走时需要 1～2 名治疗师协助双腿的交替移动。

11.ADL 能力训练　SCI 患者,特别是四肢瘫患者,训练 ADL 能力尤其重要。基本的 ADL 活动包括各种移动(翻身、坐起、转移)、进食、更衣、梳洗修饰、洗澡及如厕等自理活动。工具性的 ADL 活动包括做家务、交通工具的使用、娱乐设施的使用、购物、保养维护轮椅、矫形器或行走辅助具;阅读、打电话以及应付火灾、突然发病等。吃饭、梳洗、上肢穿衣等活动能在床上进行时,就可过渡到轮椅水平。洗澡可在床上或洗澡椅上给予帮助完成。此外,ADL 训练应与手功能训练结合进行。四肢瘫患者可借助自助具和手部支具代偿部分功能,环境控制系统及护理机器人可极大地帮助四肢瘫患者生活自理。

12.物理因子疗法

(1)功能性电刺激疗法(FES):在脊髓损伤中后期,FES 疗法的治疗目的主要是帮助患者重建上下肢和膀胱功能,完成如抓握、步行等功能活动,促进随意协调控制运动的恢复。

1)下肢功能重建:主要对象为脊髓 T_4～T_{12} 损伤的截瘫患者。这部分患者一般可以借助助行器或拐杖支持上身,保持躯干的稳定,下肢则可在功能性电刺激的作用下,完成站立和行走的动作。对截瘫患者一般采用 4 通道刺激,在双站立相(即双足同时站定时),刺激双侧股四头肌;在单侧站立相,一个通道刺激同侧股四头肌,同时对侧处于摆动相,一个通道刺激胫骨前肌。临床上,也可增加两个通道,分别刺激双侧臀中肌或臀大肌,控制骨盆活动。这样,患者使用 FES 可以站立、转移、行走,使得下肢功能重建。

2)上肢功能重建:主要对象为脊髓 C_4～C_6 损伤的高位截瘫患者。其主要目标是通过刺激手和前臂肌肉,给患者提供上肢运动和手的基本功能,如抓握、进食和饮水等,重建上肢功能。因为手和前臂肌肉较小,一般临床上多用植入式电极,通过同侧肩部肌肉或对侧上肢来控制开关。

3)膀胱功能重建:对于脊髓损伤中后期膀胱逼尿肌麻痹出现尿潴留的情况,FES 治疗采用植入式电极刺激逼尿肌,使其收缩并达到一定强度,克服尿道括约肌的压力,使尿排出。电极植入的位置和刺激部位有几种:①直接刺激逼尿肌;②刺激脊髓排尿中枢;③刺激单侧骶神经根;④刺激骶神经根的部分分支。典型的刺激参数是频率 20Hz,脉冲宽度 1 毫秒,每次 30～40 分钟,每天 1 次,10 次为 1 个疗程。

(2)神经肌肉电刺激疗法:应用低频脉冲电流刺激神经肌肉引起肌肉收缩,可加速神经的再生和传导功能的恢复,促使失神经支配的肌肉恢复功能。常用频率为 70～110Hz,脉宽为 0.04～0.3ms 的双相波,每次 30～60 分钟,每天 1 次,10～15 次为 1 个疗程。注意治疗中不能使患者有过度疲劳和疼痛的感觉。

(3)经皮电神经刺激疗法:SCI 患者在中后期可出现肢体烧灼感及疼痛感,应用经皮电神经刺激作用于体表刺激感觉神经可达到镇痛的目的。治疗时电极与皮肤应充分接触,否则会产生电热烧伤。治疗采用频率 100Hz,波宽 100μs 的方波,每次 15～45 分钟,每天 1 次,10～15 次为 1 个疗程。

(4)肌电生物反馈疗法:通过肌电生物反馈训练可使患者自主提高患肢肌肉张力,增强肌肉功能,使松弛肌肉的收缩功能得以恢复。每次 40～60 分钟,每天 1～2 次,10～15 次为 1 个疗程。

(5)磁疗法:对于 SCI 患者肩关节炎症水肿疼痛及异位骨化症有较好的抗炎退肿及镇痛效果。治疗多采用低频交变磁,每次 10~20 分钟,每天 1~2 次。另外,磁疗对长期卧床的 SCI 患者可以起到抗骨质疏松的作用,治疗时采用骨质疏松仪,每次 20~30 分钟,每天 1 次,10N15 次为 1 个疗程。

(6)水疗法:温水浴(36~38℃)可使血管扩张、充血,促进血液循环和新陈代谢,降低神经的兴奋性,缓解痉挛,减轻疼痛。另外,水中运动疗法适用于不完全性脊髓损伤患者,患者在水上进行功能锻炼时,利用水的浮力,可降低训练时的难度。水疗应在餐后 1~2 小时进行,运动池训练温度以 36~38℃为宜。每次15~30 分钟,每日 1 次或隔日 1 次,15~20 次为 1 个疗程。

(7)石蜡疗法:对于存在关节挛缩或肌肉痉挛的患者可用石蜡疗法,以其温热作用来缓解肌肉痉挛,以机械压迫作用来促进水肿消散,可采用蜡饼法、浸蜡法、刷蜡法。每次 20~30 分钟,每天 1 次,20 次为 1 个疗程。

13.心理疗法　脊髓损伤中后期,患者心理主要会经历抑郁或焦虑阶段、对抗独立阶段和适应阶段等过程,除了急性期运用的心理康复治疗方法外,在中后期心理干预有其特殊性。

在抑郁或焦虑反应阶段,会有患者产生自杀想法和自杀行为,此时要注意观察患者可能出现的自杀倾向以及自杀行为,帮助制订预防自杀的措施。在对抗独立阶段,针对患者对生活缺乏自信心而产生的依赖性心理反应,在结合患者的物理治疗、作业治疗、日常生活技能训练和职业技能训练的同时,鼓励患者树立生活的信心,通过展示过去患者康复的案例,在日常生活和训练中建立新的应对行为模式。在适应阶段,由于生活方式的变化和由此产生的社会角色的转变,患者面对新生活会感到选择职业困难,需要重新择业,因此要帮助患者进行求职咨询、职前培训,帮助其看到自己的潜能,扬长避短,努力适应环境。

14.康复工程　辅助器械的应用是脊髓损伤患者康复治疗的重要组成部分,正确根据适应证选择相应的矫形器或支具和合理安装使用其他辅助器械,不仅可以改善患者的生活自理能力,而且有利于患者心理和体质的全面康复,对患者早日开始自理的、创造性的生活有重要意义。

使用矫形器的前提条件:脊柱稳定是脊髓损伤患者应用步行矫形器的必要条件之一。在装配步行矫形器之前,患者应首先进行肌力(主要是上肢肌力)训练以及平衡、站立和转移能力的训练。此外,患者的年龄、体质、体重、有无压疮及泌尿系统并发症等对应用步行矫形器也有一定影响。患者的心肺功能应基本在正常生理范围。

(1)上肢支具和自助具的应用:主要用于改善和代偿功能,有利于动作的完成。常用的有进食、穿衣、转移、洗澡、书写和居家等自助器具等。

(2)下肢支具:脊髓损伤患者应用的下肢支具又称为截瘫矫形器,对于截瘫患者重新获得站立、行走能力,预防并发症和保持身心健康都有重要意义。目前,截瘫矫形器主要可分为助动矫形器和无助动矫形器两种类型。脊髓损伤的水平与程度是确定应用步行矫形器的主要因素。T_{10} 以上脊髓损伤患者须使用助动矫形器,如复式截瘫步行器(RGO)或改进往复式截瘫步行器(AGRG)。T_{10} 以下完全损伤患者,可借助无助动矫形器让其恢复行走功能。下胸段脊髓水平损伤致腰腹肌受损患者,须使用带骨盆托的髋膝踝足矫形器(HKAFO);腰髓平面损伤引起膝、踝关节不稳,但腰肌和腹肌功能存在,尚能控制骨盆的患者可用膝踝足矫形器(KAFO)。

(3)环境控制系统(ECS or ECU):是专为四肢瘫或其他重度残疾者设计的一种自动控制系统。系统可以帮助患者利用其尚存的活动能力,有效控制病床周围环境中的一些常用设施,并按照编好的程序完成特定的任务。环境控制系统是残疾人与环境间的桥梁,可以帮助残疾人不同程度地减少日常生活依赖程度、提高生活自理能力,在提高重度残疾人的生活质量方面有着积极意义。

15.康复教育

(1)预防压疮:要教育患者及家属早期正确认识,积极预防,关键是预防骨突部位的压力。要求家属帮患者每隔1~2小时翻身1次,并用软而厚的垫子保护骨突部位不受长时间的压迫,或用防压疮气垫,并定期按摩,促进局部血液循环,保持床褥的清洁、干燥、平整。

(2)预防呼吸道感染:高颈段脊髓损伤或老年患者回家后长期卧床均易发生呼吸道感染,要鼓励患者咳嗽,压住胸廓或腹壁辅助咳痰,进行体位排痰等。

(3)预防尿路感染:早期教会患者家属导尿,后期可教患者自行导尿,鼓励患者适量饮水,保持小便通畅。

(4)预防骨质疏松和骨折:告知患者及家属,若长期卧床,很少进行治疗性站立和治疗性步行者,易患骨质疏松症,应加强离床的站立和行走,且每天达2小时以上,必要时进行抗骨质疏松的药物治疗。同时,SCI患者可因为骨质疏松而增加骨折的危险性,在家中和社区进行关节活动度练习或在转移过程中避免跌倒而致骨折发生,应有人保护。

(5)预防麻痹性肠梗阻:要早期预防,软化大便或定期排大便。超过3~7天无大便,要在肛门内快速注入开塞露1~2支,大便过于干燥要戴乳胶手套挖出,手要轻柔,防止肛裂,同时可口服一些蜂蜜或缓泻药(如番泻叶泡水或中药麻仁丸润肠通便等)。

(6)饮食起居:给患者提供充足的营养品,定时饮水,限制入量,每小时饮水1次,每次不超过125mL,不要一次大量饮水。

四、并发症的康复

SCI的并发症很多,常见的有中枢性疼痛、深静脉血栓、异位骨化症、压疮、神经源性膀胱、大肠功能障碍、痉挛、骨质疏松症、泌尿系统感染、性功能障碍等。对这些并发症的处理显得尤为重要,若处理不当,会严重影响患者的后期康复,甚至危及生命。压疮、神经源性膀胱、大肠功能障碍、痉挛、骨质疏松症、性功能障碍等问题的处理详见本教材相关章节。

(一)中枢性疼痛

中枢性疼痛是SCI患者主观上感觉到的损伤平面以下区域以自发痛为主要症状的难治性疼痛,可发生在脊髓损伤4周后的任何阶段。疼痛的部位不确定,性质、程度、发作频率变化多端,发作时间、间隔时间多不固定,严重影响患者日常生活,具体发生机制尚不明确。多以目测类比评分法(VAS)进行评定。目前尚无一种特效的治疗方法,多采取综合治疗。

1.药物疗法　主要包括抗癫痫药如卡马西平、加巴喷丁等;抗抑郁药物如舍曲林等;其他药物如鞘内注射巴氯芬、吗啡等。

2.物理因子疗法　常选用经皮电刺激,频率15~150Hz,强度以患者感到舒适的最大强度,每次20分钟,每天1次。

3.心理疗法　采用以心理健康教育、心理疏导及放松治疗为主的心理疗法,转移患者对疼痛的注意力,直接调节中枢兴奋性。

4.中医康复方法

(1)针刺疗法:以通经脉,调神志为主要治则。可选损伤平面夹脊穴、内关、水沟及疼痛部位的循经取穴,每次20分钟,每天1次。

(2)耳穴疗法:用王不留行籽贴于耳穴,如心、肾、神门、皮质下,3~5天更换1次穴位贴。

（3）推拿疗法：由双下肢远端向近端进行，选用拿捏法、揉法，配合点按法，并可在脊柱两侧、痛感觉平面以上区域沿神经根走向进行操作，每次 20 分钟，每天 2 次。

（二）深静脉血栓

SCI 患者因长期卧床和运动受限，下肢静脉壁处于松弛状态，静脉内血液较长时间淤滞，易导致深静脉血栓，临床上容易被忽视，若血栓脱落易形成肺栓塞，危及生命。常规应监测患者下肢的周径、皮温，一旦疑诊应立即行双下肢血管彩超及胸部增强 CT 检查。

1.一般治疗　下肢深静脉血栓患者需卧床休息 2 周，患肢抬高，下床活动时穿弹力袜或应用弹力绷带，以促进静脉回流。

2.药物及手术治疗　抗凝治疗是目前治疗急性深静脉血栓的最主要方法，常用药物有肝素、香豆素类衍化物。病程不超过 7 天者，可选用尿激酶或链激酶等溶栓。对广泛性髂静脉血栓形成者可手术取栓或放置滤网。

3.预防要点　增加患肢被动活动，定时翻身，尽早床上活动；保持大便通畅，避免增加腹压，避免膝下放硬枕、过度屈髋、穿过紧的衣物，以免影响静脉回流；尽量避免在下肢静脉输液，特别是刺激性液体。

（三）异位骨化症

异位骨化症指非骨组织部位形成骨组织，造成关节活动受限或丧失。多发生在脊髓损伤平面以下，最常见于髋关节，其次为膝关节、肩关节、肘关节。发病初期表现为不明原因的低热、局部皮温升高及软组织肿胀，常在影像学检查时发现，症状严重时表现为关节活动受限、关节僵直及运动障碍。临床常用 X 线片观察病变经过，CT 有利于早期诊断。

1.运动疗法　确诊后即应停止被动活动，1 周后可重新开始运动，增加关节活动范围，但训练手法宜轻柔，不可采用暴力，关节活动范围应在无痛范围内，不可以造成明显疼痛，否则可加重病情。

2.物理治疗　Ⅰ期常用局部冷疗，Ⅱ～Ⅲ期采用温热疗法。

3.药物治疗　非甾体抗炎药如吲哚美辛，改变触发骨质重建的局部炎症反应；二磷酸盐类药物调节免疫和抗炎症反应。

4.手术治疗　对于引起严重症状或功能障碍的患者，可行手术切除骨化组织，以增加关节活动范围。多建议在异位骨化症发生 1 年后，且骨化成熟后手术。

5.其他　基因治疗、自由基清除剂治疗及放射性治疗在异位骨化症的防治方面已取得一定进展，有可能为异位骨化症的防治提供新的方法。

（李　晶）

第四节　小儿脑性瘫痪的康复

小儿脑性瘫痪（CP），简称脑瘫，这一综合征首先由英国医师 WillamJ.Little 于 1841 年发现，1888 年 Burgess 首次应用"脑瘫"一词。脑瘫后的运动发育迟缓、异常姿势反射与异常运动模式严重影响患儿的智力、运动功能和生活学习能力等，给家庭和社会造成极大负担，早期康复对脑瘫患儿的功能改善非常重要。

一、概述

（一）定义

小儿脑性瘫痪是自受孕开始至婴儿期非进行性脑性损伤和发育缺陷所导致的综合征，主要表现为运动障碍及姿势异常,同时经常伴有不同程度的智力障碍、言语障碍、癫痫、行为和感知异常等多种障碍。

(二)流行病学

最近几十年来产科保健和新生儿诊疗技术不断发展与完善,但脑瘫的发生率并没有降低。在美国脑瘫患儿有 55 万,在日本脑瘫患病率为 1.50‰,丹麦为 2.08‰,挪威为 2.34‰,我国 1998 年部分地区的调查显示患病率为 1.92‰。

(三)病因及发病机制

脑瘫的病因尚不明确,任何可引起脑损伤和脑发育不全的因素都可以导致脑瘫的发生,危险因素通常分为产前因素、分娩期因素和新生儿期因素。产前因素主要包括遗传因素、母亲智力低下、多胎、先天畸形、宫内感染及母孕期营养障碍、妊娠期高血压疾病和胎盘异常等导致胎儿期缺血缺氧的因素;分娩期因素主要包括早产、低出生体重、臀位分娩、难产、窒息、脐带过短或绕颈等;新生儿期因素主要为新生儿惊厥、高胆红素血症、呼吸窘迫综合征、缺血缺氧性脑病、中枢感染等。这些因素可导致婴儿的大脑损伤,常见者为不同程度的大脑皮质萎缩和脑室扩大、脑室周围白质软化变性、神经细胞减少及胶质细胞增生、基底结对称性异常、髓鞘形成过多、灰质异位、细胞异常、发育缺陷等。

(四)临床特征

由于诱发因素、病理表现不同,脑瘫的临床表现较为复杂,不同的脑瘫患儿具有不同的临床表现,同一个患儿在不同时期也可以表现不同,但是一般具有如下特点:①肌张力异常:脑瘫患儿的肌张力可高可低,甚至在不同时期可发生改变,如肌张力低下逐渐转变为肌张力增高;②动作及姿势异常:脑瘫患儿具有异常的运动模式和异常的姿势;③原始反射和姿势反应异常:脑瘫患儿常表现为原始反射延迟或消失、平衡反应或保护性反应减弱或延迟出现;④运动发育迟缓:脑瘫患儿的运动发育一般不能达到同龄正常儿童的发育水平。

按照 2006 年全国小儿脑瘫康复学术会议讨论通过的分型标准,按临床特点可分为以下类型:①痉挛型:以锥体系受损为主;②不随意运动型:以锥体外系受损为主,不随意运动增多,表现为手足徐动、舞蹈样动作、肌张力不全、震颤等;③强直型:以锥体外系受损为主,呈齿样、铅管样持续性肌张力增高;④共济失调型:以小脑受损为主;⑤肌张力低下型;⑥混合型:同一患者表现有两种或两种以上类型的症状。按瘫痪部位(指痉挛型)可分为以下几种类型:①单瘫:单个肢体受累;②双瘫:四肢受累,上肢轻,下肢重;③三肢瘫:三个肢体受累;④偏瘫:半侧肢体受累;⑤四肢瘫:四肢受累,上下肢受累程度相似。

二、康复评定

脑瘫的功能障碍是多方面的,包括运动、言语、认知心理、体格发育和日常生活能力等障碍。因此,对脑瘫患者的康复评定应是早期、全面的综合评定,根据评定结果制订不同阶段的康复治疗目标和个性化康复治疗方案。主要包括以下评定内容:

（一）反射情况

小儿的重要反射包括原始反射、姿势反应或保护性反应、肌腱反射、病理征等（表5-24）。

表 5-24　小儿的重要反射

反射	正常持续时间	刺激	反应
吸吮反射	0～3个月	把指头放入婴儿口中	唇腭出现吸吮动作
握持反射	0～3个月	将手指或合适的物体放于患儿掌心靠内侧处	手指屈曲紧握物体，头部移至身体正中
格兰身体侧弯反射	0～2个月	摩擦背部脊柱侧边	身体向刺激一侧弯曲
拥抱反射	0～6个月	患儿平躺，将头及上半身扶起，然后突然放手使头部往后掉	患儿惊吓，将手臂向外伸，手张开，若将患儿抱起，手臂往内收
非对称性紧张性颈反射	0～6个月	平躺，头保持中立，手脚伸直，然后将头转向一侧	与脸部同侧的手脚伸直，对侧手脚屈曲
对称性紧张性颈反射	0～6个月	四肢跪地或趴于医师膝上，然后将患儿头向下压	手部屈曲或肌张力增加，腿部伸直或伸肌张力增加
		患儿姿势如上，将头部往上抬起	手部伸直或去屈肌张力增加，腿部屈曲或屈肌张力增加
紧张性迷路反射	0～4个月	仰卧，头正中，手脚伸直	手脚被动屈起时全身伸肌张力同时增加
		仰卧，姿势同上	头无法抬起，肩向后缩，身体及手脚伸直
翻正反射	1～2个月至终身	眼睛蒙起，抱起，仰式，俯式，身体倾向左方、右方	头自动抬起，保持脸部垂直，口在水平线上
两栖类式反射	6个月至终身	俯卧，头保持正中，手伸直放于头两侧，腿伸直然后抬高一侧骨盆	同侧的肘、髋、膝关节均自动弯曲
颈立直反射	0～2个月	仰卧位将头向一侧回旋	可见整个身体也一起回旋
迷路立直	2～4个月	蒙住患儿眼睛，前后左右倾斜	可见头部始终保持立直
视性立直	4个月至终生	不蒙住眼睛，做法同上	同上
躯干立直	3个月至终生	仰卧位使躯干向一侧倾斜	可见患儿主动将头抬起
落下伞	6个月至终生	头向下由高处接近床面	可见两上肢伸展呈支撑反应

（二）发育水平测定

主要评定脑瘫患儿的发育水平较正常同龄儿落后的程度。常用的量表有 Peabody 运动发育量表、Gesell 发育量表等。

（三）运动能力评定

脑瘫的运动能力评定包括了粗大运动与精细动作的评定，粗大运动评定常使用运动年龄评价（MAT）量表和 GMFM 量表，精细动作评定常使用 Peabody 精细运动发育量表。

运动年龄评价（MAT）量表是以0～72个月的正常儿童动作能力为标准，与障碍儿的动作能力进行比较的评价方法。可以用运动指数（MQ）来表示，根据中国正常儿童运动能力发育年龄标准来测出脑瘫儿治疗前后的 MQ 值。

GMFM 量表是小儿脑瘫临床评定运动功能改变的常用量表，具有正常运动功能的儿童在5岁内能完成所有项目。有 GMFM-88 及 GMFM-66 两个版本。GMFM-88 包括 88 项评定指标,分 5 个功能区,A 区:卧位与翻身;B 区:坐位;C 区:爬与跪;D 区:站立位;E 区:行走与跑跳。

Peabody 精细运动发育量表可以评定 0~6 岁小儿的精细运动功能,主要是对抓握能区和视觉—运动统合能区进行评定,其中抓握能区共有 26 个项目。视觉-运动统合能区共有 72 个项目,每个项目得分都分为 0、1、2 三档。

(四)肌张力测定

可以通过观察静态体位和运动中各关节角度来评定肌张力情况,如"角弓反张"体位、"剪刀步态"等。还可以通过被动屈伸肢体或测量关节被动活动角度来了解肌张力。改良的 Ashworth 量表是评定肌张力的常用量表,共分 6 个级别。

(五)关节活动范围

测量关节活动范围或肌肉长度是比较可靠、客观的方法。但是,对于痉挛性脑瘫患儿,需要鉴别是功能性还是结构性异常,以判断痉挛和挛缩的程度。如果患儿关节活动范围因痉挛而受限,放松时正常,则这种受限为功能性而非结构性。

(六)肌力评定

肌力是肌肉在收缩或紧张时所表现出来的能力,以肌肉最大兴奋时所负荷的重量来表示。由于脑瘫患儿长期的四肢、躯干自主运动障碍,大多数患儿有不同程度、不同部位的肌力降低。临床上普遍采用徒手肌力检查分级法进行肌力评定,该方法以抗重力运动幅度和抗阻力运动幅度为依据,将肌力从 0%~100%分为 6 个等级。

(七)感知认知评定

脑瘫虽然以运动功能障碍为主,但实质上运动功能与儿童的感知、认知紧密相关。评定患儿的感知认知发育,可以达到整体评定的目的。可以根据儿童发育不同阶段的关键年龄所应具备的标准参考和应用各类量表或自行编制量表进行评定。

(八)患儿和家长或照顾者的满意度评定

这是一种较为主观性的评定方法,但它所提供的重要信息是其他评定方法所不能及的。如照顾的容易程度、体位的控制、个人卫生、喂养、转移、在学校的运动能力和耐力,以及照顾者和患儿之间的相互关系等。

(九)其他方面的评定

脑瘫儿童多有姿势异常,表现多样,与原始反射残存和肌张力异常有关,可从不同体位对其异常姿势进行评定,包括步态分析等。此外,对伴有言语障碍、听力和视觉障碍者,应对患儿进行相应评定。

三、康复治疗

脑瘫康复治疗的目标是减轻致残因素造成的后果,尽可能地改善运动功能,尽可能减少继发性残损(如关节挛缩),提高生活自理能力、交流能力、社会适应力,改善患儿生活质量,争取达到生活自理和能够接受正常的教育或特殊教育,为将来参与社会活动、劳动和工作奠定基础。

(一)运动疗法

通过利用中枢神经系统损伤后的康复治疗技术和相关理论来制订治疗性训练方案。

1.头部控制训练　俯卧位抬头是小儿发育过程中出现的第一个有里程碑意义的大动作,而且在儿童做各种姿势运动时,都是以头部直立为先行,不能控制头部的婴儿是难以完成其他动作的。因此,头部控制对于小儿的整体运动发育及日常生活动作等高级运动功能的发育有着相当重要的作用。

(1)仰卧位拉起头抗重力训练:患儿坐在治疗师身上,仰卧位,治疗师握其前臂,缓慢将患儿拉起,在这个过程中可停止片刻,诱导患儿主动收缩上肢,使肘关节屈曲,保持头部直立。

(2)巴氏球俯卧位脊柱伸展训练:患儿匍匐于 Bobath 球上,治疗师位于患儿身后,握其下肢或按其腰部,予缓慢俯冲动作,使球向前滚动,诱发患儿自发抬头。

2.翻身训练　翻身是由卧位向直立位动作发育的中间环节,是更广泛接触外界空间的准备,打好这一阶段的基础,对今后的站、行有重要的作用。

(1)患儿取仰卧位,治疗师双手分别握住患儿双臂上举过头,将两臂左右交叉,后方侧上肢向欲翻向侧用力,从而带动患儿身体旋转,完成一次肩控式翻身动作。

(2)患儿取俯卧位,治疗师双手分别握住患儿双上肢前臂,将两臂左右交叉,后方侧上肢向欲翻向侧用力,从而带动患儿身体旋转,完成一次肩控式翻身动作。

(3)患儿取仰卧位,治疗师握其小腿,屈曲单侧的髋和膝带动骨盆,向左翻时右下肢屈曲,身体向左侧回旋,同时向下牵拉屈曲侧的下肢,身体回旋至俯卧位。

(4)患儿取俯卧位,一侧上肢上举,另一侧上肢自然屈曲,治疗师握其小腿,屈曲单侧的髋和膝带动骨盆,向左翻时右下肢屈曲,身体向左侧回旋,同时向下牵拉屈曲侧的下肢,身体回旋至仰卧位。

3.坐位训练　坐位是臀部着床,从骨盆部开始向上的身体垂直于地面的姿势。获得坐位的最终目标是无须上肢支撑、脊柱垂直伸展的稳定坐位。正常小儿 7~8 个月可以坐,不会坐常因坐位发育停滞,在扶腰坐以前的阶段或出现跪坐、坐位后倾等异常姿势。

(1)坐位稳定训练:患儿坐位,双腿伸直,背向治疗师,坐时要保持头与躯干在一条直线上,颜面正中的对称姿势,使患儿的身体重心向一侧移动,用这侧臀部支持体重,引起躯干向对侧的回旋。双侧交替进行。

(2)坐位平衡板训练:患儿取长坐位坐于平衡板上,身体与平衡板呈垂直或平行方向,治疗师缓慢晃动平衡板,诱导患儿躯体重心移动并自动回旋身体保持平衡状态。

4.爬行训练　爬行运动是步行以外的代表性的移行运动,典型的爬行运动是两手、两膝着床,两肩与骨盆抬起,保持躯干的空间水平位的四爬姿势,即在四点支撑状态下,至少有一个肢体离开支持面,四肢交替运动驱动身体向前移动。爬行在婴幼儿动作发育中非常重要,爬行不仅可促进全身动作的协调发展,为直立行走打下基础,而且可以较早地面对世界,增加空间的搜寻,主动接受和认识事物,促进婴幼儿认知能力的发育。

许多脑瘫患儿由于上下肢异常姿势,如下肢痉挛、上肢后伸导致无法出现良好的四肢交互运动。在消除异常姿势的基础上进行下述训练将有助于改善四肢交互运动能力。

四爬训练:患儿以两手、两膝、小腿前部、足背均匀着地支撑。上肢与大腿同时垂直于地面。由治疗师协助,从右侧开始运动时,首先颜面转向右上方,随着右侧骨盆转动,右侧下肢屈曲。其后颜面转向左方,重心转移至右侧上下肢,左上肢伸展,最后形成两手、两下肢支撑身体。反复交替进行。

5.膝立位训练　膝立位(直跪)是婴幼儿由爬行运动向独站运动移行过程中过渡的一个体位,是站和行运动的基础,膝立位的训练在婴幼儿运动发育过程中具有重要意义。

膝立位训练:训练中患儿正确的双膝立位是双膝关节屈曲 90°跪地,双髋关节充分伸展(即挺直腰部)。在训练初期,治疗师或家属可扶持患儿两侧髋部,以帮助他们保持正确的双膝立位姿势和维持身体平衡,或者让患儿扶住栏杆或沙发等物体,自己练习双膝立位动作,然后逐渐减少对患儿的扶持,让患儿尽量避免抓扶栏杆等物体,以达到独自直跪的效果。同时不断纠正患儿在练习中出现的各种异常姿势。

6.从坐位到站位的转换训练　由坐位到站位的转换,不仅仅是一两个动作的出现,同时也标志着大关节负重能力的提高,是良好步行的重要准备。

坐位、立位姿势相互转换:学会在坐起时先使身体前倾和重心前移,在挺腰动作中鼓励患儿借助上肢和下肢的支撑和协同动作,达到身体重心上移和维持身体平衡。学会从坐位起立到立位的动作后,就可以进行再从立位回到坐位的训练。在训练中先让患儿学会通过屈曲髋关节来实现弯腰、膝关节屈曲和身体重心向下、向后移动的动作,同时通过弯腰后上半身前倾来维持整个身体的平衡。训练初期患儿由于难以维持身体的稳定,可予双手扶栏杆,然后逐渐改用单手扶持,最终实现独自落座。

7.独自站立训练　站位是行走的基础,正确的静态站立姿势是两腿直立,脚底踩平,头居中,躯干伸展,双肩双髋处于同一平面。动态的站立姿势是指站立时头、躯干、四肢各部位可随意进行适当的活动而仍能保持平衡。患儿只有完成立位静态、动态平衡,才能正常行走。

8.行走训练　正常婴幼儿1岁左右开始独立行走,这时婴幼儿已能控制自己的部分动作,能够到处走动,也就有了一定的独立性和自主性。正确的行走训练不仅可以帮助患儿尽早探索这个世界,而且对于维持协调的步态,为以后发育的跑、跳等动作打下扎实的基础。

(1)控制骨盆带助行训练:患儿取立位,开始可扶持物体,治疗师于患儿身后将双手扶持其两侧骨盆部位,用手的力量帮助患儿骨盆回旋及身体重心移动,以带动双下肢随着骨盆的旋转向前迈出,从而让患儿找到交替步行和交替负重的感觉。

(2)控制肩关节助行训练:患儿取立位,治疗师在患儿身后站立,两手手指张开,放在患儿的双肩及胸部以支持、协助控制患儿姿势,当患儿迈步向前,体重在两下肢间移动时,治疗师将患儿未负重侧的肩或躯干在对角线上推向下方,诱发侧方的矫正活动,同时使非负重侧骨盆稍向后方回旋,负重侧骨盆稍向前方回旋,然后诱发负重侧的下肢向前方移动,并将摆动期一侧的骨盆推向前方。随着患儿步行能力的提高,要逐渐减少对患儿的支持。

(3)助行器协助行走训练:患儿扶助行器进行行走训练。

(二)作业疗法

脑瘫患儿的作业疗法,是将治疗内容设计为作业活动,主要是治疗躯体功能障碍或残疾,改善上肢的活动能力。其内容主要包括手的精细功能训练、日常生活能力训练、文具和辅助工具的制作和应用,以及生活环境设施的改造等(表5-25)。作业治疗常采用游戏、文娱活动、集体活动等形式来促进患儿感觉运动技能的发展,因此,在物理治疗的同时联合应用与患儿年龄相适应的各种作业活动训练,可提高脑瘫治疗的趣味性,使患儿投入更多的注意力。

表5-25　作业疗法的应用方式

功能性活动	自我照顾活动	相关的活动	休闲活动	家务活动
1.抓握与放松运动	1.洗脸、刷牙、沐浴、如厕	1.学习知识的相关活动	1.学会遵守规则	1.计划并准备餐饮
2.眼.手协调运动			2.学会成为队员	2.购置食物及其他
3.伸手取物运动	2.学习穿着	2.认同从事该项活动	3.学习何为得与失,如何对待得失	3.洗涤食品及餐具
4.握持和携物运动	3.学习进食与营养	4.整理清洁床褥		
5.提举和放置运动	4.学习安全转移或移动	3.形成该项学习者的自我概念	4.学习如何设定目标	5.洗涤、晾干、烫熨、储物

(三)物理因子疗法

1.低频脉冲电治疗　如神经功能电刺激,以促进肌肉功能、协调肌群运动、改善和增加局部血液循环。每天1次,每次30分钟,10~15次为1个疗程。

2.水疗 有利于脑瘫患儿全身或局部肌肉张力的降低,提高运动能力。

(四)言语疗法

脑瘫患儿常有构音障碍,因发音器官肌张力异常引起,常合并吞咽、咀嚼不协调,可通过言语治疗来改善发音、吞咽等障碍。

(五)心理疗法

脑瘫患儿常见的心理行为问题有自闭、多动等症状。拥有健康的家庭环境、增加与同龄儿的交往,以及尽早进行心理行为干预是防治心理性疾患的关键。

(六)康复工程

在物理治疗和作业治疗中常配合使用支具、矫形器以及其他辅助装置,通过限制关节异常活动、协助控制肌痉挛、保持软组织活动度,达到预防畸形、辅助改善运动功能等目的。

四、预防

做好脑瘫的三级预防和继发损伤的预防,对于减少脑瘫的发生和改善预后十分重要。

1.预防措施 主要防止脑瘫的产生,研究和采取正确的措施,预防能够导致脑瘫的各种原因。坚持优生优育,保证胎儿健康发育;定期进行产前检查,如有高血压、妊娠毒血症可及时治疗,避免难产;保证孕妇良好的营养、预防早产;孕期避免不必要的服药,妊娠期间(尤其是前3个月)做好风疹预防工作;鼓励母乳喂养,增强婴儿抵抗感染的能力。

2.早期发现 早期发现可疑脑瘫患儿是实施脑瘫康复的关键,主要从运动、语言和进食发育3个方面进行观察。

(1)运动方面:出生后1~2个月,身体特别僵硬,穿衣或活动其身体时感到困难;3个月时双腿僵硬,不能抬头,双手不能支撑;6个月坐时出现圆背,不能抬头,上肢僵硬,手握拳,将其推向坐位时,头后仰或背向后伸;9个月时用手玩东西的能力较差,下肢僵硬,脚尖着地,不能用下肢负重;12个月不能扶物站立,下肢僵硬、脚尖着地;不会爬,只用身体一侧或用手拖自己;抬头、坐和运用双手活动迟于同龄孩子或常用一只手活动;18个月时一侧上肢僵硬,一侧脚尖站立行走,站立平衡差;大部分时间用一只手玩,一侧下肢可能僵硬,坐时一侧身体负重。

(2)语言方面:出生后不爱哭或容易哭,易激惹,睡眠差或终日睡;或者5~6个月仍不会哭,且对外界反应淡漠;不会发音或极少发音;8~12个月对成人的语言仍然毫不理解。

(3)进食方面:吸吮和吞咽差,舌头常将奶和食物推出,闭嘴困难。

如果发现有这些症状,应及时去医院就诊,明确诊断,给予针对性的治疗。

3.积极应对 对已经造成损害的脑瘫患儿,采取各种措施防止发生残疾。对已经发生残疾的脑瘫患儿,应通过各种措施,预防残障的发生。力争保存现存功能,并提供教育及职业康复机会,以减少残障给个人、家庭、社会造成的严重影响。

(张 新)

第五节 周围神经损伤的康复

周围神经损伤临床上十分常见,虽不会危及生命,但可引起严重的功能障碍,影响生活质量。积极、适当的康复治疗,可促进神经的修复与再生、改善功能障碍、缩短病程、预防或减轻并发症、提高生活质量。

一、概述

(一)定义

周围神经是指嗅、视神经以外的脑神经、脊神经、自主神经及其神经节。多数周围神经为混合神经,包含感觉纤维、运动纤维及自主神经纤维。

周围神经病损一般可分为周围神经病和周围神经损伤两大类。周围神经病是指周围神经的某些部位由于炎症、中毒、缺血、营养缺乏、代谢障碍等引起的病变,轴突变性是其常见的一种病理改变。周围神经损伤是指周围神经丛、神经干或其分支受外力作用而发生的损伤,主要病理变化是损伤远端神经纤维发生瓦勒变性。

(二)流行病学

不论平时还是战时,周围神经损伤都十分常见。根据第二次世界大战的战伤统计,四肢神经损伤占外伤总数的 10%;在火器伤骨折中,约 60% 合并神经损伤。周围神经损伤多发生于桡神经、臂丛神经、尺神经、正中神经、坐骨神经、腓总神经等,上肢神经损伤较下肢神经损伤多见,占四肢神经损伤的 60%～70%。骨、关节损伤可伴发神经损伤,如肱骨干骨折可伴有桡神经损伤,肘关节脱位可有正中神经及尺神经损伤,腓骨颈骨折可伴有腓总神经损伤等。

(三)病因及发病机制

周围神经损伤的病因很多,常见的病因有机械性损伤、火器伤、医源性损伤等。其发病机制为:①切割伤:如刀割伤、电锯伤、玻璃割伤等,造成神经完全或不完全断裂;②牵拉伤:如产伤致婴儿头与肩部分离,过度牵拉引起臂丛神经损伤;③压迫性损伤:如骨折、关节脱位、石膏包扎过紧等,造成神经受压;④火器伤:如枪弹伤和弹片伤,造成神经断裂;⑤医源性损伤:如药物注射性损伤,是由注射时针刺直接损伤和药物成分的化学性损伤所致。

(四)临床特征

1.运动障碍　表现为该神经支配的肌肉或肌群呈弛缓性瘫痪,肌张力低下,肌肉萎缩,肢体姿势异常等。

2.感觉障碍　表现为感觉减退或消失、感觉过敏;主观有麻木感、感觉异常、自发疼痛等。

3.反射障碍　表现为腱反射减弱或消失。

4.自主神经功能障碍　即神经营养性改变。表现为早期皮肤潮红或发绀、皮温升高、干燥无汗;后期皮肤苍白、皮温降低、指(趾)甲粗糙变脆等。

5.神经干叩击试验(Tinel 征)阳性。

二、康复评定

周围神经损伤后,除了详细的病史采集和全身体格检查外,还必须进行一系列的康复评定。康复评定的目的在于正确判断病损的部位、性质、程度,确定康复目标,制订康复计划,评价康复疗效,作出预后判断。

(一)形态观察

主要观察皮肤是否完整、肌肉有无肿胀或萎缩、肢体有无畸形,步态和姿势有无异常等。

（二）运动功能评定

1.肌力评定　常用徒手肌力检查法,按0～5级的肌力检查记录,并与健侧对比。当肌力达到3级以上时,也可用器械测试法,包括握力测试、捏力测试、背肌肌力测试、四肢肌群肌力测试等。

2.关节活动范围测定　测量患肢各关节、各轴位的关节活动范围,包括主动、被动关节活动范围测定,并与健侧对比。

3.患肢周径测量　用尺或容积仪测量受累肢体周径并与其相对应的健侧肢体周径对比。

4.反射检查　主要包括肱二头肌反射、肱三头肌反射、桡骨膜反射、膝反射、踝反射等。检查时需患者充分合作,并进行双侧对比检查。

5.运动功能恢复等级评定　由英国医学研究会(BMRC)提出,将神经损伤后的运动功能恢复情况分为6级。此法简单易行,是评定运动功能恢复最常用的方法(表5-26)。

表 5-26　周围神经损伤后运动功能恢复评定表

恢复等级	评定标准
0级(M0)	肌肉无收缩
1级(M1)	近端肌肉可见收缩
2级(M2)	近、远端肌肉均可见收缩
3级(M3)	所有重要肌肉能抗阻力收缩
4级(M4)	能进行所有运动,包括独立的或协同的运动
5级(M5)	完全正常

（三）感觉功能评定

包括浅感觉检查(痛觉、触觉、温度觉)、深感觉检查(位置觉、运动觉、振动觉)、复合感觉检查(皮肤定位觉、两点辨别觉、实体觉、体表图形觉)。周围神经损伤后感觉功能恢复的评定可参考英国医学研究会的分级评定表(表5-27)。

表 5-27　周围神经损伤后感觉功能恢复评定表

恢复等级	评定标准
0级(S0)	感觉无恢复
1级(S1)	支配区内皮肤深感觉恢复
2级(S2)	支配区内皮肤痛觉和触觉部分恢复
3级(S3)	支配区内皮肤痛觉和触觉恢复,感觉过敏消失
4级(S3$^+$)	感觉达到S_3水平外,两点辨别觉部分恢复
5级(S4)	完全恢复

（四）自主神经功能检查

常用发汗试验。无汗表示神经损伤,从无汗到有汗则表示神经功能恢复,而且恢复早期为多汗。常用的方法为:

1.碘淀粉试验　即在患肢检查部位涂抹2.5%碘酒,待其干燥后再敷以淀粉,若有出汗则局部变为蓝色。

2.茚三酮试验　即将患手指腹印压在涂有茚三酮的试纸上,出现蓝紫色指纹,则表示有汗。

（五）神经干叩击试验

即 Tinel 征。按压或叩击神经干,局部出现针刺样疼痛,并有麻痛感向该神经支配区放射为阳性,表示为神经损伤部位。或从神经修复处向远端沿神经干叩击,Tinel 征阳性则是神经恢复的表现。Tinel 征既可帮助判断神经损伤的部位,亦可检查神经修复后再生神经纤维的生长情况。

(六)周围神经电生理学评定

对周围神经病损具有重要意义,能较好地反映出神经肌肉所处的功能状态,对判断周围神经病损的部位、范围、性质、程度和预后等均有重要价值。定期进行评定,可监测病损神经的再生与功能恢复情况。常用方法有:

1.直流感应电测定 应用间断直流电和感应电刺激神经、肌肉,根据阈值的变化和肌肉收缩反应状况来判断神经肌肉的功能状态。

2.强度-时间曲线 强度-时间曲线是神经肌肉兴奋性电诊断方法。通过时值测定和曲线描记判断肌肉有无失神经支配,是完全或是部分,并可反映神经是否再生。

3.肌电图检查 肌电图检查对周围神经病损有重要的评定价值,可判断失神经的范围与程度以及神经再生的情况。由于神经损伤后,受累神经出现变性和坏死,这种变化多在神经损伤后 3 周左右才出现,故最好在损伤后 3 周进行肌电图检查。完全性神经损伤时肌肉不能自主收缩,运动单位丧失,记录不到电位,或出现纤颤电位、正锐波等;部分损伤时可见平均时限延长,波幅及电压降低,变化程度与损伤的轻重有关。

4.神经传导速度测定 神经传导速度测定对周围神经病损是最为有用的,既可用于感觉神经,也可用于运动神经的功能评定,以及确定受损部位。周围神经病损后,神经传导速度改变明显。当神经完全断离时,运动和感觉神经传导消失,刺激神经无诱发电位变化,这种情况一般于神经损伤后 3～5 天出现;当神经部分断离时,神经传导速度减慢。

5.体感诱发电位 在重度神经损伤和神经吻合术后初期,记录运动和感觉神经的传导速度比较困难,此时可从头部记录诱发电位,测定周围神经的传导速度,判定障碍的程度,了解神经再生的情况。

(七)手功能评定

包括抓、握、捏等。可采用 Carroll 手功能评定法等。

(八)日常生活活动能力评定

日常生活活动能力(ADL)评定包括躯体的日常生活活动能力(PADL)和工具性日常生活活动能力(IADL)。常用的标准化的 PADL 评定有 Barthel 指数、Katz 指数、PULSES 评定、修订的 Kenny 自理评定等。常用的 IADL 评定有功能活动问卷(FAQ)、快速残疾评定量表(RDRS)等。

三、康复治疗

周围神经损伤的治疗原则为不论手术与否,均应尽早消除病因,减轻对神经的损伤;采取综合治疗措施,改善神经损伤所致的功能障碍。

康复治疗的目的是防治并发症,预防肌肉肌腱挛缩、关节僵硬,防止肌肉萎缩,促进受损神经再生、增强肌力、恢复运动与感觉功能,最终恢复患者的生活和工作能力。对于功能恢复不完全或不能恢复的功能,可使用矫形器代偿,以最大限度地恢复其生活能力。

康复治疗应早期介入,越早介入,效果越好。根据周围神经损伤的不同时期进行有针对性的治疗。

(一)早期

一般为发病后 5～10 天,此期的治疗重点是首先要去除病因,及早消除炎症、水肿,减轻对神经的损害,预防关节挛缩的发生,为神经再生做好准备。具体措施有:

1.运动疗法　为防止关节出现挛缩和畸形,故早期受累肢体应在无痛范围内做各关节全范围、各轴向的被动运动,每天至少1～2次,以保持受累关节正常活动范围。若受损程度较轻,出现主动运动时则进行主动运动,可刺激相应运动皮质及脊髓前角细胞,促进轴突再生。神经吻合术后的患者,术后2～3周内避免进行牵拉神经的运动。

2.关节保持功能位　周围神经损伤后,由于肿胀、疼痛、不良的肢位、受累肌与拮抗肌之间失去平衡等因素的影响,常易出现肌肉肌腱挛缩。防止挛缩最好的方法是肢体保持良肢位,应用矫形器、石膏托、三角巾、夹板等,将受累肢体各关节保持在功能位,防止挛缩等畸形发生。如腓总神经损伤致足下垂时,可用足托或穿矫形鞋将踝关节保持在90°功能位,以预防跟腱挛缩。

3.物理因子疗法　早期可应用超短波、微波、激光等疗法,通过扩张血管,改善神经及周围组织的血液循环和营养代谢,提高免疫细胞吞噬功能,既有利于消除炎症、促进水肿吸收,又有利于促进神经再生。

4.肢体出现肿胀的处理　周围神经损伤后肢体出现肿胀与损伤后血液与淋巴回流受阻、组织液渗出增多有关。一般采用抬高患肢、弹力绷带包扎、被固定的肢体做肌肉等长性收缩运动、患肢做轻柔的向心性按摩与受累肢体的被动活动、冰敷等措施。此外,物理因子,如超短波等均可改善局部血液循环,促进组织水肿和积液的吸收。

5.受损部位的保护　受损肢体因感觉障碍,易发生继发性外伤,如烫伤等,且由于局部营养障碍,一旦发生损伤治疗困难且不易恢复,故应注意对受累部位多加保护,如戴手套、穿袜等。若出现外伤,可选择适当的物理因子进行治疗,如紫外线、超短波、激光等,促进伤口早期愈合。

6.药物疗法　肌注或静滴神经生长因子(NCF)可促进神经再生;维生素B_1、维生素B_{12}、复合辅酶、甲钴胺片等神经营养药物亦有促进神经再生的作用。如病情需要还可选用适当的抗生素以控制外伤感染,减少对神经的损伤。

(二)恢复期

急性期炎症水肿消退后,即进入恢复期。早期的治疗措施仍可有选择地继续使用。此期的治疗重点是促进神经再生、保持肌肉质量、增强肌力和促进感觉功能恢复,防止肢体发生挛缩畸形,最大限度地恢复其功能,改善患者的日常生活和工作能力,提高患者的生活质量。对于功能恢复不完全或不能恢复的功能,可使用矫形器代偿。

1.运动疗法　目的是改善和维持关节活动范围,增强肌力和耐力。采用被动运动、主动助力运动、主动运动、抗阻运动等训练。

当肌电图检查出现较多动作电位时应开始增强肌力训练,以促进运动功能恢复。根据肌力检查结果,受累神经支配肌肉肌力为0～1级时,施行电刺激、电针、针灸、中枢冲动传递训练、被动运动、肌电生物反馈、等长收缩等治疗;受累神经支配肌肉肌力为2～3级时,进行主动助力运动、主动运动及器械性运动,随着肌力的增强,逐渐减少助力,但应注意运动量不宜过大,以免肌肉疲劳。受累神经支配肌肉肌力为3级以上时,可以进行抗阻力运动,以争取肌力的最大恢复,同时进行速度、耐力、灵活性、协调性与平衡性的专门训练。

2.作业疗法　根据功能障碍的部位及程度、肌力及耐力的检测结果,进行有关的作业治疗。

(1)上肢周围神经损伤患者可进行木工、编织、泥塑、打字、修配仪器、套圈、雕刻、缝纫、刺绣、拧螺丝等操作,下肢周围神经损伤患者可进行踏自行车、缝纫机等练习。同时进行ADL训练,如上肢练习洗脸、梳头、穿衣、伸手取物等动作。也可选择文艺和娱乐活动以改善心理状态。治疗中不断增加训练的难度与时间,以增强肌肉的灵活性和耐力,并应注意防止由于感觉障碍而引起机械摩擦性损伤。

(2)感觉训练:针对患者的不同情况,采取相应的治疗方法。①患者病损区如有感觉过敏现象,可用不同程度的连续刺激进行脱敏,即选用不同质地、不同材料的物品,如棉花、棉布、毛巾、毛刷、米粒、沙子等刺激敏感区,刺激量逐渐加大,使之产生适应性和耐受性,刺激程度由弱到强,刺激物由软到硬。②感觉减退或消失、实体感缺失者,需要采用感觉重建训练法进行训练。感觉训练时先进行触觉训练,选用软物(如橡皮擦)摩擦手指掌侧皮肤,然后是振动觉训练。③后期训练重点是辨别觉,涉及对多种大小、形状、质地和材料不同的物体鉴别训练。可将一系列不同大小、形状、质地、材料制成的日常用品,如钥匙、螺钉、曲形针、纽扣、硬币、手表、橡皮块等放在布袋中让患者用手触摸辨认。采用循序渐进的训练原则,即由大物体到小物体、由简单物体到复杂物体、由粗糙质地到纤细质地、由单一类物体到混合物体。

3.物理因子疗法　神经肌肉电刺激疗法可使神经肌肉兴奋性和生物电活性升高,利于损伤神经的修复再生,防止和延缓肌肉萎缩的发生和发展,保持和恢复肌肉质量以迎接神经再支配。以能输出指数曲线波或三角波的低频脉冲电刺激疗法为首选。调制中频电疗法亦可达到此作用。失神经支配后的第 1 个月,肌肉萎缩最快,故宜及早进行神经肌肉电刺激,且失神经后数月仍有必要进行神经肌肉电刺激治疗。

4.心理疗法　周围神经损伤患者常常伴有不同程度的心理问题,表现为情感脆弱、焦虑、抑郁等。让患者了解疾病的性质、程度和康复治疗方案,通过医学宣教、心理疏导等方式来消除或减轻患者的心理障碍,使其发挥主观能动性,积极地进行康复治疗。也可通过作业疗法来改善患者的心理状态。

5.康复工程　对于功能恢复不完全或不能恢复的功能,应根据患者的具体情况选择合适的矫形器进行代偿。矫形器在周围神经损伤中的应用可预防、矫正挛缩畸形,动力性矫形器可帮助瘫痪肢体完成某些功能性活动,下肢的某些矫形器还有承重作用。注意矫形器重量宜轻,尺寸要合适,避免对感觉丧失部位的压迫。如足部肌力不平衡所致足内翻、足外翻、足下垂,可用下肢短矫形器矫正;大腿肌群无力致膝关节支撑不稳、小腿外翻、屈曲挛缩,可用下肢长矫形器矫正。

6.促进神经再生疗法　可选用神经营养药物以及超短波、微波、激光、红外线等物理因子治疗,有利于损伤神经的再生。有条件也可行高压氧治疗。

7.中医康复疗法

(1)中药疗法:依据中医理论进行辨证论治,以活血化瘀、益气补血为主。常用的有参苓白术散、六味地黄丸、独活寄生汤加减(《千金要方》)、大活络丹、小活络丹等。

(2)针灸疗法:以受损局部取穴为主、远端取穴为辅的原则,根据辨证虚实,采取或泻或补或平补平泻的手法。也可选用脉冲电针仪治疗。

(3)推拿疗法:以受损局部治疗为主,手法宜轻柔。主要作用是改善血液循环、防止粘连、促进肌肉功能恢复。

8.手术疗法　对保守治疗无效而又有手术指征的周围神经损伤患者应及时进行手术治疗。如神经探查术、神经松解术、神经移植术等。

(三)常见周围神经损伤的康复

1.臂丛神经损伤

(1)概述:臂丛神经由 $C_5 \sim C_8$ 前支和 T_1 前支大部分纤维组成。在前斜角肌外缘由 $C_5 \sim C_6$ 组成上干, C_7 为中干, $C_8 \sim T_1$ 组成下干。臂丛的 5 个来源反复分支、组合后,最后形成 3 个束,分别称为臂丛的外侧束、内侧束和后束。各束在喙突平面分出神经支,外侧束分为肌皮神经和正中神经外侧头,内侧束分出尺神经和正中神经内侧头,后束分出腋神经和桡神经。正中神经的内、外侧头分别在腋动脉两侧至其前方组成正中神经。

临床上常将臂丛神经分为上臂丛($C_5 \sim C_7$)和下臂丛($C_8 \sim T_1$)。臂丛神经损伤多由牵拉所致,如上肢过度牵拉或过度伸展、肩关节脱位、高处坠落、重物压伤颈肩部以及胎儿娩出时过度牵拉等,皆可引起臂丛神经的全部或部分损伤。

（2）临床特征

1）由于解剖特点，臂丛神经损伤各有不同表现：①上臂丛神经损伤时，腋神经、肌皮神经、肩胛上下神经、肩胛背根神经发生麻痹，桡神经和正中神经部分麻痹。冈上肌、肩胛提肌、大小菱形肌、三角肌、肱二头肌、肱桡肌、桡侧腕屈肌、指伸肌及拇展肌等出现瘫痪或部分瘫痪。肩关节外展与外旋障碍，肘关节屈曲障碍，腕关节屈伸肌力弱，手指活动尚可，上肢伸侧感觉大部分缺失。②下臂丛神经损伤时，尺神经及部分正中神经和桡神经麻痹，表现为手的功能障碍，即手指不能伸屈，而肩、肘、腕关节活动基本正常。③全臂丛神经损伤时，则引起整个上肢迟缓性瘫痪及感觉障碍、腱反射消失、肌肉萎缩、自主神经功能障碍及 Horner 征，此型比较严重而少见。

2）腱反射：腱反射减弱或消失。反射检查仅在患侧减弱或消失、健侧存在时才有意义（表 5-28）。

表 5-28　臂丛神经反射检查

反射	传入神经	中枢	传出神经
三角肌反射	腋神经	$C_5 \sim C_6$	腋神经肌支
肱二头肌反射	肌皮神经	$C_5 \sim C_6$	肌皮神经
桡骨膜反射	桡神经	$C_5 \sim C_8$	正中神经、桡神经
肱三头肌反射	桡神经	$C_5 \sim C_8$	桡神经

（3）康复评定

1）形态观察：肌肉有无肿胀或萎缩、肢体有无畸形等。

2）运动功能评定：包括肌力评定、关节活动范围测定、患肢周径测量、反射检查等。

3）感觉功能评定：包括浅感觉、深感觉、复合感觉。评定可参考英国医学研究会的分级评定表。

4）手功能评定：包括抓、握、捏等。

5）Tinel 征检查。

6）周围神经电生理学评定：电诊断、肌电图、神经传导速度等对判断周围神经损伤的范围、部位、性质与程度有重要价值。

7）自主神经功能检查：常用发汗试验。

8）日常生活活动能力评定。

（4）康复治疗

1）损伤早期：去除病因，消除炎症、水肿，减轻对神经的损害，预防关节挛缩畸形的发生。

①运动疗法：损伤上肢受累关节进行无痛范围的被动活动，每天至少 1～2 次，以保持受累关节正常活动范围，防止肌肉萎缩和关节僵硬。当患肢出现主动运动时，应积极进行主动活动。神经吻合术后的患者，术后 2～3 周内避免进行牵拉神经的运动，必要时可采用夹板限制过度活动。

②关节保持功能位，预防关节挛缩变形：上臂丛神经损伤时，采用外展支架或腋下垫一棉纱卷支撑，手部用拇外展支具以预防肩关节内收、内旋及拇指内收挛缩，三角巾悬吊患肢，肘关节屈曲 90°；下臂丛神经损伤时，采用支具使腕关节保持在功能位，手呈半握拳状。

③物理因子疗法：根据具体情况可选择下列疗法进行治疗：a.超短波疗法：板状电极，损伤上肢，对置法，无热量，每次 10～12 分钟，每天 1 次，15～20 次为 1 个疗程。b.直流电碘离子导入疗法：对置法或并置法，每次 15～20 分钟，每天 1 次，15～20 次为 1 个疗程。c.紫外线疗法：Ⅰ级红斑量，于损伤上肢隔 1～2 天照射 1 次，6～10 次为 1 个疗程。d.氦-氖激光或半导体激光沿神经走行的表浅部位选穴位照射，每次 3～5

分钟,每天 1 次,5～10 次为 1 个疗程。e.超声波疗法:声头置于损伤上肢或手术伤口周围,接触移动法,强度 0.5～1.5W/cm²,每次 5～10 分钟,每天 1 次,10～15 次为 1 个疗程。

④为防止肢体出现肿胀,一般采用抬高患肢、弹力绷带包扎、被固定的肢体做肌肉等长性收缩运动、患肢做轻柔的向心性按摩、受累肢体的被动活动、冰敷等措施。

⑤药物疗法:肌注或静滴神经生长因子(NCF)可促进神经再生;维生素 B₁、维生素 B₁₂、复合辅酶、甲钴胺片等神经营养药物亦有促进神经再生的作用。

2)恢复期:促进神经再生、保持肌肉质量、增强肌力和促进感觉功能恢复,防止肢体发生挛缩畸形,最大限度地恢复其功能。对于功能恢复不完全或不能恢复的功能,可使用矫形器代偿。

①运动疗法:a.臂丛神经上部损伤时,进行肩关节和肩胛带肌肉的被动运动、主动助力运动和主动运动、渐进抗阻、短暂最大负荷训练、等长收缩训练等。b.臂丛神经下部损伤时,进行拇指、示指屈伸运动,拇指与小指对掌运动,分指运动,肩胛带肌肉运动训练等。c.全臂丛神经损伤时,进行患肢各关节的被动运动、主动助力运动、主动运动等。

②作业疗法:可编排一些有目的、有选择的活动,如木工、编织、泥塑、雕刻、缝纫、刺绣、拧螺丝等操作,增强患者的肌力、耐力和协调性。同时进行 ADL 训练,如练习洗脸、梳头、穿衣、伸手取物等动作。选择娱乐活动以改善心理状态。对感觉过敏患者可采用脱敏疗法,鼓励患者使用敏感区,在敏感区逐渐增加刺激。可选用不同质地、不同材料的物品,如棉花、毛巾、毛刷、沙子等刺激敏感区,刺激量逐渐加大,使之产生适应性和耐受性,刺激程度由弱到强,刺激物由软到硬。对感觉丧失患者可采用感觉重建的方法,用不同的物体放在患者手中,而不靠视力帮助,进行感觉训练。开始让患者识别不同形状、大小的木块,然后用不同质地、不同材料的物品进行识别和训练,最后用一些常用的家庭器皿训练。

③物理因子疗法:根据具体情况可选择下列疗法进行治疗:a.神经肌肉电刺激疗法:以能输出指数曲线波或三角波的低频脉冲电刺激疗法为首选。一般以阴极为刺激电极,将点状刺激电极置于患肌或患肌的运动点上,另一个较大的辅极置于肢体近端或躯干。电流的强度以能引起肌肉明显可见收缩而无疼痛为度,避免波及邻近肌肉或引起过强的收缩。肌肉收缩的次数以不引起过度疲劳为宜,每天 1 次。b.超短波疗法:板状电极,损伤上肢,对置法,微热量,每次 10～15 分钟,每天 1 次,15～20 次为 1 个疗程。c.其他:音频电疗法、直流电碘离子导入疗法、调制中频电疗法、光疗法(激光、红外线等)、超声波药物透入疗法、磁疗法、石蜡疗法、水疗法等。

④心理疗法:周围神经损伤患者常常伴有急躁、焦虑、抑郁等情绪,让患者了解神经损伤的性质、程度和康复治疗方案,从而增强战胜疾病的信心,使其发挥主观能动性,积极地进行康复治疗。

⑤中医康复疗法:针灸采用局部取穴为主,远端为辅的原则,可选择肩髃、肩髎、臂臑、曲池、手三里、外关、合谷、中渚等穴位。推拿手法应轻柔。

2.腋神经损伤

(1)概述:腋神经由 C₅～C₆ 前支组成。腋神经发自臂丛后束,与旋肱后血管伴行向后外,穿过腋窝后壁的四边孔,绕肱骨外科颈至三角肌深面,发出分支分布三角肌、小圆肌,余部纤维称为臂外侧上皮神经,自三角肌后缘穿出,分布在肩部、臂外侧区上部的皮肤。腋神经损伤常见的原因为肱骨外科颈骨折、肩关节脱位或被腋杖压迫。

(2)临床特征

1)腋神经损伤时,三角肌瘫痪、萎缩,肩外展功能丧失,外旋无力,肩部、臂外上部感觉障碍,肩部失去圆隆的外形。

2)腱反射:三角肌反射减弱或消失。

（3）康复功能评定。

（4）康复治疗：为保持关节功能位，预防关节挛缩变形，可采用外展支架或腋下垫一棉纱卷支撑肩关节以预防内收、内旋挛缩。

3.桡神经损伤

（1）概述：桡神经由 C_5～C_8 组成。桡神经来自臂丛后束，在腋动脉之后，于肩胛下肌、大圆肌表面斜向后下，绕经肱骨后方桡神经沟至臂外侧，沿肱三头肌外侧头下行。桡神经在腋部发出数支至肱三头肌，然后在肱肌与肱桡肌之间至肘前外侧，于肘上发出分支至肱桡肌和桡侧腕长伸肌，继之于肱桡肌与桡侧腕长伸肌之间进入前臂，分成深、浅两支。浅支与桡动脉伴行，在肱桡肌深面于桡骨茎突上 5cm 转向背侧，至手背桡侧及桡侧三个半手指皮肤；深支又称骨间背侧神经，在进入旋后肌之前发出分支至桡侧腕短伸肌，穿经旋后肌并于其下缘分成数支，支配旋后肌、尺侧腕伸肌、指总伸肌、示指和小指固有伸肌、拇长展肌和拇长、短伸肌。桡神经损伤常见的原因为外伤、手术、骨折、酒醉睡眠或极度疲劳后不良的睡姿史等。

（2）临床特征

1）由于解剖特点，桡神经损伤各有不同表现：①高位损伤：指在腋下桡神经发出肱三头肌分支以上部位受损，表现为上肢各伸肌完全瘫痪，肘关节不能伸直，垂腕，前臂伸直时不能旋后，指关节屈曲，拇指不能外展；肘关节、上臂和前臂后面、手背桡侧部位感觉障碍。②在肱骨中 1/3，即发出肱三头肌分支以下部位受损时，肱三头肌功能完好。③前臂中 1/3 以下受损时，主要表现为伸指障碍而无垂腕。

2）腱反射：桡骨膜反射、肱三头肌反射减弱或消失。

（3）康复治疗：为保持关节功能位，预防关节挛缩变形，可使用伸腕关节固定夹板或动力型伸腕伸指夹板，维持腕关节呈背屈、掌指关节伸直、拇指外展位。进行腕关节背伸，前臂伸直旋后和手指被动运动、主动助力运动和主动运动，重点训练伸腕、伸指功能。

4.正中神经损伤

（1）概述：正中神经由 C_6～T_1 神经组成。正中神经有分别发自臂丛内、外侧束的内、外侧两根，两根夹持腋动脉向下呈锐角汇合成正中神经干。在臂部，正中神经沿肱二头肌内侧下行，在肱动脉内侧与之伴行至肘窝。从肘窝向下穿旋前圆肌及指浅屈肌腱弓，于指浅屈肌与指深屈肌之间下行，发出分支支配旋前圆肌、指浅屈肌、桡侧腕屈肌、掌长肌。在旋前圆肌下缘发出骨间掌侧神经，沿骨间膜与骨间掌侧动脉同行于指深屈肌与拇长屈肌之间，至旋前方肌，发出分支支配上述三肌。其主干至前臂远端于桡侧腕屈肌腱与掌长肌腱之间，发出掌皮支，分布于掌心和鱼际部皮肤。然后经过腕管至手掌部发出分支，支配拇短展肌、拇短屈肌外侧头、拇指对掌肌和第一、二蚓状肌，桡侧 3 个半手指掌面及远节指背的皮肤。正中神经损伤常见的原因为骨折（肱骨髁上骨折）、肘关节脱位、刀枪伤、腕部切割伤等。

（2）临床特征

1）由于解剖特点，正中神经损伤各有不同表现：①低位损伤（腕部）时，所支配的鱼际肌和蚓状肌麻痹及所支配的手部感觉障碍，临床主要表现是拇指不能对掌、手的桡侧三个半指感觉障碍，特别是示、中指远节感觉消失。②高位损伤（肘上）时，则所支配的前臂肌亦麻痹，除上述表现外，另有前臂不能旋前，屈肌群萎缩，屈腕力下降，拇指、示指不能屈曲，不能做对指动作，不能捏物，大鱼际肌明显萎缩，手掌变平，拇指紧靠示指，呈"猿手"畸形。③正中神经富有交感神经纤维，患者常表现烧灼性疼痛。

2）腱反射：桡骨膜反射减弱或消失。

（3）康复治疗：为保持关节功能位，预防关节挛缩变形，可应用夹板固定掌指关节及指关节呈半屈状位置，应用拇外展夹板。进行屈腕运动、屈手指运动、拇指对掌运动及整个手臂的被动运动和主动运动。

5.尺神经损伤

(1)概述:尺神经由 $C_8 \sim T_1$ 神经组成。尺神经来自臂丛内侧束,沿肱动脉内侧下行,于上臂中段逐渐转向背侧,经肱骨内上髁后方的尺神经沟,向下穿过尺侧腕屈肌并发出分支至尺侧腕屈肌,然后于尺侧腕屈肌与指深屈肌间进入前臂掌侧,发出分支至指深屈肌尺侧半,再与尺动脉伴行,于尺侧腕屈肌桡侧深面至腕部,于腕上约 5cm 发出手背支至手背尺侧皮肤。主干通过豌豆骨与钩骨之间的腕尺管(Guyon管),即分为深、浅支。深支穿小鱼际肌进入手掌深部,支配小鱼际肌,全部骨间肌和第三、四蚓状肌及拇收肌和拇短屈肌内侧头;浅支至手掌尺侧及尺侧一个半手指的皮肤。尺神经损伤常见的原因为压迫、牵拉、手术、外伤等。

(2)临床特征:尺神经损伤表现为屈腕能力减弱,环指和小指远节指关节不能屈曲,小鱼际肌、骨间肌萎缩,手指分开、合拢受限,拇指不能内收,小指、环指掌指关节过伸,呈"爪形手"畸形。感觉障碍主要位于手掌面的尺侧部,小指和环指尺侧半,以及手背部的小指、环指和中指的一半。

(3)康复治疗:为保持关节功能位,预防关节挛缩变形,可用掌指关节阻挡夹板,使掌指关节屈曲到半握拳状,以预防小指、环指掌指关节过伸畸形。进行手指的分合运动、伸直运动,第 5 指对掌被动运动和主动运动。

6.腕管综合征

(1)概述:腕管由腕骨构成底和两侧壁,其上为腕横韧带覆盖成一个骨-纤维隧道。腕管内有拇长屈肌腱,2~4 指的屈指深、浅肌腱和正中神经通过。正中神经最表浅,位于腕横韧带与其他肌腱之间。正中神经出腕管后分支支配除拇内收肌以外的大鱼际诸肌,第一、二蚓状肌,桡侧三个半手掌、手指皮肤感觉。

腕管综合征是正中神经在腕管内受压而表现出的一组症状和体征。表现为手部麻木、疼痛和鱼际肌萎缩。常见原因为外源性压迫、腕管内容物水肿、长期反复使用手腕工作史等。多见于中年女性,常有长期、反复使用手腕工作史,劳动后加剧,休息后减轻,右侧多于左侧。

(2)临床特征:患者首先感到手掌桡侧三个半手指麻木或疼痛,有时疼痛可牵涉到前臂,夜间、清晨症状加重,适当抖动手腕症状可以减轻。屈腕试验阳性(Phalen 征:屈肘、前臂上举,双腕同时屈曲90°,1分钟内患侧即会诱发出正中神经刺激症状,阳性率为70%左右)。

(3)康复治疗:治疗上使用腕部支托、口服非甾体抗炎药或皮质激素局部注射。由于拇外展肌无力影响抓握能力时,可使用对掌支具,将拇指处于外展位。进行手及腕部的放松训练,如握拳和放松的动作、双手交叉环转、缓慢屈伸手腕等。

7.坐骨神经损伤

(1)概述:坐骨神经是全身最粗大、最长的神经,起自 $L_4 \sim S_3$ 的前、后股,包围在一个结缔组织鞘中。坐骨神经穿梨状肌下孔至臀大肌深面,在坐骨结节与大转子之间下行至股后区,在股二头肌与半膜肌之间行走,沿途分支支配股后部的股二头肌、半腱肌和半膜肌,一般在腘窝上方分为胫神经和腓总神经两大终支。坐骨神经损伤常见原因为臀部或股部外伤、股骨干骨折、髋关节骨折或脱位、臀部肌内注射不当等,可为完全性或部分性损伤。

(2)临床特征

1)由于解剖特点,坐骨神经损伤各有不同表现:①坐骨神经高位损伤时,引起股后部肌肉及小腿和足部所有肌肉全部瘫痪,膝关节屈曲障碍,踝关节与足趾运动完全丧失,跟腱挛缩,呈足下垂。由于股四头肌正常,膝关节呈伸直状态,行走时呈跨越步态。小腿后外侧及足部麻木、感觉丧失、皮肤干燥。②股后中、下部损伤时,则膝关节屈曲功能正常。

2)腱反射:踝反射减弱或消失。

（3）康复功能评定。

（4）康复治疗：为保持关节功能位，预防关节挛缩变形，对损伤所致运动障碍、肌肉瘫痪者，宜佩戴支具或穿矫形鞋，以防止膝、踝关节挛缩及足内、外翻畸形，维持踝足稳定等。进行跟腱牵伸，足背屈、跖屈被动运动、主动助力运动和主动运动，足趾伸展运动。足跟着地，足尖提起练习或足尖着地，足跟提起练习并进行穿矫形鞋的步态训练。作业治疗可进行踏自行车、缝纫机等练习。

8.腓总神经损伤

（1）概述：腓总神经是坐骨神经在腘窝处两个终末分支之一。腓总神经自腘窝近侧部由坐骨神经分出后，沿腘窝上外侧界的股二头肌内缘斜向外下，继而弯曲绕过腓骨颈向前，穿过腓骨长肌，分为腓浅、腓深神经。腓总神经分布范围包括小腿前、外侧肌群，足背肌和小腿外侧、足背，趾背的皮肤。腓总神经损伤在下肢神经损伤中最多见，常见的原因为膝关节外侧脱位、腓骨头骨折、小腿石膏或夹板固定太紧、手术时膝带捆绑过紧等。

（2）临床特征：腓总神经损伤时，导致小腿前外侧伸肌麻痹，出现足背屈、外翻功能障碍，呈内翻下垂畸形，晚期形成马蹄内翻足。小腿前外侧与足背皮肤感觉障碍。

（3）康复功能评定。

（4）康复治疗：为保持关节功能位，预防关节挛缩变形，治疗上可用足托或穿矫形鞋使踝关节保持在90°位。进行跟腱牵伸，踝背屈被动运动、主动助力运动、主动运动，足趾伸展运动和穿矫形鞋的步态训练。

（李德龙）

第六节　帕金森病的康复

帕金森病是神经内科仅次子阿尔茨海默病的第二大常见的神经退行性疾病，具有高患病率、高致残率和慢性病程等特点，目前正逐渐成为人口与健康领域中一个被高度和广泛关注的重要科学问题和社会问题。康复治疗对于改善患者的躯体功能、减少意外损伤、提高患者的生活质量具有重要的临床意义。

一、概述

（一）定义

帕金森病（PD），简称 Parkinson 病，又称震颤麻痹，由英国医师 James Parkinson（1817 年）首先描述，是一种常见的中老年慢性、进行性中枢神经变性疾病，临床表现以静止性震颤、运动迟缓、肌强直和姿势步态异常等为主要特征。

（二）流行病学特点

帕金森病是中老年人常见的中枢神经系统退行性疾病，目前我国患者人数已超 200 万，65 岁以上人群总体患病率为 1700/10 万，并随年龄增加而升高，男性稍高于女性，白种人高于黄种人，黄种人高于黑种人，发病年龄一般在 50～75 岁左右。但不同生活环境，不同地区的相同人种，患病有差异。经过年龄标化后显示的患病率，男女之比接近 1 或男性略多于女性。在北京、上海等一线城市，患者治疗率低于 40%，农村偏远地区更低。

（三）病因及发病机制

本病的病因和发病机制十分复杂，目前认为 PD 发病有多种因素参与其中，通过氧化应激，线粒体功能衰竭,细胞凋亡,免疫异常等机制导致黑质多巴胺能神经元大量变性丢失而发病。

1.环境因素　环境中的1-甲基-4苯基-1,2,3,6-四氢吡啶(MPTP)和某些杀虫剂、除草剂是PD的发病危险因素。研究表明,MPTP在脑内经通过抑制黑质线粒体呼吸链复合物Ⅰ活性,使ATP生成减少,自由基生成增加,促使DA神经元变性死亡。

2.遗传因素　帕金森病多为散发病例,约10%为家族性帕金森病,目前分子遗传学研究已经有6个与家族性帕金森病相关的治病基因被克隆,证明该病与遗传因素有关系。

3.年龄老化　帕金森病40岁以前发病少见,随年龄增长,正常成年人脑内黑质多巴胺能神经元数目渐进性减少,纹状体内多巴胺递质水平逐渐下降。但临床只有当黑质多巴胺能神经元数目减少50%以上,纹状体多巴胺递质含量减少80%以上,才会出现帕金森病运动障碍的症状,而正常人通常不会达到这个水平,因此,年龄被认为只是本病的促发因素。

(四)临床特征

该病起病缓慢,初发症状以震颤最多,症状常从一侧上肢开始,逐渐波及同侧下肢、对侧上肢及下肢,四肢症状常不对称。

1.运动功能障碍

(1)静止性震颤:是PD最常见的初发症状,多自一侧上肢远端开始,拇指和食指呈"搓丸样"震颤,节律4~6次/秒,安静状态下明显,入睡后消失,精神紧张时加重。随病情发展,大约几个月到数年后震颤逐渐波及同侧下肢及对侧上下肢,最后可出现下颌、唇、舌及颈部的震颤。部分患者尤其是高龄老人可不出现震颤。患者可出现随意运动受限、手指精细活动能力下降。

(2)肌强直:强直多自一侧上肢的近端开始,逐渐蔓延至远端、对侧及全身,多表现为伸肌和屈肌张力同时增高。由于肢体及躯干的屈肌群和伸肌群均受累,检查者感受到的阻力增高始终一致,称之为"铅管样肌强直",若合并有肢体震颤则表现为"齿轮样肌强直"。由于这些肌肉的强直,常出现特殊的姿态,头部前倾,躯干俯屈,上肢肘关节屈曲,前臂内收,腕关节伸直(路标现象),指间关节伸直,拇指对掌(猿手),髋关节和膝关节略弯曲。部分患者常伴有腰背部关节疼痛而被误诊。

(3)动作迟缓:由于随意运动的减少以及运动幅度的减少,导致患者启动困难和动作缓慢,表现为各种主动运动减少。如面部肌肉强直,表情肌少动,双眼凝视,瞬目减少,面无表情而呈现"面具脸"。由于手及前臂肌肉的强直,手部精细活动障碍,书写时越写越小,尤其是在行末时写得特别小,呈"写字过小征"。

(4)姿势步态异常:步行障碍是帕金森患者最突出的表现。最初表现为下肢拖曳、上肢自动摆臂减少,随病情进展出现双上肢伴随动作较少或消失,双下肢步幅变小、步伐变慢,起步困难。有时患者表现为突然不能抬起双脚,好像双脚被粘在地上一样,称为"冻结"现象,多见于转弯、通过狭窄的通道、穿越繁华的街道或要到达目的地时。患者一旦启动后即以极小的步伐前冲,不能及时停步或转弯,称为"慌张步态",这是帕金森病患者的特有体征。随病情进展,患者由于起床、翻身、行走,进食等活动困难而显著影响日常生活能力,导致残疾。

2.认知功能障碍

帕金森病患者精神症状发生率亦较高,精神活动缺乏,性格顽固,常抑郁、幻视、妄想,思维迟钝或易激动,认知障碍或痴呆。

3.构音障碍

因口、咽部肌群运动障碍,患者吞咽活动减少,发声缓慢、不协调,语调变低,发音吃力,甚至吐词不清,他人难以听懂,部分伴有鼻音化构音和语速的变化,可伴有流涎和吞咽困难。

4.自主神经功能障碍

自主神经功能紊乱较多见,主要表现为多汗、流涎、顽固性便秘、体位性低血压,面部皮脂腺分泌过多等。

二、康复评定

进行评定前,应先了解患者的临床特点和分级,用药前后的症状变化,通过综合性评估,确定患者现有的各种功能障碍,制定个体化康复治疗方案。

(一)运动功能评定

1.肌力评定　通常采用手法肌力测定(MMT)来判断肌肉的力量。PD患者多伴有肌张力增高,MMT不能敏感地察觉肌力的下降,可采用等速测试或等长测试的方法评估肌力。

2.肌张力评定　大多采用 Ashworth 痉挛量表或改良 Ashworth 痉挛量表。

3.关节活动度评定　由于肌肉强直、关节活动减少,关节及周围组织粘连,PD患者关节活动受限。因此做关节活动度评价,需要评定主动关节活动度和被动关节活动度。测量所使用的仪器设备通常为:通用量角器、电子量角器、指关节测量器等。

4.平衡功能评定　由于帕金森病患者基底神经核多巴胺分泌细胞的枯衰,其平衡和姿势控制能力退化,并伴有进行性运动功能减退。原发性PD患者的平衡功能,尤其是站立平衡功能是其康复评价中的关键。康复评定中常用的方法包括主观评定和客观评定两个方面。主观评定以观察和量表为主,客观评定主要是指平衡测试仪评定。

(1)简易评定法:可通过观察患者静态平衡和动态平衡来评估。

静态平衡法:如 Romberg 检查法、强化 Romberg 检查法。

动态平衡法:坐、站立时移动身体,在不同条件下行走,如足跟碰足趾、足跟行走、足尖行走、走直线、走标记物、侧方走、倒退走、走圆圈等。

(2)量表评定法:由于不需要专门的设备,评定简单,应用方便,临床应用广泛。目前信度和效度较好的量表主要有 Berg 平衡量表,Tinnetti 量表、Brunel 平衡量表,以及"站起-走"计时测试等。

(3)平衡测试仪:是近年来国际上发展较快的一种定量评定平衡能力的仪器,可精确地测量不同状态下人体重心位置、移动的面积和形态,以此评定平衡功能障碍或病变的部位和程度。

5.姿势评定　观察患者静态、动态的姿势变化。根据动作模式姿势反射的检查,评定其是否能完成正确的姿势反射。患者自然站立,观察患者头、颈、躯干、四肢的姿势,是否存在头部前倾、躯干俯屈、肩内收、肘关节屈曲、腕关节伸直、前臂内收、髋关节和膝关节弯曲的情况。推动患者,是否有跌向一侧或向后跌的倾向,或整个身体坐下。可利用平衡仪及三维动作分析系统进行姿势的分析。

6.步行能力评定　帕金森病患者步距变小是其步态异常的主要原因,小步、拖曳步态是帕金森病的特征性异常步态。临床通常采用定性分析和定量分析法。

(1)定性分析:定性分析法主要通过目测患者的步态做出判断,其准确性或可靠性与评定人员技术水平和临床经验有直接关系。一般采用自然或习惯步态,来回步行数次,治疗师通过前面、侧面和后面进行反复观察。需要注意全身姿势和步态是否协调,包括步行节律是否均匀,双上肢摆臂是否协调,重心转移是否稳定、流畅、对称,诸关节姿态与角度、患者神态与表情是否自然,以及辅助装置(矫形器、助行器)的作用是否起效等。

(2)定量分析:定量分析是借助器械或专门设备对步态进行运动学和动力学的分析,数据较定性分析更为准确。

足印法:足印法是步态分析最早期和简易的方法之一。检测时在患者足底涂上墨汁,患者走过铺上白纸的步行通道(一般为 4~6m),留下足迹,通过测量便可以得到相关数据。也可以在黑色通道上均匀撒上白色粉末,让患者赤足通过通道,留下足迹。

动力学分析:动力学分析法是通过对步行时足底作用力和反作用力的强度、方向和时间进行分析的一种方法,以此发现步态异常的原因。如,利用测力平台分析患者身体运动时的垂直力和剪力,并与运动学参数结合分析内力,或通过表面肌电图反映运动中肌肉的活动模式。

(二)言语功能评定

帕金森病的言语障碍是一种运动减少型构音障碍,表现为音调单一、音量减弱、声音嘶哑、发声吃力、不协调、言语清晰度下降等,部分伴有鼻音化构音和语速的变化。Frenchay 构音障碍评定法是国际上常用的构音器官功能检查法,我国张清丽、汪洁等依据汉语特点,对 Frenchay 构音障碍评定法进行了修改。该评定法包括 M 反射、呼吸、唇、颌、软腭、喉、舌、言语 8 个大项和 29 个分项,每个分项按损伤严重程度分为 a～e 五级,a 为正常,e 为严重损伤,根据 a 级所占的比例评定构音障碍的损伤程度。

(三)吞咽功能评定

1.饮水试验　饮水试验由洼田俊夫在 1982 年提出。先让患者坐位下像平常一样喝下 30mL 水,然后观察和记录饮水时间、有无呛咳、饮水状况等。分级标准及判断标准如表 5-29 所示。

表 5-29　饮水试验分级及判断标准

分级	判断标准
Ⅰ级,可一次喝完,无呛咳	正常:Ⅰ级,5 秒内喝完
Ⅱ级,分两次以上喝完,无呛咳	可疑:Ⅰ级,喝水时间超过 5 秒;Ⅱ级
Ⅲ级,能一次喝完,但有呛咳	
Ⅳ级,分两次以上喝完,且有呛咳	异常:Ⅲ、Ⅳ、Ⅴ级
Ⅴ级,常常呛咳,难以全部喝完	

2.反复唾液吞咽测试(RSST)　是一种评定吞咽反射能否诱导吞咽功能的方法。让患者尽量采取坐位,或卧床时采取放松体位,检查者将手指放在患者的喉结及舌骨处,嘱患者尽量做快速反复吞咽动作,当确认喉头随吞咽动作上举并越过食指后复位,即完成一次吞咽动作,观察在 30 秒内患者吞咽的次数和动度。如患者口干难以吞咽时,可在舌面注入少许水,以利吞咽。

3.吞咽障碍的辅助检查　包括影像学检查和非影像学检查,如:电视荧光放射吞咽功能检查、电视内窥镜吞咽功能检查、超声检查、放射性核素扫描检查、测压检查、肌电图检查、脉冲血氧定量法等。

(四)认知功能评定

认知功能包括感觉、知觉、注意、记忆、理解等,属于大脑皮质的高级活动范畴。帕金森病患者不同程度伴有认知功能下降。

1.简明精神状态检查法(MMSE)　MMSE 有 30 个测试项目,包括时间与地点定向、语言(复述、命名、理解指令)、心算、瞬间与短时记忆、结构模仿等,满分 30 分,用时 5～10 分钟。评分标准:文盲<17 分,小学文化程度<20 分,中学以上文化程度<24 分,即考患者存在认知功能障碍。

2.长谷川痴呆量表　时间和地点定向、命名、心算、即刻和短时听觉词语记忆与 MMSE 相似,无"复述、理解指令、结构模仿"三项,有"倒背数字、类聚流畅性、实物回忆"三项,满分 30 分。

3.Loewenstein 作业治疗认知评定　Loewenstem 作业治疗认知评定成套测验(LOTCA)基本涵盖了检测认知功能的各个方面 LOTCA 成套检测法。评定一次约需 30～45 分钟,包括定向力、视知觉、空间知觉、动作运用、视运动组织思维运作、注意力及专注力 7 个项目。

(五)日常生活能力评定

1.Barthel 指数(BI)或改良 Barthel 指数(MBI)　目前是国际上通用的 ADL 量表。内容包括:进食、洗澡、修饰、穿衣、控制大便、控制小便、用厕、床椅转移、平地行走及上、下楼梯 10 项。

2.功能独立性评定(FIM)量表　FIM 是残疾评估,而不是障碍评估,评估的是患者现在实际上做什么,而不是器官和系统障碍程度。FIM 包含六大类 18 项:自我料理、括约肌控制、转移能力、运动能力、交流和社交,其中 13 项是运动性 ADL,5 项是认知性 ADL。

(六)帕金森专科量表

1.Yahr 分期评定法　Hoehn-Yahr 分级表根据患者临床症状严重程度的不同,将 Hoehn-Yahrl-Ⅱ级评为早期 PD,Hoehn-YahrⅢ级评为中期 PD,Hoehn-YahrⅣ-Ⅴ级评为晚期 PD(表 5-30)。

表 5-30　Hoehn-Yahr 分级表

分级	判断标准
Ⅰ级	身体一侧震颤、强直、运动减缓或只表现为姿势异常
Ⅱ级	身体双侧震颤、强直、运动减缓或姿势异常,伴有或无中轴棒征
Ⅲ级	类似于Ⅱ级提到的所有症状和体征,只是程度加重
Ⅳ级	患者的日常活动好使在其努力下也需要部分甚至全部的帮助
Ⅴ级	患者需借助轮椅或被限制在床上

修订的 Hoehn-Yahr 分级表是目前国际通用的记录帕金森病病情程度的定性分级量表(表 5-31)。

表 5-31　修订的 Hoehn-Yahr 分级表

分级	判断标准
0 级	无症状
Ⅰ级	单侧肢体疾病
1.5 级	单侧肢体合并躯干受累
2 级	双侧肢体疾病,但无平衡障碍
2.5 级	轻微双侧肢体疾病,后拉试验可恢复
3 级	轻一中度双侧肢体疾病,某种姿势不稳,独立生活
4 级	严重残疾,仍可独自行走或站立
5 级	无帮助时只能坐轮椅或卧床

Hoehn-Yahr 分级与生活功能程度根据功能障碍水平和生活能力障碍水平综合评定,在 Yahr 的分级基础上,又根据日常生活能力分级,Ⅰ级和Ⅱ级为一期,生活能自理;Ⅲ级和Ⅳ级为二期,生活部分自理;Ⅴ级为三期,生活不能自理,需全面借助(表 5-32)。

表 5-32　Hoehn-Yahr 分级与生活功能程度

分期	日常生活能力	分级	临床表现
一期	正常生活不需帮助	Ⅰ级	仅一侧障碍,一般功能障碍很轻或不明显
		Ⅱ级	两侧肢体或躯干障碍,但无平衡障碍
		Ⅲ级	轻度姿势反射障碍,日常生活可独自完成,劳动能力稍稍受限
二期	日常生活需部分帮助	Ⅳ级	重度姿势反射障碍,重度功能障碍,但可勉强完成站立、行走,日常生活需要部分借助,丧失劳动能力
三期	需全面帮助	Ⅴ级	日常生活不能完成,需完全借助

2.统一帕金森病评定量表(UPDRS)　由 Fahn 等人在 1987 年制订,目前广泛应用于帕金森病临床研

究和疗效评估中。该量表主要包括四大项 42 个分项。评分越高说明功能障碍程度越重,反之则较轻(表 5-33)。

表 5-33 统一帕金森病评定量表(UPDRS)

分项	分项标准
Ⅰ级	1.智力损害
精神、行为	0=无
和情绪	1=轻微智力损害,持续健忘,能部分回忆过去的事件,无其他困难
	2=中等记忆损害,有定向障碍,解决复杂问题有中等程度的困难,在家中生活功能有轻度但肯定的损害,有时需要鼓励
	3=严重记忆损害伴时间及(经常有)地点定向障碍,解决问题有严重困难
	4=严重记忆损害,仅保留人物定向,不能作出判断或解决问题,生活需要他人帮助 2.思维障碍(由于痴呆或药物中毒)
	0=无
	1=生动的梦境
	2="良性"幻觉,自知力良好
	3=偶然或经常的幻觉或妄想,无自知力,可能影响日常活动
	4=持续的幻觉、妄想或富于色彩的精神病,不能自我照料
Ⅰ级	3.抑郁
精神、行为	0=无
和情绪	1=悲观和内疚时间比正常多,持续时间不超过 1 周
	2=持续抑郁(1 周或以上)
	3=持续抑郁伴自主神经症状(失眠、食欲减退、体重下降、兴趣降低)
	4=持续抑郁伴自主神经症状和自杀念头或意愿
	4.动力或始动力
	0=正常
	1=比通常缺少决断力,较被动
	2=对选择性(非常规)活动无兴趣或动力
	3=对每天的(常规)活动无兴趣或动力
	4=退缩,完全无动力
Ⅱ级	5.言语(接受)
日常生活	0=正常
活动(确定	1=轻微受影响,无听懂困难
"开或关")	2=中度受影响,有时要求重复才听懂

续表

分项	分项标准
	3＝严重受影响,经常要求重复才听懂
	4＝经常不能理解
	6.唾液分泌
	0＝正常
	1＝口腔内唾液分泌轻微但肯定增多,可能有夜间流涎
	2＝中等程度的唾液分泌过多,可能有轻微流涎
	3＝明显过多的唾液伴流涎
	4＝明显流涎,需持续用纸巾或手帕擦拭
	7.吞咽
	0＝正常
	1＝极少呛咳
	2＝偶然呛咳
	3＝需进软食
	4＝需要鼻饲或胃造瘘进食
	8.书写
	0＝正常
	1＝轻微缓慢或字变小
	2＝中度缓慢或字变小,所有字迹均清楚
	3＝严重受影响,不是所有字迹均清楚
	4＝大多数字迹不清楚
	9.切割食物和使用餐具
	0＝正常
	1＝稍慢和笨拙,但不需要帮助
	2＝尽管慢和笨拙,但能切割多数食物,需要某种程度的帮助
	3＝需要他人帮助切割食物,但能自己缓慢进食
	4＝需要喂食
	10.着装
	0＝正常
	1＝略慢,不需帮助
	2＝偶尔需要帮助扣扣及将手臂放进袖里
	3＝需要相当多的帮助,但还能独立做某些事情
	4＝完全需要帮助
Ⅱ级 日常生活 活动(确定 "开或关")	11.个人卫生
	0＝正常
	1＝稍慢,但不需要帮助
	2＝需要帮助淋浴或盆浴,或做个人卫生很慢

分项	分项标准
	3＝洗脸、刷牙、梳头及洗澡均需帮助
	4＝保留导尿或其他机械帮助
	12.翻身和整理床单
	0＝正常
	1＝稍慢且笨拙,但无须帮助
	2＝能独立翻身或整理床单,但很困难
	3＝能起始,但不能完成翻身或整理床单
	4＝完全需要帮助
	13.跌跤(与冻结"freezing"无关者)
	0＝无
	1＝偶有
	2－有时有,少于每天1次
	3＝平均每天1次
	4＝多于每天1次 14.行走中冻结
	0＝无
	1＝少见,可有启动困难
	2＝有时有冻结
	3＝经常有,偶有因冻结跌跤
	4＝经常因冻结跌跤
	15.行走
	0＝正常
	1＝轻微困难,可能上肢不摆动或倾向于拖步
	2＝中度困难,但稍需或不需帮助
	3＝严重行走困难,需要帮助
	4＝即使给予帮助也不能行走
	16.震颤
	0＝无
	1＝轻微,不常有
	2＝中度,感觉烦恼
	3＝严重,许多活动受影响
	4＝明显,大多数活动受影响 17.与帕金森病有关的感觉主诉
	0＝无
	1＝偶然有麻木、麻刺感或轻微疼痛
	2＝经常有麻木、麻刺感或轻微疼痛,不痛苦
	3＝经常的痛苦感
	4＝极度的痛苦感
Ⅲ级 运动检查	18.言语(表达)
	0＝正常
	1＝表达、理解和(或)音量轻度下降
	2＝单音调,含糊但可听懂,中度受损

分项	分项标准

3＝明显损害,难以听懂

4＝无法听懂

Ⅲ级
运动检查

19.面部表情

0＝正常

1＝略呆板,可能是正常的"面无表情"

2＝轻度但肯定是面部表情差

3＝中度表情呆板,有时张口

4＝面具脸,几乎完全没有表情,口张开在 0.6cm 或以上

20.静止性震颤(面部、嘴唇、颌、右上肢、左上肢、右下肢及左下肢分别评定)

0＝无

1＝轻度,有时出现

2＝幅度小而持续,或中等幅度间断出现

3＝幅度中等,多数时间出现

4＝幅度大,多数时间出现

21.手部动作性或姿势性震颤(右上肢、左上肢分别评定)

0＝无

1＝轻度,活动时出现

2＝幅度中等,活动时出现

3＝幅度中等,待物或活动时出现

4＝幅度大,影响进食

22.强直(患者取坐位,放松,以大关节的被动活动来判断,可以忽略"齿轮样感觉":颈、右上肢、左上肢、右下肢及左下肢分别评定)

0＝无

1＝轻度,或仅在镜像运动及加强试验时可查出

2＝轻到中度

3＝明显,但活动范围不受限

4＝严重,活动范围受限 23.手指拍打试验(拇食指尽可能大幅度、快速地做连续对掌动作;右手、左手分别评定)

0＝正常(≥15 次/5 秒)

1＝轻度减慢和(或)幅度减小(11～14 次/秒)

2＝中等障碍,有肯定的早期疲劳现象,运动中可以有偶尔的停顿(7～10 次/秒)

3＝严重障碍,动作起始困难或运动中有停顿(3～6 次/5 秒)

4＝几乎不能执行动作(0～2 次/5 秒)

24.手运动(尽可能大幅度地做快速连续的伸掌握拳动作,两手分别做,分别评定)

0＝正常

1＝轻度减慢或幅度减小

2＝中度障碍,有肯定的早期疲劳现象,运动中可以有偶尔的停顿

3＝严重障碍,动作起始时经常犹豫或运动中有停顿

4＝几乎不能执行动作

25.轮替动作(两手垂赢或水平做最大幅度的旋前和旋后动作,双手同时动作,分别评定)

分项	分项标准
	0＝正常
	1＝轻度减慢或幅度减小
	2＝中度障碍,有肯定的早期疲劳现象,偶在运动中出现停顿
	3＝严重障碍,动作起始时经常犹豫或运动中有停顿
	4＝几乎不能执行动作 26.腿部灵活性(连续快速地脚后跟踏地,腿完全抬高,幅度约为 7.6cm,分别评定)
	0＝正常
	1＝轻度减慢或幅度减小
	2＝中度障碍,有肯定的早期疲劳现象,偶在运动中出现停顿
	3＝严重障碍,动作起始时经常犹豫或运动中有停顿
	4＝几乎不能执行动作
Ⅲ级 运动检查	27.起立(患者双手臂抱胸从直背木或金属椅子站起)
	0＝正常
	1＝缓慢或可能需要试 1 次以上
	2＝需扶扶手站起
	3＝有向后倒的倾向,必须试几次才能站起,但不需帮助
	4＝没有帮助不能站起
	28.姿势
	0＝正常直立
	1＝不很直,轻度前倾,可能是正常老年人的姿势
	2＝中度前倾,肯定是不正常,可能有轻度的向一侧倾斜
	3＝严重前倾伴脊柱后突,可能有中度的向一侧倾斜
	4＝显著屈曲,姿势极度异常
	29.步态
	0＝正常
	1＝行走缓慢,可有曳步,步距小,但无慌张步态或前冲步态
	2＝行走困难,但还不需要帮助,可有某种程度的慌张步态、小步或前冲
	3＝严重异常步态,行走需帮助
	4＝即使给予帮助也不能行走
	30 姿势的稳定性(突然向后拉双肩时所引起姿势反应,患者应睁眼直立,双脚略分开并做好准备)
	0＝正常
	1＝后倾,无须帮助可自行恢复
	2＝无姿势反应,如果不扶可能摔倒
	3＝非常不稳,有自发的失去平衡现象
	4＝不借助外界帮助不能站立
	31.躯体少动(梳头缓慢,手臂摆动减少,幅度减小,整体活动减少)
	0＝无
	1＝略慢,似乎是故意的,在某些人可能是正常的,幅度可能减小
	2＝运动呈轻度缓慢和减少,肯定不正常或幅度减小

分项	分项标准
	3＝中度缓慢,运动缺乏或幅度小
	4＝明显缓慢,运动缺乏或幅度小
Ⅳ级 治疗的并 发症	A.异动症
	32.持续时间:(异动症存在时间所占1天觉醒状态时间的比例—病史信息)
	0＝无
	1＝1％～25％
	2＝26％～50％
	3＝51％～75％
	4＝76％～100％
	33.残疾:(异动症所致残疾的程度—病史信息,可经诊室检查修正)
	0＝无残疾
	1＝轻度残疾
	2＝中度残疾
	3＝严重残疾
	4＝完全残疾
	34.痛性异动症所致疼痛的程度
	0＝无痛性异动症
	1＝轻微
	2＝中度
	3＝严重
	4＝极度
Ⅳ级 治疗的并 发症	35.清晨肌张力不全
	0＝无
	1＝有
	B.临床波动
	36."关"是否能根据服药时间预测
	0＝不能
	1＝能
	37."关"是否不能根据服药时间预测
	0＝不是
	1＝是
	38."关"是否会突然出现(如持续数秒钟)
	0＝不会
	1＝会
	39."关"平均所占每天觉醒状态时间的比例
	0＝无
	1＝1％～25％
	2＝26％～50％

分项	分项标准
	3＝51％～75％
	4＝76％～100％
	C.其他并发症
	40.患者有无食欲减退、恶心或呕吐
	0＝无
	1＝有
	41.患者是否有睡眠障碍(如失眠或睡眠过多)
	0＝无
	1＝有
	42.患者是否有症状性位置性障碍(记录患者的血压、脉搏和体重)
	0＝无
	1＝有

三、康复治疗

帕金森病是中老年人群常见的慢性、进行性、神经退行性疾病,早期诊断治疗,可更好地改善帕金森病患者的症状,甚至延缓病情发展。但是目前所应用的治疗手段,不论是药物治疗还是手术治疗,只能改善患者的症状,并不能阻止病情的发展,更无法治愈。康复治疗在 PD 的综合治疗中占有重要的地位。虽然药物治疗和康复治疗不能改变 PD 患者的最终结局,但在通过药物缓解症状的同时开展对 PD 的康复治疗,对于改善患者的运动能力、减少意外损伤、提高患者的生活质量具有重要的临床意义。帕金森病康复治疗应遵循"方式分级选择、难度宜简不宜繁、运动量宜小不宜大、运动时间宜短不宜长"的原则。

(一)运动疗法

通过主被动活动、肌肉牵伸与放松、步态训练、耐力训练等缓解、改善帕金森患者躯体功能,改善患者日常生活能力,同时预防废用综合征,预防跌倒。

1.关节活动范围训练　由于帕金森病患者肌张力增高,主动运动受限,长此以往关节活动度必然受到影响。关节活动度训练目的是维持和改善全身各关节的活动范围,防止关节及其周围组织粘连和挛缩。主要针对颈、肩、肘、腕、指、髋、膝、躯干,在患者耐受范围采取主动与被动活动各关节,同时配合短缩肌肉和肌腱的持续牵伸,能够预防和改善受限的关节。而胸廓的关节松动训练可以维持或改善胸壁、躯干的活动度,进一步改善患者的呼吸功能。通过对帕金森病患者四肢、肩胛、躯干、骨盆采取 PNF 治疗技术,可以改善患者关节活动度,加强近端关节的控制,提高步行功能。

2.放松训练　研究发现,帕金森病患者在做放松动作时,大脑皮质放电活动异常,可能为运动抑制皮质系统异常和传入运动感觉综合系统减弱导致。因此,正确的放松训练对帕金森病患者的治疗有积极的作用。临床常用的放松训练方法有:缓慢的节律性旋转训练,如颈部和躯干的旋转练习、腰背部伸展和骨盆倾斜运动。

3.肌力训练　帕金森病患者近心端肌群可能更容易在早期受累,而且受累程度较远心端为重。肌力训练重点是胸肌、腹肌、腰背肌及股四头肌等近心端大肌群,同时配合躯干屈肌、腘绳肌和跟腱的牵伸,这样能形成更好的姿态并维持肌肉长度的平衡,对改善姿势、步态、吞咽、言语及保证活动安全性非常重要。临床常用的训练方法有:徒手训练法、功率自行车、弹力带、哑铃等。

(1)躯干核心肌群的训练:具体方法有①躯干训练:躯干的前屈、后伸、侧屈及旋转训练。②腹肌训练:仰卧位屈膝抱胸训练、仰卧位直腿抬高训练、仰卧起坐训练。③腰背肌训练:飞燕训练、五点支撑训练、三点支撑训练。④臀肌训练:俯卧位下伸膝交替向上抬起下肢。

(2)下肢伸膝肌训练:伸膝肌负重受体产生的本体反射的消失可能导致腿部伸肌肌肉的活动减少。常用方法有:股四头肌训练器训练、坐位下踝关节处负重伸膝训练、靠墙蹲马步等。

4.平衡训练　帕金森病患者肌强直,姿势异常,重心转移困难,常常导致无法保持某一体位下的平衡,易跌倒。因此,治疗师需要训练患者坐、站、行中的平衡功能,当重心发生偏移时,能够做出正确的姿势调整。

(1)坐位平衡训练:①患者取坐位,治疗师调整患者身体姿势,先做头部运动保持平衡,患者可向上、向左、向右旋转。②患者将双上肢交叉平举,躯干直立,治疗师在前方引导患者向不同方向运动。或让患者向不同方向伸手去抓物品。③治疗师在后方压迫一侧骨盆,患者被动躯干旋转,或令患者抵抗治疗师的阻力旋转。

(2)站立位平衡训练:①在平行杠内保持站立或平衡(静态和动态),同时重心转移,抛球练习。②患者站立时双足分开 25～30cm,重心向左右、前后移动;或单腿支撑平衡训练。训练中可以让患者先在软垫上进行站立训练过渡到硬质地面训练,由宽基底面过渡到窄基底面训练,由静态平衡过渡到动态平衡训练。③平衡板训练。④躯干左右旋转训练等。在训练过程中,可增加任务活动,由近及远,由简单到复杂。

(3)虚拟现实平衡游戏训练:虚拟现实(VR)技术做为一种新兴的康复技术,已广泛应用于临床。虚拟现实游戏提供动静态结合姿势控制活动,对帕金森病患者的躯干控制、重心转移等进行训练,可调整帕金森病患者躯干节段性对线,有效改善四肢的协调能力,改善踝关节控制。同时游戏中的视觉反馈可以让患者在视觉跟踪的基础上,获知自身在空间里的定位及运动方位,协调身体位置。

5.步行功能训练　步行功能训练主要纠正患者摆臂减少,步行拖曳、步伐变慢,起步困难等功能,提高患者步行的协调性、灵活性,保证安全性。研究证明,强调步态重塑和运动控制再学习的物理治疗可以帮助患者克服姿势不稳的问题。

(1)上下肢协调性训练:具体方法有:①步行训练前,训练患者站立时双目向前看,身体站直,保持良好的起步姿势;支撑相初期足跟先着地,再全脚掌着地,后期小腿三头肌正确用力并控制踝关节;摆动相踝关节尽量背屈,跨步要慢,上肢协调大幅度摆动,上下肢保持协同合拍,也可作左右转向、前后迈步、侧方迈步的训练等。②站立位,治疗师双手分别拉住患者双手,或治疗师手持两根体操棒,让患者持另一端,在治疗师引导下患者建立正确的步行节奏和姿态。

(2)步行控制训练:步行功能训练时,为保持姿势和步态,建立一个更稳定的基础,一需注重患者脚的位置。①步行节律训练可利用音乐节律或鼓点节奏、治疗师喊口令等有节奏的训练方式,促使患者加快步行启动和速度。教会患者适当的足跟到足趾行走模式,配合双臂摆动。治疗师在患者步行时,喊"一、二、一"的口令,或击掌的方式,让患者按照一定的节律向前迈步,可以缓解"冻结"现象。②利用视觉诱导法用有色布条或物品在地面等距离处做好鲜明标志,患者利用视觉向调整步幅并迈步。

(3)重心控制训练:①患者正立位,治疗师纠正不良姿势,让患者体会躯干挺直立正的感觉。治疗师左右、前后轻推患者,患者在稳定支撑面上体会下肢承重的变化。②跨越障碍物练习,利用障碍物进行大步行走,注意重心在两足之间的转移。

(4)转身训练:患者转身时采取较大弧度的圈而非原地旋转,避免失去平衡及姿势稳定性,从而减少跌倒的风险。借助语言和视觉提示指导患者有意识地迈大步,可以帮助克服冻结现象和慌张步态。

其他具体练习还应包括做有氧活动以提高耐力,强化背伸肌和腹部肌肉力量从而使站立姿势更笔直,并牵伸躯干。

6.呼吸训练　帕金森病患者主动运动减少,持续肌张力增高,姿势异常,腹肌减弱,胸廓运动度下降,多呈现腹式的缺乏胸廓运动的浅呼吸,继而诱发肺活量降低、限制性呼吸障碍。具体方法有:①胸廓松动(具体见慢性阻塞性肺病章节)。②呼吸训练:教会患者深呼吸训练,深吸气后,可屏住呼吸,使气体充斥整个胸腔,达到增大胸腔的目的。鼓励患者最大限度地延长呼气时间,尽可能长时间地发"f"或者"s",通过延长呼气时间,增加呼吸肌活动度从而增加呼吸容量、声门下气流压和声强。

7.帕金森病康复体操　由于帕金森病是慢性、进行性疾病,需要患者每天进行主动的全身性活动,以减缓病程,预防功能下降。帕金森康复体操包括面肌训练、头颈部屈伸旋转训练、躯干屈伸旋转训练、四肢训练、站立位训练、步行训练等,是目前帕金森病临床行之有效的辅助治疗手段。

(二)作业疗法

帕金森病患者肢体功能障碍严重影响患者的日常生活能力以及生活质量。

1.针对性训练

(1)上肢练习:双手做左右轮替前臂旋前旋后活动、写毛笔字、扔球拍球活动、打羽毛球、翻书训练、双手循环画圈、手摇车练习等牵伸上肢,改善关节活动度的训练。如手灵活性障碍,可进行精细动作协调性训练,如搭积木、黏土操作、织毛衣、绣十字绣、电脑键盘打字、旋螺丝作业、开门锁、手对指练习等,加强掌指关节活动。

(2)下肢练习:进行倒走训练、上下楼梯训练、左右脚踏地训练、左右脚高抬腿练习、转移训练,改善下肢协调性。

呼吸困难、发音和构音障碍:进行吹纸、吹气球、吸管练习、唱歌等趣味性较强的呼吸项目练习。

2.日常生活能力训练　根据 ADL 功能评定的结果,进行日常生活活动的指导。

(1)早期训练:相当于 Hoehn-Yahr 分级Ⅰ～Ⅱ级,患者日常生活受限不明显,主要表现在活动的细节方面,如步行时感觉不稳、刮胡子不干净、扣纽扣有困难等,但几乎不需要帮助,训练以全身性运动为主,如帕金森病康复体操。鼓励患者按照正常的生活规律进行,必要时进行针对性的 ADL 训练。如穿脱衣服方面,尽量选择纽扣较大、尼龙搭扣或者拉链式、伸缩性大、容易穿脱的衣服,指导患者选择舒适放松不费力的体位穿脱衣服。

(2)中期训练:相当于 Hoehn-Yahr 分级Ⅲ级,患者日常生活活动受限,需要他人给予帮助。此期需要进行穿衣、如厕、进餐、自我修饰、转移、步行等方面的 ADL 训练,指导患者在省力体位下,适当选择辅助用具,使活动易于操作。如进餐,由于患者上肢及头面部肌肉协调运动障碍,影响患者使用餐具,咀嚼、吞咽困难。患者可选择质地较软、稀稠适当、易于吞咽的食物,使用防滑垫,通过近端固定的长柄勺,肘关节支撑于桌面,完成将食物送入口中的动作。此期,还需要在日常生活活动中进行关节活动度训练、平衡功能训练、步行功能训练、胸廓活动度训练,预防关节挛缩、纠正姿势、改善呼吸功能。

(3)晚期训练:相当于 Hoehn-Yahr 分级Ⅳ～Ⅴ级,随病情发展,患者日常生活活动严重受限。此期,治疗师应最大程度维持患者残存的活动功能,加强患者活动的安全监督。在 ADL 训练中,选择舒适体位,借助辅助用具,采取能量节省技术,减少患者的做功。如取物时,患者可使用取物器;进餐时,将食物打成流质、使用吸管;坐起时,利用遥控器抬高上部床面;步行时使用助行器。此期需要防止褥疮、误吸、营养不良等,同时适当进行心理治疗。

(三)物理因子疗法

1.低频经颅磁刺激(rTMS)　低频经颅磁刺激是通过时变磁场在颅内产生感应电流,刺激皮质神经元和(或)神经纤维从而达到治疗作用的一种技术。帕金森病患者中枢运动传导时间缩短,通过低频经颅磁刺激可以延长中枢运动传导时间从而改善临床症状。

2.温热疗法　热疗可以缓解帕金森病患者肌强直的症状,如:蜡疗、红外线治疗、短波疗法、蒸汽熏蒸疗法等。温水浴和漩涡浴对缓解肌强直也有一定疗效。

3.功能性电刺激(FES)　功能性电刺激通过刺激支配肌肉的神经使肌肉收缩,可以帮助患者完成某些功能,如手的抓握、步行、吞咽等。

(四)构音训练

患者由于面部肌肉强直,发音肌群出现发音不协调,表现为言语功能障碍。常规言语治疗包括面肌训练,唇舌运动、发声、音量、韵律、语速、呼吸控制等方面的训练。

治疗前,先放松颈部肌群,基础训练方法包括放松训练、构音运动训练、发音训练、呼吸训练、环境补偿、节奏训练、克服鼻音化训练等。

具体方法有①鼓腮训练:令患者用力鼓腮,通过推动口腔气体牵伸面部肌肉,治疗师可给予一定阻力,改善唇部肌肉的僵硬程度、活动幅度。②舌唇运动:做舌的上、下、前、后运动,缩唇、咧嘴、吹口哨等动作,或冰块刺激、软毛刷轻刷舌面,可改善舌、唇的运动协调性从而改善患者发音的清晰度。③唱歌训练:唱歌是整合听觉和感觉的运动过程,具有一定的节律性,作为听觉上的外提示可以改善发声运动。④PNF技术:运用等张组合,以抗阻吸气开始,随后对延长的呼气进行抗阻,在呼气的过程中,尽可能地朗读单数或数数,这对言语控制和构音有较好的作用。⑤励-协夫曼言语治疗(LSVT):LSVT技术始于20世纪80年代末,主要是针对帕金森病的言语障碍进行的康复治疗。该技术基于PD患者言语障碍可能存在的发病机制,治疗训练包括重复式发音训练和阶梯式发音训练,通过提高音量,增加发声运动的幅度,改善发声运动障碍的感知能力。LSVT注重高强度的训练,同时兼顾呼吸的控制,从而达到改善长期言语交流的目的。

有研究报道,在常规言语治疗的同时配合延迟听觉反馈仪和语音放大设备等设备,可提高患者言语交流能力。

(五)吞咽训练

帕金森病患者吞咽障碍通常是由于舌的控制力丧失和咀嚼肌运动障碍致食团推动无力,咽肌收缩延迟、口腔容纳功能减退的结果,因此,吞咽障碍多发生于口腔准备期和口腔期。重要的是,当不能满足患者热量及液体需要时,会造成营养缺失。

具体方法有①吞咽功能肌肉的训练:也包括对配合吞咽的呼吸肌力量的锻炼,如呼吸肌力量锻炼(EMST)。②空吞咽练习:患者放松体位,可躯干前倾位,做空吞咽动作,反复练习,可改善患者对吞咽的感知能力。③舌灵活性训练:治疗师可以通过教习口腔运动操防止渗漏和误吸。④提供代偿策略:选择适宜的代偿方式,有助于进食安全。

(六)认知训练

帕金森病患者认知障碍症状的发病通常十分缓慢。早期受影响的认知领域包括注意力、记忆力、学习能力、执行功能及视觉空间功能,到晚期最终进入痴呆状态。执行功能损害是帕金森病最突出的认知损害。虽然患者信息处理可能变慢,但言语功能及推理能力似乎得以幸免。目前对于帕金森病患者表现的认知障碍还没有成熟的康复训练方法,但尽量减少应用可引起精神错乱的药物是非常重要的预防措施。

(七)心理疗法

帕金森病患者中抑郁症的患病率约40%～50%,表现为更容易出现内疚感或自责的悲伤情绪,甚至自杀倾向,但真正的自杀率却较低。在药物治疗的基础上,患者、家人及照顾者要给予更多的心理支持,鼓励患者正确对待疾病,解除消极、悲观、抑郁、不安情绪。根据患者社会背景、文化层次、兴趣爱好不同而采取个体化的治疗措施。具体方法有：①培养患者多方面的兴趣，如阅读、唱歌、运动、书写、针织、种植花草等，转移患者注意力，加强与外界的沟通，在社会活动中实现自我价值的提升。②创造轻松安静环境：避免情绪激动、紧张、焦虑，在选用以情制情法、文娱疗法和音乐疗法时总以轻快、幽雅为宜，用色彩疗法时选用冷色、粉红色，使精神安静。③科普宣教：采取认知疗法，让患者了解自身疾病，鼓励患者正确对待疾病，树立积极乐观的态度，配合治疗。

（吴　琴）

第七节　老年痴呆的康复

老年痴呆是危及老年人健康的常见病之一，发病率和患病率随年龄增长而增高。由于受传统文化影响，人们认为老年痴呆是一种正常的衰老过程，对其知晓度低，造成痴呆患者的就诊率低、治疗率低，对其照料者的正规培训率更低，严重影响了老年痴呆患者的生活质量，给家庭和社会带来沉重的负担。康复治疗能改善老年痴呆患者认知功能障碍、运动功能障碍和精神行为症状，已成为提高老年痴呆患者生活质量的重要手段之一。

一、概述

（一）定义

痴呆是一种因脑功能障碍而产生的获得性、持续性智能损害综合征，其主要表现为不同程度的记忆、语言、视空间功能、人格异常及认知能力的损害，还常伴有行为和情感异常，从而导致患者日常生活、社会生活和工作能力的明显减退。《国际疾病分类诊断标准》第 10 次修订（ICD-10）对痴呆进行了一般性描述："痴呆是由于脑部疾病所致的综合征。它通常具有慢性或进行性的性质，出现多种高级皮质功能的紊乱，包括记忆、思维、定向、理解、计算、学习能力、语言和判断功能。意识是清晰的，常伴有认知功能的损害，偶尔以情绪控制和社会行为或动机的衰退为前驱症状。"痴呆从发病机制方面可分为：阿尔茨海默病（AD）、血管性痴呆（VD）、混合型痴呆和其他痴呆。其中阿尔茨海默病和血管性痴呆是老年期痴呆最为常见的类型。

（二）流行病学特点

据调查统计显示，痴呆患病率随年龄成倍增高，痴呆的患病率、发病率及痴呆各亚型都随增龄急剧上升，65 岁以上老年人群中，痴呆的患病率达到 6.6％；80 岁以上人群的痴呆患病率则超过 22％。2010 年第 6 次全国人口普查资料显示，我国 65 岁以上人口达 1.3 亿，占总人口的 9.2％，其中痴呆患者 624 万人。全球每 7 秒新发 1 例痴呆，每年新发痴呆病例达 460 万。

（三）病因及发病机制

导致老年痴呆的病因很多，如低教育程度、膳食因素、女性雌激素水平降低、高血糖、高胆固醇、高同型半胱氨酸、血管因素、心理社会因素等。对 AD 患者的大脑病理解剖检查可见大脑半球皮质弥漫性萎缩，脑回皱缩，脑沟增宽，尤以颞、顶叶和前额叶最明显。组织学检查可见大量神经元脱失、皮质突触显著减少，其中特征性病理改变为神经细胞内由双股螺旋微丝构成神经纤维缠结（NFT）、以淀粉样蛋白为核心形成细胞外老年斑（SP）、神经元颗粒空泡变性及血管壁淀粉样蛋白变性。

有关 AD 的发病机制存在多种假说，如 β-淀粉样蛋白瀑布假说、Tau 蛋白假说、神经血管假说、细胞周期蛋白调节障碍、氧化应激、炎症机制、线粒体功能障碍等。其中影响较广的有 β-淀粉样蛋白瀑布假说,SP是 AD 脑重要的特征性病理改变,SP 的核心成分为 β-淀粉样蛋白(简称 Aβ),该假说认为 Aβ 的生成和清除失衡是导致神经元变性和痴呆发生的起始事件。另一个重要的假说为 Tau 蛋白假说,认为过度磷酸化的Tau 蛋白影响了神经元、骨架微管蛋白的稳定性,从而导致神经元纤维缠结形成,进而破坏了神经元和突触的正常功能。

血管性痴呆多由缺血性卒中、出血性卒中和脑缺血缺氧等继发,发病与高龄、低教育水平、低收入、吸烟、痴呆家族史、复发性卒中史(特别是左侧半球卒中)等因素有关。对于发病机制,一般认为是脑血管病的病灶涉及额叶、颞叶及边缘系统,或病灶损害了足够容量的脑组织,导致记忆、注意力、执行功能和语言等高级认知功能的严重损害。

(四)临床特征

老年痴呆的病因不同,临床表现也各有差异。AD 起病隐袭,患者及家属常说不清楚何时起病,以记忆力障碍为最常见的表现。VD 患者早期多无明显的痴呆症状,而有神经功能缺损的症状和体征,晚期可出现明显痴呆、粗暴、定向力障碍。VD 患者由于损害部位不同,临床表现也有所不同。

老年痴呆的典型临床特征可概括为三个方面:认知功能障碍、精神行为症状和日常生活能力下降。

1.认知功能障碍　通常包括记忆障碍、言语障碍、视空间感知觉障碍、失认症、失用症、智力障碍及由于这些认知功能损害导致的执行功能障碍。

(1)记忆障碍:记忆障碍是痴呆患者早期的突出症状,主要累及短时记忆、记忆保存和导致学习新知识困难。表现为好忘事,经常丢三落四,如经常把家中的物品放错地方,不能在熟悉的地方找到;常常依靠记事本,即便如此,也常常忘记电话内容或已安排的事情;不能记住新地址、新场所,常常迷失方向,甚至在自家附近熟悉的地方也容易走失。在疾病早期,患者学习新知识、掌握新技能的能力减退,只能从事简单的工作。随着疾病进展,远期记忆也逐渐受累,记不住自己的生日、家庭住址和生活经历。严重时,连自己的姓名、年龄等都不能准确回答,甚至可出现错构和虚构症。有的患者对自己记忆力减退尚有一定的自知力,有的患者则极力掩饰甚至否认自己的记忆缺陷。

(2)视空间和定向障碍:视空间和定向障碍也是痴呆患者的早期症状之一。由于记忆力下降,患者对人物、时间、地点的定向力亦进行性受累,如常在熟悉环境中迷失方向、走错卧室,外出散步则常常迷路。画图测验提示患者常不能精确临摹简单的立体图。尽管患者的定向力受到损害,但意识水平并未受损。

(3)言语障碍:痴呆患者常表现为言谈含糊、刻板啰嗦、表达不得要领。言语障碍进一步发展可出现语法错误、语句颠倒,最终音素破坏而胡乱发音,或变得缄默不语。

(4)失认症和失用症:失认症以面容失认最常见,患者不认识自己的亲属和朋友,甚至丧失对自己的辨认能力而出现镜子征,如对着镜子与自己的影像说话,甚至问"你是谁"?失用症常见有意念失用、运动失用、结构失用、穿衣失用、步行失用等。在病程的晚期,患者忘了如何使用常用物品或工具,而进行这些活动所需要的运动能力和协调性仍保留。严重者不会使用任何工具,如不会执筷子或用勺吃饭,不会用剃须刀,不会锁门,不会穿衣。最后,只保留最习惯化的活动。

(5)智力障碍:痴呆患者以全面性智力减退为特征,表现为思维能力迟钝,不能进行抽象逻辑思维,不能区分事物的异同,不能进行分析归纳,说话常自相矛盾而不能察觉。如有的患者判断力减退,尽管窗外大雪纷飞,但仍坚持认为是夏天。

(6)执行功能障碍:主要表现在早期判断力差、概括能力丧失,随病情发展日益明显。解决问题能力、交往能力、逻辑和推理能力都呈进行性受损。

2.精神行为症状　痴呆患者经常出现紊乱的知觉、思维内容、心境及行为等,称为痴呆的精神行为症状

（BPSD）。常见的表现有焦虑、抑郁、淡漠、激越、妄想、幻觉、睡眠障碍、冲动攻击、行为怪异、饮食障碍、性行为异常等，往往是患者就诊的主要原因。

3.日常生活能力下降　日常生活能力减退是痴呆的核心症状之一。轻度痴呆患者可表现出复杂日常生活能力损害；中度痴呆患者基本日常生活能力亦衰退，不能完全自理；重度痴呆患者日常生活能力完全丧失。

除上述三个主要症状外，有些患者还出现运动功能障碍，如协调功能障碍（共济失调）、姿势维持困难（平衡障碍）、行走和移动困难（步行障碍）和肢体瘫痪等。

二、康复评定

对老年痴呆患者进行康复治疗、训练前以及在康复训练的过程中，科学地进行康复评定是确定康复措施、实现康复目标的基础，也是一个伴随着康复治疗开始至康复治疗终止的完善过程。目前，对老年痴呆的评定主要包括认知功能评定、精神行为症状评定、日常生活功能评定、躯体功能评定和生活质量评定等方面。

（一）认知功能评定

1.认知功能的总体评估　通过对认知功能的总体评估，能较全面了解患者的认知状态和认知特征，对认知障碍和痴呆的评定及病因分析有重要作用。目前，对痴呆和相关认知功能的评定主要采用痴呆量表检查，常用的量表有：简明精神状态量表、长谷川痴呆量表和长谷川改良痴呆量表、阿尔茨海默病评估量表认知部分、Hachinski缺血记分法和临床痴呆评定表等。

（1）简明精神状态量表（MMSE）：内容覆盖定向力、记忆力、注意力、计算力、语言能力和视空间能力，简单、易操作，强调在检查全面的基础上尽可能短小以利于筛检使用。因此，此表主要用于痴呆的筛查，不能用于痴呆的鉴别诊断，作为认知功能减退的随访工具亦不够敏感（表5-34）。

表5-34　简明精神状态量表

评价项目	答对	答错
1.我要问您一些问题来检查您的记忆力和计算力，多数都很简单		
（1）今年是公元哪年？	1	0
（2）现在是什么季节？	1	0
（3）现在是几月份？	1	0
（4）今天是几号？	1	0
（5）今天是星期几？	1	0
（6）咱们现在在哪个城市？	1	0
（7）咱们现在是在哪个区？	1	0
（8）咱们现在是在哪个医院？（医院名或胡同名）？	1	0
（9）这里是几楼？	1	0
（10）这是什么地方（地址、门牌号）？	1	0
2 现在我告诉您三种东西的名称，我说完后请您重复一遍。请您记住这三种东西，过一会儿我还要问您，请仔细说清楚，每样东西1秒。这三种东西是："树""钟""汽车"。请你重复		

评价项目	答对	答错
树	1	0
钟	1	0
汽车	1	0
3.现在请您算一算,从100减去7,然后从所得的数减下去,请您将每减1个7后的答案告诉我,		
直到我说"停"为止:		
100减7等于(93)	1	0
93减7等于(86)	1	0
86减7等于(79)	1	0
79减7等于(72)	1	0
72减7等于(65)	1	0
4.现在请您说出刚才我让您记住的是哪三样东西?		
树	1	0
钟	1	0
汽车	1	0
5.(检查者出示自己的手表)请问这是什么?	1	0
(检查者出示自己的铅笔)请问这是什么?	1	0
6.请您跟我说:"四十四只石狮子"	0	0
7.(检查者给受试者一张卡片,上面写着"请闭上您的眼睛")请您念这句话,并按上面的意思	1	0
去做		
8.我给您一张纸,请您按我说的去做。现在开始:		
用右手拿着这张纸	1	0
用两只手把它对折起来	1	0
放在您的左腿上	1	0
9 请您给我写一个完整的句子	1	0
10.(出示图案)请您照着这个样子把它画下来	1	0

注:共30分,正常与不正常分界值:文盲17分,小学文化程度20分,中学(包括中专)文化程度22分,大学(包括大专)文化程度24分。分界值以下提示有认知功能缺陷,以上为正常。

(2)长谷川痴呆量表(HDS)和长谷川改良痴呆量表(HDS-R):包含时间和地点定向、命名、心算、即刻和短时听觉词语记忆,适合于东方人使用,敏感性和特异性比较高,主要用途是在老年人中筛选出可能有痴呆的对象。改良版采用视觉实物记忆筛选痴呆对象,更易为国内患者接受,且更少受教育程度影响,但因操作稍烦琐,无"复述、理解指令、结构模仿",因此无法对痴呆的机制作出判断(表5-35)。

表 5-35　长谷川痴呆量表(HDS)

指导语:下面我要问你一些非常简便的问题,测验一下你的注意力和记忆力,请你不要紧张,尽力完成。

问题	评分
1.今天是几月几号(或星期几)	3
2.这是什么地方	2.5
3.您多大岁数(±3年为正确)	2
4.最近发生什么事情(请事先询问知情者)	2.5
5.你出生在哪里	2
6.中华人民共和国成立年份(+3年为正确)	3.5
7.一年有几个月(或一小时有多少分钟)	2.5
8.国家现任总理是谁	3
9.计算 100-7	2
10.计算 93-7	2
11.请倒背下列数字:6-8-2	2
12.请倒背下列数字:3-5-2-9	2
13.请先将纸烟、火柴、钥匙、表、钢笔五样东西摆在受试者前,令其说一遍,然后把东西拿走,请受试者回忆	0,0.5,1.5,2.5,3.5

评分标准:1~8题答错为0分,答对分别为3、2.5、2、2.5、2、3.5、2.5、3分;第9、10题,一个也答不出为0分,减对一次为2分,减对2次为4分;第11、12题能倒念对一次为2分,能倒念对2次为4分;第13题能说出五种为3.5分,四种为2.5分,三种为1.5分,两种为0.5分,只能说出一种或一种也说不出为0分。

总分:文盲<16分,小学文化程度<20分,中学以上文化程度<24分,可评为痴呆。

(3)阿尔茨海默病评估量表认知部分(ADAS-cog):由12个条目组成,覆盖记忆力、定向力、语言、实践能力、注意力等,可评定 AD 认知症状的严重程度及治疗变化,常用于轻中度 AD 的疗效评估。

(4)Hachinski 缺血记分法(HIS):包括起病及进程、高血压史、脑卒中史、动脉硬化的证据、局灶神经系统症状和体征。评分越高,多发脑梗死性痴呆可能性越大。总分7分为多发脑梗死性痴呆,5分或6分为混合型痴呆,≤4分为 AD。主要用来鉴别痴呆的类型。

(5)临床痴呆评定表(CDR):评定的领域包括记忆、定向能力、判断与解决问题的能力、工作和社会交往的能力、家庭生活和个人生活业余爱好、独立生活自理能力,主要用于评估痴呆的严重程度。

2.记忆功能评定　记忆障碍是痴呆患者最常见的认知功能障碍之一,在临床中需要对患者的记忆状况进行客观的评定,以了解其记忆功能的情况,以及鉴别痴呆的类型和原因。较常用的评定量表包括韦氏记忆量表和临床记忆量表。

(1)韦氏记忆量表(WMS):共有10项分测验,A~C 测长时记忆,D~I 测短时记忆,J 测瞬时记忆。MQ 表示记忆的总水平,根据 MQ 可以将记忆能力分为若干等级。此量表不仅可了解记忆功能的好坏,还有助于鉴别功能性和器质性记忆障碍。

(2)临床记忆量表:内容包括3类5个分测验:指向记忆、联想学习、图像自由回忆、无意义图形再认和人像特点联系回忆。前2项为听觉记忆,中间2项为视觉记忆,最后1项为听觉和视觉结合的记忆。按记忆商的等级来衡量被试者的记忆水平。

3.注意力的评定　　根据参与器官的不同可以分为听觉注意、视觉注意,常用的测试方法有听认字母测试、声辨认、视跟踪、划销测验和连线测验等。

4.视空间和结构能力的评定　　视空间结构功能损害是痴呆的常见症状,但不同原因的痴呆其严重程度不同。通过病史可了解患者有无视空间功能障碍,如穿衣困难(因不会判断衣服的上下左右,以致将衣服穿反)、外出迷路等。常用的测验包括:临摹交叉五边形或立方体、画钟测验、Rey-Ostemeth复杂图形测验、韦氏成人智力量表(WAIS)算术测验等。

5.失用症的评定　　失用症包括意念性失用症、结构性失用症、运动性失用症、穿衣失用症、步行失用症,在痴呆初期结构性失用症较为多见。针对不同类型的失用症采取相应的评定方法。

6.失认症的评定　　失认症包括视觉失认、触觉失认、疾病失认,是大脑皮质功能障碍的结果,对患者的日常生活能力和生活质量有严重的影响。

7.语言功能的评定　　失语是痴呆的常见症状,但不同原因的痴呆其语言障碍的类型和严重程度不同。常用的检查方法包括波士顿命名测验、词语流畅性测验、Token测验、北京大学第一医院汉语失语成套测验(ABC)和北京医院汉语失语症检查法等。此外,很多认知评估量表也都包括评估语言的项目,如MMSE、ADAS-cog和韦氏智力量表等。

(二)精神行为症状评定

评估BPSD可采用痴呆行为评定量表(BRSD)、阿尔茨海默病行为病理评定量表(BEHAVE-AD)、Cohen-Mansfield激越问卷(CMAI)和神经精神症状问卷(NPI)。通常需要根据知情者提供的信息进行评测。这些量表不仅能够发现症状的有无,还能够评价症状出现的频率、严重程度以及对照料者造成的负担,重复评估还能监测治疗和干预的效果。

(三)日常生活功能评定

常用的量表包括阿尔茨海默病协作研究日常能力量表(ADCS-ADL)、社会功能问卷(FAQ)和痴呆残疾评估(DAD)等。

(四)躯体功能评定

针对老年痴呆患者神经功能缺损的症状,如平衡、步态等,选择相应的评定方法进行评定。

(五)生活质量评定

生活质量是痴呆治疗中一个很重要的评价有效性的指标,但对于如何评价该指标至今尚未达成一致意见,目前使用的特异性量表有阿尔茨海默病生活质量量表(QOL-AD)等。

三、康复治疗

老年痴呆是慢性器质性综合征,除少数病例外,均是不可逆的。因此康复的目标是在增强患者体质的前提下,促进大脑功能的代偿能力,以期延缓疾病进程的发展,防止躯体并发症和智能以及个性方面的进一步衰退。采取的康复治疗除运动功能训练外,主要进行认知功能训练,还有必要的行为矫正、心理支持、生活环境适应等。通过早期诊断和早期康复治疗,以减轻痴呆的症状、控制痴呆发展。当病情严重时,要设法延缓病情进展,防治并发症,降低致残率和病死率,提高患者的生活质量。

(一)认知功能训练

由于各种认知功能障碍的发生机制和表现形式不同,故所选择的康复模式也大相径庭。一些认知功能测试的量表或软件本身也可以作为康复训练的内容和模板,应用于康复训练中,对各种方法要根据痴呆患者的不同情况灵活应用。

1.注意力训练 记忆与注意的关系甚为密切。临床观察表明,记忆障碍的患者常合并注意力障碍。因此,对于有记忆障碍的患者,改善注意障碍是记忆障碍康复的一个前提。在注意障碍的治疗过程中,尽管未强调记忆本身,但是随着注意力的提高,记忆功能也将在一定程度上被改善。临床常采用猜测游戏、删除作业、时间感训练、数目顺序、代币法等训练方法。

2.记忆训练 对于记忆受损的老年人,根据记忆损害的类型和程度,有针对性地进行记忆训练非常重要,可以采取不同的训练方式和内容,每次时间不宜过长,30～60分钟为宜,最好每天1次,每周至少5次,难易程度应循序渐进,并要在训练过程中经常予以指导和鼓励等言语反馈。

(1)瞬时记忆训练:因瞬时记忆与注意力密切相关,对于注意力不能集中的痴呆患者比较困难。训练前,可先了解患者的记忆广度,将记忆广度变化作为一个参照点,在此基础上进行练习,将一串数字中的每个数字依次用1秒的速度均匀连续念出或背出,熟练后还可以将数字进行倒背以增加训练难度。

(2)短时记忆训练:给患者看几件物品或图片,令其记忆,然后请他回忆出刚才看过的东西。可以根据痴呆患者的情况调整物品的数量、识记的时间及记忆保持的时间。也可以用积木摆些图形给患者看,然后弄乱后令其按原样摆好。

(3)长时记忆训练:让患者回忆最近到家里来过的亲戚朋友的姓名,前几天看过的电视内容,家中发生的事情。如果患者记忆损害较轻,也可通过背诵简短的诗歌、谜语等进行训练。除上述治疗师或家属与患者一对一人工训练方法之外,还可以在计算机上通过软件进行记忆训练。可根据患者的程度选择合适的难度级别进行训练,治疗师应在旁边进行指导,并及时调整训练内容和难度。

(4)PQRST练习法:给患者一篇短文,按下列程序进行训练,通过反复阅读、理解、提问来促进记忆。

P(preview):预习或浏览阅读材料的大概内容。

Q(question):对阅读材料的有关内容进行提问。

R(read):再仔细阅读材料。

S(state):复述阅读材料的内容。

T(test):通过回答问题的方法检验患者的记忆。

(5)首词记忆法:将需要记住的每一个词或短语的第一个字组编成熟悉或易记的成语或句子。如记忆的目标单词为"地理、大海、物理、博览",即可用"地大物博"的成语来记忆。此种方法是将较多的信息进行重新编码,使得信息简化,信息量减少,从而提高分析信息的能力。患者通过这种方式记住新的信息,既减轻了记忆负荷,也易于回忆,即提高了信息提取的能力。首词记忆法主要用于训练患者记忆购物清单一类的物品。

(6)空间性再现技术:又称再学习技术,要求痴呆患者利用残存的记忆力,对记忆信息进行反复训练,并逐渐增加时间间隔,可使不同病因和不同严重程度的记忆障碍痴呆患者都能学会一些特殊的信息,如记住人名。可在痴呆患者面前放置3～5件日常生活中熟悉的物品,让痴呆患者分辨一遍,并记住它们的名称,然后撤除所有物品,让痴呆患者回忆刚才面前的物品。待其反复数次完全记住后,应逐渐增加物品的数目和内容的难度,从而使认知功能越来越提高。这种方法强调反复训练,以及记忆的有效性和正确性。

(7)视意象:患者把需要记住的信息在脑中形成一幅图画以巩固记忆,也可以由治疗人员为其画一幅"记忆图"。视意象主要用于学习和记住人名。

视意象、首词记忆法等方法是主动的记忆加工过程,由于理解过程被加进记忆加工的策略中,因而也就调动了患者的主动思维过程。此外,打麻将、配对游戏、骨牌游戏及拼图等活动也可作为记忆训练的内容。除上述方法外,也可通过计算机软件、存储类工具(笔记本、录音机、时间安排表等)、提示类工具(定时器、闹钟、日历、寻呼机等)进行记忆训练。

3.智力训练　智力活动涉及的内容广泛,包括常识、社会适应能力、计算力、分析和综合能力、逻辑联想能力、思维的灵活性等多个方面。智力训练的内容应当根据痴呆患者认知功能的情况来选择难度,每次时间不宜过长,贵在经常、反复练习,能对延缓智力的下降起到较好的作用。

(1)理解和表达能力训练:通过听故事或阅读进行语言理解能力训练,通过讲述故事情节或心得等进行语言表达能力训练。例如,给患者讲述一些故事(可以是生活中发生的事,也可以是电影、电视、小说中的内容),讲完后可以让患者复述故事概要,或通过提问题的方式让患者回答。

(2)常识训练:所谓"常识",是指人们在日常生活中需要经常使用的知识。例如日期和时间等概念是生活中必须掌握的常识。有关"常识"的内容是痴呆患者曾经知道并储存在记忆库里的东西,由于记忆损害或其他认知功能减退而逐渐丢失,通过对一些常识性知识反复提问和提醒,或经常与实际生活相结合进行运用,可以增强患者对常识的提取和再储存过程,从而使遗忘速度减慢。

(3)数字概念和计算能力训练:痴呆患者对于抽象数字的运用能力都有不同程度受损,需对数字概念和计算能力进行相应的练习,计算能力较好的患者可以计算日常生活开支费用,较差的可以通过计算物品的数量进行训练。

(4)分析和综合能力训练:训练内容是对许多单词卡片、物体图片和实物进行归纳和分类。例如,让患者从许多图片或实物中挑选出动物类、食品类或工具类的东西;如果患者病情有改善或能力较好,可进行更细致的分类,如从动物中再细分出哺乳动物、两栖类、鱼类、爬行类和鸟类等。

(5)逻辑联想和思维灵活性训练:根据患者智力评定结果,选择难易程度适当的智力拼图进行训练。患者需要运用逻辑联想力,通过反复尝试,将各种形状的碎片拼成一幅图画,可培养丰富的想象力,并改善思维的灵活性。

(6)社会适应能力训练:鼓励患者尽量多与他人接触和交流。通过参与各种社交活动、改善社会适应能力。例如,可以在社区通过开设棋牌室、提供文体娱乐活动场所、举办各种健康保健讲座或者召开各种联谊会等方式,营造各种社交氛围,增进与他人进行交往的兴趣。

(7)3R智力激发法:往事回忆、实物定位和再激发组成3R方案,以提高痴呆患者初始衰退的认知能力。①1R训练:通过回忆过去事件和相关物体激发远期记忆。也就是说与患者一起回忆他(她)生命中意义重大的事件,或与家人、好友共同经历的事。最好同时能够看着与这件事相关的物件进行回忆,比如老照片等。做这样的训练时,亲友最好与患者在一起,可以请患者讲讲发生的故事,既令其感到亲情的温暖,又能取得良好的训练效果。②2R训练:激发对与患者有关的时间、地点、人物和环境的记忆。训练前可以带患者外出,比如去逛逛公园、买菜、去邮局交电话费等,回来后请他回忆外出干了什么、去了什么地方、碰见了什么人、当时周围环境怎样。可以回家后即让患者回忆,也可以过两天再回忆。③3R训练:通过讨论、思考和推论,激发患者智力和认知能力。可以就患者感兴趣的话题进行讨论,引导其对问题的思考和推理。

4.失认症治疗　痴呆患者常见的失认症主要见于视觉失认,常采取功能适应的康复方法,克服失认症带来的后果,而非失认症本身怎样康复。如利用未被损害的听觉或触觉补偿视觉失认的缺陷。

(1)辨识训练:通过反复看照片,让患者尽量记住与其有关的重要人物的姓名,如家人、医生、护士等。帮助患者找出照片与名字之间的联系方式。使用色卡,训练患者命名和辨别颜色,随着能力的进步,逐渐增加颜色的种类。

(2)代偿训练:在视觉失认难以改善时,应训练患者利用其他正常的感觉输入方式,如利用触觉或听觉辨识人物和物品。

5.失用症治疗　失用症是痴呆患者早期出现的特征性症状,常出现有意念性失用、运动性失用、结构性失用、穿衣失用和步行失用等,康复治疗应根据不同的障碍类型进行。

(1)意念性失用症:治疗的重点在于帮助患者理解如何使用物品。因此,可采用连环技术,即将日常生活中一些活动分解成一系列动作,让患者分步学习,待前一步动作掌握后,再学习下一步动作,逐步将每个动作以串连的形式连接起来,使患者最终完成包含一整套系列动作的活动。如已知痴呆患者的整个认知技能已不可能改善时,可集中改善其中某单项的技能。

(2)结构性失用症:康复训练的重点主要是训练患者的构成能力,通过培养患者细致观察和理解各个部分之间的关系,训练其视觉分析和辨别能力,使其最终能够正确地将各个部分组合成一个整体,训练内容由易到难,过程中要给予暗示或提醒,随着症状的改善可逐渐减少提示。具体训练方法包括几何图形复制、复制木块设计训练、火柴设计训练、木钉盘设计训练和拼图训练等。

(3)运动性失用症:是最简单的失用症,在治疗前和治疗过程中给予触觉、本体感觉和运动刺激以加强正常运动模式和运动计划的输出。如果患者动作笨拙和表现出不必要的异常运动,治疗师就应该通过身体接触的方式帮助患者限制这些不适当的或不必要的运动,同时运用引导的方法促进平滑、流畅的运动模式出现。通过反复实践,使患者体会和"感觉"到什么是正确的运动模式。随着进步,逐渐减少治疗人员的辅助。

由于熟悉的环境可以起到提示和促进作用,故训练应尽可能在接近平时的环境下进行,如穿衣服训练应在早晨床边进行;做饭训练应在家里进行或使用熟悉的器皿。

(4)穿衣失用症:患者不能自己穿衣服并不是因为肢体功能障碍,而是由于结构性失用、体像障碍等原因所致。因此,治疗前要先对穿衣失用的原因进行分析,如果与上述原因有关,应先针对这些障碍进行治疗。另一方面,要根据患者的具体情况,教给患者一套固定的穿衣方法。患者要按照同样的方法每天反复实践直至掌握要领。治疗者可用暗示、提醒,甚至一步步地用言语指示的同时用手教患者进行,最好在上下衣和衣服的左右做明显的记号或贴上特别的标签以引起患者注意。

(5)步行失用症:由于痴呆患者不能发起步行动作,但遇到障碍物能越过,越过后即能开始行走,故可给其一根"L"形拐棍,当不能迈步时,将"L"形拐棍的水平部横在足前,形成障碍诱发迈步。此外开始行走后可用喊口令配合行走,加大手臂的摆动以帮助行走。

6.定向能力训练 实际定向疗法(RO)最先由 Folsom 提出,由美国精神病学会予以肯定,由 Brook 最先用于痴呆患者。这种疗法的根据是,老年人一般都有脱离环境接触的倾向,而且由于病理原因使部分大脑停止活动。因此,经常予以刺激,反复作环境的定向练习,置患者于人群集体之中,通过加强接触而减少其孤独的倾向,最终可能使失用的神经通路再次促通。RO 的方式通常有两种。

(1)教室实际定向疗法(CRO):即每日利用半小时在教室内集中一组患者,由作业治疗师主持活动,室内有一块大黑板提示如下内容,要求字大而清楚,向患者提问,要求回答。

XX 医院(地点)

今天是星期几

这个月是 ……………………………… 月

日期是 ……………………………… 日

今年是 ……………………………… 年

下一餐饭是 ……………………………… 餐

季节是 ……………………………… 季

天气是 ……………………………… 。

活动靠窗户进行,便于患者看到窗外,联系实际环境,室内也安排相应的实物,如春天的花、秋天的落叶、冬天的冰雪等。

(2)24 小时 RO 或不定形式实际定向疗法(IRO):即所有与患者接触者无论工作人员或家属,随时随地提醒患者关于时间、地点、名称、情景等概念,并且耐心地纠正其错误。与此相应,环境方面也需一定布置,如时钟、日历及各种不同颜色、形状的标记,工作人员的胸牌等,以帮助患者加强定向能力。

如果针对某一点认知功能高度集中地进行训练,可以通过不同形式的反复强化改善这些认知功能。例如姓名联想学习、物体命名训练、记忆物体位置练习可以帮助学习特定的人物或功能,都可以促进记忆力的改善。其他的练习方法,如重复一串数字、将东西归入某个类别、说同一个字开头的东西和读一段文章写出摘要等,对于轻度认知功能障碍痴呆患者有一定的效果。如能将这种记忆策略个体化,在痴呆患者具体的实际生活中灵活应用,与痴呆患者的生活环境密切结合,更有现实意义。因此,康复训练结合实际日常生活功能非常重要。

(二)作业疗法

根据患者的功能障碍,选择患者感兴趣、能帮助其恢复功能和技能的作业,让患者按指定的要求进行训练,以达到促进患者集中精力,增强注意力、记忆力,增加体力和耐心,产生愉快感,重拾对生活的信心的目的。作业治疗主要包括认知功能训练,加强手的精细、协调、控制能力的练习,激发患者兴趣,增加关节活动范围,改善手功能,最大限度地改善与提高自理、工作及休闲娱乐等日常生活能力,提高生活质量。

1.功能性作业训练 为了改善和预防身体的功能障碍,针对患者的运动障碍、认知障碍、心理状态和兴趣爱好,设计和选择相应的作业活动和训练,如捏橡皮泥、做实物模型、编织、工艺、木工、雕刻、游戏等。患者通过完成治疗师精心设计的某项感兴趣的活动,达到治疗的目的。如治疗共济失调症状时可以让患者在睁眼和闭眼时用手指鼻,由慢到快,由睁眼到闭眼,反复不断练习,还可进行两手互相对指、鼓掌、画图写字、搭积木、翻纸牌等协调功能训练活动。

2.日常生活活动能力训练 日常生活活动是人在社会生活中必不可少的活动,日常生活活动能力对于保持自理能力非常重要。要对患者的能力进行全面的评价,确定患者不能独立完成哪些动作,需要多少帮助,这种量化的评价是确定训练目标和训练计划的重要环节。

老年痴呆患者学习新知识较困难,同时伴有失用、失认,不能进行复杂的运动,因此早期以简单的日常生活习惯训练为主,明确顺序一项一项地反复进行,并予以适当的指导和帮助。在痴呆患者的康复护理中要细心照顾患者的日常生活起居,训练患者自己进餐、穿衣、洗漱、如厕等自理能力,让痴呆患者尽可能自己完成力所能及的家务劳动。这些训练可以每天重复几次,最好是集体性的并带有娱乐性的训练,可增加患者的兴趣。

随着痴呆的进展,患者难以理解和灵活应用复杂的技巧,因此康复训练应转变为代偿训练,有针对性维持日常生活功能的训练。例如,痴呆患者丧失用筷子吃饭的能力后,可以用勺子代替。训练痴呆患者保持用勺子吃饭的能力,训练的过程要从易到难,分步进行。先是训练痴呆患者用特制的大饭勺捞起大块的东西。训练完成后,再用普通的饭勺捞起大小适中的东西。训练熟练以后,再练习盛米饭,最后练习盛汤喝。如果有困难可以给予适当的提示或者帮助,提供的帮助尽量控制在最低水平。还可以采用行为矫正疗法,定时催促痴呆患者排便,可以有效减少尿便失禁。此外,如果进食、更衣、梳洗和修饰、如厕、家务劳动等项目难度较大,在功能难以改善时还要进行环境控制、改造,自助具的设计与制作等。

3.心理性作业训练 痴呆患者在出现身体功能障碍时,往往伴随着继发性心理障碍。可根据其心理异常的不同阶段设计相应的作业活动,帮助患者摆脱否认、愤怒、抑郁、失望等不安状态,向心理适应期过渡。对具有情绪异常的患者,可以设计陶艺、金工、木工等活动,通过敲敲打打进行宣泄。

美术治疗对老年痴呆患者有较好的疗效,是借美术活动作为沟通媒介,通过治疗关系去满足参与者情绪、社交及发展的需要。美术治疗着重过程多于结果,通过不同形式的活动,可使参与者意识到自己的需求,了解到自己潜意识的想法。此外,美术能实现幻想,促使情感流露,还可给予参与者各项感官刺激;同时,美术活动亦融合了社交元素,经常参加美术活动能减低冷漠及抑郁。研究表明,参与美术及手工艺活动能产生和增强自尊心,促进肌肉间的协调,增加动手能力,磨炼耐力,改善认知功能,促进创意表达、增加兴趣、增进交流、提高决断力及避免退化。

4.环境干预 环境治疗主要是改造患者生活的环境,一方面减少可能诱发患者不良情绪反应、异常行为或运用困难的环境设置以及其他刺激因素,如某种颜色的物体、难以使用的工具等。另一方面则是增加有利于患者保持功能、诱发正性情感反应、减少挫折感、方便生活、增进安全的设施,如有自动冲洗装置的便盆、自动开关的水龙头、加盖的电器插座、隐蔽的门锁、黑暗环境中的无阴影照明等。

音乐治疗时可让患者听能唤起其愉快体验的熟悉的音乐,亦可辅导患者以卡拉 OK 的方式哼唱青年时代喜好的歌曲,在患者生活环境中放舒缓的背景音乐来增加患者情绪稳定性。采用香味或光线治疗亦可以有效减少 BPSD 的激越行为的发生率。

(三)运动疗法

运动疗法主要是通过运动提高个人的活动能力,增强社会参与的适应性,改善患者的生活质量。针对运动功能障碍的训练主要是平衡功能训练和步行训练,也可采取传统的太极拳治疗。

1.平衡功能训练 平衡功能的好坏对老年痴呆患者身体控制和日常生活自理能力有直接或间接的影响,通过平衡功能训练可使患者达到下意识自动维持平衡的能力。通常将训练分为四步:坐位平衡训练、站立平衡训练、坐位起立平衡训练、步行平衡训练。

2.步行训练 治疗师在对患者进行步态分析的基础上,根据分析结果采取相应的措施。步态的训练是在坐位和立位平衡的基础上进行的训练,包括训练前准备、平衡杠内训练、室内行走训练、活动平板上练习行走等训练活动,以纠正患者的异常步态,帮助患者恢复走路姿势的平衡。

除了上述训练外,还有关节活动范围训练、增强肌力训练等。运动疗法还包括慢跑、游泳、骑自行车、滑雪、滑冰,各种体育运动、园艺、不对称运动游戏、家务劳动等活动。但对年老体衰者,力所能及的日常生活活动同样可产生有益的作用,如整理床铺、收拾房间、打扫卫生等。对老年痴呆患者的运动治疗一定要注意安全第一,要有家属或陪护在旁看护或一起进行。

(四)心理疗法

70%～90%的痴呆患者在其疾病的一定时间内至少会出现一次痴呆的行为和心理症状(BPSD),这些症状决定着患者及照料者的生活质量。常用的心理治疗包括支持性心理治疗、回忆治疗、确认治疗、扮演治疗、技能训练等。对于老年期痴呆患者,其心理治疗应着眼于现在,着眼于现实问题的解决,帮助患者适应目前的生活,并从中找到快乐。

1.行为治疗 该疗法以强调靶行为为基础,其靶症状包括徘徊倾向、睡眠日夜颠倒、进食障碍等。该疗法主要是调整刺激与行为之间的关系,常用的做法是改变激发患者异常行为的刺激因素以及这种异常行为带来的后果。如对刺激因素和对应行为之间的连带关系以及整个过程中的相关因素进行细致的分析,尽量减少这类刺激因素,降低患者异常行为反应的发生频率,减轻其不良后果。如用亮光疗法治疗睡眠与行为障碍,每天上午 9～11 时,采用 3000～5000lx 的全光谱荧光灯照射,灯距 1m,持续 4 周,可提高警觉水平,减少白天睡眠时间,使夜间睡眠得以整合,减少引起的异常行为。

2.确认疗法 确认疗法是一种以痴呆患者的情感行为异常为中心的疗法,认为痴呆患者的异常行为有一定的意义或者功能,应尊重其错误的情感反应和感觉,并通过逐渐诱导的方法加以摆脱。严重认知障碍的痴呆患者,定向力丧失,自控能力下降,内心深处产生压抑的情感。如果这些情感得不到释放,就会产生挫折感,使自尊心和正常思维受到伤害。确认疗法强调,当遇到痴呆患者压抑的情感释放时,应该用尊重的态度对待患者,通过语言和非语言的方法与其沟通,进入其想象的世界,弄清楚他的主观世界,不要纠正他对人物和事件的错误观点,应让其通过诉说和发泄来治疗异常行为。

(五)言语疗法

言语功能障碍可由多种疾病引起,由于言语交流产生障碍,使患者在生活、工作中受到严重的影响。所以,对于言语功能障碍的患者,要根据患者不同的失语类型采取不同的康复方法进行言语康复训练。

(六)中医康复方法

1.中药治疗　治疗以开郁逐痰、活血通窍、平肝泻火治其标,补虚扶正、充髓养脑治其本,辨证用药。常用方剂有七福饮、还少丹、涤痰汤、通窍活血汤等,中药人参、刺五加、银杏、石杉等均具有一定的益智和提高记忆的效果。

2.针灸治疗

(1)针灸穴位常选用四神聪透百会、太溪、太冲、悬钟和足三里作为主穴,再根据辨证选取相应配穴进行治疗。

(2)头针可选取顶中线、额中线、顶颞前斜线、顶颞后斜线等进行针刺。

(3)耳针取心、肝、肾、枕、神门、肾上腺等穴进行毫针浅刺或王不留行籽贴压。

3.传统功法　患者可以选择八段锦、五禽戏、太极拳等,促进气血流通,增强体质。

(张　新)

第八节　多发性硬化的康复

一、概述

多发性硬化(MS)是发生在中枢神经系统的脱髓鞘疾病,临床表现以病变部位多,以及具有反复地复发缓解过程为特点,即具有时间和空间的多发性,以髓鞘脱失、神经胶质细胞增生、不同程度的轴索病变和进行性神经功能紊乱为主要特点。因其发病率较高,呈慢性病程,倾向于年轻人罹患,故成为重要的神经系统疾病之一。

(一)流行病学

MS 的自然病程无明显规律性,病程较难以估计,平均病程 25～35 年。轻者 10 年后仍无明显功能障碍。严重者数月至数年致残,极少数病例进展迅速,几周内死亡。80%～90%的患者呈缓解复发病程;复发多见于疾病的早期,其病后 1 年内复发者约占 30%,2～10 年复发者约占 20%,10～30 年复发者约占 10%;多数患者随着复发次数的增多,神经功能障碍加重。约有 10%的患者病情逐渐恶化,没有缓解,常称为原发进展型 MS,多见于呈痉挛性截瘫的脊髓型患者。死亡原因多数由于继发感染、体力衰弱及少数患者直接由于脑病病损死亡。

(二)主要功能障碍

由于病理损害的部位不同,临床表现不尽相同,常见的功能障碍如下:

1.颅神经功能障碍

2.运动功能障碍　皮质脊髓束受损可引起痉挛性瘫痪,小脑和脊髓小脑通路受损造成小脑性共济失调,以及深感觉障碍导致感觉性共济失调。在疾病后期可以出现感觉刺激（如床被的接触）引起的痛性屈肌痉挛反应。

3.感觉障碍 常由于脊髓丘脑束、脊髓后索损害引起。最常见的主诉为麻刺感、麻木感,也可有束带感、烧灼感、寒冷感或痛性感觉异常。疼痛作为早期症状也是常见的,多见于背部、小腿部或上肢。

4.其他

(1)少数患者发病开始即出现尿急、尿频、尿潴留或尿失禁等膀胱功能障碍。

(2)肠道的功能障碍,表现为便秘或大便失禁。

(3)男性常伴有性功能障碍即阳痿和性欲低下。

(4)体像障碍。

(5)顽固性呃逆。

(6)部分患者病变累及到自主神经系统,引起心血管功能的改变。

(7)失语。

(8)精神症状。

(9)大约有 3% 的患者还有明显的大脑病变相关的局灶性癫痫。

二、诊断要点

(一)病史特点

目前,临床上采用 Poser(1983)诊断标准。青壮年发病,中枢神经系统病损、病灶多发,病程波动,有缓解和复发这些典型表现,是诊断的主要依据。

(二)鉴别诊断

有一些疾病或综合征酷似多发性硬化应予以鉴别。如:

1.急性播散性脑脊髓炎。

2.亚急性联合变性。

3.颅内多发病灶的血管源性疾病的多发脑梗死。

4.抗磷脂抗体综合征。

5.系统性红斑狼疮性血管炎。

6.特发性主动脉炎。

7.颅内炎症性疾病。

(三)临床分型

主要依据临床病程特点分为表 5-36 中的几种类型。

表 5-36 MS 的临床分型

临床病程分型	特点
复发缓解型(RRMS)	临床呈急性发作,在数天或数周(治疗或非治疗后)后病情趋于缓解,临床神经功能几乎完全恢复
继发进展型(SPMS)	常在复发缓解型的基础上,每次发作后临床神经功能不能完全恢复,神经功能呈阶梯样减退
原发进展型(PPMS)	临床发病后病情呈进行性发展,神经功能进行性减退
进展复发型(PRMS)	在病情进行性发展的基础上,患者仍有发作。此类型相对较少

三、康复评定

1.判定疾病的发作阶段,并对已有复发经历的患者了解其复发的原因或诱因。

2.功能障碍的评定根据患者的具体病情和功能障碍种类进行相应的肌力、肌张力、偏瘫全身运动功能、言语、吞咽、认知、心理、排尿、排便功能、疼痛等方面的评定。

3.残疾分级评定:MS 所致残疾的分级评定可参照 Hyllested 的残疾分级(表 5-37)或残疾状态扩展评分(EDSS)等。

表 5-37　Hyllested 的残疾分级

分级	特点
一级	各方面事情均能自主处理,日常活动无需他人照料,书写正常
二级	轻度病残,行走困难,户外活动需用手杖,户内活动无需他人帮助,双上肢运动轻度障碍,书写相对困难
三级	中度病残,行走困难,户外活动需用双拐或他人帮助,户内活动需扶靠家具,部分日常生活需他人照顾
四级	重度病残,各种日常生活完全需要他人照顾
五级	完全病残,卧床不起,大小便失禁,生活完全处于监护状态下

4.如患者病情出现新的变化,应重新进行相应的康复评定。

四、康复治疗

(一)控制病情

1.发作期治疗

(1)在急性发作时首先选用皮质类固醇药物治疗,可抑制炎症、缩短病程,常用的方法有:①甲基泼尼松龙,NICE 的 MS 诊断和治疗指南(2004)推荐甲基泼尼松龙大剂量、短程应用,每日 500~1000mg,静脉注射,连用 3~5 天;或每日 500~200mg 口服,连用 3~5 日;不允许频繁使用(一年内不能超过 3 次)或随意延长大剂量激素使用时间(超过 3 周)。②其他常用方法,包括 ACTH、地塞米松、口服泼尼松等。

(2)β-干扰素治疗:主要应用于复发缓解型 MS 患者。国外报道应用 IFNβ-1b,小剂量为 1.6MIU,每周应用两次,皮下注射,连续 2 年;大剂量 8MIU,用法同前。另一种为 IFNβ-1a,每周应用 1 次,每次剂量 6MIU,肌内注射,连续应用两年。对 RRMS 的复发率减少 30%~40%。Glatirameracetate:主要用于复发缓解型 MS 患者。国外报道可与干扰素联合应用,用量 20mg/d,皮下注射,连续应用 1~2 年。

2.缓解期的治疗　重点应为预防复发。

(1)免疫抑制剂:主要有硫唑嘌呤、环磷酰胺及环孢霉素。常用于复发频率较高的患者。但毒副作用较高,患者常在治疗过程中必须停药。硫唑嘌呤常用剂量为 100~200mg/d,可连用数月,其后期效果可维持数年。环磷酰胺 400~500mg/d,10~14 天为一疗程,后期效果也可维持数年。

(2)转移因子及丙种球蛋白:转移因子常用剂量为 1 单位,皮下注射,每周应用 1 次,连用 1 个月;每月 1 次,用 6 个月;其后每 2 个月 1 次,用 1~2 年。丙种球蛋白每月应用 1 次,共 3 个月,其后每 3 或 6 个月应用 1 次,间歇应用 1~2 年。

(3)干扰素治疗:见发作期治疗。

(4)自体外周造血干细胞移植(APBSCT):主要用于进展型 MS 的治疗。

最新的治疗指南不建议使用环磷酰胺等免疫抑制剂,不使用结核菌素等免疫调节剂,不主张长期的皮质醇激素治疗、全身的放疗,高压氧治疗也不推荐。

(二)康复措施

循证医学结果显示,及早、合理的康复常常取得令人难以想象的临床效果。

1.康复目标

(1)最大限度地恢复受损的神经功能。

(2)最大程度地恢复患者功能性活动能力的水平,并尽可能地恢复他们的社会活动能力。

(3)康复应与其他治疗相结合,共同致力于降低多发性硬化复发的危险性。

2.康复原则　康复治疗宜早期参与,在疾病的发作期和缓解期康复的原则和目的不同。

(1)发作期康复训练原则

1)在病情有所缓解时,即应开始康复训练。

2)最早以被动活动训练为主,保持各关节的正常活动范围。

3)在原发疾病稳定后,就应有计划地开始进行主动的康复训练。

4)由于过度疲劳可能是多发性硬化的复发的诱因,因此训练强度以患者略感疲劳为度。

5)有必要在疾病早期对患者进行健康宣教,使患者及早认识到康复训练的必要性。

(2)缓解期康复训练原则

1)应逐步增加康复训练的强度和时间。持续有规律的康复训练可以帮助患者恢复肌肉的张力,增加肌肉耐力和骨骼的强度。

2)注重提高患者的日常生活能力的训练,鼓励有能力的患者多参与家庭活动和必要的社会劳动。

3.康复训练方法

(1)物理疗法:应该根据患者的不同功能障碍来制定科学的康复训练计划。

对于软瘫的肢体首先要注意良肢位的摆放,进行被动的全关节活动范围训练,利用大脑的可塑性和功能重组理论,应用神经生理学和运动再学习理论,诱发主动活动的出现,加强力弱肌肉的运动能力。也可利用中频电疗和针灸方法保持肌肉的张力和肌肉容积。

非软瘫期的患者,则根据具体情况,提高各关节的控制力,可以安排肌肉力量和耐力锻炼,有异常运动模式的患者则应注重异常模式的纠正。

有小脑病变者或本体感觉障碍者,则应加强协调和平衡功能的训练等。

对于肌肉痉挛严重或出现痉挛性疼痛的患者,通过训练和指导,如仍然妨碍功能恢复者,应进行抗痉挛治疗。对伴神经性疼痛者可应用卡马西平或苯妥英那等药物治疗。

(2)作业疗法:以日常生活活动训练为基础,训练目的是提高患者的独立生活能力。其他作业内容的安排须参照患者发病前后的具体情况,即患者主观的康复意向和客观上患者可能恢复的程度,保持患者康复的兴趣和积极性,以获得最大程度的配合,获取最理想化的效果。有的患者需要继续工作,则应该依据其工作特点,安排相关的内容。

(3)心肺功能训练:主要针对有心肺功能障碍者。训练中应时监测心肺情况,确保康复治疗的安全性和有效性。

(4)言语和吞咽治疗:根据患者的失语状况、构音障碍以及吞咽障碍的情况,确定治疗方案。短期的吞咽困难可以采用鼻饲的方法,长期的吞咽困难在国外多采用经皮内窥镜胃管植入术。言语障碍常影响患者与他人的交流,言语治疗主要是尽可能地提高和维持患者的言语清晰度;恢复不理想者应选择非口语语言的交流方式来取代日常的言语交流。后者需要患者家属、护理人员和其他经常需要和患者沟通的人在言语治疗师的帮助下，探讨如何提高患者交流能力的方法。

（5）二便功能训练：对神经源性膀胱患者，应进行尿流动力学检查，依其结果可参照脊髓损伤后的康复原则进行治疗。

（6）视力：对多发性硬化视神经受到波及可以引起视力下降，或是侵犯动眼神经后眼球运动受到限制，临床康复多采用补偿的办法。

（7）疼痛控制：多发性硬化患者的疼痛可以是神经痛或是源于运动减少和错误运动的骨骼肌肉痛。适当的康复训练如合理的运动、保持良姿位都有助于减轻疼痛，部分患者则需要加用止疼药物和（或）抗痉挛药物，物理治疗如超短波、低频激光等也有疗效。部分神经痛患者还需服用抗抑郁焦虑药物。

（8）性功能障碍：多发性硬化的患者可出现性功能障碍，表现为勃起困难、润滑不良和性快感消失。疾病本身可影响性生理，也可能与疾病后的情绪变化如抑郁和焦虑相关，还有可能与伴发的糖尿病、脉管疾病或是服用某些药物有关。对于情感变化相关的性功能障碍心理疏导和必要的药物治疗会有改善，也可应用西地那非治疗。

（9）认知训练：根据患者认知的缺失，具体的学习和记忆力、注意力、计算力、执行能力缺失，进行相关的训练，也可应用茴拉西坦、石杉碱甲或安理申多奈哌齐等药物治疗。应引起注意的是部分患者的认知能力下降也与其情感的变化或是服用药物有关，治疗前应注意区分。

（10）情感障碍及精神异常的治疗：多发性硬化患者常伴有不良的情绪改变，早期是情绪极易波动，逐渐转为抑郁焦虑，疲劳常为抑郁的重要表现。严重者可以导致精神分裂症状。早期发现患者的情绪变化，进行适宜的心理疏导，帮助患者调节情绪，安稳睡眠。有抑郁表现者，可应用西酞普兰，也可使用 SSRI 类药物，如氟西汀、帕罗西汀等药物，焦虑明显的选用苯二氮卓类药物，最常用的是劳拉西泮。出现严重的精神分裂症状者可应用利培酮、奥氮平或奋乃静等药物治疗。

（刘红春）

第九节　持续性植物状态的康复

植物状态（VS）是一种临床特殊的意识障碍，主要表现对身体或对外界的认知功能完全丧失，能睁眼，有睡眠-觉醒周期，部分或全部下丘脑及脑干功能基本保存。持续性植物状态（PVS）指 VS 持续 1 个月以上。永久性植物状态是指不可恢复的植物状态，其植物状态持续时间因病因而略有不同，如急性穿通性颅脑外伤 12 个月、急性非通性颅脑外伤 3 个月、代谢或变性疾病 1～3 个月即可认为是永久性植物状态。

该术语由英国 Glasgow 大学的 Jennet 和美国 Cornell 大学的 Plum 于 1972 年首先提出。常见于脑外伤，占 1/3 以上，也可见于脑血管病、脑缺氧、脑缺血、脑肿瘤、脑膜炎、脑炎、中毒、代谢性疾病、退行性变性等疾病。据报道，PVS 的年发病率为 2.5/10 万，脑外伤引起 PVS 的患病率为 4/100 万，美国 1992 年统计 PVS 患者有 1.5 万～2.5 万人，日本 1984 年估计为 7000～8000 人，英国 1976 年估计有 1000～3000 人，据粗略估计，我国 PVS 患者保有量 50～70 万人，每年增长 7～10 万人。

PVS 预后差，大多数患者终生不能恢复意识，神志转清者也大多留下不同程度的神经功能缺损。PVS 患者平均存活 2～5 年，存活 10 年以上者罕见，创伤性损伤的成年 PVS 患者，33% 在 3 年内死亡，而非创伤性损伤中 53% 在 1 年内死亡，儿童则分别为 9% 和 22%。死亡原因有肺部或泌尿系统等感染、全身衰竭、不明原因的猝死、呼吸衰竭，以及卒中或肿瘤等。

一、临床表现及诊断标准

（一）临床表现

1.意识　患者可睁眼,似乎清醒但无意识。一旦发现患者对外界刺激做出反应,即可按指令行动或有意识地完成某一动作,即可认为患者已经脱离植物生存状态。

2.眼球　可以转动,但呈不持续的跟踪动作。如果眼球可有目的性的、持续性的跟踪动作,即可视为患者好转的征兆。

3.言语　无自发语言,也不能理解别人的语言。

4.认知　认知功能丧失,对自身或外界环境刺激缺乏有意识的情感和行为反应。

5.睡眠-觉醒周期　全部或部分存在,患者大脑半球广泛性损害,意识活动丧失,而脑干损害极轻,睡眠-觉醒存在,呈似睡非睡、似醒非醒状态。

6.肢体　可有无意识的随意运动。

7.丘脑下部及脑干功能　基本保存,患者心跳、呼吸、血压等低级中枢的功能尚存,而高级神经中枢的功能已经丧失,有时伴有自主神经功能紊乱的表现,如多汗、心跳及呼吸节律不规则,二便失禁或潴留。

8.疼痛　刺激肢体可出现伸直或屈曲,一些原始反射如握持反射可引出。

9.脑干反射　全部存在,包括瞳孔对光反射,睫毛反射,吞咽反射,咳嗽反射、呕吐反射等。

10.并发症多　如感染、营养不良、中枢性高热、溃疡、压疮、深静脉血栓形成及肺栓塞、多器官功能衰竭、脑梗死、低血钾、呃逆、房颤、肝大、卷丝状角膜炎、尿崩症等。其中最常见的并发症是肺部感染。

（二）诊断标准

目前对 PVS 时间标准尚未达成共识,日本认为 VS 必须在 3 个月以上才能诊断 PVS,而英美国家则主张 1 个月以上,现我国学者也将 PVS 的时间界定为 1 个月,即 VS 持续 1 个月以上者可诊断为 PVS。

1.中华医学会急诊医学学会南京(2001)诊断标准

(1)认知功能丧失,无意识活动,不能执行指令;

(2)能自动睁眼或刺激下睁眼;

(3)有睡眠-觉醒周期;

(4)可有无目的性眼球跟踪运动;

(5)不能理解或表达语言;

(6)保持自主呼吸和血压;

(7)丘脑下部及脑干功能基本保存。

2.美国神经科学学院、美国神经病学联合会、美国儿童神经学会、美国儿科学会及美国神经外科联合会组成的专项研究的多学科联合会(MSTF)诊断标准

(1)没有自我意识和环境意识,不能与他人进行相互影响;

(2)对视觉、听觉、触觉和伤害性刺激不能产生持续性、再现性、目的性和自发性的行为反应;

(3)没有语言理解和言语表达;

(4)间歇性的觉醒,表现为具有睡眠-觉醒周期;

(5)下丘脑和脑干自主功能充分保留;

(6)无二便失禁;

(7)具有不同程度的颅神经反射和脊髓反射。

二、病因及发病机制

1.PVS病因　PVS的病因大致可分为急性外伤性或非外伤性损伤、变性及代谢性疾病、发育畸形3类。

(1)急性外伤性或非外伤性损伤:是PVS最常见的原因,外伤包括交通事故、枪伤及产伤等,非外伤性损伤包括各种原因引起的缺氧缺血性脑病、脑血管意外、中枢神经系统的感染、肿瘤、中毒等。

(2)变性及代谢性疾病:如阿尔茨海默病、多发性脑梗死、痴呆等是成人中常见的病因,儿童常见于神经节脂质沉积病、肾上腺白质营养不良、线粒体脑病等疾病。

(3)发育畸形:包括无脑畸形、先天性脑积水、小头畸形、脑膨出等。

2.PVS发病机制　PVS的发病机制和病理尚未阐明。目前认为是大脑皮质及白质的广泛损害,或丘脑、脑干网状结构的不完全损害造成。患者皮质下功能完好而大脑皮质功能尚未恢复,其损伤的结构主要为大脑皮质、轴索、丘脑、脑干网状上行激活系统等。通过对急性外伤性或非外伤性植物状态患者死后大脑的研究发现主要有四种病理表现:大脑皮质弥漫性病变,选择性丘脑坏死,皮质下白质病变以及混合性病变。但PVS的脑部病变往往不是单纯的,可有多种性质的病损同时存在,不同性质的病变对意识的影响可以产生叠加作用。

通过上述病理研究证实,PVS的认知和觉醒分离主要是由于丘脑与皮质的联系中断,外界的信息不能通过丘脑或丘脑皮质间的联系传入大脑,而上升性觉醒系统存在着丘脑和丘脑外两条并行的通路,即使丘脑的通路发生阻断。上升的觉醒冲动还可以通过丘脑外这条主要通路传入大脑。无论在外伤性或非外伤性持续性植物状态中,前脑基底部及丘脑下部后部均很少累及。此外,有人认为,大脑皮质对于觉醒并不是不可缺少的。动物实验证明,完全切除大脑皮质或横切中脑上端,仍可出现交替性睡眠和觉醒。另一些动物实验证明,单纯脑干就足以维持觉醒。总之,关于PVS的发病机制至今尚未完全阐明,上述种种分析有待于实验及临床研究进一步验证。

三、康复评定

PVS康复评定主要是对预后因素、意识障碍进行评定。PVS患者活动能力、参与能力完全局限,可在意识恢复后进行相应的评定。

(一)预后因素评定

下列情况有助于PVS预后的判断:MRI显示基底节区无出血性梗死;氙-CT测量大脑半球脑循环血流量每分钟每100g脑组织平均超过25ml;乙酰唑胺治疗后20分钟,大脑半球100g脑组织脑循环血流量增加速度每分钟超过5ml;正中神经体感诱发电位的N20波幅明显。

也有学者认为,PVS的预后还与下列因素有关:年轻人预后相对较老年人好,40岁以下的PVS患者的意识相对恢复较好;外伤性脑损害较缺氧性脑损害预后要好;非创伤性恢复意识的患者功能恢复极差,变性及代谢性疾病和发育畸形所致的PVS均不可能恢复;神经刺激越早效果越好;EEG、SEP波形正常者意识可望恢复,伤后一周SEP仍消失者预后不良;CT、MRI示大脑皮层广泛性萎缩或大面积低密度灶预后不良;对脑深部电刺激缺乏反应预示PVS是不可逆的。

(二)意识障碍评定

1.脑电图(EEG)　根据Hockaaday1965年的分级标准:基本节律为α节律,接近正常为Ⅰ级,评3分。

θ波为主为Ⅱ级,评2分。δ波为主为Ⅲ级,评1分。脑电基本节律消失,近平坦波为Ⅳ级,评0分。

2.体感诱发电位(SEP)　SEP是诊断植物状态最敏感和可靠的指标,主要表现为N14、N20的中枢传导时间延长和N20波幅降低。SEP波形正常,患者的意识有望恢复。根据南京标准Ⅱ,N20潜伏期正常,评2分;N20潜伏期延长,评1分;N20双侧消失,评0分。

3.脑干听觉诱发电位(BAEP)　根据Greenberg标准,基本正常为Ⅰ级,评3分;Ⅰ~Ⅴ波清晰可辨,但潜伏期延长、波幅下降为Ⅱ级,评2分;Ⅰ波潜伏期和波幅正常,其余各波部分存在或分化不清的正相波为Ⅲ级,评1分;波形难以分辨或仅见Ⅰ波存在为Ⅳ级,评0分。

4.正电子发射计算机断层显像(PET)　可以揭示大脑代谢降低的范围。PVS患者的局部脑血流和葡萄糖代谢显著降低,约为正常对照的1/3~1/2。如顶、枕叶皮质的葡萄糖代谢明显减低,而另有一些部位代谢率则无明显改变。

5.Glasgow昏迷量表(GCS)　由Glasgow大学神经科学研究所的Jennett、Teasdale研制,包括睁眼(E)、言语(V)、运动(M)3个子项15条,评分从最低的3分到最高的15分,为世界上使用最广泛的意识障碍评定量表。但是也有缺陷,如评估者的经验缺乏可使评分偏低;患者有失语、气管切开及呼吸机辅助通气则言语评定受限;眼睛损伤、眼周水肿、面部创伤、面神经损伤影响睁眼的评定;EVM的3个子项权重不一致等。见表5-38。

表5-38　Glasgow昏迷量表(GCS)

项目	状态	分数
睁眼反应	自发性睁眼反应	4
	声音刺激有睁眼反应	3
	疼痛刺激有睁眼反应	2
	任何刺激均无睁眼反应	1
言语反应	对人物、时间、地点等定向问题清楚	5
	对话混淆不清,不能准确回答有关人物、时间、地点等定向问题	4
	言语不当,但字意可辨	3
	言语模糊不清,字意难辨	2
	任何刺激均无言语反应	1
运动反应	可按指令动作	6
	能确定疼痛部位	5
	对疼痛刺激有肢体退缩反应	4
	疼痛刺激时肢体过屈(去皮质强直)	3
	疼痛刺激时肢体过伸(去大脑强直)	2
	疼痛刺激时无反应	1

(1)结果判定:格拉斯哥昏迷评分法最高分为15分,表示意识清楚;12~14分为轻度意识障碍;9~11分为中度意识障碍;8分以下为昏迷;分数越低则意识障碍越重。

(2)注意事项:选评判时的最好反应计分;注意运动评分左侧右侧可能不同,用较高的分数进行评分;改良的GCS评分应记录最好反应/最差反应和左侧/右侧运动评分。

6.植物状态临床疗效评分量表(南京标准Ⅲ)　南京标准Ⅲ补充、细化了微小意识状态的内容,如植物状态患者对声音刺激能定位、偶尔能执行简单指令,即可确定为微小意识状态,可认定为初步脱离植物状态,提示医患双方应采取积极的方法进行治疗,使其获得促醒的机会。新的评分量表能反映病情的变化过程,符合临床实际,容易掌握、便于操作(表 5-39)。

表 5-39　植物状态临床疗效评分量表(南京标准Ⅲ,2011 年修订版)

评分	肢体运动	眼球运动	听觉功能	进食	情感	备注
0	无	无	无	无	无	
1	刺激可有屈伸反应	眼前飞物,有警觉或有追踪	声音刺激能睁眼	能吞咽	时有兴奋表现(呼吸、心率增快)	
2*	刺激可定位躲避	眼球持续追踪	对声音刺激能定位,偶尔能执行简单指令	能咀嚼	对情感语言(亲人)出现流泪、兴奋、痛苦等表现	☆MCS
3	可简单摆弄物体	固定注视物体或伸手欲拿	可重复执行简单指令	能进普食	对情感语言(亲人)有较复杂的反应	
4	有随意运动,能完成较复杂的自主运动	列举物体能够辨认	可完成较复杂的指令	自动进食	正常情感反应	

注:(1)每次评分包括两个方面:①临床评分,②客观检查评分。

(2)临床疗效评分量表至少每月检查登记 1 次。☆即微小意识状态(MCS)。

1)总的疗效评分:

Ⅰ植物状态:疗效:提高 0~2 分,无效;提高≥3 分,好转;提高≥5 分,显效;≥6 分,MCS。

Ⅱ初步脱离植物状态:微小意识状态(MCS)。

Ⅲ脱离植物状态。

2)客观检查:①神经电生理:EEG、SEP;②特殊检测技术:MRI、PET/CT、脑磁图等。

(3)一般医院:5 项评分法。

(4)有条件的医院:5+1 评分法(加神经电生理)、5+2 评分法(加神经电生理和特殊检测技术)

四、现代康复治疗

PVS 的康复目标:①意识得到恢复,并尽可能复原;②改善生存质量;③防止并发症(肢体挛缩、肺及尿路感染、压疮、营养不良等),阻止病情恶化。

PVS 康复的首要任务是促醒,其次是防止 PVS 患者发生废用综合征。康复治疗重点主要在三方面:①在维持康复方面,加强脑、脏器保护治疗,控制并发症;增强胃肠蠕动,均衡营养支持;注重护理,维持关节活动度。②在促醒康复方面,增强心肺功能,改善大脑供血及大脑皮质微环境;通过各种刺激,增加大脑皮质与网状系统的联系。③维持康复是促醒康复的基础。治疗 PVS 的方法虽然众多,但是大多数仍处于临床试验阶段,由于 PVS 病理变化极为复杂,单一的治疗手段往往不能奏效,在坚实的维持康复的基础上,往往需要应用各种综合的促醒康复技术,且需要长期坚持。

(一)营养支持疗法

PVS 患者长期卧床,呈高代谢、高分解状态,能量消耗增加,患者常处于负氮平衡状态。营养不良可导致贫血、压疮、肠道真菌感染、胸腔积液、低钠血症、肢体水肿等。人工营养和给予水分对 PVS 患者是一种治疗,要求 PVS 患者的体重达到理想体重的 85%,营养支持的质量直接影响患者的康复和预后。

对于胃肠功能完整或具有部分肠道功能的 PVS 患者,以肠内营养为主。肠内营养支持可维持内脏血流的稳定及胃肠道黏膜的完整。与肠外营养相比,肠内营养具有较好的代谢效应,并发症少,并能缩减住院费用。肠内营养以匀浆膳为主,辅以要素膳,以补充体内所需的能量和各种营养素,避免单一饮食所致的并发症,特别是维生素缺乏症等。必要时予以静脉营养。部分体质较差的患者给予补充适量血浆、白蛋白及丙种球蛋白,为病情改善提供良好的身体条件。

营养师根据患者营养状况的评定结果,计算患者每天所需的能量,制订饮食食谱。将食物按比例配制,并将主副食打磨成匀浆状,制成匀浆膳,辅以牛奶、豆浆、果汁等液体营养。每日进食总量遵从少量多次的原则,每日进食 4～6 次,每次入量 400～500ml,两餐之间适量进水和果汁。由于 PVS 患者存在睡眠-觉醒周期,夜间 22:00 至次日 06:00 不进食,但可喂少量水,尽量保持与常人相似的周期。经口或鼻营养管进食。儿童及严重 PVS 患者、不能维持长时间鼻饲患者,可以做胃造瘘手术。营养支持期间,定期复查营养指标,适当调整营养结构。

(二)高压氧疗法

高压氧(HBO)是当前国内外较为推崇的一种方法,对 PVS 后期神经功能的恢复起明显的促进作用,治疗时间越早,疗效越好。

高压氧疗法的作用机制有:①增加血流、脑脊液及脑组织的氧合作用,从而使血管收缩,脑血液容积减少;②可使微血管内皮细胞变得活跃起来,促进血液微循环,减轻脑缺血及继之而来的代谢障碍;③降低血小板聚集率,改善红细胞及血小板生理功能,从而改善微血流的再流通,减轻脑水肿,打断缺氧-脑水肿,代谢障碍的恶性循环;④促进 PVS 弥漫性轴索损伤的修复与再生,并形成新的突触联系,达到促进受损神经元修复的目的;⑤激活上行性网状激活系统,加速清醒,促进意识恢复。Sukoff 认为是否进行高压氧治疗,应根据 GCS 来决定。3～9 分的患者最为适宜,而对 GCS 低于 3 者不可施行此项治疗;高于 9 分者因均能自行恢复,故无须行高压氧治疗。

HBO 治疗必须建立在有效循环、呼吸的基础上进行。带气管插管患者采用单人纯氧舱,或在多人氧舱内装置气动呼吸机,氧气加压 1.5～2.5ATA,80 分钟/次。生命体征平稳者可采用中型多人舱,压缩空气加压至 2.5ATA,戴面罩吸氧 2 次/30 分钟,2 次间改吸舱内空气 10 分钟,1 次/天。应注意进舱前的血压监测、水电解质平衡,预防 HBO 治疗并发症,如气压伤、氧中毒、减压病的发生。由于 HBO 治疗消耗大,加强营养具有非常重要的意义。

(三)物理因子疗法

1.周围神经电刺激 即用低频电流持续刺激双侧腓神经或正中神经,在正常人有激活脑电的效果,使 α 波幅增大,提示可能有促使大脑皮质广泛觉醒的潜能,因此可作为治疗措施之一。采用方波,脉宽 10～20 毫秒,频率 50～150Hz,电流强度 4～20mA,脉冲电刺激,刺激 20 秒,间断 20 秒,15 分钟/次,1 次/天。

2.小脑顶核电刺激治疗 将表面电极贴于患者两耳背乳突处皮肤,通过数字频率合成技术,产生安全有效的仿生物电流刺激小脑顶核区,可显著提高脑循环血量,减少半影区神经元死亡数目。

3.电极植入深部脑刺激(DBS) 包括丘脑电刺激、脑干中脑电刺激、小脑电刺激。是通过立体定向手术将 DBS 电极植入中脑网状结构的楔形核或丘脑的非特异性核团,接收装置于胸壁皮下,按照一定的参数进行刺激,通过对脑干网状结构的兴奋刺激,激活上行网状系统,再达到大脑皮质,以唤醒皮质功能,即所谓"唤起反应"。可连续刺激 6 个月以上。DBS 可作为治疗 PVS 的一种有效治疗方法。

4.高颈髓后索电刺激(SCS) 电刺激经高颈部脊髓上行达脑干,通过上行性网状结构激活系统及下丘脑激活系统,传达到大脑皮质。在此路径中通过促进脑内 5-HT 的代谢,增加局部血流量。在全麻下将电极放在 C₂～C₄ 水平硬膜外正中部,刺激强度是 2～5V/0.1～0.5ms,频率 100Hz,放大 15%～25%,每日刺激持续 6～12 小时,如放在硬膜下,强度可减少 1/2。脊髓电刺激疗法对 PVS 有一定的刺激促醒作用。

5.其他理疗　脑部超声波、眼枕法碘离子导入、频谱仪头部照射及痉挛机、电体操肢体治疗和红外线肢体照射等。前3项是通过物理方法改善脑部的血液循环、营养代谢,促进脑细胞的恢复,后3项是通过电流刺激周围神经肌肉和光热效应改善肢体功能障碍。

(四)感官及环境刺激疗法

植物状态患者感官及环境刺激的上行传导有助于促进皮质与皮质下之间的联系,PVS患者的皮质功能有可能经过训练得到一定程度的恢复。

1.听觉刺激　给患者戴上耳机,播放患者病前最喜爱的音乐或轻松的广播节目,音量20～50dB,以常人能听清楚且感觉舒适为宜,15分钟/次,6～8次/天。通过亲属呼唤、陪聊、与患者沟通,给患者讲故事、笑话、念报纸,30～40分钟/次,4次/天。也可以用体感音乐疗法,音乐的旋律可通过中枢神经系统调节脏器活动,改善人的情绪,使情绪安静,肌肉松弛;音乐振动的频率与人体脏器的固有频率一致,使之产生共鸣,达到改善微循环,改善生理活动的目的。

2.视觉刺激　用强光、弱光和彩色光线交替进行光线刺激。自然光照射2次/天。在光线较暗的环境中,用手电筒分别包上红、蓝、绿彩纸和本光源照射头部的侧面和正面,6次/天,每次往返10下;用彩色的物体、家庭照片和10～15分钟的电视节目等对患者进行视觉刺激。当患者能看到物体,并能把注意力集中到物体上时,可尝试视觉追踪,让患者的眼睛随着刺激物而移动。

3.触觉刺激　指导患者的亲人用患者的衣服或护肤液等持续地刺激患者皮肤,特别是嘴唇、耳垂等头面部最敏感的区域;对患者的四肢和躯干进行拍打、按摩;用温暖和寒冷的衣服,或在热水或冷水中浸泡30秒的金属汤匙对患者进行冷热刺激,8～10下/次,6次/天;采用适当温度的水给患者擦洗全身;用有一定硬度的物体,如铜丝,在患者的四肢敏感部位,如足底、手指,以一定的压强进行疼痛刺激,以不损伤皮肤为度,8～10秒/次,6次/天。

4.嗅觉刺激　用磨碎的咖啡、香水、花露水、沐浴露、醋、酒以及患者最喜欢的食物进行嗅觉刺激,并告知患者是什么样的气味。嗅觉刺激应在患者洗漱后进行,物品刺激时间以不超过10秒为宜。还可将具有醒脑开窍作用的中药制成香枕,置于患者头下,其散发出的药气能刺激鼻腔中的嗅神经,直接进入大脑产生作用。

5.味觉和口腔刺激　当患者能控制唾液,排除误吸风险时,应进行味觉刺激。可用沾有酸、甜、咸、苦溶液的棉签刺激舌头的前半部分,并告知应有的味觉感受。在日常口腔护理中,可对嘴唇、口周、口腔进行刺激,使用海绵或甘油药签对口腔进行按摩,同时进行被动吞咽功能训练,如口腔冰刺激等。

6.多感觉刺激法　应用Rood技术,利用快速擦刷、拍打、挤按、冷热等方法刺激患者皮肤,尤其是较为敏感的部位,如手、脚、面部等,以诱发运动。

7.本体感觉刺激　应用神经肌肉本体感觉促进法(PNF)进行被动活动,采用快速牵拉、关节加压等关节深感觉刺激促通中枢神经。

8.环境刺激　每天安排患者到户外,如马路边、社区健身广场、海边、公园等环境更丰富的地方活动,让患者感受声、光、触觉、空气、湿度、温度变化等环境刺激,30分钟/次,2次/天。

9.条件操作治疗法　条件操作治疗法是一种条件反射法,根据条件操作的原理对自发的或诱发出的反应给予系统性增强。

10.穴位刺激　两根导线一端接变压装置,调节合适电流和电压;一端接4cm×6cm极板,极板分别固定足三里穴(双侧),接通电源,低电流刺激穴位。

(五)运动疗法

1.体位疗法　定时变换体位,保持好良肢位。

2.被动运动　PVS患者无随意运动,关节、肌肉极易挛缩,应每日上午、下午和晚上各进行一次从头至足、从大到小各关节的被动活动,使关节得到全范围的松解,肌肉得到有效牵拉,维持最大关节活动度。维持肢体关节活动范围的被动活动是防止关节挛缩、肢体静脉血栓形成的有效措施。手法应轻柔,切勿过快、过猛,防止软组织损伤和骨折。

3.腹部按摩　腹部顺时针揉按,可增强胃肠蠕动,促进营养吸收。

4.站立训练　站立训练是PVS患者不可缺少的康复内容,对于保持血管调节功能、维持躯干和下肢负重肌群的张力、预防骨质疏松、促进排便均有积极意义。站立训练应遵循卧位→坐位→站立循序渐进的原则。PVS患者的站立训练在站立床上进行。若患者存在体位性低血压,则起立的角度应逐渐增加,从30°逐渐加至90°。每个角度的适应性训练一般为1～2周,30分钟/次,2次/天。即使患者已能在站立床上完全直立,每日的站立训练仍然必要。

(六)药物治疗

1.控制并发症药物　如控制脑水肿的脱水剂、控制癫痫药物、控制中枢性自主神经紊乱药物及抗感染等。

2.脑细胞保护剂　保护残存的脑细胞,防止神经细胞的进一步损失,是PVS患者脑复苏的重要环节。凡能直接降低脑细胞的异常代谢和消除自由基的形成,维护细胞的结构完整性的药物,均具脑保护作用。如纳洛酮、甘露醇、葡萄糖-氯化钾-胰岛素(GKI)等。

3.促醒剂　凡能激活或兴奋大脑皮质、下丘脑及脑干的网状结构等觉醒系统的药物都具有促醒作用。

(1)胆碱能促效药:增强与意识有关的网状结构功能;增加脑血流量;改善认知记忆、行为作用明显。如胞二磷胆碱、他克林、纳洛酮、庚基毒扁豆碱等。

(2)多巴胺能及中枢兴奋剂:脑损伤或损害后可引起中枢多巴胺能神经元通路破坏,导致儿茶酚胺神经冲动传导受影响,是造成持续性植物状态的原因之一。此类药可增加脑组织的多巴胺,如左旋多巴、溴隐亭、泰舒达、金刚烷胺等。中枢兴奋药如苯丙胺、哌甲酯等。

(3)促甲状腺素释放激素(TRH):TRH具有去甲肾上腺素样作用,拮抗内啡肽,从而起到兴奋中枢,使皮层觉醒水平提高的作用。日本学者发现在早期治疗有效或改善的为50.5%,如疗程超过1个月则效果仅30%左右,对头部外伤引起的意识障碍比中毒或缺氧性脑病引起的意识障碍治疗效果佳。用法:酒石酸普罗瑞林每日2次,每次1～2mg,静脉推注,14天为1个疗程,间歇1周可重复治疗,或者采用静脉滴注。

4.改善认知功能　如吡拉西坦、吡硫醇、脑蛋白水解物、神经节苷脂、多奈哌齐、美金刚等。

5.改善脑循环药物　如尼莫地平、西比灵、低分子右旋糖酐、银杏叶制剂、复方丹参、川芎嗪、葛根素等,改善脑部血液循环。

6.营养神经药物

(1)单唾液酸四己糖神经节苷脂(GMl)等,可以通过血脑屏障,在脑损伤早期可降低脑水肿,纠正离子失衡,促进损伤的神经细胞功能恢复,开始剂量建议100mg/d静滴,持续2～3周后改为20～60mg/d维持。

(2)神经生长因子:如恩经复、苏太生等,可缩短神经-肌肉动作电位潜伏期,并提高神经-肌肉动作电位幅度,减轻动物胫神经的髓鞘肿胀发生率和降低变性胫神经纤维数量等作用,从而促进损伤神经恢复。

用药原则:①以上几类药同时应用比单一用有效;②对低水平神经状态患者的治疗首先应无害;③在治疗措施上切忌有碍于进行中的神经恢复的行为存在。例如,在抗癫痫的治疗中,苯妥英钠类及抗痉挛药物均应慎用或忌用。

(七)手术疗法

脑积水导致脑室明显扩大的病例或去骨瓣减压术后患者,治疗期间若减压窗脑膨出明显,临床症状好转不明显,影像学检查脑室系统进行性扩大,可试行脑室-腹腔分流术。有利于减轻和避免因脑积水而加重脑的损害,对促醒有积极作用。

(八)家庭康复

PVS患者生命体征平稳后,需要回家继续恢复的,医护人员应将护理、康复方法及注意事项向家属说明,并定期随访,了解患者康复进展,指导康复的治疗方法,设立家庭病房,使患者能及时得到医疗。

(九)并发症防治

颅脑严重损伤的PVS患者,免疫功能及自身内环境调节功能显著减退,易出现一系列并发症,如坠积性肺炎、吸入性肺炎、支气管广泛耐药菌感染、尿路感染、上消化道出血、发热、癫痫、去皮质或去大脑僵直、自主神经功能紊乱、酸碱平衡紊乱、脑积水等。在发病早期就要注重内科基础治疗,避免或有效治疗并发症。

1.防治肺部感染　室内应温度适宜、空气新鲜。定时翻身、拍背、排痰,使口腔、呼吸道清洁通畅。气管切开者每日更换无菌敷料,局部皮肤及内套管消毒,外用无菌潮湿的纱布覆盖,无黏稠、黄痰者可进行堵管训练呼吸功能,争取早日撤掉气管套管。病情稳定的患者避免卧床,尽快站立斜床训练。

2.防止尿路感染　给患者多饮水,保持外阴清洁干燥。留置导尿者应使用水囊封闭式尿管,每3～4小时放1次尿,并按摩下腹部,排净残尿。可予以直肠或阴道电刺激、膀胱区骶区功能性电刺激、艾灸气海、关元等,恢复膀胱功能,力争尽快撤掉导尿管。

3.防止压疮　给患者交替采用仰卧位、侧卧位,间隔时间不超过2小时。严格定时翻身,动作要轻柔,不可拖拽,防止外伤。禁用热水袋,防止烫伤。每日可用红花油或酒精按摩受压部位,力度由轻至重再至轻。

4.预防关节挛缩和失用性肌萎缩　保持各关节处于功能位。如仰卧位,肩外展90°,稍内旋,肘屈曲90°,前臂稍旋前,腕伸直,指骨关节与掌指关节微屈,拇指外展与对掌,下肢伸直,在股骨大粗隆下膝关节下及足底各放一小枕;肢体各关节被动运动,每日上下午、睡前各做1次。

五、中医传统康复治疗

(一)中医辨证要点

植物状态的基本证候主要表现为:睁眼若视,貌似清醒,静卧不动,不识人事,七窍失司,肢体失用,便溺不知,若给饮食,暂不毙命。从临床证候看与神昏之闭目嗜睡,呼之则应,或呼之不应,刺则痛苦,肢窍失用,或肢窍能用,不省人事等。在中医学中没有PVS这一名词,相关论述散见在"昏聩"、"昏蒙"、"神昏"、"昏不识人"等方面,属于一种特殊类型的"神昏",并同时具备中风、类中风、脑外伤、外感热病、毒邪犯脑等后遗证候。

本病的形成大多由于先天不足,颅脑损伤,邪热犯脑,毒邪入中,窒息缺氧,情志失调,髓海空虚等,造成脏腑失调,气而逆乱,痰浊上犯,痹阻脑窍,神明受蒙,神机失灵,致使长期昏愦,不识人事。本病的病位在脑髓,涉及心、脾、肾、肝、肺五脏。病理性质有虚实两类,其原发病因除先天不足、髓海空虚等原因所致的病证属于虚证外,其他多为因实致虚,本虚标实,因实致虚,以虚为主;实为痰瘀阻窍,或挟火挟风,虚为气血不足,脾肾亏虚。原有致病因素血瘀、气滞、热毒之邪等均为实邪。久卧伤气,气血生化乏源,病久精血失充,脑髓失养,五脏精气不充,元气大伤,脑髓失健,神明失主。PVS的病机是由于血脉瘀阻,痰浊蒙窍,气血亏虚,精气不荣脑窍,神明闭阻所致。患者初期以瘀血内阻,痰浊蒙窍,痰瘀阻闭为主,可挟热、挟风,后期以气血不足、精气亏虚为主,而痰浊瘀血贯穿始终。

PVS 常见证型、治法、代表方如下：

1. 痰瘀阻窍　治宜涤痰逐瘀。方选涤痰汤合通窍活血汤加减。

2. 痰热壅肺　治宜清肺泄浊。方选桑白皮汤合千金苇茎汤加减。

3. 风痰闭窍　治宜息风涤痰，开窍定痫。方选羚角钩藤汤、定痫丸加减。

4. 气血亏虚　治宜益气养血，充养脑髓。方选十全大补汤加减。

5. 肾枯窍闭　治宜滋补肾精，充养脑窍。方选右归丸加减。

(二)中医康复治疗思路

1. 中药汤剂　PVS 的病位在脑髓，涉及心、脾、肾、肝、肺五脏。病理性质有虚实两类，除先天不足、髓海空虚等原因所致的病证属于虚证外，其他多为因实致虚，本虚标实，因实致虚，以虚为主；实为痰瘀阻窍，或挟火挟风，虚为气血不足，脾肾亏虚。患者初期以瘀血内阻，痰浊蒙窍，痰瘀阻闭为主，可挟热、挟风，后期以气血不足，精气亏虚为主，而痰浊瘀血贯穿始终。中医治疗原则为扶正祛邪，扶正以益气养血、补益精髓；祛邪以化痰祛瘀，息风定惊，清热涤浊为主。初期以邪浊为主，痰瘀阻窍，治宜涤痰逐瘀为法；后期以正虚多见，患者久卧伤气，致正虚邪恋，临床也常虚实相兼，治疗常需配伍涤痰祛瘀、醒脑开窍之品。我们从病理性质按虚实两类辨证论治，由于患者的特点是不知人事，所以以脑窍蒙闭为主要病机，无论虚实，均应在方中加用开窍醒神之品，如菖蒲、郁金、远志及麝香、冰片等，可起到执简驭繁作用。

2. 针灸治疗　穴位的强刺激可刺激处于"休眠"状态的神经细胞、以解除大脑皮层抑制的作用，激活脑干网状觉醒系统的功能，促进脑外伤后持续性植物状态患者的意识恢复，起到醒神开窍之效。在针灸的使用上，建议体针、头针、电针等综合应用，在取穴上当根据中医辨证，随着病情的变化不断灵活地程序化地调整治疗方案。

3. 按摩推拿　头部按摩可促进清阳上升，百脉调和，头脑清醒而能司神明之职，手法点揉督脉风府、哑门两要穴，具有醒脑升阳，开音利语之功效，是促醒 PVS 的有效刺激手段。腹部、肢体推拿治疗可疏通经络，行气活血，滑利关节，减轻长期昏迷卧床而引起的废用综合征，减轻致残。

(三)中医康复治疗方案

1. 辨证论治

(1)痰瘀阻窍

主症：多有脑外伤或脑血管病史。症见睁眼若视，貌似清醒，肢体拘急或四肢屈曲强直，舌强不利，痰多流涎，舌质淡黯，苔薄腻，脉滑。

治则：涤痰逐瘀。

方药：涤痰汤合通窍活血汤加减。

茯苓 15g，人参 10g，橘红 10g，胆星 10g，半夏 10g，竹茹 10g，枳实 10g，菖蒲 15g，赤芍 15g，川芎 15g，桃仁 10g，红花 10g，大枣 10g，生姜 5g，麝香 0.15g，甘草 5g。

临证参考：肢体拘急加僵蚕、天麻；舌强不利加远志；脑窗膨隆，脑水受阻加泽泻、猪苓；高热烦躁加安宫牛黄丸、鲜竹沥；痰涎壅盛，面白唇黯，四肢不温加苏合香丸。

(2)痰热壅肺

主症：多见气管切开肺部感染者。症见神昏喘息，呼粗吸促，呛咳痰黏，色黄或绿，时挟脓痰，不易咯出，大便干结，舌质淡红，苔黄腻，脉滑数。

治则：清肺泄浊。

方药：桑白皮汤合千金苇茎汤加减。

芦根 15g，薏苡仁 20g，冬瓜子 15g，桃仁 15g，桑白皮 15g，半夏 10g，苏子 10g，杏仁 10g，浙贝母 10g，山栀子 10g,黄连 5g。

临证参考:伴高热汗出,加石膏、知母;痰多质粘,不易咯出加复方薤白胶囊;痰绿味腥加黄芩、黛蛤散;痰涌便秘加大黄、葶苈子。

(3)风痰闭窍

主症:神昏不语,口噤介齿,项背强直,甚则角弓反张,手足挛急,腹胀便秘,舌红,苔黄腻,脉弦滑。

治则:息风涤痰,开窍定痫。

方药:羚角钩藤汤、定痫丸加减。

钩藤 10g,羚羊角 1g,人参 10g,天麻 15g,川贝 5g,法夏 10g,云苓 10g,茯神 10g,胆南星 10g,石菖蒲 10g,琥珀粉 1.5g,灯芯草 10g,陈皮 10g,远志 10g,麦冬 15g,炙甘草 5g。

临证参考:痰火壅实,大便秘结加竹沥达痰丸泻火通腑;项背强直,角弓反张风甚者,可加全蝎、蜈蚣;肝热动风加石决明、全蝎、僵蚕、琥珀;外伤引起的癫痫多加丹参、桃仁、红花、川芎活血化瘀。

(4)气血亏虚

主症:睁眼昏愦,安静不动,颜面少泽,自汗便溏,肌肉萎缩,肢体软瘫,或偏瘫不用,或欲笑欲哭,或语謇舌强,舌淡衬紫气,苔薄,脉细滑。

治则:益气养血,充养脑髓。

方药:十全大补汤加减。

人参 10～30g、炙黄芪 30g、肉桂 3g、熟地 20g、炒川芎 20g、当归 10g、炒白术 20g、炒杭芍 10g、茯苓 20g、生姜 10g、炙甘草 5g。

临证参考:偏瘫不用加补阳还五汤;欲笑欲哭,心血亏虚,心神失养加养心汤;语謇舌强加解语丹;大便干结加首乌、肉苁蓉。

(5)肾枯窍闭

主症:神志痴呆,表情淡漠,呆钝,饮食衰少,大肉削脱,大骨枯槁,二便自遗,舌淡胖,苔薄,脉沉细。

治则:滋补肾精,充养脑窍。

方药:右归丸加减。

熟地黄 20g,炒山药 15g,枸杞子微炒 20g,鹿角胶炒珠 15g,制菟丝子 15g,杜仲姜汁炒 15g,山茱萸微炒 15g,当归(便溏勿用)15g,肉桂 3g,制附子 10g。

临证参考:肢体痿软无力,筋脉弛缓加虎潜丸;下肢红肿,静脉血栓形成,加玄参、牛膝、黄柏、连翘、薏苡仁、苍术;舌红少津,肌肉惘动加左归丸。

2.中成药治疗

(1)中药注射剂

1)醒脑静注射液:10～20ml 加入 5％葡萄糖 250～500ml 静脉滴注,每日 1～2 次,适用于痰热瘀阻实证。

2)血塞通注射剂:200～400mg 加入 25％～50％葡萄糖 40～60ml 静脉注射或加入 5％～10％葡萄糖 250～500ml 静脉滴注,每日 1 次,适用于 PVS 各种证型。

3)丹参注射液或复方丹参注射液:20～40ml 加入 5％～10％葡萄糖 250ml 中静脉滴注,每日 1～2 次,适用于 PVS 各种证型。

4)灯盏细辛注射液:8～16ml 加入 5％葡萄糖 250～500ml 静滴,适用于 PVS 各种证型。

5)疏血通注射液:4～6ml 加入 0.9％氯化钠 250ml 静脉滴注,每日 1～2 次,适用于 PVS 各种证型。

6)参麦注射液:20ml 加入 50％葡萄糖 40ml 中静脉注射,或 40～60ml 加入 10％葡萄糖 250ml 静脉滴注,每日 1～2 次,适用于 PVS 气血亏虚证。

7)参芪扶正注射液:250ml 静脉滴注,每日 1～2 次,适用于 PVS 气血亏虚证。

(2)口服中成药

1)急性期并随证选用安宫牛黄丸、苏合香丸。

2)心脑舒通胶囊,每次 2 粒,每天 3 次,适用于气血亏虚、痰瘀阻窍证。

3)银丹心脑通软胶囊,每次 2～4 粒,每天 3 次,适用于 PVS 各种证型。

4)脑栓通胶囊,每次 3 粒,每天 3 次,适用于 PVS 各种证型。

5)复方北芪口服液,每次 1 支,每天 3 次,适用于气血亏虚证。

中药注射剂及中成药物可根据患者的病情及临床辨证,选择配伍使用,原则上同类药物选用一种即可。

3.针灸治疗

(1)醒脑开窍针刺法

1)选穴:人中、内关、尺泽、三阴交、百会、委中、极泉、涌泉、厉兑。配穴:肩髃、曲池、外关、环跳、阳陵泉、足三里、解溪。

2)针法:局部按常规消毒,选 28 号 1～2 寸毫针,水沟穴向鼻中隔方向斜刺入 0.5 寸,强刺激手法,致双目盈泪或眼球湿润为度;内关穴直刺 1～1.5 寸;极泉穴,原穴沿经下移 2 寸的心经上取穴,直刺进针 0.5～0.8 寸,用提插泻法,以上肢抽动 3 次为度;尺泽穴,屈肘为内角 120°,直刺进针 0.5～0.8 寸,用提插泻法,手动外旋,以手动 3 次为度;三阴交穴向胫骨后缘斜刺入 1～1.5 寸;百会穴向前沿头皮刺 0.5～1 寸;委中穴,仰卧位抬起下肢取穴,刺入穴位后,针尖向外 15°,进针 1.0～1.5 寸,用提插泻法至下肢抽动 3 次;涌泉穴直刺 0.5～1 寸;厉兑穴浅刺 0.5 寸。刺肢体穴位时致该侧肢体抽动 3 次为度。

3)醒脑开窍针法选用的头穴均是传统醒神开窍、治疗神志病的要穴,针刺这些穴位,采用轻插重提的手法,有助于解除大脑皮层的抑制状态,起到开窍醒脑的作用。体针所选穴位常用于昏迷、晕厥、中风闭证的急救及痴呆、癫痫等神志病的治疗。通过对这些穴位的强刺激,可激活脑干网状觉醒系统的功能,促进脑外伤后持续性植物状态患者的意识恢复。人中为督脉和手足阳明经的交会穴,百会是督脉与足太阳、手足少阳、足厥阴经会穴,二穴是临床常用急救穴,补之,醒脑开窍、振奋阳气,泻之,可通阳泄热,醒脑开窍;内关是手厥阴心包经"络"穴,有养心安神、疏通气血之效,现代研究证实针刺内关可及时保护心脏功能,使心肌供氧增加,耗氧降低,泵血能力加强,增加脑灌注量,改善脑循环;三阴交系肝、脾、肾三经交会穴,有补肾滋阴、生髓益脑的功能;涌泉穴为足少阴肾经,有调阴潜阳,除烦开窍之效;委中、合谷、足三里均为阳经穴,经气旺盛,调节气血作用强,诸穴合用可醒脑开窍、调和阴阳气血、通经络、扶正祛邪,改善元神之府大脑的功能。诸穴合用,有醒神、通络滋阴之功效。

(2)大接经法

1)选穴:十二井穴。

2)针法:按照十二经脉流注顺序快速刺入井穴,快速捻转 5～10 秒,不留针。①虚证:从阴引阳,从手太阴井穴少商开始,依次取手阳明商阳穴、足阳明厉兑、足太阴隐白、手少阴少冲、手太阳少泽、足太阳至阴、足少阴涌泉、手厥阴中冲、手少阳关冲、足少阳窍阴、足厥阴大敦,刺完十二经。②实证:从阳引阴,从足太阳井穴至阴开始,依次取足少阴涌泉、手厥阴中冲、手少阳关冲、足少阳窍阴、足厥阴大敦、手太阴少商、手阳明商阳、足阳明厉兑、足太阴隐白、手少阴少冲、手太阳少泽,刺完十二经。③女性患者从肢体左侧开始针刺;男性患者从肢体右侧开始针刺。合谷、太冲为常规刺法,平补平泻,留针 30 分钟。

3)配穴法之一,为十二经井穴通经接气法。在古代文献中早有记载,《素问·阴阳应象大论》:"善用针者,从阴引阳,从阳引阴。"《类经》:"从阳引阴者,病……称此为大接经从阳引阴。"为大接经法之理论基础。大接经法首见于元·罗天益《卫生宝鉴》。有"从阳引阴"、"从阴引阳"二法,皆取十二经井穴。有人认为其作用机制可能为给予机体早期康复信息、促进脑功能重塑及代偿有关。一般情况下,各种促醒手段均是不同的感觉信号输入,总体可分为良性刺激和恶性刺激两种,两者比例应为 2∶8 或 1∶9。十二井穴分布于四肢末端,其神经末梢分布丰富,尤其是痛觉神经末梢;针刺时作为一种作用于末梢的恶性刺激,输入后对脑干上行性激活系统有强烈刺激,是一种很强的促醒信号,此信号可能比一般的良性刺激对其促醒的作用更为重要,按十二经走行有规律地运用恶性刺激,对促醒有不可忽视作用。

4)治疗时间:每日针 2 次,10 天为 1 疗程,持续治疗 3～5 个疗程。

4.推拿按摩疗法

(1)仰卧位

1)颈部:轻推、捏颈前部各肌群,轻按压上廉泉、廉泉及双侧人迎、水突、扶突、天鼎等穴,帮助患者做头部前屈、上下、左右旋转运动 10～20 次,去除主枕位、运动锻炼颈部各肌群。作用:恢复颈、咽、喉肌肉功能,促进语言、吞咽障碍的康复。

2)腹部:气功摩腹,以肚脐为中心,从右到左,由小到大顺时针按摩,每次 120 圈。作用:促进肠道蠕动功能。

3)尿失禁:按压气海、关元、中极、水道、归来等穴。作用:促进泌尿道功能恢复。

4)双上下肢:从远端推向近端,拿、推、按、抖后被动运动四肢关节,做各个关节各个方向的运动,活动度由小到大,动作轻、勿用力过猛,以免造成关节损伤或脱位。作用:促进肢体血液淋巴循环,活血化瘀,消肿止痛,松解肌肉关节,避免肌肉萎缩。

(2)侧卧位:背部沿督脉及膀胱经推、擦、摩、拔、按为主,按压华佗夹脊穴 10 次,轻拍打背部 100 下,腰骶部如已发生压疮,在伤口,周围轻轻按摩,增进压疮早愈合。推、拿、摩、擦、捏、拔、按双侧臀部肌群及双下肢后各肌群、屈、伸、摇双膝关节,推拿治疗时间 10～30 分钟,每天推拿治疗 1 次。作用:促进肢体血液淋巴循环,活血化瘀,消肿止痛,松解肌肉关节,避免肌肉萎缩。

六、中西医康复新进展

(一)西医康复治疗研究进展

随着医学科学的发展,颅脑损伤急性期死亡率明显下降。随即而至的问题是大量出现的 PVS 患者带来了一个新的医学和社会问题。目前对 PVS 治疗尚缺乏非常有效的治疗手段。如何更好地使患者受伤的各种神经功能得到改善,仍是一个世界性的治疗难题。

1.药物治疗　对神经保护药物和策略的研究已有数年,然而,未能证实哪一种药物在临床上对 PVS 治疗有确切疗效的证据。常用药主要为两大类,一类为促进脑循环及脑代谢药物,其中公认比较有效的药物有儿茶酚胺能促效药、胆碱能促效药,如苯丙胺、左旋多巴、溴隐停、胞二磷胆碱及抗胆碱酯酶类药物等。另一类为促进神经细胞功能恢复药物,如 γ-氨酪酸、脑蛋白水解物、神经生长因子、神经节苷酯。

2.神经刺激疗法　(常用的有如深部脑刺激、颈部脊髓硬膜外电刺激法、周围神经刺激法、控制性感觉刺激等),高压氧治疗等康复治疗,文献报道均有一定效果。

3.基因治疗　是一种很有前途的治疗手段。实验证实,通过基因工程获得的神经生长因子可以调控成年哺乳动物中枢神经系统神经的可塑性,并可促进损伤后的皮质功能恢复。因此人们将寄希望于基因治疗。

4.中枢神经系统干细胞移植 也是当今研究的热门话题,其可能的途径是通过诱导分化外周造血干细胞,使之成为所需的神经干细胞,然后将这些细胞移植于脑组织而发挥其功能。

5.胎脑移植 是一项较新的技术,动物实验已将胎鼠多巴胺和去甲肾上腺素能神经元移植到成年大鼠的大脑皮质、海马和尾状核。此项技术对PVS患者是否有效尚未定论。

6.医学治疗的伦理学思考 所谓脑死亡,是指以脑干或脑干以上中枢神经系统永久地丧失功能为参照系的人类思维判断。因为传统的心死亡与脑死亡哪个作为死亡的标准,尚无定论。在目前,对待PVS患者的治疗原则应以"适度治疗"为原则,既不刻意延长患者的生命,也不故意缩短患者的生命。比如使用呼吸机刻意延长患者的生命,或使用安乐死故意缩短患者的生命,在目前都是不可取的。

(二)中医康复治疗进展

中医康复治疗PVS,主要辨证治疗全面调理,通过针灸刺激穴位以达补益脑髓,醒脑开窍之功效。通过各种手法达标本兼治之功,促进神志早期恢复。中西医结合康复治疗是今后的发展方向。PVS是一种疑难疾病,目前,医学界对PVS的治疗尚缺乏有效的手段,中医在PVS促醒、康复中有着广阔的前景,但是治疗方面的研究也存在诸多问题,分述如下:

存在问题

1.疗效标准混乱:文献报道中,除奚肇庆等采用"南京标准"外,多为自定标准或应用格拉斯哥等其他疗效评定标准,有效率偏高,说服力不强。

2.理论探讨不足:PVS是一种新的疾病,中医文献缺乏认识,多数医家从瘀论治或沿用传统的辛凉开窍剂安宫牛黄丸,中医病因病机论述偏少,刘宏丽等首次进行辨证论治,并认为其病理关键在虚、瘀、痰三方面,但缺少证候描述,不便掌握;奚肇庆等首次论述了PVS的病因病机,并从虚实二端论治,有一定的新意,但分型不全面。

3.针灸方面,目前尚缺乏大规模、多中心随机对照临床试验的观察数据,需要继续探讨。

4.今后的工作应该着手于以下几个方面。

(1)注重中医对PVS认识的理论整理和提高,重新命名,不宜使用神昏、昏迷病名;提出PVS的病因病机,病性特点,辨证分型,乃至专方专药。

(2)增加PVS中医临床研究,通过证候分析,探明PVS的中医证候,是偏虚偏实,偏寒偏热,标本关系等。

(3)有重点地进行PVS的实验研究,从中药药理方面寻找醒脑开窍的中药,了解传统名方、经验方的药用机制,并探讨中医药、针灸推拿促醒PVS的机制,让中医药发挥其应有的作用。

(三)展望

PVS患者的康复治疗是一个综合的、多元的系统工程。目前仍以加强护理、维持营养、防治并发症及康复促醒为主。在促醒方面仍然没有特异性的治疗方法,随着对PVS基础和临床研究的不断深入,将会有更多、更有效的治疗方法应用于临床,PVS的治疗前景值得期待,认为PVS的治疗是没有希望的悲观观点并不可取。

(张 新)

第十节 平衡功能的康复

平衡功能是指人体不论处在何种位置、运动或受外力推动时,自动地调整姿势并维持所需姿势的能力。维持人体正常平衡的生理机制是躯体、视觉以及前庭三个感觉系统和相应运动系统之间的相互协作。以上任何一个环节出现问题均可导致平衡功能障碍。

一、临床表现

平衡功能受损表现在两方面:静态平衡障碍,即端坐或独立站立姿势无法保持;动态平衡障碍,患者由卧到坐、由坐到站、由站到走以及步行等移动过程中表现出动态姿势协调不稳,如行走不稳、左右摇晃、步态蹒跚、易于跌倒等。

二、发病机制

维持平衡功能的因素包括:①视觉;②前庭功能;③本体感觉系统;④触觉的输入和敏感度;⑤中枢神经系统功能;⑥视觉及空间感知能力;⑦主动肌与拮抗肌的协调动作;⑧肌力与耐力;⑨关节的灵活度和软组织的柔韧度。维持人体平衡的机制是需要三个环节的参与:感觉输入、中枢整合、运动控制。而前庭系统、视觉调节系统、本体感觉系统、大脑平衡反射调节、小脑共济协调系统以及肌群的力量在人体平衡功能的维持上都起到了重要作用。神经系统疾病如血管性疾病、炎症、肿瘤、变性、遗传性疾病、代谢性疾病等多种疾病及原因,无论损伤以上任何一种维持平衡功能的因素,均可发生平衡功能障碍。

三、康复评定

(一)观察法

观察法主要是用于筛选具有平衡功能障碍的患者。在临床上比较常用的有闭目站立难立征(Romberg法)、强化Romberg法、三级平衡法。嘱受检者双足并拢站立,双手向前平伸,观察在睁眼、闭眼时身体摇摆情况,称为Romberg法。嘱受检者两足一前一后、足尖接足跟直立,观察其睁眼、闭眼时身体摇摆情况,成为强化Romberg法。三级平衡法分Ⅰ级平衡(静态平衡):指人体在无外力作用下维持的某种固定姿势的过程;Ⅱ级平衡(自动平衡)指人体进行各种自主运动重获稳定状态的能力,如坐或站等各种姿势间的转换;Ⅲ级平衡(他动平衡)指人体在外力的作用下调整姿势、恢复稳定状态的能力。

(二)量表评定法

用于平衡功能检测的量表评定方法有多种,较为常用的有Berg平衡量表(BBS)、Fugl-Meyer平衡量表等。

1.Berg平衡量表　是脑卒中康复临床与研究中最常用的评定平衡功能的量表,一共有14项检测内容,包括:①坐-站;②无支撑站立;③足着地,无支撑坐位;④站.坐;⑤床-椅转移;⑥无支撑闭眼站立;⑦双足并拢,无支撑站立;⑧上肢向前伸;⑨从地面拾物;⑩转身向后看;⑪转体360°;⑫用足交替踏台阶;⑬双足前后位,无支撑站立;⑭单腿站立。每项评分0~4分,满分56分,得分高表明平衡功能好,得分低表明平衡功能差。得分低于40分提示有跌倒的风险。

2.Fugl-Meyer平衡量表　患者进行七个项目的检查,包括:①无支撑坐位;②健侧展翅反应;③患侧展翅反应;④支撑下站立;⑤无支撑站立;⑥健侧站立;⑦患侧站立;每个检查项目都分为0~2分三个级别进行记分,最高分14分,最低分0分,低于14分,说明平衡功能有障碍,评分越低,表示平衡功能障碍越严重。

3."站起-走"计时测试　此测试方法是测试患者从坐椅站起,向前走3米,折返回来的时间并观察患者在行走中的动态平衡。得分为 1 分表示正常,2 分表示极轻微异常,3 分表示轻微异常,4 分表示中度异常,5 分表示重度异常。如果患者得分为 3 分或 3 分以上,则表示有跌倒的危险性。

4.Tinetti 量表　包括平衡和步态测试两部分,满分 28 分。其中平衡测试部分共有 10 个项目,满分 16 分,步态测试部分共有 8 个项目,满分 12 分。Tinetti 量表测试一般需要 15 分钟,如果得分少于 24 分,表示有平衡功能障碍,少于 15 分,表示有跌倒的危险性。

(三)平衡测试仪

平衡测试仪是近年来国际上发展较快的定量评定平衡能力的一种测试方法,包括静态平衡测试仪和动态平衡测试仪,其中 Balance Performance Monitor(BPM)、Balance Master、Smart Balance、Equitest 是国外较为常用的平衡测试仪器。平衡测试仪能精确地测量人体重心位置、移动的面积和形态,评定平衡功能障碍或病变的部位和程度,其结果可以保存,不仅可以定量评定平衡功能,还可以明确平衡功能损害的程度和类型,有助于制订治疗和康复措施,评价治疗和康复效果,同时,平衡测试仪本身也可以用作平衡训练,因此临床应用范围广泛。

四、西医康复治疗

训练目的主要是进行坐位-跪位-坐到站的平衡协调训练等,以及从静止到动态的负重平衡训练,将步行中的负重、迈步、平衡三要素有机分解并结合起来,促进正常模式的建立,同时能向脊髓腰段提供适当的本体感觉输入,以利于行走的恢复。通过一系列的平衡训练,可使躯干肌及患侧下肢的负重得到锻炼,有利于重心对称分布,提高步行的稳定性,而且可减轻肌萎缩,维持并增强肌力,有效锻炼下肢的承重及步行能力,使患者因承重能力弱、重心转移困难、运动姿势维持困难所致的失平衡状态得到不断的调整和修正。

(一)平衡功能训练的原则

1.在监护下,先将患者被动地向各个方向移动到失衡或接近失衡的点上,然后让他自行返回中位或平衡的位置上。

2.从最稳的体位开始,逐渐进展到不稳定的体位。

3.从静态平衡进展到动态平衡,逐渐加大平衡难度。其要领是逐步缩小人体支撑面积和提高身体重心,在保持稳定的前提下逐步增加头颈、躯干和四肢的控制力。

4.从睁眼状态活动过渡到闭眼状态。

(二)平衡功能训练中注意事项

1.从前面、后面、侧面或在对角线的方向上推或拉患者,让他达到或接近失衡点。

2.要密切监控以防出现意外,但不能扶牢患者,否则患者因无须作出反应而失去效果。

3.一定要让患者有安全感,否则因害怕而诱发全身痉挛出现联合反应,加重病理模式。

(三)平衡训练的方式

1.一般性平衡训练　一般性平衡治疗通常采用 Bobath 疗法中的平衡训练,训练可在肘撑俯卧位、手膝位、跪立位和站立位上进行。平衡反应的训练可在床、椅、地面等稳定的基础上进行,也可在摇板、摇椅、滚筒、大体操球等活动的基础上进行。一般先在稳定基础上,以后再在活动的基础上进行。

2.增加复杂性的训练　为增加难度,可在一般性平衡治疗的基础上遮挡视线,罩住头部,在训练中增加上肢、下肢和躯干的扭动,让患者在软的或移动的支撑面上训练,如摇板、大球、滚筒等。

3.利用仪器提供视反馈的训练　让患者两足分别放在仪器的两块压力传感台上,正常人每足将各分担体重的 50%,仪器在屏幕上用左右两个方柱的高低显示两足所承担的体重,此外,有的设备还可精确测量人体重心位置、移动的面积和形态。失衡者两侧负重不平衡,康复治疗师提示或患者自身根据屏幕显示调整自身的平衡。

4.平衡测试仪不仅可用于平衡功能的评定,也可以用作平衡训练　平衡仪显示器了解患者的重心位置和负重情况,平衡功能分析软件测试姿势总结出患者的跌倒风险指数。在进行训练时,根据患者评定的结果选择视觉反馈训练模式,通过设置参数,改变训练的难易程度。患者利用视觉反馈,通过前后、左右方向转移重心以保证身体平衡完成设定的目标。通过这种方法患者可完成静态平衡功能训练,动态平衡功能训练和平衡反应训练。

5.训练应付姿势变化的对策　前庭功能缺失的患者常不能采用髋对策,本体感觉障碍的患者往往不能采取踝对策。

(1)踝对策的训练:开始可在宽而硬的平面上分别练习将体重向左下肢和右下肢转移,练习成功后再改在松软的或窄的平面上训练。训练起初要速度慢、幅度小,在下肢髋、膝伸直位做向前、后、左、右移动,特别要强调前、后方向的运动。在此基础上再增加外界干扰因素破坏平衡引出踝对策的应用。若引出的是髋反应而不是踝反应,可在固定髋关节情况下训练。蹲位、坐位前后摆动以及在斜面上站立均可抑制髋对策。

(2)髋对策的训练:横站在平衡木上可以很好地抑制踝对策的应用而有利于促进髋对策,单足站立时训练也可以促进髋对策。

(四)平衡训练常用方法

1.仰卧位-桥式运动　主要适合于偏瘫患者。因完成此动作时,人体呈拱桥状,故而得名"桥式运动"。它可以训练腰背肌和提高骨盆的控制能力,诱发下肢分离运动,缓解躯干及下肢的痉挛,提高躯干肌肌力和平衡能力。应鼓励患者于病情稳定后尽早进行桥式运动。

具体方法:患者仰卧位,双手放于体侧,或双手交叉组指相握,胸前上举,注意患手大拇指放在最上面,以对抗拇指的内收和屈曲,下肢屈曲支撑于床面,患者将臀部抬离床面,尽量抬高,即完成伸髋、屈膝、足平踏于床面的动作。双侧下肢同时完成此动作为双桥运动,单侧下肢完成此动作为单桥运动。

当患者不能主动完成抬臀动作时,可给以适当的帮助。治疗师可将一只手放在患者的患膝上,然后向前下方拉压膝关节,另一只手拍打患侧臀部,刺激臀肌收缩,帮助患髋伸展。在进行桥式运动时,患者两足间的距离越大,伸髋时保持屈膝所需的分离性运动成分就越多。随着患者控制能力的改善,可逐渐调整桥式运动的难度,如由双桥运动过渡到单桥运动。

2.前臂支撑下的俯卧位训练　此种训练体位主要适合截瘫患者,是上肢和肩部的强化训练及持拐步行前的准备训练。

(1)静态平衡训练:患者取俯卧位,前臂支撑上肢体重,保持静态平衡。开始时保持的时间较短,随着平衡功能的逐渐改善,保持时间达到30分钟后,则可以再进行动态平衡训练。

(2)自动态平衡训练:患者取俯卧位,前臂支撑上肢体重,自己向各个方向活动并保持平衡。

(3)他动态平衡训练:患者取俯卧位,前臂支撑上肢体重,治疗师向各个方向推动患者的肩部。训练开始时推动的力要小,使患者失去静态平衡的状态,又能够在干扰后恢复到平衡的状态,然后逐渐增加推动的力度和范围。

3.肘膝跪位　此种训练体位同样主要适合截瘫患者,也适用于运动失调症和帕金森综合征等具有运动功能障碍的患者。

(1)静态平衡训练:患者取肘膝跪位,由肘部和膝部作为体重支撑点,在此体位下保持平衡。保持时间如果达到30分钟,再进行动态平衡训练。

(2)他动态平衡训练:患者取肘膝跪位,治疗师向各个方向推动患者,推动的力度和幅度逐渐由小到大。

(3)自动态平衡训练:患者取肘膝跪位。①整体活动:患者自己向前、后、左、右各个方向活动身体并保持平衡,也可上、下活动躯干并保持平衡。②肢体活动:然后可指示患者将一侧上肢或下肢抬起并保持平衡,随着稳定性的增强,再将一侧上肢和另一侧下肢同时抬起并保持平衡,如此逐渐增加训练的难度和复杂性。

4.双膝跪位和半跪位　这两种训练体位也主要适合于截瘫患者。双膝跪位平衡掌握后,再进行半跪位平衡训练。

(1)静态平衡训练:患者取双膝跪位或半跪位,然后保持平衡。静态平衡保持达到 30 分钟后,可进行动态平衡训练。

(2)自动态平衡训练:患者取双膝跪位或半跪位。①向各个方向活动:患者自己向各个方向活动身体,然后保持平衡。②抛接球训练:治疗师在患者的各个方向向患者抛球,患者接到球后,再抛给治疗师,如此反复。抛球的距离和力度可逐渐加大,以增加训练难度。

(3)他动态平衡训练:患者取双膝跪位或半跪位。①治疗床上训练:患者跪于治疗床上,治疗师向各个方向推动患者。②平衡板上训练:患者跪于平衡板上,治疗师向各个方向推动患者。由于平衡板会随着患者身体的倾斜而出现翘动,从而提供了一个活动的支持面,增加了训练的难度。

无论是患者自己活动,还是抛接球训练,都可以先在治疗床上进行,然后在平衡板上进行,逐渐增加训练的复杂性。

5.坐位平衡训练　对于截瘫的患者,在进行平衡训练时应该由前臂支撑下的俯卧位、肘膝跪位、双膝跪位、半跪位逐渐到坐位和站位。而对于偏瘫患者则主要是进行坐位和站位的平衡训练。坐位平衡训练主要包括长坐位平衡训练和端坐位平衡训练,前者多适用于截瘫患者,后者多适用于偏瘫患者。

(1)长坐位平衡训练

1)静态平衡训练:患者取长坐位,前方放一面镜子,治疗师于患者的后方,首先辅助患者保持静态平衡,逐渐减少辅助力量,待患者能够独立保持静态平衡 30 分钟后,再进行动态平衡训练。

2)自动态平衡训练:患者取长坐位。①向各个方向活动:可指示患者向左右或前后等各个方向倾斜,躯干向左右侧屈或旋转,或双上肢从前方或侧方抬起至水平位,或抬起举至头顶,并保持长坐位平衡。当患者能够保持一定时间的平衡,就可以进行下面的训练。②触碰治疗师手中的物体:治疗师位于患者的对面,手拿物体放于患者的正前方、侧前方、正上方、侧上方、正下方、侧下方等不同的方向,让患者来触碰治疗师手中的物体。③抛接球训练:抛球、接球训练可进一步增加患者的平衡能力,也可增加患者双上肢和腹背肌的肌力和耐力。在进行抛接球训练时要注意从不同的角度向患者抛球,同时可逐渐增加抛球的距离和力度来增加训练的难度。

3)他动态平衡训练:患者取长坐位。①治疗床上训练:患者坐于治疗床上,治疗师向侧方或前、后方推动患者,使患者离开原来的起始位,开始时推动的幅度要小,待患者能够恢复平衡,再加大推动的幅度。②平衡板上训练:患者坐于平衡板上,治疗师向各个方向推动患者。

(2)端坐位平衡训练:坐在一个固定的平面上,手放在膝上,足膝分开约 15cm,足放于地上。

1)静态平衡训练:维持上述端坐位,保持坐位对线关系即:头平肩水平、上身直立、肩在髋的正上方、双脚和双膝分开几厘米。

2)自动态平衡训练:①头和躯干的运动:a.转动头和躯干,越过肩向后看,回到中立位,并向另一侧重复;b.向上看天花板和回到直立位;②够物动作:a.用患手向前(屈髋)、向侧方(双侧)、向后触碰物体,再回到中立位。非常虚弱的患者可以将手臂放在一个高桌子上向前触碰。b.当患者获得了平衡的感觉,健手越过身体中线交叉够物以使患足负重。③向前和向侧方够物,用一只或两只手拾起地上的物体,可以把物体放在箱子上使任务更容易完成。

3)他动态平衡训练:①治疗床上训练:患者坐于治疗床上,治疗师向各个方向推动患者,推动的力度逐渐加大,患者能够恢复平衡和维持端坐位。②平衡板上训练:患者坐于治疗板上,治疗师向各个方向推动患者。③训练球上训练:患者坐于训练球上,治疗师向各个方向推动患者。因为治疗球支撑体重,是一个活动的而且较软的支撑面,更难保持平衡,从而增加了训练的难度。

6.站立平衡训练

(1)静态平衡训练:先进行辅助站立训练,然后进行独立站立训练。①辅助站立训练:在患者尚不能独立站立时,需首先进行辅助站立训练。可以由治疗师扶助患者,也可以由患者自己扶助肋木、助行架、手杖或腋杖等,或者患者站于平行杠内扶助步行。②独立站立训练:患者面对镜子保持站立位对线关系即:头平肩水平保持平衡,上身直立,肩在髋的正上方,髋在踝前,双脚分开几厘米。

(2)自动态平衡训练

1)头和身体的运动:①双足分开几厘米站立,抬头向上看天花板再回到直立位;②双足分开几厘米站立,转动头和躯干向后看,回到中间位置,向另一侧重复;

2)够物:站立,向前、向侧方(两侧)、向后取物。单手或双手进行。目标物应该超过手臂的长度,鼓励患者要伸展到稳定极限再回来。

3)单腿支撑(用或不用吊带或夹板):①健侧肢体向前迈一步;②健/患侧肢体向前迈步;③练习够物。

4)侧方步行:手扶着墙或扶着抬高的床栏杆侧方步行,这可训练在伸髋时使体重从一侧转移到另一侧。

5)拾起物体:站立位,降低身体高度,朝前方、侧方、后方拾起物体或触碰物体并回来。

(3)他动态平衡训练:患者面对镜子保持独立站立位。根据患者能力或站在硬而大的支撑面或站在软而小的支撑面上或站在活动的支撑面上训练:治疗师站于患者旁边,向不同方向推动患者,并逐渐增加推动的力度和幅度,增加训练的难度。

(4)平衡测试仪训练:平衡测试仪除了可以用来客观地评定平衡功能,还可以用于平衡功能的训练。训练时,患者双足放在测试仪的测力平台上,在仪器的显示屏上通过不同的图标来显示双足所承担的体重。正常人每侧足承受体重的50%,通过有意识地将体重转移到一侧下肢,可以提高对自动态平衡能力的训练。

在进行站立位平衡训练时,要注意随时纠正患者的站立姿势,防止患膝过伸等异常姿势。

7.前庭功能的训练　对于双侧前庭功能完全丧失的患者运动疗法难以奏效,但对部分功能损伤的患者则可以通过运动疗法得到改善,对于前庭功能障碍合并视觉或本体感觉障碍时,疗效也较差。1992年Susan等设计了一套提高前庭适应性和在平衡中诱发视觉和本体感觉参与的提高平衡功能的训练,具体方法为:

(1)患者双足尽可能靠拢,必要时双手或单手扶墙保持平衡,然后左右转头,其后单手或双手不扶墙站立,时间逐渐延长并仍保持平衡,双足再靠拢些。

(2)患者步行,必要时他人给予帮助。

(3)患者练习在行走中转头。

(4)患者应双足分开与肩同宽站立,直视前方目标,逐渐使支撑面变窄,即双足间距离缩短至1/2足长,在进行这一训练时前臂首先伸展,然后放置体侧,再交叉于胸前,在进行下一个难度训练之前,每一体位至少保持 15 秒,训练时间总共为 5~15 分钟。

(5)患者双足与肩同宽站立,直视前方目标,逐渐使支撑面变窄,即双足间距离缩短至 1/2 足长,在进行训练时,双眼先断续闭拢,然后闭眼时间逐渐延长,同时,前臂先伸展,然后放置体侧,再交叉于胸前,在进行下一个难度训练之前,每一体位至少保持 15 秒,训练时间总共为 5~15 分钟。

(6)患者站立于软垫上,可从站立于硬地板开始,逐渐过渡到在薄地毯、薄枕头或沙发垫上站立。

(7)患者在行走中转圈练习,从转大圈开始,逐渐变得越来越小,两个方向均应练习。

(吴　琴)

第十一节　协调功能障碍的康复

协调功能是指人体产生平滑、准确、有控制的运动能力,它须有适当的速度、距离、方向、节奏和肌力。当协调功能因各种原因受损时,即出现运动协调功能障碍又称共济失调。正常时依靠功能完整的小脑、深感觉、前庭和锥体外系的参与来完成共济运动,小脑对完成精巧动作起着重要作用。每当大脑皮质发出一次随意运动的指令,总是伴有小脑发出的制动性冲动,如影随形,以完成准确的运动或动作。上述任何部位的损害均可出现共济失调,主要表现为动作笨拙、不平衡、不准确等。体格检查中指鼻试验、对指试验、跟膝胫试验、轮替动作、Romberg 征阳性。

一、临床表现

临床上根据病灶部位可分为小脑性共济失调、大脑性共济失调、感觉性共济失调和前庭性共济失调。

1.小脑性共济失调　小脑是皮质下一个重要的运动调节中枢,与脊髓、前庭、大脑皮质等有密切的联系,它并不直接发起运动,而是通过对下行运动系统的调节作用实现其功能。

小脑性共济失调是由于小脑及其有关联的神经结构病变引起的。表现为随意运动的速度、节律、幅度和力量的不规则,即协调运动障碍,还可伴有肌张力减低、眼球运动障碍和言语障碍。

(1)姿势和步态的改变:表现为站立不稳、步态蹒跚、两足远离分开、左右摇摆不定,并举起上肢以维持平衡,即所谓躯干性共济失调,又称姿势性共济失调,多见于小脑蚓部病变。上蚓部受损易向前倾倒,下蚓部受损易向后倾倒,小脑半球损害时行走向患侧倾斜,严重躯干共济失调患者甚至难以坐稳。

(2)协调运动障碍:表现为随意运动的协调性障碍,一般上肢较下肢重,远端比近端重,精细动作比粗大动作受影响更加明显。动作的速度、幅度、节律和力量不平稳,这种不规则运动在动作的初始和终止时最明显,表现为辨距不良和意向性震颤,即当运动指向目标时出现明显的震颤。不能协调地进行复杂的精细动作,即协同不良。快复及轮替运动异常;书写障碍,字迹笔画不匀,越写越大,称为大写征。这些运动异常组成典型的小脑笨拙综合征。

(3)言语障碍:由于发音器官唇、舌、喉肌共济失调可使说话缓慢,含糊不清,声音呈断续、顿挫及爆发式,表现为吟诗样语言或爆发性语言。

(4)眼球运动障碍:眼球运动肌共济失调可出现粗大的共济失调性眼球震颤。尤其是与前庭联系受累时,可出现双眼来回摆动,偶尔可见下跳性眼震、反弹性眼震等。

(5)肌张力减低:见于急性小脑病变。可导致姿势或体位维持障碍,较小的力量即可使肢体移动,运动幅度增大,行走时上肢摆动的幅度增大,腱反射呈钟摆样。并且患者前臂在抵抗外力收缩时,当外力突然撤去,患者前臂不能像正常人一样立刻放松,而出现不能控制的打击动作,即回弹现象。

2.大脑性共济失调　　大脑性共济失调有别于小脑性共济失调,大脑额、颞、枕叶与小脑半球之间有额桥束和颞枕桥束相联系,故当大脑损害时也可出现共济失调,但大脑性共济失调通常不如小脑性共济失调症状明显,较少伴发眼球震颤。大脑性共济失调分为以下三种:

(1)额叶性共济失调:出现于额叶或额桥小脑束病变时,表现如同小脑性共济失调,如体位性平衡障碍、步态不稳、向后或向一侧倾倒;除有对侧肢体共济失调外,常伴有腱反射亢进、肌张力增高、病理反射阳性,以及精神症状、强握反射和强直性跖反射等额叶损害表现。

(2)顶叶性共济失调:表现对侧患肢不同程度的共济失调,闭眼时症状明显,深感觉障碍多不重或呈一过性;两侧旁中央小叶后部受损可出现双下肢感觉性共济失调及大小便障碍。

(3)颞叶性共济失调:较轻,可表现一过性平衡障碍,不易早期发现。

3.感觉性共济失调　　即脊髓性共济失调。为脊髓后索病变造成深感觉障碍所引起。主要表现为站立不稳,行走时迈步不知远近,落脚不知深浅,踩棉花感,并需要视觉补偿,常目视地面行走,在黑暗处则难以行走。检查时会发现震动觉、关节位置觉缺失,闭目难立(Romberg)征阳性。其共济失调体征与视觉有关,即闭眼时加重,睁眼时减轻。见于颅脑损伤、脊髓损伤等。

4.前庭性共济失调　　是以平衡障碍为主,表现为站立或步行时躯体易向患侧倾斜,摇晃不稳,沿直线走时更为明显,改变头位可使症状加重,四肢共济运动多正常。此外有明显的眩晕、呕吐、眼球震颤。多见于梅尼埃病、桥小脑角综合征等。

二、发生机制

(一)病因

1.周围神经病变　　如各种病因所致的周围神经炎。

2.脊髓后索性病变　　如脊髓结核、亚急性联合变性等。

3.前庭迷路性病变　　如前庭迷路炎症等。

4.小脑病变　　如小脑出血、小脑梗死、小脑肿瘤、小脑炎症等。

5.大脑额叶、颞叶、顶叶、枕叶、胼胝体等部位病变,如出血、缺血、炎症、肿瘤等。

(二)病理机制

感觉性共济失调是由深感觉障碍引起。深感觉的传导是经周围神经传入感觉信息,经脊神经的后根、脊髓后索、丘脑至大脑皮质顶叶。在此径路中,任何部位的损害都可以出现共济失调。

小脑性共济失调是由小脑病变所致,不同的病变部位,其临床表现也不尽同。如损伤小脑蚓部时可出现姿势性小脑共济失调(静止时、站立时、步行或坐位时均不稳),而小脑半球损害时出现运动性小脑共济失调症(运动时,四肢协调运动障碍)。

大脑性共济失调主要损伤额叶、顶叶、颞叶、枕叶及胼胝体等部位,其程度相对较轻且持续时间较短。如额叶性共济失调较小脑性轻,主要是在站立或步行时出现。顶叶共济失调伴有深感觉障碍,旁中央小叶病变时可出现涉及症状及大小便障碍。

前庭迷路性共济失调主要以平衡障碍为主。静止与运动时均出现症状为其特征。与小脑性共济失调不同点为眩晕、眼震症状明显。

三、康复评定

(一)协调功能分级

根据协调活动的完成情况,可将协调功能分为 5 级。

Ⅰ级:正常完成。

Ⅱ级:轻度残损,能完成活动,但较正常速度和技巧稍有差异。

Ⅲ级:中度残损,能完成活动,但动作慢、笨拙、明显不稳定。

Ⅳ级:重度残损:仅能启动动作,不能完成。

Ⅴ级:不能完成活动。

(二)协调评定的内容

在协调功能评定时,应依次检测以下内容:

1.完成动作的时间是否正常。

2.运动是否精确、直接、容易反向做。

3.加快速度是否影响运动质量。

4.进行活动时有无身体无关的运动。

5.不看自己运动时是否影响运动的质量。

6.受试者是否很快感到疲劳。

(三)协调评定方法

1.观察法

(1)协调功能正常的依据。

(2)观察受试者的日常生活活动:并通过与健康人比较,判断受试者是否存在协调功能障碍。

2.协调试验　协调试验分平衡性与非平衡性协调试验两类。

(1)平衡性协调试验:平衡性协调试验是评估身体在直立位时的姿势、平衡以及静和动的成分。其评定方法包括:双足站立(正常舒适位);双足站立(两足并拢站立);双足站立(一足在另一足前方);单足站立;站立位,上肢交替地放在身旁、头上方或腰部;在保护下,出其不意地让受试者失去平衡;弯腰,返回直立位;身体侧弯;直线走,一足跟在另一足尖之前;侧方走和倒退走;正步走;变换速度走;突然停止后再走;环形走和变换方向走;足跟或足尖着地走;站立位睁眼和闭眼。

(2)非平衡性协调试验:非平衡性协调试验是评估身体不在直立位时静止和运动的成分。其评定方法:指鼻试验;指-他人指试验;指指试验;指鼻和指-他人指试验;对指试验;抓握试验;前臂旋转试验;反跳试验;轻叩手;轻叩足;指示准确;交替地跟-膝、跟-趾试验;趾,他人指试验;跟-胫试验;绘圆或横"8"字试验;肢体保持试验

评分标准:5 分:正常;4 分:轻度障碍:能完成指定的活动,但速度和熟练程度比正常稍差;3 分:中度障碍:能完成指定的活动,但协调缺陷极明显,动作慢、笨拙和不稳定;2 分:重度障碍:只能发起运动而不能完成;1 分:不能活动。

（3）不同运动缺陷时的协调试验方法见表 5-39。

表 5-39 不同运动缺陷时的协调试验方法

运动缺陷	评定方法
Ⅰ.轮替运动障碍	指鼻试验
	交替指鼻和指指试验
	前臂旋转试验
	膝关节屈伸试验
	变速走
Ⅱ.辨距不良	指示准确
	绘圆或横 8 字试验
	跟膝胫试验
	走标记物
Ⅲ.动作分解	指鼻试验
	指-他人指试验
	交替地跟-膝、跟-趾试验
	趾-他人指试验
Ⅳ.意向震颤	在功能活动中观察,接近靶时缺陷加重
	交替指鼻和指指试验
	对指试验
	指-他人指试验
	趾-他人指试验
Ⅴ.静止震颤	在静止时观察受试者
	在活动时观察受试者,活动时缺陷减轻或消失
Ⅵ.姿势性震颤	观察正常的站立姿势
Ⅶ.运动徐缓	走路中观察手的摆动
	变换速度和方向行走
	突然停止后再走
	观察受试者功能活动
Ⅷ.姿势紊乱	上、下肢固定或保持在某一位置
	在坐或站位上出其不意地使之脱离平衡
	改变站姿(双足正常站位变换为一足在另一足前方)
	单足站
Ⅸ.步态紊乱	直线走
	侧方走、倒退走
	正步走
	变速走
	环形走

四、现代康复治疗

(一)协调训练的基本原则

1.由易到难,循序渐进　动作的练习由简单到复杂。

2.重复性训练　每个动作都需重复练习,才能起到强化的效果。

3.针对性训练　对具体的协调障碍进行针对性的训练,这样更具有目的性。

4.综合性训练　除了协调训练,还要进行相关训练,如改善肌力和平衡。

(二)协调训练的主要内容

1.平衡训练　坐位平衡训练、立位平衡训练、眼球和头颈运动、平衡仪训练,每次 30～40 分钟,每天 2～3 次。

2.协调性训练　平衡杠内行走、跑台训练、直线走、倒走、侧走、闭目走及八字走。

3.作业治疗　拍、接、传球各 15 分钟;生活技能及精细动作训练,每次 10 分钟。

4.体能训练　0.5～1.5kg 哑铃进行横拉、侧拉、交替拉训练各 15 遍;蹲起训练 15 遍;仰卧起坐 20 个。其中平衡训练方法可见本章第六节。

(三)协调功能训练的方法

1.单块肌肉的控制训练　由于患者在能把所需的肌肉动作整合成一个协调动作的印迹之前,必须学会单独地控制每块肌肉。所以,先进行单肌训练是重要的。

(1)单肌训练原则:①促进原则:用于因各种原因致患者不能或难于收缩单块肌肉时,若一旦原动肌有主动收缩时就必须停止这种方法。此法对因下运动神经元受损而难于收缩的肌肉,可用敲打肌腱、快速牵拉、200Hz 的电震动等来促进收缩;对因上运动神经元受损而难于使单肌收缩的情况,可采用神经促通术。②小负荷或不过度用力原则:过度用力总会引起动作的不协调,因此,在单肌训练开始时,往往让患者以最小的力去收缩原动肌,并且对原动肌产生的运动给予所需的最大助力而不是阻力的方式进行。

(2)单肌控制训练的方法:根据不同治疗要求采取不同的体位,较常用的基本姿势是头部抬高的仰卧位,以便患者看见整个训练过程。要求患者把注意力集中到所训练的部位及肌肉上。治疗师给患者做辅助运动时让患者去想象这一运动过程,体会肌肉运动的感觉。同时,治疗师配合声音刺激,指示"用力,再用力一点!"。当训练的肌肉能做有力的动作并能控制运动时,治疗师应逐渐减少辅助,直至患者能独立地完成所训练肌肉的主动收缩,必要时可利用肌电生物反馈予以强化。运动的强度、频度依患者的具体情况而定。

2.多块肌肉协调动作的训练　协调动作是多块肌肉按一定要求协调、迅速、准确地动作,因此在单肌训练成功之后必须进行多肌训练。

(1)多肌训练的原则:①准确:为达到协调的目的,训练中各种动作必须准确无误。②抑制不需要活动:准确的协调只有在经过训练后达到能够抑制一切不需要的动作时才能建立。而且这种抑制能力不能直接训练,只能通过准确地执行动作,并在保持动作准确的条件下增加用力强度来训练。③先分后合:为了达到充分准确,所学的动作越复杂就需要先将动作分解,分解得越细才能使每一个小动作完成得越准确。④大量重复:重复准确的运动是在神经系统中形成协调记忆印迹的唯一的方法,只要多次准确地重复一种运动,就可以在中枢神经系统内形成一个协调运动的印迹,再现时就可出现协调的运动。

(2)多肌训练的方法:①轮替动作训练:如前臂伸展快速反复地做旋前、旋后动作;或以一侧手掌手背交替拍打另一手掌;或足跟着地做打拍子动作;或做太极云手动作等上下肢双侧交替动作。②定位及方向性活动训练:如指鼻、对指、走迷宫、接沙包或球、钉木板、圈套等训练。③文体活动:如跳绳、拍球、功率自行车、划船等。

(3)Frenkel体操:Frenkel体操是为改善下肢本体感觉控制而逐渐增加难度的一组训练。其要点是在训练时让患者充分利用视觉代偿。训练开始时,应在治疗师监护下进行,强调动作要慢,准确,位置要适当。为避免疲劳,每一课的每节体操不要超过4次,应在最初的简单运动完成后,再逐渐增加难度,患者能自己进行每节体操后,应让其每3～4小时练习1次。具体如下:

1)仰卧位练习:患者躺在表面光滑的床上或垫子上,足跟能很容易地沿着床面滑动,头部枕起,使其容易看到小腿与足。①沿床面滑动足跟,屈曲一侧下肢的膝、髋部,然后恢复到原位。对侧下肢重复这动作。②同第一步一样屈曲髋、膝部,然后外展已屈曲的髋部,再恢复到屈曲位,最后恢复原位。③髋膝部半屈,然后恢复到伸直位。以后加入外展和内收。④屈曲一侧下肢的髋部与膝部,按口令在屈曲或伸直的任何部位停顿。⑤同时同等地屈曲双下肢再包括外展、内收、伸直。⑥同时使双下肢髋、膝部呈半屈位,再加入外展和内收、伸直。按口令停止在某一位置。⑦屈曲一侧下肢的髋、膝部,并把足跟抬高离床面5cm,恢复到原来位置。⑧同⑦一样屈曲下肢,将足跟置于对侧髌骨上。连续增加运动项目,使足跟能接触到髌骨的中间、踝部、对侧足趾、膝关节以及小腿两侧的床面。⑨同⑦一样屈曲下肢,然后使足跟接触髌骨、胫骨、踝部和足趾。反向重复上述运动。⑩同⑦一样屈曲下肢,然后按口令将足跟接触治疗师所指示的某一点。⑪屈曲髋部、膝部,并将足跟抬离床面5cm,将足跟置于对侧髌骨上,再沿胫骨嵴慢慢地滑到踝部。反向重复上述动作。⑫同⑪之方式,将足跟沿对侧胫骨嵴下滑,跨过踝部和足直至足趾。若足跟即将滑到足趾,对侧膝关节在做这一节时应轻度屈曲。按口令停住在某一运动姿势。⑬双踝双膝处同一位置,双侧足跟抬离床面5cm,同时屈曲双下肢,恢复到原来位置。按口令停留在某一姿势。⑭在足跟接触床面情况下,双下肢交互屈曲和伸展。⑮足跟抬离床面5cm,双下肢交替屈曲和伸展。⑯足跟抬离床面5cm,双下肢同时屈曲、外展、内收、伸直。⑰将足跟准确地置于治疗师在床上或对侧下肢指定的位置。⑱联合各种下肢运动,并使患者足跟随治疗师手指运动。

2)坐位练习:①在一张有靠背和踏板的扶椅上,练习维持正确坐位姿势2分钟。在没有扶手的椅子上重复上述动作。再在无靠背的椅子上重复上述动作。②治疗师计算仅足跟抬离地面的时间,逐渐改为练习轮流将整个足跟抬离地面,然后准确地把足再放到地面指定的位置。③用粉笔在地下画两个"十"字标记,轮流使足顺所画的"十"字向前、后、左、右滑动。④按治疗师的节奏,练习从椅子上起身和坐下:屈曲膝关节,将足置于坐椅前缘下方;躯干在大腿上方向前屈曲;伸直髋、膝,站起来,然后伸直躯干;向前稍屈曲躯干;屈曲髋、膝部坐下;伸直躯干,再坐回椅上。

3)站位练习:①侧走:侧走时容易平衡,因为患者不需要以足趾或足跟为枢轴,那样会减小其支撑的基底面。这一练习有节奏地进行:把体重转移到左足;右足移30cm;把体重转移到右足;使左足向右足靠近。向右或左,每步的大小可以不同。②在35cm宽的平行线之间向前走,将右足恰好置于右边线的内侧,左足亦恰好置于左边线的内侧,强调位置要正确,走10步后休息。③向前走,把每步都踏在地板上绘好的足印上,足印应平行且离中线5cm,进行1/4步、1/2步、3/4步与一整步的练习。④转弯:提起右足趾,右足以足跟为轴向外转动;抬起左足跟,使左小腿以足趾为轴向内旋转;将左足提到右足旁。

(四)协调功能训练的注意事项

1.先进行单块肌肉训练,然后再进行多块肌肉协调动作训练。

2.协调训练应尽时在安静、其他人员尽可能少的房间内进行,并使患者保持相对松弛、舒服及安全的体位。

3.训练要由专业治疗师进行指导。他发出的指示和口令应清晰而准确,监督要严密而细致,对全身无力或有平衡障碍者应充分支持其处于安全体位;对本体感受损者,应使他的每一活动都能被患者看到,以利用视觉反馈进行补偿;肌肉在关节活动范围内有疼痛者,应待痛消失或关节在30°内活动无疼痛时才开始进行,因关节活动至少需要有10°的范围才能兴奋本体感受器。

4.严格掌握运动量,过度疲劳不仅可影响疗效,还可加重症状。

(吴 琴)

第十二节 肌肉疾病的康复

一、概述

肌肉疾病通常是指骨骼肌疾病,是骨骼肌肉由于遗传、代谢、炎症等诸因素所致的肌肉本身和神经肌肉接头间传递障碍所引起的一组慢性疾病。各种原因导致的肌病均可表现肌无力。

在临床中,对肌肉疾病的治疗需要多学科合作,通常是神经科医生为主的多科合作的小组模式,包括内科医生(如消化科、呼吸科和遗传学专家等)、外科医生和康复治疗师(如运动治疗师、作业治疗师、言语治疗师、营养师和遗传学顾问等)。肌肉疾病的不同阶段可能需要下列不同的治疗策略:运动治疗、呼吸治疗、心脏治疗、营养、外科手术和矫形术等。

二、诊断要点

(一)临床表现

1.肌无力 最常见。疾病早期肌无力出现于持久、用力活动时,如表现为跑步速度慢等。以后日常生活中一些动作(如行走、起坐等)亦难完成。疾病后期肌肉完全丧失运动功能。受侵肌肉除躯干、肢体肌肉(以肢体近端为著)外,亦可侵及咽肌、舌肌等。

2.肌疲劳 重复运动后出现肌力弱,休息后症状减轻,故晨起时症状较轻,活动后症状加重。检查时可令患者重复动作多次(如睁闭眼、握紧及松开拳头等),或连续引出腱反射,以观察肌肉运动的幅度是否越来越小。肌疲劳常见于重症肌无力、肌无力综合征、多发性肌炎等。

3.肌痛及触痛 为炎症性肌病和代谢性肌病的特点。与肌痛有关的疾病大致分为四种:①肌纤维炎症,如多发性肌炎、皮肌炎,约半数有肌痛症状,持续性出现,运动时可加重。②肌纤维崩解、破坏,见于麦卡德尔病,其他代谢病及肌强直样疾病。③血管性疼痛,如血栓闭塞性脉管炎,椎管狭窄所致马尾缺血等。④原因不明的肌痛。

4.肌肉萎缩或假性肥大 肌原性疾病肌萎缩多对称性地分布于四肢近端。肌肉脂肪结缔组织增生均可引起肌肉肥大,称为假性肥大,多见于肌营养不良。

5.肌肉不自主运动 指肌肉、肌群或肌肉的一部分出现的不受意志支配的运动。神经性肌强直、甲状腺功能亢进性肌病等可出现肌纤维颤搐为肌肉纤维连续、缓慢的自发运动,沿肌肉纵轴方向波浪起伏地运动;肌强直综合征可出现肌肉收缩或刺激后肌强直;麦卡德尔病、磷酸果糖激酶缺陷症、肌脂质类贮积病等可出现运动后痛性痉挛。

6.肌张力低下和腱反射低下 肌张力低下和腱反射低下是肌病的特点之一,常伴肌萎缩。肌病多表现腱反射低下,晚期腱反射可消失。

（二）实验室检查

1.血液检查　肌酶是多发性肌炎和皮肌炎的主要诊断依据之一。包括肌酸激酶（CK）、乳酸脱氢酶（LDH）、丙氨酸转氨酶（ALT）、天冬氨酸转氨酶（AST）等,可作为诊断疾病、估计病情和判断疗效的依据。肌酸激酶（CK）是肌纤维损伤的标志,横纹肌溶解 CK 可能较正常升高 100 倍,某些类型的肌营养不良（如 Duchenne 型肌营养不良）较正常升高 50～100 倍。CK 轻度增高则比较复杂,既可以是原发性肌肉疾病引起的,也可以是慢性神经病,甚至是正常肌肉锻炼后引起的。如果患者 AST 增高,应检查 CK,以避免误诊为肝脏疾病。

其他血液检查有助于确定肌肉疾病的病因,如潜在的炎症（红细胞沉降率、自身抗体筛选）和内分泌疾病（甲状腺功能等）。

2.肌肉活检　对肌肉活检标本采用冰冻切片技术和特殊染色,可以用于大约 1200 种肌肉病的诊断,特别是先天性肌肉病、肌炎、代谢性肌肉病、肌营养不良、神经源性肌萎缩。

3.基因检查　近年来,肌肉疾病的基因检查取得了长足的进步。在某些肌病,对患者进行 DNA 分析,可以避免肌肉活检,如肌营养不良、面肩肱型肌营养不良等。可以根据基因型和表现型的关系,告知患者预后。

（三）肌电图

典型的肌病的肌电图包括:运动单位的动作电位为多相、短时限和低波幅,称为肌病性电位。多发性肌炎及皮肌炎,肌肉松弛时,多有纤颤电位和正锐波;电刺激时,可诱发出肌强直样电位。肌营养不良,肌肉轻度收缩时,多相电位明显增多,主要是短棘波多相电位;常出现许多低振幅动作电位,平均时限缩短,振幅降低,声音杂碎。

一些肌病表现为同时存在神经源性损害和肌原性损害（如线粒体肌病、包涵体肌炎）。对于怀疑重症肌无力、Lambert-Eaton 综合征患者,应进行重复刺激和单纤维肌电图检查。

（四）肌肉影像学

肌肉超声常常用于儿科肌肉疾病的检查。CT 和 MRI 可用于指导肌肉活检部位,系列检查还可以随诊肌炎的活动性和疗效反应。

（五）临床分型

表 5-40 为肌肉疾病的分类。

表 5-40　肌肉疾病的分类

疾病类型	代表疾病
遗传性肌病	肌营养不良
	肌营养不良（Duchenne 型和 Becker 型）
	面肩肱型肌营养不良
	Emery-Dreifuss 型肌营养不良
	肢带型肌营养不良
	强直性肌营养不良
代谢性肌病	糖原累积病如 McArdle 病
	脂质沉积病如肉毒碱棕榈酰基转移酶Ⅱ缺乏
	线粒体肌病

疾病类型	代表疾病
骨骼肌离子通道肌病	周期性瘫痪
	先天性肌强直
先天性肌病	杆状体肌病
	中央轴空病
获得性肌病	炎性肌肉疾病
	多发性肌炎
	皮肌炎
	包涵体肌炎
内分泌性肌病	甲状腺性肌病
	柯兴病
药物性和中毒性肌病	皮质类固醇
	降脂药物（HMG-CoA 还原酶抑制剂）
	酒精

最常见遗传性肌病是肌营养不良，而最常见获得性肌病是炎性肌肉疾病。下面以 Duchenne 型肌营养不良为例，介绍肌肉疾病的康复。

三、Duchenne 型肌营养不良的康复

Duchenne 型肌营养不良（DMD）为 X 连锁隐性遗传。多于 2～8 岁发病（一般在 5 岁以前），男性发病，女性携带异常基因但不发病。其病因为肌纤维中的抗体肌萎缩蛋白缺失导致肌纤维的破坏，肌肉萎缩，失去肌纤维的功能。

发病初期走路笨拙，易于跌倒，不能奔跑及登楼，站立时脊髓前凸，腹部挺出，两足撇开，步行缓慢摇摆，呈特殊的"鸭步"步态；当由仰卧位转立位时非常困难，必先翻身俯卧，再双手攀缘两膝，逐渐向上支撑起立（Gowers 征）。继而出现肩胛带肌肌力减退，尤以附着在胸骨部分的胸大肌、前锯肌、肱二头肌和肱桡肌的萎缩和无力为甚，以致两肩可被动地上举至耳朵的高度（游离肩）；因前锯肌无力，两肩胛骨呈翼状竖起于背部（翼状肩胛），在两臂前推时最为显著；面部和手部肌肉也可轻度萎缩。病情逐渐进展，至生活不能自理，最后完全丧失活动能力，多半导致呼吸衰竭或肺部感染而死亡。患儿某些肌肉呈假性肥大，大多为腓肠肌，也有表现为三角肌、舌肌等，假性肥大肌肉外观发达，触摸较正常肌肉坚实，但肌力下降。常伴有心肌受累和智能障碍。

（一）诊断标准

1.儿童期发病，病情进行性加重。

2.进行性对称性肌无力，以骨盆带肌、肩胛带肌及肢体近端受累多见，起病常于下肢开始。

3.查体无肌颤，无感觉障碍，多伴有腓肠肌假性肥大。

4.血清肌酸肌酶（CK）增高数十或数百倍。

5.肌电图呈肌源性损害。

6.肌活检表现为肌纤维长短不一，出现坏死与降解，纤维透明化，出现结缔组织与脂肪组织代偿增生；

免疫组化分析可见 dystrophin 缺失。

7.有家族史,呈 X 连锁隐性遗传。

(二)康复评定

1.肌力测定。

2.关节活动度评定。

3.步行及平衡功能评定。

4.呼吸功能评定。

5.构音及吞咽功能评定。

6.日常生活活动能力评定。

(三)康复治疗

目前在国内外,对本病没有特效治疗方法,但是许多策略可以改善患者的生活质量,如保持一般健康、促进运动、避免体重过重、避免挛缩,及维持呼吸功能等(见表 5-41)。

表 5-41　Duchenne 型肌营养不良的处理策略

处理策略	详细内容
促进移动	体重控制
	主动或被动运动
	腱切断术代步工具
避免畸形	矫正姿态、利用支撑和代步工具
	运动和伸展
	外科手术
观察呼吸功能	自诱性呼吸训练器和运动
	抗生素、抽吸和物理治疗
	呼吸支持(包括间歇正压通气)

1.维持躯体姿态及运动功能

(1)预防、矫正脊柱后突及侧突:患儿站立时腰部脊柱前弯明显,而坐位则脊柱后凸(驼背);如果不能站立,那挛缩和脊柱侧凸就会接踵而至。大多数患者存在进行性麻痹性脊柱侧凸,伴单手支撑;双侧坐骨受压不对称可导致受压局部不适及坐骨神经痛,并使下肢和足部的感觉发生改变。进行性胸椎畸形还会加重呼吸困难。

康复目标是维持或重建脊柱的平衡,增加其自主生活能力,改善健康状况和提高生活质量。

在腰部脊柱前弯处穿戴胸腰骶支具(如改良 Calot 支具),虽不能阻止脊柱侧凸的发展,但可以延缓畸形的进展,增加运动功能,等待进行手术的合适年龄。对于大多数病例,外科手术是治疗神经肌肉型脊柱侧凸唯一有效方法。

(2)预防、矫正下肢关节挛缩:长期坐位和卧位将加速髋关节和膝关节等承重关节屈曲挛缩的进程。每天被动伸展训练可以避免或推迟挛缩的出现。游泳和针对性水中训练可增加训练的娱乐性,同时浮力的作用可使动作易于完成。也可以通过睡眠时佩戴小夹板减少膝和踝关节挛缩。一旦发生挛缩,被动伸展训练就变得无效,并导致疼痛,患者会抵触,如果用力过猛极易造成损伤。

(3)改善步行能力:应在患儿仍能独立步行较短的距离,以及 10 秒时间独立行走 8 米时向其提供膝踝足矫形器(KAFOs)。必要时可建议对已发生挛缩的关节实施肌腱延长术。

（4）控制体重：患儿缺乏运动可导致肥胖，而肥胖会妨碍运动、移动、自理、他人协助搬运以及最后影响心肺功能。因此应在控制饮食的基础上尽可能增加全身运动，控制体重的增长。

2.维持呼吸功能　　患儿肋间肌无力导致肺通气减少，加之胸椎畸形的影响，易出现胸部运动受限、呼吸变浅、肺和胸壁顺应性降低伴肺通气不足，将导致肺膨胀不全和肺部容易感染。

胸部运动治疗包括：深呼吸训练、位置或姿势性引流（痰液）、叩背、咳嗽和辅助咳嗽，以及呼吸道分泌物增多时进行咽部吸痰。为促进深吸气，鼓励患儿咳嗽，若干次作为一个系列，并保持最大吸气状态约3秒。可以使用自诱性呼吸训练器进行上述训练。

3.维持构音及吞咽功能。

4.维持日常生活活动能力。　　　　　　　　　　　　　　　　　　　　　　　　　　　　（钱　前）

第十三节　偏瘫的康复治疗

一、现代康复治疗

目前，主张早期康复，即生命体征稳定，神经系统功能障碍不再进展，脑梗塞48h、脑出血72h后即开始进行康复治疗。而对于偏瘫的康复治疗方法较多，每种疗法均有其优势，目前的康复治疗更趋向于综合治疗，即将各种技术结合在一起，取长补短，互相补充。其中主要有物理治疗（运动疗法、物理因子疗法）、作业治疗、康复辅助器械、中医传统康复疗法及药物治疗。

（一）弛缓期的康复治疗

弛缓期偏瘫患者常见肌肉松弛、肌张力低下、无自主性运动等现象，其康复目标主要是预防肌肉痉挛的出现、预防关节挛缩畸形的出现、预防并发症及继发性损伤、加强患侧肢体控制能力。

1.运动疗法　　对于偏瘫来说，最常用的运动治疗是神经生理疗法，又叫神经促通术、神经易化技术等。常用的以Bobath方法、Brunnstrom方法、PNF方法、Rood方法及Vojta疗法为代表。还有近年来的运动再学习疗法、强制性运动疗法、运动想像疗法等。临床应用时要注意选择并有机地结合运用。

（1）良肢位摆放

1）患侧卧位：头于舒适的体位，躯干稍向后仰，腰背部放枕头支撑以确保肩胛前伸，肩关节屈曲80°～100°，肘伸展、前臂旋后，从背部看肩胛内缘紧贴胸壁，患者无不适感。健侧上肢放在身体上或后边的枕头上，患侧下肢可置于屈髋、屈膝和背屈、外翻踝的肢位，健侧下肢放在舒适体位。

注意事项：床应放平，不主张抬高床头及半坐卧位，此体位受迷路反射的影响使下肢伸肌张力增高。患手内不放任何物体，避免引起抓握反射使指屈肌痉挛。强调变换，任何舒适的体位均不应超过2小时，以防发生压疮。

2）健侧卧位：躯干的横轴要基本保持与床的平面垂直，避免半仰卧或半俯卧，在胸前放枕头支撑患侧上肢于肩屈80°～100°为宜。患侧下肢也要用枕头支撑，以保持髋、膝关节微屈，踝关节于中间位，患肢应保持肩关节前伸90°左右的各关节伸展位。健侧肢体放在任何舒适的体位即可。

3）仰卧位：发病初期不能耐受其他体位时应用。头部由枕头给予足够的支撑，但枕头不应过高，以避免引起颈椎的屈曲，诱发对称性紧张性颈反射（上肢的屈肌、下肢的伸肌处于优势的倾向）。患侧肩胛下、骨盆下要垫高2～3cm，以使肩胛和骨盆前伸并防止肩胛回缩和髋关节外旋。膝屈曲，患臂放在体旁的枕头上,肩关节前伸,手臂伸展、外旋稍抬高。为避免刺激足底的阳性支撑反射,不应在足底处放支撑物试图抵抗踝跖屈。

4)床上坐位:应避免患者处于半仰卧坐位,应尽可能为患者选择最佳体位,即髋关节屈曲近于直角,脊柱伸展,用足够的枕头牢固地叠加起来支持背部帮助患者达到直立坐位,头部无须支持,以便患者学会主动控制头部的活动,在患者前方放置桌子,使患者双上肢双手交叉放在上面,以抵抗躯干前屈。

5)轮椅上坐位:躯干尽量靠近椅背,臀部尽量靠近轮椅的后方,患侧髋、膝、踝关节尽量保持90°直角以上。为防止躯干下滑,造成患侧下肢伸肌张力的升高,治疗师可将患者头部和躯干前屈,以促进轮椅坐位的维持;也可在患者背后放置枕头或木板以促进躯干的伸展,患侧上肢放在扶手上或双手交叉放在身前的桌子上,保持肩胛骨向前伸展。

(2)关节被动活动:卧床期的被动活动是早期治疗中的重要成分。做被动活动时,患者应于舒适体位,多数情况下被动活动可在仰卧位下完成。一般先从近端关节开始,从近至远各个关节依次进行,操作者一手固定关节的近端,另一手活动同一关节的远端,而不能跨越数个关节握住肢体的末端。那样不容易控制关节的确切活动,并可能引起小的损伤。每一个关节均要全范围、全方位、平滑而有节律地进行。一般每天2~3次即可。值得注意的是,脑卒中后患者容易受限的关节是:患侧踝关节的背屈,髋关节伸展、内旋、外展,手指的伸展,腕关节背屈,肘关节伸展,前臂旋前、旋后,肩关节屈曲、外旋的运动。注意防止关节损伤及肌肉、肌腱的损伤。

(3)坐起训练及延长坐位的保持时间:早期坐起的标准:患者神志清醒,无运动禁忌的心脏病和全身合并症,入院后神经系统症状无加重。对于有意识障碍水平的患者,其坐位训练的开始条件:意识障碍已停止加重;运动障碍已停止加重;全身状态稳定;并且意识障碍在嗜睡状态以上。

目标:延长坐位的保持时间,保持床边坐位30分钟。如果练习坐起的过程中出现:血压(收缩压)下降30mmHg以上,脉搏增快到120次/分以上,即出现体位性低血压时,应该立即中止坐起,返回原位,展开针对体位性低血压的治疗措施。进行坐起时,采用逐渐增加角度、逐渐增加时间的被动坐起方式。逐渐达到可以保持或接近达到90°的坐位。当患者有床上坐位保持能力后,进一步到床边坐位。坐位下要诱导后倾骨盆在中立位,使躯干保持在中立位的状态,头部亦尽可能保持在中立位。

注意事项:特别注意患者的血压,避免体位性低血压对脑细胞的不利影响。

(4)床上翻身

1)向健侧翻身:①健侧足置于患足下方。②患者Bobath式握手,双侧上肢向头的上方举(与床面垂直)。③双侧上肢肘伸展,在头的上方作水平摆动。④双上肢向健侧摆动的同时,利用惯性将躯干上部向健侧旋转。⑤治疗师协助骨盆旋转完成翻身动作。⑥返回仰卧位动作训练:治疗师一手将患侧上肢保持于伸展位,并嘱患者肩向前伸,患侧下肢外展并尽量向支撑面后方转移。治疗师的一只手协助患者的骨盆向后方旋转,增加躯干旋转的角度。在下部躯干旋转首先完成的前提下,逐渐完成躯干上部的旋转。

2)向患侧翻身:姿势基本同上,因可以充分利用健侧上、下肢,所以一般不需要辅助。

(5)桥式运动:弛缓期以双桥运动为主,除可训练患侧下肢功能处,还有利于便盆的放入。需注意适当扶持膝立位,以免损伤患髋。

(6)从床上坐起:一般多采用从患侧坐起:双手作Bobath式握手,先取患侧卧位,指示患者一边用健侧前臂支撑上身,一边起坐。治疗师一只手在患者头部给予向上的辅助,另一手辅助患者下肢移向床缘下。

(7)患侧下肢屈伸控制训练:下肢屈伸控制训练是防止画圈步态的基本动作。具体方法:①患者取仰卧位,治疗师先托住患足足底,在不伴有髋关节外展、外旋的状态下被动地屈曲患侧下肢,足部保持背屈位和外翻位;待由于伸肌痉挛而施加于足底的压力消失后,指示患者徐缓地伸展下肢,并在伸展的不同阶段控制住下肢,以达到有控制的伸展。②上述动作能较好地控制之后,可以进行自发的踝背屈练习。治疗师给予辅助时,为防止出现足内翻,应托住足的外缘,向踝关节施加背屈方向的压力。③练习髋关节屈曲状态下膝关节维持各种角度的伸展。④练习髋关节伴有内收、内旋的屈曲运动。⑤屈膝下的髋关节屈伸练习:患者仰卧位,患膝以下垂于床边,治疗师用手将患者的足趾完全背伸,拇指在患者足背部向下压,抑制踝关节跖屈,解除膝屈曲的肌紧张,直至被动运动时无抵抗;再令患者用自己的力量将患足抬起放回治疗台,维持膝关节屈曲位。必要时治疗师对膝关节给予辅助。⑥伸髋下的屈膝练习:患者取仰卧位,患膝以下垂于床边,治疗师保持患肢踝关节的背屈,在不使髋关节屈曲的条件下,尽可能地屈曲膝关节,然后再伸展,反复进行这样的运动,但要注意避免出现伸肌痉挛并在不引起伸肌痉挛的条件下逐渐扩大伸展范围。⑦骨盆旋前、屈膝下的伸髋练习:仰卧位,健侧下肢伸展,患侧下肢立膝,指示患者用患足抵住床面,然后伸展髋关节,并使骨盆向前回旋。⑧髋关节内收下的膝关节屈、伸练习:姿势、体位同上,患侧髋关节内收,使患肢越过中线到达健侧,患足踏于健侧墙面并上下移动。

以上动作反复进行直至患者独立、协调地完成。这样做可以有效地抑制下肢伸肌痉挛和共同运动模式,易化下肢负重及步行所必需的分离运动。

注意:在进行下肢控制训练的时候,必须避免出现上肢联合屈曲反应和肩的后撤。同时避免下肢屈曲时屈肌与伸肌的同时收缩和伴有伸肌痉挛的伸展控制。

(8)下肢负重的准备训练:患侧下肢伸直,足部背屈、外翻,支托在治疗师下肢前部,治疗师沿纵轴施加一定的阻力,然后指示患者进行站立位膝关节伸屈的运动,治疗师将手置于患膝下方,针对膝关节的伸展施加一定的抵抗,以选择性地引起股四头肌的收缩。能控制下肢的伸展之后,可进行髋关节伸展状态下的膝关节屈曲的练习。具体方法见上。

(9)仰卧位下髋关节内收、外展的控制:仰卧位,患侧膝屈曲位,足放在床面,进行主动的髋关节内收、外展运动,治疗师可从膝部内侧、外侧方给予一定的辅助力量或阻力,然后指示患者练习在各个角度控住,此运动能够较好地控制之后,再练习患侧下肢保持在中立位,健侧下肢进行内收、外展的运动;上述动作还可以在骨盆离开床面的状态下进行。能够较好地控制以后,可以仅用一侧下肢支撑身体,在另一侧足底离开床面的状态下进行上述动作的练习。此训练对患者日后的步行训练极其有意义,可潜意识学会当健侧下肢摆动时怎么样去控制患侧下肢,有利于患者在步行站立期站立。

(10)坐位平衡反应诱发训练:①患者取坐位,治疗师坐在患侧,两手于患者健侧下肋部交叉,利用治疗师的双手和躯干的合力辅助患者完成患侧躯干伸展运动,以调整患者躯干正常的对线关系,抑制患侧躯干肌的痉挛;②当进行以上运动完全没有抵抗感时,治疗师一手插入患侧腋下辅助患侧躯干伸展,另一手从后方伸到健侧腰部诱导健侧躯干侧屈,并用健侧前臂支撑身体,治疗师利用对其头部或肩胛带的辅助诱发患者头和胸廓的调整反应,将身体恢复为正常的坐位,通过反复练习,可以使其患侧负重,提高坐位平衡反应的水平;③随着运动功能的改善,治疗师要及时减少协助,做到仅扶持患侧上肢保护肩关节,完成患侧躯干主动伸展运动。

对惧怕向前跌倒的患者,还应进行以髋关节为中心的身体前倾训练,或由治疗师固定双侧上肢予以保护,或用训练球辅助诱发躯干前倾的平衡功能。

该训练对患者的站立和行走都非常重要。

(11)上肢功能训练

1)挤压肩关节:仰卧位,患上肢充分伸肘上举,治疗师一手握住患手,手掌相对,腕背伸,另一手放于肘部,保持肘伸直,将肱骨推入关节窝,同时帮助患者做前屈、外展活动,进一步患者可主动用力送肩推治疗师的手活动肩胛骨,这时治疗师可推压给予阻力。此活动也可在健侧卧位下进行。

3)上肢分离运动与控制能力训练:仰卧位,支持患侧上肢于前屈90°,让其上抬肩部使手伸向天花板或让患侧手随治疗师的手在一定范围内活动,让患者用手触摸自己的前额、嘴等或患肩外展呈90°,治疗师以最小的辅助完成屈肘动作,嘱患者用手触嘴,然后再缓慢地返回至肘伸展位。

2)主动辅助运动:患者双手十指交叉,患侧大拇指在上,双手相握,用健侧上肢带动患侧上肢做肩关节屈曲运动,整个运动过程中注意保持肘关节伸直位,以避免肩关节在屈曲位内旋而造成肩关节损伤。

4)患侧上肢负重训练:①患者取坐位,上肢保持肩关节外展、外旋、前臂旋后位支撑于床面;②上肢伸展并支撑体重,身体重心向前、后、左、右各方向移动;③当无需对患侧伸肘给予辅助时,治疗师从肩部垂直向下施加压力,并进行小范围的肘关节伸、屈运动;④对上肢屈肌挛缩严重、不能保持患肢伸展的患者,治疗师立于其身后,控制患者的双手,使上肢完成伸展、外旋以抑制上肢屈肌痉挛模式,同时向前推动躯干,以促使躯干和上肢的伸展。

5)肩胛带活动度训练:弛缓期肩关节的被动活动范围要控制在正常活动度的50%。具体方法:①取仰卧位或健侧在下方的侧卧位,治疗师握住患侧上肢保持肘伸展位和肩关节外旋位,然后进行肩胛向前方、上方、下方的运动;②进行肩关节内、外旋运动时,一手固定肱骨近端,另一手固定腕关节,在90°范围内活动;③当肩胛骨被动运动无抵抗时,取仰卧位训练上肢上举。在无痛的情况下,尽量扩大上肢上举的范围,并在此基础上配合肘关节屈伸的训练。训练中,治疗师在患者的腋下和肩部后方给予一定的支持,可以防止肩胛带出现后撤和下压等异常动作。在肘关节的后上方轻微拍打肱三头肌,帮助患者进行肘部的伸展。当患者的上肢在伸展的位置下均能主动控制时,再指示患者从起始体位主动上举上臂,并练习上肢的控制能力。

(12)其他运动疗法

1)Rood疗法的应用:对于弛缓性瘫痪,应采取快速、较强的刺激以诱发肌肉的运动,常用方法有以下几种。①快速刷擦:在关键性的肌肉或主动肌群的皮肤区域上快速刷擦;②整体运动:通过肢体的整体运动来促进肌肉无力部位收缩;③刺激骨端:适当地在骨端处敲打、快速冰敷和震动;④诱发肌肉收缩:固定肢体远端,在肢体近端施加压力和阻力来诱发深部肌肉的活动。

2)PNF的应用:病情稳定2周后开始做被动感觉刺激下的对角螺旋运动。

2.作业治疗 弛缓期偏瘫的作业治疗目的主要是避免挛缩与异常姿势、获得身体对称性、良好平衡反应下的重心转换、建立患者对双侧肢体的意识以避免腰痛、肩痛等继发性情况。

主要方法如:肢体正确的位置摆放,双手交叉的过身体中线的活动,模拟性的日常生活活动动作,如抹桌子、擦玻璃、推椅子等,诱发上肢其他功能及手功能的出现,预防、控制痉挛和异常运动模式的出现和发展,治疗师引导和帮助下的偏瘫侧上肢的活动,如手背撞球、堆套杯、推牌、滚圆棒等。

3.物理因子疗法 目前临床常用的有如下治疗方法。

(1)针对脑部病灶的治疗:如碘离子直流电导入法、超声波疗法、心脑血管循环治疗、小脑顶核电刺激及经颅磁刺激疗法等。有利于脑部病灶的吸收、消散及侧支循环形成,改善脑组织的血供和代谢。

用法:一般每天1~2次,每次15~30分钟。

(2)针对瘫痪肢体的治疗

1)电脑中频:用肌萎缩处方及电体操处方,肌萎缩处方电极置放在肢体大肌群及肩胛带肌上、电体操处方电极置放在伸腕肌、踝背屈肌及肩胛带肌上。每次各20~30分钟,每天1~2次。

2)功能性电刺激:电极置放在伸腕肌、踝背屈肌及肩胛带肌上。每次各20~30分钟,每天1~2次。

4.康复器械辅助训练

(1)电动站立斜床:每次20~30分钟,每天2次。

（2）卧位或坐位 MOTOMED 训练：每次 20～30 分钟，每天 2 次。坐位时注意保护，防止髋关节过度外旋而损伤。

5.药物治疗

（1）脑细胞活化剂：如胞磷胆碱、吡拉西坦、神经节苷脂、神经生长因子等药物，对脑细胞的功能恢复有一定帮助，可酌情选用。

（2）改善脑部微循环药物：如银杏叶制剂、丁苯酞等，可选择使用。

（3）神经兴奋药：用于动力不足症状如疲劳、消极、反应迟钝、注意力不集中等，可选用此类药物以促进患者在康复治疗中增加患者的体力、耐力、注意力及主动性。常用药物如下：

1）哌甲酯（利他林）：用于情绪、注意和加速思考过程。

2）右旋苯异丙胺：作用同哌甲酯，但国内目前无此药。

3）金刚烷胺、溴隐亭、左旋多巴、卡比多巴：用于情感淡漠、疲劳和认知功能损伤。

4）莫达非尼：用于多发性硬化和脑外伤患者的疲劳和日间睡眠过多。

5）美金刚：用于改善情绪、注意、疲劳和认知功能损害。

（二）痉挛期的康复治疗

痉挛期偏瘫患者常见患肢痉挛、异常的姿势反射、异常的运动模式及腱反射亢进。康复治疗的主要目的是抑制痉挛、抑制异常的运动模式、促进关节分离运动

1.运动疗法

（1）被动或主动牵伸痉挛肌群：常用方法如下：

1）压手：患者取坐位，上肢保持肩关节外展、外旋，前臂旋后位支撑于床面；上肢伸展并支撑体重，利用身体重心垂直向下施加压力。

2）上肢牵伸：患者仰卧位，治疗师站在患者患侧，治疗师一只手拖住患者患肢肘关节，防止牵伸过程中肘关节屈曲，另一只手握住患肢远端，屈曲肩关节，牵拉患者屈肌张力；将肩关节外展，牵拉患者内收肌张力。

3）下肢牵伸：①患者仰卧位，髋关节和膝关节屈曲 0 度，治疗师坐于患者患侧，一只手握住患者患侧下肢踝关节上端，另一只手手掌握住患足足跟部，前臂内侧抵住患者脚掌外侧缘，以足跟为支点，将患足掌部向头侧牵拉小腿三头肌。②或者治疗师用大腿前部抵住患者患足掌外侧缘，一只手压住患膝，一只手稳住患足，治疗师重心前倾，牵拉小腿三头肌。

（2）床上活动

1）上部躯干屈曲和旋转：首先使患者健侧肩胛前伸，逐渐使上部躯干旋转。治疗师站在患侧，面向躯干将患者前臂放在自己的肩上，然后治疗师双手重叠放在患侧肩胛上。患手放在治疗师的肩上，治疗师用手或侧屈自己的颈部来固定患手，逐渐使上部躯干旋转，需要防止患手向下滑落。当上部躯干反复旋转时，整个上肢的肌张力将受到抑制。向两侧重复进行该运动直到治疗师的帮助减到最小。

2）下部躯干的屈曲和旋转：患者仰卧，双上肢平放在身体两侧，治疗师将患者双下肢屈曲（髋、膝关节均屈曲 80°），治疗师将一只手放在患者骶尾处，用上臂或身体支撑患者屈曲的双下肢，然后侧移体重使患者腰椎屈曲；另一只手保持胸廓向上。

3）分夹腿运动：患者仰卧立膝位，两髋同时作外旋到中立位的反复运动，回位困难时可在健膝内侧施加阻力，加强联合反应来促进患髋由外旋回到中立位，应注意避免分腿时髋外旋过猛，进一步可进行患腿分合运动。

4）摆髋训练：患者仰卧立膝位，双膝一同从一侧向另一侧摆动。当患侧跟上健侧髋由外旋位向内旋位

摆动时感觉困难,可给予适当帮助。

5)仰卧位屈膝运动:患者仰卧位。下肢由伸展位开始做屈膝运动,足跟不能离开床面。初期有困难可在稍屈膝位开始,治疗者可帮助控制足跟不离床或稍给予助力。

6)桥式运动:患者仰卧,双上肢放在身体两侧。治疗师帮助患者将双髋关节、双膝关节屈曲,双足平放在治疗床上。教患者先收腹,骨盆向上向后倾斜,治疗师用另一只手向下压脐周,患者把臀部抬离床面,控制住,尽可能达到充分伸髋,保持5~10秒。当此动作容易完成后,可以在臀抬起后,再抬起健腿保持单腿支撑,即单桥运动。

(3)坐位训练

1)1级坐位平衡训练(静态平衡):患者坐于椅子上或床边,双足平放于地上,双手放于膝部,保持稳定。

2)2级坐位平衡训练(自动态平衡):坐位下让患者用健手从身体一侧向另一侧反复拾起-放下一物体,并不断把物体向后外侧摆放。

3)3级坐位平衡训练(他动态平衡):患者在坐位下能对抗各方的推拉,迅速地维持平衡。

4)坐位下患肢负重训练:坐位双足平放于地面,双上肢Bobath握手伸肘,肩充分前伸躯干前屈抬头,向前向患侧方向触及目标物,注意足跟不能离地,健腿不能代偿。

5)坐位下屈膝踝背屈训练:坐位下屈膝,要求屈膝过程中足跟不能离开地面,或膝关节自然屈曲,做踝背屈。

(4)头颈躯干的训练

1)头转向健侧牵拉患侧躯干:坐位双足平放于地面,患手支撑床面,头及躯干向健侧旋转,尽量向后看,治疗师手放在患者背部,控制患者躯干,保持患手位置,肘关节伸直。

2)骨盆屈伸分离运动:坐位双足平放于地面,治疗师坐在患者前面,双手放在骨盆的两侧,嘱患者伸髋的同时吸气,促进骨盆前倾,屈髋的同时呼气,促进骨盆后倾。

3)双手向前触地:坐位双足平放于地面,双上肢Bobath握手伸肘,肩充分前伸躯干前屈,双手尽量触地。治疗师控制患者躯干和双手。

4)向偏瘫侧转移重心:坐位双足平放于地面,患手支撑床面,肘关节伸直,中心向偏瘫侧倾斜,头向健侧侧屈,使患侧躯干最大程度牵拉。

(5)站立训练:原则:人体支撑面由大至小,身体中心由低至高,静态平衡至动态平衡,睁眼下训练至闭眼下训练,无头颈参与活动至有头颈参与活动。

1)1级站立平衡训练:利用姿势镜,保持正确的站姿,重心在两腿之间。

2)2级站立平衡训练:站立位,让患者用健手向前方、两侧方取物,或旋转躯干,头向两侧方、后方看。

3)3级站立平衡训练:向各方轻推患者,让患者迅速恢复平衡。

4)患腿负重站立活动:患者站稳后,嘱患者将健腿抬起作相应的活动。

5)健腿负重的站立活动:患者站稳后,嘱患者用患腿向前移动,或踏上台阶,练习重心的转移。

6)立位下膝关节稳定性控制训练:患者背靠墙站立,做0°~15°范围有控制的缓慢屈膝动作。

(6)转移训练

1)床上卧位下左、右移动:先将健足伸到病足下方。用健侧腿抬起病腿向一侧移动。用健足和肩支起臀部,同时将臀部移向该侧。臀部侧移完毕后,再慢慢将肩、头移向该侧。

2)卧-坐转移

①从健侧位坐起:头、颈和躯干侧屈,侧卧位。健侧臂外展放于胸前,提供支撑点。患腿跨过健腿,将体重前移至床边。用健侧上肢支撑床面侧屈起身。

在他人辅助下坐起。步骤基本同上,帮助者在下方肩部提供助力。

②从患侧位坐起:侧卧位,健足推动患足,小腿移至床外。健手掌插在患侧腋部支撑,用力推动躯干,手掌边推动边后撤,躯干用力侧屈坐起。

3)坐-站转移训练:患者坐于凳或床,双足平放地面,治疗师帮助双手交叉向前伸够到面前的凳子。肘关节要伸直,头向前超过脚。移开凳子,治疗师帮助双手交叉向前伸,把重心提高,向更远的地方够治疗师的手或其他目标。躯干前倾双腿负重,将重心向前移到足前掌部,先伸髋后伸膝,抬臀离开凳后挺胸站立。治疗师可将双手放到骨盆两侧帮助患者向前推。坐下时上述过程逆转,先嘱患者屈膝,然后使体重缓慢下落。

(7)步行训练

1)步行的条件:患腿负重达 3/4 体重;站立达 3 级平衡;有主动屈髋屈膝能力。

2)步行训练顺序:平行杠内步行,治疗师帮助步行,助行器辅助步行(四腿拐、双拐、单拐),独立步行。

①促进髋关节伸展和重心转移:治疗师站在患者身后,两手掌分别放在两侧臀大肌促进髋伸展,推动患者使重心转向患侧。若膝关节无过伸可鼓励患者向前迈一小步,然后重心转移到健腿。鼓励患腿向前摆动,治疗师向前向下压骨盆以防止提髋并帮助重心前移,每一个行走周期都要缓慢准确地练习。

②帮助躯干旋转促进行走:治疗师位于患者身后,双手放在患者双肩上,四指在肩的前面,拇指在后面,患腿向前迈时,治疗师推健侧肩向前,使躯干旋转,有节奏地与步行配合。

③帮助屈膝:当健腿向前迈后,治疗师将手放在腘窝处,刺激膝关节屈肌收缩,感觉到屈肌收缩后协助患腿以屈膝的模式向前摆动。

④固定胸椎引导躯干向前:治疗师站在患侧先协助其挺胸,一手放在胸骨,另一手放在胸椎处,然后再鼓励患者向前走。

⑤站立相开始时刺激髋伸肌:治疗师位于患者的患侧,用一只手先将患侧上肢前伸至肩关节屈曲 80°,另一只手放在患侧髋伸肌处,当患足着地时用力快速拍打臀大肌直到髋关节伸展。

⑥摆动相开始时刺激髋屈肌:治疗师站在患侧,一只手握住患侧上肢使其伸至肩关节屈曲 80°,在患腿启动摆动相时用另一只手快速拍打髋关节屈肌,直到足跟着地为止。

⑦直线行走:在地上贴一条胶带或用油漆画一条直线,患者向前走,每一步都要横跨在直线上。

⑧侧方交叉步行:向健侧步行时,治疗师站在患侧,一手扶住患侧骨盆,另一只手放在健侧肩部,健腿向侧方迈一步,患腿从健腿的前方跨过去,动作过程中保持双腿平行。向患侧步行时,治疗师仍站在患侧,一手放在髂嵴上使患侧躯干延长,另一手放在对侧骨盆使体重侧移至患腿,健腿从患腿前面向患侧跨。

⑨上下楼梯训练:上楼先上健腿,后上患腿,下楼先下患腿,再下健腿。

⑩助行器的使用:偏瘫患者常用的助行器可分为行走架,三脚拐,四脚拐,手杖,根据患者的平衡能力来选择。有学者认为,只有患者在不使用手杖不能步行时才给他使用手杖。但是临床工作中并不是所有的患者都能恢复到独立步行,故要根据具体情况来决定患者的助行器使用。

手杖的高度:平股骨大转子或肘关节屈 30°,腕关节背伸 30°,小足趾前外侧 15cm 处至背伸手掌面的距离即为手杖的高度。

手杖步行:三点步行:手杖一迈出患足一迈出健足。两点步行:先同时迈出手杖和患足,再迈出健足。

(8)共济失调的训练:上肢着重训练动作的准确性、速度和节奏性,如指鼻训练、木插板训练、编织作业、棋类游戏、手指的抓握屈伸等,下肢着重训练稳定性、协调性、平衡能力,如单足或双足抬离地面,准确回原位,向左右转弯行走,侧走,坐位平衡、站立平衡,在平衡板或平衡训练器上练习平衡等。

(9)其他运动疗法

1)Rood疗法:采取缓慢、较轻的刺激以抑制肌肉的异常运动,常用的方法有以下几种。①轻刷擦痉挛肌群的拮抗肌,以此来诱发关键肌肉的反应;②利用缓慢牵张来降低颈部和腰部伸肌,肩胛带回缩肌,股四头肌的肌张力;③通过非抗阻性重复收缩来降低肩部和髋部肌群的痉挛;④将患者放置在负重体位上,通过负重时的挤压和加压来刺激力学感受器,促进姿势的稳定。例如,为了降低上肢痉挛,促进前臂和手部的负重能力,肱骨头在关节盂内的位置必须正确,不能内收和内旋;同样,对下肢负重,髋关节必须处于中立位,没有屈曲和内收;⑤按照个体所需选择适当的模式。例如,如果伸肌张力增高应避免使用整体伸展的运动模式。

2)PNF疗法:①给颈部肌抗阻增加躯干肌反射活动可以增强四肢肌肉的收缩力。此技术应用于脑血管病偏瘫上,对加速瘫痪肢体运动功能恢复有肯定的效果。②对上肢屈肌张力增高,治疗时手触及肩部肌肉,使肩胛骨充分前伸,牵拉上肢辅助完成D1屈式,D1伸式阻力加在肱三头肌,达到抑制松弛痉挛肌的作用。也可给患者最大抗阻,运动达全范围或维持到等长收缩。阻力因人而异,允许患者作缓慢、稳定、协调的运动而不产生异常运动。

3)强制性运动疗法(CIMT):①患者满足的条件:穿戴强制性装置后要有足够的平衡和安全能力,主动伸腕20°、拇指外展10°;患手除拇指外至少有其他两个手指在1分钟内连续伸展3次,每次10°。因为小范围的运动不需要过度用力,所以上述标准据此原则制订。②治疗方案:a.在90%的清醒时间内,用连指手套限制健手的使用,鼓励患者多使用患手。b.患手进行为期2周、每周5天、每天6小时的强制训练。训练任务包括投掷沙包、抓取物品、堆垒方块、翻阅杂志、翻转扑克、擦写黑板、自主进食。c.鼓励患者尽量使用患手,无论训练与否。

2.作业疗法　在针对进入痉挛期患者的治疗过程中,要抑制痉挛,在训练过程中避免急速的、过度用力的动作;在患侧上肢痉挛比较明显的阶段,避免做对手的抓握要求较高的动作,可利用负重练习或在负重状态下进行相关作业活动以降低患侧上肢的痉挛。针对协同运动的出现,必须设法打破这种模式,逐步建立各个关节的分离运动。

(1)上肢近端控制训练

1)肩胛骨灵活性训练

①患者坐位,治疗者一手扶持患侧上肢近端,一手托住肩胛骨下角,辅助患者按照逆时针方向完成肩胛骨上举、外展、下降和内收动作,然后根据患者情况进行相反方向的运动。随着主动运动的出现,逐渐过渡到助力运动、主动运动。

②患者站立位,让患者患侧上肢肘关节伸展、腕关节背伸,手指伸展,放置在治疗台上。治疗师协助控制肘关节于伸展位,患者身体向患侧倾斜,使患侧躯干伸展、肩胛骨上举。

③嘱患者自己将健手搭在患肩上,患侧肩关节向自己鼻子的方向运动,使肩胛骨前伸,矫正肩胛骨后缩畸形。

2)肩胛带负荷训练

①面向治疗台转移重心:患者面对治疗台,双手支撑于治疗台上。患肢肘关节于伸展、腕关节背伸、手指伸展,用上肢支撑体重,此时让患者身体重心分别做前移和左右交替转移的动作,练习肩关节各方向的控制。

②背向治疗台转移重心:患者背向治疗台,双侧伸展、外旋、腕关节背伸,手指伸展,支撑在治疗台上,髋关节、膝关节伸展,使臀部离开治疗台,上肢充分负重,骨盆完成前倾、后倾运动。

③膝手卧位转移重心:患者取膝手卧位,治疗师协助患肢肘关节伸展,根据患者上肢负重水平,用移动

身体重心的方法调整负荷。治疗者可在肩胛骨处施加外力,或垂直向下、前后、左右轻微摆动,使上肢远端固定,活动近端,缓解上肢痉挛。

④侧卧位伸肘:患者取患侧在上方的侧卧位,双下肢屈曲,患侧肩关节屈曲、肘关节伸展、前臂旋后、腕关节背伸,治疗者握患手,沿上肢纵轴向肩关节处施加压力,同时患者予以对抗。

3)滚筒训练

①患者在治疗台前取坐位,台面上放置滚筒,患者双手交叉,患侧拇指在健侧拇指上方,双侧腕关节置于滚筒上。

②治疗者站在患侧,嘱患者利用健侧上肢完成以下动作:肩关节屈曲→肘关节伸展→前臂旋后→腕关节背伸,然后将滚筒推向前方。

③紧接着在健肢协助下,完成肩关节伸展→肘关节屈曲→前臂旋前→腕关节背伸,将滚筒退回原位。

4)磨砂板训练:患者坐在磨砂板前方,根据患者上肢功能水平调节好磨砂板的角度。对上肢功能较差的患者,可选用双把手磨具,利用健侧上肢带动患肢完成肩关节屈曲、肘关节伸展、腕关节背伸的运动,治疗者协助患手固定磨具手把,另一手促进肘关节的伸展。

5)上肢操球运动:患者坐位,让患者将手放在 Bobath 球上,利用肘关节的屈曲、伸展,尽可能将球推向前方。在此过程中,治疗者立于患侧,根据患者功能情况予以适当的辅助,可双手扶持肩关节,矫正姿势。

6)患者取坐位,双手握体操棒,两手间距离与肩同宽,双肩屈曲,肘关节伸展,肘关节支撑在治疗者的腿上,治疗者协助患者握棒,同时维持腕关节背伸。

7)上肢分离运动强化训练:患者面对墙壁,双手抵住墙壁使肩关节屈曲 90°,肘关节伸展,强化肩关节屈曲、肘关节背伸的分离运动;然后健侧手离开墙壁,身体旋转 90°,患侧肩关节外展 90°,肘关节伸展,强化肩关节外展、肘关节伸展、腕关节背伸的分离运动。

(2)手功能训练

1)木钉板训练:将木板放在患者的前面,木钉放在容器内,患者每次拿起一个木钉插入孔内,然后再将木钉逐个拔起放回容器,用每次插入和拔出的速度来测验手功能进步的情况。

2)对指功能的练习:将拇指与其余 4 指相接触,对指要到位、用力。

3)分指动作的练习:可利用分指器进行练习,练习到分指能充分到位。

(3)常见的作业治疗活动

1)治疗性游戏

①治疗性棋类:可提高肌力、改善关节活动度(ROM)、改善肢体协调性。

②治疗性投圈:改善上肢 ROM,提高眼手协调能力。

③推磨砂板作业:抑制上肢曲肌痉挛运动模式。

④镶嵌作业:改善和提高手的精细功能。

2)工艺疗法:可提高上肢肌力和耐力;改善肩、肘、腕、手指和躯干活动范围;提高平衡能力;提高手指灵巧性和复杂操作能力;提高感觉功能。

①泥塑、硅胶土作业、黏土作业、陶瓷

②工艺编织

3)职业技巧训练:模拟工作训练,为更好进入实际工作状态奠定基础。

①木工作业

②车缝作业

③机械装配

④纺织作业

⑤办公室作业

（4）日常生活活动能力训练

1）床-轮椅转移训练

①轮椅到床的转移

a.将轮椅靠近床边，患者健侧靠床，与床边成30°～45°角，刹车，竖起脚踏板。

b.双足全脚掌着地，膝关节屈曲（不超90°），重心前移，健手扶轮椅扶手起立。

c.健腿向前方迈出一步，以健腿为轴，身体旋转，用健手支撑床面，重心前移，弯腰慢慢坐下。

②床到轮椅的转移

a.将轮椅靠近床边，患者健侧的斜前方，刹车，竖起脚踏板。

b.患者从床上起立后，用健手扶远端轮椅扶手。

c.以健侧下肢为轴，身体旋转，坐在轮椅座垫上。

2）进食训练：单手用勺进食，可采用特殊的碟或用了防滑垫的碗以固定碗，可用毛巾缠绕餐具手柄起到加粗作用。

3）洗漱动作训练

①拧毛巾：将毛巾拴在水龙头上，用健手将毛巾冲湿、拧干。

②刷牙、剃须：将牙刷或剃须刀柄加大、加长，或在柄上加一尼龙搭扣圈或C形圈，使手掌套入，便于握持使用。

③梳头：使用长柄或弯柄梳。

④洗澡：使用长柄洗擦具。

4）穿衣动作训练

①穿脱上衣训练

a.套头上衣的穿脱：穿衣时，先将患侧上肢穿衣袖至肘以上，再穿健侧衣袖，最后套头。

脱衣时，先将衣身拉到胸以上，再用健手拉住衣服，在背部从头脱出，出健手，最后脱患手。

b.开身上衣的穿脱：穿衣时，先将患手伸入袖内，再将衣领拉到肩部，然后用健手转到身后拉过衣服穿上袖子，最后系扣。后伸臂有困难者穿衣时可穿套头上衣的顺序进行。

脱衣时，先将患侧脱至肩以下，将健侧衣领拉到肩以下，让两侧自然下滑，健手先出，再脱患手。

②穿脱裤子训练

a.床上穿裤子：患者坐起将患腿屈膝屈髋，放在健腿上；患腿穿上裤腿后尽量上提，健腿穿上裤腿；然后躺下，做桥式动作把裤子拉到腰部，最后臀部放下，整理系带。脱的顺序与穿相反即可。

b.坐位穿裤子：患腿放在健腿上，套上裤腿拉至膝以上，放下患侧；健腿穿上裤腿，拉到膝以上后，站起来向上拉至腰部，然后整理。脱的顺序与穿相反进行即可。

③穿袜、穿鞋训练

a.患足穿袜子：先找好袜子上下面，用健手指将袜口张开，手掌对足掌，将脚伸入袜口，再抽出手指整理袜底、袜面，将袜腰拉到踝关节处，最后从足跟处向上拉平整理。

b.健足穿袜子：健腿立膝，足平放在床上，用踇趾压住袜口一端，向上拉袜子，将袜尖整理合适后，拉袜腰至踝关节处、整理；也可将健脚放在患腿上，与患脚穿法一样。

c.穿鞋、脱鞋：应选择穿脱方便的鞋，对弯腰有困难的患者，可用简易穿鞋器协助穿脱。家人到市场上买一普通鞋拔子，用一圆棍将鞋拔子固定在上即成穿鞋器。

d.改造衣裤:为了便于穿脱,不穿套头衫,上衣尽量不用扣子,改用拉链或尼龙搭扣;裤子不用腰带,改用松紧带;不穿系带鞋,改穿船形鞋,以简化操作。

(5)自助具应用:帮助患者提高日常生活能力的器具,如加粗手柄的匙、勺,系扣器、穿衣棒、穿袜自助器、带吸盘的刷子、固定式的指甲刀,特制的切菜板等。

(6)矫形器的应用

1)肩吊带:能预防肩关节半脱位。但无证据支持可改善肩痛。

2)手休息位夹板:固定腕、手指、拇指于功能位:腕关节伸展 20°～30°,掌指关节屈曲 40°～45°,指间关节屈曲 10～20°,拇指在其余 4 指的对侧。

3)抗痉挛夹板:腕关节的位置为伸腕 30°,掌指关节屈曲 45°,指间关节完全伸展,手指有分指器分开,拇指位于外展和伸展的位置。

4)踝足矫形器:用于偏瘫后足下垂内翻畸形。

5)膝踝足矫形器:用于偏瘫后膝关节无力,足下垂。

(7)轮椅的选择

1)座位的宽度:座位与臀部两侧之间,应留有适当的空位,空位两边应各为 2.5cm。

2)座位的深度:坐好后,膝部后方与座位前沿之间空隙约为 6.5cm。

3)座位的高度与脚踏板的高度:座位的高度与脚脚板高度相配合,坐好后,大腿后近腘窝处与座垫之间的空隙约为 4cm。脚踏板与地面的高度约为 5cm。

若轮椅的扶手可拆卸,可方便转移患者,座位若有可拆卸的洞,可方便大小便。

3.物理因子治疗

(1)针对脑功能的恢复,仍可继续应用促进脑细胞恢复及增加脑循环的物理因子治疗。如脑循环治疗仪、小脑电刺激仪等。

(2)针对患肢可用以下方法:

1)生物反馈疗法:将电极贴于患侧前臂伸肌群,跟随仪器的指示做"刺激、用力、休息"的动作,通过这种刺激反馈锻炼患者主动运用肌肉的能力。同样,将电极贴于下肢胫前肌,股四头肌,臀大肌,可以锻炼相应的肌肉。

2)功能电刺激:将电极置于上肢的伸肌(肱三头肌、前臂的诸伸肌),提高伸肘、伸腕和伸指能力;若将电极置于下肢的屈肌(股二头肌、半腱肌、半膜肌、胫前肌),改善屈膝和踝背屈的功能。这种电极的摆放方式可以对抗上肢的屈肌痉挛和下肢的伸肌痉挛。

3)痉挛肌治疗:将一组电极贴于痉挛肌的两侧肌腱,另一组电极贴于拮抗剂的肌腹,分别调节电流大小,通过交互抑制的原理来降低肌张力,锻炼拮抗肌的肌力。

4.康复器械辅助治疗

(1)CPM:设定关节活动范围,并可随时间的增加而增加,实现"循序渐进"锻炼的全过程。

(2)上、下肢 MOTOMED:仪器有主动运动和被动运动训练模式,能自动感受运动中的肢体情况,采用反向运动缓解肢体情况。

(3)减重支持系统步行训练:使尚不具备独立步行条件的患者较早地进行步行训练,刺激了患者的脊髓步行发生器和大脑的步行中枢,激活受累大脑半球感觉和运动区的活动,可以有效地避免早期拖拉训练所导致的误用综合征即偏瘫步态。

(4)肌力训练:用等速测试治疗仪及股四头训练器训练相应肌群的肌力及耐力。

(5)平行杠训练:可进行下肢负重、平衡、步行等训练。

（6）站立架进行站立训练。

5.药物治疗　主要是针对痉挛、疼痛等并发症用药。详见相关章节。

（三）改善期的康复治疗

患者痉挛现象渐渐减轻，关节出现分享运动，协调性及平衡功能基本接近正常，此期主要训练目标是加强肢体运动协调性及稳定性，增强肌力及运动耐力的训练，加强动态平衡能力，进一步改善步态及生活活动能力。主要训练内容是双侧肢体协调性训练、运动协调性训练、提高运动速度训练、精细运动训练及步态训练等。

二、偏瘫常见问题的康复方案小结

（一）痉挛

1.消除诱发因素　常见的诱发因素有尿路感染、便秘、压疮、深静脉血栓、疼痛、膀胱过度充盈、骨折、异位骨化、内生足趾甲、精神紧张因素（焦虑、抑郁）、过度用力、疲劳等。

2.良姿位的摆放　不管是卧位还是坐位时，均可借助枕头、扶手板等小物件将处于痉挛状态的肢体处于抗痉挛体位。

3.手法治疗

（1）关节活动度训练：包括主动和被动关节活动度训练。关节的各个方向均要活动，一般重复 3～5 次。每日进行关节活动范围训练是处理痉挛的最基本方法，可有效地预防由于肌张力升高和肌肉活动不平衡而发生的肌肉短缩和关节囊挛缩，还可使亢进的牵张反射活动减弱，从而减轻肌痉挛。

（2）牵伸训练：每日针对痉挛肌群做牵伸训练，牵伸要缓慢并在关节活动末端保持 5～10 秒，一般重复 5 次，对痉挛较严重的患者需要重复更多次或者在关节活动末端保持的时间更长一点以达到放松效果。需要重点牵伸的上肢肌肉包括胸大肌、肩内旋肌群、肱二头肌、前臂旋前肌、屈腕肌和手部肌肉；下肢肌肉包括髂腰肌、髋内收肌、髋内旋肌群、腘绳肌和小腿三头肌。

（3）肌腱挤压法：治疗师对痉挛肌肉的肌腱进行长时间的挤压，可激活 Golji 感受器从而产生抑制作用，使痉挛肌肉放松。通常每次挤压 10 秒左右，重复 3 次即可产生即时放松效果。

（4）轻刷法：利用轻刷法使其拮抗肌收缩，通过交互抑制使痉挛的主动肌放松。

（5）关节负重法：长时间的关节负重可以有效地缓解痉挛作用。患者处于坐位时，通常将患侧上肢肩外展后伸、伸肘、前臂旋后、腕背屈、手掌放平置于身体同侧，利用自身重力给患侧上肢加压负重，维持 3～5 分钟，可以有效缓解上肢的屈肌痉挛模式。下肢负重通常要借助支具和器械来进行，详见后面。

（6）运动训练：利用神经生理学疗法和运动再学习方案，对患者进行功能性训练，改善患者的肢体控制能力，可有效地减轻痉挛对肢体运动功能的影响。

4.物理因子治疗

（1）低频电刺激：通过电流直接刺激痉挛肌肉，使之产生强烈的收缩，引起肌腱上 Golji 腱器官的兴奋，经 Ib 纤维传入脊髓，产生反射性地抑制主动肌痉挛的作用；或通过刺激拮抗肌的收缩来交互抑制主动肌痉挛的程度。通常每次治疗 20 分钟。

（2）生物反馈疗法：是应用电子仪器，将人们正常意识不到的身体功能变化转变为可以被人体感觉到的信号（视觉、听觉反馈），再让患者根据这些信号，主动地、有意识地学会控制自身不随意功能的训练方法。此方法可短暂放松痉挛肢体，持续时间不长，因此临床应用不广。

（3）冷疗法：可用冰块快速刷擦拮抗肌 15～30 秒或者是直接对痉挛肌进行冰敷 20 分钟左右，均可对痉挛产生抑制作用,但是因国人通常较排斥冷疗,故临床上使用不多。

(4)热疗法:常包括熏蒸疗法、湿热敷疗法和蜡疗法,通常治疗 15～20 分钟可产生痉挛的缓解作用。

(5)其他物理因子疗法:水疗法、超声疗法和直肠电刺激。

5.器械治疗

(1)电动起立床训练:起立床训练可以有效地抑制下肢的痉挛,特别是小腿三头肌的抑制作用更明显,每次站立 20～30 分钟,一天 2 次。

(2)楔形板站立训练:对于站立平衡比较好的患者可以使用楔形板站立,以牵伸下肢,特别是小腿三头肌和腘绳肌,通常站立 10～15 分钟。

(3)MOTO-med 智能训练系统:仪器有主动运动和被动运动训练模式,能自动感受运动中的肢体痉挛情况,采用反向运动缓解肢体痉挛情况。治疗时间为每次 20 分钟。

(4)肢体气压治疗:肢体气压治疗通过循序挤压肢体,产生挤压和按摩的作用可以有效地缓解痉挛,特别是对脊髓损伤导致的高肌张力状态。每次治疗 20 分钟。

(5)等速治疗仪:利用等速治疗仪的主动辅助运动模式,可有效的牵伸痉挛肌群同时训练拮抗肌肌力,能够有效抑制主动肌痉挛。通常角速度设定为 60°每秒,在最大活动范围内训练 10～15 分钟。

(6)平板训练:通过大量的临床观察发现,20 分钟的快速平板训练可以有效地减轻患者下肢的痉挛状态,而且持续时间较长。特别是对于腘绳肌、小腿三头肌和胫前肌的痉挛缓解更明显。

6.支具治疗　可利用上肢或下肢矫形器矫正痉挛。如用于内收肌痉挛的外展矫形器,用于屈肘肌痉挛的充气压力矫形器,用于足下垂内外翻的踝足矫形器等。其作用除了能防止肌痉挛的加重外,还能防止挛缩,应早期积极采用。

(二)软瘫期延长的康复治疗

脑卒中后软瘫期指脑卒中患者已意识清楚或仅有轻度障碍,生命体征稳定,但肢体肌张力消失或低下,无自主运动,即 Brunnstrom Ⅰ 期。这是由于锥体束突然中断,使肌肉牵张反射被抑制而出现软瘫,即锥体束休克,临床称为软瘫期。通常在经过 4～6 周的软瘫期康复训练后,患者的肌张力开始上升,可以引发出联合反应,并出现一些共同运动成分,即 Brunnstrom Ⅱ 期。但是也有一部分患者在脑卒中 6 个月后仍处于软瘫期,肌张力低下并且无自主运动。对于这种情况,其病理机制目前并未明了,可能与其脑卒中所致的神经损伤的部位、范围、严重程度,患者发病前体质状况和卒中后早期的康复治疗有关。

对于这一类患者的康复治疗,我们需要采用 2 种康复策略:恢复和代偿同时进行,让患者的功能恢复最大化。

1.常规的康复训练　根据患者患肢弛缓、无随意运动的特点,利用躯干肌的活动,通过联合反应、共同运动、姿势反射等手段,促进肩胛带和骨盆带功能的部分恢复,恢复或提高肌张力,诱发肢体的主动运动,达到床上翻身,卧坐转换和坐位一级平衡的目标,同时对痉挛进行一些预防性康复。主要包括手法治疗、运动训练、物理因子治疗和器械治疗。

(1)手法治疗

1)关节活动度训练:各个关节各个方向均需要进行被动活动度训练,以维持关节活动范围,预防挛缩。每天进行 2 次,每次 10 分钟左右。

2)按摩手法:多软瘫肢体进行穴位按摩,促进肢体张力恢复。

3)刺激技术的应用:采用毛刷轻刷患肢前臂、胫前部,并同时应用拍打、震动等手法,促进伸腕和踝背屈动作的出现。

（2）运动训练

1）翻身训练：要求患者从仰卧位向两侧翻身。

2）桥式运动：在床上进行翻身训练的同时，必须加强患侧的伸髋练习，即两腿屈曲，双足在臀部下平踏床面。

3）坐位及坐位平衡训练：尽早让患者坐起，能防止肺部感染，改善心肺功能。

4）肩的控制与肩胛带的运动：肩的控制与运动是上肢功能恢复的重要部分，既能帮助肩部运动，也可预防肩痛和肩关节挛缩。可以进行的运动有双手抓握上举和挤压肩关节。

5）下肢控制能力训练：利用悬吊系统进行髋和膝的屈曲练习、下肢内收外展、踝背屈练习控制训练等。

6）利用联合反应和各种姿势反射，诱发患侧肢体张力的恢复。特别是上肢的胸大肌和下肢的内收肌肌张力的诱发。

（3）物理因子治疗

1）电刺激治疗：包括肌电生物反馈疗法和神经肌肉电刺激疗法，针对软瘫肌肉进行电刺激，预防肌肉萎缩，促进肢体控制能力的恢复。每天 2 次，每次 20 分钟。

2）冷疗法：利用冰块快速刷擦，刺激肌肉，诱发肢体张力的恢复。

（4）器械治疗

1）电动起立床训练：尽早开始治疗，一天 2 次，每次 20～30 分钟。可有效促进患侧下肢的肌肉收缩和负重，预防骨质疏松等。

2）肢体气压治疗：通过挤压刺激患侧肢体，同时促进患侧肢体的血液淋巴液循环，预防动静脉血栓。

3）MOTO-med 智能训练系统：通过主动训练可以有效的促进患侧肢体的力量恢复，同时也促进患者的心肺功能的提高。

2.非常规康复训练　也即代偿法。对于软瘫期延长的患者，常规的康复训练有一定的效果，但是进展会很慢，此时我们需要跳出传统的循序渐进的康复方案，借助各种辅具进行站立和行走训练。

（1）站立训练：使用下肢固定夹板或者是膝踝足矫形器固定患侧下肢，在治疗师的辅助下站起。训练开始阶段可以给以患者大量的辅助，如在患者健侧肢体前放手杖或者助行车等，随后慢慢减少辅助，让患者尽快学会站立平衡，不要求患者的站立姿势如何，只需要引导患者如何调节身体的重心以保持平衡。比如引导患者尽量将重心置于健侧腿，并保持姿势的稳定，在此情况下再进行一些平衡训练。

（2）行走训练：我们需要尽快为患者开始行走训练，行走训练不需要考虑患者患侧下肢的负重达到多少比例。在开始阶段可能需要使用腿扎或者是膝踝足矫形器固定患侧下肢，同时给以患者高度可调节的助行车，一位治疗师负责维持患者的躯干稳定和重心的转移，一位治疗师负责患侧下肢的移动，另一位治疗师负责行走方向的引导。通过一段时间的训练之后，我们慢慢减少对患者的辅助，尽快过渡到让患者使用手杖行走。在患者的行走训练中，我们尽量引导患者将重心转移到健侧，减少患侧肢体的负重，发挥躯干和健侧肢体的代偿作用，让患者尽快学会走路，而不是一味的纠结与患者的重心分布均匀与否，姿势正确与否。

对于软瘫期延长的患者，我们在进行常规康复训练的时候，更需要注重如何利用患者现有的能力去改善患者的功能，实行功能的最大化，让患者尽早回归家庭。毕竟患者软瘫期什么时候会结束，临床上并没有什么好的预测方法，但是功能的提高却是很明显的。所以对于这一类患者的康复治疗，我们应将功能恢复置于第一位。

（三）肩关节半脱位康复要点

1.正确的体位摆放　无论白天还是晚上，良好的肢体放置位置十分必要。在仰卧时，患肩下用小枕头垫高,以防止肩后缩;在侧卧位时保持肩胛骨前伸(具体参考前文)。当患者处于坐位时,把患侧上肢放在面前的桌子或者轮椅上的支撑台上(若无支撑台在双腿上放一枕头替代)。在治疗和护理的过程中,要密切注意保护肩关节,避免不恰当的牵拉,造成人为的损伤。

2.肩带的使用　肩带的使用虽然一直都有争议,但是适当使用还是有一定的帮助。

(1)Brunnstrom Ⅰ期:上肢弛缓性瘫痪,无论有无半脱位,均使用肘屈位的肩肘固定带或简易的三角巾,在肌张力和主动运动能力恢复之前减少对患肩的牵拉;在卧位和坐位不使用,做好正确体位摆放即可。

(2)Brunnstrom Ⅱ~Ⅲ期:在站立和步行训练时,使用肘伸直位的肱骨袖套式肩吊带;在卧位和坐位不使用,做好正确体位摆放即可。

(3)Brunnstrom Ⅳ~Ⅵ期:一般情况下,可不使用肩吊带。但是如果有明显的半脱位,担心半脱位加重或产生继发性损伤时;或者步行时出现疼痛,可考虑使用,上述 3 种均可,根据患者情况选择。

3.治疗性运动

(1)矫正肩胛骨的姿势

1)肩胛带下垂,肩胛骨内收、后缩和向下旋转;被动活动肩胛骨,着重向前向上向外方向活动,使肩胛骨充实前屈、上抬、外展并向上旋转;之后指导患者主动向前上(即朝鼻子的方向)提肩或耸肩,恢复肩胛骨的正常姿势。

2)肩胛带上提,颈区增高的神经张力上提了锁骨和肩胛骨,肩胛骨向前、向上:坐位下,治疗师用一只手帮助患者反复侧屈颈部,另一只手把持肩胛带向下,防止发生代偿运动,逐渐增加侧屈的程度,降低颈区神经的张力,恢复其伸展性;之后指导患者主动向下(即伸手触地方向)运动。

上述活动均可在姿势镜前面进行,通过视觉反馈,让患者主动参与姿势调整和维持,提高治疗效果。

(2)刺激肩关节周围稳定肌的活动和张力

1)患侧上肢负重支撑训练:患者取坐位,患手放在坐位臀部水平略外侧,肩关节外展外旋,头转向患侧,治疗师或患者健手协助控制使患侧肘关节伸展,腕关节背屈,让躯体向患侧倾斜。通过对上肢关节的挤压,反射性地刺激肌肉的活动。治疗师一定要用手保证肩胛骨、躯干和肩关节的正确位置。

2)关节挤压:患者取坐位,患侧肩关节屈曲 0°位,在不同角度的外展位,肘关节伸展,腕关节背伸,治疗师一手放在肘关节处,另一手握患难与共手,手掌相触,沿上肢纵轴,向肩关节处施加压力,患者予以对抗,让患者体会在此过程中的感觉,逐渐学会抵抗治疗师的手。

3)治疗师一只手把患者的患侧上肢托起伸向前,另一只手在腋下快速而有力地向上拍打肱骨头。通过肘的牵拉反使三角肌和冈上肌的张力和活动增加。

4)快速刺激:治疗师手指伸直,在冈上肌、三角肌、肱三头肌上由近及远做快速摩擦,或者用力按摩、快速叩击,也可用冰块快速刷擦。

5)物理因子治疗:对三角肌及冈上肌,用神经肌肉电刺激、功能性电刺激、中频电刺激、肌电生物反馈和电针进行治疗都是有效的。

(3)保护肩关节全范围无痛性被动活动度:应在不损伤肩关节及其周围组织的情况下进行,在被动活动患侧上肢时,在整个运动中,治疗师都要保证肱骨头在盂肱关节中的正确位置。随着肌力增加,关节活动度增加,无论在治疗中,还是在日常生活转移过程中,治疗师及家人始终应牢记加强对患肩的保护,千万不可牵拉患侧上肢,以防加重脱位,造成肩痛,增加治疗难度。

1)肩胛带的被动运动训练:患者取坐位,治疗师一手扶持患侧上肢近端,一手拖住肩胛骨下角,辅助患者完成肩胛骨上举、外展、下降、内收的逆时针方向运动。然后根据患者情况进行相反方向的运动。随着患者主动运动的出现,逐渐由被动运动过渡到辅助主动运动、主动运动。患者健侧手搭在患肩上,告诉患者完成肩关节向自己鼻子的方向运动,使肩胛骨前伸,矫正肩胛骨后撤的异常姿势。

2)肩关节屈曲、外展运动:治疗师一只手扶持肩胛骨,另一只手固定上肢,按盂肱关节与肩胛胸廓关节2:1的运动比例向前上方运动,肩关节运动过程中,要将肱骨头向关节窝处挤压。治疗师用手指环绕肱骨头,当肩屈曲时侧旋肱骨头并轻轻地向下放松;另一只手把患者伸直的上肢小心被动的向上提。在被动运动的过程中,治疗师的手指形成一个保护垫,防止肱骨头接近关节盂边缘或肩峰。

(4)易化上肢近端的控制能力。

(5)上肢智能康复系统:利用该系统的评估和训练系统,开展虚拟环境训练,提高患侧上肢的运动能力。

(四)肩痛康复要点

治疗性运动

(1)被动活动肩胛骨:①治疗师一只手放在患侧胸大肌部位,另一只手放在肩胛骨下角部位,然后双手夹紧并上下左右活动肩胛骨;②治疗师把一只手放在患肩前部,另一只手放在肩胛骨脊柱缘近下角部位,按住肩胛骨并用力向上、向侧方牵拉,降低使肩胛骨下降、内收和向下旋转的肌肉的痉挛。以上两个活动,肩胛骨和肩关节的活动度可立即得到明显改善,但不持久,多在患侧上肢做活动之前应用。

(2)抗痉挛活动

1)治疗师促进患者坐位重心向偏瘫侧转移,重点是拉长该侧躯干。治疗师坐于患侧,一只手放于患者腋下,让其重心向治疗师一侧转移。治疗师同时用手上抬患者肩胛带,有节奏地反复进行,逐渐增加向患侧的运动幅度。对患侧的牵拉抑制了阻碍肩胛骨自由活动的肌肉的痉挛。如果患者的手平放在治疗床上,患侧上肢伸展支撑体重,可进一步加强这一作用。

2)患者坐位,双手交叉,治疗师跪在患者前面,让患者身体前倾,双手去触摸自己的脚。治疗师把手放在患者双侧的肩胛骨上,通过是肩胛骨前屈、外展并向上旋转来促进这个运动。当患者能够触到自己的脚趾时,其肩关节已经前屈90°。

3)患者坐位,双手交叉,放在前面的一个大球上,身体前倾推动皮球再返回。实际运动发生在屈曲的髋关节上,但同时肩也在做进一步的前屈运动。因为双手有球支撑,所以不会诱发疼痛,患者能控制运动的幅度,如果肩出现疼痛,就将球往回运动。

4)患者坐于表面光滑的桌子或治疗台前,双手交叉置于一条毛巾上,尽可能地把毛巾推向前方。如能在没有不适的情况下完成上述活动,可进一步在向前倾斜的桌面上作这一活动,以促进肩屈曲活动。

5)患者坐位,双手交叉,进行滚筒训练

(3)增加肩关节被动活动度:当肩胛骨可以自由活动时,可进一步增加肩关节的被动活动范围。在做这一活动之前,牵拉并伸展患侧。患者坐位,治疗师一只手放在患侧腋下,另一只手置于健侧骨盆上,帮助患者侧屈,可有效牵拉患侧躯干。之后治疗师一只手抬起患者的患侧上肢,维持肘关节伸展;肱骨外旋并轻微的牵拉,把放在肱骨头部位,用手指防止肱骨头撞在邻近的骨突上,同时帮助肱骨头在关节盂内的下滑运动,以允许进一步无痛性地上举。

(4)自助性上肢运动:在治疗师的帮助下,让患者学习正确地运动肩关节,用健手带动偏瘫侧上肢上举。患者首先学习上肢前伸,以保证肩胛前伸;然后伸肘,最大限度抬高上肢。最开始患者或许仅能从桌子上抬高10cm,但通过反复、正确地重复上述动作,可逐渐增加关节活动度,使疼痛减轻乃至消失。

(5)在无痛范围内进行上肢近端的控制训练。

(6)物理因子治疗

1)冰疗:用冻湿的毛巾放在整个肩及肩胛骨上,可减轻疼痛和降低痉挛。

2)中药熏蒸治疗:使用中药熏蒸机,将准备好的舒筋活络洗剂药水加热以蒸气形式喷出。将患肩暴露置于喷头下,熏蒸治疗,可以起到一定的止痛作用。治疗时注意喷头和肩部的距离,避免烫伤。

3)超激光、超声波、超短波治疗:对有明显痛点的,针对痛点进行治疗。

4)功能性电刺激、神经肌肉电刺激、肌电生物反馈治疗。

(五)肩手综合征康复要点

康复治疗原则:早期(I 期),只要一出现水肿、疼痛或运动受限,就立即予以治疗能取得最佳效果。即使在数月之后,如果有炎症反应、急性疼痛和水肿,治疗仍然有效。一旦到了晚期(Ⅲ期),各种方法几乎都没什么效果。治疗的主要目标是尽快减轻水肿,然后是疼痛和僵硬。

1.正确体位摆放　要求任何体位时都应避免腕关节的屈曲,保证腕关节尽可能处于背伸位。在卧位时,患侧上肢可适当抬高;在坐位时,把患侧上肢抬高放在前面的小桌子上,用健手辅助患手处于中立位或腕部轻度背屈,有利于静脉和淋巴回流。当患者坐在轮椅上时,应在轮椅上放一桌板或垫一枕头,防止腕关节屈曲,保证患者的手不悬垂在一边。

2.避免腕部屈曲　为了改善静脉回流,腕关节每天 24 小时保持背屈很重要。可用石膏或低温热塑板材制作的一种尖向上翘的小夹板放于掌侧,夹板的远端达手掌横纹以下,并且从第一至第五掌指关节适当的向下倾斜,以免限制掌指关节的屈曲。拇指活动不受影响。用绷带把小夹板固定,使腕关节处于背屈稍偏向桡侧的位置;手背被绷带很好地覆盖,缠绕绷带始于手掌止于夹板近端。患者应全天戴夹板,只有在检查皮肤、清洗及治疗时才取下。持续应用夹板直到水肿和疼痛消失。即使戴着夹板,患者仍能进行自助活动,维持肩关节的活动度并防止手部僵硬。

3.向心性加压缠绕　治疗师用一根直径 1～2mm 的线绳,从远端到近端,先缠绕拇指,然后是其他手指,最后缠绕手掌和手背,一直到腕关节上。在指甲处做成一小环开始缠绕,快速有力地向近端缠绕直至手指根部,缠完后,治疗师立即从指端绳环出迅速拉开缠绕的线绳。把每个手指都缠绕一边后,开始缠手掌和手背,最后缠绕腕关节,治疗师可以从缠手终结处开始开始缠绕腕关节。本方法可以暂时减轻水肿,在进行主动和被动运动前使用,效果明显。这个方法可以很快教会患者亲属进行操作,以节省治疗时间。

佩戴专门定做的压力手套也有一定的消肿效果。

4.被动活动　小心进行肩关节被动运动可防止出现肩痛,手和手指的被动运动也要非常轻柔,不要引起疼痛,避免过度屈伸腕关节。治疗师在患者腕屈曲时绝不能再屈手指,因为手背的水肿增加了伸肌的张力,运动受到机械性阻碍。治疗时,在无痛范围内尽可能地做前臂旋后运动,患者主动配合该运动。所有这些运动都应在患者仰卧位抬高上肢,或坐位手放在前面的桌子上,以利于静脉回流的情况下进行。

5.主动活动　在可能的情况下,尽量让患者做主动运动,因为肌肉收缩为减轻水肿提供了很好的肌肉泵作用。在肩胛骨活动之后,在上举位做一些上肢活动很有益处。坐位下,任何可以刺激偏瘫上肢功能恢复的运动都可利用,特别是屈指抓握物体的活动。如握住一条毛巾并在治疗师帮助下摆动;抓握放松一根木棒;抓住和松开厚毛巾等。在疼痛和水肿消除之前,不要做需要伸肘、伸腕负重的活动和锻炼,这些活动可能促成综合征的发生,会引起疼痛并使这种状况持续下去。任何能诱发疼痛的活动或体位都应尽量避免。

6.向心性按摩　从手指的远端开始,逐渐向手指近端、手背、腕关节缓慢、轻柔地进行按摩,对减轻手的水肿有积极作用。

7.冰疗　治疗师将患者的手整个浸入冰水比例 2：1 混合的桶里,反复 3～5 次,每次浸入之间有短暂的间隔。治疗师的手一同浸入,以确定浸泡的耐受时间,以免冻伤患者。

8.冷热水交替浸泡法　冷水温度约 10°,温水温度约 40°,分别在冷水和温水中各浸泡 10 分钟,水面应超过腕关节,以上方法重复3～4次。

9.中药熏蒸治疗 使用中药熏蒸机,将准备好的舒筋活络洗剂药水加热以蒸气形式喷出。将患手置于喷头下,熏蒸治疗,可以起到一定的消肿作用。治疗时注意喷头和手的距离,避免烫伤。

10.其他治疗 经皮神经电刺激(TENS)、神经肌肉电刺激、肌电生物反馈、超声波治疗、磁疗。

(六)前臂旋后困难康复要点

1.被动活动前臂,维持前臂旋前旋后的被动活动度;通过语言提示、视觉反馈,引导患者主动参与,逐渐过渡到主动-辅助运动,最后进行主动活动。

2.抗痉挛活动,降低肌张力 ①被动活动前臂至旋后90°位,保持10～30秒,慢速牵伸旋前肌,重复10～15次。②缓慢、用力按压旋前圆肌和旋前方肌,使肌肉放松。③患者坐位,Bobath式握手放在桌子或治疗台上,患者自助用健手将患手置于旋后位,保持10秒以上,重复进行。④患者坐位,Bobath握手进行滚筒训练,在向前推至尽头时保持患手于旋后位,保持10秒以上,重复进行。⑤患者在不同体位进行Bobath式握手自主练习时,尽量保持患手旋后位进行上举活动。⑥将患侧上肢外展位置于治疗台上,前臂旋后,用沙袋压在前臂上牵拉旋前肌。

3.刺激旋后肌的活动和张力 治疗师手指伸直,在旋后肌上由近及远做快速摩擦,或者用力按摩、快速叩击;也可用冰或牙刷快速刷擦;在上述活动之后引导患者主动进行前臂旋后活动。

4.物理因子治疗 神经肌肉电刺激、功能性电刺激、肌电生物反馈。

5.进行功能性活动 患者坐位,手放在治疗台上,前臂旋前或中立位。①在桡侧放一物品,要求患者前臂旋后,将物品推开。②在桡侧放一橡皮泥,要求患者前臂旋后,用手背挤压橡皮泥,反复进行。③对手有一定抓握功能的患者,可握住水瓶,进行左右模拟倒水训练。④握住一把长尺子,前臂旋后用尺子的末端接触桌面。⑤对手指功能好的患者,可以进行木插板训练,将绿色一面向上的插好的木插板翻转成红色的;也可进行翻牌、翻棋子、翻麻将和翻书训练。

6.运动想象疗法 对于认知功能较好的患者,可让患者在大脑中模拟旋后运动和上述功能性,建议其在睡前进行训练。

7.上肢智能康复系统 利用该系统进行前臂旋前旋后运动,提高运动的主动性的趣味性。

(七)腕背伸障碍训练要点

1.软瘫

(1)建议使用手休息位或功能位的支具,保持腕关节的良好位置,防止腕下垂。

(2)刺激伸腕肌的活动和张力:①采用拍打、叩击的方式,在前臂伸肌群肌腹轻轻拍击,每次5～8个,拍完引导患者做伸腕动作,如此重复5组;②用软毛刷或手掌刷擦前臂伸肌群,向心性方向刷擦,每次3～5秒,刷擦完嘱咐患者做伸腕动作,并重复3组;③利用冰块,在前臂伸肌群肌腹处,先放3～5秒,然后擦干,重复几次,然后嘱咐患者练习伸腕动作;④治疗师一手固定前臂远端,另一只手握住患手向下,做伸腕肌的快速牵伸,如此反复几次,之后嘱咐患者做主动伸腕动作;⑤被动挤压腕关节。为了降低伸腕难度,可将前臂垫高,在腕关节下垂的情况下进行伸腕训练。上述活动如果患者无法主动完成,治疗师可以进行辅助伸腕。

(3)物理因子治疗:功能性电刺激、神经肌肉电刺激、肌电生物反馈。

(4)进行功能性活动:①在桌子的边沿,前臂中立位,不抬离桌面,用手握住杯子作抬起和放下的动作,如果不能自己完成,治疗师进行辅助完成。②在治疗台上,前臂中立位,腕中立位或屈曲位,手背侧放一水杯,要求用力伸腕将杯子推开。③单手控球训练,在治疗台上摆放一篮球,患手手掌放在篮球上,将球向前推开又收回,整个过程中患手一直不离开篮球,通过篮球的弧度来进行腕屈伸训练。④双手抱球训练,双手打开,前臂中立位,对称性将球抱起,注意控制好腕关节,要求患手和健手保持同样位置。⑤双手持棍训练,双手握住一横放木棒,患者保持前臂不动,让腕关节上下运动;随着功能改善,可逐渐改成由患手单独持棍训练。⑥双手交替拍球或单手拍球训练,用患手拍打 Bobath 球或篮球,要求患手腕关节有屈伸动作。⑦用手掌击鼓或用鼓槌敲打手鼓。⑧听歌打拍子训练。⑨套圈训练。

2.硬瘫

(1)抗痉挛活动:①穿戴腕关节背伸矫形器,通过器具的矫正,抑制痉挛肌的肌张力;②对患者手腕进行抗痉挛体位被动的牵伸,先牵伸大拇指,伸展剩余四个手指,再牵伸腕关节,使之处于腕后伸位;③利用体位抑制的手法来矫正腕关节屈曲张力过高,在患者坐位的情况下,让患者手指伸直,手掌背屈位,支撑在床边,牵拉前臂屈肌张力;④患者 Bobath 握手,用健手自助帮助患手屈伸腕关节;⑤如果抗痉挛效果不明显,可考虑进行肉毒毒素治疗。

(2)通过练习拮抗肌的力量来抑制前臂屈肌张力的升高。

(3)物理因子治疗:痉挛肌电刺激,降低痉挛肌张力,兴奋拮抗肌;或者用神经肌肉电刺激、功能性电刺激,肌电生物反馈刺激拮抗肌。

(4)冷疗:用冰水浸泡患手 10 秒左右,可使屈肌痉挛产生一过性放松,在此基础上进行伸腕的训练。

(5)中药熏蒸治疗:在进行运动之前,可使用中药熏蒸机,将准备好的舒筋活络类洗剂药水加热以蒸气形式喷出。将患手置于喷头下,保持掌心向上,熏蒸腕部,可以降低腕屈肌肌张力。治疗时注意喷头和手的距离,避免烫伤。

(6)进行功能性活动:在抗痉挛活动之后,进行功能性活动。

(八)手的抓握及伸展功能障碍康复训练要点

1.在患手没有活动时,治疗师被动活动手部各个关节,帮助患者进行手部抓握及伸展训练,伸展五指-握拳反复进行。

2.刺激无力的肌肉:用拍打、叩击、按摩、软毛刷或冰块等快速刺激前臂掌侧和掌心,引起肌肉收缩,之后引导患者进行手的主动抓握;刺激前臂背侧和手背,则引导患者用力伸展手指。

3.患手手指伸展,治疗师用手勾住患者手指用力对抗,引导患者手指屈曲用力;将一厚毛巾放于患手中,治疗师抓住另一头帮助拧毛巾,可促进患手的抓握。治疗师被动使患手处于屈曲抓握位置,然后将手紧贴患者手指,给予轻微的阻力,引导患者伸展手指。

4.采用皮球、弹力球、弹力圈等有弹性的器具,进行手指的屈曲,伸展训练。

5.持物训练,抓握的物体直径由大到小变换,逐渐增强手指的抓握能力;抓握的物体直径由小到大,逐渐增强手指的伸展能力。

6.利用弹力带进行手指的伸直或屈曲练习

用橡皮泥进行手指屈曲伸展锻炼:①粗大手对指锻炼:将治疗泥捏成一锥体形粘在平面上,将手指、拇指放入治疗泥,使手指在锥体上靠近;②粗大手指屈曲锻炼:将治疗泥放在手掌,屈曲手指成握拳状,使劲捏橡皮泥;③粗大手指伸展锻炼:将手指和拇指放在对指位,将泥环放在掌指关节和近端指间关节之间,向外伸展手指(伸展和外展)。

7.木插板训练:木插板有大、中、小 3 个型号。训练抓握功能时,可由大到小,由易到难,先训练抓握大号的木插板,最后抓握小号的,根据病人上肢功能的情况,将木插板放置在不同的位置进行训练;训练伸展功能时,由小到大,先训练将握住的小号木插板放开,最后到将握住的大号木插板放松打开。

8.套彩筒训练:打开手指将放置在不同位置的彩筒握住,套到不同高度的杆子里;或将套在杆子里的彩筒拿出来放到盒子里或桌子上。

9.套圈训练:用手指将圈圈握住拿起,用力向外抛出,在抛出时需要手指松开圈圈。

10.扔网球训练:将网球从一个盒子中拿出来扔到不远处另一个盒子中去;也可以直接用一个网球扔到地上弹起再接住。

11.双手抛球训练:患者双手抱住一个篮球向上扔出,让自己接住;也可以和治疗师或家属一起进行双人游戏。

12.单手拍球或双手交替拍球:要求手指伸展。

13.双手交替传球:将球在健手和患肢之间进行传递。

14.患者在身前双手垂直握住一根木棍,在治疗师的帮助下,患者松开患手,向上越过健手再抓住木棍,交替进行。在动作熟练后,患者可单用患手垂直握住木棍,然后稍微松手使木棍下落,再迅速握住。

15.上肢智能康复系统:利用该系统进行虚拟的抓握打开训练。

16.物理因子治疗:用神经肌肉电刺激、功能性电刺激、肌电生物反馈等,刺激背侧指伸肌,促进手指伸展;刺激掌侧指屈肌,促进手指屈曲;刺激掌心大小鱼际,促进手指对掌功能。

(九)手指精细动作训练要点

1.在患者手指没有力量或者力量较小时,治疗师通过抓握患者的拇指和其余四指做对指活动。

2.练习指与指间的内收与外展动作,也可套上橡皮筋练习。

3.分别用5个手指快速叩击桌面,练习手指的协调性。

4.坚持做手指操用拇指分别与其他4个手指进行快速对指训练。

5.捡豆子训练,将装有不同颜色豆子的盒子放在桌子上,用患手将豆子捡出;也可以患手使用镊子捡出。

6.手掌转球训练:手掌里放两个健身球,顺时针、逆时针转动球。

7.单手将摊开的报纸捏成一团。

8.拧螺丝训练:用螺丝手功能训练器训练,用健手固定螺丝板,患手将螺母往螺丝板上拧。先顺时针将螺母拧上,再将螺母逆时针拧下来为一次训练。

9.串珠子训练:准备一根线,数个珠子。健手与患手配合,健手将线拿起,患手将珠子拿起,将佛珠串成一串。

10.打算盘训练:准备一个算盘,进行简单的运算比如一加二加三一直加到九,利用拇指食指以及中指的屈伸将算盘子向上向下拨动。

11.写字训练:准备一张纸一支笔,用健手将纸稍微固定,用患手将笔拿起在纸上写字。可以让患者抄写一段歌词来增加趣味性。

12.电脑打字训练:让患者坐到电脑前,准备一个小故事,让患者将其打到电脑上,或用打字软件进行相关训练。打字需要十个手指配合。

13.折纸、剪纸:准备一张白纸一把剪刀,让患者双手合作将白纸对折,再对折,然后将白纸沿着对折的线打开,再用患手拿起剪刀沿着折线将白纸剪开。也可以单纯折飞机、玫瑰花等;也可以进行复杂一点的剪纸活动。

14.系鞋带、解鞋带:准备一只鞋子,让患者练习,熟练后在自己穿的鞋子上进行操作。

15.练习筷子的使用,提高手指的灵活性。

16.杯中取物:从杯子中捡小物件锻炼,锻炼掌指关节屈曲和对指练习。

17.杯中夹物:利用筷子或镊子从杯子里夹取小物进行对指、夹捏和手的灵巧、协调。

18.扑克牌训练:准备一副扑克牌,然后要求患者双手将牌打乱,再整理好,然后进行发牌、持牌、摆牌、翻牌训练。

19.棋类训练:准备一副象棋,双手合作将棋纸摆好放在桌面上,然后将棋子从桌面上拿起来按顺序摆好到棋纸上,可顺便进行下棋等娱乐活动;也可单纯将棋子叠起放置。

20.打麻将训练:让患者用两只手将麻将打乱,然后再将麻将摆齐,用患手抓起麻将摆成一排,然后一张一张打出去。

21.弹钢琴训练:将双手手指放在键盘上,按照曲谱用手指弹奏。

22.日常生活中强调患手的使用。

(十)膝过伸的康复训练要点

1.运动治疗

(1)加强屈膝肌群功能:患者取俯卧位(若患者屈膝功能有进展,可采取健侧下肢单脚站立位),在患侧踝关节附近施加阻力(可以选择徒手,负重物或者弹力带等方式施加阻力),嘱咐患者屈膝,注意固定住患者骨盆以防止代偿。

(2)加强踝背屈功能:患者取仰卧位,在患者跗趾关节附近施加阻力(可以选择徒手,负重物或者弹力带等方式施加阻力),嘱咐患者踝背屈;或者患者取坐位,屈髋屈膝,在跖骨附近施加阻力,嘱咐患者踝背屈。

(3)加强患侧下肢负重:患者扶墙站立,在患者身前设置等身镜,健侧下肢前大约一步的位置设置四脚矮凳,嘱咐患者健侧下肢抬起踩踏至小凳上,引导患者将身体重心转移至患侧下肢,同时确保膝关节不过伸,随着患者患侧下肢负重控制能力加强,可以逐渐提高训练难度,把矮凳替换成软垫,再逐步替换成Bobath球,最后过渡到完全没有支撑物,患侧下肢独立单腿负重;或者在治疗用步梯上行侧方上下楼梯,患侧先上,健侧先下。

(4)后方迈步训练:嘱咐患者在划定好的范围内沿直线倒退步行,期间需要提醒并纠正可能出现的膝过伸情况,后期患者功能又进展后,可以增加难度,从平地的倒退步行过渡到楼梯的倒退步行。

2.物理因子

(1)电子生物反馈刺激:加强屈膝肌群的肌力,加强踝背屈肌群的肌力。

(2)调制中频电刺激:加强屈膝肌群的肌力,加强踝背屈肌群的肌力。

3.器械

(1)等速肌力训练仪:训练屈膝肌群,踝背屈肌群。

(2)平衡训练仪:加强本体感觉刺激,训练患者膝踝关节控制力。

4.支具与矫形器　足下垂严重导致的膝过伸患者,可以选择佩戴足下垂矫形器。

(十一)偏瘫患者髂腰肌的诱发训练

生物力学的研究表明,人步行向前的驱动力来自于两个肌群,一个为小腿三头肌,另一个为髂腰肌。而髂腰肌无力、共济失调以及认知功能障碍均为脑卒中患者不能独立步行的主要原因。事实上,偏瘫患者早期的训练要尽早诱发髂腰肌的力量,是步态训练的第一步。

1.直接给予早期软瘫患者以明确并有目的性的任务命令,使患者集中注意力进行患侧髋关节的开链主动辅助屈曲动作。

2.使患者仰卧位,健侧伸直,患侧屈曲并固定,让患者做上半身抬起弯向患侧的动作,以腹肌收缩带动髂腰肌的收缩,为髋关节的闭链运动。

3.仰卧位患者被动微屈患侧下肢,在辅助者对患侧腹肌和髂腰肌给予轻拍刺激的同时要求患者转身翻向健侧,带动髂腰肌的收缩。

4.减重状态下辅助骨盆和髂腰肌的共同运动,即在给予骨盆前倾辅助的时候被动活动患侧下肢屈曲向前,协同完成一个跨步动作。

5.由于髂腰肌大部分行走于盆腔内侧,所以普通电刺激效果并不理想。可以让有经验的针灸师用长电针刺人肌腹直接刺激髂腰肌的收缩。

(十二)踝背屈困难的康复要点

1.预防纠正足下垂

(1)早期充分的负重训练能有效预防比目鱼肌、腓肠肌肌张力过度升高。

(2)对于踝背屈无力的患者,早期步行训练佩戴防止足下垂的踝足矫形器能有效解决足下垂的问题,防止异常步态的出现。

(3)对于经济能力允许的患者,可佩戴便携式功能性电刺激治疗仪,可根据患者步行周期在适当的实际释放电刺激,诱发踝背屈。

2.诱发踝背屈　偏瘫患者踝背屈肌力低下通常与踝趾屈肌群肌张力高同时存在,治疗需要先抑制踝趾屈肌群的过度兴奋,再进行踝背屈活动的诱发。

(1)仰卧位训练:下肢屈曲、足平放在床上是最易诱发出踝背屈动作的体位。为避免患足过度用力造成踝趾屈肌群过度兴奋,可先用健足示范踝背屈的动作。治疗师需挤压患侧踝关节并牵拉跟腱,当被动背屈该关节无明显阻力时可开始诱发背屈动作。通常的方法有:快速叩击足背外侧、冰刺激足外侧缘、用冰块快速刺激足趾尖或在外侧两足趾间塞冰块、用瓶刷刷擦足趾尖和趾背、用瓶刷轻叩足背外侧。可根据患者反应选取刺激效果最好的方法。10次/组,每次治疗完成3组。治疗师应逐渐减少刺激量,增加患者主动运动成分,最终实现患者主动踝背屈。

(2)坐位训练:患者患侧髋屈曲90°,膝屈曲90°。治疗师一只手握住患者的足和足趾使其充分背屈,另一只手放在患者膝盖上。在辅助患者踝背屈的同时,在膝盖向下压以保证足跟着地。治疗师可将患者足跟在地上前后摩擦以增强患者的感觉。治疗师用一只手的虎口向下压患者的踝关节,另一只手握住患者的足趾于伸位,以维持充分的踝背屈。

当患者能在坐位主动踝背屈后,可在足背加沙袋做抗阻踝背屈练习,进一步提高患者踝背屈的肌力,以便在站立位能够完成踝背屈。

(3)站立位训练:可先站斜板,以放松跟腱。站立位,患足稍向前迈出,足跟着地,进行踝背屈训练,注意防止患者用躯干前屈的动作代偿。

(4)功能性电刺激:以功能性电刺激刺激胫前肌收缩,能有效诱发踝背屈。

(5)痉挛肌治疗仪:运动疗法前以痉挛机治疗仪抑制踝跖屈肌群过度兴奋,增强踝背屈肌群兴奋性,能改善运动疗法的效果。

(十三)误用后髋关节外旋的纠正

1.运动治疗

(1)患者取仰卧位,屈髋屈膝,刺激髋内收肌群,以手拍打刺激肌梭,刺激频率在4～5次/秒,同时嘱咐患者患肢膝关节向健侧膝关节靠拢。

(2)加强髋内收内旋功能:患者取仰卧位,屈髋屈膝,可以在患者双膝之间放置软垫,嘱咐患者用双膝夹持软垫,同时进行桥式运动,保持软垫不落下,随着患者功能的加强,软垫的厚度可以逐渐变薄,最后嘱咐患者夹持纸张行桥式运动。

(3)加强髋屈曲功能:患者取仰卧位,患侧下肢小腿置于Bobath球上,嘱咐患者屈髋屈膝,把Bobath球向头侧方向滚动;或者嘱咐患者保持膝关节伸直,行直腿抬高,可以设置目标供患者下肢触碰,控制屈髋的用力方向。

(4)迈步训练:向前迈步训练,患者取站立位,在患者站立位置前方设置目标物,嘱咐患者患侧下肢向前抬起迈出,要求一步踩到指定位置,随着患者功能提升,目标物可以逐渐设置在更加不稳定的平面上;侧方迈步训练,患者取站立位,嘱咐含着往侧方交替摆动下肢,行侧方步行。

(5)步行训练:在平衡杠内设置等间距横槛障碍,嘱咐患者跨过障碍前行,在平衡杠前设置全身镜,要求患者在迈步时注意姿势,提醒患侧下肢在摆动相中,膝关节方向始终保持与前进方向一致,提示摆动时充分屈髋屈膝。

2.物理因子

(1)电子生物反馈刺激:加强患侧下肢屈髋伸膝肌群肌力。

(2)调制中频电刺激:加强患侧下肢屈髋伸膝肌群肌力。

3.器械

(1)等速肌力训练仪:训练髋内收肌群,髋屈曲肌群,膝屈曲肌群。

(2)功率自行车:训练患侧下肢髋关节控制能力,嘱咐患者患侧下肢保持既不外展也不内收的姿势。

(十四)早期步行的问题及方法

偏瘫患者早期步行训练常见问题:

1.支撑相患侧下肢负重较差,早期治疗师可以借助腿扎或者长腿支具让患者在立位找到负重的感觉,同时治疗师要运用 Bobath 中拍打叩击技术帮助患者找到负重的力点(拍打股四头肌、臀大肌和臀中肌等),当患者找到负重的感觉后,慢慢减少腿扎或支具的支撑直至完全取掉,这时治疗师可以协助稳定患者骨盆,让患者重心前后左右转移;较高难度负重训练方法,让患者侧身靠墙站立(健侧靠墙并且健侧脚紧贴墙壁)强迫患者使用患侧腿负重,治疗师指导患者身体慢慢离开墙壁。或者治疗师协助固定患者患侧腿,让健侧腿前后迈步(此时要避免膝过伸),也可以让患者背靠墙壁做下蹲动作等。

2.支撑期下肢伸肌与屈肌过度同时收缩抑制了肢体的运动,使患肢成了不可动下肢,这种情况下不但抑制了平衡反应也阻碍患肢进入摆动相。当患者下肢在后方进入摆动期时,由于下肢伸肌模式影响难以完成迈步动作,为了防止骨盆代偿,应在控制骨盆稳定的前提下辅助膝关节出现屈曲分离运动,通常我们会要求患者俯卧位下完成屈膝动作(按照先离心收缩再静力收缩最后向心收缩的顺序进行诱导屈膝动作的产生),此时可以借助悬吊系统或者弹力训练带来减轻或加强训练阻力。当患者可以独立完成伸髋状态下膝关节屈曲分离运动后改为立位下练习髋关节伸展膝关节屈曲运动,这时我们可以要求患者倒后走或者侧方交叉迈步走等以加强分离动作的产生。

3.不可忽略的就是踝关节背屈问题,早期可以借助弹性绷带 8 字缠绕法或者借助 AFO 来缓解足下垂问题以避免划圈步态的产生,待患者踝关节能够主动背屈以后就立刻停止辅助器具的使用防止患者产生依赖。

为了能让患者尽早建立正常的步态意识,早期我们可以借助减重跑台帮助患者步态训练,开始可以给予患者较大支持并且在治疗师辅助下完成步态训练,每天 2 次每次 20 分钟,待患者步态改善后可以慢慢给予较少支持直至患者完全能够独立在跑台上行走。

为了改善步态,除了上面所说的必须使患者膝关节、踝关节获得良好的选择性运动,骨盆与肩胛带旋转训练也是必不可少的,骨盆与肩胛带的旋转是改善步态协调性的重要训练,肩胛带旋转可以促使上肢摆动,改善肩胛带后撤下沉。骨盆旋转可以抑制下肢痉挛和共同运动,躯干的旋转可以避免强化两侧的分离,促使双侧交互运动,使步态向正常化发展。

骨盆旋转训练时患者立位,治疗师双手置于患者骨盆两侧,在原地辅助骨盆旋转。当治疗师感觉阻力减少或消失后发出行走指令,双手辅助骨盆交替旋转。肩胛带旋转训练,步行训练前做双手交替摸对侧大腿的摆动动作,一般是要求患者做到20～30次为佳,步行时要求治疗师双手扶持患者双肩,行走中配合下肢运动进行摆动,如出现异常运动模式则停止步行,再一次练习原地旋转,直至步态接近正常。

(十五)偏瘫患者常用支具的选择及使用

对于偏瘫患者佩戴支具主要是预防和矫正关节挛缩和变形并一定程度上补偿其功能,主要可以分为以下几个方面:①稳定与支持:通过限制肢体或躯干的异常运动来保持关节的稳定性,恢复承重或运动能力。②固定与矫正:对已出现畸形的肢体或躯干,通过固定病变部位来矫正畸形或防止畸形加重。③保护与免负荷:通过固定病变的肢体或关节,限制其异常活动,保持肢体、关节的正常对线关系,对下肢承重关节可以减轻或免除长轴承重。④代偿与助动:通过某些装置如橡皮筋、弹簧等来提供动力或储能,代偿已经失去的肌肉功能,或对肌力较弱部分给予一定的助力来辅助肢体活动或使瘫痪的肢体产生运动。

偏瘫患者早期为了防止足下垂和髋外旋等系列问题我们会要求患者佩戴可调节式踝足矫形器(主要针对卧床患者),这种矫形器一般会配有衬垫防止压疮,保证患者可以长时间穿戴,在足跟的下方会配有金属长条(简称丁字鞋)防止髋关节外旋。

当患者初步具有站立和步行功能以后,一般我们会选择高温热塑板材的踝足矫形器,这种矫形器稳定性较好,并且轻便,可以穿入鞋内使用不影响美观,主要防止患者足下垂和足内外翻等,对于肌张力不是很高的患者,我们也可以采用弹性绷带8字缠绕法同样可以起到足托的作用。

当患者步行能力有所提高时,为了更加完善步态我们通常会选择踝关节可动式踝足矫形器,这种矫形器不会限制患者踝关节的背屈,但是同样可以防止患者足下垂以及内外翻,对步态的改善有较大的帮助。

1.深感觉障碍的训练:深感觉又称本体感觉,是指来自肌、腱、关节等的位置觉、运动觉和震动觉(例如,人在闭眼时能感知身体各部的位置、动作等)。此外,在本体感觉传导通路中,还传导皮肤的精细触觉(如两点辨别觉等)。

深感觉障碍患者通常表现为关节运动的控制能力下降;活动时身体姿势的调整和平衡能力下降以及关节不稳等,所以在步态训练过程中即使患者有足够的肌力及运功能力,通常也表现出步态不稳无法迈步或者有踩棉花感,患者往往会通过视觉来代偿大大降低了患者的步行能力,因此在偏瘫患者康复进程中,我们除了要强化肢体的运动功能同时也要强调本体感觉的恢复以及神经肌肉的控制能力。

对于深感觉障碍患者我们通常会让患者先在视觉反馈代偿下寻找肢体运动的感觉,然后慢慢减少视觉的依赖比如:①在平坦的地面上标示数条直线让患者踩线行走,开始时可以低头看着线条,然后再不看线条行走,交替进行训练。②在地面上放置矮凳或者塑料杯,让患者使用患侧脚踏上矮凳或塑料杯,这时要求患者不能把杯子踩倒或者踩碎。③在患者患侧脚下放置个足球,让患者踩着球划半圈。④在患者脚下放置圆棍,在不看脚下的同时让患者来回滚动木棍并且保证木棍不离开脚底。⑤在患者患侧脚前放置足球,要求患者把球向前方踢出等。。

2.除了借用这些简单的器具之外,我们还可以选择平衡仪、平衡板等对患者进行训练,在使用平衡仪时要求把平衡仪调成动态,按照从简单到困难的顺序帮助患者设置治疗处方,开始可以选择单轴方向的活动(前后、左右或者斜角运动等)待患者完成较好时可以让患者完成多轴方向的运动(比如划圈、曲线等)或者不定点显示让患者迅速把中心移动到所显示的点,要求在显示器视觉反馈提醒下让患者去感觉肢体位置的改变。对于平衡板的使用要求患者双脚站在平衡板两端,做前后或者左右摆动,开始时候治疗师可以同时站在平衡板上协助患者摆动,之后要求患者独自完成,摆动速度不宜太快要求患者去感受双脚前后或者左右位置的改变。

三、中医康复治疗

(一)中医辨证要点

中医学认为,脏腑功能失调,气血亏虚是发病的基础,劳倦内伤、忧思恼怒、饮食不节、用力过度或气候骤变等多为发病诱因。在此基础上痰浊、瘀血内生,或阳化风动,血随气逆,导致脑脉痹阻或血溢脑脉之外,脑髓神机受损而发为中风病。

基本病机为阴阳失调,气血逆乱,上犯于脑。若肝风夹痰,横窜经络,血脉瘀阻,气血不能濡养机体,则见中经络之证,表现为半身不遂,口眼㖞斜,不伴神志障碍;若风阳痰火蒙蔽神窍,气血逆乱,上冲于脑则见中脏腑重证,络损血溢,瘀阻脑络,而致猝然昏倒,不省人事。本病多属于本虚标实之证,肝肾阴虚,气血衰少为致病之本,风、火、痰、气、瘀为发病之标。

中风病的中医辨治原则,应注意急性期、恢复期和后遗症期的标本缓急,择不同治则治法方药。急性期标实症状突出,急则治其标,治疗当以祛邪主,中经络者常以平肝息风、化痰通腑、活血通络为法;中脏腑闭证当以通腑醒神、化痰开窍为法,脱证则宜救阴回阳固脱为法。恢复期和后遗症期多为虚实夹杂,邪实未清而正虚已现,当标本兼治、扶正祛邪,用育阴息风、益气活血等法。

偏瘫的临床常见证候、治法、代表方剂如下:

1.风痰瘀血,痹阻脉络 治宜活血化瘀,化痰通络。方选半夏白术天麻汤加减。

2.肝阳暴亢,风火上扰 治宜平肝泻火通络。方选天麻钩藤饮加减。

3.痰热腑实,风痰上扰 治宜化痰通腑。方选星蒌承气汤加减。

4.气虚血瘀 治宜益气活血,扶正祛邪。方选补阳还五汤加减。

5.阴虚风动 治宜滋养肝肾,潜阳息风。方选镇肝息风汤加减。

6.络脉空虚,风邪人中 治宜祛风通络,养血和营。方选大秦艽汤加减。

7.痰热内闭清窍 治宜清热化痰,醒神开窍。方选羚羊角汤配合安宫牛黄丸。

8.痰湿蒙塞心神 治宜温阳化痰,醒神开窍。方选涤痰汤配合苏合香丸。

9.元气败脱,神明散乱 治宜益气回阳固脱。方选参附汤、独参汤等加减。

(二)中医康复治疗思路

1.中药汤剂 中风偏瘫大多为本虚标实,虚实夹杂。气血失调为本,痰瘀互结为标。遵循中医"急则治其标,缓则治其本"的原则,对于急性发作,以治痰、息风为主,且活血化瘀宜早用。不论出血中风、缺血中风,发病后其基本病理为脑脉瘀滞不畅,活血化瘀可改善脑组织血管微循环,有利于功能恢复;偏瘫后期,多以"本虚"为主,兼以"标实",多见为气虚血瘀,治当以补阳还五汤加减治疗。兼肝肾阴虚者加滋肝肾、填精髓、强筋骨之品,兼阳虚者加温阳通经之品。兼有痰者,合半夏白术天麻汤加减;若久病不愈,加虫类药搜风通络。

2.注意区分软瘫还是硬瘫 一般来说,软瘫者多气虚、阳虚,治宜加大补气药量,并加附子、巴戟天、淫羊藿等;而硬瘫则多肝肾阴亏虚,引起内风,治疗以滋肝肾、舒筋骨、息风止痉之品。

3.针灸对于偏瘫有很好疗效 根据虚实给予选穴针刺。急性期中脏腑者常用醒神开窍法促醒,中经络及恢复期能促进肢体功能恢复,可获显效。

（三）中医康复治疗方案

1.辨证论治

（1）风痰瘀血,痹阻脉络

主症:以半身不遂,口舌㖞斜,舌强言謇或不语,偏身麻木,头晕目眩。舌质黯淡,舌苔薄白或白腻,脉弦滑为主症。

治则:息风涤痰,活血通络。

方药:半夏白术天麻汤加减。

法半夏12g,茯苓15g,白术12g,胆南星9g,天竺黄12g,天麻12g,香附12g,丹参15g,大黄6g(后下)。

临证参考:本证以标实为主,临证时应针对风、痰、瘀各证候要素的权重,可以调整处方药物或剂量。一般发病早期,风象突出者,可以加重平肝息风之力,如选用钩藤、石决明等。病情平稳后,以痰瘀阻络为主,重在活血化瘀,可选用鸡血藤、伸筋草、地龙等。若进入恢复期,渐显气虚之象时,注意及早使用甘平益气之品,如:太子参、茯苓、山药等,此方选用酒大黄是以涤除痰热积滞为目的,用量宜轻,不可过量,若确有腑气不通,可改用生大黄。风痰互结,瘀血阻滞,日久易从阳化热,故临床上用药不宜过于温燥,以免助热生火。

（2）肝阳暴亢,风火上扰

主症:半身不遂,偏身麻木,舌强言謇或不语,眩晕头痛,面红目赤,口苦咽干,心烦易怒,尿赤便干。舌红或红绛,舌苔薄黄,脉弦有力。

治则:平肝泻火通络。

方药:天麻钩藤饮加减。

天麻15g,钩藤15g,生石决明30g(先煎),川牛膝18g,黄芩12g,山栀12g,夏枯草12g,益母草15g,海藻15g,全蝎6g。

临证参考:此证见于中风急性期,往往病情迅速变化,需根据症候演变及时调整治疗方案,若症见神识恍惚、迷蒙者,为风火上扰清窍,由中经络向中脏腑转化,配合灌服牛黄清心丸或安宫牛黄丸以开窍醒神;若风火之邪挟血上逆,加用凉血降逆之品以引血下行。如出现大便秘结,腑气不通,应及时通腑泄热。如喉中有痰,舌苔黄腻,可加用胆南星、天竺黄、瓜蒌等清热化痰之品。如出现呕血,可加用凉血降逆之品。

（3）痰热腑实,风痰上扰

主症:半身不遂,口舌㖞斜,言语謇涩或不语,偏身麻木,便干便秘,头晕目眩,咳痰或痰多。舌质黯红,苔黄或黄腻,脉弦滑或偏瘫侧脉弦滑而大。

治则:清热涤痰,通腑泄热。

方药:星蒌承气汤加减。

大黄10～15g(后下),芒硝10g(分冲),全瓜蒌15～30g,胆南星6～10g。

临证参考:中风病急性期常因中焦气机不利,痰热壅滞,腑实不通而见痰热腑实之证。及时运用化痰通腑法治疗,一可通畅腑气,去痰通络,敷布气血,促进上身不遂等症的恢复;二可清除肠胃痰热积滞,使浊邪不得上扰神明;三可急下存阴,以防阴劫于内,阳脱于外。正确运用化痰通腑法,掌握通下的时机,是治疗痰热腑实的关键。如热象明显者,加山栀子、黄芩清热泄火;加强清热之力;年老体弱津亏者,加生地黄、麦门冬、玄参以增液行舟。

（4）气虚血瘀

主症:半身不遂,口舌㖞斜,言语謇涩或不语,偏身麻木,面色㿠白,气短乏力,口角流涎,自汗出,心悸便溏,手足肿胀。舌质黯淡,舌苔薄白或白腻,脉沉细、细缓或弦细。

治则:益气活血,扶正祛邪。

方药:补阳还五汤加减。

黄芪 30～120g,当归 12g,赤芍 15g,川芎 15g,桃仁 12g,红花 9g,地龙 12g。

临证参考:本证多见于中风恢复期,如气虚明显者,可加党参、太子参以益气通络;如肢体麻木者,可加木瓜、伸筋草、防己以舒筋活络;上肢偏废者,可加桂枝以通络;下肢瘫软乏力者,加续断、桑寄生、杜仲、牛膝以强壮筋骨;若急性期气虚伴血瘀,有主张不宜过早重用黄芪者,以免助热生火,加重病情。如中风后逐渐出现健忘、神情呆滞者,可加石菖蒲、郁金、远志等化痰开窍。

(5)阴虚风动

主症:半身不遂,口舌㖞斜,舌强言謇或不语,偏身麻木,失眠,手足心热。舌质红绛或黯红,少苔或无苔,脉细弦或细弦数。

治则:滋养肝肾,潜阳息风。

方药:镇肝息风汤加减。

川牛膝 30g,代赭石 30g(先煎),龙骨 30g(先煎),牡蛎 30g(先煎),龟甲 20g(先煎),白芍 15g,玄参 15g,天门冬 12g,川楝子 10g,茵陈 20g,麦芽 15g,钩藤 15g,菊花 10g。

临证参考:本证多见于中风恢复期患者,常与素体阴虚有关,在救治中风急症时应注意顾护阴津,祛邪而不伤正。对于阴虚阳亢明显者,也可以选用镇肝息风汤加减。为防滋阴碍胃,可加健脾益胃之品。若心烦失眠者,可加栀子以清心除烦,加珍珠母以镇心安神;头痛重者,可加夏枯草以清肝息风,加川芎、白芷、全虫等以祛风活血止痛。

(6)络脉空虚,风邪人中

主症:手足麻木,肌肤不仁,或突然口眼㖞斜,语言不利,口角流涎,甚则半身不遂。舌苔薄白,脉浮弦或弦细。

治则:祛风通络,养血和营。

方药:大秦艽汤。

秦艽 12g,当归 12g,细辛 3g,羌活 6g,防风 6g,白芷 6g,川芎 9g,白芍 12g,独活 9g,生地黄 12g,甘草 6g。

临证参考:本证以急性期多见,如有风热表证者,可去羌活、防风、当归等药,加桑叶、薄荷、菊花以疏风清热;若仅见口眼㖞斜而无半身不遂等症者,可用牵正散加荆芥、防风、白芷以散风祛邪;兼表热者加金银花、连翘、薄荷以疏散风热;必要时加红花以活血化瘀。

(7)痰热内闭清窍

主症:起病骤急,神昏或昏愦,半身不遂,鼻鼾痰鸣,肢体强痉拘急,项背身热,躁扰不宁,甚则手足厥冷,频繁抽搐,偶见呕血。舌质红绛,舌苔黄腻或干腻,脉弦滑数。

治则:清热化痰,醒神开窍。

方药:羚羊角汤加减。

羚羊角骨 30g(先煎),珍珠母 30g(先煎),竹茹 15g,天竺黄 15g,石菖蒲 10g,远志 5g,夏枯草 15g,牡丹皮 15g,配合灌服或鼻饲安宫牛黄丸。

临证参考:本证多见于中风重症患者,其症候演变迅速,治疗当以祛邪为先,重在清热化痰、醒神开窍,并注意通畅腑气,升清降浊。患者神昏而口噤不开、吞咽困难者,应选用静脉注射液治疗,同时可鼻饲中药,或灌肠给药等。如痰多者,可加竹沥、胆南星以清热涤痰;热甚者,可加黄芩、栀子加强清热;神昏重,加郁金以醒神开窍。

(8)痰湿蒙塞心神

主症:素体阳虚,湿痰内蕴,发病神昏,半身不遂,肢体松懈,瘫软不温,甚则四肢厥冷,面白唇黯,痰涎壅盛。舌质黯淡,舌苔白腻,脉沉滑或沉缓。

治则:温阳化痰,醒神开窍。

代表方剂:涤痰汤加减。

法半夏15g,陈皮10g,茯苓15g,胆南星15g,竹茹15g,石菖蒲10g,郁金15g,远志5g,配合灌服或鼻饲苏合香丸。

临证参考:本证属阴闭证,多与患者素体心脾气虚、痰湿内蕴有关,治疗应针对痰湿之症候要素,选择燥湿化痰之品;邪入腑脏,窍闭神昏,当以配开窍醒神之品。因药性多辛温、苦温,应注意避免温燥太过,耗伤津液,需根据症候的演变随时易法更方,如出现化热征象,当佐以清热之剂。

(9)元气败脱,神明散乱

主症:突然神昏或昏愦,肢体瘫软,手撒肢冷汗多,重则周身湿冷,二便失禁。舌痿,舌质紫黯,苔白腻,脉沉缓、沉微。

治则:益气回阳固脱。

方药:参附汤、独参汤等加减。

人参5~10g(另炖,兑服),制附子10~15g(久煎)。

临证参考:本证属于中风危候,多因邪热亢盛,正气大伤,脑髓受损,神匿不用,元气衰败,腑脏功能衰竭所致,此时,应采取综合救治措施。汗出不止者,应加山茱萸、黄芪、煅龙骨、煅牡蛎以敛汗固脱。

2.中成药治疗

(1)静脉给药

1)清开灵注射液:40~60ml加入5%~10%葡萄糖500ml静脉滴注,每日1~2次。适用于肝阳暴亢,痰热腑实证。

2)醒脑静注射液:10~20ml加入5%葡萄糖250~500ml静脉滴注,每日1~2次。适用于肝阳暴亢,痰热腑实证;或中脏腑实证。

3)血塞通注射液:200~400mg加入25%~50%葡萄糖40~60ml静脉注射或加入5%~10%葡萄糖250~500ml静脉滴注,每日1次。适用于各种证型。

4)丹参注射液或复方丹参注射液:20~40ml加入5%~10%葡萄糖250ml中静脉滴注,每日1~2次。适用于各种证型。

5)盐酸川芎嗪注射液:80~120mg加入5%~10%葡萄糖250~500ml中静脉滴注,每日1次。适用于瘀血阻络证。

6)疏血通注射液:4~6ml加入5%~lo%葡萄糖250~500ml静脉滴注,每日1~2次。适用于各种证型。

7)参麦注射液:20ml加入50%葡萄糖40ml中静脉注射,或40~60ml加入10%葡萄糖250ml静脉滴注,每日2次。适用于中风之脱证,或由闭而脱,气阴俱伤的危急证。

8)参附注射液:5~20ml加入50%葡萄糖40ml静脉注射,或20~100ml加入5%~10%葡萄糖500ml静脉滴注,每日1~2次。适于用脱证或由闭而脱,阳气暴脱之危急证。

9)灯盏花素注射液:8~16ml,或灯盏细辛注射液,20~40ml,加入5%葡萄糖250~500ml静滴,用于各期各型中风。

(2)口服制剂:急性期随证选用安宫牛黄丸、苏合香丸、紫雪丹、新雪丹、至宝丹。

1）脑栓通胶囊，每次 3 粒，每日 3 次。适用于各种证型。

2）复方丹蛭片，每次 5 片，每日 3 次。用于气虚血瘀或痰瘀阻络之偏瘫。

3）步长脑心通胶囊，每次 3 片，每日 3 次。用于气虚血瘀之偏瘫。

4）华佗再造丸，每次 8g，每天 2 次。用于气虚血瘀或痰瘀阻络之中风偏瘫、失语、口眼㖞斜、肢体拘挛麻木。

5）中风回春丸，每次 3 片，每天 3 次。用于气虚血瘀或痰瘀阻络之中风偏瘫，口㖞，失语。

6）大活络丸，每次 1 丸，每天 2 次。用于气虚血瘀或痰瘀阻络之中风后遗症、偏瘫、麻木、肢体拘挛。

以上所列药物，原则上每一种类选用 1 种，根据病情虚实程度，选择一类或两类合用。

3.针刺治疗

（1）常规针刺治疗

1）中经络

治则：疏通经络，行气活血，以针刺为主，平补平泻。

处方：内关，极泉，尺泽，委中，三阴交，足三里。

方义：心主血脉，内关为心包经络穴，可调理心气，促进气血的运行；三阴交为足三阴经交会穴，可滋补肝肾；极泉，尺泽，委中，足三里疏通肢体经络。

加减：肝阳暴亢加太冲、太溪镇肝潜阳；风痰阻络加丰隆、合谷化痰息风；痰热腑实加曲池、内庭、丰隆清热豁痰；气虚血瘀加气海、血海益气活血；阴虚风动加太溪、风池滋阴潜阳；口角㖞斜加地仓、颊车；上肢不遂加肩髃、曲池、手三里、合谷；下肢不遂加环跳、阳陵泉、阴陵泉、风市；足内翻加绝骨、纠内翻、丘墟透照海；足外翻加中封、太溪、纠外翻；足下垂加解溪、胫上；便秘加丰隆、支沟；尿失禁、尿潴留加中极、曲骨、关元。

操作：内关用捻转泻法，持续运针 1～3 分钟；三阴交、足三里用提插补法；刺极泉时，在原穴位置下 2 寸心经取穴，避开腋毛，直刺进针，用提插泻法，以患者上肢有麻胀和抽动感为度；尺泽、委中直刺，提插泻法，使肢体有抽动感。

2）中脏腑

治则：醒脑开窍，闭证兼开窍启闭，只针不灸，泻法；脱证兼回阳固脱，重用灸法，补法。

处方：以督脉腧穴为主，水沟、素髎、百会、内关。

方义：脑为原神之府，督脉入络脑，素髎、水沟为督脉穴，可醒脑开窍，调神导气；百会位于头顶，属督脉，内络于脑，醒脑开窍作用明显；心主血脉，内关为心包经络穴，可调理心气，促进气血的运行。

加减：闭证加十宣、合谷、太冲开窍启闭；脱证加关元、气海、神阙回阳固脱；呼吸衰竭加气舍益宗气而调呼吸。

操作：内关用捻转泻法，持续运针 1～3 分钟；素髎、水沟用雀啄法，以患者面部表情初夏发应为度；太冲、合谷用泻法，强刺激；关元、气海用大艾柱灸法，神阙用隔盐灸法，直至四肢转温为止。

（2）头针：头针治疗脑卒中具有较好的疗效，头针的取穴方法较多，常用的有头皮针标准线取穴法、头穴分区取穴法、头穴透刺取穴法、头穴丛刺取穴法，可根据临床症状选择相应的治疗区进行治疗。选择对侧运动区，感觉区，足运感区，进针后捻转 3 分钟。偏侧运动障碍，取对侧运动区；下肢瘫，取对侧运动区上 1/5，对侧足运区；下肢瘫，取对侧运动区是 2/5；头面部瘫痪，流涎，舌㖞斜，运动性失语，取对侧运动区下 2/5；偏身感觉障碍，取对侧感觉区；下肢感觉障碍，取对侧感觉区上 1/5，对侧足感区；上肢感觉障碍，取对侧感觉区中 2/5；头面部感觉障碍，取对侧感觉区下 2/5；失语，选瘫痪对侧运动区下 2/5；精神障碍，强哭强笑，刺正中线两侧胸腔以上，横刺；肢体水肿，取对侧血管舒缩区。

（3）体针：①弛缓性瘫痪，治疗应尽快提高肌张力，促进肌力恢复，使患者及早摆脱弛缓状态。针刺时上肢以手阳明经穴为主，下肢以足阳明经穴为主，小腿部以足太阳、足少阳经穴为主。肩髃、曲池、手三里、外关、合谷、环跳、阳陵泉、足三里、解溪、昆仑。得气后连接脉冲针灸治疗仪，采用疏波，每次治疗30分钟，每日1次。②痉挛性偏瘫针刺以"拮抗肌取穴"为基本原则。选穴：上肢取肩髃、肩中（位于肩臂三角肌之中央，当后臂肱骨之外侧，去肩骨缝2.5寸）、手三里、外关、合谷；下肢取三皇穴（相当于脾经的阴陵泉、漏谷、三阴交）。③改善期：可按照"治痿独取阳明"理论选穴、针刺。选穴：上肢：肩髃透极泉（下1寸）、臂臑、曲池、外关、手三里、阳溪、合谷等。下肢：风市、伏兔、足三里、丰隆、解溪、阳陵泉、悬钟、申脉、三阴交、太冲。

（4）醒脑开窍针法

主穴：内关（手厥阴心包经）、人中（督脉）、三阴交（足太阴脾经）。

辅穴：极泉（手少阴心经）、委中（足太阳膀胱经）、尺泽（手太阴肺经）。

配穴：吞咽障碍加风池、翳风、完骨；手指握固加合谷；语言不利加上廉泉，金津、玉液放血；足内翻加丘墟透照海。

（5）电针：在患侧上下肢体各选2个穴位，针刺得气后接通电针仪，用疏密波中弱度刺激，以肌肉微颤为度。

（6）眼针疗法：治中风偏瘫取上、下焦区穴，可使患侧肢体逐渐恢复自主运动。

（7）刺血疗法：适用于瘀血较重或肝阳上亢或有疼痛者。刺太阳、曲泽、解溪出血；以上诸穴每个穴位出血量5～15ml，多者可达30ml。

（8）耳针：多选肾上腺、心、肝、脑干、皮质下、神门等部位。虚证多埋针，实证则强刺激。

（9）腹针：①处方：引气归元、滑肉门（患侧）、上风湿点、外陵（患侧）、下风湿点（患侧）、商曲（健侧）。②辨证加减：头痛、头晕加阴都（患侧）、商曲（双）；语言不利加中脘上；面神经麻痹加阴都（患侧）、商曲（健）；肩痛加商曲（健）、滑肉门三角（患侧）；手功能障碍加上风湿上点（患侧）、上风湿外点（患侧）；下肢无力加大巨（患侧）、气旁（健侧）；足内翻加上风湿内点（患删）、气旁（健侧）；踝关节不利加下风湿下点（患侧）、大巨（患侧）。

4.推拿按摩治疗

（1）弛缓性偏瘫：①从远端至近端进行推拿，尤其要注意对患侧手、肩及下肢的推拿，这有利于改善血液循环，消除肿胀，缓解疼痛，预防压疮和静脉炎。②叩击法或拍法：作用于患侧，叩击或拍打时手掌应尽量放柔软，慢拍快提，顺序从下到上，频率约100次/分，以皮肤发热潮红为度。若伴有患侧上肢肿胀，可选用滚法治疗，顺序从下到上。

注意：各关节特别是肩关节、腕关节不宜使用拔伸法、扳法、抖法，以免造成韧带、肌肉损伤，甚至引起关节脱位。

（2）痉挛期偏瘫：不同的肌群部位采用不同的手法，可以调节患肢肌肉和神经功能，诱发正常运动模式的建立，有利于促进主动运动和分离运动的完成，提高整体功能的恢复。

1）弹拨法：①上肢：弹拨肱二头肌、肱桡肌、肱骨内上髁的肌腱附着处，以酸胀为度，每处1～2分钟，可以缓解优势侧的肌痉挛。②下肢：弹拨内收肌、股四头肌、小腿三头肌肌腱附着处，拇指深按肌腱，酸胀为度，每处1～2分钟，可以缓解优势侧的肌痉挛。

2）擦法：①上肢：用快速掌擦法擦上肢的后侧（相当于肱三头肌和前臂伸肌肌群），每处1～2分钟，频率为120次/分左右，局部发热为度。②下肢：用快速掌擦法擦大腿的后侧和外侧（相当于腘绳肌和阔筋膜张肌）、小腿前面（小腿前肌群），每处1～2分钟，频率为120次/分左右，局部发热为度。

3)运动关节法:①上肢:缓慢伸肘、伸腕和伸指关节后屈肘、屈腕和屈指关节,1~2分钟。②下肢:缓慢屈髋、屈膝和背屈踝关节后伸髋、伸膝和跖屈踝关节,1~2分钟。

(3)改善期:采用运动关节类手法及按揉法、拿法、搓法等以防止关节挛缩、解除功能锻炼或针灸后的肌疲劳、增强本体感觉的刺激,促进运动模式的改变。

5.刮痧疗法　对中经络的患者,可取平脊穴、膀胱经及四肢诸阳经所过之外进行刮痧治疗,以疏畅气血,对血压偏高者可加取桥弓穴及足底(以涌泉为主)。

6.点舌疗法　主要用于中风昏迷患者的救治。将紫雪丹、至宝丹或安宫牛黄丸,苏合香丸等药物用水化后,用消毒棉签蘸药液不停地点舌,以达到药物从舌下吸收的目的。

7.药枕疗法　如清脑枕(由冬桑叶、冰片等组成,适用于肝阳暴亢、风火上扰型,痰热腑实、风痰上扰型,阴虚风动型,风火扰清窍型)、石膏枕(生石膏适量,打碎后装入枕芯,令患者枕之,用于脑出血急性期)、菊丹芎芷枕(菊花、牡丹皮、川芎、白芷共研末,装入枕芯,令患者枕之,用于脑梗死患者急性期热象明显)等。

8.敷贴疗法　包括穴位敷贴疗法、脐疗法等,可用辨证选方药或单验方敷贴。

9.药氧疗法　用辨证方制成药液,用医用纯氧在雾化器中充分混合后,以一定的流速将药液随氧气雾化吸入,治疗中风闭证或吞咽困难者。

(四)临床经验分享及注意事项

1.益气法对中风患者的运动功能的影响　在中风病康复过程中应重视对气虚证的干预治疗可提高患者运动功能的恢复。我们经数年的临床观察,缺血中风患者属中医气虚血瘀证患者,在康复训练的同时,给予口服补阳还五汤加减治疗,对气虚血瘀证患者的运动功能及 ADL 有积极的作用。

2.偏瘫肢体的迟缓与痉挛的中医辨证体会　中风的肢体偏瘫可分为早期的迟缓性瘫痪(软瘫)及恢复期或后遗症期的痉挛性瘫痪(硬瘫)。针对此两种情况,我们总结了全国名老中医沈宝藩教授的经验,认为软瘫期延长的病机主要是以气阳不足,不能振奋,治疗当以辨证基础上加重补气及补阳之品,可配合电针针刺治疗,往往加快软瘫肢体肌张力恢复速度,取得良好效果。对于痉挛较重者,应为气血不足、肝肾阴亏、内风较甚,当在辨证基础上加用息风止痉、养血柔筋、滋补肝肾之品,同时配合中药舒筋活络之品局部或半身熏蒸,可取得较好疗效。同时无论是软瘫或是痉挛,均可在辨证基础上应用虫类药如地龙、全蝎、蜈蚣、水蛭、土元、乌梢蛇等,以加强搜风、止痉、通络之力,但用量宜轻并勿久用,以免耗气伤胃,必要时可与和胃之品合用。

3.中风后肩手痛的辨证治疗体会　肩痛是中风患者常见的并发症,由于疼痛使患侧肩关节活动受限,各种康复手法较难实施,严重影响患侧上肢的功能恢复。我们的经验认为,在辨证方面,当以气虚痰瘀痹阻为主要病机,我们应用沈老师的补虚除痹方治疗中风后肩痛,取得了良好的疗效。方药组成:黄芪 15g,桂枝 10g,白芍 10g,熟地 10g,当归 13g,秦艽 10g,威灵仙 10g,防风 10g,桑枝 13g,川断 10g,海桐皮 15g。功效:补气血,养肝肾,通经络。加减:气虚甚者加党参 13g,白术 10g;肝肾虚甚者加杜仲 10g,桑寄生 10g;患手红肿热痛者加络石藤 20g,忍冬藤 20g,毛冬青 20g;若患肢肿胀发凉者加制川乌 5g(先煎),细辛 3g、片姜黄 10g,并加重桂枝用量至 15g;关节挛缩者加川木瓜 15g、白芍 15g、甘草 10g 及全蝎、蜈蚣、土元等虫类药。同时,根据中风后肩痛有软瘫期及硬瘫期之分,中医辨证方面也相应不同,治疗方法也有差异。如,软瘫期患肢局部肿胀发凉,软弱无力明显,以气虚阳虚为主,当以补气血、温经脉、化痰瘀、散寒止痛为法;而硬瘫期患肢拘急挛缩,以气阴两虚,肝肾亏虚为主,当以益气阴、滋肝肾、化痰瘀、通络止痛为法。我科使用腹针及腕踝针治疗中风后肩痛,也取得了良好的疗效。腹针取穴为中脘、健侧商曲、患侧滑肉门三角。腕踝针取穴以患肢上 1、2、3 区为主。

4.中药沐足疗法治疗中风后下肢远端肿胀及运动后疲劳　中风患者肢体偏瘫后,尤其是肢体软瘫期,肢体肌肉对静脉、淋巴循环的挤压作用消失,导致静脉、淋巴循环不畅,极易导致患侧下肢肿胀的发生,特别是康复训练后较为明显,患者自觉胀麻不适,影响夜间休息。我们根据辨证,制订了不同的沐足中药方,对有足部肿胀的患者,用舒筋活络洗剂,在睡前行双足 40℃温水中药沐足,临床研究表明可改善患者下肢的肿胀情况,有利于患者的肢体功能恢复。对运动后疲劳及肌肉酸痛的患者,给予益气活血,补肝肾,强筋骨,通络止痛之品,于睡前水煎后待温度降至 40℃时,浸泡双足,可解除疲劳及肌肉酸痛,并有助睡眠之功。

5.温箱灸疗法治疗尿失禁及尿潴留　中风后可导致尿失禁及尿潴留,影响患者的生活质量。我科采用艾条热敏灸疗法和温箱灸疗法,将艾条放置在患者气海、关元等穴位上艾灸,30 分钟/次,2 次/天,经临床观察,95%患者的尿潴留症状可得到改善。

6.住院患者突发偏瘫或偏瘫肢肢体肌力下降,应注意查明病因,必要时注意查 MR 以明确是否有再发脑梗或出血。

（钱　前）

第十四节　运动神经元病的康复

一、概述

运动神经元病是一组病因未明,选择性侵犯脊髓前角细胞、脑干运动神经元和(或)锥体束的慢性进行性变性疾病。临床以上和(或)下运动神经元损害引起的瘫痪为主要表现。本病为持续性进展性疾病。目前尚没有有效的治疗能阻止或延缓临床及病理进程,康复治疗可在一定程度上减轻患者的痛苦,并最大程度地提高患者的生活质量和独立能力。

（一）流行病学

1.全球运动神经元病患病率为(4～6)110 万人口。

2.运动神经元病发病年龄可从 10～80 岁不等,但多数在中年以后发病,平均年龄是 40～50 岁。

3.男性发病率高于女性,比例为(1.5～2)∶1。随着发病年龄增加,这一比例逐渐下降,70 岁发病者男女比例为 1∶1。

4.运动神经元病患者通常死于肺部感染、呼吸衰竭,少数死于摔伤。大约 50%的患者起病后 3～4 年内死亡,从发病到死亡(或依赖呼吸机生存)的平均存活时间是 2～4 年,5 年存活率为 19%～39%,10 年存活率为 8%～22%,少数患者起病后可存活长达 20 年。年长者和以球麻痹、呼吸肌无力起病者寿命明显缩短,而年轻患者和病变只累及上运动神经元或下运动神经元者预后较好。

（二）诊断要点

1.发病缓慢隐袭,逐渐进展加重,具有双侧基本对称的上或下、或上下运动神经元混合损害症状,而无客观感觉障碍等临床特征。

2.脑脊液、血清酶学检查(磷酸肌酸激酶、乳酸脱氢酶等)、脑电图、CT、诱发电位(SEP、BAEP)多为正常。肌电图可见纤颤、正尖和束颤等自发电位,运动单位电位的时限宽、波幅高、可见巨大电位,重收缩时运动单位电位的募集明显减少。运动神经传导速度可正常或减慢,感觉神经传导速度正常。MRI 可显示脊髓萎缩。

3.除外其他疾病。

（三）临床分型

详见表 5-42。

表 5-42   运动神经元病的临床分型

类型	遗传方式
上、下运动神经元均被累及的疾病	
肌萎缩性侧索硬化症	
散发性	
家族性	
成年发病	常染色体显性
少年发病	常染色体隐性
单纯影响下运动神经元的疾病	
进行性脊肌萎缩症	
1 型：急性婴儿型，Werdinig-Hoffmann 病	常染色体隐性
2 型：中间型	常染色体隐性
3 型：轻型，慢性型，Kugelberg-Welander 病	常染色体隐性
单肢、局灶性或节段性脊肌萎缩症	
脊髓灰质炎后综合征	
进行性延髓麻痹	
单纯影响上运动神经元的疾病	
原发性侧索硬化症	
遗传性强直性截瘫	常染色体隐性
山黧豆中毒	
木薯中毒	

二、康复评定

应根据患者的临床分型和具体临床表现对已出现的功能障碍进行评定。

1.累及下运动神经元者，应进行肌力评定。

2.累及上运动神经元者，应进行肌张力评定。

3.关节活动范围评定。

4.步态及平衡能力评定。

5.构音及吞咽障碍评定。

6.疼痛评定。

7.呼吸功能评定。

8.二便功能评定。

9.日常生活活动能力评定。

三、康复治疗

（一）控制病情

目前尚无治疗运动神经元病的特效治疗方法。一般以对症支持治疗为主。

利鲁唑，可延长肌萎缩性侧索硬化症患者存活期，推迟使用机械通气时间，但不能改善患者的运动功能。推荐最初使用剂量是 50mg，每日 2 次。常见不良反应有恶心、无力、肝脏谷丙转氨酶增高。建议用药后前 3 个月每个月复查肝功能，以后每 3 个月复查 1 次。

（二）康复措施

1.康复宣教　患者及其家庭应该认识到：症状将会随时间逐渐进展，目前没有方法治愈该病，没有治疗方法使已经出现的症状得到恢复。同时还要让患者和其家庭了解以下的"正面"信息：①强调还有许多神经功能仍然保留，包括视力、听力、智力、感觉以及膀胱直肠功能等。②病情进展速度变化较大，部分患者疾病进展缓慢，可存活若干年。③一些治疗、辅助器具和矫形器等可有助于缓解某些症状。④许多研究正在探索运动神经元病的发病机制，已发现某些治疗可延缓疾病进程等。

2.物理治疗　疾病早期患者仍能行走，生活可自理，治疗主要是维持功能独立性和生活自理能力，预防并发症如跌倒、痉挛、疼痛等，维持肌肉力量。肌力训练和耐力训练要注意训练强度，以肌肉不疲劳为原则，训练过量会导致肌肉疲劳，加重肌肉无力和肌纤维变性。推荐进行等长肌力训练，训练的运动量以不影响每日的日常生活能力为标准。治疗师可指导患者和其家庭护理人员进行关节主动或被动活动及安全有效的移动，关节活动度训练可在家中作为常规治疗每天进行。

疾病后期主要是指导患者转移，床和轮椅上体位摆放，抬高瘫痪肢体减少远端肢体水肿。

3.支具及辅助用具的使用　肌肉无力可改变关节的生物力学，易发生扭伤和肌腱炎，可应用各种支具改善功能。

(1)肩带肌肉无力可使用肩部吊带减少对局部韧带、神经和血管的牵拉。

(2)远端肢体无力影响手功能者，使用腕部支具使腕背伸 30。～350 可提高抓握功能。

(3)万能袖带能帮助不能抓握的患者完成打字或自己进食等任务。

(4)颈部及脊柱伸肌无力常导致头部下垂和躯干屈曲，需佩戴颈托或头部支持器。

(5)下肢无力常发生跌倒，上肢同时无力跌倒时更为危险，可佩戴下肢支具减少跌倒发生。

(6)疾病逐渐进展，可使用步行拐杖、手拐、步行器，最终需使用轮椅。即使患者仍能行走，亦推荐间断使用轮椅以减少能量消耗。设计良好的轮椅有助于预防痉挛和皮肤破损，增强患者的独立生活能力和社会参与能力。电动轮椅可帮助部分患者在没有护理情况下独立生活，甚至有些患者可以参加工作。

4.构音训练　大多数运动神经元病患者有构音障碍，言语交流困难。早期主要是软腭无力、闭唇不能、舌运动困难。疾病后期出现声带麻痹和呼吸困难。可训练患者减慢讲话速度，增加停顿，仅说关键词，提高讲话清晰度，通过讲话提高呼吸功能。进行舌肌、唇肌和膈肌肌力训练，但应注意训练强度，避免过度疲劳加重肌肉无力。上颚抬举训练有助于减少鼻音。严重者可借助纸、笔或简单的写字板、高科技的计算机等装置进行交流。

5.吞咽训练　吞咽障碍是运动神经元病患者常见症状，可发生于口腔预备期、口腔期、口咽期和食道期。

对于常见的流涎症状，治疗除训练患者唇闭合和吞咽能力外，可使用抗胆碱能药物控制唾液分泌。常用药物有阿密曲替林、阿托品、东莨菪碱等，也可服用苯海索。如唾液较多可使用便携式吸引器吸出口腔内积存的唾液。如上述方法均无效,可考虑阶段性小剂量腮腺照射疗法。

6.营养不良的防治　几乎所有的患者都有水和营养摄入不足的问题。常见原因有:吞咽障碍、严重呼吸肌无力和肺功能下降以及抑郁等心理因素等。干预措施如下:

(1)定期记录患者的热量供给、体重情况。

(2)严重者可选择鼻饲或间歇口腔食道管进食法或经皮内镜胃造瘘术(PEG)。PEG 可避免使用鼻饲管易发生的食物反流引起的误吸,减少肺部感染,放置后多数患者反应良好。据报道放置 PEG 者存活时间显著延长。

7.呼吸功能训练　多数运动神经元病患者由于呼吸肌无力,易合并肺炎,最终死于呼吸衰竭。患者反复严重呼吸困难,出现焦虑和恐惧症状可予小剂量劳拉西泮(0.5~1mg)改善症状。

当呼吸道分泌物较多,排出不畅,气体交换量不足,用力肺活量(FVC)降至正常值的 50% 以下,或FVC 下降迅速,出现呼吸困难时,应及时进行人工辅助呼吸以延长生命。无创间歇正压通气是常用的辅助通气方法,通气装置方便携带,价格相对便宜。NIPPV 能减少呼吸肌负担,改善气体交换,减轻晨起头痛症状,提高训练耐力,延缓肺功能下降,提高生活质量,延长患者存活时间。

8.控制疼痛　运动神经元病早期通常无疼痛症状,而疾病晚期常出现疼痛。有研究报道 45%~64% 的运动神经元病患者有疼痛症状。疼痛可能与关节僵硬、肌肉痛性痉挛、皮肤压疮、严重痉挛及便秘等有关。疾病晚期患者交流困难,很难寻找疼痛原因。物理治疗和非甾体抗炎药可控制关节僵硬导致的疼痛。护理上应注意无论白天或夜间都要使患者处于舒服的体位。如为痛性痉挛或便秘等原因可选择相应药物对症治疗。

9.缓解痉挛　上运动神经元受累可出现痉挛,肌肉松弛药物可治疗痉挛。常用药物有巴氯芬、苯二氮卓类药物如地西泮等。

对于痛性痉挛,如上述药物效果不明显,可应用苯妥英钠或硫酸奎宁治疗。硫酸奎宁剂量为 200~400mg/d。

10.便秘的防治　便秘是困扰运动神经元病患者的常见症状。可能与腹肌无力、盆底肌肉痉挛、卧床、脱水、饮食结构改变纤维食物减少和使用抗胆碱能药等有关。严重便秘和腹胀可加重呼吸功能恶化。应指导患者增加液体和纤维食物摄入,调整药物。适当使用缓泻剂如番泻叶、甲基纤维素和乳果糖等,必要时可使用开塞露协助排便。

11.情感心理问题的干预　几乎所有运动神经元病患者得知诊断后会出现焦虑和抑郁等反应。因此有必要对患者提供帮助和建议,部分患者需服用抗抑郁药物。

病变累及双侧皮质脊髓束,患者可出现情绪不稳定、强哭和强笑等情感异常。可应用阿密替林或丙咪嗪等抗抑郁药物治疗。

12.终末治疗　如没有人工辅助通气,大多数患者将死于呼吸衰竭。疾病晚期药物治疗的唯一目的是减轻患者的痛苦。吗啡可减轻患者的不适感和呼吸困难等症状,可经 PEG、皮下注射或静脉注射给药。安定和氯丙嗪有助于缓解焦虑症状。许多患者希望在家中死去,社区卫生部门应提供必需的医疗和护理。如在医院接受终末治疗,应允许患者家人和其熟悉的医护人员陪伴患者。

（魏　巍）

第十五节　偏头痛的康复

一、概述

偏头痛为周期性发作的单侧头痛,多在30岁前发病,60%～70%为女性。约20%在头痛发作前有"先兆"。

二、诊断要点

(一)无先兆偏头痛诊断标准

1.至少发作5次,并符合第2～4条。

2.头痛未经治疗或治疗不成功,持续4～72小时。

3.头痛特点至少符合以下2条

(1)偏侧。

(2)搏动性。

(3)中度或重度,影响日常活动。

(4)爬楼梯或类似日常活动使头痛加重。

4.头痛时至少具备以下之一

(1)恶心和或呕吐。

(2)畏光和怕声。

5.至少符合以下之一

(1)病史、体格检查、神经系统检查不提示继发于器质性或全身代谢性疾病的头痛。

(2)病史和(或)体格检查和(或)神经系统检查提示这些疾病,但可通过合适的检查排除这些疾病。

(3)有这些疾病存在,但偏头痛首次发作与这些疾病无关。

(二)有先兆偏头痛诊断标准

1.至少发作2次,且符合下列2条。

2.至少具备以下4条中的3条

(1)有1个或1个以上可逆的反应大脑或脑干局部症状的先兆症状。

(2)有1个先兆症状逐渐发展时间超过4分钟或2个以上先兆症状相继出现。

(3)先兆症状持续时间不超过60分钟,如有1个以上的先兆症状存在,持续时间可相应延长。

(4)出现头痛与先兆的间隔时间不超过60分钟(头痛也可早于先兆或与先兆同时出现)。

3.至少符合以下之一

(1)病史、体格检查、神经系统检查不提示继发于器质性或全身代谢性疾病的头痛。

(2)病史和(或)体格检查和(或)神经系统检查提示这些疾病,但可通过合适的检查排除这些疾病。

(三)视网膜性偏头痛诊断标准

1.至少两次发作。

2. 发作时出现单眼视野缺损或黑矇,其持续时间少于 60 分钟。

3. 视觉症状后 60 分钟内出现头痛,头痛也可在视觉症状前出现。

4. 非发作期眼科检查正常,并排除栓塞。

(四)与偏头痛有关的儿童期周期性综合征

1. 儿童期阵发性眩晕　诊断标准为:

(1)周期性反复出现的平衡障碍、焦虑,常有眼球震颤或呕吐。

(2)神经系统检查正常。

(3)脑电图正常。

2. 儿童期交替性偏瘫　诊断标准为:

(1)18 个月以前发病。

(2)双侧交替性反复偏瘫发作。

(3)偏瘫发作相关出现或独立出现其他阵发性症状,如强直发作、肌张力异常、舞蹈徐动动作、眼球震颤或其他眼球运动障碍、自主神经功能紊乱。

(4)具有精神神经缺陷的证据。

(五)偏头痛的并发症

1. 偏头痛持续状态　诊断标准为:

(1)符合无先兆偏头痛或有先兆偏头痛的诊断标准。

(2)当前发作不论治疗与否,头痛超过 72 小时。

(3)发作过程中头痛持续存在或中间间隔不到 4 小时,睡眠中头痛被打断不予考虑。

2. 偏头痛性脑梗死　诊断标准为:

(1)患者以前有符合有先兆偏头痛诊断标准的发作。

(2)目前发作为以前的典型发作,但 7 天内神经系统受损症状或体征不能恢复或神经影像学检查显示相关区域的梗死灶。

(3)排除其他因素所致的梗死。

(六)不符合上述标准的偏头痛样疾病

诊断标准为:

(1)仅一项不符合,其余均符合以上一种或多种类型偏头痛的诊断标准。

(2)不符合紧张型头痛的诊断标准。

三、康复治疗原则

偏头痛的治疗分为发作期的治疗和预防性治疗。发作期治疗重点在于消除发作期的临床症状,预防性治疗主要是减少或阻止偏头痛的发作。

(一)发作期治疗

偏头痛发作期治疗一般采用分级治疗的方法。

偏头痛诊断成立首先应应用治疗药物金字塔底部的药物。常用药物为普通止痛药物,如去痛片、阿司匹林(300~600mg,q6h)、对乙酰氨基酚(最大剂量为 1000mg,q6h)或布洛芬(200~400mg,q4~q6h)等。

如果患者对一线治疗药物效果比较满意则继续服用。如效果不满意,患者可能来复诊,这时则给予二线药物,常为复合止痛药物如加合百服宁等。如果二线药物起作用,且效果满意则继续服用。

如果二线药物也不起作用,可应用三线药物,即特异性抗偏头痛药物:麦角制剂(麦角胺咖啡因和双氢麦角胺)或特异性 5-HT$_{1B/1D}$ 激动剂曲普坦如英明格及佐米格等。

如果仍然无效,就要选择进一步的治疗方法,如采用注射用曲普坦。

此外,应尽量去除头痛的诱发因素。此方法的某些阶段可能由第一级治疗直接转到第三级治疗。应注意的是治疗应个体化。对有的患者可直接应用特异性抗偏头痛药物。应避免长期大量应用止痛药物,以免引起止痛药物依赖性头痛。

极重度头痛,尤其是急诊患者,可静脉注射双氢麦角胺同时静注甲哌氯丙嗪(丙氯拉嗪)或胃复安(甲氧氯普胺)。80%的患者对双氢麦角胺有反应。对双氢麦角胺不能耐受或有不良反应的患者可试用多巴胺拮抗剂如氯丙嗪、氟哌啶、苯海拉明。

颈交感神经阻滞治疗偏头痛的疗效确切,可与药物配合使用于极重度偏头痛。

(二)偏头痛的预防性治疗

预防性治疗的目标包括降低偏头痛发作的频率和严重程度,增加急性发作对终止发作治疗的反应,改善生活质量。预防性治疗的指征为:①1 个月内 2 次以上发作造成劳动力丧失持续 3 天以上;②有用药禁忌证或对发作期治疗药物无效;③1 周需应用终止发作药物 2 次以上;④偏瘫性偏头痛或少见的能产生广泛性神经系统紊乱或有永久性神经系统损伤危险性的头痛发作。

(王秋生)

第六章　骨骼肌肉疾病康复

第一节　骨折的康复

骨折不仅使骨的完整性、连续性受到破坏,而且往往伴有肌肉、韧带、血管、神经等软组织损伤。轻微骨折经过临床处理后,一般不会遗留功能障碍,但较严重的骨折经手法复位或手术治疗后都会出现功能障碍。如果康复能够早期介入,就可能避免和减轻许多并发症和后遗症的发生,提高临床疗效。因此,应在临床诊治和功能评定的基础上,运用物理疗法、运动疗法、作业疗法、矫形器以及职能训练等综合手段,促进骨折愈合,改善功能障碍,促进患者早日回归社会,提高生活质量。

一、概述

(一)定义

骨或骨小梁的完整性或连续性中断,称为骨折。由直接暴力、间接暴力、肌肉牵拉和累积性劳损等原因造成的骨折称为创伤性骨折。因骨本身的病变致使骨质疏松、破坏,在正常活动下或受到轻微的外力作用而发生的骨折,称病理性骨折。临床上对骨折的描述,常根据创伤的原因、创伤的解剖部位、骨折线的特点、皮肤或黏膜破裂来命名,例如桡骨下端伸直型开放性骨折。

(二)流行病学特点

现代社会中,随着工农业、交通运输业迅速发展及社会的老龄化,还由于年龄、健康状况、受伤姿势等内在因素的差异,而产生不同类型的骨折。如婴幼儿易发生青枝骨折;18岁以下的青少年容易发生骨分离;老年人因为骨质疏松而容易引起自发骨折等。

(三)病因及发病机制

1.骨折的原因

(1)直接暴力:暴力直接作用使着力部位发生骨折,如撞击、挤压、火器伤等,骨折特点为常合并周围软组织损伤。

(2)间接暴力:暴力通过纵向传导、杠杆作用、扭转作用或肌肉猛烈收缩,使远离外力作甩点的骨发生骨折,如桡骨远端骨折(传导)、锁骨骨折(杠杆)、髌骨骨折(股四头肌收缩)。

(3)累积性劳损:长期、反复、轻微外力致特定部位骨折,又称为疲劳性骨折。如部队行军所致的第二、三跖骨骨折,腓骨下1/3骨干骨折,此类骨折特点是骨折和修复同时进行。

(4)病理性骨折:如骨肿瘤、骨结核、骨髓炎等,即使遭遇轻微的外力,或在无外力的条件下,也可发生骨折。目前,最常见的是骨质疏松导致的病理性骨折。

2.骨折的发病机制　骨折发生以后,骨折愈合是一个复杂的过程,受血供、力学环境等多种因素的影响,不同治疗方法和不同部位的骨折愈合过程各有特点。骨折的愈合一般分为以下4期。

(1)肿机化期:骨折后,骨折端附近的骨内、外膜深层的成骨细胞活跃增生,开始形成与骨干平行的骨样组织,肉芽组织增生、纤维化等,并由远离骨折处逐渐向骨折处延伸。这一过程需要2～3周时间。

(2)原始骨痂期:此时期的组织学变化是骨内、外膜形成内外骨痂,即膜内化骨。断端间的纤维组织则逐渐转化为软骨组织,然后钙化、骨化,形成环状骨痂和腔内骨痂,即软骨内化骨,骨痂不断加强,当达到足以抵抗肌收缩及成角、剪应力和旋转力时,骨折已达到临床愈合,一般需4～8周。

(3)骨性愈合期:骨折临床愈合后,骨痂密度及范围逐渐增加,骨小梁数量增加,排列渐趋规则,死骨清除完成,新骨完成爬行替代过程。原始骨痂被改造成板状骨,从而达到坚强的骨性连接,骨髓腔为骨痂封闭,一般需8～10周完成。

(4)骨痂塑形期:在应力作用下,原始骨痂中新生骨小梁逐渐增加,骨折部位形成骨性连接,骨髓腔再通,逐渐恢复骨的正常结构,这一过程一般需要1～2年。

(四)临床特征

骨折后可导致各种功能障碍,常见的有损伤后炎性反应和肢体肿胀、局部肌肉萎缩和肌力下降、关节活动障碍、骨强度降低、关节稳定性减弱、因卧床引起整体功能下降和心理障碍等。

1.全身症状

(1)休克:多见于多发性骨折、股骨骨折、骨盆骨折、脊柱骨折和严重的开放性骨折。患者常因广泛的软组织损伤、大量出血、剧烈疼痛或并发内脏损伤等引起休克。

(2)体温增高:一般骨折后体温正常,只有在严重损伤,如股骨骨折、骨盆骨折时有大量内出血,血肿吸收时,体温略有升高,通常不超过38℃。开放性骨折伤员体温升高时,应考虑感染。

2.局部症状

(1)疼痛及压痛:骨折部位有明显疼痛,移动患肢疼痛可加剧,固定患肢疼痛会减轻。叩诊时,在骨折处可发现局限性压痛;由远处向骨折处挤压或沿骨干纵轴方向叩击,骨折处可出现间接压痛或轴向压痛。

(2)肿胀:骨折时,骨髓、骨膜及周围组织血管破裂出血,在骨折处形成血肿,加之软组织损伤所致的水肿,使患肢严重肿胀,甚至出现张力性水疱和皮下瘀斑。

3.体征

(1)畸形:长骨骨折,骨折段移位后,受伤体部的形状改变,并可出现特有畸形,如Colles骨折的"餐叉"畸形。

(2)反常活动:在肢体非关节部位,骨折后出现不正常的活动。

(3)骨擦音或骨擦感:骨折端接触及互相摩擦时,可听到骨擦音或摸到骨擦感。

4.骨折的并发症

(1)重要血管损伤:多见于伸直型肱骨髁上骨折的近侧骨折端伤及肱动脉,股骨髁上骨折的远侧骨折端伤及腘动脉,胫骨上端骨折可伤及胫前或胫后动脉。

(2)脂肪栓塞综合征:发生于成人,若骨折处髓腔内张力过大,骨髓被破坏,脂肪滴进入破裂的静脉窦内,可引起肺、脑脂肪栓塞。

(3)周围神经损伤:如肱骨中下1/3交界处骨折极易损伤桡神经;腓骨颈骨折易伤及腓总神经等。

二、康复评定

(一)骨折复位及愈合情况评定

1.骨折愈合过程　　根据骨折局部组织学特点,骨折愈合过程分为三期,其愈合过程中,各期之间是相互交织演变的。

(1)血肿机化演进期:伤后1~2周。骨折后,断端髓腔内、骨膜下和周围软组织内出血形成血肿,并凝成血块,引起无菌性炎症,形成肉芽组织并转化为纤维组织。与此同时,骨折断端附近骨内、外膜深层的成骨细胞在伤后短期内即活跃增生,约1周后即开始形成与骨干平行的骨样组织,由远离骨折处逐渐向骨折处延伸增厚。骨内膜出现较晚。

(2)原始骨痂形成期:伤后2周至骨折临床愈合,约至伤后2~3个月。骨内、外膜形成内外骨痂,即膜内化骨。而断端间的纤维组织则逐渐转化为软骨组织,然后钙化、骨化,形成环状痂和腔内骨痂,即软骨内化骨,骨痂不断加强,达到临床愈合阶段。

(3)骨痂改造塑形期:从骨折临床愈合到骨痂改造塑形完毕,一般从伤后2个月到1年以上。在应力作用下,骨痂改建塑形,骨髓腔再通,恢复骨的原形。

2.骨折愈合评定内容

(1)观察骨折对位对线、骨痂形成情况。

(2)是否存在延迟愈合或未愈合、假关节形成、畸形愈合等愈合不良情况。

(3)是否存在并发症,如感染、神经损伤、关节挛缩、骨化性肌炎等。

(二)关节活动度评定

关节活动度是评价运动功能的客观指标,也是评定康复训练效果的客观指标。通过关节活动度的评定可以了解骨折周围关节的功能状态,以便为康复训练提供依据。常用特制量角器测量关节活动范围,并记录其屈伸、内收外展及旋转角度的度数,与健侧进行对比,如小于健侧,多属关节活动功能障碍。目前临床应用的记录方法多为中立位0°法。对难以精确测量角度的部位,关节活动功能可用测量长度的方法记录各骨的相对移动范围。例如,颈椎前屈活动可测量下颌至胸骨柄的距离,腰椎前屈测量下垂的中指尖与地面的距离等。

(三)肌力评定

肌力评定是骨科康复评定的重要内容之一,对运动系统和神经系统,尤其是周围神经系统的功能评定有十分重要的意义。常用徒手肌力评定法和器械肌力评定法对肌力进行评定。

(四)肢体长度及周径测评

1.下肢长度的测量　　下肢长度有真性长度和假性长度之分,假性长度指从脐孔到内踝尖的距离,该测量方法在临床上并不常用。真性长度的测量方法是用皮尺测量髂前上棘通过髌骨中点至内踝的距离。测量时可测量整个下肢长度,也可分段测量大腿长度和小腿长度。大腿长度是指测量从髂前上棘到膝关节内侧间隙的距离,而小腿长度是指测量从膝关节内侧间隙至内踝的距离。

2.上肢长度的测量　　方法是测量肩峰至中指尖的距离。如上肢不能完全伸直,也可分段测量上臂及前臂的长度。上臂长度指从肩峰到肱骨外髁的距离。前臂长度是指从尺骨鹰嘴至尺骨茎突的距离。

3.肢体周径的测量　　必须选择两侧肢体对应的部位进行测量。为了解肌肉萎缩的情况,以测量肌腹部位为佳。测量时用皮尺环绕肢体已确定的部位一周,记取肢体周径的长度。对患肢与健肢均应加以测量,一边加以对比,并标记测量的日期,以作康复治疗前后疗效的对照。下肢测量常用的部位是测量大腿周径时取髌骨上方 10cm 处,测量小腿周径时取髌骨下方 10cm 处。

(五)感觉功能评定

一般评定:浅感觉(痛觉、温度觉、轻触觉)、深感觉(运动觉、位置觉、振动觉)、复合感觉(皮肤定位觉、两点辨别觉、图形觉、实体觉、重量觉)等。

(六)日常生活活动能力(ADL)评定

对骨折后伴有功能障碍的患者进行日常生活活动能力评定,如 Barthel 指数或改良 Barthel 指数等。

(七)影像学检查

最基本的影像学检查,X 线检查可以确定骨折的部位、类型和骨折移位情况,有助于进一步了解骨折发生的原因、过程和性质,以便决定处理方法。同时 X 线检查又能验证复位效果,根据需要从多方面(正位、侧位、斜位或其他特殊位置)进行拍片,包括邻近关节,有时还要加拍健侧相应的部位进行比较。需要注意的是,深部骨折或复杂骨折需要 CT 检查才能发现,如肋骨骨折。

(八)电生理检查

对有感觉和运动障碍的患肢进行电生理检查,以确定有无神经、肌肉损伤。

三、康复治疗

骨折后的康复治疗对于骨折恢复非常重要。有效的康复可以促进肿胀消退、减轻肌肉萎缩、防止关节挛缩、促进骨折愈合、提高功能障碍后期手术的效果、改善心理状态。康复在骨折复位并获得稳妥的固定后即应开始。早期功能训练可以防止或减少并发症、后遗症,加速骨折愈合,缩短疗程,促进功能恢复。人体是一个有机的整体,康复治疗应同时重视局部的和全身的功能训练。骨折愈合是一个较长的过程,康复治疗应循序渐进,随着骨折愈合、修复的进程,采取重点不同的康复手段。循序渐进的原则使康复治疗更具有针对性,从而更加安全、有效。

(一)骨折后康复的方法

1.运动疗法 根据骨折后的愈合过程和临床实际,分为早期、中期和后期三个阶段进行。

(1)早期康复

1)等长练习:骨折复位、固定后,即可开始被固定区域肌肉的等长训练。肌肉收缩应有节奏地缓慢进行,可从轻度无痛收缩开始逐渐增加用力程度,每次收缩持续数秒钟,然后放松,再重复训练。

2)等张运动:骨折周围肌肉的主动运动能够有效地减缓肌肉萎缩,还可维持关节的活动度、促进消肿、增强肌力以及促进骨折愈合。对骨折肢体未被固定的关节,做各方向全关节活动范围的主动运动训练,必要时可给予辅助。

3)持续被动式运动(CPM):对有坚固内固定的术后患者,可早期应用 CPM 装置,进行关节持续被动活动训练。

4)抬高患肢:肢体的远端须高于近端,近端要高于心脏水平,可促进血液回流,利于减轻肿胀。

(2)中期康复

1)被动关节活动:动作应平稳、缓和,不引起明显疼痛和肌痉挛。切忌动作过猛,以免引起新的损伤和骨化性肌炎。

2)主动-辅助关节活动。

3)肌力训练:肌力的恢复是运动功能恢复的必要条件,同时也恢复关节的稳定性,防止关节继发退行性变,对下肢负重关节尤为重要。常用的训练方法有:①渐进抗阻训练:当不伴有周围神经损伤或特别严重的肌肉损伤时,骨折伤区的肌力常在 3 级以上,可行渐进抗阻训练。②等张训练:受累的肌肉应按关节运动方向依次进行练习,运动幅度应随关节活动度的恢复而加大。③等速肌力训练。

（3）后期康复

1）主动、被动关节活动:对关节内骨折经长期的石膏固定后遗留较牢固的关节挛缩粘连,可在继续主动、被动关节活动的基础上,进行下一阶段康复治疗。常用的方法有:①关节牵伸:可采用手法或利用器械进行关节功能牵伸,如在热疗后牵伸效果会更好。②关节松动术:是治疗关节功能障碍有效的手法操作技术。应严格掌握适应证,切忌暴力操作,以免引起新的损伤。③温热疗法:利用蜡疗、热敷袋等进行温热治疗。

2）肌力训练:继续进行肌力训练,直到患侧肌力与健侧相近或相等时为止。常用的锻炼方法有:抗阻肌力训练、等长肌力训练、等张肌力训练-渐进抗阻、等速肌力训练等。

3）上肢协调性、灵巧性训练:上肢骨折,尤其是远端骨折,后期会影响手部的灵活性。应该采用多种作业方法进行手灵活性、协调性的训练。

4）下肢平衡功能、步态训练:多发骨折和复杂骨折长期固定后受累肌肉范围较广,老年人的平衡力和协调能力本来就比较差,此时应特别加强这方面的训练,以降低再次跌倒的可能性。运动员对平衡力和协调能力的康复要求很高,应给予重视,在练习上应慎重。对于步态异常患者也要注意通过训练予以纠正。

5）床上体操:对于卧床患者,尤其是老年患者,应每日做床上保健操,以维持健侧肢体和躯干的正常活动,防止压疮、静脉血栓及呼吸系统疾患等并发症的发生。

2.物理因子治疗

（1）温热疗法:传导热疗(如蜡疗、中药热敷)、辐射热疗(如红外线、光浴)。

（2）中频电治疗刺激局部肌肉收缩,可有效预防肌萎缩。经皮神经电刺激疗法减轻疼痛。

（3）气压治疗:下肢静脉脉冲气压治疗可有效防止下肢深静脉血栓的形成,还可以改善局部血液循环,促进血肿及渗出液的吸收。

3.作业疗法   引用作业治疗增进上肢的功能活动及提高日常生活活动能力,使患者尽早回归家庭与社会。

4.康复工程   可装配支具、扶拐、手杖、轮椅等作为必要的功能替代。

（二）常见骨折的康复要点

1.肱骨外科颈骨折   肱骨外科颈骨折主要表现为肩部弥漫性肿胀或畸形,肩周压痛,有时可触及骨擦音或骨擦感,纵轴叩击痛,以老年人多见,女性发病率高。临床分为外展型、内收型和骨折脱位型 3 型,检查时要注意桡动脉搏动及上肢运动感觉,了解有无血管神经损伤。

对稳定性骨折,整复固定后即日即可采用三角巾悬吊患肢,做握拳练习、腕屈伸练习,每天增加重复次数。1 周后做肘屈、伸静力性收缩练习的同时,适当增加肩部小范围活动,2 周后肩活动范围可稍大一些,以防止外伤性肩关节周围炎的发生,促进骨折的修复;3 周后开始在三角巾悬挂位进行活动。

对不稳定性骨折、有移位骨折,需进行手法复位,合并脱位时先整复脱位,后整复骨折,若合并血管神经损伤者则选用手术治疗。3 周内不宜进行肩部活动,只能进行肘、腕、手部活动。3 周后可逐渐进行肩内、外旋运动,4 周后再进行肩前屈、后伸,内收、外展运动。肘关节的固定必然会累及前臂的旋转功能,而且在前臂的旋转动作中,旋后的力量主要来自上臂屈肌群中的肱二头肌。因此,肱骨骨折后的康复内容必须包括前臂旋转功能的训练。

2.肱骨髁上骨折   肱骨髁上骨折多发生于 10 岁以下的儿童。伤后肘部肿痛,活动受限,肿胀明显时鹰嘴两侧的凹陷消失。局部压痛,有时可触及骨擦音或骨擦感,靴状畸形,肘后三角关系正常,合并肱动脉损伤者容易引起前臂骨筋膜间室综合征。根据暴力来源及方向可将肱骨髁上骨折分为伸直型、屈曲型和粉碎型,其中伸直型占90%以上。

无移位或移位不明显的骨折固定后,三角巾悬吊胸前,需及早进行握拳、腕关节屈伸等功能锻炼,骨折愈合后,进行上臂与前臂各肌群的肌力训练,包括等张练习、抗阻练习与等速练习。肘关节活动度训练以主动练习为主。

有移位骨折行手法复位后固定。手法复位困难可行尺骨鹰嘴牵引逐步复位,若合并血管神经损伤宜采用手术治疗。术后3天的疼痛期内,可做肘关节远近肌群的等长收缩,肩、腕和手指各关节的全幅度被动与主动活动练习。术后1周,即可增加轻柔的小幅度的肘关节被动活动,以健肢帮助及不引起明显疼痛为度,并逐步过渡到主动活动度训练。骨折愈合后,疼痛与肿胀已基本消退,应增加关节活动度的练习,包括肘屈、伸、旋前、旋后。伸展型骨折增加肘屈曲活动度训练和肱三头肌抗阻训练;屈曲型增加肘伸展活动训练和肱二头肌抗阻训练。

3.尺骨鹰嘴骨折 尺骨鹰嘴骨折大多属于关节内骨折,主要发生于成年人。伤后出现肘后部疼痛、肿胀,伸肘活动不便或因疼痛不能屈肘。鹰嘴后、内、外侧压痛明显,可听到骨擦音或感受到骨擦感,主动抗重力伸肘功能丧失。根据骨折线的走行,分为无移位骨折、移位骨折和粉碎性骨折三类。无移位骨折可使用超关节夹板或长臂石膏托短期固定,常需要4周左右时间的固定。严重粉碎性骨折或手法复位失败者可选择手术切开复位内固定,石膏固定时间多需4~6周。

关节固定时间过长者易发生肘关节僵硬,因此在不影响复位和固定效果的前提下,应鼓励患者及早进行肘关节的功能锻炼,治疗时应恢复关节面的平整和活动度。

第一阶段:骨折临床处理完成后立即开始固定部位上下肌群的静力性等长练习,以及非固定关节的主动活动度训练,可做肩部的钟摆练习,肩带的主动上耸、下压活动,以及腕和手指的主动屈伸运动及抗阻力练习。第2周时可增加肩部的主动运动,逐渐达到肩、腕和手指各关节的全幅度活动,进一步加强肌力练习。

第二阶段:可每天定时去除外固定,由健侧托住肘部及前臂,小心地进行关节屈伸主动练习,练习后继续外固定。切忌引起疼痛。增加肌力的等张收缩训练。

第三阶段:外固定去除后,应系统进行肘屈伸、前臂旋转的关节活动度练习和肌力练习。在握拳及伸指时做腕部充分屈伸的练习,可矫正前臂和手指伸肌挛缩和粘连。

4.尺桡骨干双骨折 尺桡骨干双骨折多发生于青少年,可由直接、间接及扭转等暴力引起。因其治疗复杂,固定时间长,容易遗留前臂旋转功能障碍等。

尺桡骨干双骨折经手法复位外固定或切开复位内固定并石膏外固定后,应用三角巾悬吊在胸前,观察肢体的运动、感觉、肿胀程度及血液循环情况,防止骨筋膜室综合征的发生。术后前2周做手部和肩部的关节活动训练,第3周开始做肱二头肌等长收缩训练及肩部、手部的抗阻训练,第4周进行肱三头肌等长收缩训练。骨折愈合,外固定去除后开始进行腕、肘屈伸的主动运动训练,继续肩部和手部的抗阻训练。逐步增加前臂内、外旋的肌力训练以及前臂内旋、外旋的牵伸练习。同时增加作业训练,如搭积木、捏橡皮泥及洗漱、进餐、如厕等日常生活活动能力训练。

5.桡骨远端骨折 桡骨远端骨折是发生于旋前方肌近侧缘及远部位的骨折,包括伸展型(colles骨折)、屈曲型(smith骨折)两种。最常见colles骨折,好发于中老年人,多发生于跌倒时手撑地后或为直接暴力打击所致。外伤后见腕部痛胀,尤其以掌屈活动受限。骨折移位严重者,可出现餐叉状畸形或枪上刺刀样畸形。尺骨茎突轮廓消失。腕部增宽,手向桡侧移位,尺骨下端突出,桡骨茎突上移达到或超过尺骨茎突水平。桡骨远端有压痛,可触及向桡背移位的骨折端,粉碎性骨折可触及骨无移位骨折,可用功能位石膏托或小夹板固定 4 周。移位型骨折,需闭合复位后外固定。固定后 2～3 天,可进行伸指、握拳练习及肘、肩关节主动活动。2 周后,可行握拳及屈腕肌群静力性收缩练习。4 周后,增加腕屈伸抗阻练习。6 周后,逐步增加前臂的旋后、旋前练习,需要在训练时增加阻力。

由于此类骨折经常发生在老年骨质疏松的患者,因此,康复过程要与骨折愈合同步进行。

6.股骨颈骨折　股骨头下至股骨颈基底部之间的骨折称股骨颈骨折,多发于老年人,本病与骨质疏松发病率呈正相关。外伤后患肢多有轻度屈髋屈膝及内收,髋部疼痛,下肢外旋、缩短畸形,髋关节活动障碍。骨折不愈合率可达 10%～20%,术后股骨头缺血坏死率可达 20%～40%,致残率高,必要时需行髋关节置换术。

骨折临床处理后当天,即应开始进行患肢趾、踝的主动运动和股四头肌的静力性收缩练习。1～2 周以后,在不引起疼痛的前提下,可以开始髋关节周围肌肉的等长练习。到第 5～6 周开始,可以练习在床边坐、小腿下垂或踏在小凳上。8 周以后,可逐步增加下肢内收、外展、坐起、躺下等主要练习,股四头肌抗阻练习,恢复膝关节屈伸活动范围的练习。

骨折愈合进入恢复期,可做部分负重的站立练习,逐步过渡到充分负重的站立练习。增加双下肢交替负重的主动运动练习以及缓慢的原地踏步练习,逐步增加患肢负重练习,增强负重肌肌力。做髋部肌肉,尤其是伸髋肌及外展肌的抗阻练习。在站立练习的基础上依次做不负重、部分负重及充分负重的步行练习,并从持双拐步行逐步进展到健侧单拐及患侧持拐步行,再逐步提高下肢行走功能,直至完全负重的正常活动。

7.髌骨骨折　髌骨骨折后关节内大量积血,髌前皮下淤血、肿胀,严重者皮肤可发生水疱。有移位的骨折,可触及骨折线间隙。

无移位髌骨骨折固定期间练习股四头肌收缩,去除石膏托后练习膝关节伸屈活动。伤后早期疼痛稍减轻后,即应开始练习股四头肌等长收缩,如无禁忌,应随时左右推动髌骨,防止髌骨与关节面粘连,练习踝关节和足部关节活动。手术患者当天即应开始足趾、踝关节和髋关节的主动活动,以及股四头肌的等长收缩练习。术后 1 周,膝部软组织修复愈合后开始练习抬腿。如局部不肿胀、无积液,可带着石膏托扶双拐下地,患肢不负重。4～5 周后去除外固定,开始练习膝关节屈伸活动,由 50° 逐渐增加活动度,练习完后将石膏托带上。第 6～7 周,可屈膝练习到 80°。根据骨折愈合情况,从第 9 周开始可去掉石膏托,屈膝到90°以上。

粉碎不严重的髌骨骨折一般都能做到张力带内固定,这样可以允许患者在术后第 1 周时即下地负重行走,术后 4 周左右可恢复社会生活。对严重粉碎的髌骨骨折难以做到张力带内固定者,在术后 4～6 周骨折可以愈合,待骨折愈合后进行膝关节屈伸练习。

8.胫骨平台骨折　可由暴力引起,膝关节在运动中较易遭受外翻应力损伤,胫骨平台骨折外侧多于内侧。伤后膝关节肿胀疼痛、活动障碍,常伴有侧副韧带和交叉韧带损伤。对塌陷和移位不明显的平台骨折多采用保守治疗,否则需要手术治疗。

手术后当天即应开始足趾、踝关节和髋关节的主动活动,以及股四头肌的等长收缩练习。术后 2 周,主要内容仍是髋、踝、趾关节的活动及不负重的扶拐行走。术后 4 周,开始练习被动屈膝 60°,拐杖行走,1/3 负重。术后 6～8 周可进行负重情况下的活动度训练与肌力练习,被动屈膝到 120°,增加直抬腿练习和静蹲练习,每日俯卧位屈曲使足跟触臀部,持续牵拉每次 10 分钟。开始跪坐及蹬踏练习。增加步行和平衡能力训练。术后 3 个月开始慢跑。4 个月后可以开始膝环绕练习、跳上跳下练习、侧向跨跳练习。

9.踝关节骨折　踝关节骨折多由于间接暴力引起,按骨折的形态分为稳定性与不稳定性骨折两类,按骨折波及的部位范围分为单踝、双踝及三踝骨折等。伤后踝部剧烈疼痛、畸形,继而出现肿胀和皮下淤血等。患者不能行走,严重时足部出现循环障碍。骨折发生的原因分为内翻、外翻、外旋及垂直压缩。

踝关节骨折康复的重点在于踝关节屈伸及其肌力的训练,以最大限度地恢复其负重行走的功能。固定消肿后,在支具的保护下下床活动,患肢不负重,并加强肌力训练。骨折愈合、石膏拆除后,主要进行踝关节活动的恢复训练,可采用热敷等各种理疗方法与运动疗法。

手术后不需固定者允许早期不负重活动。手术后当天即可开始肌肉的等长收缩,疼痛减轻后即可开始未固定关节的被动与主动活动度训练、肌肉的等张收缩。术后第 2 周增加趾屈伸和跖屈伸等长收缩练习,可在支具保护下不负重行走。术后 3 周,内踝骨折做内翻肌等长练习;外踝骨折做外翻肌等长练习。术后 4 周左右去除固定后开始踝屈伸主动练习,练习后仍用石膏固定。术后 6 周逐渐开始部分负重锻炼,以后逐渐增加负重,直至完全负重行走。3 个月后加强踝关节屈伸练习,进行踝关节肌肉力量练习,完全负重后开始平衡、深蹲、自行车训练等。

关节面整复欠佳时,易产生创伤性关节炎,关节恢复负重时应减缓进度。小腿肌力软弱时,易使踝关节稳定性减弱而出现反复扭伤,需加强小腿肌力训练并进行平衡功能训练。

10.颈椎骨折　颈椎骨折康复治疗时,需先行卧位头颅牵引 3～4 周,然后再以头颈胸石膏或支架固定 3～4 个月。牵引期间应注意全身情况,在不影响颈部的前提下,加强四肢的主动或被动活动,有神经功能障碍者应增加瘫痪肢体运动想象练习。截瘫而不能手术者牵引时间需长达 2～3 个月,此时除加强护理外,四肢的被动活动和运动想象练习是很重要的。改用头颈胸石膏固定后,患者一般已经可以下地活动,此期以四肢主动运动恢复肌肉力量为主,再加上颈肩部肌肉的锻炼,可增加石膏内的耸肩、头部前屈、后伸、旋转肌肉的等长收缩练习。石膏去除后,开始做头颈部活动度的恢复性训练以恢复头部活动的柔韧性和灵活性。

11.胸腰椎骨折　胸腰椎骨折多由间接外力引起,为由高处跌落时臀部或足着地、冲击性外力向上传至胸腰段发生骨折,多在第 10 胸椎至第 3 腰椎的范围内。外伤后脊柱局部疼痛、活动受限、畸形、压痛,可有不全或完全瘫痪的表现。临床分为单纯性压缩性骨折、爆裂型骨折、屈曲旋转型骨折脱位等。胸腰椎骨折治疗的基本原则为根据脊柱的稳定程度采用保守或手术治疗。

术后及早开始四肢各关节的主动运动及截瘫患者的下肢被动运动,并对肢体进行按摩和电刺激以促进血液循环,防止深静脉血栓及肌肉萎缩、关节僵硬等。第 2～3 周时疼痛基本消失,可开始做背腹肌的等张练习,先做仰卧位挺胸、俯卧位抬头等动作,以后加仰卧"半桥"、俯卧抬腿等练习,至无痛时再加仰卧"桥式""俯卧""燕式"等练习。有石膏者可佩戴石膏做仰卧抬头、抬腿、挺起臀部等练习。6～8 周后如坐位练习时无痛,可在石膏或支架保护下起床练习站立行走。

骨折愈合,石膏去除后做进一步的腰背肌及腹肌练习以及腰椎柔韧性练习。腰背肌练习应与腹肌练习结合进行,以保持屈、伸肌平衡,改善腰椎的稳定性。骨折部位遗留成角畸形时,愈合牢固后更应着重加强腹肌训练,以控制腰椎前突弧度,预防下腰痛。腰椎活动度的训练主要是屈曲、后伸、侧屈三个方面,在此基础上可适当增加旋转动作的训练,胸腰椎骨折术后还需终生注意各种相关动作时腰背部所持的正确姿势。

（王海波）

第二节　手外伤的康复

双手是人体在日常的生活和工作中最常使用的器官,也是全身最容易受伤的部位,手外伤所造成的运动和感觉功能障碍,给工作和生活带来严重的不便。手外伤的治疗不仅要求外形完整和美观,而且需要手功能的恢复,以保证患者的生活质量和工作能力,所以康复治疗在手外伤的治疗中具有重要的意义和地位。

随着手外科中显微镜下手术、关节移植以及肌腱修补术的发展,手外伤的治疗效果明显改善,但仍有发生肿胀、粘连、瘢痕、挛缩、关节僵硬、肌肉萎缩、感觉异常等并发症。康复早期介入有助于提高手术效果,预防残疾,最大限度地恢复和改善手功能,使患者早日重返社会。因此精湛的手术技巧,良好的术后护理,正确的手功能康复都是非常重要的。在欧美发达国家,早在20世纪60年代末期就强调手外伤康复的重要性,并由经过专业训练的物理治疗师和作业治疗师进行,手康复已逐渐成为康复医学的独立学科并渗透到整个手外科临床工作中,从手术前后的康复治疗,到后期的职业训练等。

一、概述

(一)定义

手外伤是指不同程度的手部皮下组织、筋膜间隙、肌腱周围组织的损伤和肌肉、血管、神经的挫伤,导致不同程度的运动功能障碍及感觉功能障碍。创伤后遗留的功能障碍与创伤类型有密切关系,如切割伤的切面较整齐,组织破坏量较少,早期修复后遗留的功能障碍较轻;而压砸、撕脱、绞轧等创伤,组织损伤量较多,虽经清创修复,愈后因瘢痕、粘连等因素仍可遗留严重的功能障碍。

(二)流行病学特点

国内临床统计资料表明,手外伤发病率约占创伤总数的1/3。随着工业化的发展,手外伤发病率明显增加。在骨科急诊手术中手外伤患者约占就诊人数的1/4,发病率占创伤总数的1/3以上,右手受损为91.2%,男女受伤比例为3.5:1,16~30岁为高发年龄,平均年龄为23.5岁,多数发生于机器制造业、木工、建筑业等体力劳动者,人为因素(如违规操作)占70%以上。

(三)病因及发病机制

手在生活和劳动中最易遭受创伤,损伤原因常见有以下几种:

1.刺伤 如钉、针、竹尖、木片、小玻片等刺伤。特点是进口小,损伤深,可伤及深部组织,并可有污物带入深组织内,导致异物存留,以及腱鞘或深部组织感染。

2.锐器伤 日常生活中刀、玻璃、罐头等切割伤,劳动中的切纸机、电锯伤,伤口一般较整齐,污染较轻,伤口出血较多,伤口深浅不一所致的组织损伤程度亦不同。常造成重要的深部组织如神经、肌腱、血管的切断伤,严重者导致指端缺损、断指或断肢。

3.钝器伤 钝器砸伤引起组织挫伤,可致皮肤裂伤,严重者可导致皮肤撕脱,肌腱、神经损伤和骨折。重物的砸伤可造成手指或全手各种组织严重毁损。高速旋转的叶片如轮机、电扇等,常造成断肢和断指。

4.挤压伤 门窗挤压可仅引起指端损伤,如皮下血肿、甲床破裂、远节指骨骨折等,但车轮、机器滚轴挤压,则可致广泛的皮肤撕脱甚至全手皮肤脱套伤、多发性开放性骨折和关节脱位,以及深部组织严重破坏,有时手指和全手毁损性损伤需行截肢(指)。

5.火器伤 如鞭炮、雷管爆炸伤和高速弹片伤,特别是爆炸伤,伤口极不整齐。损伤范围广泛,常致大面积皮肤及软组织缺损和多发性粉碎性骨折,这种损伤污染严重,坏死组织多,容易发生感染。

6.动物或人咬伤 较少见,但伤口极易感染。

(四)临床特征

手外伤后的临床表现多种多样,主要和创伤的类型有关:

1.开放性损伤　包括刺伤、切割伤、撕裂伤、挤压伤、爆炸伤和烧伤等,可引起毁形、缺损及功能障碍或丧失。

2.闭合性损伤　闭合性损伤由于皮肤完整,而皮下组织在损伤后严重肿胀,容易导致皮肤将肿胀的软组织紧紧地勒住,使得局部的血液循环障碍,部分患者甚至会因此导致远端肢体或软组织的坏死。

二、康复评定

手外伤评定内容主要包括:外观形态评定、运动功能评定、感觉功能评定及神经电生理检查四个方面,评定至少在治疗的前、中、后各进行1次。

1.外观形态评定　通过视诊、触诊及患手的动作,凭借检查者的知识和经验,评定手的总体功能。包括上肢及手的完整性,运动和感觉情况,有无瘢痕、僵直、畸形等。对骨骼的了解需借助X线片,对软组织可用磁共振评定。

1)一般情况:包括上肢及手的完整性,观察创口皮肤是否有缺损,伤口愈合情况,有无红肿、溃疡或窦道等,皮肤的营养状况、色泽、皮纹,横纹是否正常对称,有无瘢痕及瘢痕的类型。

2)指甲:观察指甲的形状,有无凹陷或裂痕,色泽的改变,甲床是否苍白等。

3)姿势:手的姿势包括上述的"休息位""功能位""保护位"等。

4)畸形:手外伤会出现一些典型的畸形,如指深、浅屈肌腱断裂表现为该手指呈伸直状态;指伸肌腱止点及附近断裂或撕脱骨折,引起远端之间关节屈曲,不能主动伸指,呈锤状指;桡神经出现损伤后可出现垂腕、垂指畸形;尺神经损伤后出现掌指关节过伸,近端指间关节屈曲,呈现爪形手畸形;正中神经损伤可出现大鱼际肌萎缩形成猿手畸形等。对畸形的形态必须仔细观察并详尽记录。

2.运动功能评定

(1)肌力评定:采用徒手肌力、握力计、捏力计检查上肢的前臂伸屈肌群和手的拇指对掌及四指的长短屈伸肌群的肌力、握力及捏力。

1)徒手肌力检查(MMT):采用Lovett的六级分级标准检查肌力。评定的结果受诸多因素的影响,如疼痛、疲劳、动机、恐惧、对检查的误解以及疾病等。徒手肌力检查由评定者主观判断来评定,且定量分级较粗略,故要求在徒手肌力检查的同时配合其他功能评定。

2)握力检查:使用握力计测定握力。测定方法:受试者身体直立,两脚自然分开(同肩宽),两臂在体侧自然下垂,握力计表面向外,将把手调节到适宜的握距。开始测试时,手用最大力紧握上下两个握柄,用力时,禁止摆臂、下蹲或将握力计接触身体。记下握力计指针的刻度。测试2次,两次测试间隔时间不宜过短,以免出现肌肉疲劳,导致握力测试结果下降。因此两次测试之间应间隔15秒以上,取其最大值。正常值一般为体重的50%。影响握力的因素有性别、年龄、职业、优势手、手宽度、疼痛等。参考健侧握力时应考虑左、右优势手对握力的影响。

3)捏力检查:捏力检查是用拇指和其他手指捏压捏力计测得,主要反映拇指对指肌力.约为握力的30%。测试方式包括拇指分别与示指、中指、无名指及小指指尖相捏,拇指与示指、中指二指指尖同时相捏,拇指与示指桡侧侧捏。

(2)关节活动范围评定:使用量角器分别测量手指的掌指关节(MP)、近侧指间关节(PIP)和远侧指间关节(DIP)关节的主动及被动活动范围。Eaton首先提出测量关节总主动活动度(TAM),作为一种肌腱功能评定方法,其优点是较全面地反映手指肌腱功能情况,也可以对比手术前后的主动被动活动情况,实用价值大;其缺点是测量及计算方法稍烦琐。测量方法是用MP关节、PIP关节、DIP关节的主动屈曲角度之和减去各关节主动伸直受限角度之和,即为 TAM。正常 TAM＝(80°＋110°＋70°)－(0°＋0°＋0°)＝260°。评价标准为优:活动范围正常;良:TAM＞健侧的 75％;尚可:TAM＞健侧的 50％;差:TAM＜健侧的 50％。

(3)灵活性及协调性评定:手的灵活性及协调性有赖于感觉与运动功能的健全,也与视觉等其他感觉的灵活性有关,评定方法有许多种。临床上常用于评估手部日常生活活动能力的 Jebesn 手功能检查,用于评估手部精细动作操作能力的 Purdue 钉板测试,用于评估上肢及手部粗大活动的协调性与灵巧性的明尼苏达协调性动作试验,以及能定量评价手的粗大和精细功能的"手机能评定箱"检查等。

1)Jebesn 手功能检查:整套检查由七种手功能活动组成,包括写字、翻卡片、捡拾细小物品、模拟进食、堆栈积木、移动大而轻的物品、移动大而重的物品。记录各单项检查的完成时间和整套检查完成的时间,按患者的性别、年龄及利手和非利手查正常值表,并与健侧对比,判断是否正常。

2)Purdue 钉栓板测试:检查用具包括一块木板(上有两列小孔,每列有 25 个小孔)、50 根细铁柱、40 个垫圈和 120 个项圈。患者坐位下完成如下 4 个分测试。①右手操作:将细铁柱在 30 秒内尽快插入小孔内,记录插入的数量;②左手操作:将细铁柱在 30 秒内尽快插入小孔内,记录插入的数量;③双手同时操作:将细铁柱在 30 秒内尽快插入小孔内,记录插入的数量;④装配:双手在 1 分钟内尽快按顺序完成以下装配:一个垫圈、一个项圈、再一个垫圈依次套在铁柱上,记录装配的数量。

3)明尼苏达协调性动作测试:通过 5 个分测验进行测试,包括上肢和手部前伸放置物件、翻转物件、拿起物件、单手翻转、放置物件、双手翻转及放置物件等动作。测试结果以操作的速度及准确性表示。

4)"手机能评定箱"检查:评定箱内有大小不同的多个立方体、长方体、圆球、小钢珠塑胶片、金属杆等元件,让患者尽量快地逐一将这些元件从一个地方移到另一个地方,用表记录完成各项所需的时间。其缺点是评定没有国际统一标准,但可用于同一患者治疗前后的对比。

以往手功能的评估主要利用徒手,随着科技的发展,出现了各种进行手部功能检查的仪器和计算机评价系统,使手功能评定更客观、准确。

3.感觉功能评定

(1)浅感觉评定:包括触觉、痛觉、温度觉检查。对于触觉,最简便的方法是用棉签轻触皮肤进行检查,另外是使用 Semmes-Weinstein 单纤维测定器进行检查,它可以从轻触觉到深压觉进行精细的检查。

(2)深感觉评定:包括震动觉、位置觉及运动觉的检查。

(3)合感觉评定:包括图形觉、实体觉和两点辨别觉的检查。

两点辨别觉检查(2PD)是由 Dellon 于 1976 年首先报导,检查方式为:让患者闭眼,评定者用分开的两脚规或两点针触及手部皮肤纵向两点,如果患者有两点感觉,再缩小两脚规间的距离,直到患者感觉为一点为止,测出两点间最小的距离。操作时注意两针尖要同时触及皮肤,且用力均匀、适度,用力大小以针尖按压点处皮肤稍发白为宜。人体不同部位的 2PD 都是不同的,指尖部最为敏感,正常人手指末节掌侧的 2PD 为 2～3mm,中节 4～5mm,近节为 5～6mm。2PD 越小,就越接近正常值范围,表明该神经的感觉恢复越好,因此 2PD 是神经修复后了解神经恢复情况常采用的检查方法。根据美国手外科学会的标准,2PD 与手功能的关系如表 6-1,因此 2PD 也可反映手功能是否完好。

表 6-1　PD 与手功能的关系

两点间距分辨能力	临床意义	功能
能辨＜6mm 的两点	正常	能做精细工作
2PD 在 6～10mm	尚可	可持小器件或物品

续表

两点间距分辨能力	临床意义	功能
2PD 在 11~15mm	差	能持大器件
仅有一点感觉	保护性	持物有困难
无任何感觉	感觉缺失	不能持物

（4）Moberg 拾物试验　1958 年 Moberg 对运动功能正常,而感觉障碍的患者评价时采用了拾物试验,通过一些相应的活动测定感觉的精确程度,是感觉与运动的综合功能。检查用具包括木盒、秒表及 5 种日常用品(如钥匙、硬币、火柴盒、茶杯和纽扣)。试验方法是:在患者面前摆放好木盒及上述 5 种用品,先让患者在睁眼下,用手尽可能快地将 5 种日常用品逐一拾起放入木盒里,用秒表记录所用时间。再让患者在闭眼下完成上述操作,并记录时间。拇指、示指、中指感觉减退,或正中神经分布区皮肤感觉障碍的患者,在闭目下难以完成此实验。

4.神经电生理检查　包括电诊断、肌电图、神经传导速度及体感诱发电位等。

三、康复治疗

进行手外伤的康复治疗期望能够提高运动功能,预防和减轻水肿,预防畸形,预防肌肉误用、失用和过度使用,帮助组织愈合,减轻疼痛,避免关节损害或损伤,感觉重塑。康复治疗计划的制订受诸多因素制约,如损伤的严重程度、患者的依从性等,所以必须遵循三大基本原则。分别为①渐进性原则:应根据手外伤不同的病理过程,按一定程序循序渐进地进行康复,既不能超前,也不能滞后。②全面性原则:手外伤临床表现多种多样,造成的功能障碍复杂,应统筹安排疼痛、肿胀、关节僵硬、肌腱等软组织粘连、肌力或握力下降、伤口感染、瘢痕、感觉异常等各种功能障碍的康复治疗,尽量减少或避免继发性后遗症。同时应积极主动与手外科临床医师沟通,如康复治疗过程中出现肌腱或神经的再次断裂,必须立即与临床医师联系,采取相应的措施。③个体化原则:不同的患者手外伤后功能障碍也不尽相同,康复介入时间也有先有后,所以必须针对患者特定的功能障碍,同时必须结合患者的康复要求,制订出符合患者自身的康复治疗计划及康复治疗措施,并根据患者治疗过程中的康复评定结果及时调整改进康复治疗计划及措施。

（一）肌腱松解术后的康复

为了使肌腱松解达到预期的目标,首先松解术前应使关节被动活动尽可能达最大范围,其次松解术中肌腱松解应完全彻底。

1.术后 1~7 日　松解术后 24 小时开始,在无菌条件下,由康复治疗师指导进行下述活动:①分别轻柔被动屈曲远侧指间关节、近侧指间关节和掌指关节;②主动屈曲远侧指间关节、近侧指间关节和掌指关节;③在屈腕和掌指关节下轻柔被动伸展近侧指间关节;④主动伸展近侧指间关节;⑤被动握拳,即健手帮助患手握拳,同时尽可能主动握拳;⑥疼痛和水肿是妨碍练习的最主要原因,必须给予对症处理;⑦患者掌握方法后,自行进行除握拳外的所有练习,每次 10 遍。

2.术后 2~3 周　拆线,软化松解瘢痕处理,进行轻微的 ADL 等功能性活动练习。

3.术后 4~6 周　开始抓握力量练习,如马赛克和轻木工作业。

4.术后 6~8 周　进行木刻等重阻力练习。

5.术后 8~12 周　恢复工作。

屈肌练习有 3 种方式,应分别进行,每日至少练习 3 次,每次 10 遍:

（1）钩拳：掌指关节和近侧指间关节伸展，远侧指间关节屈曲，主要使指深屈肌腱滑动，指深屈肌腱和指浅屈肌腱之间的相对滑动最大可达 11mm。

（2）直拳：掌指关节和近侧指间关节屈曲，远侧指间关节伸展，指浅屈肌相对于骨的滑动范围最大。

（3）完全握拳：腕关节处于中立位而完全握拳时，指深屈肌相对于骨的滑动范围最大，可达 34mm。

若肌腱松解术后，近侧指间关节挛缩已经矫正，术后可用伸展夹板，以维持手术中获得的伸直度。松解术后几天，每日练习数次，每次 10 遍左右，以后逐渐增加活动次数和强度。

（二）屈肌腱修复术后的康复

1.早期（术后 4 周）

（1）动力夹板：在前臂和手的背侧放置夹板，使腕屈曲 30°，掌指关节屈曲 70°，指间关节伸展。用橡皮条牵引各指末节或指甲，使指维持伸展状态，防止屈曲挛缩。

（2）轻柔被动屈曲远侧和近侧指间关节每次 5 遍，每天 4 次，但不主动屈曲，也不被动伸展。指腕不能同时伸展，但可主动伸指。

2.早中期（术后 4～6 周）

（1）动力夹板牵引：同早期。

（2）被动屈曲各掌指和指间关节每次 10 遍，每天 4 次。主动练习 3 种方式的握拳。最好将诸指用胶布套在一起，使健指带动患指活动。被动屈指位行伸腕练习。指腕不能同时伸展。

（3）练习伸指：在腕中立位及掌指关节最大屈曲位练习伸指 1 次。

3.中期（术后 6～8 周）

（1）去除腕背夹板，改用腕支具，使掌指关节充分活动。

（2）3 种位置的主动肌腱滑动练习。

（3）轻微 ADL 活动，如撕报纸、擦玻璃和砂磨等。

（4）木工作业，每次 15 分钟，每天 2 次。

（5）防止屈肌腱粘连，可用铝夹板伸展矫形器或动力伸展夹板，进行被动掌指关节运动。

4.后期（术后 8～12 周）　可以继续使用防止爪形手的夹板。着重进行恢复力量的练习，包括木工作业（如砂磨）、家务作业和模拟职业作业，准备重返工作岗位。必要时行支具使用训练。

（三）伸肌腱修复术后的康复

目前国内外通用的手部伸指肌腱分区是把手的伸指肌腱划分为 8 个区，伸拇指肌腱划分为 6 个区，两者治疗原则相同。

表 6-2　手的伸指肌腱分区

肌腱分区	2～5 指	拇指
Ⅰ	远侧指间关节部	指间关节背侧
Ⅱ	中节指骨部	近节指骨部
Ⅲ	近侧指间关节部	掌指关节背侧
Ⅳ	近节指骨部	第一掌骨部
Ⅴ	掌指关节部	腕横韧带部
Ⅵ	手背部	腕及前臂部
Ⅶ	腕背横韧带部	
Ⅷ	前臂远端	

1. Ⅰ 和 Ⅱ 区损伤　为跨过远侧指间关节的伸肌腱损伤,无论手术或保守治疗,其康复治疗如下:

(1)术后 1～6 周:远侧指间关节的伸侧或屈侧夹板固定于伸直位,近侧指间关节自由屈伸以防止关节强直。

(2)术后 6～8 周:开始轻柔无阻力地屈远侧指间关节练习,允许屈曲 25°～40°,不练习时仍以夹板固定保护。

(3)术后 8～12 周:间断性去除夹板,开始按摩、握拳等功能练习,并开始感觉训练。

2. Ⅲ 和 Ⅳ 区损伤　伸肌腱在近侧指间关节处离断,无论手术或保守治疗,其康复治疗如下:

(1)术后 1～6 周:近侧指间关节夹板固定于伸直位,远侧指间关节自由活动。

(2)术后 6～8 周:在掌指关节屈曲位无阻力屈伸近侧指间关节,不练习时仍使用伸指夹板固定。

(3)术后 8～10 周:增加主动屈伸练习,开始用柔和的动力性夹板以被动屈曲近侧指间关节。

(4)术后 10～12 周:用主动运动和被动运动及夹板等方法,恢复关节活动度,有时需要医师指导 6～9 个月。

3. Ⅴ 和 Ⅵ 区损伤

(1)术后 3～4 周:制动于腕背屈位 30°,诸掌指关节 0°,近侧指间关节自由活动。

(2)术后 4～5 周:开始伸肌腱活动,先屈掌指关节,然后依次增加伸掌指关节、内收外展手指、屈腕并伸指。

(3)术后 6～7 周:练习屈腕和屈指,手指绕橡皮圈外展及胶泥作业。

(4)术后 7～8 周:去除保护性夹板。

(5)术后 8～12 周:逐渐增强训练的阻力,并准备恢复工作。

4. Ⅷ 区损伤

(1)术后第 4 周主动伸腕练习应当谨慎。

(2)术后 5～6 周可以分别进行桡偏背屈腕和尺偏背屈腕以分别训练桡侧和尺侧腕伸肌。

(3)保护性夹板持续使用 6～8 周。

(四)感觉障碍的康复

手的周围神经受损后,由于腱鞘的不成熟及神经末梢的排列错误,感觉传导速度减慢,阻碍新生的轴突发芽长入原来的髓鞘内,故出现非正常的感觉及某些部位的感觉缺如(感觉定位和定性变异)。患者可通过感觉学习及训练,从而在脑中将这种异常刺激感觉与受伤前脑中已存在的、对某物体表面形状的反应模式联系起来,进一步训练患者形成一种高度的本体感觉认识,即感觉可以通过学习而重建。

手的感觉恢复顺序:痛觉和温度觉、30Hz 振动觉、移动性触觉、恒定性触觉、256Hz 振动觉、辨别觉。感觉训练分早期和后期阶段。早期主要是触觉和定位、定向的训练,腕部正中神经及尺神经修复术后 8 周,可以开始早期阶段的感觉训练。后期主要是辨别觉的训练。

1.感觉再训练　感觉再训练的概念是 1966 年由 Wynnparry 首次提出的,是指帮助手部感觉神经损伤修复后的患者学会感知由再生神经纤维传入的,与原来性质不同的神经冲动,使其与中枢的联系重新建立的一类治疗方法。感觉再训练不能直接促进神经再生或感受器生成,但它能利用特定感觉传入来帮助中枢感觉区的功能重组,改善了感觉功能恢复的质量,提高肢体的综合应用能力。感觉训练需要感知、认知、记忆和回忆。训练应在安静的环境下进行,首先要对患者进行一般的教育,如训练方法、目的、注意事项等,使患者与治疗师能够密切合作,理解指令,并主动参与训练。训练时患者应该情绪稳定,注意力集中,肢体无痛。感觉训练时间不宜过长、过多。

感觉再训练前必须行感觉评定:要求患者自己在患手上画出感觉缺失区域;保护觉(针刺觉、深压觉、温度觉)恢复时即可行感觉再训练;感觉再训练时间不宜过长、过多,每次 15 分钟,每天 3 次;感觉再训练后每月评定一次。正规感觉再训练结束,患者恢复主动活动后,后期阶段的感觉再训练必须依靠患者自己双手的不断使用得以维持。

(1)定位觉训练:训练在安静的房间进行,训练的目的是将触觉和视觉刺激联系起来形成新的触-视模式。

1)移动性触觉训练:用 30Hz 的音叉让患者了解什么时候和在什么部位开始移动性触觉,然后用铅笔擦头沿需要再训练的区域,由近及远触及患者。患者先睁眼观察训练过程,然后闭眼,将注意力集中于他所觉察到的感受,而后睁眼确认,再闭眼练习,如此反复,直至患者能够准确地确认刺激部位。

2)恒定性触觉训练:当患者能觉察到指尖的移动性触摸时,即可开始恒定性触摸训练,使用 256Hz 音叉作为导标,以确定何时开始训练。用铅笔擦头点压,开始时压力较大,然后逐渐减轻。经过闭眼-睁眼-闭眼的训练程序,反复学习,直至患者能够准确确认刺激部位。

(2)辨别觉训练:当患者有了定位觉后,即可开始辨别觉训练。开始训练时可先让患者辨别粗细差别较大的物体表面,再逐渐辨别差别较小的物体表面。每项训练采用闭眼-睁眼-闭眼的训练程序。反馈、重复地强化训练。

1)质地和形状的识别训练:将粗细不等的砂纸,分别附于木棒的两端。令患者闭眼,开始时用粗细颗粒差别很大的砂纸端在患者手指上轻轻滑动,让患者回答是同样或是有差别。逐渐进展到粗细相似的砂纸,若患者回答有误,则可睁眼再感觉一次,如此反复,直至回答正确。

2)纺织品的质地识别训练:将质地不同的织物,如针织品、丝织品、毛皮等放在一起,开始阶段让患者识别质地相同的织品,令患者将相同质地的织物配对。然后进展到识别不同质地的织物,方法同质地和形状的识别训练。

3)小物品形状识别训练:将硬币、螺帽、螺栓及安全别针等小物件放入布袋内,让患者触摸,识别粗糙或光滑的边缘。

4)识别字母:将用薄片做成的字母,用尼龙搭扣黏附在木块上,令患者按照闭眼-睁眼-闭眼的方法,用指尖触摸识别字母,并记录完成项目训练所用的时间。

5)盲点图案触摸训练:在盲文纸上设计各种盲点图案例如"房子"。令患者按照闭眼-睁眼-闭眼的方法,用指尖触摸图案并回答问题。例如"房子有几个窗口?"训练难度可以由图案设计的内部距离来调节,窗口间距离越近,难度越大。

6)迷宫触摸训练:用环氧树脂在木板上组成不同形状的几何图形迷宫,令患者闭眼用指尖触摸,从迷宫开始端,沿着几何形状前进,直至终端。

(3)需要运动功能参与的感觉训练:一些训练项目需要较高级的运动技巧才可完成。

1)捡拾物品:可将各种不同品种的豆类或不同大小的玻璃球混入米粒堆,开始时让患者从米粒堆中捡拾较大的豆类或玻璃球,逐渐过渡到捡拾大小相似的豆类或玻璃球,让患者在闭眼下操作。

2)捡拾日常用品:将别针、铅笔、钥匙、肥皂、纽扣等物品放入布袋内,开始时让患者捡拾质地大小相差很大的物品,逐渐进展到捡拾大小、形状、质地相似的物品。

3)日常生活活动训练和作业训练:训练患者生活中许多需要在没有视觉帮助下完成的自我照料活动和作业活动,诸如在暗室中用钥匙开门、拿东西、扣纽扣等活动。

4)治疗泥训练:主要采用普通的黏土或着色的橡胶黏土,根据治疗早、中、后期的不同治疗目的,调节黏土的量及其软硬度,以达到增强手指肌力、耐力,改善手指灵活性、协调动作的目的。

5)弹力带锻炼:根据弹力带的强度和治疗用途的不同,可分为轻度、中度和强度等数种,因此,可进行分级别的抗阻力练习。在手康复中,治疗带主要用于肌力、耐力、协调性和关节活动度训练。

2.感觉过敏治疗　如果患者存在感觉过敏,则脱敏治疗应放在感觉训练之前进行;若患者存在痛性神经瘤,则需要手术切除神经瘤。

(1)教育患者减少恐惧心理:有意识使用敏感区,如果不克服恐惧心理,很难进行下一步治疗。

(2)在敏感区逐渐增加刺激:首先用棉花摩擦敏感区,每次2分钟,每天5次。患者适应后,改用棉布或质地较粗糙的毛巾摩擦敏感区,然后使用分级脱敏治疗。例如:

1)先用旋涡水浴15～30分钟,开始慢速,然后逐步加快,使患者适应水的旋动。

2)按摩,涂油后,做环形按摩10分钟。

3)用毛巾类针织物摩擦10～30分钟,待患者能感受触觉刺激后,让患者触摸不同材料,如黄沙、米粒、圆珠等。

4)振动:如使用电动振动器振动局部皮肤,以巩固患者的脱敏。

5)叩击:如用铅笔端叩击敏感区以增加耐受力。

3.感觉减退康复技术　康复治疗的目的是教会患者使用代偿技术,安全地使用患手,其次是感觉再训练。

(1)手部感觉丧失的安全教育:①避免接触冷、热和锐器物品;②避免使用小把柄的工具;③抓握物品不宜过度用力;④避免长时间使用患手;⑤使用工具的部位经常更换,预防某一部位的皮肤有过多的压力;⑥经常检查手部皮肤有无受压征象,如红、肿、热等;⑦感觉缺损区皮肤一旦破损,应及时处理伤口,避免组织进一步损伤;⑧良好的皮肤护理,保持无感觉区皮肤的柔软及弹性。

(2)保护觉训练:治疗师用针刺、冷、热、深压刺激等,让患者体会每一种感觉,然后令患者按闭眼-睁眼-闭眼的过程反复训练。通过再训练使患者重新建立感觉信息处理系统,而不是恢复原有的保护觉。

4.感觉再训练效果的评估　目前尚无一种精确的方法,临床上可根据某些参数来判定,这些参数包括:①定位觉错误次数减少;②在限定的时间内能够完成较多的配对或识别测试;③完成各项训练的时间缩短;④两点辨别觉的能力提高;⑤日常生活能力和作业能力提高。

以上参数最重要的评估标准是:患者在工作中或休闲活动中利用手的能力增强。

5.中医康复方法

(1)针灸疗法:主穴取肩髃、曲池、合谷。正中神经损伤加内关、曲泽;尺神经损伤加后溪、腕骨;桡神经损伤加阳溪;日久脾胃虚弱加足三里、三阴交。电针仪采用连续波,频率2Hz,输出强度以引起患者能够耐受的神经支配肌肉发生明显收缩为准。神经损伤严重、不能引起肌肉收缩时,则以不引起拮抗肌收缩为限。留针30分钟,每天1次,10次为1个疗程,疗程间休息2天,可显著提高患者的手功能,改善日常生活自理能力。

(2)推拿疗法:在术后中后期加强手腕关节腕骨间关节、腕掌关节、掌指关节、拇指、指间关节的手法松动,可使纤维结缔组织获得最佳伸长效果,有效改善关节的主动活动范围,增强手指肌肉的力量及手的精细活动等手功能。可采用推、捻、拔伸、屈伸等手法。

(五)手外伤后水肿及增生瘢痕的处理

1.手外伤患者控制水肿的方法　手处于肢体末端,手部外伤或术后易出现静脉和淋巴管回流受阻,以及创伤周围的炎性反应等,因此极易出现局部肿胀,若肢体下垂或使用弹性绷带则肿胀可能加剧。早期肿胀会影响组织愈合,后期肿胀易引起肌腱、韧带、关节囊的粘连挛缩、影响手指的灵活性。因此,手外伤后水肿的处理是导致关节僵硬的最主要原因,早期肿胀的预防及处理尤为重要。根据水肿的原因,对手外伤患者采用以下方法控制水肿。

(1)抬高患肢:是预防肿胀的基本方法。损伤或手术后应将伤手连续性抬高,不仅可预防改善肿胀,还可减轻疼痛。一般要求高于心脏水平,远端比近端高,即手高于肘部平面,肘部高于肩部,以促进静脉回流;注意患肢不宜过高以免造成缺血;肘不能过度屈曲而阻碍血液回流,最好维持伸展位。

(2)伤肢固定:用掌侧前臂夹板(或石膏托)固定伤肢,其远端不超过掌横纹,使掌指关节和指间关节能够主动活动。

(3)主动活动:针对不同病情进行相应的主动运动,利用"肌肉泵"的作用来促进静脉、淋巴回流,加速渗出物的吸收,是消除水肿的简便而有效的方法。若病情允许,在手外伤或手术后应尽早开始关节的主动运动。主动运动还应包括肩肘等关节。

(4)压力治疗:从手部远端开始通过物理方法增加压力以促进血液及淋巴回流,减轻水肿。常用的有以下几种方法:

1)弹力绷带:使用橡皮筋或弹力绷带自远端的指尖开始缠绕手指至肿胀水平以上,远端比近端要缠得稍紧一些,但缠绕要轻柔。缠绕完后留置5～15分钟,然后解除包绕。效果立即可见,但持续时间不长,可每日重复数次。

2)等张压力手套:压力手套可压住佩戴部位,避免体液积聚;佩戴时应注意与手套紧贴,特别是指蹼部位,否则指蹼区无压力,将成为水肿的液滞留区。

3)弹力指套:适用于单个手指肿胀,一般连续使用。要防止压力过大,佩戴时注意观察手的颜色和温度,了解是否有麻木等不适。

4)间歇性压力治疗:使用间断气压泵可有效地促进静脉回流,减轻水肿。每日加压2～31次。加压时可以适当抬高患肢以增加回流,加强疗效。

(5)冰疗法:使局部血管收缩,血管壁通透性降低,渗出减少。对于冰水过敏者、局部血液循环障碍及患处皮肤感觉障碍者禁忌。

1)冰敷法:将碎冰颗粒用毛巾包好,敷患处15～20分钟。

2)冰水浸泡法:将碎冰调节水温至10～15℃,将患手置于冰水中15～20分钟。

(6)超短波疗法无热量,对置法,每次10分钟,每天1次,10次为1个疗程。

(7)中医康复方法

1)中药疗法:中医认为手外伤早期因损伤而导致气滞血瘀,水液潴留或邪毒感染,出现肿胀、疼痛、渗出等症状,根据"结者散之,留者攻之"的原则,中药治疗以攻利祛邪为主;中期因筋脉失养,易出现粘连、挛缩及关节屈伸不利,故宜以舒筋通络为法;后期手外伤患者的正气因早期的损伤和攻利祛邪而耗伤,筋骨虽经调理而未强,治以扶正强筋骨为宗。

2)推拿疗法:若肢体皮肤条件许可,可在伤肢抬高位做向心性推拿治疗,促进静脉淋巴回流。

3)中药熏洗疗法:手外伤后采用中药熏洗患手能够有效改善局部血液循环,软化瘢痕,从而抗炎消肿,减少肌腱粘连可能,降低疼痛等后遗症的发生,对感觉恢复也有一定的作用。常采用活血化瘀、温经通络之类中药,如当归、红花.桃仁、桂枝、伸筋草、丝瓜络、秦艽、威灵仙、细辛、艾叶等。

2.手外伤后增生瘢痕的处理

(1)超声波疗法:采用接触法(若瘢痕在肢体末端可用水下法),1～1.5W/cm²,每次5～15分钟,每天1次,15～20次为1个疗程,超声波可以软化瘢痕。

(2)音频电疗法:用条状电极,并置法,每次20～30分钟,每天1次,20～30次为1个疗程,可软化瘢痕,止痒止痛。

(3)蜡疗法:蜡饼法,每次30分钟,每天2次。

(4)加压治疗法:可使用压力手套或弹力绷带对瘢痕持续施加压力,每 3 个月要检查瘢痕局部压力,压力不足应重新制作压力手套,坚持佩戴 12～18 个月直到瘢痕成熟。

(5)推拿疗法:开始用轻手法的按压法,随着瘢痕组织的老化,手法可逐渐加重,主要采用推、揉、提、捏等手法,按摩的频率要慢,手法要柔和,不断变换部位,以免引起水疱或损伤新生皮肤。

(6)牵拉瘢痕组织的被动运动:对瘢痕进行缓慢持久的牵伸锻炼,持续牵引可使疤痕逐渐变软、伸长,使关节挛缩得到纠正。牵伸力量开始时不宜大,牵伸到一定范围时应稍停顿再放松。与蜡疗、按摩配合进行效果更佳。牵伸的部位应外露可见、可触摸,以确保牵伸过程中皮肤不被损伤。

(7)夹板:一般用来维持肢体位置,预防或矫正畸形。

(魏　巍)

第三节　颈椎病的康复

颈椎位于头、胸之间,是脊柱中体积最小,灵活度最大,活动频率最高的节段。一般分为上颈椎即颈 1～2,下颈椎颈 3～7。颈椎旋转主要在寰枢关节,屈伸主要在下颈椎。由各种负荷劳损、轻微外伤产生的颈椎间盘退变,从而诱发或促进颈椎其他组织退变刺激或压迫邻近组织,并引起各种症状和体征,称为颈椎病或颈椎关节病。

一、诊断

由于颈椎病病变不同及受累组织不一,加之病理改变较复杂,个体差异较大,因此临床表现各不相同;根据临床表现一般可分为五型,临床须结合症状、体征、影像学、肌电图、脑血流图综合诊断。

1.症状和体征

(1)神经根型:此型发生率最高。由于颈椎间盘向后外压迫或钩椎关节、关节突关节增生,在椎管侧方或神经根管处压迫神经根,产生相应的神经症状,包括神经支配区的反射性疼痛,感觉异常,肌力反射等改变。临床检查可见颈肩肌肉萎缩,压痛(+),患肢可有感觉障碍,肌力减退,肌肉萎缩,肱二头肌或肱三头肌腱反射减弱,臂丛牵拉试验(+),椎间孔压缩测试(+)。

(2)脊髓型:一般认为由于脊髓直接受压、反复摩擦致伤或脊髓血供障碍,病变多发生在下颈椎。由于脊髓传导束受累的部位不同,脊髓症状和体征的表现也不尽相同,多为单侧或双侧下肢麻木,肌力下降,步态不稳,行走困难,可伴有躯干及上肢麻木感,手内在肌萎缩,严重者可伴大、小便功能障碍。下肢肌张力亢进,Hoffmann 征(±),Babinski 征(±),有时可出现髌阵挛或踝阵挛。

(3)交感神经型:起自交感神经节,因分布至头部、心脏、头颈部血管,因此刺激交感神经可出现多器官、多系统症状。

1)头颈部症状:颈痛、头晕、眩晕等。

2)眼部症状:眼部胀痛,视物模糊,瞳孔放大或缩小。

3)心脏症状:心前区疼痛,心动过速或过缓。

4)肢体症状:发冷或出汗、疼痛、麻木等。

(4)椎动脉型:由于颈椎不稳,钩椎关节骨赘压迫或刺激椎动脉,引起大脑后动脉、小脑下动脉供血不足症状。临床表现为基底动脉供血不足症状。

1）头痛：位于枕部或头部一侧。

2）前庭和迷路症状：耳鸣、眩晕等。

3）视力减退或复视。

4）其他：记忆力和智力下降，少数发生猝倒。

（5）复合型：颈椎退变是一个复杂的过程，临床上以一种类型的临床表现为主，往往伴有其他类型的临床表现。

2.辅助检查

（1）颈椎 X 线正侧位片：正位片可显示钩椎关节、棘突排列有无异常，侧位可见颈椎生理前凸减少或消失，椎体骨质增生的情况；如疑为上颈椎病变，应加摄张口位正位片，可了解寰枢关节的病变和解剖关系有无异常；此外颈椎左右斜位片可了解椎间孔有无狭窄。

（2）CT 扫描：可见硬膜囊受压变形，椎间盘不同程度地突出于椎管内。

（3）MRI：是目前诊断该疾病准确率最高的影像学检查，也是鉴别颈椎疾患的最佳影像学检查手段之一。颈椎的矢状位可清晰反映椎体、椎间盘的退变情况及硬膜受压的程度，有无后纵韧带钙化及压迫；颈椎水平位可清晰显示椎间盘突出的方位和程度及神经根受压的情况，还可显示椎管的狭窄程度和黄韧带的肥厚程度，为临床上选择治疗方法提供重要的依据。

（4）肌电图记录受累肌肉的生物电，推断受累的神经根，结合临床表现和影像学检查可更准确地判断椎间盘突出的部位及程度。

（5）脑电图可反映脑部左右侧血供情况，从而可显示左右侧椎动脉有无狭窄及血供情况。

二、治疗

临床对脊髓型的颈椎病如诊断明确，症状体征明显多采用手术治疗并结合康复治疗；对非脊髓型颈椎病多采用非手术康复治疗。

1.非手术治疗　多数颈椎病患者可通过康复非手术治疗减轻症状或明显好转，甚至治愈。

（1）枕颌带牵引

目的：制动固定，使创伤反应减轻；解除颈肌痉挛；恢复颈椎关节正常力线；牵引时椎间孔被牵引，缓解对神经根的压迫和刺激。

方法：症状轻者可间断牵引，重者宜用持续牵引，牵引重量视病情轻重和体重而定，大人一般从 2～3kg 开始，逐渐加重，不超过 6kg，2～4 周为 1 个疗程，神经根型效果最好。牵引时应注意适时调整牵引力线、头部与牵引钩的距离，同时应抬高床头 20～30cm，定期检查神经系统症状和体征的变化，每日清洁并按摩牵引部位的皮肤，检查有无受压；饮食不宜太饱，以免消化不良或呼吸不畅。

（2）颈部热敷或理疗

目的：消除肌肉痉挛减轻水肿，改善局部肌肉、韧带和神经的血液循环，可每天 1～2 次，适用所有的类型。

方法：热敷最好选择湿热敷，水温以 70～80℃ 为宜。理疗如低频脉冲、微波、超声治疗可结合使用，每天 1～2 次。

（3）按摩

目的：缓解肌肉痉挛，解除疼痛，改善血供。对重型脊髓型颈椎病，因颈椎不稳且退变严重，不当的按摩可导致脊髓损伤致高位截瘫，因此，对脊髓型颈椎病，我们建议不使用按摩疗法。

方法:应请专业按摩师操作,手法应轻柔,按摩前涂擦双氯芬酸乳胶剂效果更好,建议每日 1～2 次。

(4)颈部固定与制动

目的:可使用大小适中、固定可靠的颈托、颈胸支架固定,使颈椎关节炎症逐渐消退,适用于脊髓型的保护性康复治疗;其他型的颈椎病也适用该方法。

方法:轻型患者可间断使用,重型患者应间断使用与持续使用交替。

(5)体疗

目的:纠正颈部不良姿势,经常改变头颈体位,避免单一姿势持续过久。

方法:纠正不良睡眠体位,垫枕不宜过高或过低;对诊断分型明确的颈椎病,可选择相应的颈部保健操,加强颈部肌肉的锻炼,从而达到稳定颈椎的目的。

2.药物治疗　颈椎病急性期应根据分型选择相应的药物治疗。

(1)对于症状、体征较重,发病较急的脊髓型或神经根型患者,可在发作早期静脉给予激素脱水治疗,有利于抑制脊髓、神经根的炎性反应,消除脊髓、神经根的水肿。可选用 20％甘露醇注射液 125ml 加地塞米松注射液 10mg 或甲泼尼龙注射液 40～80mg,1 天 2 次,连续 5 天,后改用 1 日 1 次,2 日即可。

(2)椎动脉型的颈椎病患者急性期可静脉滴注川芎嗪或参麦类注射液的扩血管药,一般情况下,静脉输液 3 天后头晕、恶心症状明显好转,7～10 天相关症状消失,病情趋于稳定;急性期过后再口服此类药物 4～6 周达到维持疗效的目的。

(3)对出现颈肩部疼痛或肢体麻木、疼痛的患者,可给予非甾体口服药:一般选择性应用 cox-2 抑制药。该类药物不良反应较轻,疗效可靠,如西乐葆胶囊 100mg,1 日 1～2 次,一般应用 3～4 周;同时可应用神经类营养药如弥可保片剂口服。

三、康复技巧

术后康复措施如下。

1.术后第 1～3 天　应流质或半流质进食,观察呼吸情况及吞咽情况,以防血肿压迫及喉头水肿引起呼吸窒息,应以颈托或头颈胸支架中立位固定。药物应用方面除使用抗生素预防感染外,还应给予激素脱水治疗,有利于抑制脊髓、神经根的炎性反应,并消除脊髓、神经根的水肿,可选用 20％甘露醇注射液 125ml 加地塞米松注射液 10mg 或甲泼尼龙注射液 80mg,1 日 2 次,连续 5 日,后改用 1 日 1 次,连续 2 日。功能锻炼方面应嘱患者卧床或半卧位时做四肢各关节伸、屈训练,肩背部及四肢可行按摩治疗。

2.术后 4～7 天　如呼吸平稳,无吞咽困难,可改普食,应摄颈椎正侧位 X 线片,判定术后内固定的安装位置,保持头颈部外固定,可扶患者下床活动,每天下床活动 3～5 次,每次活动 30～60 分钟为宜,活动以练习行走,活动各关节为主。

3.术后 1～2 周　如一般情况尚可,伤口愈合良好,颈部外固定支架应适时调整,应使颈椎微屈曲位。因为颈部微屈可使后部关节突关节轻微分离,椎间孔增大,避免神经根受压;要避免颈椎过屈,因为过屈时椎管延长,神经根、颈后肌肉、韧带、脊髓被牵引而处于紧张状态。过伸位会使椎间孔变小,神经根在椎间孔内被挤压,使症状加重;肢体功能锻炼次数应逐步增多,强度应逐步增强,重点锻炼术前受累的肢体及肌群。

4.术后 2～4 周　急性症状消退以后应开始做颈部的各种功能训练,恢复肌肉、韧带及其他软组织长度,使肌肉的韧性和肌张力得以恢复,逐步使颈部姿势和功能得以改善。白天可间断松开颈托或支架做上述功能训练,每日 3～5 次,每次 30 分钟,睡眠时以颈托或支架予以保护。

(叶茂林)

第四节　腰椎间盘突出症的康复

腰椎间盘突出症是指腰椎间盘纤维环破裂和髓核组织突出,压迫和刺激神经根所引起的一系列症状和体征,是引起腰腿痛的最常见疾病之一。多与年龄、腰部急慢性损伤、脊柱畸形、职业有关,以腰痛伴单侧或双侧下肢疼痛、麻木为主要症状;临床上根据椎间盘突出的程度分为椎间盘膨出型、椎间盘突出型、椎间盘脱出型;根据椎间盘突出的位置可分为中央型、侧突型。95％左右的椎间盘突出症发生于腰4～5及腰5、骶1椎间隙,可通过纠正不良的工作姿势、加强腰背肌训练等,增强体质,加强预防,绝大多数首次发作的椎间盘突出症的患者可通过非手术治疗得以康复;只有少数症状、体征重,反复发作,经过严格的非手术治疗无效的病人需通过手术治疗。

一、诊断

临床上应综合病史、症状、体征及影像学检查,综合做出准确的诊断。

1.症状　腰背痛,可突发于急性腰部外伤,起病急、重并伴有腰部肌肉痉挛;也可继发于腰背部的慢性劳损,缓慢发生坐骨神经症状。由于腰骶部活动频繁,易于劳损,因此腰4～5、腰5、骶1的椎间盘容易发生退变,累及腰5、骶1神经根,因此多伴有坐骨神经症状,疼痛多呈放射性,疼痛范围由臀部、大腿后外侧、小腿外侧至足背、足趾。

2.体征　腰部生理前凸消失,有时脊柱呈代偿性侧弯,受累椎间隙棘突旁压痛(＋),疼痛呈放射性,早期下肢痛觉过敏,中后期痛觉减退,重者患肢肌肉萎缩,受累肌肉肌力下降,膝、踝反射减弱。

3.专科检查　直腿抬高试验(＋),直腿抬高加强试验(＋),腘神经压迫试验(＋)。

4.辅助检查

(1)腰椎X线正侧位片:正位片可见脊柱代偿性侧弯,侧位片可见腰椎生理前凸减少或消失。

(2)CT扫描:可见硬膜囊受压变形,椎间盘不同程度地突出于椎管内。

(3)MRI:是目前诊断该疾病正确率最高的影像学检查,也是鉴别腰椎疾患的最佳影像学检查手段之一。腰椎的矢状位可清晰反映椎体、椎间盘的退变情况及硬膜受压的程度,腰椎水平位可清晰显示椎间盘突出的方位和程度及神经根受压的情况,还可显示椎管的狭窄程度和黄韧带的肥厚程度,为临床上选择治疗方法提供重要的依据。

(4)EMG:记录受累肌肉的生物电,推断受累的神经根,结合临床表现和影像学检查可更准确地判断椎间盘突出的部位及程度。

二、治疗

腰椎间盘突出症的治疗有非手术治疗和手术治疗,绝大多数的首次发作的椎间盘突出症可通过非手术治疗使症状消失。

非手术治疗方法:可卧床休息,口服消炎镇痛药物,静脉滴注激素脱水治疗,电动骨盆牵引,腰部按摩,理疗及硬膜外药物注射等治疗方法。还有的进行全麻下手法复位。

近年来,随着微创手术的发展,国内很多医院也陆续开展了镜下椎间盘髓核摘除术,显微镜下椎间盘髓核摘除术,化学髓核溶解治疗腰椎间盘突出症,臭氧消融术治疗腰椎间盘突出症,还可进行椎间盘置换术。如椎间盘突出合并腰椎滑脱、椎间隙变窄、关节突增生内聚等不稳情况,根据不同病情可选择不同的治疗方式或手术方式。除常规行椎间盘髓核摘除外,应选择性应用椎间植骨或椎间融合器加椎弓根钉杆系统内固定。

三、康复技巧

主要是减轻腰背负荷,缓解腰背肌痉挛,解除腰腿疼痛,最大限度恢复脊柱的功能。由于腰痛的原因较多,一般可归纳的原因如下:①腰肌萎缩、劳损;②椎间盘髓核突出刺激外层纤维环及后纵韧带的窦椎神经纤维;③疼痛介质的释放刺激。因此,康复治疗需循环渐进,结合应用。

1.非手术治疗的康复措施

(1)卧床休息:一般建议绝对卧床3～4周,减轻腰背肌负荷,缓解腰背肌痉挛。降低椎间盘内压力,使突出的髓核张力减少,从而减少对下位神经根的压力,并有利于损伤的纤维环修复。

(2)腰背部热敷:建议用湿热敷,水温以70～80℃为宜,适用于发病后2周内的病例,一般每天热敷2～3次,每次热敷3～5分钟。

(3)外擦非甾体类乳膏:腰背部热敷完以后以非甾体类乳膏或乳胶涂擦腰部,如双氯芬酸乳胶剂。这类药物较中成类膏药镇痛效果明显,过敏反应减少,不污染衣服,尤其适用于老年人或过敏体质者,每日涂擦2～3次。

(4)按摩:热敷、擦药后,腰部肌肉痉挛得以缓解;减轻椎间盘间内压力及改变髓核与神经根的相对关系,减轻椎间盘对神经根的压力。可辅以力度适中的腰背肌按摩,按摩应遵循从左至右,从上至下,从轻至重的顺序,一般每日2～3次。

(5)腰背肌锻炼:由于椎间盘突出症的原因之一是由于腰背肌萎缩,腰肌肌力减弱,引起腰椎不稳,导致椎体骨质、椎间盘的继发性退变,纤维环破裂及髓核突出压迫硬膜或神经根,因此练习腰背肌尤为重要。练习时要循序渐进,劳逸结合,一般在上述几个步骤后有计划、按规律进行。可选择仰卧位进行三点式(双足根、头颈部)或五点式(双足跟、双肘后、头颈部)挺腰功能训练,建议每日2～3组,每组10～30次,练习时腰部应快挺慢放,让腰部肌肉得以充分锻炼;也可选择站立位进行挺腰训练,即在站立位时,两手叉腰,将腹部及腰部向前挺,练习次数同卧位,该法可嘱患者康复后继续锻炼,持之以恒。

(6)对于症状、体征较重、发病较急的病例:可在发作早期,静脉给予激素脱水治疗,有利于抑制神经根的炎性反应,消除神经根的水肿,可选用20%甘露醇125ml加地塞米松注射液10mg或甲泼尼龙注射液40～80mg,1日2次,连续5天,后改用1日1次,2日即可。

(7)非甾体口服药:一般选择性应用cox-2抑制药,该类药物不良反应较轻,疗效可靠如西乐葆胶囊100mg,一日1～2次,一般应用3～4周。

(8)牵引复位治疗:有全麻下的大手法牵引复位,亦有电动牵引器下的间断牵引治疗法,如骨盆牵引,垂直悬吊牵引及电动机械牵引。牵引时椎体间隙增大,关节突拉开,后纵韧带紧缩,促使突出的髓核部分还纳。该治疗建议待急性期过后,即1周后使用。

(9)硬膜外类固醇注射疗法:即骶管注射,该药物的局部使用可减轻神经根的炎症及肿胀,从而使症状缓解和消失,一般每周一次注射,3～5次为1个疗程,可以自椎间盘突出症发作早期开始应用。

(10)双下肢直腿抬高功能训练:双下肢抬高训练,有利于预防神经根粘连,预防双下肢肌萎缩;下肢抬高后嘱患者让患肢在抬高位保持数秒,使肌肉得以抗重力训练。一般建议每天2～3组,每组20～30次,左右腿交替进行。

2.手术治疗的康复措施　由于手术方法不同,术后康复方法有所不同。

(1)传统的全椎板或半椎板术后:因减压范围及伤口创面较大,一般建议患者卧床 4 周。

1)术后第 1 天:患者卧床,检查受累下肢术后的感觉、肌力恢复情况;嘱患者进行踝关节及跖趾关节的屈伸锻炼,双下肢可辅以抬腿练习,抬高角度以少于 60°为宜,观察神经根的牵拉反应,每日 2～3 遍,每遍 10 次,该法既可预防神经根的粘连,又可预防下肢肌肉的萎缩。

2)术后第 2 天:同术后第 1 天,方法相似,抬腿练习应改为主动练习,次数相同。

3)术后第 1 周:在卧床休息、下肢抬高练习的基础上,做腰背肌功能训练,每日 2～3 遍,每遍 10～30 次。

4)术后第 2 周:内容同第 1 周,下肢抬腿练习次数可增加至每遍 20 次,抬高角度可大于 60°,下肢抬高后嘱患者让患肢在抬高位保持数秒,使肌肉得以抗重力训练,左右腿应交替进行。

5)术后第 3 周:方法同第 2 周。

6)术后第 4 周:方法同第 2 周。

4 周后,如患者一般情况好,伤口愈合良好,可建议患者下床活动。

(2)显微椎间盘摘除手术、化学髓核溶解术、臭氧消融术治疗腰椎间盘突出症:因伤口创面小,脊柱稳定性好,一般建议卧床休息 1 周,嘱患者做踝、足关节屈伸功能训练及双下肢直腿抬高训练;急性期过后可在腰围的保护下下床活动,站立位做腰背肌功能训练,方法和次数同非手术疗法。

(叶茂林)

第五节　骨性关节炎的康复

一、概述

(一)定义

骨性关节炎(OA)又称为骨性关节病,增生性关节炎,退化性关节炎。其病理特征是关节软骨发生进行性退化性改变,关节边缘和软骨下骨质有反应性变化,关节边缘有新骨增生和关节面的硬化,这是机体对关节面承受压力减退的一种代偿性反应,是负重关节中最常见的疾病。

根据病因的不同,骨性关节炎分为原发性和继发性两类。

1.原发性骨性关节炎　发病原因不明确的多发性骨性关节病常同时发病于多个关节,常见于 50 岁以上中年人,少见于 35 岁以下的青年人。通常发病缓慢,随年龄增长而增加,故被认为是和年龄有关的关节退化性病变。

2.继发性骨性关节炎　可继发于先天性或后天性关节畸形、遗传代谢性疾病、损伤及炎症等。例如:①先天性关节解剖异常,致韧带松弛、活动过度,关节面位置、形态发育异常,多发性骨骺发育不良,先天性髋关节脱位;②后天性关节畸形,髋关节和膝关节内外翻畸形;③损伤及机械性磨损,如关节内损伤骨折,骨折后对线不良畸形愈合;④骨关节的缺血性坏死等。

继发性骨性关节炎多发生于青壮年,症状随关节软骨磨损的程度而变化。单关节骨性关节炎由于上述原因而使关节软骨磨损破坏,此外衰老是一个相当重要的因素,遗传因素、内分泌因素也可能起作用,骨性关节炎在女性似乎比男性多见,最近也有人设想免疫机制可能起作用。

(二)临床表现与诊断要点

1.症状体征　骨性关节炎的最显著症状是疼痛,通常症状和体征限于局部。

(1)疼痛:最初感到关节轻度僵硬感,运动过量时会出现疼痛,休息后可缓解,从一个姿势变为另一个姿势(如从坐位到站起来走路时)时,开始活动感到不便,有疼痛,但活动一段时间后疼痛反而感到减轻,关节感到舒适,但过度活动,步行较长距离,则又会感到关节疼痛及活动受限。上台阶、上下楼梯、上公共汽车时均感到疼痛吃力,故需用手抓住扶手,协助进行方可,然而休息后疼痛可减轻。

晚期阶段疼痛及肌肉痉挛加重,为持续性,休息后不能迅速缓解。此期夜间痛常见,软骨无神经支配,对疼痛不敏感,疼痛系来自关节内和关节周围结构。由于软骨损伤后滑膜充血,引起关节粘连,关节囊变厚及因关节囊纤维化而短缩,关节活动时刺激了囊内神经而引起疼痛。

(2)摩擦音:早期关节活动时可触及轻度摩擦感,晚期则可触及明显的沙粒样摩擦感,且伴有明显疼痛。

(3)关节积液:继发性滑膜炎,可发生关节中度积液。

(4)活动受限:早期活动无明显受限;晚期随疼痛加剧而使关节活动不同程度受限。

(5)关节畸形:可发生膝关节屈曲或内、外翻畸形,尤以膝内翻畸形为多。

(6)关节内游离体:关节活动时发生交锁现象,尤以膝关节为著。

2.X线表现

(1)早期:关节软骨仅有轻度退行性变化,但X线片无明显变化。

(2)进行期:关节软骨进一步磨损,软骨表面不规则,可出现关节间隙变窄,关节边缘有唇样骨质增生,关节面有骨质硬化,在负重区出现退行性囊性变透亮区。

(3)晚期:骨赘增加,软骨破坏加剧,关节间隙明显变窄,关节边缘骨质硬化程度增加,尤其在负重区更为明显。关节不稳定,可有半脱位趋势。关节内可见游离体。

3.实验室检查　正常,无特殊发现。

二、康复评定

骨性关节炎的评定应针对关节的生物力学及其功能障碍对邻近关节的影响以及对患者的独立性和生活质量的影响程度进行评定。主要评定内容有:①骨性关节炎的分类;②X线检查:对远端指间关节、近端指间关节、膝关节和髋关节的评定;③关节 ROM 评定;④肌力评定;⑤疼痛的评定:可以根据患者对其程度的描述,如轻度、中度或重度来评定,也可以通过目测类比评分法(VAS)来评定;⑥关节压痛:可采用 Ritchie 关节指数;⑦15m 步行时间测定:适用于髋和膝关节 OA;⑧握力测定:能测定手和前臂肌肉力量,还能测定腕和手指关节疼痛的程度;⑨畸形分析:如 OA 患者的膝关节内翻畸形最常见,影响正常步态,也影响到髋关节和踝关节的正常生物力线及负荷;⑩ADL 能力的评定:应该直接测试患者的 ADL 情况。虽然肌力和关节 ROM 的评定对推测关节功能有一定参考价值,但是这种推断往往不够确实。因为疼痛经常影响到关节炎患者的功能发挥,因此需要直接测试患者的独立生活所必需的关节活动情况。

三、康复治疗

(一)运动与休息之间的平衡

一般骨性关节炎患者无须卧床休息。当负荷关节或多关节受累时,应限制其活动量。OA 急性期关节肿痛症状严重,则应卧床休息,病变关节局部需夹板或支具短期固定。固定时要维持正确姿势。

早期可进行肌肉等长收缩练习,或进行主动加助动练习,以缓解疼痛,防止肌肉萎缩及粘连,保持关节 ROM。

(二)疼痛处理

1.控制活动量　OA 的疼痛是关节过度使用的信号,因此处理关节疼痛的重点是把体力活动限制在关节能耐受的范围内。病变关节过度使用,不仅加剧疼痛,而且增加病变关节的损伤程度。因此,OA 患者的活动量应根据病变关节的耐受度来确定。

2.物理因子治疗

(1)热疗法:有热带法、石蜡疗法等。

(2)水疗法:采用热水浴,39～40℃,具有镇痛作用。

(3)低频电疗法或直流电疗:常与离子导入疗法合用。

(4)中频电疗:具有明显镇痛,促进血液循环作用。

(5)高频电疗法:能达到改善血液循环,解除肌痉挛,消炎消肿作用。

3.药物　传统药物治疗是用非甾体类抗炎药物,一般中等剂量。

(三)运动治疗

应视 OA 患者情况而定。常用有:医疗体操,进行身体各部位活动。也可利用器械进行主动、抗阻运动以增强肌力,增大关节 ROM。

(四)支具与辅助器具

支具常用于炎性疼痛性或不稳定性关节,以减少关节活动,有助于消肿止痛或保持关节功能位。手夹板用于手、腕、肘等上肢关节,踝、膝等支具用于下肢,脊柱支具用于躯干部位。

辅助器具有各种用途,主要是 ADL 辅助具,如拐杖、轮椅、持物器、穿衣器等。又如加高垫以增加厕所坐椅高度,以有利于髋关节炎、强直性脊柱炎患者的使用。

(五)关节保护

关节保护要点:①避免同一姿势长时间负重;②保持正确体位,以减轻对某个关节的负重;③保持关节正常的对位对线;④工作或活动的强度不应加重或产生疼痛;⑤在急性疼痛时,关节不应负荷或活动;⑥使用合适的辅助具;⑦更换工作程序,以减轻关节应激反应。

(六)能量节约技术

能量节约技术的原则:①使用合适的辅助装置,在最佳体位下进行工作或 ADL;②改造家庭环境,以适应疾病的需要;③休息与活动协调;④维持足够肌力;⑤保持良好姿势;⑥对于病变关节,可在消除或减轻重力的情况下进行。

(七)预防

关节软骨组织随着年龄的增长而老化,这是自然规律。但若注意预防,可以延缓其进程和减轻其退行性变的程度。体胖超重的中、老年人,宜控制饮食,适当进行体力活动,实行减肥,防止下肢各承重关节长时间超负荷。对儿童的各种畸形均应及时进行矫正。关节内骨折或关节邻近骨折应准确复位,可以免去继发性骨性关节病。

四、常见的骨性关节炎

(一)指间关节

多为原发性。多见于远侧指间关节,少见于近侧指间关节,偶见于掌指关节。常多数关节受累。可见骨端粗大。在远侧指骨基部背侧常见两个隆起,为增生的骨刺或膨出的关节囊,受累关节常有轻度屈曲畸形,并因酸胀痛而使活动受限,有摩擦感。可有关节肿胀。须注意与类风湿性关节炎及痛风相鉴别。前者血沉快、类风湿因子阳性,且多发于近侧指间关节,后者血清尿酸值增高。

(二)腕关节

腕关节活动较多者(如家庭主妇、乐器演奏者等)容易发生腕关节和指间关节的骨性关节炎。另外长时间应用压缩空气锤、钻等工具的矿工,由于构成腕关节的关节软骨面反复劳损,容易发生血液循环障碍,可导致本病的发生。表现为腕关节酸胀痛和活动受限等症状。X线片显示腕舟骨、月骨、桡骨、尺骨关节面不平整,关节间隙狭窄,软骨下骨质硬化,桡、尺骨关节缘骨赘形成。

(三)膝关节

1.膝关节疼痛与肿胀易导致关节 ROM 受限和关节囊与腘绳肌的挛缩。如果膝关节的屈曲挛缩不矫正,会加剧关节机械应力的增加和关节功能障碍。

2.膝关节屈曲明显会导致关节内压力增高,应当避免。可采用内侧或外侧楔形鞋垫,以减少膝外翻或内翻的程度。

3.患者应避免患膝下方垫枕,因为腘窝部位垫枕头会加重膝及髋关节的屈曲挛缩,而且会妨碍踝跖屈和静脉回流。因此要保持膝关节伸直位。

4.股四头肌与腘绳肌的非负重的等长收缩练习。为了预防髌股关节面受压,加重髌股关节面的损伤,最好在伸膝位进行股四头肌的等长收缩练习。

(四)髋关节

1.髋关节的 X 线片显示骨赘形成,通常伴有软骨下囊性改变、硬化和关节间隙变窄。

2.髋痛经常位于股骨大转子周围,容易与转子滑囊炎相混淆。疼痛可放射到腹股沟、股前、膝、骶髂关节。

3.单侧髋 OA 时,常伴有患侧下肢长度的增加。如果双下肢长度差异超过 1cm,则对侧下肢需要用鞋垫垫高,预防累积性的姿势异常产生的劳损及疼痛。

4.为了保持正常步态,至少要维持髋关节屈曲 20°~30°的 ROM。

5.患者经常存在髋关节屈伸、外展内收、内旋外旋活动受限,以及臀中肌、臀大肌无力,可出现躯体向同侧倾斜或代偿性臀中肌步态。患者需要俯卧位伸髋练习。

(魏　巍)

第六节　人工关节置换术的康复

一、概述

关节置换术是指用人工关节替代和置换病损关节。国内外越来越多的患者接受了关节置换手术。关节置换术后康复的目的不仅是要最大限度地增加患者的活动能力及日常生活的功能,而且可以减少术后并发症。康复还将促使患者回到家庭中过正常人的生活,并最终回归社会,重返工作。关节置换术后的功能障碍主要有以下两个方面:

1.疼痛　接受关节置换术的患者术前因长期患有关节疾患,如骨性关节炎、类风湿性关节炎、外伤后关节炎等,出现关节反复的、进展的以及活动后加重性的慢性疼痛,药物和其他保守治疗效果不明显。关节置换手术后,由于手术等创伤,患者也会感受较为剧烈的术后急性疼痛。

2.关节活动障碍 术后短期的关节制动和疼痛使关节活动受到限制,并进一步影响患者的日常生活活动能力,如转移、行走、上下楼梯等。

二、康复评定

(一)术前评定

术前评定应包括全身整体状况以及单项的康复评定。

1.上、下肢肌力 可采用手法肌力评定法了解上、下肢肌肉力量,特别是关节置换术的关节周围肌肉的评定对制订康复训练计划尤为重要。

2.关节活动度 各关节,尤其手术关节的关节活动度,确定有无关节挛缩畸形。

3.观察步态 确定步态类型,有无使用助行器。

4.测定手术肢体的长度。

5.X线片检查 了解手术关节有无畸形、增生、对线等影像学的改变,作为重要手术参考依据。

(二)术后评定

术后评定可分别在术后1~2天、1周、2周住院患者以及术后1个月、3个月和半年门诊患者进行。评定内容包括:

1.住院患者要评定心、肺功能,除观察心率、血压、呼吸等一般生命体征外,还要了解在卧床和活动时的心脏和呼吸功能状况。

2.伤口情况:有无局部皮肤红、肿、热等感染体征;伤口愈合情况,有无渗出等。

3.关节水肿:由关节内或关节周围软组织造成的水肿可用不同的检查方法。浮髌试验判断关节内有无积液及程度;关节周围组织的围径可作为判断软组织肿胀的客观指标。

4.关节疼痛:术后2天内,患者主要感觉术后伤口疼痛,随后因功能性活动训练的增加出现活动后疼痛。疼痛程度可采用目测类比评分法。

5.关节活动状况:应用量角器评定关节活动范围,对手术关节应评定被动和主动关节活动度,以了解造成关节活动范围障碍的原因,如疼痛、软组织挛缩等,指导康复训练。

6.上、下肢肌力:手法肌力评定肌肉力量,并评估肌肉力量是否影响手术关节稳定性的情况。

7.活动及转移的能力:根据患者术后的不同阶段,评估患者床上活动及转移能力,坐位能力包括床边及坐椅的能力,站立、行走、上下楼梯、走斜坡等活动能力。

8.分析步态:训练患者行走时,除评测患者的一般步态,如步幅、步频、步宽等以外,还应仔细观察患者的行走时站立相和摆动相步态,不同原因(如疼痛、肌肉力量降低、感觉尤其本体感觉下降)造成的步态是不同的。

9.门诊随访:要了解膝关节的稳定性和膝关节的活动度。

10.评定患者功能性活动能力。

三、康复治疗

(一)术前康复治疗

1.术前康复教育对患者了解手术、并发症和术后康复具有重要的意义。

2.增加患肢及其他肢体的肌力训练。

3.教患者学会深呼吸及咳嗽,预防术后卧床引起肺部感染。

4.教患者术后应用的训练方法:床上及转移活动,各关节的主动-助力、主动活动,助行器的使用等。

5.指导患者如何使用必要的辅助器具,如手杖,能够相对缩短术后康复训练的时间。

(二)术后康复治疗

1.消肿、止痛

(1)冰疗:关节置换术,尤其膝关节置换术,常采用骨水泥固定人工关节。骨水泥固定后会释放热量,使得周围软组织温度升高,并可持续数周。冰疗不仅能降低软组织的温度,同时减轻术后关节周围软组织肿胀,并能进一步减轻疼痛。术后第 1 天即可使用冰袋,置于手术的关节周围,每日 1～2 次,每次 30～60 分钟,7～10 天为 1 个疗程,至关节消肿、疼痛减轻。

(2)经皮神经电刺激:关节置换术使软组织及骨的创伤相对较大,术后疼痛非常严重。临床常采用静脉或口服止痛药镇痛。经皮神经电刺激作为药物的辅助止痛治疗,可采用频率为 100Hz,双通路四电极分别置于手术伤口两侧,治疗时间为 30～60 分钟,强度为 2 倍感觉阈。每日 1～2 次,7～10 天为 1 个疗程。

2.体位的摆放 对于髋关节置换术,有 4 种危险而应避免的体位:①髋屈曲超过 90°;②下肢内收超过身体中线;③伸髋外旋;④屈髋内旋。根据手术入路,体位有不同限制。后外侧入路手术后应避免屈曲超过 90°,过度旋转和内收;前外侧入路手术后应避免外旋。用枕头使患者的髋关节外展是为了防止患肢内收、内旋,在患者术后睡觉或休息时使用,该枕头通常使用 6～12 周,12 周后,髋关节的假囊形成,此时的肌力也足以控制髋关节的稳定。全髋关节置换术 4～6 周后,患者髋关节能够完全伸直,屈曲 80°～90°,轻度内旋(20°～30°)和外旋,并且可以在忍受的范围内被动外展。

3.预防并发症的练习 为预防手术后伤口感染、肺部感染、深静脉血栓等并发症,在术后患者应尽早开始深呼吸训练、咳嗽练习、踝关节"泵"式往返练习和床上活动。

4.增强肌力的训练 肌力训练可作为术前教育的一部分,并持续到手术后的康复训练中。手术后 1～2 天,进行手术一侧关节周围的肌肉等长收缩,以及非手术关节下肢和双上肢主动活动和抗阻训练,以保持它们的力量和柔韧性。每日 1～2 次,每次 30～60 分钟。手术后 1 周,渐进性抗阻训练可逐渐从屈髋、伸膝开始,之后屈髋、屈膝,直到关节无痛时,再增加阻力,达到耐受程度。另外,增加上肢的肌肉力量练习以帮助患者自理及转移。

5.关节活动范围的训练

(1)持续被动运动:术后第 2 天可开始使用,每日 2 次,每次 1 小时,每日增加 5°～10°左右。

(2)关节助力-主动、主动活动:术后第 2～3 天,患者可先借助外力(如毛巾、绳、悬吊装置等)帮助活动膝关节,逐渐过渡到自行做主动屈、伸关节的练习。每日 1～2 次,每次 30～60 分钟。

(3)牵伸练习:以膝关节置换术为例,术后 2～4 周膝关节屈曲度应达到 90°。如果有膝关节屈曲或伸展挛缩,可以开始对膝关节进行屈曲和伸展的牵伸练习。牵伸练习可以应用患者自身体重、治疗师或外界的力量。牵伸力量的方向应与肌肉或软组织挛缩的方向相反。在关节可动范围内,先主动,后被动活动关节到受限处。伸展时,固定关节近端,牵伸关节远端。牵伸不可强力、使关节超过正常活动范围。每次牵伸持续 5～10 秒,5～10 次为 1 组,每日 1～2 组。

6.转移能力的训练 以髋关节为例(表6-3)。

(1)卧位-起坐转移:鼓励患者借助双臂支撑力量起坐,切忌借助床头系带,双臂用力牵拉起坐。这是因为双臂支撑力量起坐便于控制屈髋角度,为借助步行器或双拐行走做准备。当用床头系带双臂用力牵拉起坐时,尤其对长期卧床或年长者,因腘绳肌紧张,患者不易控制屈髋角度,屈髋较大易伴屈膝和髋关节内旋,以致髋关节脱位。

(2)长腿坐-床旁坐位转移:向患侧转位移动(双髋置换,后跟进的一侧下肢不能过中线),便于控制患侧髋关节内收,同时利于提高髋外展肌力。

(3)翻身活动:双侧均可。多鼓励向患侧翻身,能在确保安全情况下独立完成。若向健侧翻身,必须在他人的帮助下维持患髋于外展中立位,以免因外展肌力不足受重力的影响而髋屈曲、内收和内旋,导致脱位。

(4)坐-站转移:健侧膝、足在后,患膝、足在前,双手支撑扶手,保持在起立时躯体重心移动过程中患侧屈髋不能超过90°,防止脱位。坐位时,膝关节不能超过髋关节。

表 6-3　转移能力的训练举例

康复时间	髋关节置换术康复	膝关节置换术康复
术后1~2天	1.卧床 2.消肿止痛:电疗,冰疗 3.辅助外展位 4.辅助髋、膝关节屈曲、伸展 5.髋外展肌、伸展肌和股四头肌等长收缩 6.踝、足和趾的主动活动	1.卧床 2.消肿止痛:电疗,冰疗 3.踝部、足趾的主动活动 4.股四头肌、腘绳肌、臀肌的等长收缩 5.持续被动运动:术后第1天0°~45°开始,每天增加 ROM10°
术后3~6天	1.继续第1天的训练 2.床上活动练习(翻身、坐起、移动、坐到床边) 3.尝试从坐到站 4.从高椅或高床沿坐位站立	1.膝关节主动活动 2.直腿抬高 3.床上活动练习(翻身、坐起、移动、坐到床边) 4.桥式运动:3遍/天,10次/遍 5.持续被动运动:每天增加10° 6.术后第4天开始站立练习
术后7~12天	1.尝试上、下楼梯 2.尽可能用拐杖行走,达到部分负重(四脚拐→肘拐→手杖) 3.髋周围肌肉渐进性肌力训练 4.发展独立生活能力,能自我表现起床,转移和行走 5.ADL 训练	1.部分负重行走训练(四脚拐→肘拐→手杖) 2.股四头肌、腘绳肌渐进性肌力训练 3.楼梯,坡度行走(先训练用三向阶梯,后日常行走楼梯)　膝、髋、踝协同训练 4.腘绳肌牵伸,防止屈曲挛缩　股四头肌被动牵伸,增加膝的弯曲度 5.ADL 训练
术后3周	1.增加肌力,步态练习:行走速度,耐力,楼梯,坡度,注意坐、卧时不要交叉双腿 2.ADL:洗澡、如厕、乘车等 3.3个月之后,可适当开始散步、游泳等活动。 4.功能训练及达到重归社会 5.出院宣教 6.制订随访时间及计划基础	1.增加肌力,步态练习:行走速度,耐力,楼梯,坡度 2.ADL:洗澡、如厕、乘车等如需要,进行被动牵伸,水疗等 3.功能训练及达到重归社会 4.出院宣教 5.制订随访时间及计划

7.负重练习和步态训练

(1)当患者具有一定肌力和平衡能力时,可进行负重练习,一般在术后的3~7天。1周之后,负重练习可借助平衡杠、助行器从部分负重逐步过渡到手术后6周完全负重。在平衡杠或步行器辅助下,可进行膝、髋关节开链和闭链的训练。

（2）步态训练可分为站立相和摆动相。在站立相,训练患者的髋伸展,膝关节屈、伸控制,髋、膝、踝的协调运动,以及患肢的负重练习。在摆动相,训练患者摆动时屈髋屈膝,伸髋屈膝,足跟着地时伸膝和足背屈。除此之外,骨盆的移动和旋转,行走时各关节的配合协调运动和行走姿势要仔细观察和分析,必要时进行训练和矫正。

（3）获得一定步行能力后,患者开始进行上、下楼梯的训练。如一侧髋关节手术,上楼时非手术肢体先上,下楼时手术肢体先下。

8.功能性独立能力的训练

（1）术后鼓励患者立即进行床上的功能性活动,如桥式运动及翻身练习。

（2）患者尽早从卧位转为坐位,良好的躯干旋转是患者完成床上功能活动的重要基础。

（3）术后1周,鼓励患者自行穿衣、如厕、行走。日常生活活动仍需注意避免特殊的体位,以防假体脱位或磨损。

（4）术后5～6周,患者练习上、下楼梯,骑自行车和乘车等功能性活动。

9.心理咨询与支持。

10.常见并发症的处理

（1）下肢深静脉血栓形成:患者术后应尽早进行被动、主动活动,尽早下床练习。一旦发现患者有不明原因的下肢肿胀、局部疼痛,可立即行下肢B超或静脉血流图的检查,及早确诊。

（2）脱位:主要强调术后的预防措施,尤其是在术后的6周之内。一旦发生,可考虑手术治疗,并立即制动。

（3）异位骨化:发生率为5％～71％。常发生在术后1年内。高发病种有活动期强直性脊柱炎和类风湿性关节炎、短期内迅速进展的骨性关节炎和特发性骨骼肥厚症。对这些患者活动时应加以注意。

（王海波）

第七节 类风湿关节炎的康复

一、类风湿关节炎的康复评定

【关节活动度的评估】

关节炎症、肿胀、疼痛、积液、粘连、关节周围组织挛缩、肌痉挛、关节的畸形和强直等会影响关节活动度（ROM）。当ROM减少到一定程度,日常生活活动就会受到影响。对ROM的评估可以了解患者功能障碍情况,了解病变关节是否具备功能性运动最低要求。

一般认为手指伸展活动明显丧失,不会严重影响手功能。远端指间关节屈曲活动丧失稍有影响功能。掌指关节（特别是小指和环指）即使轻度丧失屈曲功能,即有明显功能限制。拇指关节应注意其稳定性。掌腕关节没有前臂300的内旋,正常的对掌不可能。

一旦关节活动受限,应作ROM评估。主动式ROM是被评估者自己力量能达到的活动范围,由肌肉主动收缩完成。依靠外界力量达到的称之为被动式ROM。两者应同时评估。正常时两者得数应相等。被动式得数在关节活动受限时,预示关节所能恢复之数。

【肌力评估】

肌力是指肌肉能产生最大的力强度。评估目的在于了解肌力对残疾的影响。手的肌力评估常用握力计法。因关节肿胀、畸形、挛缩和疼痛等原因,用一般握力计误差较大。用汞柱式血压计将袖带卷折充气形成内压为 30mmHg(4kPa)的气囊。令患者双手分别在无依托情况下,紧握此气囊,水银柱上升读数减去 30mmHg 即为实测数。

影响测定肌力的因素有:疼痛、关节挛缩、肌肉痉挛、关节畸形、疲劳及肌肉不能产生最大收缩。

同时应进一步了解关节的稳定性,因为它与关节囊的厚薄、松紧、关节韧带的强弱、关节周围肌群的肌力有关。认为骨骼和韧带对关节的静态稳定起主要作用。肌力、拉力对动态稳定起重要作用。

【疼痛评估】

(一)RA 患者常见的疼痛原因

1.局部炎症。

2.组织的破坏。

3.继发感染。

4.局部缺血坏死。

5.骨质疏松合并椎体病理性骨折。

6.畸形导致结构性变化。

7.腕管综合征和其他嵌压性神经疾病。

8.修复后关节松动。

9.合并纤维肌痛综合征。

对此应逐一加以分析。

(二)疼痛强度的评定

1.口述描绘评分法(VRS) 分为 4 级:Ⅰ级为无痛;Ⅱ级为轻度疼痛;Ⅲ级为中度疼痛;Ⅳ级为剧烈疼痛。简单实用,不够精确。

2.视觉模拟评分法(VAS) 该方法采用一条长 10cm 的粗直线或尺,两端分别写上 0 和 10 字样。0 端代表无痛,10 端代表剧烈的疼痛。评分值越高,疼痛越重。被测者根据其感受程度,在直线上相应部位做记号,从无痛端至记号之间的距离即为疼痛评分分数,即表示疼痛的量,目前常使用一种改进的 VAS 尺,尺的正面有在 0~10 可移动的标尺,背面有数字 0~10 的视觉模拟评分尺,当被测者移动标尺定于自己疼痛强度的位置时,医生能立即在尺的背面看 VAS 的具体数字。VAS 是最常用的疼痛强度评估方法。

3.数字评价量表(NRS) 数字评价量表是将 VAS 改用数字在表上表示,疼痛程度用 0~10 这 11 个数字表示。0 表示无痛,10 表示最痛。被测者根据个人疼痛感受在其中一个数做记号。

4.疼痛问卷表 疼痛问卷表是一种多因素评分方法,是根据疼痛的生理感觉,患者的情感和认识成分等因素设计而成,因此能比较准确地评价疼痛的强度与性质。麦吉儿疼痛问卷表(MPQ)见表 6-2。McGill 疼痛问卷表包括 4 类 20 组疼痛描述词,从感觉、情感、评价和其他相关方面因素以及现时疼痛强度进行较全面地评价。每组词按疼痛程度递增的顺序排列,其中,1~10 组为感觉类,11~15 组为情感类,16 组为评价类,17~20 组为其他相关类。被测者在每一组词中选一个与自己痛觉程度相同的词。根据被测者所选的词在组中位置可得出一个相应数值(序号数),所有选出的词的数值之和为疼痛评定指数(PRI)。PRI 可以求出 4 类的总和,也可以分别计算。

(三)疼痛特点和性质的评价

疼痛临床研究中,对疼痛性质的分析是很必要的。从不同的疼痛性质描述中,还可以有助于疾病的诊断,不同脏器的疼痛,性质是不同的,表现为绞痛、刺痛、胀痛和放射痛等不同的形式。从对疼痛部位和性质的不同描述中,可以推断出引起疼痛的可能生理机制,以利于正确诊断和对症处理。

(四)行为测定

疼痛常对人体的生理和心理造成一定的影响,所以,疼痛患者经常表现出一些行为和举止变化,这些行为和举止的变化程度可以间接反映患者当时的疼痛程度。因此,行为测定可为临床疼痛评估提供一些较客观的辅助依据。但是,行为测定不能代替其他直接疼痛评价方法,因为它只是间接的评价形式。行为测定主要观察内容如下。

1.躯体行为　如患者的求医用药行为。

2.功能损害　主要是疼痛使得患者运动和活动减少,出现一些特定的保护性姿势、睡眠状况改变以及人际关系破坏等。

3.疼痛表情　疼痛表情是一些反射性行为,表现为疼痛患者脸部表情扭曲、呻吟及惊恐等。

(五)生化测定

神经、内分泌是两大不可分割的系统,之间有着非常密切的联系。所以,临床疼痛患者常会表现出一些神经内分泌变化,如血浆内皮质醇含量、血浆的一些蛋白含量以及一些神经递质如血浆和脑脊液的β-内啡肽的变化。

【步态分析与评估】

RA患者因疼痛所表现出的各种短腿步态有有以下几种。

1.两腿长度不等跛行　因肌健挛缩、关节畸形等原因,两腿长短不一。如长短之差不足3.75cm时,健侧肩抬高,短腿侧下垂,骨盆下降。摆动期,长腿侧髋、膝、踝过度屈曲。如长度之差超过3.75cm,短腿侧取代偿性足尖行走。

2.关节活动受限步态　此时腰段出现代偿运动。骨盆和躯干倾斜,腰椎和健侧髋关节出现过度活动。

3.髋关节活动受限步态　膝屈曲挛缩小于30°,仅快走时能显示。屈曲挛缩大于30°,慢走时呈短腿跛行。膝关节伸直位强直时,为了摆动患肢,健腿做环行运动,髋关节升高,踮足行走。站位因膝不能屈曲至15°,结果骨盆和重心升高。

4.马蹄足畸形步态　为跨阈步态。患者腿相对变长,摆动时髋、膝弯曲增加。跟骨的畸形影响后蹬动作。

【减痛步态】

目的在于减少或避免患肢的负重而减轻疼痛。表现为站立相(患侧)时间缩短,迅速转为健侧站立相,步幅变短。脊椎疼痛时,步态变慢而对称,避免足跟着地时所产生的震动。髋关节疼痛时,患肢负重时,同侧肩下降,躯干稍倾斜,患肢外旋屈曲,避免足跟击地。膝疼痛时,患膝微屈以足趾着地行走。

【总体功能评估】

RA患者功能评估可按下述3个方面进行。

(一)美国风湿病学会修订标准

美国ACR的修订标准通过观察患者自身照顾、职业工作、业余工作障碍,对RA患者的功能作出总体评估。但未能反映出患者的心理障碍情况。

(二)特定动作功能测验

如KeitelFunctionalTest通过测定手触后颈部、小指和拇指对指、单腿站立、自椅子起立、步行30m等动作完成情况作出评估。

(三)利用功能性评测工具进行测定

采用问卷方式,针对患者躯体、精神和社交健康存在问题加以评估,即自身的反应,常用的有以下几种。

1.Fries 功能障碍调查表　其中分 8 大项,即:穿衣、化妆、起立、进餐、步行、卫生、上肢上举、抓握活动。每项具体动作视完成情况规定为"无困难"(0 分)、"有困难"(1 分)、"需要帮助"(2 分)、"不能完成"(3 分)共四级。得分越多,残疾越明显。

2.Arthritis Impact Measurement Scale(AIMS)　它分为 9 类,即运动性 4 项、身体活动 5 项、灵巧性 5 项、家务活动 7 项、日常生活活动(ADL)4 项、焦虑 6 项、抑郁 6 项、社会活动 5 项和疼痛 4 项。共计 46 项。根据完成情况作出评估。完成此评估需时 20min。

3.Health Assessment Questionnaire(HAQ)　它分成"死亡""障碍""不适""治疗的毒副作用""开支"5 大项作为 RA 结局性调查之用。其中障碍项又分躯体性和心理性。躯体障碍中含有穿着、起身、进食、行走、卫生、取物、抓握、室外活动和性事等 9 种功能活动。根据完成情况规定:无困难 0 分、有困难 1 分、比较困难 2 分、不能完成 3 分。如某动作完成需他人协助或借用辅助器具应判为 2 分。根据得分比较残疾情况,此即 HAQ 中功能障碍指数。完成 9 项内容所需时间约 10min。有关身体功能包括运动和自我照顾,采用 A 加 S 或 HAQ 可取得相同良好结果。而社会健康(交往、闲暇、群体活动)采用 A 加 S 评估能更全面。

4.功能独立性测定

【日常生活活动能力评估】

RA 患者日常生活活动(ADL),如穿脱衣服、洗漱、进餐、取放物品、上厕沐浴、移动体位等动作常有不同程度障碍。因仅涉及躯体功能不涉及言语、记忆、解决问题等功能,特称为躯体性 ADL。评估方法参用修订的巴氏指数(MBI)。共分 10 项,即大便、小便、修饰、用厕、进餐、转移、活动(步行)、穿着、上下楼梯、洗澡。ADL 能自理可得 100 分。轻度功能缺陷为 75～95 分、中度功能缺陷为 50～75 分、严重功能缺陷为 25～45 分、极严重功能缺陷为 0～20 分。Theodore Pincus 等设计的修正 HAQ(MHAQ)将原 HAQ 中功能障碍指数改为 8 项(性功能项未列入),按完成情况分:无困难(0 分)、有困难(1 分)、较困难(2 分)、不能(3 分)。用于 ADL 评估比较简便。

【畸形的分析】

RA 患者致残率高,畸形多见。对畸形的分析和处理有助于防治或减少残疾的出现。

(一)手的畸形

1.手内在肌萎缩,引起手指活动障碍。

2.掌指、掌腕关节尺位偏。

3.天鹅颈畸形,表现为近端指间关节过伸、远端指间关节屈曲。

4."纽扣花"畸形,表现为近端指间关节屈曲,远端指间关节过伸。

5.垂指,肌腱断裂所致。

6.Z 形指,拇指关节不稳定。即掌指关节过伸,指间关节屈曲畸形("天鹅颈"畸形)。

7.掌指关节、近端指间关节半脱位、脱位、角度畸形。

(二)腕关节畸形

1.桡尺关节半脱位。

2.第 4、5 指伸肌腱的损害,常见为断裂。引起垂指。

3.腕管综合征:腕关节肿胀,正中神经受压,拇指和第 2、3、4 指桡侧掌面感觉障碍。拇指外展肌萎缩。

4.垂腕或伸直位强直。腕关节是 RA 最易出现强直的关节。

(三)肘的畸形

1.屈曲、前臂旋前畸形。

2.伸直位强直。

（四）肩的畸形

内旋、内收、前屈畸形。

（五）足的畸形

RA 患者足和踝受累，常使患者行动困难，影响日常生活的独立性。Roger A Mann 等的资料显示，在美国类风湿关节炎患者中，足和踝明显受累的概率，女性为 91%，男性为 85%。前足受累比后足受累更为常见。晚期更易有后足病。舟距受累的概率为 39%，骰骨关节受累的概率为 25%，下距受累的概率为 20%。后足外翻畸形比内翻畸形高出 25 倍。

1.跖趾关节半脱位发生概率约为 67%。

2.蹬趾外翻发生概率约为 70%。

3.爪形趾、上翘趾。

4.足内外翻、足弓塌陷。

（六）踝的畸形

外翻、马蹄足畸形。

（七）膝的畸形

1.伸位强直。

2.屈曲挛缩畸形。

3.膝内外翻。

4.膝半脱位。

（八）髋的畸形

1.屈曲挛缩。

2.内收、外展障碍。

3.伸位强直。

（九）颈椎的畸形

1.寰枢关节横韧带松弛的各种半脱位。

2.颈椎前屈短缩畸形。

3.痉挛性斜颈。

【心理功能评估】

RA 患者，躯体因素和心理因素相互作用，形成恶性循环，使原发躯体因素进一步恶化和复杂化，使治疗更趋困难。应对心理障碍（性格缺陷、情感障碍）作出分析和评估。RA 患者常见情感障碍，如焦虑状态、抑郁状态、疑病状态、强迫状态等。可通过精神检查加以确认。而对患者的性格、气质等人格素质，常用心理测定方法来判定。

二、类风湿关节炎的中西医结合康复治疗

【早期治疗理念的形成】

研究表明，RA 滑膜炎在最初的 2 年内进展最为明显，50% 的骨关节破坏在此时出现。如果治疗不当，一般会在 1～2 年甚至几个月内发生关节侵蚀，致使关节功能受到明显影响。所以，应早期积极治疗，以抑制病情的发展。治疗目的主要是为了减轻关节的炎症反应，抑制病变发展及不可逆骨质破坏，尽可能保护

关节和肌肉的功能及达到病情完全缓解。

RA 的治疗已从单纯抗炎镇痛的对症治疗发展到使用改变病情的药物,以及针对 RA 发病机制设计的免疫和生物治疗。治疗方案也从单一抗风湿药、经典的"金字塔方案",向联合治疗的多元化发展,从而使临床疗效得到明显的提高,不少患者不仅症状减轻,而且关节功能也获改善。

RA 应早期治疗,尽早应用慢作用抗风湿药或病变修饰抗风湿药,以控制 RA 病变的进展。几种二线抗风湿药的联合应用可通过抑制 RA 免疫或炎症损伤的不同环节发挥治疗作用。由于每种药物剂量不增加、不良反应较少重叠,药物不良反应叠加现象并不明显。应坚持功能锻炼,RA 治疗的主要目的是保持关节的功能。在全身治疗的同时,应强调关节的功能活动。根据 RA 患者的不同病情,应选择不同的治疗方案。国内外较多采用的治疗模式如下。

1.金字塔及改良的金字塔模式　此模式是指从患者接受疾病教育、理疗及非甾体类抗炎药开始,至少要持续 6 个月至 1 年。在疗效不好时再过渡到二线抗风湿药,最后再考虑免疫抑制药的应用。这种方案使得二线药及免疫抑制药的应用较晚,可能错过在早期滑膜炎阶段即将病情加以控制的最佳时机。因此,近十几年来,传统的金字塔模式已逐渐被改良的金字塔模式甚至"倒金字塔模式"所替代,即强调在采取非甾体抗风湿药治疗和理疗等措施的同时,加用二线抗风湿药以控制病变进展。

2.锯齿模式　1990 年,Frics 等在对 RA 治疗方案进行评估后,认为锯齿模式是 RA 治疗中可选用的方案之一。该方案根据患者的具体病情和全身症状,依次选用慢作用抗风湿药。因为每一种二线药可应用 1~2 年,当已用的药物可能因耐药作用开始减弱时,即换用其他二线药物,以保持药物作用的连续性,使病情长期得到缓解。

3.上台阶模式　主要根据 RA 患者的病情轻重不同,采用药物依次增多的治疗措施,如对轻症患者选用理疗、非甾类抗炎药及抗疟药,而对中度和重症患者则可分别加用柳氮磺吡啶,或甲氨蝶呤,或金制剂等。

4.下台阶模式　这种治疗方法主张将糖皮质激素或非甾类抗炎药与 1 种或几种二线抗风湿药,如甲氨蝶呤、青霉胺、金制剂或抗疟药等同时应用,并根据患者临床表现改善情况及各种药物特点,先撤除糖皮质激素或抗炎药,再逐渐减少二线药物种类,直至用一种二线药物长期维持缓解。

5.联合治疗　RA 的联合用药是近年来较受推崇的治疗模式,其宗旨是通过两种以上二线抗风湿药的联合应用,抑制免疫及炎症反应中的多种通道,从而在不同环节阻止细胞和组织的免疫及炎症损伤。由于每一种二线药物的剂量未增加并避免同时选用两种同一类别的二线药物,从而使得联合用药产生治疗作用相加或协同作用,而不良反应不会叠加的效果。

国内外采取联合用药治疗 RA 的研究证明,羟氯喹及磷酸氯喹与甲氨蝶呤合用时,后者引起的肝损害作用可减轻。羟氯喹与柳氮磺吡啶合用可避免二者的主要不良反应的重叠。甲氨蝶呤与青霉胺或环孢素,均是较好的联合用药选择。柳氮磺吡啶除有抗炎作用外,还可减轻因非甾类抗炎药引起的胃肠道出血等不良反应。小剂量泼尼松可减轻金制剂引起的皮疹及骨髓抑制等不良反应。羟基脲也可作为一种免疫抑制药与甲氨蝶呤或柳氮磺吡啶联合使用。硫唑嘌呤与甲氨蝶呤合用时则不良反应增加。应当指出,每一种方案均有其优缺点及适应证。临床上,应根据患者的不同病情及对治疗的反应选择方案,而不应对所有患者均拘泥于同一种"模式"。

类风湿关节炎(RA)临床病程的大样本队列研究支持下列观点,RA 的结局(关节损害和功能丧失)是由持续的、未适当控制的炎症导致的。因此,目前现有治疗的目标不是减轻疾病症状和体征,而是恢复患者正常的躯体功能和职业功能。就炎症在疾病发生中的作用而言,针对炎症过程中细胞性和可溶性介质的早期治疗,可预防不可逆关节破坏、功能障碍、生活质量下降、住院及提早死亡。近期发现了更加支持早期的、激进性治疗方法。另外，早期关节炎的临床资料，对发病机制和疾病分类的既往观点形成挑战。持续破坏性滑膜炎的进程涉及数个阶段。因此，可假想早期干预影响的病理生理过程可能与疾病晚期的病理生理不同，这种差别造就了一个机会窗口期，不仅可预防关节破坏，也可获得长期缓解。尽早认识诊断 RA 非常重要。早期就诊于关节炎诊所的患者队列研究资料已揭示，起初不符合 RA 分类标准的大部分患者，但最终发展为慢性侵蚀性病变。这些发现表明，在 RA 病程早期制订有用的诊断和预后标准是十分必要的。这些标准也可成为参考标准的科学依据，参考标准有助于快速诊断活动性 RA 及有助于后续的改善病情药物（DMARD）的开始应用。

（一）类风湿关节炎治疗观念的变化

随着 20 世纪 80 年代后期 RA 病死率报道的增多，促使了 RA 治疗策略发生变革。在许多疾病，提早死亡被看作是疾病严重性的基准、激进性治疗的依据，以及预后改善的基准。在这些研究中，早期死亡危险性主要与关节破坏、功能丧失相关，而不是与 RA 治疗药物相关。因此，一个需要分析的重要问题是，关节是否破坏、功能障碍积分的改善与长期生存率的改善有关。明确它们之间的相关性需要大规模的纵向随访研究。评估 RA 关节结构破坏和功能丧失最常用的方法是，关节破坏的影像学定量分析和问卷，如监测 RA 患者功能状况而特地设计的健康评估调查问卷（HAQ）。许多临床研究包括截面抽样调查、不同病程患者的前瞻性研究、早期 RA 患者的前瞻性随访研究，已经阐明了疾病的渐进性特点。尽管流行病学研究表明，许多符合 RA 诊断标准的患者有自限性过程，但后期研究显示，多数临床所见 RA 患者有持续炎症性、对称性关节炎，为传统治疗不能完全缓解的进展性疾病。

对已发表论文进行综合评估，得出的结论是，多数论文发现影像学确定的关节结构破坏进展速率与功能障碍进展有相关性。一项早期 RA 的 12 年前瞻性随访研究显示，在疾病早期，影像学破坏和功能障碍间有弱的统计学相关性，但随着时间延长此相关性逐渐增强。在整个疾病过程中，疾病活动性与功能丧失有很强的相关性。这些结果表明，个体 RA 患者 HAQ 分值的变化是因为其与疾病活动性变化有很强的持续相关性。关节破坏导致进行性关节功能丧失，但在疾病所有阶段，疾病活动性均是一项重要的决定因素。

（二）对早期 RA 患者影像学进展前瞻性研究进行总结

WanderHeijde 发现，75% 早期 RA 患者在病程前 2 年开始发生关节侵蚀破坏。然而，其他学者报道，发病 3 年未发生关节侵蚀的 RA 患者，在病程中后期仍可发生关节破坏。由于 RA 疾病进展的内在变量，而低估了确定影像学破坏预示因素的必要性。对早期关节炎临床中的预示因素进行评估发现，影像学进展和功能障碍的共同性基础危险要素包括：大关节受累、病程超过 3 个月或更长、手关节受累、高疾病活动性基础、增高的类风湿因子水平和 C 反应蛋白水平，以及影像学破坏。在进展性疾病，尽管多种危险因素相结合预测不同类型的预后，正确性可达 35%～83%，但在患者个体水平，为避免过度治疗或避免错失不可逆破坏的时机，仅对危险因素进行评估是不够的。

在这方面，新技术尤其是磁共振、超声、生化或免疫学标记显示出提高预测后果的能力。新的硬件、软件和费用降低增加了这些新技术的实用性和可行性。通过提供更准确的病情进展信息，这些预测因素为 DMARDs 个体化治疗提供了广阔的前景。然而，如何选择合适的患者进行早期积极的治疗远未清楚。Mottonen 等极力主张，不存在预后好的 RA，仅是缓慢进展和快速进展之别。就现行的激进治疗方案相对安全性而言，对于病情轻的患者他们的应用可能是成功的，或许可减少特定患者根据疾病预后参数进行特殊治疗的必要性。

（三）改善病情的抗风湿药物早期治疗可改善预后

治疗早期 RA 患者的药物包括传统 DMARDs，例如羟氯喹、柳氮磺吡啶、金制剂和甲氨蝶呤，较新制剂，例如来氟米特、促炎细胞因子白介素-1 和肿瘤坏死因子（TNF）的抑制因子。较新制剂在治疗疾病所有阶段都可减轻 RA 的症状和体征,比传统药物,如金制剂、青霉胺、硫唑嘌呤有更明显的疗效/毒副作用比率。尽管如此,取得持续缓解并不常见。据报道,在诊断 RA6～24 个月后的患者应用单一 DMARDs 或安慰剂治疗的缓解率为 12%～27%。在 DMARDs 治疗有效或部分缓解的患者中,中断治疗后 2 年内复发的患者超过在研患者的 50%。

对重度活动性 RA 患者,甲氨蝶呤为最常用的 DMARDs。许多研究显示,长期应用甲氨蝶呤是有效的,并且一般耐受性良好。由于有大量应用甲氨蝶呤的资料信息,根据循证性方法应用甲氨蝶呤可避免许多问题,20 世纪 90 年代推荐剂量有所增加,而且常为肠道用药。数个临床试验证实,DMARDs 可减缓影像学进展。肌内注射金制剂已被证实可减缓影像学进展。最近发现,应用柳氮磺吡啶 48 周比羟氯喹更能延缓早期 RA 患者影像学进展速率。一项 meta-分析发现,甲氨蝶呤治疗患者和非甲氨蝶呤治疗者有类似的进展速率。

许多医师认为,口服小剂量(每日<10mg)糖皮质激素为有效的缓解症状的药物治疗方案,但糖皮质激素的用法一直存有争议。糖皮质激素在改善常规预后指标方面,似乎更为有效。Kirwan 一项早期 RA 的安慰剂对照试验发现,在抗风湿治疗中加入小剂量糖皮质激素可明显减轻影像学破坏。在应用非甾类抗炎药(NSAIDs)(95%的患者)和应用 DMARDs 患者(71%的患者),另外加用小剂量(每日 7.5mg)糖皮质激素或安慰剂 2 年,2 年后糖皮质激素应用组的侵蚀破坏平均数和有侵蚀破坏的患者数均明显低于对照组。

在一项安慰剂对照试验中,Van Ewerdingen 等报道,每日口服 10mg 泼尼松而不用 DMARDs,与服用安慰剂者相比,临床改善更明显,并可延缓早期 RA 影像学进展。服用泼尼松的最初 3 个月,临床症状改善明显优于安慰剂组。但许多差别在第 6 个月消失。但在服用泼尼松组,另外加用其他治疗明显较少。从第 12 个月开始,和安慰剂组相比,服用泼尼松组的影像学分值显示了明显小的关节破坏进展。服用泼尼松组除新发骨质疏松性骨折发生率较高外,在不良反应方面未观察到有临床意义的差别。这些研究者的结论是,考虑到每日 10mg 泼尼松有限的改变病情作用,这种治疗应该联合应用其他 DMARDs。

延后治疗试验分析(延伸的安慰剂对照试验,安慰剂组在某个时间点转为积极主动治疗)已清晰地显示了早期 DMARDs 治疗早期 RA 的效果。每个临床试验均显示,开始即用 DMARDs 组和延迟治疗组相比,功效参数有更显著的改善。在一安慰剂对照试验中,Borg 等发现,即刻开始金诺芬治疗的 RA 患者 2 年后,在关节肿胀、HAQ 和精神状态方面均有较明显的改善,关节侵蚀也有较慢的影像学进展。Vander Heijde 等对在早期 RA 患者中单用 NSAID 治疗与 DMARDs 治疗的效果进行比较,认为 NSAID 组有更高的疾病活动性。以基础情况为起点的改善之差别,说明了 DMARDs 治疗患者在 12 个月的所有基本终点均有优势,并有统计学意义。这些差别包括,功能丧失 0.3(范围,0～3)、疼痛程度 10mm(范围,0～100mm)、关节积分 39(范围,0～534),血细胞沉降率 11mm/h(范围,0～140mm/h)。此项研究显示,影像学进展有相同速率,但在非 DMARDs 治疗组数值上是较差的。另一项研究已独立地显示,即使延迟 DMARDs 治疗仅简短的 3～6 个月即可对 2 年后的影像学改变有显著的影响。重要的是,多数资料恰好来源于生物制剂治疗影响之前。生物制剂治疗不仅可阻断晚期 RA 的影像学进展,而且可改变早期 RA 影像学破坏的轨道,现在对此已经很少有疑问。

早期应用有效的 DMARDs 对 RA 远期预后和降低病死率也有作用。Egsmose 等和 Munro 等的研究表明,及早应用 DMARDs 比延迟应用 DMARDs 可取得更好的远期功能能力。Symmons 等将 RA 患者分为晚期就诊组和早期就诊组,并观察研究两组的远期病死率。发现早期就诊组患者早死亡率低于晚期就诊组。研究的结论是,早期治疗可使病变更轻微,并提高生存率。1985 年后确诊的荷兰 RA 患者参与的一项 10 年前瞻性队列研究显示,RA 组患者并不比性别、年龄匹配的对照组更早死亡。除考虑了治疗效果和对病死率的影响外,研究者还提供了证据说明,DMARDs 毒副作用并不比长期应用 NSAIDs 引起的毒副作用严重。这些发现增强了临床医生对早期患者进行治疗的信心。

(四)联合治疗

RA 治疗的基本目的是控制病情活动、防止不可逆破坏,联合应用 DMARDs 可达到相加的治疗效果。高质量临床试验已提供了有利证据,说明联合应用 DMARDs 有相加的治疗效果,且毒副作用保持在可接受水平。有 3 种主要的可区分的 DMARDs 联合应用方案,即平行、上阶梯和下阶梯治疗方案。对晚期 RA 患者,TNF-Q 拮抗药、环孢素、来氟米特可提高甲氨蝶呤的亚最佳临床效果;临床上甲氨蝶呤、柳氮磺吡啶和羟氯喹的二三联应用似乎优于单一用药。

Boers 等在 155 例早期活动性 RA 患者中,对联合应用柳氮磺吡啶(2g/d)、甲氨蝶呤(7.5mg/d)和泼尼松(起始剂量 60.0mg/d,每周经过 6 次减量至 7.5mg/d)和单用柳氮磺吡啶进行对比。第 28 周联合用药组的所有组合指标均优于单一柳氮磺吡啶用药组。停用泼尼松后,两组间不再有临床差别。除临床结果外,联合用药组的关节破坏影像学进展定量是柳氮磺吡啶单一用药组的 1/3。而且在随后 4 年,联合用药组有较慢的影像学进展。因缺乏疗效或产生药物毒副作用而停药的患者人数,联合用药组明显少于柳氮磺吡啶单一用药组。这一联合用药的下阶梯方案表明,相对大剂量的糖皮质激素与 2 种 DMARDs 联合应用可改善临床预后。这一用药方案的问题是,激素停用后开始取得的优势迅速消失。

Mottonen 等的临床试验也显示了 DMARDs 联合应用对早期 RA 的治疗效果,他们报道联合应用甲氨蝶呤(7.5～15.0mg/周)、柳氮磺吡啶(1～2g/d)、羟氯喹(300mg/d)、泼尼松(5～10mg/d)优于柳氮磺吡啶和泼尼松或单用柳氮磺吡啶。2 年后联合用药组有 36% 患者缓解,单一用药组有 18% 患者缓解。2 年内达到美国风湿病学会(ACR)50% 反应的百分率分别为 71% 和 58%。与联合用药组相比,单一用药组新侵蚀性破坏明显增多。不良反应发生率两组相当。Calguneri 等对单用 DMARDs(甲氨蝶呤或柳氮磺吡啶或羟氯喹)、合用两种 DMARDs(甲氨蝶呤和柳氮磺吡啶或甲氨蝶呤和羟氯喹)和三联用药的疗效进行了 2 年的前瞻性随机试验研究。在试验终点,三组的临床和实验室指标均有改善,但联合用药组改善更大。三联用药较两联用药更为有效。而且,Kirwan 的一项研究显示,在常规 DMARDs 基础上加用泼尼松和单用常规 DMARDs 相比,显示较轻的影像学进展。这也支持联合用药。

并非所有早期 RA 的临床试验均显示联合用药疗效优于单一用药。Haagsma 等和 Dougados 等的一项早期 RA 1 年的随机对照双盲临床试验发现,联合应用甲氨蝶呤和柳氮磺吡啶与单药治疗相比,并没有产生更好的临床效果。对关节损害的发展也进行了评估,发现每个治疗组的关节破坏进展类似。Vanden Borne 等对羟氯喹治疗产生亚最佳反应的早期 RA 患者进行随机、安慰剂对照、双盲试验,一组加用环孢素(1.25～2.50mg/d),一组加用安慰剂,对其疗效进行比较,未发现有明显的益处。此类研究的综述信息可能或肯定缓解的 ACR 标准(除疲乏和症状持续时间外),其他必须符合现有资料提示,对早期 RA 应用含激素的下阶梯方案,在可接受的毒副作用情况下能使疗效增强。但根据调查,多数风湿病学专家采用联合治疗方案。对单用 DMARDs 有亚最佳反应的患者,他们倾向于快速上阶梯 DMARDs 治疗。比较这些联合用药方法的非常重要的试验仍未进行。大多数数据的来源试验,恰好是开始生物治疗之前设计的。生物治疗不仅可阻止晚期疾病的影像学进展,而且治疗 2 年后可减少早期 RA 患者影像学破坏,目前对这些已很少有疑问。比较 TNF 拮抗药与联合应用 DMARDs 治疗早期 RA 的研究正在进行之中。

重要的是,所有这些研究都显示,治疗早期 RA 的 DMARDs 联合用药有好的耐受性。这一发现提示,对过度治疗的担心是没有根据的,如同仅用 NSAIDs 不能有效控制疾病时才应用 DMARDs 治疗的原则一样。相反,事实证明,长期 NSAIDs 治疗有相当严重的毒副作用。NSAIDs 和 DMARDs 的不良反应定量评估比较显示,此二类药物无很大差别。和这些发现相一致的是,同时应用 1 种以上 DMARDs 治疗 RA

的情况明显增加。对临床医师的调查显示,约 25％患者处方上有 1 种或多种 DMARDs,根据此调查,在美国最常联用的两种药物是甲氨蝶呤和羟氯喹,在欧洲为甲氨蝶呤和柳氮磺吡啶。这些联合用药常给予小剂量泼尼松。对各种药物(包括生物制剂)联合使用和处方策略的进一步临床试验和长期观察研究,应该有助于明确改善 RA 患者预后的最佳治疗方法。

了解哪种类型患者最可能对哪种治疗有疗效,将对个体化选用治疗方案有很大帮助。Anderso 等分析了 14 个随机对照临床试验的结果,以确定影响治疗疗效的因素。他们发现,病程长的患者不如疾病早期患者的治疗反应好,先前曾用过 DMARDs 或功能分级差,也影响患者的治疗反应。在这些试验中他们发现,先前未用 DMARDs 治疗的患者中存在 10％的反应可能性。提示早期即用 DMARDs 治疗的 RA 患者病情更为顽固。这些发现说明,不同 RA 病期有不同的生物学进程。

早期关节炎诊所的经验显示,RA 在其非常早期难以诊断。将近期发生寡关节炎(单关节)的所有患者计算在内,在随访 2 年内有 60％患者的关节炎消失。60％的持续性关节炎患者发展为完全性 RA,发病 2 年内有侵蚀性破坏。其他观察研究表明,大多数 RA 患者在出现症状前数月至数年内产生特殊的自身抗体。

根据这些研究观察,Huizinga 等已假定各种形式的关节炎均可发展为 RA。环境诱发因素(微生物、毒性物质)在合适的遗传框架存在条件下,可诱导炎症性多关节炎,部分患者可能涉及不同因素。依靠多种形式的抗原递呈,特殊的 B 细胞、T 细胞反应可能会持续滑膜炎症过程。阐明这个时期疾病的 CD4$^+$T 细胞反应,可对 T 细胞反应偏向于 I 型 T 辅助细胞有进一步了解,这被假设为滑膜炎慢性化的基础。因此,患者疾病的特征为真正的自身免疫反应,向很少缓解的破坏性关节炎进展。

疾病修饰变异发生于 RA 早期的假设,已在两项研究中进行了探讨。早期治疗患者,HLA 等位基因对关节破坏无影响;而在治疗保守的患者,DR4$^+$者较 DR4 进展迅速。此反应不依赖于其他预后因素,如类风湿因子和基础疾病活动性。这些发现提示,早期积极的 DMARDs 治疗对失调的免疫过程产生影响,这种影响可通过调整抗原递呈细胞的自身抗原递呈、抑制自身反应性 T 细胞的反应或两者同时参与而实现。

目前仍没有诊断手段用以明确关节炎的发展阶段,不同发展阶段有不同预后,但通过对极近期发病患者纵向研究,有些诊断手段已开始显现。已知在发病第 1 年出现自身抗体如类风湿因子、抗瓜氨酸多肽抗体和抗 Sa 抗体,患者预后欠佳。早期 RA 滑膜组织的研究,仍未能确定鉴别 RA 滑膜炎和其他形式滑膜炎的特异性病理特点。进一步研究可为治疗开辟新途径,不仅能延缓或预防关节破坏,而且增加长期缓解的机会。

（五）早期治疗滑膜炎

RA 就诊时可能难以诊断和评价预后。预后相关性诊断更与患者息息相关,涉及这些诊断的疾病包括自限性疾病,持续性、非破坏性疾病,持续性、破坏性疾病。ACR 的 RA 分类标准不能很好地确定哪个早期炎症性多关节炎以后将会发展成 RA。Visser 等试图确定早期 RA 患者疾病过程的决定因素,用 2 年结局作为金标准。在这项 524 例近期发病关节炎患者的队列研究中,患者病史、体格检查、血液检验以及影像学检查资料以一个持续性比率模式输入,以预测 2 年后的结局。在此模式中,发现有 7 个变量最适合预测持续性或侵蚀性疾病。这 7 个变量是症状持续时间、晨僵、多关节炎、跖趾关节挤压痛、类风湿因子阳性或抗瓜氨酸多肽抗体阳性以及手、足出现侵蚀性破坏。根据结局,不同影响因素归因于这些项目中,这些影响因素将综合产生一个持续性或疾病侵蚀的可能性。这种模式正用于其他早期关节炎群体。

根据检验结果估计疾病的可能性,取决于检验结果阳性率以及疾病的流行程度。疾病的流行程度以及检验结果,例如晨僵,不同患者之间将有所不同,因此,此模式在其他地方的可信度可能有差异。正因如此,在科研机构产生的诊断标准较分类标准更难转用于临床实践。然而,有一个能被广泛接受的,并提示慢性侵蚀性关节炎可能性的标准,将有非常大的优势。它将应用于早期 RA 个体化治疗方案的设计。另外,这些标准有助于设计初治治疗方案或及早转诊开始进行初步治疗。多数风湿病学专家认同的假想为,未适当控制的炎症将会导致永久性破坏,并认为转诊过程中需要采取积极措施。因此,Emery 等根据关节炎早期的临床症状和体征提出了转诊标准,很好地鉴别了自限性和慢性侵蚀性疾病。此标准包括出现 3个或 3 个以上肿胀关节;跖趾关节/掌指关节挤压试验阳性和 30min 或更长的晨僵时间。

早期疾病的初治目标的实现需要有效的健康处理系统。尽管基本治疗和专业治疗有紧密合作,然而经验表明近期发生关节炎的患者在症状开始甚至长达 6 个月也未到专业诊所就诊。在美国,诊断通常延迟 6 个月以上,建立早期关节炎诊所为这些患者提供直接服务,可减少诊断延迟,尽早接受风湿病专科治疗。

（六）结论

关于 RA 早期治疗益处的研究支持早期转诊。考虑到专家对这类疾病的治疗优于初级保健医师,转诊给相关专家,在诊断、治疗方面有一适当的选择非常重要 ACR 分类标准在诊断早期 RA 方面可操作性差,这就支持建立一套新的标准。将来可能出现的这些标准以及新技术,也有助于确定可能患严重疾病的高危患者亚群。预测关节炎结局本身并不是目的,而仅与治疗决定相关。

由于风湿病学家的 DMARD 药物稳步增加,治疗选择应个体化。多数持续患病的患者发展为功能丧失和影像学破坏。而且,目前的治疗,包括现有 DMARDs 的单一治疗,通常不足以完全预防这些不幸的结局。不同 DMARDs 的联合应用可更有效地延缓疾病进展。另有资料说明,治疗近期发病的 RA,与治疗晚期 RA 相比,治疗反应更好。在这一领域,有大量工作需要去做,以取得最佳的疾病预后。将来的临床试验甚至应该包括符合 ACR 标准之前的早期 RA 患者,而且,在基于预后指标形成的患者亚组中,应该进行干预治疗疗效研究。

【物理治疗】

物理治疗的目的是通过运动增进患者健康,包括各种不同的治疗和康复性干预,减少或补偿其在疾病或损伤后存在的健康问题或功能障碍,如体力上和心理上的超负荷和压力。物理治疗包括认识和学习人体在活动中的个体差异,以与个人目标及周围环境需要相一致的方式利用、控制他们的身体,使之走上正轨。物理治疗师对患者的活动和功能进行独立评估,他们制订计划并贯彻实施对个体或群体进行增进健康、预防、治疗以及康复性干预等方面的评估。会诊、监督、对患者及家属或其他专业人员进行教育,对物理治疗师来说也很重要。

（一）正确合理的休息

无论疾病处于活动期或稳定期,患者均需合理休息。

1.卧床休息　活动期的患者,需卧床休息。注意保持良好体位,以免发生畸形。枕头不宜过高,除头部用枕外,其他部位均不宜用。床垫应质地较致密松软。过软易使臀部下沉,形成双髋、双膝屈曲畸形。久卧床者,避免因被服下压使双足下垂。鼓励患者定时以足蹬于床端横挡处,用于纠正和（或）预防足下垂。仰卧和侧卧交替采用。侧卧时注意避免颈椎过度前屈畸形。鼓励患者俯卧(此时应避免踝关节因体位所致过伸),由数分钟递增至1h,每日 2 次。长期卧床能引起骨质疏松、高钙血症、高钙尿症、肌萎缩(1 周内能丧失肌容积 30％,1 个月内减少肌力 5％)。无力、心动减慢,故卧床期间也应进行相应的运动疗法。

2.关节功能位保持　在关节具有一定活动度时,应力争将关节活动度保持于最低功能活动度。

应避免的体位：一些关节在特定体位下,关节内部压力较低,可以减痛,但非功能位,一旦这种位置保持超过 8 周,因关节囊粘连、挛缩等原因就难以恢复正常。如髋屈曲外旋位、膝屈曲 400 位、肘屈曲 900 位,虽能减痛,均应避免。

(二)运动疗法

类风湿关节炎运动的好处是耐氧力增强和肌肉功能的增进而不伴随任何疼痛的加重和病情的活动。尽管锻炼在健康人中可产生具体的和可预期的效果,但在疾病状况下,更多的是患者的适应性训练。RA患者的旨在增强耐氧力的锻炼程序,也会增加肌肉的力量,反之亦然。锻炼对骨矿物质密度的影响尚不清楚,对日常活动或与健康有关的生活质量的影响也不清楚。一般来说,系统的锻炼后,没有证据表明关节的破坏增加,但如果患者最初有高度的关节损伤,锻炼强度加大后可能增加进一步损伤的危险。

锻炼对代谢的生理上的或体力因素的作用对于我们理解锻炼所产生益处的机制非常重要。有氧运动如何减轻类风湿关节的肿胀?为什么力量锻炼可减轻疼痛?对这些问题的思考很有诱惑力。类风湿关节炎专业的研究提示,锻炼引起的改变可能与滑膜循环、免疫反应、炎症因子及神经肽水平的变化有关。一些研究证明,锻炼对神经肌肉有益,并可增加关节周围组织的弹性和力量。

运动处方应对RA患者进行指导,对患者ROM在每一个末梢关节及运动范围进行有规律的检查,检查间期因人而异。通常在关节炎的恶化期间应该每日监测,而在缓解期可以减少这种监测。对病情持续活动的患者或有严重残疾的患者,ROM训练是首选的运动治疗,最好将躯干和大腿的肌群进行协同锻炼。

APM:与年龄相关的预期最大心率(220-年龄)RM:最大体力负荷。

虽然对RA患者需要额外的关注,但来自各项锻炼研究的指南对RA患者的锻炼指导与对健康人的锻炼指导非常相似。首先,锻炼的初期可能有疼痛的加剧,但一般而言是暂时的,是由于以前未经训练的关节、肌腱和肌肉对牵拉不适应,但这并不影响继续锻炼。不过,为了减少症状加剧的危险,在制订训练程序时,应该从比较低的水平开始,但可在几周内不断增加运动量。其次,健康专家们应该意识到他们对于训练引起的疼痛的态度会影响他们的患者对进一步锻炼的态度。例如,有报道证明,注重训练目标而不是仅关注增加的症状的态度,可能是更为成功的策略。不过应用24h规则,如果疼痛加重超过这个时间,导致运动量减少也是常见的。最后,疾病不可预期地加重或缓解,不可能像健康人一样进行锻炼升级,但需要耐心地在病程中经常进行调整。

1.RA患者常用的运动疗法

(1)被动运动:主要用于肌力低下或关节活动范围受限的患者,旨在避免关节粘连及周围组织挛缩。急性发作期,可由治疗师协助,每日进行1~2次练习,使患者各个受累关节保持全范围关节活动,但须注意控制力度,以免用力过度导致滑膜炎及RA关节炎症加剧。

(2)主动助动运动:由肌肉主动收缩所产生的关节活动为主动活动。用于关节炎慢性期程度较轻者,每日至少要有1次完整的ROM训练。主动活动时,需要部分外力协助完成,称为主动助力活动。但外力过大时即成为被动活动。用于关节活动肌力不足者,不能充分地对抗重力来活动关节。只能通过主动助力活动来完成ROM的训练。主动收缩能产生更多良性效应,如更好维持生理的柔软性和收缩性,对骨组织产生必要的应力刺激,更好地促进淋巴与血液循环,有利于关节功能保持。RA患者晚间进行轻微的ROM训练,能明显地减少晨僵。

(3)增强肌力训练:可以应用经典的等长、等张或等速方法进行训练。等长练习可以用最低限度的活动获得最大肌张力,尤其适用于炎症期局部制动的关节。等张练习适用于运动痛减轻的患者,提倡进行低重量、低强度练习,也可在水中进行以降低关节应力。目前多数文献都不支持应用等速练习,因为等速练习时加诸于关节上的应力较大,且等速训练在增强肌力方面并不优于等长或等张练习。

(4)耐力训练:此训练包括行走、慢跑、骑自行车、滑雪、游泳、划船以及太极拳、太极剑等,可以有效提高RA患者的功能水平。训练时需要根据关节炎症活动性及患者的心肺功能确定训练强度,一般将目标定为50%最大摄氧量,每次运动持续15~60min,每周训练3次以上。陆地训练完成困难的患者,可以先进行水下训练,以减轻疼痛。

(5)有氧运动:此运动可在水中或地面进行,同时可在连续监护的临床环境中或在有专业人员指导的社团中进行。目前尚无足够的研究表明某种装置或设备较其他方法更有效。典型的活动包括水上运动、散步、骑自行车或参加有氧训练班。强化锻炼可静态也可动态进行,可进行克服自身体重的锻炼,也可应用各种类型的运动器械,包括抗阻力的训练设备、滑轮、哑铃或弹力带,推荐不断进行负荷调整。锻炼可在临床监督的环境下进行,也可在家中由专家指导进行。

(6)按摩:手法按摩具有行气活血、疏通经络、滑利关节、消除疲劳等作用,适用于疼痛、乏力或重度肌无力的患者,用于治疗"痹证"已有几千年的历史。西方医学中也应用手法按摩促进肢体血液、淋巴回流,减轻肿胀、疼痛,并有预防肌萎缩的功效。

(7)牵伸:牵伸可用来预防挛缩,并通过松解关节囊粘连而维持或恢复关节活动范围。这些牵伸练习须依据炎症、疼痛、患者耐受疼痛的程度来分级。在牵伸练习之前可应用增加胶原伸展性的热疗及减轻疼痛的冷疗。如有急性炎,则不应施行可维持或增加关节活动范围的被动牵伸,因为被动牵伸可使炎症加重。力学上紊乱的关节可应用被动牵伸,而应避免主动牵伸。当病损处于亚急性期和疼痛减轻时,主动助力牵伸可用来维持或增加关节活动范围。在有大量关节液渗出时,应避免有力的牵伸,因为此时可发生关节囊破裂。在没有疼痛和炎症时,可施行主动牵伸以维持关节活动范围。在浴池中进行主动牵伸练习是极好的。对于 RA 患者的髋屈曲挛缩、RA 患者的膝屈曲挛缩和血友病性关节病,可能需要器具来促进牵伸。在粘连性关节囊炎时,可使用头上滑轮牵引与经皮神经电刺激(TENS)相结合的方法。

2.RA 患者运动疗法的具体运用　运动锻炼 RA 患者早已被证实可以增加肌力、增加局部肌耐力和 ROM,减少疾病活动性和疼痛程度,改善情绪和睡眠,减轻体重及低密度脂蛋白水平。通常的观点如下。

(1)急性炎期每日只进行 1 次主动 ROM 训练。

(2)慢性炎期关节有僵硬而无肿胀,每日进行数次 ROM 训练。甚至强化性系统训练。训练时,应以牵张来改善关节 ROM 开始,一般 ROM 不一定能恢复正常,但应力争恢复到功能性 ROM。RA 患者需要牵张的关键性肌肉为肘的伸肌、腕的屈肌、手内在肌、髋屈肌和伸肌、膝的屈肌和踝的跖屈肌。如关节有中等或大量积液、有中等或严重关节紊乱伴有不稳定时牵张应避免。

经过牵张后,开始等长收缩以增加肌力。关节积液抑制肌肉收缩,应消除积液。一般每块肌肉等长收缩重复 6 次,每次收缩时间 6s。2 次收缩间休息 10s。每周 3 次。肌肉收缩力应是最大收缩的 2/3。应做等长收缩的关键肌肉是肩外展肌、肘屈肌、腕伸肌、手内在肌、髋伸肌和外展肌、膝伸肌、踝背屈肌及脚内在肌。

由于日常活动需要等长和等张力量。RA 患者应当加强等张收缩来增加肌力。通过关节运动弧来提举 1~2 磅(0.454~0.907kg)重物,直至出现疲劳。

长期和短期低强度有氧训练显示出对 RA 患者的好处。以 60% 含氧量,15min1 次,每周 3 次的训练,至少 3 个月就能改善有氧运动能力。较长的训练还能有总体功能的改善。对难治性 RA 患者,低强度短时间有氧训练,即 15~20min1 次,每周 3 次。在有浮力传动装置的水池内训练,对关节产生应力最小,有氧能力则增加,疾病活动的风险性很小。

RA 患者经过 ROM 和加强肌力训练后,再通过有氧训练增加心血管耐力。患者处于最佳生物力学有利条件和最佳健康水平。在不易引起运动外伤和疲劳下,进行娱乐性训练包括游泳、步行、骑自行车、排球、轻微园艺工作和轻量海滩排球。

3.训练顺序和训练量　当软组织紧张所致关节活动受限,首先应当先进行被动的关节牵张,再用主动式 ROM 训练。如无关节活动受限,从保持 ROM 训练开始。关节已处于最佳生物力学状态,开始用等长收缩增加肌力,随之用轻度等张肌力增强耐力。关节活动度已恢复,肌力和耐力均已增加,患者可转入娱乐性训练。避免训练过量。训练后疼痛时间超过 2h,训练后出现过度疲劳,患者虚弱无力现象加重,原有关节活动度减少,关节肿胀增加均为训练过量信号,对原有训练应作调整。

(三)物理因子治疗

在物理因子作用下,机体通过神经反射和体液途径动员其自身的功能达到预防、治疗和康复的目的。物理因子分为两类:自然界物理因子即矿泉、气候、日光、空气、海水等;人工的物理因子有电、光、声、磁、水、温热等。

物理疗法在类风湿关节炎的治疗中应用范围很广泛,同时结合临床综合治疗能取得更好的效果。但由于类风湿关节炎复杂多变,可施用的物理因素及其治疗方法繁多。因此,要求理疗工作者必须掌握各种物理因素的作用、性能及对机体的治疗作用,同时还必须具有一定的类风湿关节炎基础知识及观察分析能力,而且还能在遵循治疗类风湿关节炎原则的前提下,熟练地使用适合的物理治疗,及时、正确地解决类风湿关节炎理疗过程中遇到的各种问题。物理疗法对类风湿关节炎的治疗作用是多方面的,其主要治疗作用有:改善血液循环,促使局部病变组织从被动充血、淤血状态中逆转过来,变为血流通畅的主动充血,从而消除组织水肿,促进血肿的吸收,改善组织的缺氧和营养状态,清除炎性产物,阻断恶性循环;降低局部小血管的渗透性,消减局部组织水肿;提高致痛阈值,产生即时镇痛作用;控制感染,消除炎症,从而能减轻局部组织水肿,对因炎症引起的疼痛具有较好的镇痛作用;停止炎症产物的继续产生;促进局部组织的血液循环,改善血液循环,消除或减弱局部的致痛因素(通过改善血液循环而产生的镇痛效应,往往出现在多次理疗之后);避免或减轻类风湿关节炎并发症与后遗症。

1.热疗法　热疗作用于神经终末和肌梭 γ 纤维,有镇静、止痛作用,可促进血液循环改善骨和软骨的营养。单独热疗法产生短时疼痛,与主动训练相结合(如 ROM 和肌力训练)则疼痛缓解明显且持久,肌力和功能得到改善,僵硬减轻。

(1)浅层热疗:在正常人,表浅的湿热敷 3min 可使软组织温度升高 3℃,深达 1cm。1949 年,Hollander 的报道指出,在炎性膝关节,用强热包裹后关节温度降低 1.2℃,而用石蜡包裹后温度升高。而新近的资料指出,关节炎患者所应用的浅层热可使炎性关节炎的皮肤和关节温度升高。因此,目前普遍认为治疗时间以不超过 20min 为好。浅表热用于训练和牵引前的松弛组织、减轻疼痛、增加 ROM。但有循环障碍或感觉障碍者禁用。红外线、石蜡疗法用于不规则关节或对热不能耐受者。具有一定温度的水疗法属浅表热疗,除有热的治疗作用外,对关节训练和活动是一种几乎不产生应力的介质十分适宜 RA 患者。水温 38～40℃,最佳治疗时间为 20min。

(2)深层热疗:常用短波、微波及超声波。资料证明,深层热的微波应用至膝关节可使其温度升高 4.7℃,短波透热可使其温度升高 5.4℃。Lehmann 及其同事证明,在猪的髋关节应用超声波所引起的温度升高比应用微波或短波透热要高 4℃。在类风湿关节炎的治疗时,如应用不当能加速病变关节的破坏。深透能使疼痛加剧,有人认为短波透热是唯一伴有症状加重的理疗。故关节透热治疗在 RA 的应用宜慎重。一般选用无热量的理疗。

2.冷疗法　冷疗降低皮肤、肌肉温度,对类风湿关节炎应用冷疗法可以抑制滑膜中胶原酶的活性;冷空气疗法及冰可降低炎症性关节炎患者的关节温度。

RA 患者用冰敷疗法比深部透热疗法能更好的缓解疼痛,冰疗后即时及 30min 后从痛觉计测量肩部痛阈高于短波透热疗法。对 RA 患者冰疗疼痛缓解的时间也长于浅表热疗。应用冰疗或浅表热疗每天 1 次,5d 为 1 个疗程,2 个疗程之间间隔 9d,膝关节 ROM 的增加相同。冷疗可减轻肌肉痉挛状态和肌酶活动,并能提高痛阈。

有雷诺现象的患者,冷超敏患者,冷球蛋白血症患者及阵发性寒冷性血红蛋白尿患者不能使用冷疗法。突然使用冷疗可致不适并可产生紧张反应。

治疗急性关节炎或早期亚急性关节炎时,冷疗的目的是缓解疼痛。注意不要使用可能会使炎症迁延的方法,使用冷疗看来最合理,因为能降低疼痛,松弛关节周围肌肉的痉挛,并使关节温度、关节液中酶及白细胞计数降低。

3.电疗法 常用的有直流电疗法,包括各种抗风湿药物的离子导入间动电疗法、超刺激电疗法、经皮神经电刺激疗法。经皮神经电刺激能作用于交感神经系统和脑干的神经核,产生内啡肽,有较好的止痛作用,可以缓解 RA 的关节疼痛和 RA 神经病变的疼痛。正弦调制中频电疗法,等幅中频正弦电疗法均可选用。某些感应电和直流电类型用于增加肌肉收缩,重新训练无力的肌肉有一定效果。

4.水疗法 水疗是指在医学专家或物理治疗师的监护下进行的一项水中治疗性锻炼项目。练习开始要对患者进行评定,并建立具体的练习目标,目标包括增加或保持关节活动度或机体耐力。水中练习的优点包括重力减轻及水浮力产生的积极作用,可以使关节受压减轻及疼痛缓解,使肌肉进一步放松。此外,在水中比在陆地上更易耐受较高水平的有氧运动,因此,水疗更适用于中到重度关节炎患者,以及伴有心肺功能受影响的患者。水中等长或等张锻炼可使 RA 患者股四头肌肌力增加,同样可使有氧运动能力显著增强。

5.其他物理因子疗法 常见的有超声波治疗,用于镇痛、软化瘢痕、缓解挛缩;红外线可用于镇痛、消炎、改善局部血液循环、促进渗出物吸收、降低肌张力;紫外线可用于急性炎期治疗;弱激光用于镇痛、消炎;磁疗法可用于急性炎期,旨在镇痛。

【作业治疗】

作业疗法是通过评价和干预措施帮助患者保持、恢复、改善从事日常工作的能力。日常工作主要分为三方面:自理能力,如吃饭、穿衣、洗澡、活动等;从业能力,如工作、家务劳动、抚养子女、上学;休闲如社交与娱乐活动。作业治疗师的早期参与能帮助患者更好地了解疾病的进展过程,采取适当方法在保护正常功能的同时减轻疼痛与疲劳。治疗师在检查、了解患者的功能状态后,能够监视疾病进展过程,并对患者的活动方式或家庭、工作场所设施提出改进建议,以克服由疾病所造成的障碍与危险。在病程晚期,作业治疗师能够提供辅助器材和方法帮助患者弥补功能缺陷,并为接受手术的患者进行手术前和手术后的康复治疗。

(一)日常生活活动训练和自助具的应用

日常生活活动训练目的在于训练患者在病残范围内从事日常家庭生活、工作和娱乐活动,得以发挥出最好的功能。RA 患者 ADL 能力训练以行走、梳洗、化妆、如厕、穿脱衣、进食等动作为前提。通过训练由患者自身来完成。必要时借助自助具,通过对周围事物合理地安排和布局来完成。

1.厨房的设施和布局 尽量减少患者在厨房内的活动。炊具、洗涤池、冰箱等集中于工作区。各种电器插座的高度,常用物件放置应方便使用,易于取拿,刀叉匙等延长或增粗把手便于掌握。门窗把手采用杠杆式。容器由透明玻璃构成,便于窥见内容。

2.日常生活的安排 电灯开关拉线,窗帘拉线下端系以大环便于手拉。电器开关采用按压式,桌凳高低能调整、椅扶手应便于抓握且与肘部同高。各种材料均须防火。

3.其他安排与设计 将高台阶改为低斜率坡道,降低镶边石。地毯铺设不可过厚,避免行走时增加阻力。房门应便于轮椅进出。浴室装扶手,备有防滑带,浴池也须防滑。坐便位可调节高度,能自动冲洗,烘干。

4.自身照顾 备有长柄取物器、长鞋拔、松紧鞋、长柄头梳、牙刷、剪刀、纽扣钩、拉链等。衣着质地轻松、保暖、美观耐用、防皱、易洗。衬里光滑易穿脱。采用松紧式裤带。

5.步行器的选用 辅助步行的工具,用以支撑体重,保持平衡,保护关节。难以站立或无法步行者只能使用轮椅。拐杖、手杖的选用:手杖能承受体重20%～25%。单前臂拐杖最大承受体重为45%。双腋拐承受体重为80%。使用手杖时上肢及肩部肌力应正常、平衡状态良好。使用拐杖时要有良好的上肢肌力及体力。肘关节不稳定时,选用前臂支持金属片的拐杖。肘关节不能直伸和腕关节受累,选用平台型拐杖,减少腕关节伸的要求。腕伸肌肌力弱,关节不稳定者采用有腕关节固定带的拐杖。

(二)矫形器的应用

RA患者除了合理地应用运动疗法外,还应采用矫形器。通过力的作用防治畸形。矫形器具有稳定和支持、助动、矫正、保护等功能。夹板功能与矫形器相似,目的在于减少炎症,使肢体处于最佳功能位,保持术后关节的组合,对紧张肌健和韧带提供牵引并增加其功能。RA患者以手、足畸形为多见,常用矫形器如下。

1.上肢矫形器

(1)功能性腕部夹板:用丁支撑腕关节,减轻疼痛,提高操作功能,如上提和拿握动作。该腕部夹板还可用于腕管综合征患者,减轻腕部的反复屈伸动作。腕部夹板对类风湿关节炎患者的有效性已经被证实,包括不同类型夹板的对比研究。许多研究都显示腕部夹板能提高手腕力量,改善提、拿功能,减轻疼痛。在腕部夹板使用初期,腕部的柔韧性会受到一定限制,但随着患者的逐渐适应,这种现象就会消失。

(2)制动夹板:适用于手和腕关节急性疼痛和肿胀时期。如果手在休息时呈屈曲位,关节渗出就会加重,就可能造成畸形。夜间休息夹板就是用松散的捆绑方式使手处于适当的休息位,防止产生畸形。当有滑膜炎或腱鞘炎时,就需要在夜间整个或部分睡眠中或白天休息的短时间内佩戴制动性夹板。20世纪60年代后期至80年代早期的许多研究证实:这种夹板能够减轻疼痛,降低炎症反应。此后,制动性夹板得到了广泛应用。摘卸夹板后,最好做柔和的关节运动锻炼,以保持关节的活动性与柔韧性。

(3)功能性拇指柱式夹板:是用来稳定拇指的一个或多个关节,减轻疼痛,保持与其他手指的相对位置。

(4)指环夹板:可用以矫正手指的"天鹅颈"畸形。长期佩戴此类夹板有助于控制关节周围肌肉的失衡,从而减轻手指畸形。

2.下肢矫形器 足和距小腿关节炎的矫型器用处最大,用于膝关节效果差一些,一般不用于髋关节。

(1)足踝部:RA常见的距跟关节过度旋前,内侧弓消失和距骨活动可引起疼痛,引起跗管综合征,并能引起膝和髋关节紧张,通过使跟骨垂直于地面而控制旋前常可减轻疼痛并有助于平衡重心。控制的第一步是选择合适的鞋子,有牢固后包、软或硬的矫形鞋垫,用Spenco衬里。足底不能过软,这会削弱鞋子在步态周期足跟着地和站立相的控制效果,也会削弱过强运动、距小腿关节和更高水平关节不稳时鞋子降低压力的效果。如果矫形鞋仍无法控制旋前,足踝矫形器可改善步态和减轻疼痛。与地面成200角的倾斜后跟可减少距小腿关节运动和疼痛。对RA引起的疼痛较剧或踝关节存在关节炎,短腿髌韧带承重矫形器可以将负重从踝转移至髌韧带,后跟筋膜炎可用杯垫,软筋膜区域可用压缩的鞋垫缓解。

RA患者中前脚掌常较宽,应选择合适的宽趾匣的鞋。爪形趾,踇外翻,在RA以及OA中均可见到。缓解跖骨头压力可加一软鞋垫,或在鞋内放入一块小饼垫、在鞋外底加一摇杆均可。

(2)膝部:膝部支架可用于韧带松弛所致疼痛及关节不稳,显著的股四头肌无力或膝过伸。用于股四头肌无力的支架是一种双支条的Klenzak矫形器,在距小腿关节处蹠屈5°,足跟着地及站立相时可以使膝关节处于伸展状态。Klenzak矫形器可用于单侧有障碍或双侧障碍较无力的一边,如在PM患者中,也可用塑形AFO维持蹠屈5°。可在矫形器上加以9cm高的跟以缓解负重。LenoxHill矫形器可用于控制踝内外侧或旋转不稳。这些支架较少用于 RA 患者,但常用于年轻的运动员。延至坐骨处的 KAFO 有负重带和膝转盘锁,可用于减轻膝关节的压力,在 RA 患者中可缓解膝内外侧压迫。这种矫形器不适于严重外翻的畸形和肥胖患者。使用 KAFO 的依从性较差。

较小型的膝矫形器,如铰链矫形器,瑞典膝支架或 lerhmans 矫形器可用于控制膝的前后向平面运动。膝矫形器可有效防止髋脱位。20°的斜跟鞋可减少膝屈,使膝伸更稳定。有转盘锁的矫形器可用于减少膝屈曲挛缩。弹性的膝部支持有助于控制肿胀,使患者有控制股四头肌的感觉。

（三）辅助器的应用

辅助器具系指任何能维护或改善人体功能的制品。辅助器具能弥补缺损功能或方便采用关节保护原理减轻疼痛。例如,弹性鞋带和长柄鞋拔就能使髋关节、膝关节活动受限的患者自己穿鞋;抬高的马桶座可以使髋关节、膝关节与手的受力减小,疼痛减轻。为使患者较易接受,辅助器具应较为经济,易于使用,可改善功能。步行和体位转移技术对关节炎患者也很重要,需要使用步行辅助器具和改装设施。

1.助行器　关节疼痛可继发软骨劳损,渗出或活动性滑膜炎,疼痛的关节不能负重。鼓励减肥,减掉 1kg 体重,可使髋关节减重 3~4kg。直杖或方杖有利于平衡,但不能有效减轻负重;而前臂杖可以减轻负重。使用臂杖时,肘应屈曲 30°。通过塑模制作的手柄可将手摆放至功能性负重位,或直接购买。前臂平台将体重分散在前臂上,减小了腕伸,可将前臂平台加于拐杖或轮椅上。由于耐力和肌力明显降低,建议使用一种小的轻型轮椅。还有些小型机动轮椅,如运动型 Amigo 椅。

2.为了适应体位转移而进行设施的改装　慢性髋膝疼痛、活动度受限和邻近肌无力使患者转移至轮椅、厕所或床上时很困难。RA 患者上肢不能产生推的动作,因此无法完成简单的活动。通过垫高或在椅腿、桌腿、床腿放置 10cm 的板来升高位置后,可恢复独立体位转移。座位高度可调的椅子、加高的马桶座、安置在浴盆里的沐浴椅均对患者有帮助。

3.日常生活自理　穿脱衣裤和其他日常活动对有严重关节炎的患者来说是既耗时又费力的,因此,改造用具和自助具,如长柄取物器、鞋拔、弹性鞋带、长柄海绵刷、牙刷和剪刀、纽扣钩、拉链钩、厕纸固定器、大把手物体等都有助于省力。弹性衣物较那些有扣和钩的衣物易穿,不需要熨的织物、轻布和羊毛适于患者穿着。便于穿着的还有:衣襟前的大纽扣和拉链、腰部松紧带、宽袖衣和光滑衬里等;其他,如披肩、雨披、软毛背心等,既易穿又轻便暖和。

【中医辨证治疗】

（一）治疗类风湿关节炎的常用中药

根据中药功效,将具有抗风湿作用的治疗 RA 的常用中药的性味归经、功效主治、用法用量及现代研究介绍于后,对一些有毒的特殊药物,应注意其炮制及特殊用法,以供临床医生参考。

1.细辛

性味归经:辛、温。归心、肺、肾经。

功效主治:解表散寒,祛风止痛。

用于关节疼痛、活动不利等症,常与羌活、独活同用。

用量用法:常用剂量为 1.5~3.0g,水煎服。气虚多汗,阴虚阳亢者忌用。

现代研究:小剂量挥发油有镇静作用,水煎液有镇痛、镇咳及解热作用;大剂量挥发油能使中枢神经系统先兴奋后麻痹。另外,还有局部麻醉作用。

2.附子

性味归经:辛、甘、大热、有毒。归心、肾、脾经。

功效主治:回阳救逆:用于痹证日久,阳气虚衰,心力衰竭。四肢厥冷之亡阳虚脱证,常与干姜、甘草同用。祛寒止痛:用于风寒湿痹,症见骨节剧烈疼痛、四肢拘挛等,常与桂枝、白术同用。

用法用量:常用剂量为 3～12g,水煎服。宜久煎,本品性燥烈而有毒,骨阴虚内热者及孕妇忌用。

3.川乌

性味归经:辛、热、有毒。归脾、肺经。

功效主治:祛寒湿,散风邪,温经止痛用于历节风痛,四肢拘挛,半身不遂等。

用法用量:常与草乌同用。用时煎剂内服需从小剂量开始,初以各 3g,久煎。

现代研究:本品具有明显的强心、镇痛、抗炎作用。

4.伸筋草

性味归经:苦、辛、温。归肝、肾经。

功效主治:祛风散寒,除湿消肿,舒筋活血。用于风寒湿关节酸痛、皮肤麻木等,常与桑枝、威灵仙、五加皮同用。

用量用法:常用剂量为 9～15g,外用熏洗可用至 60g,临床常配合透骨草、五加皮、海桐皮各 60g,水煎熏洗患部有较好的消肿止痛作用。孕妇及出血过多者忌服。

现代研究:本品的水浸液及乙醇提取物具有明显的镇痛、解热作用。

5.五加皮

性味归经:辛、微苦、温。归肝、肾、脾经。

功效主治:祛风邪,强腰膝,利关节,除水湿,消肿止痛。

用法用量:常用剂量为 9～30g,水煎熏洗可用至 60～120g。阴虚火旺者忌用。临床上有南五加皮、北五加皮。治疗所用多为南五加皮,而北五加皮有毒,药物功效也不同,临床运用应注意。

现代研究:本品具有明显的镇静作用及一定的抗炎活性。

6.肉桂

性味归经:辛、甘、大热。归肝、肾、脾经。

功效主治:温脾胃、暖腰肾、通血脉、散寒止痛。用于风寒痹阻之关节冷痛,游走不定,遇寒痛增,得热痛减,局部皮色不红。触之不热,关节屈伸不利,或恶风畏寒等.常与独活、桑寄生、杜仲等同用。

用法用量:常用剂量为 2～5g,水煎服,或入丸散。入汤剂应后下。或研末冲服,每次 1～2g。

现代研究:本品所含桂皮醛具有镇静、镇痛作用,桂皮醛及肉桂酸钠有解热作用。

7.巴戟天

性味归经:辛、甘、微温。归肾经。

功效主治:祛风散寒除湿,补肾助阳。用于寒湿痹痛。巴戟天能温肾阳、散寒湿,故能治疗痹痛属寒湿所致者。巴戟天温而不燥,补而不滞,故能温补肾阳、强壮筋骨,常用于肾阳虚所致之阳痿、早泄等。

使用注意:本品辛温,所治痹证属寒湿所致者,若属湿热下注、足膝红肿热痛等症,忌用。

用法用量:9～15g,水煎服。

8.羌活

性味归经:辛、苦、温。归膀胱、肝、肾经。

功效主治:祛风散寒,胜湿止痛。用于治疗风湿痹痛,善治伏风头痛,两足湿痹,腰膝酸重疼痛等症。本品又可治与风湿有关的面神经麻痹。常配独活、防风等,方如羌活胜湿汤。

用法用量:3～6g,大剂量可用至 10～15g,水煎服。

现代研究:解热、镇痛作用;抗炎抗过敏作用;抗休克作用。

9.麻黄

性味归经:辛、微苦、温。归肺、膀胱经。

功效主治:发热解表,温散寒邪,利水消肿。用于风寒湿痹。

用法用量:常用剂量为1.5～10.0g,对于类风湿关节炎可加大用量,水煎服。

现代研究:本品含麻黄碱等成分,有发汗、解热、利尿以及有抑肾上腺素和兴奋中枢神经系统的作用。

10.桂枝

性味归经:辛、甘、温。归肺、心、脾、肝、膀胱经。

功效主治:发散风寒,温经散寒。用于风寒湿邪阻滞经络所致肢节疼痛,筋脉拘挛,屈伸不利等症,常与防风、威灵仙同用。

用法用量:常用剂量为3～10g,水煎服。本品性较温热,热虚阳盛证忌用;且其性温遥,孕妇与月经量过多者慎用。

现代研究:桂皮醛能解热,使皮肤血管扩张,有利于散热和发汗,还有抗菌、镇痛、利尿作用。

11.防风

性味归经:辛、甘、微温。归膀胱、肝、脾经。

功效主治:散风解表,祛风湿止痛。用于风寒湿痹之关节酸痛或游走性疼痛、筋骨拘急等症,常与羌活、秦艽同用。

用量用法:常用剂量为3～10g,水煎服。血虚者慎用。

现代研究:动物实验有解热、抗炎、镇痛作用。

12.苍耳子

性味归经:甘、苦、温,有小毒。归肺经。

功效主治:发汗散风,除湿。用于风湿痹痛。

用法用量:常用剂量为3～9g,不可过服,否则易致中毒,症状为恶心、呕吐、低血压、腹痛。

现代研究:本品所含的苷类具有抑菌、抗炎作用。

13.生石膏

性味归经:辛、甘、大寒。归肺、胃经。

功效主治:清热泻火,除烦止渴。用于风湿热痹。

用法用量:常用剂量为15～60g,水煎服,打碎先煎。热象明显者用量可增至120g。脾胃虚寒及阴虚发热者忌用。

现代研究:本品具有解热、镇静安定、镇痛及消炎作用。

14.柴胡

性味归经:辛、微苦、微寒。归肝、胆经。

功效主治:透表泄热,疏肝解郁,升举阳气。用于风寒痹阻。症见肢体关节冷痛,游走不定,关节屈伸不利,或恶风畏寒等,常与葛根、黄芩等同用。

用法用量:常用剂量为3～10g。水煎服。

现代研究:本品具有解热、镇静、安定、镇痛等广泛的中枢抑制作用。

15.葛根

性味归经:甘、辛、凉。归脾、胃经。

功效主治:解肌退热。用于关节或肌肉局部红肿、灼热、疼痛,发热、口渴、烦闷不安等,常与柴胡、黄芩、生石膏同用。

用法用量:常用剂量为 6~20g,水煎服。

现代研究:本品能降低血糖,有明显的解热作用。

16.栀子

性味归经:苦、寒。归心、肝、肺、胃经。

功效主治:泻火除烦,清热利湿,凉血止血。用于关节红肿疼痛、灼热、屈伸不利等症,常与黄连、黄芩、连翘等同用。

用法用量:常用剂量为 3~10g,水煎服。

现代研究:本品所含的黄酮类化合物具有抗菌、消炎的效果,对某些炎症发热有一定的作用。

17.黄芩

性味归经:苦、寒。归肺、脾、胃、大小肠经。

功效主治:清热燥湿,泻火解毒。用于关节红肿、重着,口苦不欲饮等,常与栀子、黄连、石膏等同用。

用量用法:常用剂量为 3~10g,水煎服。

现代研究:本品具有解热、抗炎、抗变态反应的作用。

18.忍冬藤

性味归经:甘、寒。归肺、胃、大肠经。

功效主治:清热祛湿,宣通经络。

用量用法:常用剂量为 10~60g,水煎服。

现代研究:本品具有消炎、解热和解毒之功效,对多种致病菌均有一定的抑制作用。

19.大黄

性味归经:苦、寒。归胃、大肠、心包、肝经。

功效主治:攻积导滞,泻火解毒,活血消瘀。邪热炽盛,关节红、肿、疼、痛、以及便秘者,在清热祛湿通络剂中,暂用数剂,可迅速灭火势,消肿止痛。临床用大黄 30g,芒硝 30g,局部外洗,可较快缓解红、肿、热、痛。

用法用量:常用剂量 3~10g,水煎服。

现代研究:本品能刺激大肠,提高远段和中段肠的张力,使其运动加强,抑制大肠内水分吸收,故能使肠内容物易于排出;有强大的抗菌、抗炎作用;有扩张血管的作用,能改善毛细血管脆性、增加血小板、缩短凝血时间等。

20.土茯苓

性味归经:甘、淡、平。归肝、胃经。

功效主治:清热解毒、除湿、利关节。

用法用量:常用剂量为 15~60g,水煎服。阴虚者慎用,服药期间忌饮茶。

现代研究:本品具有抗菌、抗炎、利尿作用。

21.金银花

性味归经:甘、寒。归肺、心、胃经。

功效主治:清热解毒,凉血散风。用于热痹之关节红、肿、热、痛,疼痛剧烈,痛不可触,触之发热,得冷则舒,关节不得屈伸,或关节肿胀有波动感等,常与石膏、知母等同用。

用法用量:常用剂量为 10~15g,水煎服。脾胃虚寒者忌用。

现代研究:本品具有较强的抗菌、抗炎作用,尚有解热、提高机体防御功能的作用。

22.连翘

性味归经:苦、微寒。归心、小肠经。

功效主治:清热解毒,消肿散结。用于关节红、肿、热、痛,屈伸不利等症,常与金银花、栀子等同用。

用法用量:常用剂量为6～15g,水煎服。脾胃虚寒者忌用。

现代研究:本品具有抗炎、解热、镇吐、利尿、强心等作用。

23.络石藤

性味归经:苦、微寒。归心、肝、肾三经。

功效主治:祛风散热,活血通络。用于治疗风湿性关节炎、肌肉痛,特别是伴有四肢拘挛、屈伸不便者。

使用注意:阳虚畏寒、大便溏泄者不宜服,孕妇慎用。

用法用量:通用剂量为6～15g,水煎服。

现代研究:有扩张血管、降压作用。

24.独活

性味归经:辛、苦、微温。归肾、肝经。

功效主治:祛风胜湿,散寒止痛。

用法用量:常用剂量为3～10g,水煎服。素体阴虚及血燥者慎用。

现代研究:动物实验有镇痛、抗关节炎、镇静及催眠作用,并能直接扩张血管,降低血压等。而独活寄生汤对于大鼠甲醛性关节炎有抗炎作用。临床有独活根中毒的报道。

25.威灵仙

性味归经:辛、咸、温。归膀胱、肝经。

功效主治:祛风湿,通络止痛。用于风寒湿痹,风邪偏盛者。症见肢体酸痛,疼痛呈游走性,屈伸不利等。可单用或与独活、石南藤等同用。

用法用量:常用剂量为6～12g,水煎服。本品走散之力较强,能耗散气血,故气血虚弱者不宜使用。

现代研究:具有溶解尿酸、利尿与镇痛、解热等作用。

26.鸡血藤

性味归经:苦、微甘、温。归肝、肾经。

功效主治:祛风湿,舒筋络。本品气味平和,守走兼备。能化阴生血,温经通脉,活血化瘀,推陈出新。具有润而不燥、补而不滞、行而不破之功效。

用法用量:常用剂量为10～30g,大量可用至60g。水煎服,阴虚火旺者忌用。

27.千年健

性味归经:辛、温。归肝、肾经。

功效主治:祛风湿,健筋骨。用于风湿痹痛,下肢拘挛麻木等,尤其适宜于风湿日久者,常与钻地风、牛膝等同用。

用法用量:常用剂量为5～10g,水煎服,或浸酒用。

现代研究:本品具有明显的抗菌、抗炎作用。

28.雷公藤

性味归经:苦、辛、凉,有毒。归肝、脾经。

功效主治:祛风除湿,通络止痛。用于风湿关节肿痛、拘挛等。常与独活、海风藤、秦艽同用,或单用。

用法用量:常用剂量为5～12g,宜去皮久煎。外用适量。

使用注意:有心、肝、肾、脾、胃疾病及青年妇女与老年体弱者宜慎用,孕妇忌用。

现代研究：①具有肯定的抗炎、镇痛作用。②具有免疫抑制作用。③有解除血液凝聚性，降低血液黏滞及凝固性的作用，能改善微循环，降低外周血管阻力。④是一种具有细胞毒的烷化剂，具有抗白血病、抗生育、抗菌、杀虫等作用。

（二）类风湿关节炎辨证用药

类风湿关节炎辨证总属邪实正虚。活动期多以邪实为主，邪实有寒、热、寒热错杂之不同，其中以热最为多见，治疗应以祛邪为主。缓解期或中晚期，多属正虚邪恋或虚实夹杂，其中正虚多为肝肾亏虚、气血不足，邪则多指痰浊瘀血之内生之邪，治疗应扶正祛邪。

1.湿热蕴结型

症状：四肢关节或肌肉局部红肿、疼痛、重着，触之灼热，下肢关节尤甚，或关节积液，屈伸不利，或伴发热，口苦口黏，口渴不欲饮，溲黄，舌质红，苔黄腻，脉滑数。

症状分析：本证多由风湿热毒之邪，直中筋骨肌肉关节；或素体阳盛，内有蕴热，感邪后从热化；或风寒湿邪，郁久化热所致。热为阳邪，热盛则见发热、溲黄、舌红之象。湿为阴邪，重着黏腻，湿盛则见关节肿胀或关节积液，湿邪留滞经络关节则感重着，又因湿邪重着向下，故下肢关节尤甚。湿热毒邪交阻于经络、关节、肌肉等处，故关节肌肉局部红肿灼热。气血阻滞不通，不通则痛，故关节疼痛、屈伸不利。湿热中阻，故口苦口黏、口渴不欲饮。苔黄腻、脉滑数均为湿热之象。

治法：清热利湿，宣痹通络。

方药：四妙丸加味。苍术12g，黄柏12g，薏苡仁30g，蒲公英20g，川牛膝20g，防风10g，土茯苓30g，泽泻15g，金银花24g。

临证加减：关节肿甚者，加车前草20g，猪苓15g；热毒盛者，加板蓝根30g，虎杖20g，生石膏30g；热灼伤阴者，加石斛15g，牡丹皮15g。

2.阴虚内热型

症状：关节红肿疼痛、触之发热，甚则屈伸不利，筋肉挛缩，伴低热，盗汗，五心烦热，口干喜饮，大便干结，舌质红或红绛，苔少或剥脱，脉细数。

症状分析：邪热痹阻关节、经络，热灼伤津，阴津耗损，虚热内生，而成阴虚内热证。阴虚则肌肤筋骨失于濡养，病邪积留不去，痹阻经脉，深伏关节，郁而化热，故关节红肿疼痛、灼热，甚则屈伸不利，筋肉挛缩。阴津耗损过度，阴不制阳，阳气相对偏盛，故低热，五心烦热。阴虚内热，逼津外泄，故盗汗。虚火上炎则口干喜饮。阴虚内热，津亏肠燥，故大便干结。舌质红或红绛，苔少或剥脱，脉细数均为阴虚内热之象。

治法：养阴清热，凉血解毒。

方药：丁氏清络饮。生地黄30g，石斛15g，牡丹皮15g，秦艽12g，川牛膝20g，桑枝15g，独活15g，青蒿15g，白薇12g，金银花24g。

临证加减：兼湿热者，加苍术12g，黄柏12g，薏苡仁30g，土茯苓30g。

3.风寒湿痹阻型

症状：肢体关节冷痛、肿胀或重着，局部皮色不红，触之不热，关节屈伸不利，遇寒痛剧，得热痛减；或恶风发热，肌肤麻木不仁，舌质淡红，苔薄白或白腻，脉弦紧或浮缓。

症状分析：机体营卫气血失调，风寒湿邪乘虚而入，阻痹经络，凝滞气血，故关节冷痛，屈伸不利。寒为阴邪，其性凝滞，得热则寒凝渐散，气血得以运行，故其痛减，遇寒则血易凝涩，故痛更剧。寒属阴邪，故局部不红，触之不热。湿亦属阴邪，重着黏滞，故肢体关节肿胀重着。外邪束表，营卫失和，故恶风发热。风湿相搏，痹阻气滞，经络失和，故肌肤麻木不仁。舌质淡红，苔薄白或白腻，脉弦紧为寒湿之象，脉浮缓为风邪之证。

治法:祛风散寒,除湿通络。

方药:蠲痹汤。羌活 12g,独活 12g,海风藤 15g,桂枝 10g,秦艽 10g,当归 10g,川芎 10g,桑枝 15g,乳香 10g,防风 10g。

临证加减:风盛者,加防风 10g,白芷 10g;寒盛者,加附子 9g,细辛 6g;湿盛者,加萆薢 15g,薏苡仁 30g。

4.寒热错杂型

症状:肢体关节疼痛、肿胀,局部触之发热,但自觉畏寒或局部触之不热但自觉发热,全身热象不显,关节屈伸不利,舌苔白或黄、或黄白兼见,脉弦数。

症状分析:素体阳盛,内有蕴热,感受风寒湿邪易从热化,而又未尽化热之时;或风寒湿痹失治或治疗不当,日久郁而化热,而又未尽化热之时;或素体阳虚阴盛,平日即有畏寒喜暖等寒象表现,当湿热之邪直袭肌肤、经脉、关节时,又出现关节肿痛灼热等热痹表现。凡此种种,均可出现寒热错杂之证,或表现为肢体关节疼痛,局部触之发热,但自觉畏寒;或表现为肢体关节疼痛,局部触之不热,但自觉发热,全身热象不显。舌脉亦均为寒热错杂之象。

治法:温经散寒,祛风清热除湿。

方药:桂枝芍药知母汤。麻黄 6g,桂枝 10g,防风 10g,知母 15g,独活 15g,川芎 12g,细辛 6g,甘草 6g,赤芍 12g,防风 10g,土茯苓 30g,威灵仙 30g。

临证加减:寒重热轻者,重用麻黄、桂枝等祛风散寒药,加熟附片 10g;热重于寒者,加牡丹皮 20g,生石膏 30g,金银花 20g;阴虚发热者,加青蒿 15g。

5.痰瘀痹阻型

症状:肢体肌肉关节疼痛,痛处不移,关节肿大,甚至强直畸形,屈伸不利,周围可见硬结,肌肤甲错或干燥无光泽,舌质紫黯或有瘀斑,苔白腻,脉细涩。

症状分析:外邪痹阻肌肤、筋骨、关节等处,致气血津液运行不畅。津液不行,水湿内停,则聚而为痰,血行不畅则滞而为瘀,痰浊与瘀血互结则为痰瘀。痰瘀积留肌肉、关节,痹阻脉络,故肌肉关节疼痛,痛处不移。痰瘀留于肌肤则见硬结,深入骨骼,故关节肿大,强直畸形,难以屈伸,痰瘀阻滞,气血不能外达,肌肤失荣,故肌肤甲错或干燥无光泽。舌质紫黯或有瘀斑,苔白腻,脉细涩均为痰瘀阻络之象。

治法:化痰活血,搜风通络。

方药:桃红饮加味。桃仁 10g,红花 10g,川芎 10g,土鳖虫 10g,僵蚕 9g,当归 12g,威灵仙 15g,地龙 10g,穿山甲 10g,白芥子 10g。

临证加减:痰瘀痹阻损伤正气,而出现神疲乏力、面色不华者,加黄芪 30g,党参 20g;痰瘀化热者,加忍冬藤 30g,牡丹皮 20g;肢凉畏风者,加麻黄 6g,桂枝 10g,细辛 6g。

6.肝肾亏虚、气血不足型

症状:痹病日久不愈,骨节疼痛,入夜尤甚,头晕耳鸣,腰膝酸软无力,心悸气短,神疲乏力,筋脉拘急,关节变形,难以屈伸,舌质淡或红,苔薄,脉细弱。

症状分析:禀赋素亏,加之痹病日久不愈,损伤正气,脏腑功能衰退,而致肝肾亏虚,气血不足。肾藏精、骨生髓,肝藏血而主筋,肝肾亏虚,则髓不能满,筋骨失养,气血不行,痹阻经络,故骨节疼痛,筋脉拘急,关节变形,屈伸不利。腰为肾之府,肾虚下元虚惫,故腰膝酸软无力。肝肾亏虚,精血不足,脑失所养,故头晕耳鸣。气虚则神疲乏力。血亏心失所养,故心悸气短。舌脉亦为肝肾亏虚、气血不足之象。

治法:益肝肾、补气血、祛风湿。

方药:独活寄生汤。独活 15g,桑寄生 30g,秦艽 12g,防风 10g,细辛 6g,肉桂 3g,杜仲 12g,熟地黄 15g,怀牛膝 15g,当归 12g,川芎 12g,党参 20g,黄芪 30g,茯苓 15g,甘草 6g。

临证加减:肝肾阴虚明显者,加枸杞子 15g,龟甲胶 10g(烊冲);肝肾阳虚明显者,加菟丝子 15g,熟附子 10g;血虚甚者,加阿胶 11g(烊冲),龙眼肉 10g;气虚甚者,党参易人参 6g;兼贫血者,加桃仁 10g,红花 10g;痹久、肢体顽麻者,加地龙 10g,土鳖虫 10g,全蝎 6g。

【针灸治疗】

针灸治疗风湿性疾病,已有上千年的历史。早在我国最古老的医书《五十二病方》中就有针灸治痹的记载。至《黄帝内经》成书年代,有关针灸治疗的具体方法,取穴处方及治疗原则均已形成较为系统和完备的理论。如《灵枢·九针十二原》明确指出应根据病邪入侵部位的差异,灵活选择针具,并分述了九针的不同形状及作用,提出了毛刺、半刺、直针刺、浮刺、分刺、合谷刺、经刺、络刺、关刺、恢刺、输刺、短刺、齐刺、扬刺、傍针刺、报刺、粹刺、偶刺及烫熨、火灸、温针等多种不同的操作方法。在痹病的选穴处方上,多采取"以痛为腧"的取穴方法。关于针灸治痹的治疗原则,"凡用针者,虚则实之,满则泄之,宛陈则除之,邪盛则虚之""盛则泻之,虚则补之,热则疾之,寒则留之,陷下则灸之,不盛不虚,以经取之",至今仍为临床施治的准则。

尽管每一种风湿性疾病可在不同阶段和不同时期呈现出中医的临床表现,又可散见于历节、白虎历节、痛风及箭风的论述之中。但是,许多风湿性疾病在证候表现方面又具有共同特点,如类风湿关节炎、系统性红斑狼疮、多发性肌炎和皮肌炎、贝赫切特综合征、硬皮病、干燥综合征等,都可出现不同程度的以肌肉、筋骨、关节酸痛麻木重着,屈伸不利,甚或关节肿大灼热为主要表现的一类病证,因而可统属"痹病"范畴。随着近年来对针灸理论体系认识的不断加深和现代科学技术的不断进步,人们在继承前人针灸经验的基础上,还相继发展了多种针灸治疗的新方法,如头针、耳针、激光针、电针、腕踝针、铺灸、穴位磁疗等,使风湿性疾病的针灸治疗范围进一步扩大,治疗效果也得到进一步提高。

(一)针灸治疗原则

针灸的治疗效果,取决于患病个体的功能状态和医者的针刺手法两方面的情况。一般而言,机体的正气旺盛,则经气易于激发,针灸的调节作用就显著;反之,如机体正气不足,则经气不易激发,针灸的调节作用就较差。针灸手法是促使人体内在因素转化的条件。针灸治病的手法虽多,但总不外补虚泻实两端,因为虚实代表着人体正气与病邪的强弱,是决定针与灸、补与泻的关键,故在运用针刺或艾灸时,必须要根据病证的寒热虚实属性和病位的浅深来决定,在施治过程中,应遵循以下原则。

1."虚则补之""盛则泻之"即补虚与泻实两种基本治法。针刺或艾灸的手法是临床实现补虚泻实的重要环节,即在进针后,为了达到补泻的目的,往往需配用一定的手法,如提插补泻、捻转补泻、疾徐补泻、开阖补泻、迎随补泻、呼吸补泻等。对阳气虚衰下陷者,因艾灸能振奋人体的气化功能,故常采取"陷下则灸之"的原则。除正确运用这些不同针灸补泻的操作方法外,还要注意同经配伍补泻、异经配伍补泻以及特定穴配伍补泻等经穴的配伍补泻,使钟与爱因症制宜,各有所用。

2."热则疾之""寒则留之"即清热与温阳散寒两种治法。凡热郁经络,气血壅盛,局部经络痹阻不通而致肢体痹痛者,均宜采取浅刺疾刺和快速出针的方法,或毫针散刺,三棱针点刺以清热通经;凡阳气虚弱,寒邪入侵,阻痹经络而致肢体痹痛者,均宜采用深刺慢刺和刺久留针的方法,或采用温针、艾灸以温经散寒。对寒热表现错综复杂者,或先清后温,或先温后清,或温清并举。

3."以痛为腧""审因取穴"即痹病针灸的局部与整体治疗。按照中医学的观点,人体是一个有机整体,机体某一局部的功能障碍,有时会影响到全身的功能状态,反之,机体的脏腑功能失调,也可表现为体表某一特定部位的病理征象。故在针灸治疗时,既要针对病变局部进行治疗,采取"以痛为腧"和局部取穴的方法,又要审因论治,针对疾病发生的病理机制进行治疗,如热痹之膝关节肿痛,既可局部选用犊鼻、梁丘、阳陵泉、膝阳关、委中等穴以宣散局部郁热,通络止痛,又可针对致病原因选用大椎、曲池、内庭等穴以加强全身的清热作用,从而充分发挥机体的整体调节作用。

(二)针灸选穴原则

针灸选穴是临床治病疗疾的重要环节,它直接影响着治疗效果的好坏,是针灸处方的基本内容。临床要做到正确合理地配穴处方,除了掌握每个腧穴的作用和主治范围及其共性之外,还应遵循以下原则。

1.近部取穴　又称局部取穴,它是根据腧穴的近治作用在病痛局部和邻近部位取穴,或根据"以痛为腧"的原则,选取压痛点针刺。多用于器官、经脉、经筋及四肢关节等部位的病痛。如漏肩风多选肩髃、肩贞、臑俞等,腰痛多选肾俞、腰阳关、气海俞等,近部取穴一般不局限于某一经络。

2.远道取穴　主要根据脏腑经络学说和腧穴的远治作用而在病变远隔部位取穴。它包括本经取穴和异经取穴两方面。本经取穴即是指经脉循行部位之病变,可取该经远隔部位的腧穴进行治疗,其一般规律为"越远越远,越近越近",即一条经脉病变部位和取穴间的关系,多由中间向两头扩展或由两头向中间靠拢。如足太阳膀胱经之颈项强痛,多选昆仑;背部痛,多选昆仑、承山;腰痛多选委中;腰骶痛多选殷门。异经取穴则是根据病变部位及经络系统的互相络属关系,选取有关经脉的腧穴进行治疗。常用的有表里经取穴,同名经取穴,相关经取穴和上下、左右交叉取穴等,如肺经病变,可取大肠经的腧穴治疗,足太阳膀胱经的病变,也可采用手太阳小肠经的腧穴等,充分体现了中医学的整体治疗观念。

3.对证取穴　又称经验取穴,它是基于某些腧穴的特殊治疗作用及医者的个人经验,针对疾病的某些症状或病因选择临床有特效的腧穴进行治疗。如五输穴中的俞穴主体重节痛,背俞和腹募穴可主相应的内脏痹,外感发热身痛取大椎、合谷、复溜等,均为对证取穴的范围,常为临床所选用。

4.结合神经节段和神经干的走行路径取穴　如上肢疼痛可选 $C_{5\sim8}$ 夹脊穴,下肢痹痛则选 $L_2\sim S_2$ 夹脊穴,环跳点治疗坐骨神经痛等,均可在辨证取穴的前提下,灵活应用。

(三)常用针灸处方

根据针灸治疗的选穴和应用原则,风湿性疾病的治疗也应以患处或循经取穴为主,或采用"以痛为腧"的阿是穴。对行痹、热痹用毫针泻法浅刺,或并用皮肤针叩刺及三棱针点刺,以加强祛邪宣痹的作用;对痛痹多深刺留针,或针灸并用,疼痛剧烈的还可结合掀针或隔姜灸,以增强温经散寒止痛的作用;对着痹,为增强除湿蠲痹效果,通常在针灸的基础上,加用温针、皮肤针和拔罐法等。常用处方如下。①肩部:肩髎、肩髃、臑俞、肩贞;②肘臂:曲池、合谷、天井、外关;③腕部:阳池、外关、阳溪、腕骨、合谷;④脊背:身柱、腰阳关、水沟;⑤腰骶:肾俞、华佗夹脊、腰眼、委中;⑥股部:环跳、秩边、居髎、阳陵泉;⑦膝部:犊鼻、梁丘、阳陵泉、膝阳关、足三里;⑧踝部:申脉、照海、昆仑、丘墟;⑨四肢麻木:合谷、太冲;⑩手指疼痛拘挛:八邪、外关;⑪足趾疼痛:八风、然谷,若为行痹,加膈俞、血海、风府,若为痛痹,加肾俞、关元、三阴交,若为着痹,加足三里、商丘、巨虚,若为热痹,加大椎、曲池、承山、涌泉。

除按照病因分类和病变部位进行针灸处方外:尚有五体痹分可取臂臑、巨骨、养老、合阳、承筋、然谷、光明;鹤膝风,日见增重,不能移步,针委中、风市、足三里、阳陵泉、膝关、关元、太冲、环跳、至阴;类风湿关节炎可针刺或根据疾病性质加用艾灸下列腧穴:肩井、肩外俞、肩髃、膏肓、曲池、四渎、阳池、养老、环跳、风市、梁丘、鹤顶、足三里、悬钟、解溪、商丘、太冲等。

(四)针灸辨证治疗

1.风寒湿痹

症状:关节疼痛酸胀,不红不肿,或只肿不红,局部畏寒,遇寒加剧,得温则减,面色少华,形寒怕冷,口淡不渴。舌质淡或有齿痕,苔薄白或白腻,脉濡细迟。

治则:散寒除湿,祛风通络。

处方:全身取穴:大椎、气海、关元、神阙。局部取穴:肩关节取肩髃、肩髎、巨骨、曲池;肘关节取曲池、尺泽、曲泽、少海、手三里；腕关节取阳池、阳溪、大陵、合谷、外关；掌指关节取八邪、合谷、三间；指关节取四缝；髋关节取环跳、居髎、阳陵泉；膝关节取内外膝眼、梁丘、委中、膝阳关、曲泉、阳陵泉；距小腿关节取昆仑、太溪、解溪、丘墟、然谷；跖趾关节取八风、内庭、太冲；脊柱关节取大椎、身柱、腰阳关，相应病变局部的华佗夹脊穴。根据受累关节的多少和患者对针灸的承受能力，每次取 6～10 个穴位，交替使用。

操作方法：用平补平泻法，留针 20～30min，并配合温针或艾条悬灸。关元、气海、神阙只灸不针。每次艾条灸 20～30min，或隔姜灸 7～9 壮。

2.风热湿痹

症状：关节红、肿、疼、痛，屈伸不利，局部按之焮热，喜凉恶热；皮肤可见红斑，伴有全身发热，出汗，疲劳，头晕，心烦口渴，尿黄便干。舌红苔黄燥或黄腻，脉滑数。

治则：清热祛风，除湿通络。

处方：全身取穴：大椎、身柱、曲池。局部取穴：同风寒湿痹。关节受累者，可分经交替针刺，每次取 6～10 个穴位。

加减：多汗加合谷、复溜；心烦加神门。

操作方法：先针大椎、身柱、曲池，中强刺激，泻法，不留针。后针病变关节周围腧穴，关节红肿部用中等刺激，静止留针 10～15min，出针时摇大其针孔，令其出血。远离病灶循经选穴，用中强刺激，泻法，间歇留针 10～15min。每日 1 次。若表邪未解，营卫失和而多汗可补合谷泻复溜；热邪扰心而烦躁，可泻神门，用中强刺激。

3.痰瘀痹阻

症状：痹证日久，病情日益加剧，关节疼痛固定不移，入夜尤甚，关节呈梭形肿胀或呈现鹤膝状，屈伸不利，关节周围筋肉僵硬，皮色紫黯，压之痛甚，皮下可触及硬结，伴面色黯滞。唇舌黯红或有瘀斑点、苔白腻或厚腻，脉细涩。

治则：祛瘀镇痛，活血通络。

处方：全身取穴：膈俞、脾俞、血海。局部取穴：同风寒湿痹。根据患者对针灸的耐受能力，分批交替使用，每次取 6～10 个穴位。

加减：关节肿胀成梭形，可在局部用三棱针刺络放血；瘀血化热引起低热，可加大椎穴。

操作方法：膈俞、脾俞、血海均用泻法，不留针。关节局部穴位进针后稍摇大针孔，然后再深入，使针尖达于骨的附近，稍加提插，出针时再摇大其针孔，令其出血。若自觉皮肤有凉感者可加灸，若皮肤焮热者只针不灸。远离关节循经取穴用强刺激泻法。若指关节呈现梭形肿胀，或在关节屈侧面横纹（如四缝穴等处）用三棱针浅刺血或放水。伴有低热时加泻大椎穴。

4.正虚邪留

症状：痹证日久，关节疼痛肿胀畸形，屈伸不利，行动艰难，筋肉萎软，四肢瘦削，面色无华，疲乏神衰，或伴有潮热盗汗，头晕眼花，口干作渴。舌质偏红、苔少或无苔，脉细数。

治则：滋阴养血，活血通络。

处方：全身取穴：肝俞、肾俞、足三里。局部取穴：同风寒湿痹。根据患者对针刺的耐受能力，分批取穴，交替使用，每次取 6～10 个穴位。

加减：关节肿胀用三棱针刺血放水；潮热盗汗加阴郄、大椎。

操作方法：肝俞、肾俞、足三里均用补法，不留针。局部腧穴先泻后补。皮温不高、局部畏寒者可加温针灸或艾条灸。每日或隔日 1 次。若指关节梭形肿胀畸形，可用三棱针在屈侧横纹（四缝穴）刺血，并挤出血水，其他关节肿胀畸形处亦可以三棱针做散刺；伴有潮热盗汗加泻阴郄和大椎。

（五）针刺疗法

1.取穴　肩胛及肩肘部：主穴取肩髃、肩外俞、曲池、肩井、合谷，配穴取支沟、后溪、尺泽、曲泽、天府、肩髎。腕指关节：主穴取风府、大椎、腰俞、厥阴俞，配穴取环跳、委中、昆仑。下肢关节部：主穴取肾俞、大肠俞、八髎、腰俞、环跳、阳陵泉，配穴取血海、风市、伏兔、阴市、行间、解溪、委中、承山、窍阴、梁丘、鹤顶、足三里、商丘、太冲、至阴、中封。

2.针法　用捻转法进针，待产生麻胀感并向四周或向上下扩散时，停止进针，留针10～15min。隔日或每日施针1次。重症者先针健侧，后针患侧，待病情减轻后，可少针患侧。轻症者也可只针患侧，不针健侧。

（六）灸治疗法

1.斑蝥泡灸

取穴：患部穴位或痛点。

药物制备：雄黄30g，斑蝥30g，麝香10g。先将雄黄、斑蝥研成细末，用蜂蜜适量拌成糊状，再加入麝香拌均匀，装瓶盖紧备用。

方法：找好患部穴位或痛点做记号。将胶布剪成1寸大小，正中放米粒大小药糊，对准穴位或痛点将胶布贴好。每次贴4～8个点，全身关节最多可贴20个点。

备注：药糊不可涂得太多，避免起大疱引起疼痛，贴后2～4h有热感和刺痛感。8～12h起疱，不要碰破。斑蝥药糊贴穴或痛点必须起疱，不起则无效，无效时要找原因，是否药物失效，或斑蝥用量不足。贴后第1～7天不可洗患处，防止感染。若用药过多起疱直径超过3cm，疼痛剧烈时，可挑破放液，涂甲紫药水即可。

2.铺灸

取穴：督脉（大椎穴至腰俞穴止）。

时间：暑夏三伏天。

灸料：斑蝥粉（方见斑蝥泡灸）18g，去皮大蒜泥500g，陈艾绒200g。

方法：病人俯卧裸露背部，督脉穴（脊柱）上常规消毒后涂以蒜泥，在大椎穴至腰俞穴督脉经上敷斑蝥粉，在斑蝥粉上铺5.0cm宽、2.5cm高蒜泥1条，蒜泥条上再铺上3.0cm宽、2.5cm高三角形长条艾炷。点燃艾炷，于头、身、尾3点施灸，燃尽后继续铺艾绒灸治（一般灸2～3壮）。灸毕移去蒜泥，用湿热纱布轻轻揩干。灸后皮肤潮红，可起水疱，至第3天用消毒针引流水疱液，并搽以甲紫药水（隔日1次），覆盖一层消毒纱布，直至结痂脱落、皮肤愈合，调养休息1个月。

备注：经研究提示，铺灸能影响机体的免疫功能，具有调节机体免疫功能——提高细胞免疫和抑制体液免疫的作用。

3.艾灸

取穴：患病关节中央5cm左右。

方法：在患病关节中央约5cm左右的部位用半个米粒大小艾灸3～5壮（直接灸）。每天1次，10次为1个疗程。

备注：对晨僵，近端指间关节和掌指关节伸侧有色素沉着，关节炎症状（手指关节、足趾关节肿胀、疼痛）均有显著疗效。

4.熏灸

取穴：至阳、灵台及背部督脉上的反应点。

方法：用普通艾卷加添一个支持与稳定的附件——熏灸器，固定在穴位上。使之作用集中，热力均衡，时间持久。开始时每日早、晚各灸 1 次,每次 1 支艾卷,连灸 5d,症状缓解后每日 1 次。

备注:据观察,本法对消除类风湿因子有效。另外,类风湿关节炎多由风寒湿邪杂合为病,灸法以温经散寒为其长。因此,临床上为了提高疗效,针法和灸法常常联合应用,以增加温经散寒,通经活络之作用,从而取得相得益彰之疗效。

(1)艾卷温和灸:每次选用局部患处的 4～6 个穴位,每穴每次施灸 10～20min,每日或隔日灸治 1 次,10 次为 1 个疗程;疗程间隔 5d。

(2)艾卷雀啄灸:选用 4～6 个穴位,每穴每次施灸 10～20min,每日灸治 1～2 次。10 次为 1 个疗程;疗程间隔 5d。

(3)艾炷隔姜灸:每次选用 3～6 个穴位,每穴每次施灸 3～6 壮,艾炷如黄豆、枣核或蚕豆大,每日或隔日灸治 1 次,10 次为 1 个疗程;疗程间隔 5d。

(4)艾炷瘢痕灸:每次选用 1～2 个穴位,每穴每次根据病情和部位施灸 10～20 壮,艾炷如麦粒或黄豆大,每隔 2～4 周灸治 1 次。

(5)药物艾瘢痕灸:取纯净陈艾绒 1000g,硫黄、防风、苍术、大菖蒲、小茴香,藿香、枫球、陈皮各 50g,麝香 1g,研极细末,密贮瓶中。施灸前将药制艾绒搓成绿豆大小之艾炷数个备用。每次选用 2～4 个穴位,常规消毒后,用 2% 普鲁卡因,每穴皮内注射 0.5～1.0ml,即可在皮丘上安放艾炷施灸,根据部位及病情每次施灸 10～100 壮,使之成焦痂,边缘表皮收缩为度,上盖无菌纱布,并促其疮发。

(6)温针灸:每次选用 2～4 个穴位,每穴每次施灸 5～15min,或 2～3 壮,每日或隔日治疗 1 次,10 次为 1 个疗程,疗程间隔 5d。

(7)五倍子灸:将五倍子 500g 研为细末备用。再取醋 1500ml 放入锅内熬至 500ml,入五倍子搅如膏,摊布上敷于患处。每日换药 1 次,3 次为 1 个疗程。

(8)凤仙花灸:取凤仙花全草 1000g,加水煮取浓汁,并继续加热浓缩成膏。敷灸时将药膏适量敷于穴位上,外盖油纸,胶布固定即可。多选用病变局部阿是穴。每日敷 1 次,5 次为 1 个疗程。

(9)吴茱萸灸:将吴茱萸粉碎为极细末,贮瓶备用。先取药末适量,加入黄酒拌匀,放锅内加温炒热,然后搅如糊膏状。敷灸时取药趁热摊于数块青布上。分别贴于穴位处,冷后再换。每次选用 2～4 个穴位,每日敷灸 1～2 次,5 次为 1 个疗程。

(10)铺灸:暑夏三伏天施灸。灸料为斑麝粉 1.8g(先将雄黄 30g,斑蝥 30g 研成细末,用蜂蜜适量拌成糊状,再加入麝香 10g 拌均匀,装瓶盖紧瓶盖备用),去皮大蒜泥 500g,陈艾绒 200g,患者俯卧裸露背部,督脉穴(脊柱)上常规消毒后涂以蒜泥,在大椎穴至腰俞穴督脉经上敷斑麝粉,在斑麝粉上铺宽 5.0cm、高 2.5cm 蒜泥各 1 条,蒜泥条上再铺上 3.0cm 宽、高 2.5cm 三角形长条艾炷。点燃艾炷,于头、身、尾三点施灸,燃尽后继续铺艾绒灸治(一般为 2～3 壮)。灸毕移去蒜泥,用湿热纱布轻轻揩干。灸后皮肤潮红,可起水疱,至第 3 日用消毒针引流水疱液,并搽以甲紫(隔日 1 次),覆盖一层消毒纱布,直至结痂脱落、皮肤愈合,调养休息 1 个月。

(11)灯火灸:采用明灯爆灸法,每天或隔天灸 1 次,7 次为 1 个疗程。

(12)硫黄隔姜灸:每穴灸 3～5 壮,每日 1 次,10 次为 1 个疗程。

(13)发疱敷灸:取斑蝥 3 份,共研末混匀贮瓶备用。敷灸时取药末 0.3～0.6g,置胶布块(约 0.8cm×0.8cm)上,贴敷于所选用的穴位上,24h 局部起疱揭去,用消毒针头刺破水疱,清洁局部,外用消毒纱布包扎,防止感染。每次 1～2 穴,10dl 次,3 次为 1 个疗程。

(14)荆防蒸气灸:取荆芥、防风、艾叶、透骨草、威灵仙各 30g,置盆中加水煮沸后,将患部置盆上熏灸。每次熏灸 1～2h,每日 1～2 穴,5d 为 1 个疗程。

(15)复方草乌散敷灸:取川乌、草乌、生南星、生附子各 30g,炮姜、赤芍各 9g,肉桂、白芷、细辛各 1.5g,上药共研细末,混匀后用热酒调为糊状,贴敷痛处,每晚敷 1 次。

(七)温针疗法

取穴同毫针疗法,以捻转进针,得气后施以平补平泻针法,然后留针不动,将艾段套在针柄上,从艾段下端点燃施灸。每次选用 4～6 个穴位,每穴每次施灸 2～3 壮,或 5～15min,每日或隔日 1 次,7～10 次为 1 个疗程,疗程间隔 3～5d。

(八)穴位注射疗法

1.疗法一

主穴:取阳陵泉、小肠俞,每次治疗取 1 穴。

配穴:取曲池、绝骨、环跳、阿是穴,每次治疗取 1～2 穴。

药物及方法:蜂毒。注射前先做皮内试验。

试验性治疗:第一次剂量用 0.25%普鲁卡因 1ml 加蜂毒 3 个单位,注入预定穴位中,如无反应再开始进行正式治疗。

正式治疗:每次用 0.25%普鲁卡因 2～4ml 加蜂毒 10 个单位,连日或隔日注入穴位,连续注射 200 个蜂毒单位为 1 个疗程。停针 2 周后,可进行第 2 个疗程的治疗。

2.疗法二

主穴:取肝俞、肾俞、脾俞、命门、曲池、足三里、太溪及背部督脉经相关穴位。

配穴:根据患者受累关节局部取配穴。

药物及方法:急性期用寻骨风注射液,稳定期用当归注射液,久病体虚常用复合维生素注射液(维生素 B_1 100mg＋维生素 B_{12} 500μg＋10%葡萄糖液 5ml),每次取 4～8 个穴位,每穴各注射药物 2ml 左右。

3.疗法三

主穴:取曲池、中渚、外关、八邪、阳陵泉、足三里、三阴交、绝骨。

药物及方法:用追风速注射液(中药制剂)每支 2ml,每次取 6～8 个穴位,每穴注射 0.5～0.8ml,隔日注射 1 次,10 次为 1 个疗程,连用 30 次。

(九)其他针灸疗法

1.耳针疗法

处方:神门、交感、相应肢体的压痛点。

操作法:每次取 3～5 穴,强刺激,留针 15～20min。每日或隔日 1 次。或用耳穴埋针法。

2.刺络拔罐疗法

处方:按病变关节取穴,或在肿胀明显部位取穴。

操作法:用皮肤针重叩出血,然后加拔火罐,拔出血水,并使皮肤轻度青紫,如多关节肿胀可分批交替刺络拔罐,每隔 2～3d 可在原穴位上重复进行。本法适用于风湿热痹及痰瘀痹阻,关节肿胀畸形,能祛瘀生新,疏通经络,调畅气血。

3.水针疗法

处方:病变关节局部取穴,每次选 3～4 穴。

药物选择:采用当归、丹皮酚或威灵仙等注射液。

操作法:按水针操作常规,每穴注射药液 0.5～1.0ml。

（十）针灸效验方

1.效验方一

主穴：颈部关节取大椎、天柱、风池；肩关节取肩髃、肩髎；肘关节取曲池、曲泽、手三里；腕关节取阳池、外关、阳溪、腕骨；指关节取八风、八邪、合谷；脊柱关节取大椎、身柱、腰阳关、腰俞；髋关节取环跳、居髎、秩边；膝关节取膝眼、阳陵泉、膝阳关、梁丘；距小腿关节取昆仑、丘墟、解溪、照海。

配穴：风胜配风池、血海、膈俞；寒胜配肾俞、关元；湿胜配足三里、商丘；热胜配大椎、曲池、合谷；五脏痹配五脏的俞募穴。

2.效验方二

肩、肘关节：主穴取肩髃、肺俞、曲池、合谷，配穴取支沟、后溪、尺泽、曲泽、天府、肩髎。腕、指关节：主穴取外关、曲池、合谷，配穴取阳溪、阳池、阳谷、中渚、八风、十宣、鱼际、经渠、太渊。脊柱关节：主穴取风府、大椎、腰俞，肺俞、厥阴俞，配穴取环跳、委中、昆仑。下肢关节：主穴取肾俞、大肠俞、八髎、腰俞、环跳、阳陵泉，配穴取血海、风市、伏兔、阴市、行间、解溪、委中、承山、八邪、绝骨、昆仑、内庭、太冲、照海、中封。

3.效验方三

肘部：支沟、曲池、腕骨、肘髎。

4.效验方四

肘臂部：天井、曲池、间使、阳溪、中渚、阳谷、太渊、腕骨、列缺、液门。

5.效验方五

腕指关节：曲池、足三里、外关、支沟、合谷、中脘、绝骨、中渚。

6.效验方六

肩关节：肩髃、肩髎。肘、腕、掌指关节：曲池、尺泽、外关、合谷。膝关节：梁丘、犊鼻、内膝眼。距小腿关节、跖趾关节：昆仑、丘墟、解溪、承山。

7.效验方七

肩痛：肩髃、肩髎。肘臂痛：曲池、合谷、天井、外关、尺泽。腕痛：风池、外关、阳溪、腕骨。膝痛：犊鼻、梁丘、阳陵泉。踝痛：申脉、照海、昆仑、丘墟。

（十一）操作注意事项

1.体质虚弱者，针刺不宜过快过强，宜少针缓针，并尽可能采取卧位，对过于饥饿，疲劳，嗜酒及精神高度紧张者，不宜针刺。

2.避开血管针刺，以防出血，尤其是使用毫针散刺或三棱针点刺放血时，更应注意宜浅、宜轻、宜快，万不可刺伤深部大动脉、以防出血过多。对常有自发性出血或损伤后出血不止的患者，如风湿性疾病伴发血小板减少引起出血时，严禁针刺。

3.应用电针者，应注意调节电流量由小到大，逐渐增强的原则，不可盲目突然加大电针刺激量，以防晕针和因肌肉强烈收缩造成弯针和断针等。

4.对适于施灸或针灸并用的患者，应注意先灸上部、背部，后灸下部、腹部及先灸头身，后灸四肢的顺序，并防止艾绒脱落，以免烧损皮肤或衣物。凡实证、热证及阴虚发热者，一般不宜使用灸法。

5.凡皮肤有感染、溃疡、瘢痕或肿瘤的部位，一般不宜使用针刺治疗。

6.全面了解人体解剖部位，防止刺伤重要脏器。如背部第11胸椎两侧、侧胸第8肋间、前胸第6肋间以上的腧穴以及两胁、肾区的腧穴，禁止直刺、深刺，以免刺伤心、肺、肝、脾和双侧肾脏，尤其是肺气肿或肝脾大患者，更需谨慎，以防发生气胸等严重不良后果。

【推拿治疗】

推拿疗法即按摩疗法，是采用按摩法刺激患者体表的一定部位，运动患者的肢体进行治病的一种疗法。《黄帝内经·素问》曰："按摩可使筋节舒畅,血脉流通,盖按其经络,则郁之气可通,摩其壅聚,则瘀结之肿可散也。"《黄帝内经·素问·阴阳应象太论》曰："剽悍者,按而收之。"王太仆注："剽疾也,气候疾利,按之以收敛也。"《黄帝内经·素问·举痛论》曰："寒气客于背俞之间,则脉泣,脉泣则血虚,血虚则痛……按之则热气至,热气至则痛止矣。"按摩的作用,首先是通经络,畅气血,而具有消瘀、行滞、散肿、止痛的功效,并有增进局部营养、防止肌肉萎缩失用、促进瘢痕变软和修复损伤的作用。其次能调补气血,固本复元,气血流通便是补的结果。

(一)操作方法

1.推拿要领　施行推拿疗法,应由轻渐重,由点到面,由慢而快,由短至长。即推拿从主要部位开始,有计划有步骤地渐渐扩展;用力必须由轻渐重,逐渐升级,以使患者能忍受为度,切忌暴力,以免造成骨折或软组织损伤;推拿速度应由慢渐快,以患者无不适为度。

手法的运用及熟练程度直接影响治疗效果。手法要求柔和、均匀、有力、持久,从而达到"深透"作用。柔和即手法轻而不浮,重而不滞,用力而不发生硬粗暴;均匀即手法动作有节奏,速度不要时快时慢,压力不要忽轻忽重;有力即手法具有一定的力量,这种力量要根据患者体质、病症、部位等不同情况而有所轻重;持久即手法能持续运用一定时间,而患者不感觉疲劳。在治疗某疾病时,一般都要采用多种手法,互相配合应用。

2.基本手法简介　随着医学的发展,推拿手法已由前人几种较简单的手法,发展到目前几十种具体的手法。由于推拿手法种类多,学派不一,名称也不统一。有的手法动作相似,但名称不同;有的名称相同,而动作却不一样。现将按摩手法中几个常用的基本操作手法介绍于下。

(1)推法:分指推和掌推。指推:用拇指端,着力于一定的部位上。沉肩、坠肘、悬腕,通过腕部的摆动和拇指关节的屈伸活动,使产生的力持续地作用于经络穴位上。掌推:掌着力于一定部位上,进行单方向的直线推动,接触面积较大,可在身体各部位使用。指推刺激量中等,接触面积较小,可应用于全身各部穴位。有通经络、活气血的作用,适用于躯干、四肢疾病。

(2)拿法:用拇指和示、中两指,或用拇指和其他四指对称地用力,提拿一定部位和穴位,进行一紧一松的拿捏。拿法刺激较强,常配合其他手法施用于颈项、肩部和四肢等穴位。对颈部发硬、关节筋骨酸痛等症,常用本法作配合治疗。具有祛风散瘀、通经活络、缓解痉挛等作用。

(3)按法:用拇指或掌根按压一定部位,逐渐用力,深压捻动,按而留之。按法是一种强烈刺激的手法,常与揉法结合使用。拇指按法适用于全身各部穴位;掌根按法常用于腰背及下肢部。具有通络止痛、放松肌肉、矫正畸形的功能。

(4)摩法:用手掌面或指面附于一定部位上,以腕关节连同前臂做环形的有节律的抚摩。摩法的刺激轻柔缓和,具有祛风散寒、舒筋活络、祛痹止痛的作用。

(5)擦法:用手掌面、鱼际部分着力于一定部位上,进行直线来回摩擦。擦法是一种柔和温热的刺激,具有通经活络、行气活血、消肿定痛、调理肠胃的作用。

(6)拍打法:用掌或拳及钢拍儿拍打体表。对风湿酸痛、肌肉萎缩、肢端发绀症、肢体麻木、肌肉痉挛等用本法配合治疗。具有调和气血、强筋壮骨、消除疲劳等作用。

(7)搓法:两手掌面对称,夹住患者肢体一定部位用力来回搓动,动作要快,移动要慢,用力要柔和均匀。具有舒松经络、调和气血的作用。

(8)揉法:用一指、数指、手掌或握拳等方式揉。揉动时手要紧贴皮肤,使患部的皮下组织随着揉动而滑动,幅度逐渐扩大,压力轻柔。适用于全身各部位。具有消肿止痛、祛风散热等作用。

(9)摇法:用一手握住患者关节近端的肢体,另一手握住关节远端的肢体,做缓和回旋的转动,用手掌或手指压住某个部位进行摇动。本法适用于四肢关节,是治疗运动功能障碍、关节强硬屈伸不利等症的常用手法,也适用于其他部位。具有滑利关节、韧带及关节囊的粘连,松解关节滑膜,增强关节活动度的作用。

(10)扳法:用双手或双臂以方向相反的力量,用巧劲扳动或扭转患部,用时可听到响声。使用扳法时,动作必须缓和,用力要稳,双手动作要配合得当,步调一致。有纠正肢体畸形、松解粘连,滑利关节等作用。

(11)捻法:用拇指与示指对称地捻动,如捻线状,用力均匀,动作缓和。适用于四肢末梢小关节。具有疏通关节、畅行气血的作用。

(12)𢭃法:将掌指关节略为屈曲,以手掌背部近小指部分,紧贴于治疗部位上,有节律地连续摆动腕掌部,进行前臂旋转和腕关节屈伸的协调运动,使手掌部呈来回滚动,将所产生的力量通过接触面均匀地作用在施术部位上。具有疏通经络、舒展筋脉、行气活血等作用。

(二)适应证及手法

按摩的适应范围很广,外可用于筋脉、筋肉、骨骼、关节之损伤和痹、痿、瘫、痉、痛、麻木诸证;内可调节脏腑的气血、虚实、阴阳,诸如脾胃运化不良、脘腹胀满作痛、便秘等,均可用之。推拿治疗痹病是行之有效的方法。下面介绍 RA 的推拿治疗。

1.患者取仰卧位,第一步用𢭃法,施于上肢,即从肩部至腕部到掌指,重点在内侧。第二部先用拇指推摩法,后用拿法,施于同上部位,重点在各关节周围。第三步用指按法,按肩内俞、曲池、少海、手三里、合谷等穴;指间关节用捻法,配合各关节屈伸、左右旋、牵引等辅助活动。

2.患者仰卧位,第一步用𢭃法,施于下肢大腿前部及内外侧经膝部至小腿。第二步先用推摩法,后用双手拿法,施于同上部位,重点在各关节周围。第三步用拇指按法,按鹤顶、膝眼、阳陵泉、足三里、解溪等穴。第四步先用𢭃法,施于足背及趾部。随之用捻法,捻趾关节,配合距小腿关节屈伸、内外翻以及屈膝、屈髋、摇髋等辅助活动。

3.患者取俯卧位,第一步先用𢭃法,后用推摩法,施于臀部、大腿后侧至小腿后侧。第二步先用肘按居露、环跳,指按委中、承山,同时拿昆仑、太溪等穴。随之用摩法,加以调和。最后进行"后提腿"和膝关节向臀部屈伸等辅助活动。

4.患者取坐位,第一步医者右脚踏在患者坐的凳子边缘上,将患者上肢提起置于医者膝上,用𢭃法施于前臂及肩部,重点在外侧。第二步用摇法,环转摇动肩关节、腕关节各 5～6 次。第三步搓患肢,从上臂至前臂往返 5～6 次。随之拿肩井穴,并拍肩结束。

(三)禁忌证

妊娠期间,皮肤溃烂,恶性包块以及脘腹疼痛拒按的局部,以及接受按摩的局部患有急性静脉炎、淋巴管炎及各种皮肤病(如皮炎、湿疹、痤疮、局部化脓、溃疡等)时,均禁用此法。

(四)注意事项

1.治疗时必须在患者保持身心安静、肌肉与关节松弛的状态下进行。

2.过饥、过饱时不宜使用本法。

3.推拿可与物理疗法、练功体操等结合使用,效果更佳。一般先行理疗,再推拿,最后做运动。

(李飞舟)

第八节　运动损伤的康复

运动损伤是日常生活中的常见病症,主要指在体育运动或日常活动中造成损伤。随着我国体育健身产业的发展,运动损伤的发病率也日益增高,但多数是韧带、肌肉、肌腱、关节囊及软骨的损伤。

一、概述

(一)定义

运动过程中所发生的各种损伤,统称为运动损伤。运动损伤的部位与运动项目、损伤原因等密切相关,例如赛跑运动员多数容易发生下肢肌肉、肌腱损伤,以及疲劳性骨膜炎或骨折等;篮球、足球、排球运动员,容易发生膝关节韧带、半月板的损伤等。

(二)流行病学特点

在运动损伤中,骨折、关节脱位等急性严重的损伤较少,两者合计约占3%左右。韧带、肌肉、肌腱的损伤主要以慢性损伤较为多见,约占74%左右,并且这些慢性损伤多数是微小损伤逐渐积累所致。此外,关节软骨损伤主要也为慢性损伤,表现为关节软骨的退性改变;滑囊和脂肪组织也可因慢性微小创伤产生炎症,如膝关节脂肪垫损伤、股骨大粗隆滑囊炎等。

(三)病因及发病机制

运动损伤的病因较为简单,主要为急性或慢性的损伤,急性损伤一般有明显的外伤病史,如运动损伤、走路跌伤等;慢性损伤者可有急性损伤的病史,但多为慢性自发性疾病或慢性积累性损伤引起,如长期的不良姿势、慢性劳损等。在运动损伤与修复的过程中,不同的组织所产生的病理变化也各不相同。

1.肌肉组织　在损伤急性期,主要表现为局部肌肉组织的肿胀、渗出、充血等炎性病理改变。若急性损伤治疗不当或长期慢性劳损,会逐渐出现肌肉组织的变性、增生、粘连等病理改变。

2.韧带组织　韧带损伤或断裂后,损伤局部会出现成纤维细胞的浸润、增殖,伤后4天左右出现新生胶原纤维;伤后2周新生胶原纤维桥接断端,但结构紊乱,伤后2~6周胶原含量增加且结构趋于规则;伤后7周左右,新生组织表现为基本正常的韧带组织结构。

3.软骨组织　关节软骨主要分为表层和软骨固有层,其中表层又分为表面黏液层和下面纤维层两部分。关节软骨受到急慢性损伤后,会出现软骨的变性、坏死和剥蚀等病理变化。关节软骨损伤的修复是临床难题之一,研究发现软骨表层损伤后其厚度不能恢复,软骨固有层能否修复尚存在争议。

(四)临床特征

运动损伤急性期,损伤局部渗出、水肿,主要表现为剧烈疼痛,皮下可见瘀血、瘀斑或血肿,有明显压痛,伴有活动受限和姿势异常。运动损伤的恢复期,主要表现为局部的酸、胀、钝痛或刺痛,无力或沉重感,症状不剧烈或不持续,休息或变换体位后可减轻,劳累后加重,局部压痛不明显;治疗不当者可出现肌肉、肌腱的粘连、缺血性挛缩等病理改变,出现关节功能障碍等临床症状。

二、康复评定

1.肌力评定　采用徒手肌力检查法进行肌力的分级评定,或使用特殊器械进行等张肌力、等长肌力和等速肌力的评定。

2.肢体围度测量　采用软尺对损伤肢体或部位进行肢体的围度测量,并与健侧进行对比。

3.关节活动范围评定　对损伤肢体进行关节活动范围的评定,用于判断关节障碍程度以及康复治疗后关节功能的恢复情况。

4.疼痛评定　采用目测类比评分法(VAS)、疼痛问卷(McGil)、口述分级评分法(VRS)、行为疼痛测定法等进行疼痛程度评定,但治疗前、后应采用同一种评定方法。

5.日常生活活动能力评定　运动损伤可导致患者无法完成部分日常生活活动,自尊心和自信心下降,ADL评定可以了解患者患病后的生活自理能力,并能指导康复治疗。

6.肌电图评定　肌电图评定可以用于鉴别神经源性异常与肌源性异常、判定损伤的程度等,对运动损伤检查具有重要的意义。

7.影像学评定　影像学评定是运动损伤的重要评定内容,除了用于检查是否存在骨折外,关节软骨损伤、韧带损伤的具体部位和程度等也需要通过CT或MRI检查进行准确的诊断。

三、康复治疗

运动损伤的康复治疗需要临床基础治疗与康复训练有机结合,提倡从损伤之日起就进行早期康复训练,直至达到原有的运动功能和水平。在运动损伤的康复治疗过程中,需要注意分期治疗原则:

1.急性期　一般在伤后的48～72小时以内,治疗重点是止痛、止血,防止肿胀。以常规治疗为基础,即局部休息、冰敷、加压包扎和抬高患肢。有骨折或韧带、肌肉、肌腱断裂的患者,应进行适当的外固定处理。常规治疗以"PRICE"为基础,即保护、休息。

2.稳定期　损伤48～72小时以后,出血及渗出基本停止,该阶段的治疗重点是促进血肿和渗出液的吸收。可使用物理因子治疗、针灸、推拿、中药外敷等方法促进损伤恢复。对于有骨折或韧带、肌肉、肌腱断裂的患者,应注意支具保护、局部制动直至损伤愈合。

3.恢复期　局部肿痛消失后,渐进对患者进行损伤肢体的肌力、关节活动度、平衡及协调性、柔韧性的训练,并辅以物理因子治疗等,促进瘢痕软化,防止瘢痕挛缩。

此外,在运动损伤的康复治疗中还要注意功能恢复的针对性原则(SAID),对于非专业运动员,重点是恢复日常生活、工作能力;对于专业运动员,要做到患肢功能尽可能完全恢复,力争达到原有的竞技水平;对专项运动员而言,针对特定运动项目的要求,着重进行平衡性、协调性和柔韧性等方面的训练。

(一)肌肉损伤的康复

1.股四头肌挫伤

(1)概述:股四头肌挫伤主要由于外力冲击所致,按照症状的轻重可分为三种类型:①轻度挫伤:压痛局限,膝关节可屈至90°位,轻度跛行;②中度挫伤:局部明显肿胀,可摸到肿块,膝关节不能屈到90°位,伴有跛行,上楼或起立时疼痛;③严重挫伤:广泛性肿胀,摸不到股四头肌的轮廓,膝关节不能屈至35°位,跛行明显,需要用拐走路,有时膝关节出现积液。

股四头肌挫伤后,若损伤股骨前方的横行动静脉或肌肉断裂,会产生股四头肌下血肿,随着出血的增加,大腿肿胀逐渐明显,疼痛逐步加重,膝关节活动受限也越来越明显。股四头肌的挫伤晚期严重的患者,常继发骨化性肌炎。

(2)康复治疗:急性损伤后,应立即进行加压包扎、冰敷、抬高患肢,禁止推拿、热敷及膝关节屈伸运动等治疗。轻度肌腹拉伤者24小时后,严重挫伤患者48小时后,可开始进行股四头肌、腘绳肌的等长收缩运动训练。

疼痛减轻且病情稳定后,患者可自己控制股四头肌收缩时,指导患者进行轻微的膝关节主动屈伸训练。首先进行床上的膝关节伸直功能锻炼,逐渐根据患者病情进行屈曲锻炼,该阶段不能进行负重训练。之后,在治疗师的帮助下,进行扶拐行走训练,在2～3周膝关节可屈曲至90°时,行走训练可不使用拐杖,并逐步进行膝关节被动屈伸训练。膝关节屈伸活动训练至关节活动度完全恢复正常后,逐渐开展伸膝抗阻力的力量训练,之后逐渐进行恢复性运动训练。

2.腘绳肌损伤

(1)概述:临床常将半腱肌、半膜肌、股二头肌大腿屈肌群,统称为腘绳肌。腘绳肌损伤多见于赛跑、跳跃及跨栏运动员。腘绳肌的损伤可分为慢性劳损与急性外伤两种类型。①慢性劳损型:主要由于微细累积性损伤引起,可分为坐骨结节腱止点末端病合并坐骨结节慢性滑囊炎、腘绳肌肌腹肌肉劳损、腘绳肌下部肌腱炎等。②急性损伤型:运动员在跨栏、肌肉拉伸等运动过程中,出现的腘绳肌急性损伤以坐骨结节止点处为主要损伤部位,肌腹和下部肌腱损伤较少;但是,在短跑用力加速或跳远踏跳后蹬发力时,出现的腘绳肌损伤以肌腹损伤为主要部位。

肿胀和疼痛是腘绳肌损伤的主要症状,肿胀因血管损伤程度而有不同表现,慢性劳损型主要表现为重复损伤动作时或被动牵拉时疼痛,急性损伤轻者在重复损伤动作时疼痛,重者走路困难并伴有跛行。肌肉断裂者,下肢多处于屈曲位,步行艰难,上部断裂肌肉收缩时出现"双驼峰"形或球状,部分可出现肌腹凹陷,肌腱张力减弱或消失。

(2)康复治疗:急性损伤后应立即加压包扎、冰敷、抬高患肢并将肌肉置拉长位,轻度肌腹拉伤24小时后,可给予轻按摩和间动电治疗。各类损伤疼痛减轻后,逐步开展膝关节屈伸活动训练,至关节活动度完全恢复正常后,渐进增加伸膝抗阻力训练,适时开始行走、慢跑等运动训练,逐渐增加运动量及其强度。慢性劳损型患者,以蜡疗、短波或超短波治疗及手法治疗为主,痛点可予以封闭治疗。

坐骨结节部捩伤,伤后应充分休息,辅以蜡疗、短波或超短波治疗,痛点可予以封闭治疗。严重损伤完全断裂、部分断裂合并出血血肿者或经久不愈的陈旧性损伤,可选择手术治疗。

(二)韧带损伤的康复

1.膝关节前交叉韧带损伤

(1)概述:膝关节前交叉韧带损伤在运动创伤中较多见,可单独损伤,也可与侧副韧带及半月板同时损伤,也被称为联合损伤。膝关节前交叉韧带分为前内束及后外束两束,膝关节于近伸直位内旋内收时(膝内翻)可损伤其后外束;膝于90°位外展外旋(外翻)时,可损伤前内束。单纯的前内束或后外束断裂为部分断裂,如果暴力过大导致两束同时断裂为完全断裂。

膝关节前交叉韧带损伤患者有急性膝损伤病史,损伤时关节内有组织撕裂感或撕裂声,随后产生疼痛及关节不稳,不能完成正在进行的动作和走动,继而关节出血肿胀。由于疼痛,肌肉出现保护性痉挛使膝关节固定于屈曲位。陈旧性损伤者多有膝关节不稳,疼痛,肿胀,下楼时关节错动,个别患者出现关节交锁。体格检查时,抽屉试验阳性、Lachman试验阳性。影像检查中,X线如有韧带止点撕脱骨折或有软骨骨折,对临床诊断具有意义;MRI检查可以显示韧带是否有断裂,是部分断裂还是完全断裂。

(2)康复治疗:在临床中,前交叉韧带部分断裂者石膏外固定3~4周,新鲜完全断裂者应在伤后2周内进行手术治疗,陈旧性断裂者应进行关节镜下自体韧带重建术。术后应积极进行康复治疗,以促进膝关节功能的恢复。

1)术后第1阶段(术后0~2周):以减轻疼痛及关节肿胀,早期进行肌力练习及关节活动度练习,以防止粘连和肌肉萎缩为主要目的。①手术当天:活动足趾、踝关节,如疼痛不明显可尝试收缩股四头肌。②术后第1天:可扶双拐进行患肢不负重下地行走;踝泵练习,用力、缓慢、全范围屈伸踝关节以促进循环、消退肿胀、防止深静脉血栓;股四头肌及腘绳肌等长练习;股薄肌、半腱肌重建前交叉韧带患者,开始尝试直抬腿;髌腱重建前交叉韧带患者,如髌腱切口处的疼痛较明显,可2~3天再行上述练习。③术后第2天:继续以上练习,抗重力踝泵练习,开始侧抬腿练习及后抬腿练习。④术后第3天:根据情况由医生决定开始关节活动度练习,开始负重及平衡练习,保护下双足左右分开,在微痛范围内左右交替移动重心,争取可达到单腿完全负重站立。⑤术后第4天：加强负重及平衡练习，逐渐至可用患腿单足站立，开始使用单拐（扶于健侧）行走，0°～60°关节活动度训练。⑥术后第5天：继续并加强以上练习；屈曲练习至70°～80°，并开始主动屈伸练习，训练后进行冰敷。⑦术后1～2周：主动屈曲达90°；髌腱重建前交叉韧带患者，开始俯卧位"勾腿练习"，练习后即刻冰敷；股薄肌、半腱肌重建前交叉韧带患者；术后4～6周开始立位"勾腿练习"。

2)术后第2阶段(术后2～4周)：以加强关节活动度及肌力练习，提高关节控制能力及稳定性，逐步改善步态为主要目的。①术后2周：被动屈曲至90°～100°；强化肌力练习；如可单足站立1分钟，即可用单拐行走，并于室内可脱拐行走；伸膝达与健侧基本相同；开始指导下主动练习屈曲。调整支具至0°～70°范围屈伸，并每3～5天加大角度，术后4周至110°。②术后3周：被动屈曲至100°～110°；加强主动屈伸练习，强化肌力练习；尝试脱拐行走；髌腱重建者，开始立位"勾腿练习"。③术后4周：被动屈曲达120°；调整支具至0°～110°范围屈伸；开始前后、侧向跨步练习；静蹲练习下肢肌力；力求达到正常步态行走。

3)术后第3阶段(术后5周～3个月)：关节活动度至与健侧相同，强化肌力训练，改善关节稳定性，恢复日常生活活动能力。①术后5周：被动屈曲达130°；开始患侧屈45°位伸膝练习；功率自行车练习，无负荷至轻负荷。②术后8～10周：被动屈曲角度逐渐至与健侧相同；"坐位抱膝"与健腿完全相同后，开始逐渐保护下全蹲；强化肌力，使用皮筋进行股四头肌、腘绳肌等肌力训练。③术后10周～3个月：主动屈伸膝角度基本与健侧相同；每日俯卧位屈曲使足跟触臀部，持续牵伸10分钟/次；坐位抱膝角度与健侧完全相同后，开始跪坐练习；开始蹬踏练习，术后3个月可进行各项功能测试，为下阶段日常生活及正常运动提供客观的依据。

4)术后第4阶段(术后4～6个月)：强化肌力及关节稳定训练，全面恢复日常生活各项活动，逐渐恢复体育运动。①开始膝绕环练习。②开始跳箱跳上跳下练习。③开始侧向跨跳练习。④开始游泳(早期禁止蛙泳)，跳绳及慢跑。⑤运动员开始基本动作的专项练习。在此期间重建的韧带尚不足够坚固，故练习应循序渐进，不可勉强或盲目冒进，且应强化肌力以保证膝关节在运动中的稳定及安全，运动中戴护膝保护。

5)术后第5阶段(术后7个月～1年)：为恢复运动期，强化肌力及跑跳中关节的稳定性，全面恢复体育运动，与运动员的教练配合逐步恢复专项训练。

2.膝关节内侧副韧带损伤

(1)概述：膝关节屈曲时，小腿突然外展外旋，或大腿突然内收内旋使膝关节内侧副韧带损伤，损伤分为部分损伤及完全断裂。受伤时膝部内侧常突然剧痛，韧带受伤处有压痛，以股骨上的韧带附着点为明显。膝关节保护性痉挛，致使膝关节保持在轻度的屈曲位置，膝关节伸直0°位及屈曲30°位检查是否有关节内侧开口活动。如有即为完全断裂，0°位为前纵束断裂，30°位为后斜束断裂。

(2)康复治疗：在临床上，损伤的早期治疗主要是防止创伤部的继续出血，一般予以弹力绷带压迫包扎，局部冰敷袋并抬高患肢。24小时后出血停止，局部热疗或中药外敷治疗。内侧副韧带的不全断裂，10天～3周后即可恢复运动，但必须按照膝内侧副韧带的作用方向，用黏膏支持带固定，外面再裹以弹力绷带。膝内侧副韧带完全断裂应早期进行手术缝合，手术时机最迟不超过伤后2周；手术后将膝屈曲20°，于内收内旋位用石膏管型固定4周左右后除去。陈旧性内侧副韧带断裂且有关节不稳的，可行韧带再造术。

术后康复治疗，需要分阶段进行：

1)术后第1阶段(0～4周)：石膏固定期，减轻疼痛，肿胀；尽早肌力练习，以防止粘连及肌肉萎缩。手术当天开始活动足趾，可尝试收缩股四头肌。①术后第1天开始踝泵及股四头肌、腘绳肌等长练习。②术后第2天可扶拐下地，开始尝试直抬腿、外侧抬腿练习及后抬腿练习。

2)术后第2阶段(4~8周):活动度及肌力练习期,加强活动度练习,强化肌力练习,本体感觉练习,逐步改善步态。①术后4周:开始屈膝练习,屈曲角度0°~60°范围;如基本无痛可达接近90°;伸展练习,放松肌肉使膝关节自然伸展,30分钟/次,1~2次/天;负重及平衡练习,如可患腿单足站立,则开始单拐行走。②术后5周:伸膝与健侧基本相同,开始坐或卧位抱膝练习屈曲,调整支具至0°~70°范围;肌力较好患者,可不用支具;开始俯卧位"勾腿练习";开始主动屈伸练习并加强。③术后6周:脱拐行走,调整支具至0°~110°范围;开始立位"勾腿练习",前后、侧向跨步练习及静蹲练习,力求达到正常步态。④术后7周:被动膝关节屈曲练习达140°,开始患侧单腿起蹲练习。⑤术后8周:强化膝关节被动屈曲练习,被动屈曲角度达与健侧相同;尝试保护下全蹲,强化肌力,使用沙袋坐位抗阻力伸膝。

3)术后第3阶段(8周~3个月):功能恢复期,关节活动度与健侧相同;强化肌力,改善关节稳定性;恢复日常生活并初步恢复运动能力。①每日俯卧位屈曲使足跟触臀部,持续牵伸10分钟/次。②前向下台阶练习,要求动作缓慢、有控制、上身不晃动。③开始游泳,跳绳及慢跑。④运动员开始基本动作练习。由于此期韧带尚不足够坚固,练习应循序渐进,不可勉强或盲目冒进,运动时戴护膝保护。

4)术后第4阶段(3个月后):恢复运动期,强化肌力以增加跑跳时关节的稳定性,逐步恢复运动或专项训练。

3.踝关节侧副韧带损伤

(1)概述:踝关节侧副韧带损伤是最为常见的软组织损伤之一,约占所有运动损伤的15%,若处理不当,20%~40%会导致踝关节不稳或慢性疼痛。踝关节侧副韧带损伤常由于下楼踏空楼梯,运动中跳起落地不稳或脚被踩被绊等引起足内翻、内旋或过度的外翻、外旋,导致踝关节外侧或内侧韧带损伤,以外侧韧带损伤为最多,尤其以距腓前韧带损伤最常见。

踝关节侧副韧带损伤分为三度:①Ⅰ度损伤:轻度扭伤,侧副韧带仅有捩伤而无撕裂,轻度肿胀,无或仅有轻度功能障碍,无关节不稳。②Ⅱ度损伤:中度扭伤,侧副韧带有部分撕裂,中度肿胀,丧失部分关节功能,轻度关节不稳。③Ⅲ度损伤:重度扭伤,侧副韧带完全撕裂,严重肿胀,患肢不能负重,关节不稳。患者踝关节扭伤后出现局部疼痛、肿胀,韧带断裂者受伤时有撕裂感,伤后踝关节不稳。伤处明显压痛,约12小时内出现皮下淤血。

体格检查中,前抽屉试验常用于甄别有无关节不稳,检查者一手固定胫骨前下端,另一手握住后跟向前用力,若前移超过5mm则为阳性,表示距腓前韧带撕裂。内翻加压试验,检查者一手固定胫骨前下端,另一手内翻踝关节,若移动超过5mm则为阳性,表示距腓前韧带及跟腓韧带撕裂。影像检查中,X线检查应包括正、侧及斜位,常用于排除内踝、外踝、后踝骨折,以及踝关节扭伤常并发的第5跖骨基底部骨折,内翻加压位拍片胫距关节面夹角超过15°则表示外侧副韧带撕裂;MRI检查可以判断韧带的损伤部位及程度。

(2)康复治疗:伤后初期的重点是止痛、止血、防止肿胀,应立即行弹力绷带加压包扎,冰敷30分钟,抬高患肢休息。如果有韧带断裂或骨折,应用石膏固定3~4周。关节脱位闭合复位困难者应手术治疗,陈旧性损伤有关节不稳的也应手术治疗。

1)石膏固定期:活动足趾,股四头肌等长练习,扶双拐患足不负重下地,直抬腿练习。

2)伤后4周:石膏拆除,开始踝关节主动屈伸练习,逐渐增大活动度。在1~2个月内使踝关节的活动度达到与健侧相同。开始各项肌力练习,包括静蹲练习、抗阻勾足、抗阻绷足,扶单拐脚着地行走,开始负重及重心转移练习。本体感觉、平衡及协调性训练:从部分负重到完全负重渐进性进行本体感觉、平衡训练;平衡板站立,每次10~15分钟,每天2次;单腿站立训练,每次15~20分钟,每天2次,从用肋木到不用肋木,有条件可以在平衡仪上进行平衡训练。逐步开始踝关节及下肢功能性练习:前向跨步练习,力量增强后可双手提重物为负荷或在踝关节处加沙袋为负荷;后向跨步及侧向跨步练习。

3)伤后 8 周,此期韧带已愈合,可以进行以下训练。①巩固关节活动度的训练:使关节活动度达到正常。②加强小腿各群肌肉的肌力训练,使用弹力带进行各方向的等张抗阻阻力训练;提踵训练,静蹲训练,上下楼梯训练;牵伸练习:小腿三头肌、跟腱的牵伸练习。③加强日常生活活动训练,恢复后,要加强关节功能训练,进行跑步,跳跃,"8"字跑、"Z"字跑等训练;对于专业运动员,应用 SAID 原则,针对专项进行某些运动素质、肌肉功能及柔韧性训练,以及专项运动所需要的平衡、协调性的训练,之后逐步恢复一般体育运动及专项运动训练。

(三)肌腱损伤的康复

1.肩袖损伤

(1)概述:肩袖亦称腱袖或旋转袖,由肩胛下肌(肱骨内旋)、冈上肌(肱骨 90°范围内外展)、冈下肌及小圆肌(肱骨外旋)等肌腱组成。肌腱止于肱骨大小结节及部分外科颈部,是覆盖于肩关节前上后方的袖状组织。肩袖的功能除使肱骨向上述几个方向活动外,又起韧带作用,将肱骨头与肩胛盂紧密地结合在一起,起到悬吊肱骨、稳定肱骨头和协助三角肌外展上臂的作用。

肩袖损伤统指肩袖肌腱的损伤及继发的肩峰下滑囊炎,其中冈上肌腱在肩外展外旋时易受肩峰碾压而受损、变性及断裂。肩袖损伤多见于标枪、手榴弹、排球、体操及举重等项目的运动员。肩袖损伤发生后常经久不愈,影响训练和比赛。有报道约占运动损伤的 5.1%,占肩区运动损伤的 75.0%。

肩袖损伤的临床表现主要为肩袖创伤性肌腱炎和肩袖肌腱的断裂。主要症状是伤后肩痛,呈撕裂样痛、肩上举反弓痛、外展痛、内外旋痛及抗阻痛。临床特征是 60°~120°疼痛弧征阳性,即肩主动或被动外展至 60°~120°时疼痛,外旋时疼痛加重,外展超过 120°时疼痛减轻或消失。肩峰前外缘压痛,肱骨大结节压痛。

肩袖损伤按症状可分三型:①Ⅰ型:一般活动时不痛,当投掷或转肩时痛。检查只有反弓痛。②Ⅱ型:除重复损伤动作时痛外,还有肩袖抗阻痛,肩部一般活动正常。③Ⅲ型:较常见,症状有肩痛和运动受限,检查有压痛和抗阻痛。

肩袖肌腱完全性断裂:发生时多有局部剧痛,伤后 6~12 小时可有疼痛缓解期,随后疼痛程度又逐渐加重,可持续 4~7 天。检查时患肩不能活动,患者常以健肢扶持保护患肢,肩部压痛广泛,按压肌腱断裂部时呈锐痛,常可触及裂隙及异常骨擦音,患者上臂外展无力或不能外展至 90°,肩外展时可闻骨擦音。X线片早期一般无异常改变,晚期有时可见肱骨大结节部有骨质硬化囊性变或肌腱骨化。

肩袖肌腱不完全断裂:诊断较为困难,通常其肩外展肌力无明显减弱。肩关节造影可证实肩袖有无损伤断裂,还可证实其断裂是完全性的,还是不完全性的。

肩袖急性损伤者,可因肩部疼痛不敢活动上肢,此时鉴别有无断裂可用下述方法检查:①1%普鲁卡因 10mL 封闭压痛点,封闭后病人可主动外展肩关节,表明肩袖未断裂或部分断裂;若封闭后肩关节仍不能主动外展则表明肩袖严重撕裂或完全断裂。②上臂下垂试验:将患者上臂被动外展至 90°,如不加以支持,患肢仍能保证这一位置,表明肩袖无明显损伤,如不能维持被动外展位置,则表明肩袖严重撕裂或完全断裂。

(2)康复治疗:轻度和中度肩袖损伤多采用非手术治疗,急性肩袖损伤按 PRICE 常规处理,局部制动常采用石膏或支架将肩关节固定在外展、前屈、外旋位 3~4 周,在疼痛许可的情况下应尽早开始肩关节主动功能练习,重点加强三角肌肌力练习,但局部应减少损伤动作的练习。疼痛明显者,予以消炎镇痛药和缓解肌肉痉挛的药物,如短期服用缓释布洛芬,复方氯唑沙宗,同时配合理疗。痛点局限者,可予皮质激素加普鲁卡因或利多卡因痛点注射。

重度肩袖损伤(肩袖肌腱完全断裂)或部分肩袖肌腱断裂而症状严重疼痛持续者,应争取早期手术,伤后3周内手术效果最好。手术原则是切除撕裂口边缘的坏死腱性组织,恢复肩袖解剖连续性,恢复肩峰下滑动,将断端缝合固定于原位的骨槽中,同时做肩峰成形术。术后的固定方法,一是压迫包扎后用肩的外展夹板固定3～4周,以后再开始三角巾悬吊的弯腰肩的回旋运动;另一种是术后压迫包扎随即用三角巾悬吊,尽早开始作托肘弯腰肩的回旋运动。术后4～6周开始进行肩袖肌群的渐进抗阻练习。可辅以按摩、理疗。一般6个月能恢复满意的肩关节运动。肩袖肌腱断裂修补术后的康复治疗可采用以下方案:

1)早期(手术后0～6周内):康复目的是减轻疼痛及关节肿胀、早期肌力练习防止肌肉萎缩,早期关节活动度练习避免关节粘连,术后3周内应予三角巾固定:①手术当天:麻醉消退后,患侧手臂下垫枕,活动手指和腕关节。②术后第2天:进行伸指、握拳练习,即缓慢用力张开手掌,保持2秒,再用力握拳保持2秒,反复进行,鼓励在不增加疼痛情况下尽可能多做。③术后第3天:根据情况进行"摆动"练习、"耸肩"练习、"扩胸"练习和"含胸"练习,每组30次,每天3～4组。④术后1周:开始进行肘关节主动运动练习,保护下去除三角巾,主动、缓慢、用力全范围屈伸肘关节,20～30次/组,2组/天,练习后马上戴三角巾保护,同时进行肩关节被动关节活动度练习。⑤术后2～3周:进行肌力练习和活动度练习,肌力练习包括手臂前抬练习、手臂体侧抬起练习、屈伸肘关节练习,30次/组,组间休息30秒,连续进行2～4组。⑥术后3～6周:除继续进行以上练习、肩外展45°位外旋/内旋练习外,还应进行肌力练习,例如站或坐位,患侧手臂伸直,手握一弹性皮筋一端,皮筋另一端固定于某处,向前、外侧及后方用力牵拉皮筋,在不增加肩部疼痛的前提下,30次/组,组间休息30秒,连续进行2～4组;站或坐位,患侧手臂屈肘90°,同法握皮筋向内、外侧用力牵拉皮筋,要求同上。

2)中期(7～12周):康复目标为无痛全范围关节活动、改善肌力、增加功能活动、减少残余疼痛。①术后7～10周:继续并加强关节活动度练习,如肩关节前屈练习、肩外展90°位内旋/外旋练习、肩0°屈肘90°位外旋练习;8～10周基本达到全范围活动。②术后10～12周:开始强化肌力,进行各方向抗阻肌力练习,并逐渐增加负荷,以绝对力量的练习为主,选用中等负荷(完成20次动作即感疲劳的负荷量),20次/组,连续练习2～4组,组间休息60秒,至疲劳为止。

3)后期(13～26周):康复目标为保持全范围无痛活动、强化肩部力量、改善神经肌肉控制、逐渐恢复各项功能活动。①可进行举哑铃等肩关节和上肢抗阻肌力练习,不可参加对抗性训练。②18～21周开始间断体育活动。③21～26周继续活动度及力量练习。④进行肌力检查,决定可否进行恢复运动训练或体力劳动。

2.肱骨外上髁炎

(1)概述:肱骨外上髁炎是一种肱骨外上髁处、伸肌总腱起点附近的慢性损伤性炎症,因早年发现网球运动员易发生此种损伤,又俗称"网球肘"。当前臂过度旋前或旋后位,被动牵拉伸肌和主动收缩伸肌将对肱骨外上髁处的伸肌总腱起点产生较大张力,如长期反复这种动作即可引起该处的慢性损伤,肱骨外上髁炎的基本病理变化是慢性损伤性炎症。

检查时发现在肱骨外上髁、桡骨头及两者之间有局限性、极敏锐的压痛,在肱骨外上髁压痛最明显。部分患者在肱桡关节间隙处、环状韧带处,甚至延伸腕肌方向均存在压痛。皮肤无炎症,肱骨外上髁处有时可触及局限性增生隆起,肘关节活动不受影响。伸肌腱牵拉实验检查时,肘外侧出现疼痛为阳性。X线检查多表现为阴性,偶见肱骨外上髁处骨质密度增高的钙化阴影。

(2)康复治疗:限制腕关节的活动,尤其是限制用力握拳伸腕动作是治疗和预防复发的基本原则。本病在治疗后,应加强防护,如反复发作,会增加治疗难度。极少数症状严重、非手术治疗无效者,可行伸肌腱起点剥离松解等手术治疗。

1)支具治疗:在急性期治疗,以减轻炎症和疼痛为目的,可用相应的伸腕夹板、肘部支具固定。支具为抗力支具,不能有弹性,戴在肘关节远端2～3cm处,除睡觉、洗澡外应当持续使用,并使肘休息,减少持重和运动。

2)药物治疗:可口服非甾体类消炎药,以减轻疼痛。压痛点注射醋酸泼尼松龙1mL和2%利多卡因混合液1～2mL,具有良好的近期消炎止痛效果。

3)运动疗法:由肌肉放松、被动牵拉、主动对抗三部分内容组成:①肌肉放松训练:首先让患者作经常导致患部疼痛的前臂肌肉收缩动作,然后放松,反复多次,让患者充分感受紧张与放松的区别,感受疼痛的原因。②被动牵拉训练:让患者保持患肢放松状态,由医者一手握住并固定肘关节,一手握住手掌,缓慢、轻柔地做腕屈曲动作,其间患者会感到前臂肌肉有牵拉伸长感觉,然后回复正常位,反复多次,以患者感觉患部轻松时结束。③对抗训练:如果某些患者情况特殊,手掌腕屈到最大角度仍未感到伸腕肌被牵拉,可以鼓励患者作前臂肌肉收缩动作,与医者作静力性的对抗,保持对抗直到前臂肌肉有牵拉伸长感觉。主动对抗训练是医者给予患肢一定的负荷,让患肢进行静力性或动力性的力量对抗训练。通过运动康复疗法,可以使前臂伸腕肌的肌肉放松,恢复前臂伸腕肌肌肉正常的生理功能,减少肱骨外上髁炎复发的可能性。

4)中医康复方法:中医推拿手法、针刺、艾灸等,治疗肱骨外上髁炎都具有良好的效果。

5)物理因子治疗:冰敷、音频电疗、脉冲直流电刺激、红外线等物理因子治疗,对本病也都具有较好的效果。

(四)软骨损伤的康复

1.膝关节软骨损伤

(1)概述:膝关节软骨损伤主要由直接创伤、间接撞击,或者膝关节扭转负荷引起,损伤后会出现疼痛,关节活动度降低,并可逐渐发展为膝关节骨性关节炎。膝关节软骨损伤的主要临床表现为疼痛,大多在屈膝30°～50°时出现疼痛,以上下楼痛、半蹲痛为主要特征,在疼痛角度下负重时出现膝无力现象。有关节游离体时,膝关节伸屈时可有弹响,并出现交锁征。体格检查时,可见股四头肌萎缩、髌骨压痛、股骨滑车压痛,半蹲试验阳性,髌股关节间摩擦音或弹响等体征。影像检查中,X线检查可协助诊断,MRI检查可见局部软骨缺损或软骨下骨脱钙。

(2)康复治疗:轻度的膝关节软骨损伤可选择非手术治疗,在避开疼痛角度下进行半蹲位静蹲肌力训练、器械抗阻肌力训练以加强大腿肌肉力量,保护膝关节;并可选用短波、超短波、激光、超声波及中药透入等物理治疗的方法,以减轻患者疼痛症状。

近年来由于关节镜技术的进步和MRI的应用,膝关节关节面软骨损伤的诊断得到极大提高。尽管非手术治疗对部分患者可能会有满意的结果,但是因为软骨损伤最终将进展为骨性关节炎,进行关节镜下的微骨折软骨成形术,可为软骨再生提供良好环境,增加软骨的修复。术后康复应遵循个体化原则,根据软骨缺损的面积、部位制定康复计划。康复治疗的目的是通过提供适当的应力刺激,促进软骨愈合,同时恢复关节活动度、灵活性、肌肉力量和本体感觉,达到日常生活或体育活动的功能需要。

1)术后康复第1阶段(术后0～6周):最大限度保护软骨修复,术后使用膝关节角度可调支具,股骨或者胫骨病变者支具固定伸直位,髌股关节病变者,支具锁定为0°～20°。局限性损伤的患者,扶拐用足尖触地负重,由50%开始,在可以耐受范围逐渐增加。

鼓励患者在手术后立即进行早期关节活动度训练以减少粘连减轻疼痛,术后6周膝关节活动度达到0°～120°。持续被动活动仪在术后可立即应用,开始在0°～45°的范围,以后可以逐渐加大。

使用生物反馈和肌肉电刺激与股四头肌收缩练习相结合,促进股四头肌再学习。鼓励患者进行亚极量股四头肌等长收缩。当关节活动度增加时,增加多角度股四头肌等长练习,但应避免直接接触病变关节软骨的角度。开始多平面直腿抬高(SLR)练习,通过渐进性抗阻练习逐渐恢复正常的髋部肌力。

膝关节活动角度达到 85。的时候,可以使用短臂(90mm)功率自行车练习;关节活动度达到 110°~115°时可以使用标准阻力固定自行车练习。水中练习可以从术后 2~3 周开始,应用冰敷和经皮电刺激控制疼痛。

2)术后康复第 2 阶段(术后 6~12 周):本阶段重点在于恢复正常的关节活动度并开始步态。当直腿抬高没有疼痛和迟缓时,可以除去支具,在日常生活活动中使用护膝。过度内翻或者外翻畸形的患者,建议其使用免负荷支具。

负重的进程视病变大小、位置和性质而定。通常术后 6 周,纤维软骨将开始填充关节缺损,同时开始渐进性负重。有条件时使用计算机压力测定系统辅助患者逐渐增加相关肢体的负荷;也可以采用减重训练系统和水下跑台治疗。进展到正常步态常需要 2~3 周,继续进展辅助下主动关节活动度练习,在术后 12 周或 12 周以前达到全范围的关节活动。

肌力的增加对于康复过程安全进行和获得最佳功能恢复结果至关重要,可使用开链运动与闭链运动肌力练习相结合的方法,避免在病变部位产生高负荷。闭链运动活动应在 0°~60°的运动范围内进行,关节活动度和负重逐渐增加后,增加在 0°~45°范围内的小角度静蹲练习,并与渐进性抗阻练习相结合。一般在术后 3 个月之内不应进行开链伸膝运动。

患者达到 50% 负重的能力时,可以开始本体感觉和平衡训练,在矢状面和冠状面的平衡板上进行,有条件时在平衡系统进行。当肌力和平衡增加后,患者可以进行弹力带肌力练习,在倾斜跑台上逆向行走可以增加股四头肌肌力。继续进行患侧下肢灵活性练习,当膝关节活动度增加后增加股四头肌牵伸练习。

3)术后康复第 3 阶段(术后 12~18 周):本阶段重点在于恢复正常功能活动所需要的肌力。继续第 2 阶段中使用的治疗措施,闭链运动可以在更大的关节活动度范围内进行。开始下台阶练习,在不接触病变位置的角度下,增加开链伸膝练习,可由 40°~90°的范围开始,并进展到全范围角度,但髌骨或股骨滑车手术患者,在进行该练习时应格外小心。开始进行持续抗阻下腘绳肌屈曲练习,使近端肌力进一步增加,在多平面和干扰情况下进行平衡和本体感觉练习。在术后 4 个月时,进行等速肌力测试,肌力预期目标为达到对侧肢体的 85%,如果达到的患者,可以进入健身房和家庭训练。

4)术后康复第 4 阶段(术后 18 周后):本阶段为运动员重返体育运动进行准备。当手术侧肢体的肌力达到对侧肢体的 85% 时,可以开始在跑台上进行向前跑动练习。进行单腿跳测试和交叉单腿跳测试,根据情况做出是否参加体育运动的决定。在重返体育活动之前,应在关节活动度、灵活性、肌力、力量和耐力方面达到全部正常。

2.半月板损伤

(1)概述:膝关节半月板损伤是最常见的运动创伤之一,运动时小腿固定,股骨内外旋或内外翻位,再突然伸直或下蹲时,半月板与股骨髁及胫骨平台的活动不协调,如果半月板受到挤压则会造成撕裂,多见于足球、篮球、体操等项目运动员。

半月板是位于膝关节间的半月形软骨板,膝关节有内外侧两个半月板,内侧半月板呈"C"形,边缘与关节囊和内侧副韧带深层相连;外侧半月板呈"O"形,中后 1/3 处有腘肌腱将半月板和关节囊隔开。半月板与关节囊相连的边缘部分及外 1/2 及前后角附着点有血供,内侧部分没有血管,因此只有边缘中外部分的损伤才有可能愈合。

膝关节半月板损伤的患者多数有明确的外伤史,临床表现主要为以下几点。①疼痛:一般认为,疼痛恒定出现在一侧是半月板损伤的特点。②关节积液:受伤后出现创伤性滑膜炎,积液多少与运动量及强度有关。③弹响:膝关节活动时在损伤侧可听到弹响声,有时伴有该侧疼痛。④膝关节交锁:运动中膝关节突然不能伸屈,常伴有酸痛即是"交锁",有的病人在伸屈和扭转时可自行"解锁"。体格检查时,可见浮髌试验阳性、股四头肌萎缩、关节间隙压痛、摇摆试验阳性、麦氏征阳性等体征。关节造影、MRI 等影像学检查是必要的影像学临床方法。

(2)康复治疗:急性损伤时,膝关节穿刺抽出积血后,用石膏或棉花腿加压包扎固定 2～3 周,以减少出血、减轻疼痛。半月板损伤大多不能自愈转为慢性,若病人症状明显,经常出现膝关节交锁,可选择关节镜下的手术治疗,术后康复治疗方案如下:

1)术后第 1 阶段(术后 0～1 周):康复目的为减轻疼痛、肿胀、早期肌力及活动度练习,以防止关节粘连、肌肉萎缩。①手术当天:开始活动足趾、踝关节;踝泵练习,用力、缓慢、全范围屈伸踝关节,5 分/组,1 组/小时;股四头肌、腘绳肌等长练习,在不增加疼痛的前提下尽可能多做,大于 500 次/天;术后 24 小时后可扶拐下地行走。②术后第 1～2 天,开始直抬腿练习、侧抬腿练习及后抬腿练习,30 次/组,3～4 组/天;开始负重及平衡练习,保护下双足分开同肩宽,在微痛范围内左右交替移动重心,5 分钟/次,2 次/天;如疼痛肿胀不明显,可扶单拐或不用拐下地,但不鼓励多行走。③术后第 3 天:继续以上练习,根据情况决定开始屈曲练习,微痛范围内,达尽可能大的角度,10 分钟/次,1 次/天。④术后第 4 天:开始单腿站立平衡练习,5 分钟/次,2～3 次/天;开始俯卧位主动屈曲练习,30 次/组,2～4 组/天;可以沙袋为负荷,在 0°～45°屈伸范围内进行,练习后如关节肿痛即刻冰敷;进行主动屈膝达 90°练习。⑤术后 1 周:被动屈曲练习,被动屈曲角度至 100°～110°;可单足站立,可不用拐短距离行走;开始立位主动屈曲大于 90°,抗阻屈至无痛的最大角度保持 10～15 秒,30 次/组,4 组/天。

2)术后第 2 阶段(术后 2～4 周):加强活动度及肌力练习,提高关节控制能力及稳定性,开始恢复日常活动。①术后 2 周:被动屈曲练习至 110°～120°;开始前后、侧向跨步练习,动作缓慢、有控制、上身不晃动;力量增强后,可双手提重物为负荷训练,组间间隔 30 秒,2～4 组连续,2～3 次/天;开始靠墙静蹲练习,随力量增加逐渐增加下蹲的角度,2 分钟/次,间隔 5 秒,5～10 次/组,2～3 组/天。②术后 3 周:被动屈曲练习角度达 120°～130°;开始单膝蹲起练习,在 0°～45°范围蹲起,要求动作缓慢、有控制、上身不晃动,必要时可双手提重物以增加练习难度,20 次/组,间隔 30 秒,2～4 组/次,1～2 次/天。③术后 4 周:被动屈曲角度逐渐至与健侧相同;坐位抗阻伸膝,使用沙袋等负荷练习,30 次/组,组间休息 30 秒,4～6 组,2～3 次/天。

3)术后第 3 阶段(术后 1～2 个月):关节活动度至正常,强化肌力,改善关节稳定性,恢复日常生活各项活动能力及轻微运动。①台阶前向下练习。②保护下全蹲,双腿平均分配体重,尽可能使臀部接触足跟,3～5 分钟/次,1～2 次/天。③开始游泳,跳绳及慢跑。④运动员开始专项运动中基本动作的练习,运动时戴护膝保护。

4)术后第 4 阶段(术后 3 个月):开始专项运动训练。

不同部位的半月板修复术后,在负重康复训练中,需要注意以下几点:①半月板前、后角损伤缝合术后,可早期部分负重;②半月板体部损伤缝合术后,4 周内患肢完全不负重,并且术后 1～2 周内不进行屈曲练习,术后 4 周内不进行主动屈曲练习,被动屈曲每周进行 2～3 次练习。其他患者可参照上述方案进行康复治疗和训练。

(陈广先)

第九节　脊柱侧凸的康复

脊柱侧凸又称为"脊柱侧弯",是临床上常见的脊柱畸形,轻度的脊柱侧凸通常没有明显的临床症状和躯体畸形;严重的脊柱侧凸会影响儿童及青少年身体的生长发育,出现身体畸形,甚至影响患者的心肺、脊髓功能。轻度的脊柱侧凸通过康复治疗可以取得良好的效果,严重者需要手术治疗,早期发现、早期康复是脊柱侧凸防治的重要手段。

一、概述

(一)定义

脊柱侧凸是指脊柱在冠状面上向侧方的弯曲,常伴有水平面上的椎体旋转和矢状面上的生理弧度改变,是一种脊柱的空间三维畸形。正常的人体脊柱在冠状面呈一条直线,没有向左或向右的侧凸。国际脊柱侧凸协会定义的脊柱侧凸标准为:应用 Cobb 法测量,在患者全长站立正侧位 X 光片上的脊柱侧弯角度≥10°,即可称为脊柱侧凸症或脊柱侧弯症。

(二)流行病学特点

目前,根据脊柱侧凸的发病原因,主要分为特发性脊柱侧凸(IS)、先天性脊柱侧凸(CS)、神经肌肉性脊柱侧凸(NS)等三种类型,其中特发性脊柱侧凸是最常见的一种类型,约占到全部脊柱侧弯患者的 80% 左右。据相关调查显示,青少年特发性脊柱侧凸(AIS)是儿童肌肉骨骼系统疾病中最常见的畸形之一,约占青少年总数的 2%～3%,占脊柱侧凸患者总数的 80% 以上。我国青少年脊柱侧凸的发病率约为 1.02%,胸段和胸腰段分别占所有脊柱侧弯的 34.7% 和 33.1%,腰段和双弯分别占到 17.7% 和 10.1%;女性患病与男性患病比率为 1.54,女性患者明显多于男性患者,并且在 14～15 岁人群中患病率最高。

(三)病因及发病机制

在临床中,脊柱侧凸又可分为非结构性脊柱侧凸和结构性脊柱侧凸两类。

1.非结构性脊柱侧凸　主要由于姿势不正、癔病性、神经根刺激等因素引起,如髓核突出或肿瘤刺激神经根引起的侧凸。此外,腰腿疼痛、双下肢不等长、髋关节挛缩、炎症刺激等因素,也可以导致脊柱侧凸的发生,一旦病因去除后,脊柱侧凸即可恢复正常。

2.结构性脊柱侧凸　根据发病的原因,可分为特发性脊柱侧凸、先天性脊柱侧凸、神经肌肉性脊柱侧凸、神经纤维瘤病合并脊柱侧凸、间充质病变合并脊柱侧凸、骨软骨营养不良合并脊柱侧凸、脊柱外组织挛缩导致的脊柱侧凸、营养不良性脊柱侧凸等多种类型。其中,特发性侧凸发病原因尚不清楚,近年来国内外学者从遗传学、生物化学、生物力学、内分泌及代谢系统异常、中枢神经系统异常、结缔组织异常等多个角度开展了特发性脊柱侧凸的发病机制研究,但所获得的研究证据仍不确切;先天性脊柱侧凸主要由于脊柱在胚胎时期发育不完善,出现脊椎分节不完全、一侧有骨桥或一侧椎体发育不完全,甚至混合有上述两种因素,造成脊柱两侧生长不对称,继而发生脊柱侧凸;神经肌肉性脊柱侧凸主要是由于神经或肌肉方面的疾病,导致人体肌力不对称,尤其是脊柱两旁的肌力和肌肉不对称,导致脊柱侧凸的发生。

此外,如骨折、椎板切除术后、脊柱滑脱、先天性腰骶关节畸形、风湿病、骨感染、肿瘤及肿瘤放疗后等因素,均可引起脊柱侧凸的发生。

(四)临床特征

1.脊柱侧弯畸形　主要表现为脊柱偏离中线,双肩高低不平,肩胛骨一高一低,弯腰时双侧背部不对称等。

2.疼痛　慢性疼痛是成人脊柱侧凸患者的常见症状,并且与侧弯严重程度有关。在青少年及儿童患者中,疼痛症状较为少见,需要注意发现是否存在潜在的病理变化,如肿瘤或感染等。但对于任何脊柱侧凸的患者,出现疼痛时都应该认真分析疼痛的部位、性质、强度和持续的时间等,以辨别疼痛产生的具体原因。

3.心肺功能异常　严重的脊柱侧凸患者,可出现心肺功能的障碍,在临床中需要注意询问患者是否存在呼吸短促、心悸、容易疲劳、耐力下降等症状。

4.神经系统和肌肉功能异常　部分脊柱侧凸患者会出现平衡功能降低、肌肉紧张或无力、感觉缺失等神经功能异常或肌肉病变;多数患者存在骨盆不对称、下肢不等长,甚至出现髋关节脱位等症状。

二、康复评定

在临床中,对脊柱侧凸的患者,除了详细询问患者的病史、症状,还要认真地进行体格检查、影像学评定、心肺功能评定和生活质量评定等,以全面评定和判断患者的病情。

1.体格评定

(1)常规体格检查:主要评定患者的肌力、耐力、感觉、平衡、协调、活动范围、反射、灵活性,以及穿衣、洗脸等日常活动能力。

(2)直观脊柱检查:嘱患者脱掉上衣,暴露脊柱,分别在站立位、双侧卧位和俯卧位观察患者的脊柱,以及双侧肩锁关节、锁骨上窝、髂前上棘、腰凹和骨盆的对称性,臀沟的偏移程度,是否存在肋骨畸形、双下肢不等长。

(3)前屈弯腰试验:患者面向医生站立,双足并拢,双膝伸直,上肢自然下垂,中指对准脚尖,向前缓慢弯腰90°,医生双眼平视,从患者脊背呈切线位的角度,观察患者脊背部是否对称,如有脊柱侧凸畸形(即一侧隆起)则为阳性。

2.影像学评定　运用 X 线、CT 等影像学检查手段,可以准确诊断脊柱侧弯的类型和严重程度,帮助医生及患者选择治疗方法和判断疗效。在影像学评定中,重点评价以下内容:

(1)脊柱侧凸角度:常用的方法有 Cobb 法和 Ferguson 法,目前国际脊柱侧凸协会确定采用 Cobb 法为标准进行测量:拍摄标准脊柱全长的正位 X 线片,先确定某段脊柱侧凸的上下端椎,沿上下端椎的上缘或下缘做切线,此两切线各自垂线的交角即 Cobb 角,又称为主曲线角度。当 Cobb 角≥10°时,即可诊断为脊柱侧凸。

(2)脊柱侧凸旋转度:通常采用 Nash-Moe 法,根据正位 X 线片上椎弓根的位置,将脊柱旋转度分为 5 度:0 度,椎弓根对称;1 度,凸侧椎弓根移向中线,但未超出第一格,凹侧椎弓根变小;2 度,凸侧椎弓根已移至第二格,凹侧椎弓根消逝;3 度,凸侧椎弓根移至中心,凹侧椎弓根消逝;4 度,凸侧椎弓根超出中心,接近凹侧。

目前,CT 技术已经广泛应用到临床,在临床中可以充分采用 CT 尤其是三维 CT 等评定技术,准确评价患者的脊柱侧弯程度、椎体旋转程度和脊髓受压情况等。

3.本体感觉评定　在临床工作中,需要评定患者的平衡功能,分析患者是否有潜在的神经肌肉疾患。有条件的医院和科室,可以对脊柱侧凸患者进行本体感觉评价,判定患者的平衡功能和本体感觉。

4.肺功能评定　在脊柱侧凸患者中,心肺功能异常是其最严重的并发症,严重的脊柱侧凸患者多伴有胸廓异常,引起肺功能障碍。在临床中,可以通过患者的肺容量测定、肺通气功能测定和动脉血气分析等,评价患者肺功能。

5.神经电生理学评定　在临床中,可以采用表面肌电图、针式肌电图等神经电生理学评定技术,评价患者脊柱两侧的肌肉功能和神经功能等,确定患者是否存在神经肌肉功能异常。

6.社会行为和心理学评价　在日常生活中,脊柱侧凸的患者普遍面临就业困难、结婚困难、心理自卑和生活质量降低等问题,需要通过社会行为学、心理学和生活质量的评价,评定患者在社会生活中存在的障碍。

三、康复治疗

脊柱侧凸治疗的主要目的是让侧凸畸形得到最大程度的矫正,并使之在矫正位置上保持不再继续发展,一般需要根据患者的年龄、侧弯部位、侧弯程度、进展情况,以及有无并发症等,选择合理的治疗方案,常用的治疗方法有非手术治疗和手术治疗两种。其中,已形成的严重脊柱侧凸畸形,并有明显的并发症患者,对症治疗后不能明显缓解,一般考虑外科手术治疗,以矫正患者的脊柱畸形,重新稳定脊柱。非手术的康复治疗,主要根据患者脊柱侧凸 Cobb 角的大小进行选择:Cobb 角≤25°,一般不需要特殊的治疗,在日常生活中注意姿势矫正并配合矫正体操训练即可,注意每隔 4～6 个月进行定期随访;25°＜Cobb 角≤30°,除上述干预方法外,需要佩戴矫形支具;Cobb 角≥45°,可考虑选择矫形手术治疗。

此外,在康复治疗过程中,还需要注意患者的年龄情况以及发展趋势,例如青少年脊柱侧凸的患者,即使 Cobb 角＜20°,但还有较长的生长发育期,需要积极进行干预和矫正;对于成人患者,虽然 Cobb 角接近30°,但已经停止发育,若没有明显临床症状,积极进行体操矫正和定期复查即可,可不需进行治疗。

(一)运动疗法

1.矫正体操　矫正体操是治疗脊柱侧凸的重要方法,其原理是通过增强凸出一侧的骶棘肌、腹肌、腰大肌和斜方肌等肌肉的肌力,调整脊柱两侧的肌力平衡,牵拉凹侧的挛缩的肌肉韧带组织,从而矫正畸形。同时,通过矫正体操的练习,对提高患者的体质水平、改善心肺功能和提高生活质量均具有促进作用。

矫正体操一般包括牵拉训练和肌力训练,牵拉训练主要是通过上肢、下肢的体操动作带动脊柱的运动,以矫正不同节段的脊柱侧凸,例如左上肢上举,使肩带向右侧倾斜带动胸椎向左突,可以矫正胸椎向右侧凸;提起左下肢,使骨盆向右倾斜带动腰椎向右突,可矫治腰椎左侧弯等。肌力训练主要加强脊柱凸出一侧肌群的力量,一般选择在仰卧位下进行,利于放松脊柱的椎间关节,消除重力负荷,增加脊柱活动范围。如患者仰卧位,对胸段侧弯者让其凸侧的手持哑铃,做该侧的上举训练;腰段侧弯者则在其凸侧的下肢绑缚沙袋,做直腿抬高运动等。

在脊柱侧凸的早期,矫正体操是纠正脊柱侧弯的最佳手段,广泛地用于轻度脊柱侧凸的青少年儿童。对于脊柱侧凸较大的患者,矫正体操的作用力减弱,但可以配合矫正支具或其他疗法提高疗效,坚持长期的练习可以缓解脊柱侧凸畸形的发展,预防并发症的发生。

2.姿势训练　指导患者通过日常姿势控制,保持躯干的挺拔和对称,鼓励患者参加适当的体育锻炼,如慢跑、游泳、扩胸运动、上肢伸展运动、用凹侧手摸高等。在姿势训练时,患者可以利用镜子或便携式姿势反馈装置,进行姿势的自我矫正。

3.呼吸训练　胸段脊柱侧凸达到 50°以上且合并椎体旋转的患者,多会出现呼吸困难的症状,在康复治疗过程中,需要将呼吸训练贯穿至所有的运动治疗中,以改善患者的呼吸功能。呼吸训练主要指导患者进行胸腹式呼吸练习,患者吸气时腹部尽量隆起,呼气时腹部尽量回缩,逐渐把胸式呼吸和腹式呼吸相结合,缓慢的腹式吸气后,胸廓完全扩张,之后随着呼气的过程,腹部逐渐回缩,胸廓逐渐回复。胸腹式呼吸训练一般先在仰卧位进行,之后在坐位,最后在站立位下进行。

(二)支具治疗

矫形支具治疗在脊柱侧凸的康复中具有重要的意义,它的主要作用是运动控制、躯干支撑和尽量保持脊柱对称,以防止脊柱侧凸畸形的加重。矫形支具一般分为颈-胸-腰-骶型矫形器和胸-腰-骶型矫形器两种,前者适用于胸椎以上脊柱侧凸,后者适用于胸椎以下脊柱侧弯。

在矫形支具的使用过程中,需要注意以下几个方面:①主要适用于 20°～40°之间的轻度脊柱侧凸,婴儿型和早期少儿型的特发性脊柱侧凸;偶尔 40°～60°之间也可用支具,青少年型的脊柱侧凸超过 40°时,不宜支具治疗;②两个结构性弯曲到 50°或单个弯曲超过 45°时,不宜支具治疗;③合并胸前凸的脊柱侧凸不宜使用支具治疗,支具可加重前凸畸形,使胸前后径进一步减小;④在穿戴矫形支具的第 1 周内,患者应及时将穿戴后的反应告诉治疗师,以作出适应性调整;⑤对矫形支具应该严格遵照规定的时间进行穿戴,定期复查,一般需要戴到骨骼发育成熟之后,至于能否停用应到医院检查,在医生和矫形师的密切观察下,逐步去除矫形支具;⑥随着年龄的增长、体型的变化,应及时更换矫形支具,以保证矫形效果。

(三)物理因子治疗

1.电刺激治疗　电刺激治疗具有可靠的肌肉增强作用,作用于凸侧的肋间肌和腹壁肌群,使侧弯的脊柱获得矫正力。该疗法主要适用于 Cobb 角度在 20°～40°之间的患者,特别是青少年的特发性脊柱侧凸,一般不适用于脊柱发育成熟的患者。

在电刺激治疗中,电极片的放置部位和刺激强度是正确治疗的关键。确定刺激位置时,首先根据脊柱正位 X 线片确定侧凸的顶椎,再找到与此顶椎相连的肋骨,在此肋骨与腋后线和腋前线的交点位置作为放置电极片的中心参考点,电极片距离约 6～16cm,采用矩形波单项系列脉冲,刺激强度一般从 30～40mA 开始,之后根据患者的耐受程度逐渐增加。电刺激治疗需要每天长期坚持,在治疗期间需要定期复查,一般在第 1 个月治疗结束后详细检查,以确定治疗是否有效,之后可每 3 个月复查一次。

2.牵引治疗　单纯的牵引治疗不能矫正脊柱侧凸,但可通过牵拉椎旁肌群和脊柱韧带连接结构,防止或减缓脊柱侧凸的加重,或使侧凸得到改善。常用的牵引方法有头颅-股骨牵引或头颅-骨盆牵引,对于轻型的脊柱侧凸也可以采用普通的腰椎牵引或颈椎牵引,以减轻变形椎体对神经的压迫,牵伸脊柱两旁的软组织,缓解由脊柱变形引起的局部疼痛和肌痉挛。此外,牵引也常作为脊柱侧凸的术前准备,一般术前的牵引时间为 2 周左右。

（陈广先）

第十节　骨质疏松的康复

骨质疏松症(OP)是以骨量降低、骨组织细微结构破坏、伴有骨脆性增加、容易骨折为特征,是机体自然衰退、老化的一种表现,是全身性骨骼疾病,中老年人易患,女性多于男性,常见于绝经后的妇女。

一、病因

骨质疏松症与下列因素有关:先天因素、环境因素、药物治疗、营养因素、失用因素、内分泌疾病、血液病、风湿性疾病、消化系统疾病。

二、临床表现

1.疼痛　疼痛是骨质疏松症最常见、最主要的症状,由于骨吸收增加导致骨小梁的破坏、消失、骨膜下皮质骨的破坏均可引起全身骨痛。另外,由于骨质疏松其骨的承重能力明显下降,而肌肉必然承受更多的力,长久必然引起肌肉疲劳、劳损,从而产生肌肉及肌膜性疼痛,尤以腰、背部为甚。

2.身高缩短、驼背 骨质疏松造成椎体变形,椎体前部多由松质骨组成,而且此部位是身体的支柱,负重量大,尤其胸腰段负荷量更大,容易压缩变形,使脊椎前倾,背曲加剧,形成驼背也是临床上的重要体征之一。

3.骨折 骨质疏松症最严重的后果是骨折。在临床上主要发生髋部、胸腰椎、桡骨远端、肱骨近端及踝部等富含松质骨的区域。其中尤以髋部骨折最为严重,由于骨折后必须卧床,故容易发生肺炎、泌尿系统感染、心脑血管异常及下肢深静脉血栓,长期卧床更易导致骨量丢失,加重骨质疏松,恶性循环,发生过一次脆性骨折后,再次发生骨折的风险明显增加。

4.呼吸功能下降 胸、腰椎压缩性骨折,脊椎后凸,胸廓畸形,可使心脏的位置及活动范围改变,肺活量和最大换气量显著减少,老年人多伴有不同程度的肺气肿,肺功能随着年龄增长而下降,往往可能出现胸闷、气短、呼吸困难等症状。

三、治疗

1.雌激素 是防治绝经后骨质疏松症的首选药物。①雌二醇每天 1~2mg;②己烯雌酚每晚 0.25mg;③复方雌激素每天 0.625mg;④尼尔雌醇每半个月 2mg;⑤利维爱。

2.降钙素 ①降钙素;②益钙宁降钙素。

3.维生素 D ①骨化三醇(罗钙全);②阿法骨化醇。

4.钙制剂 ①有机钙:葡萄糖酸钙、乳酸钙、门冬氨酸钙。②无机钙:氯化钙、碳酸钙、碳酸钙。③活性钙。④钙尔奇 D。

四、康复目的及技巧

1.骨质疏松症的康复治疗目的

(1)发挥肌肉质量对骨质代谢所起的调节作用。

(2)纠正常见的驼背畸形。

(3)通过康复治疗,加强肌肉锻炼,预防肌肉萎缩,防止或减少由于肌力不足而容易跌倒。

(4)促进已发生的骨折及时康复治疗。

(5)改善症状,增强全身体力,提高生活质量。

2.骨质疏松症的康复技巧 骨质疏松症患者常出现驼背畸形,对于无脊椎骨折的患者,由于疼痛而出现的保护性体位所致,直立位时,常以弯曲腰背部来减轻重力以减轻疼痛,卧位时常以体屈位来减轻背伸肌的张力,缓解腰背部疼痛,时间久后即会出现驼背畸形。驼背畸形身材明显变矮者,可以引起心肺功能障碍,严重患者甚至出现呼吸困难,上腹部亦可见横跨的水平褶皱,下部肋骨降至接近骨盆边缘,引起腹部明显不适,进食后饱胀,食欲下降,长期可导致营养不良,加速骨质疏松症状。

(1)练习方法

1)加强背伸肌肌力练习:以增强背伸肌对脊椎的保护并分散脊椎所承受过多的应力,而且可以牵伸挛缩,缓解部分症状。对腰背部肌肉的练习可以采用等张、等长练习法,在仰卧位时,采用 5 点式抬臀练习:患者屈膝屈髋,双肘关节屈曲,双足、双肘关节及头部着床,将臀部抬高,循序渐进练习,开始可为臀部离开床面,每次维持 7~8 秒开始,逐步提高离床面高度,延长至最大可耐受时间;如果不习惯上述方法,可以头部和足各垫一高约 10cm 的物体,收缩背肌,使臀部离床,人如平板状,可以从每次维持 7~8 秒开始,逐步延长至最大可耐受时间,对疼痛明显者应适当应用镇痛药。

在俯卧位时,可以进行上胸部离床的抬高上体练习,以及使髋部离床的抬高下体,然后再做同时抬高上、下体,此时仅腹部接触床。开始练习维持数秒即可,以后逐步增加到每次练习维持7~8秒,重复15次为1组,每天练习5~6组。

2)对屈肌群进行牵张练习:包括扩胸,牵张上肢、腹肌和下肢肌群,宜注意循序渐进,一次不应牵张次数过多,时间过长,以免发生损伤。水中的练习可以利用水的浮力消除部分重力的影响,同时还有利于松弛挛缩的肌群,对纠正畸形有很好的帮助。

3)四肢肌力的训练:方法有等张抗阻(加载)练习法,如直接举起哑铃、沙袋等重物,通过滑轮及绳索提起重物,牵拉弹簧或橡皮筋等弹性物,使用专门的肌力训练器械和利用自身体重作为负荷练习等。

以上各种训练所加的负荷应该逐渐增加,且不宜增加过快。四肢肌力练习还可采用等长(即静力性)练习法,即肌肉在收缩中并不牵扯关节的活动,仅有肌张力的增高。通常采用 Tens 规律,即每次等长收缩维持7~8秒,休息10秒,重复20次为1组,每日10组。

(2)肌力练习的基本原则

1)对相应肌肉的较大强度收缩,重复一定次数或持续一段时间以引起适度疲劳,以便通过超量恢复原理使肌肉纤维增粗,肌力增强。

2)掌握训练间隔时间,使后一次训练在前一次训练引起的超量恢复阶段内进行,以便使超量恢复得以巩固和积累,从而达到训练效果。但如果训练过频,则易导致损伤;间隔时间过长,则积累的效果消失。

3)将所要训练的肌肉置于预伸长体位,常可提高训练效果;注意训练应该在无痛范围内进行。即训练时不引起疼痛,训练后不应使原有的症状加重,因为疼痛表明肌肉受损,疼痛时的肌肉痉挛也造成额外负荷,勉强训练将导致严重肌肉或软组织炎症或损害;运动时心血管将有不同程度的应激反应。

4)当肌肉收缩时,可能会引起心率和血压的突然升高,这种升压反射与肌肉收缩的强度有着密切的关系。所以在对老年人进行肌力训练时,一般需要避免最大强度的练习,尽可能少用闭气使劲的方法(即避免 Valsalva 效应)。

跌倒是引起骨折的最常见原因。防止跌倒的方法除了多做增强下肢肌力的练习外,还宜进行脊柱灵活性练习和增强平衡协调性的练习。

(陈广先)

第十一节　截肢后的康复

截肢给患者身心造成巨大的伤害,同时也给人们的生活、工作、学习带来极大的困难。对截肢者积极地进行康复治疗,及时安装理想的假肢,使之最大限度地发挥代偿功能,让患者能生活自理,参加适当的工作,早日重返社会,对提高截肢患者的生活质量具有重要的现实意义。

一、概述

(一)定义

截肢是指截除没有生机和(或)功能及因局部疾病严重威胁生命的肢体。周围血管疾病、创伤、肿瘤等是截肢的常见原因。截肢康复是指以假肢装备和使用为中心,重建丧失肢体的功能,防止或减少截肢对患者身心造成的不良反应,使该残肢发挥其应有的作用,最终目标是重建具有生理功能的残肢,使患者早日重返社会的过程。

(二)流行病学

目前,在我国残疾人中肢体残疾者约为 877 万人,占残疾人总数的 14.6%,男性占多数,下肢截肢人数是上肢截肢的 3 倍。近年来,造成截肢的原因在逐渐发生着变化,因为周围血管病或同时合并糖尿病而截肢已越来越多,在美国以占截肢发生率的 50%,上升到截肢原因的第一位,在我国近来也呈上升趋势。截肢使患者丧失运动能力、自理能力给患者心理造成沉重负担。

(三)病因及发病机制

各种原因引起截肢的病因及发病机制表现各异。

1.糖尿病截肢 糖尿病性的血管病变使足的血运障碍,糖尿病性的周围神经病变使足的神经营养和感觉障碍,最后导致足溃疡、感染、坏死。

2.外伤性截肢 严重外伤造成肢体无法修复,或存活后无实用功能,给生活和工作带来不良影响。

3.神经性疾病截肢 如脊髓栓塞综合征,造成下肢神经部分麻痹,足逐渐发生马蹄内翻足畸形,足皮肤神经营养障碍,促使足外侧负重部位破溃形成溃疡,经久不愈,对行走功能造成严重影响。

4.肿瘤截肢 肢体发生恶性肿瘤,一经确诊后,须尽早截肢,以免延误治疗或危及患者生命。少数良性肿瘤,侵犯范围较广,造成肢体无功能。

5.感染性截肢 严重感染威胁患者生命,如气性坏疽或因感染久治不愈导致不可修复的肢体功能障碍。

(四)临床特征

截肢除可以导致肢体缺失,幻肢痛、残端肿胀、感染、瘢痕等局部表现外,亦可伴随全身功能减退造成身体功能及日常生活活动功能障碍。截肢往往给患者造成严重的心理障碍,表现为极度痛苦、自卑、抑郁、焦虑,甚至感到无法生活。

二、康复评定

(一)全身状况的评定

了解患者能否安装假肢及使用假肢活动的能力,内容包括患者的年龄、性别、截肢原因、日期、截肢部位水平、术后伤口处理、患者心理状况及精神状态、体能、家庭、经济情况等。

(二)残肢的评定

残肢状况对假肢的安装和假肢佩戴后的代偿功能有着直接的影响,对残肢的评定内容包括:

1.残肢外形 为了适合现代假肢接受腔的穿戴,残肢形状以圆柱形为佳,而不是传统的圆锥形,残肢外形不良将影响假肢接受腔的佩戴。

2.关节活动度 关节活动度受限直接影响假肢的代偿功能,甚至不能安装和佩戴假肢。

3.残肢畸形 畸形严重时,假肢的穿戴很困难。

4.皮肤情况 皮肤条件的好与坏直接影响假肢的佩戴。

5.残肢长度 它对假肢种类选择、残肢对假肢的控制能力,悬吊能力,稳定性,步态和代偿功能等有着直接的影响。

6.肌力 肌肉力量强弱对假肢佩戴和功能发挥十分重要。对于上肢截肢,残存肌肉的多少及其产生的肌电信号,是判断能否佩戴肌电假手的重要依据。

7.残肢痛　确定引起残肢痛的原因,设法妥善解决。

8.幻肢痛　截肢后患者可能仍然感觉到原有肢体的疼痛,甚至疼痛非常剧烈。截肢前患肢就存在疼痛者截肢后更易发生幻肢痛,是截肢后常见并发症之一。

(三)假肢的评定

假肢是用于替代整体或部分缺失或缺陷肢体的体外使用装置,用于弥补截肢者缺失的肢体,恢复代偿其失去的肢体功能的辅助工具。一般假肢分为临时假肢与正式假肢。临时假肢是在截肢后,残肢尚未定型良好,为穿着训练制作的接受腔。为这种训练临时接受腔上安装骨骼式支撑部件等而用于训练的假体称为临时假体。正式假肢是残肢状态稳定后,使用耐久性强的材料制作接受腔,并且支持部和外装饰用材料也可长期使用的材料,由这些部件制作成的假肢称为正式假体。

1.穿戴临时假肢的评定

(1)临时假肢接受腔的适合情况:临时假肢接受腔应该与残肢完全适合良好,残肢表面整体与接受腔内壁也要紧密接触相适配,不产生局部压迫和疼痛,残肢末端与接受腔底部同样要紧密接触。

(2)假肢悬吊能力:主要取决于残肢长度及接受腔的适应程度,如果悬吊能力差,行走时假肢上下窜动,影响其代偿功能。评定方法可以通过站立位残存负重与不负重时拍摄残肢的 X 线片,测量残端皮肤或骨端与接受腔底部的距离变化来判断。一般负重与不负重为的距离变化不应超过 2cm,超过 2cm 时悬吊能力不良。如果悬吊能力不良,就要对假肢进行处理。

(3)假肢对线:对线是指为使假肢发挥出所期望的功能,确定关节、支撑部件及其他部件相对于接受腔所构成的位置(包括角度)关系。对线主要起运动身体作用,根据人体解剖学的构造和各部分的配合关系,通过对线来调整和确定假肢、关节和接受腔之间的位置和角度关系,使之既符合人体的自然体位,又便于假肢在日常生活和工作中发挥代偿作用。

(4)穿戴下肢假肢后残肢情况:了解穿戴假肢后残存情况可以进一步判断假肢接受腔的适合程度,残肢有无局部受压,皮肤有无红肿、硬结、破溃、皮炎及疼痛,残肢末端有无因与接受腔接触不良,腔内负压造成局部肿胀等。

(5)步态:步态与截肢水平、残肢状况、其他肢体情况、假肢种类、装配技术、患者年龄、康复训练、患者心理素质等有直接关系,它是综合因素造成的。

(6)上肢假肢背带与控制索系统:背带与控制索系统的安装是否符合要求,开闭假手时所需要的拉力是否合适,假手捏和握的力量是否满意及控制索的性能、质量均要进行认真的评估。

(7)假手功能:要评估假手的开闭功能(分别在口的附近和会阴附近水平处检查假手的开闭功能)、灵活性、协调性,尤其是日常生活活动能力的评估。

2.穿戴正式假肢后的评定

(1)上肢假肢的评估:假肢长度;接受腔适配情况;肘关节屈伸活动范围;前臂旋转活动范围;肘关节完全屈曲所需要的肩关节屈曲角度;肘关节屈曲所需要的动力;控制系统的效率要在 50% 以上;肘关节屈曲 90°假手动作;假手在身体各部位的动作;肘关节组件的不随意动作,即步行及外展 60°位时,肘关节不得锁住;对旋转力和拉伸力的稳定性。

(2)下肢假肢的评定

1)假肢本身的评定:下肢假肢是否严格按照假肢处方制作、接受腔上缘及接受腔内壁加工的情况是否良好,重量是否控制在最小限度,与健肢侧比较、膝关节及踝关节的动作,关节活动时有无异常声音。

2)站立位的评定:检查残肢是否完全纳入接受腔内,即坐骨结节是否在规定的位置上,从阀门口挤出的软组织情况是否适当。然后使双足跟部间隔 5～10cm,在双腿平均承重状态下,进行下列检查。残肢长度(小腿假肢,双侧下肢应等长;大腿假肢,假肢侧一般较健侧短1～2cm)、坐骨承载面、膝关节轴、假脚底部是否呈水平也就是足底的内外侧是否完全与地面接触,膝关节前后方向及内外侧方向的稳定性检查。

3)坐位的评定:截肢者坐位时,接受腔是否有脱出现象、膝关节90°屈曲时,假肢侧膝部比健侧高出的最小量、接受腔前上缘有无压迫、接受腔坐骨承载部位对大腿后肌群的压迫、坐在椅子上时,小腿部分是否垂直。

4)步态:分析下肢假肢步行时,是从截肢者前后和左右来观察,一般的方法是寻找步行过程中出现的异常步态。大腿假肢的步态分析比小腿假肢的步态分析要困难得多。首先存在截肢者方面的问题,大腿截肢与小腿截肢相比下肢功能缺损大,再加上假肢方面的因素,所以步态问题就复杂多了。对异常步态首先要客观正确地判断,并分析产生异常步态的原因。如对大腿假肢就要考虑两个方面的问题:其一是截肢者方面的问题,如心理影响:怕跌倒、对假肢功能有疑问、依赖心理等;全身状态:视觉、听觉功能降低、平衡感差等;髋关节与残肢异常:髋关节屈曲或外展挛缩,外展肌力不足,残肢痛等;其二是假肢方面的问题,如接受腔适配不良,对线不良、假肢重量及重心位置不合适、关节和假脚结构及功能不合适。

5)行走能力:一般以行走的距离,上下阶梯,过障碍物等指标对行走能力进行评估。截肢部位不同,水平不同,行走能力各异,除去其他因素外,一般截肢水平越高行走能力也越差,一侧小腿、另一侧大腿截肢者行走能力更差,以双侧大腿截肢的行走能力为最差。

3.假肢装配后的整体功能评定　假肢装配后的整体功能分为:Ⅰ级为完全康复,仅略有不适感,能完全自理生活,恢复原工作,照常参加社会活动;Ⅱ级为部分康复,仅有轻微功能障碍,生活能自理,但不能恢复原工作,需改换工作;Ⅲ级为完全自理,生活完全自理,但不能参加正常工作;Ⅳ级为部分自理:生活仅能部分自理,相当部分需要依赖他人;Ⅴ级为仅外观、美容改善,功能无好转。

(四)疼痛评定

用视觉模拟评分法(VAS)和麦吉尔疼痛调查表(MPQ)进行评定。

(五)日常生活能力(ADL)评定

由于患者已经截肢对日常生活能力影响较大,ADL评分有重要意义,如Barthel指数评定法等。

(六)其他肢体的评定

其他肢体的状况直接影响截肢后的康复过程,如其他一侧上肢麻痹,将影响对侧上肢假肢的佩戴,影响下肢假肢的功能训练。当另一侧下肢功能障碍时就会严重影响对侧下肢假肢的安装。

三、康复治疗

(一)运动疗法

1.全身运动训练　可选择各种适合患者的运动项目,如轮椅篮球、引体向上、上肢抗阻力训练、腰背肌训练等。

2.残肢训练

(1)关节活动度训练:尽早开始关节活动度训练是避免关节发生挛缩畸形的行之有效的办法。上肢截肢早期训练肩关节活动可以防止肩关节挛缩。前臂截肢后加强肩、肘关节活动,以防止肘关节僵直。大腿截肢后早期一定要强调髋关节的内收和后伸运动训练,防止髋关节屈曲外展畸形的发生。小腿截肢时膝关节的屈曲运动训练是很重要的,尤其是伸直的运动训练更重要,一旦发生膝关节屈曲畸形,将严重影响假肢的穿戴。在进行关节活动度训练时要以主动功能训练为主,兼顾被动关节活动度训练,尤其是不能进行主动活动的关节或已有关节挛缩发生时,对关节的被动运动训练就尤为重要。

(2)肌力训练:肌肉力量训练与关节活动度训练同样重要,良好肌力的残肢才能很好的带动和控制假肢。前臂截肢应做抗阻力肘关节屈伸活动,来增强肘关节屈伸肌力,并要训练前臂截肢后前臂残留的肌肉,其方法是进行患手的用力握拳和伸直手指的活动。大腿截肢主要训练髋关节的屈、伸、外展和内收肌肉,可以做抗阻力的外展、前屈、后伸活动、小腿截肢主要训练股四头肌,可以做抗阻力的伸膝和屈膝活动,并要训练小腿残留的肌肉,其方法是进行患足的屈伸活动训练,以避免残肢肌肉萎缩。

(3)增强残肢皮肤强度的训练:要做强化残肢端皮肤的训练,以增加残端皮肤的强度。可以用按摩的方法,对下肢截肢残肢端皮肤进行承重能力的训练,可以在安装假肢之前在垫子上进行站立负重训练,以强化残端皮肤功能。

(4)使用助行器的训练:特别应对截肢者进行使用拐杖的指导,由于使用拐杖行走时身体易前屈,故应特别注意纠正身体的姿势。

(5)站立与步行训练:可进行单腿站立训练和利用双拐进行步行训练。这对截肢后尽早离床和增强体力是非常有利的。

3.临时假肢的训练

(1)穿戴临时假肢的方法:穿戴大腿临时假肢时,患者坐位,在残端包裹绸布,将残肢插入接受腔内,再从阀门口处将绸布拉出,关闭阀门。小腿临时假肢的穿戴方法是患者坐位,断端穿上袜套,将屈曲膝关节穿上内衬套,然后将残肢插入接受腔,系好固定带。将残肢先穿戴柔软的袜套,然后再套上软衬套,最后残肢插入接受腔内,残肢末端与接受腔底部是不能留有空隙的,如有空隙则造成残肢末端局部负荷压力,导致残肢端红肿、疼痛、破溃及角化。

(2)站立位平衡训练:①患者站立于平行杠内,手扶双杠反复训练重心转移,体会假肢负重的感觉和利用假肢支撑体重的控制方法;②训练双手脱离平行杠的患肢负重,单腿平衡等;③传接篮球训练:将篮球抛向上下左右各个方向,使患者在改变体位时掌握身体的平衡。

(3)迈步训练:开始在平行杠内进行,双足间隔保持 10cm 左右。

1)假肢的迈步训练:将假肢退后半步,使假肢承重;在假肢脚尖接触地面的状态下,将体重移向健肢侧;迈出下肢假肢,使其跟部落在健肢脚尖前面;为使膝关节保持伸展位。臀大肌用力收缩,防止膝打软腿。此项训练既要体会用力屈曲残肢使小腿摆出,又要有伸展膝关节的感觉。

2)健肢的迈步训练:此项训练要比假肢的迈步训练困难,首先是将健肢后退半步。使健肢完全承重;将体重移向假肢侧,腰部挺直迈出健肢,尽量使迈步距离大些;提起假肢跟部,使脚尖部位承重,弯曲假肢膝关节。此项训练是通过大幅度的迈出健肢来伸展假肢侧的髋关节,掌握假肢后蹬时的感觉。

(4)步行训练:在完成迈步训练以后,在平行杠内进行交替迈步训练,即步行训练。由平衡杆内到平衡杆外,从单手扶杠到完全单独步行训练,也可以借助手杖进行步行训练。注意健肢步幅不要过短,腰部要挺直,残肢要向正前方摆出。应该强调的是一旦穿用临时假肢就不要再乘坐轮椅,更不是每天仅仅 1 小时的运动训练,而应该坚持每天 5～6 小时的各种训练。

4.正式假肢的训练

(1)穿戴正式假肢的条件:残肢成熟定型是基本条件,即是经过临时假肢的应用,残肢弹力绷带的缠绕,残肢已无肿胀,皮下脂肪减少,残肢肌肉不再萎缩,连续 2 周以上残肢无变化,接受腔良好。

(2)上肢假肢的训练:上肢假肢使用训练远比下肢训练复杂和困难得多,基本操作从训练截肢者熟悉假肢和假肢控制系统开始,然后训练手部开闭动作和抓握不同形状和大小的物体。在单侧上肢截肢的患者,首先要进行利手交换的训练,使原来不是利手的健肢变成功能性更强的手,而假手主要是起辅助手的作用。对双侧上肢截肢,安装假肢的患者来说,假肢的功能训练就要更加困难和复杂,训练要求所达到的标准也相对高得多。通常要为截肢者选用各种工具性手部装置，进行实际操作训练。

（3）下肢假肢的训练：在训练初期，不能让截肢者过于着急，在平衡问题上，冠状面与矢状面相比，冠状面的平衡较难掌握。在指导截肢者使用臀中肌的方法时，让截肢者掌握只用假脚外侧站立的方法会收到较好的效果。让截肢者面对镜子观看自己已用假肢行走的步态，对各种异常步态予以纠正。还要能在沙土地、石子路等不平整的路面上行走，要进行上下阶梯、迈步、跨过窄沟及障碍物的训练，灵活性训练，以及倒地后站立、搬运物体、对突然意外作出快速反应的训练等。

（二）心理疗法

截肢对截肢者精神上的打击胜过身体的打击，因此，心理上的康复尤为重要。通过心理治疗，掌握伤残者的心理状态，重新认识自我的价值，重新树立康复信心，帮助患者从痛苦中走出来，早日回到亲人当中并重返社会。

（三）康复工程

假肢是截肢者必不可少的代偿物，截肢者可以通过安装假肢恢复或重建肢体功能和实现生活自理能力。

截肢者装配假肢的条件：具备足够的心血管能力储备和充分的愈合、皮肤覆盖、关节活动度、肌力、运动控制，以及对获得有用的假肢功能的学习能力。

上肢是人们从事日常生活活动和劳动的重要器官，上肢任何部位的丧失，都会给截肢者造成生理上、生活上、工作上的障碍，对上肢假肢的要求首先是最大限度地恢复手和前臂的主要功能而达到生活自理，其次是弥补外观上的缺陷。临床上常用上肢假肢可分为部分手假肢，腕关节离断假肢，前臂截肢假肢，肘关节离断假肢，上臂假肢，肩关节离断假肢。下肢假肢主要功能是站立、行走、跑、跳，目前已有的下肢假肢仅能代偿部分功能。安装下肢假肢的目的在于尽可能地恢复失去的正常外形，满足截肢者站立和行走这两项基本要求。临床上常用的下肢假肢（以截肢平面为例）可分为部分足假肢，小腿假肢，膝部假肢，大腿假肢，髋部假肢。假肢的装配不是简单的只由假肢制作师的制作而宣告完成，其理想的技术合作方式应是康复协作组的形式，并强调截肢者参加协作组的重要性。并积极参加装配假肢后的康复训练。

（四）物理因子疗法

常用的方法有超声波、音频治疗、红外线疗法等，主要目的是软化瘢痕、改善残端血液循环。

（五）残肢并发症的康复治疗

1.残肢皮肤破溃、窦道、瘢痕、角化　常见的原因有假肢接受腔的压迫、摩擦，尤其是残端的皮肤瘢痕更容易破溃。治疗方法：①修整接受腔；②换药；③对经久不愈的窦道需进行手术扩创；④紫外线、超短波等配合抗生素药物治疗；⑤可使用硅橡胶制成的软袜套，套在残肢上，减少和避免皮肤瘢痕受压或摩擦。

2.残肢关节挛缩　常见原因有术后关节长期处于不合理的位置，如长时间残肢后侧垫枕，截肢术后残肢关节没有合理固定，如小腿截肢，膝关节应固定在伸直位；瘢痕挛缩；术后尽早的进行功能锻炼是预防挛缩的最有效方法。一旦发生挛缩，其纠正方法为：①加强主动和被动关节活动；②更换体位，用沙袋加压关节；③严重者需手术治疗。

3.残肢痛　原因主要有神经断端部刺激、断端循环障碍、断端肌肉异常紧张、中枢神经因素等。应根据致痛原因进行治疗。如果是残端骨刺，可将骨刺切除，修正残端；如果是神经瘤造成，则切除神经瘤。

4.幻肢痛　幻肢是主观感觉已切除的肢体仍然存在，以远端肢体部分更为清晰，有些患者甚至觉得自己可随意运动幻肢并能感受到外界对幻肢的刺激，这种现象称为幻肢觉。处理：①心理疗法：利用催眠、松弛、合理情绪等疗法等；②物理因子治疗：超声治疗、低中频脉冲电疗等；③中枢性镇静剂：一般疼痛可用阿米替林、丙米嗪等；④针灸疗法；⑤其他：如尽早穿假肢、运动疗法等。

（六）穿戴假肢后的注意事项

1.保持适当的体重　现代假肢接受腔形状、容量十分精确，一般体重增减超过 3kg 就会引起腔的过紧过松，使接受腔变得不适合。下肢截肢穿戴假肢行走消耗能量比正常人大得多，如一侧大腿截肢穿戴假肢行走时，同样地速度和距离，就要比同样体重的正常人多消耗能量 50%～100%。体重越大能耗越大，所以保持适当的体重是非常重要的。肥胖者残肢长度与残肢横径的比值减少，残肢外形接近半球形，残肢的杠杆作用减弱，对假肢的控制能力减弱，不利于假肢的代偿功能。

2.防止残肢肌肉萎缩　训练残肢肌肉防止萎缩是非常重要的，残端肌肉萎缩不但是假肢接受腔不适，而且会影响假肢代偿功能的充分发挥，因此要加强残肢的肌肉训练。

3.防止残肢肿胀及脂肪沉积　截肢者只要佩戴假肢，就要求在不穿戴假肢时一定要缠绕弹力绷带，尤其是夜间或因某种原因而一段时间内不能穿戴假肢时，就更应该坚持弹力绷带包扎，这是防止残肢肿胀及脂肪沉积的好方法。

4.保持残肢皮肤和假肢接受腔的清洁　防止残肢皮肤发生红肿、肥厚、角化、毛囊炎、疖肿、溃疡等。残肢袜套要经常清洁，接受腔也要经常清理并保持干净，以保持残肢皮肤健康。

5.早期不应该长时间乘坐轮椅，避免发生髋关节屈曲外展畸形。

（李飞舟）

第十二节　肩关节周围炎的康复

肩关节周围炎是临床常见的肩部疾病之一，表现为肩关节周围疼痛、肩关节各个方向主动和被动活动度降低，患者常因疼痛和肩部功能受限导致生活质量明显下降。本病起病缓慢，病程较长，其自然病程长达半年至 3 年之久，给患者的生活及工作带来极大的痛苦和不便。康复疗法因疗效明显，已成为肩关节周围炎的主要治疗方法之一。

一、概述

（一）定义

肩关节周围炎是指肩关节囊和关节周围肌腱、韧带、腱鞘和滑膜囊等软组织的急、慢性损伤或退行性变而致局部慢性无菌性炎症，从而引起肩部疼痛、活动功能障碍和肌肉萎缩为主症的一种疾病，简称"肩周炎"，又称"粘连性肩关节周围炎""五十肩""漏肩风""肩凝症""冻结肩"等，属中医学"肩痹"范畴。

（二）流行病学特点

肩关节周围炎好发于 40～70 岁左右的中老年人，尤以 50 岁左右的患者多见。女性发病率高于男性，冬、春两季为多发季节。本病常发生在单侧肩部，偶尔有双侧同时发病者。左右侧患病率无明显差异，大约有 10% 的肩关节周围炎患者在第一次患病的 5 年内对侧肩关节也会再次罹患该病。

（三）病因及发病机制

1.病因　本病病因主要与肩关节囊和关节周围软组织退行性改变、慢性劳损、感受风寒或肩部外伤等有关。

（1）退变：肩关节为人体运动范围最大的关节，是一个关节复合体，由肩肱关节、肩锁关节、肩胛胸壁关节和胸锁关节组成，其周围有肌肉、韧带附着，以维持肩关节的稳定及运动。肩肱关节是一个典型的球窝关节,但球与窝的比例不对称,只有1/4~1/3的关节面相接触,两个关节面显著不对称,呈"头大盂小"状。由于接触面积小,而肩关节活动度又很大,使肩关节的稳定性降低。人进入中老年后,肩关节局部软组织易出现退行性改变,随着运动量减少,机体新陈代谢水平降低,以致上肢与肩部周围组织的血液循环较差。因此,肩关节的关节囊、肌腱容易变性、钙化,发生炎症。

(2)慢性劳损:由于肩关节在长期日常生活和工作中活动较为频繁,或姿势不正,肩部软组织经常受上肢重力和肩关节大范围运动时过度的牵拉、扭转和劳累等,超过肩部肌肉、肌腱等软组织的耐受范围,容易引起局部损伤和劳损面疼痛。加之患肩的保护性活动限制和长期固定,逐渐形成肩关节周围软组织的无菌性炎症、粘连和挛缩,形成一种越痛越粘,越粘越痛的恶性循环,最终导致肩关节的功能丧失。

(3)感受风寒受到风、寒、湿邪的侵袭,造成肩关节周围血流缓慢,肌肉紧张痉挛,久之导致肌肉、肌腱、韧带间的炎性粘连、挛缩、肩部疼痛、活动受限等。

(4)其他:肩部或上肢的手术、创伤、骨折、脱位,颈椎病,肩肌痉挛,上肢偏瘫或神经麻痹,糖尿病,甲状腺功能亢进或减退,疲劳或精神刺激等,均可诱发肩关节周围炎。

2.发病机　制肩周炎的病理变化是肩关节周围软组织充血、水肿、渗出、粘连等,导致肩关节功能障碍。病理过程可分为凝结期、冻结期和解冻期(或分为疼痛期、僵硬期和恢复期)。凝结期主要表现为急性无菌性炎症发作,肩关节滑膜水肿,炎性细胞浸润,关节周围血管增生,组织液渗出,引起肩周软组织的紧张痉挛所致。冻结期是无菌性炎症减轻,关节囊滑膜及周围软组织纤维性粘连增厚及组织弹性降低。解冻期是局部无菌性炎症基本消失,肩关节粘连逐渐松解,疼痛逐渐缓解,肩关节的活动范围逐渐增加,大多数病人的肩关节功能恢复到正常或接近正常。

(四)临床特征

肩关节周围炎起病缓慢,一般有外伤、劳损或感受风寒等病史。临床表现为逐渐加重的肩部疼痛和肩关节活动障碍,常因天气变化和劳累后诱发。疼痛期为一侧肩或上臂疼痛,主要位于肩关节前外侧,有时可向颈部、肘部放射,疼痛的性质可为钝痛、刀割样痛、冷痛、酸痛,活动后加重,夜间痛醒,昼轻夜重,影响睡眠。僵硬期为肩关节出现粘连后以肩关节活动受限为主,肩痛较前减轻,有僵硬感,主要是外旋、内旋、外展、上举受限,平卧时不能向患侧侧卧,出现扛肩现象。常因吃饭、写字、洗脸、穿衣、脱衣、梳头和系腰带等日常活动诱发疼痛加重,影响日常生活和工作。恢复期肩痛明显减轻,甚至只出现酸楚不适感,肩关节活动度逐渐增加,患者可出现自愈倾向。若处理不当会加重病情,延长病程,导致冈上肌、冈下肌及三角肌等萎缩,肩峰突起等,甚至遗留永久性功能障碍。

一般认为,疼痛期的时间长短与恢复期的时间长短相关,症状的严重程度与恢复期的时间长短无相关性,恢复过程也并非呈直线型发展,肩关节功能运动的改善有时会出现起伏,甚至停滞。

肩部X线检查:初期常无异常,后期可出现骨质疏松、冈上肌腱钙化斑,肱骨大结节附近有密度增高的阴影、关节间隙变窄或增宽等现象。

肩关节造影检查:可见关节囊粘连、狭窄;个别关节囊出现裂隙,有造影剂渗漏等;肩胛下隐窝或腋隐窝可变小或消失。

二、康复评定

肩关节周围炎疗法众多,均有一定的临床疗效,单纯采用一种方法评定很难全面反映肩关节周围炎的整体疗效情况。因此,以疼痛和功能活动障碍这两大症状为主要依据,多种方法结合对肩关节周围炎的临床疗效进行科学的、客观的、全面的、规范的综合功能评定,可使肩关节周围炎的疗效评价更加全面、客观和可靠,对确定肩关节功能状况具有十分积极的意义。

(一)肩关节活动度评定

肩关节活动度评定是肩关节周围炎重要的评定内容之一,肩关节活动度改善的程度和肩关节功能恢复的程度成正比,常采用量角器测量患者肩关节的屈、伸、外展、内收、内旋和外旋等活动度。

(二)疼痛和压痛点的评定

肌腱与骨组织附着点及滑囊、肌腱等处有明显的压痛,如三角肌止点、喙突、结节间沟、肱二头肌长头腱、肩峰下、冈下肌群及其联合腱等处,当上臂外展、外旋、后伸时疼痛可明显加剧。

三、康复治疗

肩周炎的康复治疗原则是针对疼痛期患者,康复治疗应着重减轻疼痛,严重者可采取措施使局部暂时制动,如用三角巾悬吊,并对患肩做热敷、理疗或封闭等治疗;对僵硬期和恢复期患者,应强调解除粘连,恢复肩关节活动功能,以功能锻炼和手法为主,配合理疗进行治疗。康复治疗可以改善肩部血液循环,促进新陈代谢,加速炎症的吸收,减轻肌肉痉挛,牵伸粘连和挛缩的组织,以减轻和消除疼痛,恢复肩关节的正常功能。患者在接受被动治疗的同时,应积极地做主动运动训练,以促进病情恢复,但应避免引起剧烈疼痛。肩周炎患者生活质量的高低取决于肢体功能恢复的程度,患者由于疼痛而惧怕关节活动,严重的后果就是导致关节粘连,形成一种越痛越粘,越粘越痛的恶性循环。如不及时治疗,严重者肩关节的功能活动受限,妨碍日常生活。

(一)运动疗法

可促进血液循环和局部营养代谢,松解粘连,增大关节活动范围,增强肌力、耐力,防止肌肉萎缩。

1.关节松动术　是近年临床治疗肩周炎的常用方法,应用较广,疗效肯定。它是利用关节的生理运动及附属运动,通过一系列神经生理学效应达到治疗目的,从而使关节得到较大幅度的运动,改善关节的活动范围,恢复关节的正常生理功能,使肩周炎更好地恢复。主要通过对肩关节的摆动、推动、旋转、分离和牵拉等,可以起到促进关节液流动、缓解疼痛、增加关节软骨和软骨盘无血管区营养、松解组织粘连、保持组织的伸展性、增加本体反馈和改善关节活动范围的作用。肩关节松动技术主要对盂肱关节、肩锁关节、肩胛胸壁关节进行手法操作。在急性期,因疼痛剧烈,多采用 Maitland 第 1 级手法,即在肩关节活动的起始端小范围地松动,手法要平稳而有节奏,达到痛点,但不超过痛点,频率为每秒 1～2 次,时间为 45～60秒,在僵硬期,因肩关节活动受限,多采用 Maitland 第 Ⅱ、Ⅲ级手法,即在肩关节活动范围内大幅度地松动,两者以是否接触关节活动的终末端来区别,每次 30 分钟,每天 1 次,10 次为 1 个疗程。第 Ⅲ、Ⅳ级手法都接触终末端,则改善活动度效果显著,但若使用不当,可引起明显的疼痛。每种手法可重复使用 2～3 次。操作中需注意手法柔软有节律,尽量使患者感到舒适,观察患者反应调整强度。对于并发肩关节脱位或严重骨质疏松症的患者应慎用或不用。

2.关节活动技术　在疼痛基本缓解后或在疼痛能够忍受的范围内,应积极、有计划地进行关节功能的主动训练。运动强度应较大,主要方法是使患肩主动做内旋、外旋、外展、环转运动,循序渐进,持之以恒。同时,也应加强肩部肌群力量的锻炼。常用的方法如下:

(1)手指爬墙练习:患者面对墙壁用双手或患侧单手沿墙壁缓慢向上做爬墙式运动,使患肢尽量上举,以耐受为度,然后再缓慢向下回到原处,反复进行,循序渐进,不断提高爬墙高度,也可让患者站在单杠下用单手或双手握住单杠对肩关节进行牵拉,以解除粘连。在康复医院多采用爬肩梯法训练,效果更佳。

（2）拉环运动：利用肩关节活动推轮进行训练。双手分别握住两端的拉环，健侧上肢向下用力，使患侧上肢向上举，可完成患肢的前屈、外展、内旋等动作。亦可将患肢背于身后，健侧向下用力，帮助患肢上提，增加患侧肩关节活动度。

（3）体操棒练习：利用体操棒并借助于健侧的帮助，完成患肩各轴位的练习。双手握住体操棒，在体前，手臂伸直，然后反复用力向上举，用力向头后部延伸，在体后，双手握棒，用力向上举。2～3 次/日，30 分钟/次。

（4）下垂摆动练习：该练习利用上肢下垂的重力和主动的肢体摆动，达到对肩关节囊及关节结构的牵张，从而改善关节活动范围。它是肩牵伸练习的一种，适宜于肩关节周围炎的早期。较常用的练习法是：在躯体前屈位下，使患臂自然下垂，肢体做前后、内外、绕臂摆动练习，动作幅度由小到大，患臂适当负重，反复进行，一般每个方向每组 20～30 次，2～3 次/日，10 分钟/次。疼痛明显时可在健侧手的保护下摆动手臂。随病情好转，可逐渐增大运动幅度，亦可手持重物 1～2kg，按原来位置，同样时间的前后、内外、绕环摆动练习。若患者疼痛较重，不能主动活动时，可由健手托住患侧肘关节，做前后、左右方向的摆动练习以增加患肩活动度。

（5）肩梯、肋木、肩关节活动器练习：进行肩关节的屈伸、内收外展、内外旋练习，可通过调整初始体位，达到关节各轴位的活动。可在物理因子治疗后进行，能减少活动对组织损伤的可能。一般 20 分钟/次，1～2 次/日。

在进行肩关节活动训练中应注意以下几点：①应在无痛或轻微疼痛范围内练习，避免因疼痛反射性地引起或加重肌痉挛，致使功能恢复不利；②在练习中可使用压肩带，尽量减少肩带活动对肩关节活动的替代；③肩关节在某一方向活动达到最大范围时，尽量在无痛或轻微疼痛情况下维持 1 分钟；④每次肩关节训练量以不引起疼痛加重为宜，若疼痛加重，应适当减少活动量；⑤在牵伸训练前，可作肩关节热敷，以增大纤维组织的伸展性，从而减少因牵伸对组织的损伤；⑥尽量使用患肩，如利用患侧进行穿脱衣服、梳头、洗脸等动作，以增强并保持肩关节的功能。

（二）物理因子疗法

1.超短波疗法　对置法，无热量或微热量，每次 15 分钟，每天 1 次，10～20 次为 1 个疗程。可使血管扩张，血流加速，促进局部血液循环，加强局部组织代谢，促进炎症渗出物的吸收，缓解肌肉痉挛，减轻疼痛，加速组织修复。

2.红外线疗法　患肩痛区照射，距离 30cm 左右，每次 20～30 分钟，每天 1 次，10～20 次为 1 个疗程。不同波长的红外线对人体的穿透能力不同，被人体吸收后，细胞分子运动加速，温度升高，毛细血管扩张，形成网状反应的热红斑，具有解痉镇痛、消炎消肿的作用。

3.磁疗　肩放置，动磁场疗法常用 0.2～0.3T 的磁场强度，每次 20～30 分钟，每天 1 次，10～20 次为 1 个疗程。

4.微波疗法　患肩照射，微热量，每次 15 分钟，每天 1 次，10～20 次为 1 个疗程。

5.蜡疗　将医用蜡块置于 30cm×50cm 大方盘内，放置在蜡疗机中加热 80℃熔化。待蜡表面冷却成固体状态，蜡温约 50℃左右后，取出方盘，根据治疗部位大小切取蜡块，然后在蜡块表面铺一层保鲜膜，以盖住整个蜡块为宜。双手托平蜡块敷于患者颈肩部位处，外用自制蜡套覆盖固定保温，每次外敷 30 分钟，患者感觉无蜡温后取出，局部用纱布擦干汗液再盖上被单以保温，避免受风、受凉。

（三）中医康复方法

1.推拿疗法　疼痛期应采用轻柔手法在局部治疗，重点按揉肩前部、三角肌部及肩后部，以疏通经络、活血止痛，增加局部组织痛阈，改善局部血液循环，加速渗出物吸收，促进病变组织修复。

僵硬期肩周炎患者,推拿治疗可以改善肩关节功能活动为主。可用较重手法,如扳法、摇法、拔伸等,并着重配合关节各功能位的被动运动,以松解粘连、滑利关节,促进关节功能恢复。常规操作如下:患者端坐,患肢放松下垂。术者站于患侧,用一手握住患者手臂使其微外展,另一手用㨰法或一指禅推法施术,重点在肩前部、三角肌部及上臂内侧。在肩前部及三角肌部施以㨰法时,另一手可配合患肢的被动外展和旋内、旋外活动。如施术时患者怕痛,肩臂肌肉紧张,不能放松,而影响治疗者,则采取仰卧位,患肢微外展,并屈肘 90°,术者一手握住其腕部,另一手用㨰法施于肩前部、上臂内侧部及三角肌部。两手协调配合,使肩关节作旋内和旋外活动。接着,医者用点压、按揉、弹拨手法,依次按揉、点压肩井、秉风、天宗、肩贞、肩髃、肩髎、曲池、合谷等穴位,以酸胀为度,对痛点或有粘连部位施弹拨手法,以解痉止痛,松解粘连。夜间痛明显者,对天宗穴可作重点按揉。然后,医者一手扶住患肩,另一手握住其腕部或肘部,以肩关节为轴心做环转运动,幅度逐渐加大,并配合肩关节内收、外展、后伸等扳法,以缓解粘连,增加活动范围。最后,术者先用搓揉、拿揉手法施于肩部周围,然后握住患者腕部,将患肢慢慢提起,使其前屈或外展,同时顺势牵拉提抖,用搓法、揉法从肩部到前臂反复 3～5 遍,以松解粘连。

2.针灸疗法　用以通经活络,舒筋止痛。局部取穴配合远端循经取穴,可取肩髃、肩髎、臂臑、肩贞、天宗、曲池、后溪、阳陵泉、条口透承山等穴位。先刺远端穴,行针后让患者活动肩关节,然后再针刺局部穴位,留针 30 分钟,或加用艾灸、电针。

3.中药疗法　风寒湿阻型见于病变早期,肩部疼痛,恶风畏寒,得温痛减,舌质淡,苔薄白,脉浮紧或弦,治宜祛风散寒,舒筋通络,方用桂枝附子汤加减;脉络瘀滞型见于病变的中期,肩部疼痛或肿胀,以夜间为重,舌质暗或有瘀斑,苔白或薄黄,脉弦或细涩,治宜活血化瘀,行气止痛,方用身痛逐瘀汤加减;气血亏虚型见于病变后期,肩部酸痛,劳累疼痛,或伴肩部肌萎缩等,舌质淡,苔白,脉细弱或沉,治宜补气养血,舒筋通络,方用黄芪桂枝五物汤或当归鸡血藤汤加减。

4.拔罐疗法　肩周炎患者通过在局部进行拔罐,能使局部血管扩张,血流量增加,加速新陈代谢,改善局部组织的营养状态,缓解肌肉痉挛,达到温经散寒,祛风除湿,疏通经络,活血化瘀,消肿止痛,通利关节,缓解肩部疼痛不适等症状,恢复肩关节正常运动功能的目的。局部取穴位,用闪罐法 3～5 次后留罐 10～15 分钟,使之局部有瘀点或瘀斑,取罐后用于棉球拭擦局部。隔日 1 次,10 次为 1 疗程。

5.其他疗法　悬吊运动治疗、小针刀、神经阻滞法、关节腔内注射、关节镜下粘连松解等。

(李飞舟)

第十三节　腕部筋伤

腕关节位于手与前臂之间,是由桡尺骨的远端、远近两排的腕骨、三角软骨盘以及关节囊构成,具有背伸、侧倾、旋转、环转等功能。腕关节周围无肌肉组织,有众多肌腱通过,因此,在遭受外力时,腕关节容易损伤。

一、腕部扭挫伤

腕部扭挫伤是指外力作用造成的腕部的韧带、筋膜的损伤。间接外力所致为扭伤,直接外力所致者为挫伤。临床较多见。

【病因病机】

摔倒时手部着地,致使腕部过度屈伸,超越了腕部的正常活动范围,引起相应的韧带、筋膜、关节囊等组织的损伤。直接暴力打击可致腕部挫伤。

【诊断要点】

有明显的外伤史，伤后腕部肿胀、疼痛，活动时加剧，局部压痛，腕关节活动受限。桡骨茎突疼痛和压痛，多为桡侧副韧带损伤；尺骨茎突疼痛和压痛，多为尺侧副韧带损伤；腕部掌屈时疼痛，多为腕背侧韧带损伤；腕部背伸时疼痛，多为腕掌侧韧带损伤；腕部酸痛无力，尺骨小头异常突起，按之有松动感，多为下尺桡关节韧带损伤。

X线检查：一般无异常发现。

鉴别诊断：腕部的挫伤要与无移位的桡骨远端骨折、腕舟骨骨折相鉴别。无移位的桡骨远端骨折肿胀多不明显，压痛局限在桡骨远端；腕舟骨骨折时，肿胀和压痛点局限在阳溪穴部位，并有第1掌骨和第2掌骨的纵向叩击痛。拍摄腕关节X线片可加以鉴别。

【治疗】

腕关节扭挫伤后应制动休息，必要时行石膏托外固定1～2周。早期可给予冷敷，忌用热敷及局部按摩。以手法治疗为主，配合药物、固定治疗。

1.理筋手法　根据其腕部所伤部位和程度的不同，采用不同的理筋手法。

2.药物治疗　贯彻内外兼治的原则。

(1)内服药：早期肿痛并见，治以活血祛瘀，消肿止痛，方用虎力散胶囊。后期肿胀消退，关节活动尚僵硬者，方用小活络丹或伸筋胶囊。

(2)外用药：早期外敷三色敷药、双柏散或伤痛膏，后期用苏木合剂熏洗。

3.物理治疗　腕关节扭挫伤后期可用中频理疗治疗，以缓解疼痛和肌痉挛，加快局部组织代谢。

4.水针疗法　曲安西龙(确炎舒松)20mg、1％利多卡因溶液2ml加生理盐水2ml混合后痛点及其周围封闭治疗。

5.固定方法　对损伤较重者，可用两块夹板将腕关节固定于功能位2周。去除固定后，可用弹力护腕保护。

【预防与调护】

伤后早期宜冷敷，有韧带撕裂者需予以固定。腕部扭挫伤后期容易发生腕部的韧带挛缩，出现腕部关节、掌指关节的僵硬，应主动进行活动，如揉转金属球、核桃，以锻炼手腕部屈、伸和桡、尺侧偏斜及环转。

二、腕三角软骨损伤

腕三角纤维软骨，又称腕关节盘，是位于尺骨和三角骨之间的纤维软骨，呈三角形。三角形较厚的尖端借纤维组织附着于尺骨茎突桡侧及其基底小窝，三角纤维软骨较薄的底附着于桡骨远端的尺骨切迹，与桡骨远端关节面相平行。三角纤维软骨掌背侧与腕关节囊及桡尺远侧关节的掌背韧带紧密相连。腕关节盘横隔于桡尺远侧关节与桡腕关节之间，将两关节腔完全隔开。为增强关节的滑动性并防止在回旋时的损伤，有囊状隐窝借以缓冲和限制前臂过度旋转的功能。三角纤维软骨是腕关节尺侧的缓冲垫，是桡尺远侧关节的主要稳定结构。腕三角纤维软骨无直接的血液供应，仅在周围与关节囊和骨的附着处有少量的血液供应，大部分依赖关节腔的滑液营养。

【病因病机】

腕三角软骨对维持桡尺远侧关节的稳定起到非常重要的作用，限制了前臂的过度旋转。先天、创伤、退变等因素均可引起腕关节三角纤维软骨损伤。损伤处多发生在三角纤维软骨与桡骨远端尺侧边缘处。

一般腕关节在工作时多呈旋前位,此时桡腕关节呈尺倾和背伸,三角骨紧压腕三角纤维软骨的远侧关节面上,在一定程度上限制了它的活动;同时在三角纤维软骨的尺骨面因随同桡骨旋转,需要在尺骨头上滑动,此时三角纤维软骨的上下关节面因受力不平衡发生扭曲损伤。当前臂旋前、桡腕关节尺屈、背伸及在手部被固定时,三角纤维软骨发生撕裂。此外,由于桡骨远端骨折等损伤,也可造成腕关节盘破裂。因此,腕三角纤维软骨损伤的早期症状往往被其他严重损伤掩盖而忽略。

【诊断要点】

患者有腕部扭转、牵拉、跌打等外伤史。伤后局部肿胀,腕尺侧疼痛伴有腕部无力,腕关节功能受限,前臂旋转活动及抗旋转活动时引起局部疼痛,尤以旋后时疼痛加重。检查可见尺骨小头移动度增大。后期肿胀基本消退,但尺骨小头部仍有微肿及压痛,酸楚乏力。腕尺侧、桡尺远侧关节压痛,腕部屈伸、旋转活动受限,握力下降,关节弹响。如伴有周围韧带损伤可发生腕关节不稳定,晚期可出现腕关节创伤性关节炎的表现。腕三角软骨挤压试验阳性,将腕关节尺偏,并作纵向挤压,可引起局部的疼痛。

X线检查:可见下尺桡关节间隙增宽,尺骨小头向背侧移位。腕关节碘油或空气造影可以根据造影剂的流向判断三角纤维软骨损伤的位置。MRI检查不仅可以直接显示三角纤维软骨的损伤撕裂部位,而且可以显示与其相关的骨与软组织的异常改变,有助于诊断及鉴别诊断。

关节镜检查:关节镜检查为最为可靠的方法。腕关节镜可以直接了解三角纤维软骨损伤的大小、形状和位置,软骨损伤的程度,关节内韧带损伤的情况,而且发现损伤后可以直接进行修复或行其他治疗。

鉴别诊断:本病应注意与月骨无菌性坏死相鉴别。月骨无菌性坏死同样有外伤史,但压痛点在腕正中部。

【治疗】

以手法治疗为主,配合药物、固定、练功治疗。

1.手法治疗

(1)合筋法:患者前臂旋前,掌心向下。术者一手托握伤腕,并用中指扣在伤处(阳谷穴),另一手握住食、中、无名、小指,顺时针、逆时针环转摇晃6或7次,然后拔伸。在保持拔伸力量的同时,使腕部向桡侧屈,而后再快速向尺侧屈,同时托握腕之手的中指,向桡侧戳按。

(2)屈转法:患者前臂旋后,掌心向上。术者一手托握伤腕,并用中指扣住伤处(神门穴)。另一手自小指侧拿住食、中、无名、小指,由外向里环转摇晃6或7次,然后向桡侧斜上方拔伸,再向尺侧屈,同时拿腕之手的中指向下戳按。

2.药物治疗 贯彻内外兼治的原则。

(1)内服药:初期可选用虎力散,治以活血,消肿,止痛;后期治宜舒筋活络,方选小活络丹或伸筋胶囊。

(2)外用药:早期外用伤痛膏,后期外用海桐皮汤煎水熏洗。

3.水针疗法 曲安西龙20mg、1%利多卡因溶液2ml加生理盐水2ml混合后作痛点及其周围封闭。

4.固定方法 损伤初期,手法捺正下尺桡关节后,将腕关节固定于功能位4~6周;损伤中、后期如症状加重时,也可作短期的固定制动。

5.练功活动 在无痛的情况下,逐步进行腕部功能活动。

6.手术治疗 根据损伤的程度不同可选择不同的术式,如尺骨缩短术、三角纤维软骨部分切除术、尺骨头切除术等。手术切口可选腕尺侧背侧切口。

【预防与调护】

损伤早期尽量避免腕部活动,并佩戴护腕保护,在固定期间可做伸直握拳动作。功能活动以在不引起尺骨小头周围疼痛的情况下进行。

三、腱鞘囊肿

腱鞘囊肿是发生于关节部腱鞘内的囊性肿物,是一种关节囊周围结缔组织退变所致的病症。囊肿内含有无色透明或橙色、淡黄色的浓稠黏液,多发于腕背和足背部。患者多为青壮年,女性多见。本病属中医学"筋结"、"筋瘤"范畴。

【病因病机】

外伤筋膜,邪气所居,郁滞不畅,水液积聚于骨节经络而成。多因患部关节过度活动、反复持重、经久站立等,劳伤经筋,以致气津运行不畅,凝滞筋脉而成。此外,骨关节炎、一些系统免疫疾病,甚至是感染也有可能引起。常见患处有手腕、手指、肩部等位置,这由于关节囊、韧带、腱鞘中的结缔组织营养不良,发生退行性变有关。糖尿病患者较易发生。

【诊断要点】

腱鞘囊肿最常见于腕背部,腕舟骨及月骨关节的背侧,拇长伸肌腱及指伸肌腱之间。起势较快,增长缓慢,多无自觉疼痛,少数有局部胀痛。局部可见一个半球形隆起,肿物突出皮肤,直径一般不超过 2cm,表面光滑,皮色不变,触之有囊性感,与皮肤不相连,周围境界清楚,基底固定或推之可动,压痛轻微或无压痛。部分患者囊肿经长期的慢性炎症刺激,囊壁肥厚变硬,甚至达到与软骨相似的程度。多数病例有局部酸胀或不适,影响活动。还可见于踝关节背部和腘窝部。发生于腘窝部者,伸膝时可见如鸡蛋大的肿物,屈膝时则在深处,不易触摸清楚。必要时,B超检查可帮助确定肿块的性质。

【治疗】

以手法治疗为主,配合针灸、药物,必要时可行手术治疗。

1.手法治疗　对于发病时间短,囊壁较薄,囊性感明显者,可用按压法压破囊肿,用弹力绷带加压包扎 1 周。

2.药物治疗　囊壁已破,囊肿变小,局部仍较肥厚者,可搽茴香酒或展筋丹,亦可贴万应膏,并用绷带加压包扎 2～3 天,使肿块进一步消散。

3.三棱针加水针疗法　局部常规消毒,用三棱针在囊肿边缘平行向中央快速进针,刺至囊肿中央即退针。退针时,用一手拇指按住与针眼相对的侧面,向针眼方向挤压,边挤压边退针,囊肿内容物即随针外溢,至溢尽为止。然后从原针眼进针,注入泼尼松 12.5～25mg,0.5% 普鲁卡因溶液 2ml,注完药液后,再向多方向刺破囊壁。出针后稍加按揉,加压包扎,以减少复发。1 周后如仍有囊肿残留或复发,可重复使用上法。

4.手术治疗　对于反复发作者,可手术切除。仔细分离并完整切除囊壁,如囊壁与关节相通者,应用细针线,缝合关节囊,再将筋膜下左右两侧组织重叠缝合,术毕加压包扎。

【预防与调护】

囊壁挤破后,在患部放置半弧形压片(如纽扣等),适当加压保持 1～2 周,以使囊壁间紧密接触,形成粘连,避免复发。注意休息,避免过量的手工劳动的方式。

四、腕管综合征

腕管综合征,又称腕管狭窄症,系腕横韧带增厚,管内肌腱肿胀,瘀血机化使组织变性,或腕骨退变增生,使管腔内周径缩小,从而压迫正中神经,引起以桡侧 3 个半手指麻木、疼痛,动作不灵活为主要表现的综合征。

腕管系指腕掌侧的掌横韧带与腕骨所构成的骨-韧带隧道。腕管中有正中神经、拇长屈肌腱和 4 个手指的指深屈肌腱、指浅屈肌腱。正中神经居于浅层，处于肌腱与腕横韧带之间。腕管综合征是由于正中神经在腕管中受压，而引起的以手指麻痛乏力为主的症候群。

【病因病机】

腕部的创伤，如桡骨下端骨折、腕骨骨折脱位、腕部扭挫伤、腕部慢性劳损引起肌腱、肌腱周围组织及滑膜水肿、肿胀、增厚，或腕管内有腱鞘囊肿、脂肪瘤等原因，致腕管内容物增加、容积减少、管腔内压力增高，正中神经受到腕横韧带的卡压摩擦所致。

【诊断要点】

腕管综合征主要表现为正中神经受压后，引起腕以下正中神经支配区域内的感觉、运动功能障碍。患者桡侧 3 个半手指麻木、刺痛或烧灼样痛、肿胀感。患手握力减弱，拇指外展、对掌无力，握物、端物时偶有突然失手的情况。夜间、晨起或劳累后症状加重，活动或甩手后症状可减轻。寒冷季节患指可有发冷、紫绀等改变。病程长者大鱼际萎缩，患指感觉减退，出汗减少，皮肤干燥脱屑。

屈腕压迫试验：腕关节极度掌屈，1 分钟后，自觉正中神经单一支配区麻木加重者为阳性。可双侧对比。也可在屈腕时，检查者拇指压迫腕部正中神经部位，麻木加重者为阳性。

叩击试验：即叩击腕横韧带之正中神经处，患指症状明显加重者为阳性。

肌电图检查：可见大鱼际出现神经变性，以协助诊断。

鉴别诊断：本病应注意与颈椎病、多发性神经炎等疾病相鉴别。颈椎病引起神经根受压时，麻木不仅在手指，而在颈臂部均有疼痛麻木，臂丛牵拉试验和叩顶试验阳性，同时有颈部的症状和体征。多发性神经炎症状常为双侧性，且不局限在正中神经，尺、桡神经均受累，呈手套状之感觉麻木区。

【治疗】

以手法治疗为主，配合练功、药物、针灸治疗，必要时行手术治疗。

1.手法治疗　目的是提高局部组织痛阈，减轻腕管内组织水肿，使肌腱滑膜变薄，降低腕管内压力。治疗原则是舒筋通络，活血化瘀。取鱼际、阳溪、大陵、阳池、合谷、劳宫、列缺、内关、外关、腕部压痛点。以按法、揉法、摇法、攘法、擦法、拔伸法等手法进行治疗。

2.药物治疗　以辨证论治为原则施行内外兼治的方法。

(1)内服药：瘀滞证治宜活血通络，方可选用舒筋活血汤加减；虚寒证治宜调养气血，温经通络。方用当归四逆汤加减。

(2)外用药：常用宝珍膏或万应膏外贴。去除外固定后可用八仙逍遥汤或用海桐皮汤熏洗患手腕部。

3.针灸治疗　取阳溪、外关、合谷、劳宫等穴，得气后留针 15 分钟，每日或隔日 1 次。

此外，也可采用水针疗法和小针刀治疗，也有较好效果。

4.手术治疗　对于症状严重的患者，经治疗无效时，可考虑切开腕横韧带以缓解压迫。术后配合应用神经营养药物。

【预防与调护】

注意患腕的休息，避免强力屈伸活动和过度劳损，已发生腕管综合征者，施行理筋手法之后要固定腕部，不宜作热疗，以免加重病情。并练习手指、腕关节的屈伸及前臂的旋转活动，防止废用性肌萎缩和粘连。经保守治疗无效者，应尽快决定手术治疗，防止正中神经长时间严重受压而变性。

五、桡侧腕伸肌腱周围炎

桡侧腕伸肌腱周围炎是由于桡侧伸腕肌周围腱膜、筋膜炎症改变,引起以腕桡侧部疼痛、乏力,在前臂中下 1/3 段桡骨背侧肿胀疼痛明显,作腕关节的伸展活动时疼痛加剧,可感到或听到有"吱吱"的捻发音为主要表现的疾病。

前臂桡侧伸肌群主要有桡侧腕长伸肌、桡侧腕短伸肌和拇长展肌、拇短伸肌。在前臂背侧中下 1/3 处,拇长展肌、拇短伸肌从桡侧腕长伸肌、桡侧腕短伸肌之上面斜行跨过,两者交叉重叠,该处没有腱鞘,仅有一层疏松的腱膜覆盖。由于腕伸肌活动频繁,又无腱鞘保护,肌腱相互摩擦所致。

【病因病机】

腕关节在背伸位下用力握物或提重物等及频繁的腕关节伸屈、伸拇、展拇等活动,使相互交叉而又摩擦的桡侧伸腕肌腱发生广泛的无菌性炎症,造成局部组织渗出和肿胀、纤维变性等病理变化而产生本病,局部明显肿胀和疼痛。多见于木工、砖瓦工等,亦见于突然从事紧张的伸肘腕的活动或劳动者。

【诊断要点】

多有腕部慢性劳损或外伤史。腕桡侧疼痛,前臂中下 1/3 交界处背侧肿胀。腕关节活动受限,伸腕时疼痛加重。检查见前臂中、下 1/3 处桡骨背侧明显压痛,局部灼热感,腕部活动受限。嘱患者握拳并作腕关节强力伸屈时,腕部疼痛加重,并可闻及或触及捻发音和摩擦感。

本病与桡骨茎突部狭窄性腱鞘炎、肱骨外上髁炎相鉴别,桡骨茎突部狭窄性腱鞘炎多慢性发病,有腕关节劳损史,桡骨茎突部疼痛,压痛明显,疼痛可放射至手,或向上放射至肘或肩部,握拳试验阳性。肱骨外上髁炎多缓慢起病,好发于需要前臂反复旋前、旋后及腕关节活动者,肱骨外上髁处疼痛、压痛阳性,肘、腕活动受限,网球肘试验阳性。X 线检查多无异常。

【治疗】

本病急性期应避免局部较重手法的刺激,必要时可实施腕关节在背伸位制动。

1.药物治疗　可以应用内外兼治的方法治疗。

(1)内服药:治宜祛瘀消肿,舒筋止痛,内服舒筋丸。

(2)外用药:局部外敷消炎止痛膏,肿痛减轻时可用海桐皮汤煎水熏洗。

2.固定方法　发病后若肿痛严重者,用硬纸板或夹板两块固定腕关节 1～2 周,待捻发感消失后去除外固定。

3.功能锻炼　待急性期反应缓解后,可行自主的腕部及拇指的屈伸运动。

【预防与调护】

避免患侧手提重物保伸腕动作时前臂用边过度。避免寒冷刺激,局部可加用湿热敷。桡侧腕伸肌腱周围炎急性期应配合制动休息。避免腕关节作长时间的过度背伸活动。局部肿痛消退后,逐步恢复工作。如及时治疗,1～2 周即可恢复。如恢复不好,易反复发作,日久则局部可纤维变性而造成肌腱粘连。

(王秋生)

第十四节　膝部筋伤

膝关节为全身最大、最复杂的关节,是由两个半球状的股骨内、外侧髁和一个比较平坦的胫骨平台以及前方的髌骨构成。膝关节骨性结构不稳定,但有较复杂的侧副韧带、交叉韧带及半月板等附属软组织结构维持其稳定性。遭受外力后,上述组织首当其冲,极易发生损伤。除上述结构外,还有前方的股四头肌,后方的腘肌、股二头肌、半腱肌、半膜肌等维持其动态下的稳定性。"膝为筋之府",所以膝部伤筋在临床上较为多见。

一、膝关节侧副韧带损伤

膝部受翻转外力后,引起侧方韧带损伤,造成关节不稳定及疼痛者称为膝关节侧副韧带损伤。膝关节侧副韧带损伤依其病理变化分为韧带损伤、部分撕裂及完全断裂。

膝关节的内、外侧各有坚强的副韧带附着。内侧副韧带起于股骨内髁结节,上窄下宽呈扇状,与内侧半月板相连,下止于胫骨内髁的侧面,有防止膝关节过度外翻的作用。外侧副韧带起于股骨外髁结节,呈条索状,下止于腓骨小头,有防止膝关节过度内翻的作用。屈膝时侧副韧带较松弛,使膝关节有轻度的内收、外展活动,伸膝时侧副韧带较紧张,膝关节无侧向运动。

由于膝关节有生理性外翻角,且膝外侧易受到外力的打击或重物的压迫,因此,临床上内侧副韧带应力性损伤多见。若为强大的旋转暴力,内侧副韧带完全断裂的同时易合并内侧半月板和前交叉韧带的损伤,称为膝关节损伤三联症。严重损伤,还可伴有关节囊的撕裂和撕脱骨折。

【病因病机】

膝关节伸直时,膝或腿部外侧受到暴力打击或重物压迫,迫使膝关节过度的外翻时,可以发生内侧副韧带的损伤或断裂。在少见的情况下,外力迫使膝关节过度内翻,可以发生外侧副韧带的损伤或断裂。单纯的侧副韧带损伤较少见,多与膝关节囊、交叉韧带或半月板损伤同时出现。风寒湿邪的侵袭,痹阻筋脉,也可引起侧副韧带的损伤。

【诊断要点】

多有明确外伤史,局部肿胀、疼痛、有瘀斑,压痛明显,膝关节屈伸功能障碍。内侧副韧带损伤时,压痛点在股骨内上髁处,外侧副韧带损伤时,压痛点在腓骨小头或股骨外上髁。

临床检查:膝关节侧向试验有重要的临床意义,查内侧副韧带断裂时,在伸膝位作膝关节被动外展活动,若膝关节韧带部分撕裂,可出现膝内侧疼痛加剧并有松动感;查外侧副韧带完全断裂时,小腿被动内收时,若韧带部分撕裂,可出现膝关节外侧疼痛加剧和松动感。若合并有半月板或交叉韧带损伤,常发生关节血肿。

X线检查:正常的X线片,可以发现有无骨折,局麻下的膝部外翻或内翻应力X线片有助以诊断。主要表现为韧带损伤处关节间隙增宽。

MRI可作为诊断侧副韧带损伤的依据,但必须与临床体征相结合,确定诊断。

【治疗】

1.手法治疗 侧副韧带部分撕裂者,初诊时应予伸屈一次膝关节,以恢复轻微之错位,并可以舒顺卷曲的筋膜。此手法不宜多做,否则有可能加重损伤,后期可行局部按摩。

2.药物治疗 内服药初期宜活血消肿,祛瘀止痛为主;后期局部用四肢损伤洗方或海桐皮汤熏洗。

3.水针疗法 选用醋酸泼尼松龙25mg加1%普鲁卡因溶液4~6ml作痛点封闭,可减轻疼痛与水肿。

4.固定方法 侧副韧带有部分断裂者,可用石膏托或超膝关节夹板固定于膝关节20°~30°的功能位3~4周。

5.练功活动 外固定后作股四头肌舒缩活动,解除固定后练习膝关节的伸屈活动。

6.手术治疗　内侧副韧带完全断裂者,应尽早作手术修补。术后屈膝45°位石膏外固定,6周后解除固定。外侧副韧带完全断裂者,亦不致引起严重障碍,因髂胫束与股二头肌能部分代替侧副韧带之作用,可酌情决定是否手术。内侧副韧带陈旧断裂者,应考虑行侧副韧带重建术,用以加强膝关节的稳定性。

【预防与调护】

应限制患膝关节内、外翻动作,加强股四头肌肌力及膝部功能活动。

二、膝关节半月板损伤

半月板损伤以年轻人为主,老年人半月板退行性变并不少见。是膝关节损伤中最常见的损伤。

半月板为位于股骨髁与胫骨平台之间的纤维软骨,附着于胫骨内外髁的边缘,因其边缘较厚而中央较薄,故能加深胫骨髁的凹度,以适应股骨髁的凸度。半月板具有缓冲作用和稳定膝关节的功能。正是由于半月板的这种功能,才保证了膝关节长年负重运动而不致损伤。但是由于长期的磨损和挤压,老年人的退行性改变,这种积累性损伤超出了半月板的承受力,造成膝关节半月板损伤。

【病因病机】

半月板损伤多见于球类运动员、矿工、搬运工等。当膝关节完全伸直时,内外侧副韧带紧张,关节稳定,半月板损伤的机会少。当膝关节处于半屈曲位时,半月板向后方移位,此时半月板容易损伤。突然的外伤和积累性损伤或长期风寒湿刺激是其外在因素,气血凝滞、肝肾亏损、筋骨不健则是其内在因素。

引起半月板破裂的外力因素有撕裂性外力和研磨性外力两种。撕裂性外力发生在膝关节半屈曲状态下的旋转动作,股骨牵动侧副韧带,韧带牵动半月板的边缘而发生撕裂;研磨性外力多发生在外侧半月板,因正常膝关节有3°～5°外翻,外侧半月板负重较大,若为先天性盘状半月板,长期受关节面的研磨(如长期下蹲位工作),可产生外侧半月板慢性损伤,常见为分层破裂。膝关节半月板损伤可发生在半月板的前角、后角、中部或边缘部。其临床类型较多,有边缘性撕裂、中心型纵行撕裂(有如桶柄式撕裂,此型易套住股骨髁发生绞锁)、横行撕裂(多在中偏前,不易发生绞锁)、水平撕裂及前、后角撕裂。严重创伤,可同时出现膝关节半月板、十字韧带和侧副韧带的联合损伤。

【诊断要点】

多数患者有膝关节扭伤史。伤后膝关节立即发生剧烈的疼痛,关节肿胀,屈伸功能障碍,早期由于剧痛,难以作详细的检查,故早期确诊比较困难。

慢性期或无明显外伤史的患者,病程较长,持续不愈,主要症状是膝关节活动痛,以行走和上下坡时明显,部分患者可出现跛行。屈伸膝关节时,膝部有弹响,约有1/4的患者出现"绞锁征",即在行走的情况下突发剧痛,膝关节不能屈伸,状如绞锁,将患膝稍作晃动,或按摩2～3分钟,即可缓解并恢复正常。

临床检查:患膝不肿或稍肿,股四头肌较健侧萎缩,膝关节不能过伸或屈曲,关节间隙处的压痛点常为诊断半月板破损的重要依据。回旋挤压试验阳性、研磨试验阳性,提示半月板可能有损伤。

MRI可明确诊断。普通X线片对鉴别诊断有意义,可以排除骨折、骨关节炎、关节内游离体等病变。必要时行关节空气造影、碘溶液造影、关节镜检查。

【治疗】

1.手法治疗　急性损伤者,可作一次被动的屈伸活动。嘱患者仰卧,放松患肢,术者左拇指按摩痛点,右手握踝部,徐徐屈曲膝关节并内外旋转小腿,然后伸直患膝:可使局部疼痛减轻。进入慢性期,每日或隔日作1次局部推拿,先以拇指按压关节边缘的痛点,继而在痛点周围作推揉拿捏,可促进局部气血流通,使疼痛减轻。

2.药物治疗　早期宜消肿止痛,内服桃红四物汤或舒筋活血汤,外敷三色敷药;局部红肿较甚者,可敷清营退肿膏。后期治宜温经通络止痛,内服补益肝肾、强筋壮骨中药,并可外用四肢损伤洗方或海桐皮汤熏洗患膝。

3.固定治疗　急性或损伤早期可用夹板或石膏托固定于屈膝 10°位,限制膝部活动,并禁止下床负重。

4.练功活动　固定 3～5 天后,肿痛稍减,应早期鼓励患者进行股四头肌的舒缩锻炼、防止肌肉萎缩。3～4 周后解除固定,可指导进行膝关节的伸屈活动和步行锻炼。

5.手术治疗　因半月板边缘部血运较好,所以损伤在边缘部分者,通过综合治疗多能治愈。半月板碎裂严重者或对于其他类型的半月板损伤,如迁延日久不见好转者可考虑手术治疗,以防止继发创伤性关节炎。

6.关节镜治疗　目前,膝关节镜也是一种常用于诊断与治疗半月板损伤的措施。

【预防与调护】

半月板损伤后,如果治疗正确、及时,恢复期注意适度锻炼,则膝关节功能可以获得较好恢复,否则可能遗留较长时间的膝关节的功能受限。半月板损伤的患者应积极使用护具,加强保护,避免负重,减少伤肢运动,避免膝关节骤然的扭转、伸屈动作。手术治疗的患者术后 1 周,早期开始股四头肌舒缩锻炼,术后 2～3 周如无并发症,可保护性下地步行锻炼。

三、膝关节交叉韧带损伤

膝交叉韧带位于膝关节腔内,交叉如十字,又称十字韧带,中医学称之为骨骺的"内连筋"。前交叉韧带起于股骨髁间窝的外后部,向前内止于胫骨髁间隆突的前部,防止胫骨上端前移;后交叉韧带起于股骨髁间窝的内前部,向后外止于胫骨髁间隆突的后部,防止胫骨上段后移,因此,交叉韧带对于膝关节的稳定有重要作用。

【病因病机】

膝交叉韧带位置较深,非严重的暴力不易引起损伤或断裂。一般单纯的膝交叉韧带损伤少见,多伴有其他损伤,如膝关节脱位、侧副韧带断裂等。

当暴力撞击小腿上端的后方时,可使胫骨向前移位,造成前交叉韧带损伤,有时伴有胫骨隆突撕脱骨折、内侧副韧带及内侧半月板损伤,当暴力撞击小腿上端的前方时,使胫骨向后移位,造成后交叉韧带损伤,可伴有膝后关节囊破裂、胫骨隆突撕脱骨折、外侧半月板损伤。临床以前交叉韧带损伤为多见,主要发生于体力劳动、舞蹈、体育运动等人群。

【诊断要点】

有明显的外伤史。交叉韧带的损伤常是复合损伤的一部分,伤后膝关节有严重肿胀及疼痛,不能屈伸,功能丧失,后期关节松弛,不稳定。

抽屉试验是诊断交叉韧带损伤的重要方法。当前交叉韧带断裂或松弛时,患膝向前移动度明显增大,当后交叉韧带断裂或松弛时,患膝向后移动度明显增大(即前-前、后-后)。

X 线检查有时可见胫骨隆突撕脱骨片或膝关节脱位;膝关节造影及关节镜检查可协助诊断。MRI 已经成为诊断交叉韧带损伤的常用方法。

【治疗】

1.手法治疗　适用于后期。以膝部为中心按摩推拿,并可帮助作屈伸膝关节锻炼,改善膝关节屈伸功能活动度。

2.药物治疗　根据辨证论治的原则,早期治宜活血祛瘀,消肿止痛,内服舒筋活血汤,外敷消肿止痛膏或清营退肿膏。后期治宜补养肝肾,舒筋活络,内服补筋丸或活血酒,肌力软弱者可服健步虎潜丸或补肾壮筋汤,外贴宝珍膏。

3.固定方法　不全断裂的交叉韧带损伤,抽尽关节腔内积血,将患膝固定于屈膝 20°～30°位 6 周,使韧带处于松弛状态,以便修复重建。合并髁间嵴骨折轻度移位者,可将患膝固定于屈膝 10°～15°位 6 周。

4.功能锻炼　固定后早期进行股四头肌舒缩锻炼,以防肌肉萎缩。解除固定后,练习膝关节屈曲,并逐步练习扶拐行走。

5.手术治疗　对于交叉韧带完全断裂或伴有半月板、侧副韧带损伤者,须手术治疗,联合处理。

【预防与调护】

不全损伤的膝关节交叉韧带,经过 6 周良好的固定,可以逐步进行膝关节屈伸功能的恢复锻炼。关节镜下交叉韧带重建术后的患者,术后应常规使用膝关节保护支具,以增加膝关节的稳定性,逐步恢复伤肢功能。并注意保暖,避免风寒湿刺激。

四、膝关节创伤性滑膜炎

膝关节创伤性滑膜炎是指膝关节受外伤刺激,引起滑膜充血、渗出,形成关节积液的一种滑膜无菌性反应。膝关节滑膜面积广泛,构成多个滑囊,并有滑液分泌以滑利关节。正常状态下各滑囊无明显积液,但在外伤、炎症、风湿等各种病理情况下,可形成滑膜炎,产生积液。临床上分急性创伤性和慢性劳损性炎症两种。

【病因病机】

急性创伤性炎症是由于外力打击、扭伤、关节附近骨折或手术创伤等,使滑膜受伤充血,产生大量积液,滑膜损伤破裂则大量血液渗出,积液、渗血可增加关节内压力,阻碍淋巴系统的循环。由于关节内酸性代谢产物的堆积,可使碱性关节液变成酸性。如不及时清除积液或积血,则关节滑膜在长期慢性刺激和炎性反应下逐渐增厚、纤维化,并引起关节粘连,影响关节功能活动。多发生于爱好运动的青年人,以关节腔内积血为主。

慢性损伤性滑膜炎,是由于慢性积累性损伤导致滑膜产生炎症渗出、关节积液。也可由急性创伤性滑膜炎失治转化而成。多发于中老年人,身体肥胖者或过用膝关节负重的人。以渗出为主。

风寒湿邪侵袭,或湿热流注关节,即可直接致病,又可诱发本病加重。

【诊断要点】

急性滑膜炎有明确的外伤史,可见关节肿胀,轻度憋胀疼痛,屈伸功能受到限制等症状。肤温可略增高,膝部肿胀出现在髌骨周围,浮髌试验阳性。如行膝关节穿刺,可抽出血性液体。膝关节创伤性滑膜炎可以单独发病,但更多并发于膝部其他损伤,如膝关节脱位、髌骨骨折、侧副韧带断裂等。

慢性滑膜炎较多见,见肿胀持续不退,休息后减轻,过劳后加重,虽无明显疼痛,但胀满不适,皮肤温度正常,股四头肌可有轻度萎缩。病程久则滑膜囊壁增厚,摸之可有韧厚感。对于积液多、浮髌感明显者,可在无菌操作下,抽出关节淡黄色清亮的渗出液,对诊断其性质及治疗有一定意义。

X 线片显示膝关节结构无明显异常,可见关节肿胀,中老年患者可见骨质增生。

【治疗】

1.手法治疗　急性期应将膝关节伸屈一次。先伸直膝关节,然后充分屈曲,再自然伸直,可使局部血肿消散,疼痛减轻。慢性期可在肿胀处及其周围做按压、揉摩、拿捏等手法,以疏通气血,温煦筋膜,消散肿胀。

2.药物治疗　根据辨证论治的原则,急性期滑膜损伤,瘀血积滞,治宜散瘀生新为主,内服桃红四物汤加三七粉 3g,外敷消瘀止痛膏。慢性期水湿稽留,肌筋弛弱,治宜祛风燥湿,强壮肌筋,内服羌活胜湿汤加减或健步虎潜丸,外贴万应宝珍膏或用熨风散热敷。中药熏洗热敷有较好的疗效,如四肢损伤洗方、海桐皮汤熏洗患处。

3.水针疗法　对膝关节积液较多者,严格无菌消毒穿刺抽除积液后,注入复方倍他米松 1ml 或泼尼松龙 25mg 加 1%利多卡因溶液 2ml,然后用弹力绷带加压包扎,以促进消肿和炎症的吸收,防止纤维化和关节粘连。

4.固定方法　急性期应将膝关节固定于伸直位 2 周制动,卧床休息,抬高患肢,并禁止负重,以减轻症状。

5.功能锻炼　早期应卧床休息,抬高患肢,并避免负重;膝关节制动期间进行股四头肌舒缩锻炼,防止肌肉萎缩。后期加强膝关节的伸屈锻炼。

【预防与调护】

急性期应卧床休息,及时、正确地治疗,以免转变为慢性滑膜炎。慢性期,关节内积液较多者,亦应卧床休息,使用护具减少关节活动,以利于炎症的吸收、肿胀的消退。平时要注意膝关节的保暖,勿受风寒,勿劳累。

五、髌骨软骨软化症

髌骨软骨软化症是髌骨软骨面因慢性损伤,软骨发生退行性改变而形成的骨关节病。又叫髌骨软骨病、髌骨劳损是膝部较常见的疾病。其患病率高达 36.2%,该病可见任何年龄,多见于 30~40 岁,且女性发病率高于男性。

【病因病机】

髌骨的后侧面大部分为软骨结构,与股骨两髁和髁间窝形成髌股关节。当膝伸直而股四头肌松弛时,髌下部与股骨髁间窝轻轻接触;当膝关节屈曲 90° 时,髌上部与髁间窝接触;当膝关节完全屈曲时,整个髌骨关节面紧贴髁间窝。膝关节在长期屈伸中,髌股之间反复摩擦,互相撞击,致使软骨面磨损而致本病。如田径、登山运动员、舞蹈演员膝部的过度屈伸活动,使髌股之间长期剧烈摩擦而引起劳损。与此同时,关节滑膜及髌韧带也可有一定程度的充血,渗出增加等变化。

【诊断要点】

患者常有膝部外伤史。起病缓慢,患者自觉膝部疼痛或疲软无力,以上下楼梯最为明显,尤以下楼最困难。休息后症状消失,活动则加重。严重者影响步行。

检查膝部无明显肿胀,髌骨两侧偏后部有压痛。患膝伸直,用拇、食二指将髌骨向远端推压,嘱患者用力收缩股四头肌,此时会引起髌骨部疼痛者为阳性。此项伸膝位抗阻试验为"挺髌试验",髌骨劳损者多为阳性。

X 线检查早期没有明显改变,后期的侧位及切线位片可见髌骨边缘骨质增生,髌股关节面粗糙不平、囊性变,软骨下骨硬化,髌骨关节间隙变窄等改变。

【治疗】

1.手法治疗　患者仰卧,患肢伸直,股四头肌放松。术者用手掌轻轻按压髌骨体做研磨动作,以不痛为度,每次 5~10 分钟;然后用拇、食指扣住髌骨的两侧,做上下挵顺动作,以松解髌骨周围组织,减轻髌股之间的压力和刺激;再于膝关节周围施以按法、揉捻法、捋顺法等舒筋手法。

2.药物治疗　内服药治宜补肝肾、温经通络止痛,可选用健步虎潜丸或补肾壮筋汤。外用熨风散作局部热熨或海桐皮汤等熏洗膝部。

3.物理治疗　如超短波、中药离子导入等。

4.固定方法　疼痛较轻者可佩戴护具;较重时可将膝关节固定于伸直位制动,卧床休息,以减轻症状。

5.功能锻炼　加强股四头肌舒缩锻炼和空蹬自行车活动。

【预防与调护】

平时要减少膝关节承重下的反复屈伸活动。症状明显时要减轻劳动强度或减少运动量,膝关节屈伸动作宜缓慢,尤其要避免半蹲位。注意膝部的保暖,勿受风寒,勿劳累。

六、平乐正骨"筋滞骨错"理论的平衡观

1.平衡的相对性　不平衡是绝对的,平衡是相对的,而不平衡的绝对性与平衡的相对性是辩证统一的。

2.平衡的动态性　我们关注静态的平衡,但更重视动态的平衡。一旦机体的动态平衡失调,疾病由此而生。通过各种方法调整阴阳,使机体重新建立气血脏腑筋骨的动态平衡。

3.平衡的多样性　平衡的形式是多种多样的。主要包括:结构上的平衡、构成人体物质角度的平衡、人体部位的平衡、形态上的平衡。但无论如何划分,从根本上讲是阴阳之平衡。

4.平衡的阶段性　筋病早期,病变以筋为主;筋病中期,病变由筋累及骨;筋病晚期,筋骨同病,筋滞骨错。

5.平衡的规律性　平衡和不平衡都是有一定的规律性的。平衡的规律相对易于寻找,而不平衡的规律不易寻找,但不平衡的规律对临床疾病的诊断、治疗均有着更重要的指导意义。

6.平衡的因果性　平衡以与不平衡都存在着内因和外因,而外因常常通过内因起作用。

7.平衡的阶段性　疾病发展至某一阶段时,存在着该阶段的若干治疗时机,如果未能把握或误治,则疾病会进入下一个阶段,而该阶段同样会存在着数个治疗时机。在不同治疗时机,其治法不尽相同,治疗结局亦有差异。

8.平衡的矛盾性　在疾病发生发展的不同时期,其不平衡状态存在着主要和次要矛盾。在临床诊疗时,最忌想要兼顾所有症状,每每有此念则大多适得其反,欲消百症而一症难愈。反之,找到不平衡的主要矛盾后,有主次地针对性解决则往往有"填一壑而诸沟皆平"之效。

七、平乐"筋滞骨错"理论指导下治疗膝关节骨性关节炎

膝关节骨性关节炎属于祖国医学痹症的膝痹范畴,由于50岁以上的人易患此病。祖国医学认为本病的发病原因主要为内因和外因,其中内因为年老体虚,肝肾亏损;以及过劳、气血不足等原因而致筋脉失去滋养,外因多为久居寒湿之地,风寒湿邪入侵而致血脉凝滞。现代医学则认为该病主要是由于膝关节周围肌肉、韧带、肌腱、滑囊以及关节囊等组织创伤或退变而导致的关节囊及其他膝周组织的一种慢性无菌性炎症。

"筋滞骨错"的状态是一种病理状态,是筋与骨在收到各种内因、外因影响后的病机变化,这种变化主要包括筋与骨的"解剖位置异常"和"生理状态异常"两个方面。其中"筋滞"的内涵包括筋伤、筋痹、筋萎、筋急、筋纵以及经筋病等病变;"骨错"则包含了"骨缝开错"、"骨缝间微有错落"、"骨缝参差"等概念,从现

代医学角度可将其纳入"小关节紊乱"、"小关节半脱位"等范畴,与此对应的,基于"筋滞骨错"理论的治疗手法也包括治筋手法和治骨手法。

本病的主要病变为筋伤、筋急、筋萎等筋的病变以及伴随或继发的"骨错",进而引起局部的气滞血瘀,气血不通而痛,此时应遵循"筋滞骨错"理论筋骨并重的原则,通过对病变部位的软组织进行特定的剥离、松解和复位,调节"筋滞"的病变;通过特定的正骨手法纠正"骨错",文献[3]认为手法治疗作用于关节能够使深部组织升温、血管扩张而达到化瘀、消肿、止痛的作用,达到松解粘连、解除痉挛的目的,是临床治疗膝关节骨性关节炎的有效手段。

"筋滞骨错"理论是在筋病学的理论基础上继承和发展起来的,其核心治疗理念是通过手法解除软组织的扭转,分离软组织的粘连,纠正关节的异常位置,使肌肉骨骼系统恢复正常功能。在本病的治疗过程中,先通过治筋手法使"出槽之筋"归位、"拘急之筋"复柔,继而通过治骨手法引导错位之骨复旧,以筋骨并重的手法达到标本兼治的效果。在膝关节骨性关节炎的治疗过程中,系统运用手法能够有效的促进局部循环代谢、剥离组织粘连、恢复膝周骨骼肌肉的相对位置,进而降低患者的疼痛值、增大患者膝关节活动度、提高患者生活能力,此外该治法具有较强的可操作性,故而值得临床推广应用。

(王秋生)

第七章　其他疾病的康复

第一节　高血压的康复

高血压是临床上一种常见病、多发病,常与其他心脑血管疾病危险因素并存,是多种心脑血管疾病的重要因素和危险因素。康复治疗可以有效协助控制血压、减少药物的使用量及药物对靶器官的损伤、干预高血压危险因素,是高血压治疗中不可缺少的组成部分。高血压的康复治疗能最大程度上降低心脑血管疾病的发病率和病死率,提高患者的活动能力和生活质量。

一、概述

(一)定义

高血压是指由于动脉血管硬化和血管运动中枢调节异常而造成的动脉血压持续升高的一种疾病,分为原发性高血压和继发性高血压。本节中所提的康复治疗主要是针对原发性高血压。

高血压是指以体循环动脉收缩压和(或)舒张压的持续性升高为主要临床表现的心血管综合征。高血压的诊断标准是:在未使用降压药物的情况下,收缩压≥140mmHg和(或)舒张压≥90mmHg。目前正在使用降压药物,血压虽然低于140/90mmHg,也诊断为高血压。值得注意的是,不能根据某一次血压检查就诊断为高血压。初次检查的高血压至少要相隔1周至数周后的第二次测定的证实。除非收缩压＞180mmHg,舒张压＞110mmHg。

(二)流行病学特点

高血压发病率和患病率在不同国家、地区、种族之间有差别,工业化国家较发展中国家高。高血压的患病率、发病率、血压水平随年龄增加而升高。高血压在老年人中较为常见,尤以单纯收缩期高血压多见。

我国高血压的患病率北方高于南方,华北和东北属于高发区;沿海高于内陆;城市高于农村;高原少数民族地区患病率较高。男、女性高血压总体患病率差距不大,青年男性略高于女性,中年后女性稍高于男性。

根据2002年卫生组织的全国27万人群营养与健康状况调查显示,我国18岁以上的成年人高血压患病率已经达到18.80%,这与1991年调查结果相比,上升了31%。我国人群高血压的知晓率、治疗率、控制率分别为30.2%、24.7%、6.1%,依然维持在很低的水平。

(三)病因及发病机制

1.病因　原发性高血压的病因尚不明确,多与遗传、饮食、精神应激等多因素相关。研究表明,高血压是一种多因素、多环节和个体差异性较大的疾病。

(1)遗传因素:高血压的发病有较明显的家族集聚性,双亲均有高血压,子女发病概率高达46%。约60%的高血压患者有高血压家族史,不仅是高血压发生率体现遗传性,血压高度、并发症发生以及其他因素如肥胖等也有遗传性。

(2)环境因素

1)饮食不同:地区人群血压水平和高血压患病率与钠盐平均摄入量显著正相关,但同一地区人群中个体间血压水平与摄盐量并不相关,摄盐过多导致血压升高主要见于对盐敏感的人群。钾摄入量与血压呈负相关。高蛋白质摄入属于升压因素。饮食中饱和脂肪酸或饱和脂肪酸/多不饱和脂肪酸比值较高也属于升压因素。饮酒量与血压水平呈线性相关,尤其与收缩压相关性更强。我国人群叶酸普遍缺乏,导致血浆同型半胱氨酸水平增高,而同型半胱氨酸水平与高血压发病正相关,尤其增加高血压引起脑卒中的风险。

2)精神应激:城市脑力劳动者高血压患病率超过体力劳动者,从事精神紧张度高的职业者发生高血压的可能性较大,长期生活在噪声环境中听力敏感性减退者患高血压也较多。此类高血压患者经休息后症状和血压可获得一定改善。

3)吸烟:吸烟可使交感神经末梢释放去甲肾上腺素增加而使血压增高,同时可以通过氧化应激损害一氧化氮(NO)介导的血管舒张引起血压增高。

(3)其他因素

1)体重:体重增加是血压升高的重要危险因素。肥胖特别是腹型肥胖者容易发生高血压。

2)药物:口服避孕药妇女血压升高发生率及程度与服药时间长短有关。口服避孕药引起的高血压一般为轻度,并且可逆转,在终止服药后3~6个月血压常恢复正常。其他如麻黄素、肾上腺皮质激素、非甾体类抗炎药(NSAIDs)、甘草等也可使血压增高。

3)睡眠呼吸暂停低通气综合征(SAHS):SAHS是指睡眠期间反复发作性呼吸暂停,有中枢性和阻塞性之分。SAHS患者50%有高血压,血压升高程度与SAHS病程和严重程度有关。

2.发病机制　从血流动力学角度来说,血压主要取决于心输出量和体循环周围血管阻力,平均动脉血压(MBP)=心输出量(CO)×总外周血管阻力(PR)。高血压的血流动力学特征主要是总外周血管阻力相对或绝对增高。目前就总外周血管阻力增高而言,高血压的发病机制比较集中于以下几方面:交感神经系统活性亢进;肾性水、钠潴留;肾素-血管紧张素-醛固酮系统(RAAS)激活;血管内皮细胞功能异常;胰岛素抵抗。另外,由于上述从总外周血管阻力增高角度考虑的机制尚不能解释单纯收缩期性高血压和脉压明显增大。所以近年来,大动脉弹性、阻力小动脉结构(血管数目稀少或壁/腔比值增加)和功能(弹性减退和阻力增大)改变在高血压发病中的作用也逐步被重视。

(四)临床特征

高血压大多数起病缓慢,缺乏特殊临床表现,主要表现为血压高于正常值。常见症状有头晕、头痛、颈项板紧、疲劳、心悸等,也可出现视力模糊、鼻出血等较重症状,高血压患者还可以出现受累器官的症状,如胸闷、气短、心绞痛、多尿等。临床上应全面了解患者病史,包括家族史及既往史、病程、生活方式等。可根据实际情况进行饮食评定、体格检查、实验室检查、靶器官损害的检查。

1.饮食情况　包括饮食中钠的摄入量,有无大量饮酒、热量摄入是否过量、活动是否减少。

2.体格检查　包括体重指数(BMI)、腰围、臀围;颈部、腹部、肢端的血管检查,以及心脏、甲状腺、肾脏、神经等检查。

3.实验室检查　包括尿液检查、血细胞分析、血液生化检查(空腹血糖、血脂、肾功能等)、心电图检查。

4.高血压患者靶器官损害的识别　对于评估患者心血管风险以及早期积极治疗具有重要意义。靶器官主要包括心、脑、肾、眼底、血管等。

(1)心脏长期压力负荷增高:可引起左心室肥厚和扩张,称为高血压性心脏病。左心室肥厚可以使冠状动脉血流储备下降,特别是在氧耗量增加时,导致心内膜下心肌缺血。高血压性心脏病常可合并冠状动脉粥样硬化和微血管病变。心电图检查可以发现左心室肥厚、心肌缺血、心脏传导阻滞或心律失常。胸部X线可以了解心脏轮廓、大动脉及肺循环情况。超声心动图在诊断左心室肥厚和舒张期心力衰竭方面优于心电图。另外还可利用心脏MRI和磁共振血管造影(MRA),计算机断层扫描血管造影(CTA),心脏同位素显像,运动试验或冠状动脉造影等全面检查心脏的相关功能。

(2)脑长期高血压:使脑血管发生缺血与变性,形成微动脉瘤,一旦破裂可发生脑出血。高血压促使脑动脉粥样硬化,粥样斑块破裂可并发脑血栓形成。脑小动脉闭塞性病变,引起针尖样小范围梗死病灶,称为腔隙性脑梗死。头颅CT、MRI有助于发现脑出血或脑血栓形成,头颅MRI、MRA或CTA有助于发现腔隙性病灶或脑血管狭窄、钙化和斑块病变,经颅多普勒超声(TCD)对诊断脑血管痉挛、狭窄或闭塞有一定的帮助。MRI对神经系统异常的高血压患者具有诊断价值。

(3)肾长期持续高血压:使肾小球内囊压力升高,肾小球纤维化、萎缩,肾动脉硬化,导致肾实质缺血和肾单位不断减少。慢性肾衰竭是长期高血压的严重后果之一,尤其在合并糖尿病时。恶性高血压时,可在短期内出现肾衰竭。尿微量白蛋白已被证实是心血管事件的独立预测因素。

(4)眼底血压急骤升高:可引起视网膜出血和渗出。眼底检查有助于对高血压严重程度的了解。

(5)血管颈动脉内中膜厚度(IMT)和粥样斑块:可独立于血压水平预测心血管事件。脉搏波传导速度(PWV)增快是心血管事件的独立预测因素。踝/臂血压指数(ABI)能有效筛查外周动脉疾病,评估心血管风险。

二、康复评定

对高血压的患者除了要对其进行全面的临床检查外,重点还要对其血压及心血管危险因素、心功能、肺功能等进行详细地评定,这样才能全面掌握患者的功能情况,制定合理有效的康复治疗方案。

(一)血压值及心血管危险因素评定

1.血压评定　血压评定是评估血压水平和诊断高血压、监测降压疗效的主要手段。目前主要采用诊室血压、家庭血压监测、动态血压监测三种方法。其中诊室血压是目前评估血压水平的主要方法,家庭血压监测可以在避免白大衣效应的同时也有助于增强患者的参与意识,便于观测长期降压治疗效应。动态血压检测能更精确地反映24小时的血压变化情况。

2.高血压的分级　根据血压值,将高血压分为3级。

1级高血压(轻度):收缩压140~159mmHg和(或)舒张压90~99mmHg。

2级高血压(中度):收缩压160~179mmHg和(或)舒张压100~109mmHg。

3级高血压(重度):收缩压≥180mmHg和(或)舒张压≥110mmHg。

单纯收缩期高血压:收缩压≥140mmHg和舒张压<90mmHg。

注:当收缩压和舒张压分属不同级别时,以较高的分级为准。

(二)功能评定

根据高血压患者的个体情况进行相应的评定,包括生理功能的评定(心功能、肺功能、自主神经功能等)、认知功能评定、自理能力评定、职业能力评定等。通过系统全面的评定,制定和调整康复计划,评定康复效果,确定安排回归家庭或就业。

三、康复治疗

高血压康复的基本原则是不仅要控制血压的水平，而且还应改善诸多紊乱因素，以预防或逆转靶器官的损害。在综合治疗的基础上，以药物治疗为主，积极实施康复治疗。高血压的康复同样遵循循序渐进、持之以恒、及时调整、个体化的原则。

1.康复目标　对高血压人群、高危人群和健康人群进行分级管理和健康教育；有效协助控制血压，减少药物使用量和对靶器官的损害；干预高血压的危险因素，最大限度降低心血管疾病的发病率和死亡率；提高体力活动能力和生活质量。

2.康复治疗

(1)运动疗法：根据研究表明，运动疗法降低血压的机制主要为以下几方面：①调整植物神经系统功能：耐力锻炼或有氧训练可降低交感神经系统兴奋性，入静及放松性训练可提高迷走神经系统张力，缓解小动脉痉挛。②降低外周阻力：运动训练时活动肌血管扩张，毛细血管的密度或数量增加，血液循环和代谢改善，总外周阻力降低，从而有利于降低血压，特别是舒张压。近年来对于舒张期高血压越来越重视，临床上药物治疗对于单纯舒张期高血压的作用不佳，而运动对舒张期高血压则有良好的作用。③降低血容量：运动训练可以提高尿钠排泄，相对降低血容量，从而降低血压。④内分泌调整：运动训练时血浆前列腺素B和心房利钠肽水平提高，促进钠从肾脏的排泄，抑制去甲肾上腺素在神经末梢的释放，从而参与血压的调节。训练造成血压下降之后，心钠素的含量则随之下降。运动时血浆胰岛素水平降低，有助于减少肾脏对钠的重吸收，从而减少血容量，帮助调整血压。⑤血管运动中枢适应性改变：运动中一过性的血压增高可作用于大脑皮质和皮质下血管运动中枢，重新调定机体的血压调控水平，使运动后血压能够平衡在较低的水平。⑥纠正高血压危险因素：运动训练和饮食控制结合，可以有效地降低血液低密度脂蛋白胆固醇的含量，增加高密度脂蛋白胆固醇的含量，从而有利于血管硬化过程的控制。

根据患者心肺功能评估结果，制定运动处方和阻力处方。运动强度过大对患者反而无益，所以高血压患者不宜高强度运动，而适合中小强度、较长时间、大肌群的动力性、节律性运动(中低强度有氧训练)，以及各种放松性活动。对轻症患者，可以运动治疗为主，对于2级以上的患者则应在降压药的基础上进行运动治疗。

1)有氧训练：主要有步行、骑自行车、游泳、慢节奏交谊舞等运动方式。运动前热身5~10分钟，促进血管扩张。运动强度一般为50%~70%的最大心率，或40%~60%最大吸氧量，停止活动后心率应在3~5分钟内恢复正常。步行速度一般为50~80m/min，不超过110m/min。每次锻炼30~40分钟左右，其间可穿插休息或医疗体操。每周训练3~4次。50岁以上者活动时的心率一般不超过120次/分。

2)循环抗阻运动：在一定范围内，中小强度的抗阻运动可以产生良好的降压作用，一般采用循环抗阻力训练，采用相当于40%最大一次收缩力作为运动强度，做大肌群的抗阻收缩，每节在10~30秒内重复8~15次收缩，各节运动间休息15~30秒，10~15节为一循环，每次训练1~2个循环，每周3~5次，8~12周为一疗程。逐步适应后可按每周5%的增量逐渐增加运动量。训练中主张呼吸自然，不要憋气，训练后可有一定程度的肌肉酸胀，但次日需全部清除，否则就认为运动强度过大，需要降低强度后寻找适宜的强度。

(2)物理因子疗法

1)直流电离子导入疗法：患者取卧位，用直流电疗仪，于一侧肩颈部导入镁离子，双小腿腓肠肌部位导入碘离子。时间20~30分钟，每日1次，15~20次为一疗程。此法适合Ⅱ~Ⅲ期原发性高血压治疗。

2)超短波疗法:患者取坐位或者卧位,用小功率超短波,选取 2 个中号电极,斜对置于两侧颈动脉窦处,剂量Ⅰ～Ⅱ级,时间 10～12 分钟,每日 1 次,15～20 次为一疗程。

3)超声波疗法:患者取坐位,应用超声波治疗仪,置于 C_2～T_4 脊旁及肩上部,连续输出。时间 6～12 分钟,每日 1 次,12～20 次为一疗程。此法适合Ⅱ期原发性高血压治疗。

4)生物反馈疗法(BFT):患者进入安静、避光、舒适的房间后,休息 5～10 分钟,听医生介绍生物反馈仪所显示的声、光的意义及生物反馈疗法控制血压的机制。嘱患者坐于显示屏前,于患者两侧眉弓上 2cm 处放置正负电极,参考电极置于正负电极中点。治疗师利用暗示性语言及生动的情景描述来增加患者想象,以便在患者放松后测定基础肌电值,根据基础肌电值预设一个较之相对稍高的预设肌电值。当患者肌肉放松达到预设肌电值时,反馈的音乐持续,显示屏出现柔美图片。同时让患者反复想象体会,直到能随意达到预设目标为止。每次生物反馈治疗持续时间 30 分钟左右,每日治疗 1～2 次,20～30 次为一疗程。

(3)作业治疗

1)音乐治疗:聆听镇静性乐曲。试验表明,认真欣赏一首旋律优美、曲调柔和的小提琴协奏曲,可使血压下降 10～20mmHg。

2)园艺疗法:欣赏盆栽、花卉,以保持心情舒畅,精神愉快,消除影响血压波动的有关因素。

(4)心理治疗:长期精神压力和心理抑郁是引起高血压的重要原因之一,高血压患者多有精神紧张、焦虑不安、担忧感伤等心理问题。应针对患者具体情况减轻患者精神压力,保持心态平衡;改善行为方式;学会适当的应激处理技术和心态;避免过分的情绪激动。嘱患者注意休息,劳逸结合,保证充足睡眠,正确对待自己、他人和社会,积极参加社会和集体活动。

(5)中医康复方法

1)中药疗法:中医辨证主要是对头痛、眩晕等症状进行辨析。本病的主要病机为阴阳失调,本虚标实,本虚为主。治疗当以调和阴阳、扶助正气为原则,采用综合方法,以达到身心康复的目的。阴虚阳亢证:治以滋阴潜阳,方用镇肝息风汤加减;肝肾阴虚证:治以滋补肝肾,方用杞菊地黄汤加减;阴阳两虚证:治以调补阴阳,方用二仙汤加减。

2)针灸疗法:较多临床观测表明,针刺对 1、2 级高血压有较好的效果。针刺相关穴位和经络,可产生经络传导效应,以纠正阴阳失调或偏盛偏衰所致的高血压虚实证候,达到补虚泻实的作用,从而恢复人体的阴阳平衡,稳定血压。

①毫针法:以风池、百会、曲池、内关、合谷、足三里、阳陵泉、三阴交为基础穴。肝阳偏亢者加行间、侠溪、太冲;肝肾阴亏者加肝俞、肾俞;痰湿壅盛者加丰隆、中脘、解溪;阴阳两虚者加关元、肾俞。每日或隔日 1 次,7 次为 1 疗程。

②耳针法:取皮质下、降压沟、内分泌、交感、神门、心、肝、眼等,每日或隔日 1 次,每次选 1～2 穴,留针 30 分钟。也可用埋针法,或用王不留行籽外贴。

③皮肤针法:以后颈部及腰骶部的脊柱两侧为主,结合乳突区和前臂掌面正中线,叩刺以皮肤潮红或微出血为度。先从腰骶部脊椎两侧自上而下,先内后外,再刺后颈部、乳突区及前臂掌面中线。每日或隔日 1 次,每次 15 分钟,7 次为 1 疗程。

④穴位注射法:取足三里、内关,或三阴交、合谷,或太冲、曲池。三组穴位交替使用,每穴注射 0.25% 盐酸普鲁卡因 1mL,每日 1 次,或取瘆脉穴,每穴注射维生素 B_{12} 1mL,每日 1 次,7 次为 1 疗程。

3)推拿疗法:一般以自我推拿为主,常用方法如揉攒竹、擦鼻、鸣天鼓、手梳头、揉太阳、抹额、按揉脑后、搓手浴面、揉腰眼、擦涌泉等,并辅以拳掌拍打。

4）传统功法

①太极拳：太极拳动作柔和、姿势放松、意念集中，强调动作的均衡和协调，有利于高血压患者放松和降压。一般可选择简化太极拳，不宜过分强调难度和强度。

②气功：气功的调身、调息、调心可起到辅助减压的效果，能稳定血压、稳定心率及呼吸频率，调节神经系统。一般以静功为主，辅以动功。初始阶段可取卧式、坐式，然后过渡到立式、行式，每次 30 分钟，每日1～2 次。

（李　雪）

第二节　糖尿病的康复

一、概述

糖尿病是由遗传和环境因素共同作用引起的一组以糖代谢紊乱为主要表现的临床综合征，是以血浆葡萄糖增高为特征的代谢内分泌疾病，其基本病理生理为绝对或相对胰岛素分泌不足和胰升糖素活性增高所引起的碳水化合物、蛋白质、脂肪、水及电解质等代谢紊乱，严重时常导致酸碱平衡失常；其特征为高血糖、尿糖、葡萄糖耐量减低及胰岛素释放试验异常。临床上早期无症状，至症状期才有多食、多饮、多尿、烦渴、善饥、消瘦或肥胖、疲乏无力等症群，久病者常伴发心脑血管、肾、眼及神经等病变。严重病例或应激时可发生酮症酸中毒、高渗性昏迷、乳酸性酸中毒而威胁生命，常易并发化脓性感染、尿路感染、肺结核等。自从胰岛素及抗菌药物问世后酮症及感染已少见，病死率明显下降。如能及早防治，严格和持久控制血糖、高血压、高血脂，可明显减少慢性并发症，患者体力可接近正常。

过去 20 年世界糖尿病患者数量飞速增长，并且由于社会经济的发展、生活水平的提高及生活方式的改变预计将来还会增加。WHO 资料：1994 年世界糖尿病患者为 1.2 亿，1997 年为 1.35 亿，2000 年为 1.75亿，预测 2010 年为 2.39 亿，2025 年则可达 3 亿，新增加的糖尿病患者约 2/3 或 3/4 在发展中国家。据1980 年的调查，我国糖尿病患病率为 0.67％，1996 年上升至 3.21％，据估计，目前我国糖尿病患者约 5000万，约占世界糖尿病患者总数的 1/4，每年还以 120 万人的数目递增。

本病多见于中老年，45 岁后明显上升，60 岁达高峰。干部、知识分子、退休工人、家庭妇女较高，农民较低，脑力劳动者高于体力劳动者，城市居民高于农村居民。体重超重者［体重指数（BMI）≥24］患病率 3倍于体重正常者。回族最高，汉族次之，其他少数民族与汉族相仿。

1997 年 WHO/ADA（美国糖尿病学会）糖尿病分类为：1 型糖尿病（β 细胞毁坏，导致胰岛素绝对不足）；2 型糖尿病（胰岛素抵抗和胰岛素代偿性分泌反应不足联合所致）；特殊类型糖尿病（较少见，由其他原因所致，如胰岛 β 细胞功能遗传缺陷，胰岛素作用遗传缺陷，胰腺外分泌疾病，药物或化学品所致）；妊娠期糖尿病。在流行病学的研究中主要以 1 型和 2 型糖尿病为主，后者占糖尿病的 85％左右。我国糖尿病绝大多数属 2 型。

二、康复评定

（一）诊断标准

血糖水平是一个连续分布的定量指标，可能存在一个大致的分隔点，即阈值，血糖高于此阈值时引起

不良后果的风险大为增加。我国流行病学调查结果支持 1999 年 WHO 推荐的糖尿病诊断标准（表 7-1）

表 7-1　糖尿病诊断标准（WHO，1999 年）

	静脉血浆葡萄糖值 mmol/L（mg/dl）		
	空腹血糖	随机血糖	OGTT 2 小时血糖
糖尿病	≥7.0（126）或	≥11.1（200）或	≥11.1（200）
血糖稳定损害			
空腹血糖受损	≥6.1（110）～＜7.0（126）		
糖耐量减退			≥7.8（140）～＜11.1（200）
正常	＜6.1（110）		

空腹血糖、随机血糖及口服葡萄糖耐量试验（OGTT）均可用于糖尿病的诊断，必要时在次日复查核实。空腹葡萄糖受损（IFG）和葡萄糖耐量减退（IGT）是未达糖尿病诊断标准的高血糖状态，称糖尿病前期。2003 年 11 月国际糖尿病专家委员会建议将 IFG 的界限值修订为 5.6～6.9mmol/L，如≥7.0mmol/L 应考虑糖尿病。IFG 和 IGT 都是发生糖尿病和血管疾病的危险因素。最近研究证明，生活方式干预能延缓其发展至 2 型糖尿病的速度。

（二）糖尿病的生化控制目标

糖尿病控制的生化指标，目前尚无统一规定，表 7-2 为亚太地区 2 型糖尿病政策组制定的生化控制指标（2002 年）。

表 7-2 型糖尿病代谢控制指标

指标		理想	良好	差
血浆葡萄糖（mmol/L）	空腹	4.4～6.1	≤7.0	＞7.0
	非空腹	4.4～8.0	≤10.0	＞10.0
GhbAle（%）		＜6.5	6.5～7.5	＞7.5
血压（mmHg）		＜130/80	＞130/80～＞140/90	＜140/90
体重指数（BMI）（kg/m²）				
		男＜25	男＜27	男≥27
		女＜24	女＜26	女≥26
血脂				
总胆固醇（mmol/L）		＜4.5	≥4.5	≥6.0
HDL-C（mmol/L）		＞1.1	1.1～0.9	＜0.9
甘油三酯（mmol/L）		＜1.5	＜2.2	≥2.2
LDL-C（mmol/L）		＜3.0	2.5～4.0	＞4.0

三、康复治疗

糖尿病综合防治主要包括饮食治疗、运动疗法、药物治疗（口服降糖药、胰岛素等）、糖尿病健康教育、自我监测血糖以及心理治疗。

（一）饮食治疗

饮食治疗是糖尿病治疗的基础,应严格和长期执行。

1.制定每日总热量　首先按患者性别、年龄和身高查表或计算出理想体重,理想体重(kg)＝身高(cm)-105;然后根据理想体重和工作性质,参考原来生活习惯等因素,计算每日所需总热量。成人卧床休息状态下每日每千克理想体重给予热量105～126kJ(25～30kcal),轻体力劳动126～146kJ(30～35kcal),中度体力劳动146～167kJ(35～40kcal),重体力劳动者167kJ(40kcal)以上。青少年、孕妇、哺乳、营养不良和消瘦及伴有消耗性疾病者应酌情增加,肥胖者酌减,使患者逐渐控制在理想体重的±5％范围内。

2.营养素的热量分配　用严格控制碳水化合物的摄入,同时增加脂肪和蛋白质摄取以达到控制血糖的目的,是错误和无益的。低碳水化合物饮食可控制内源性胰岛素的释放;但摄入过多碳水化合物对胰岛素B细胞功能也不利,且可导致糖异生过度。碳水化合物摄入量通常应占总热量的50％～60％,提倡食用粗制米、面和一定量的杂粮,忌食蔗糖、葡萄糖、蜜糖及其制品(各种糖果、甜糕点、冰淇淋及含糖软饮料等)。

长期高脂肪饮食可导致胰岛素抵抗和促进动脉粥样硬化,脂肪的摄入量要严格限制在总热量的20％～25％,其中饱和脂肪酸<10％,单不饱和脂肪酸有使 HDL C 增高作用,应尽量达到10％～15％,其余由多不饱和脂肪酸补充。限制食物中脂肪量,少食动物脂肪,尽量用植物油代替;如已有高胆固醇血症,还应限制胆固醇的摄入量(<300mg/d),蛋黄、动物内脏及奶酪均富含胆固醇。

一般糖尿病患者(无肾病及特殊需要者)每日蛋白质摄入量占总热量的15％～20％(每日每千克理想体重0.8～1.2g),其中动物蛋白占1/3,以保证必需氨基酸的供给。糖尿病肾病时,早期即应减少蛋白质的摄入量;血尿素氮升高者,应限制摄入量。生长发育期青少年、妊娠或哺乳、营养不良和伴消耗疾病时,蛋白质摄入量可适当增加。

3.制定食谱　每日总热量及营养素组成确定后,根据各种食物的产热量确定食谱。每克碳水化合物和蛋白质分别产热16.8kJ(4kcal),每克脂肪产热37.8kJ(9kcal)。根据生活习惯、病情和配合药物治疗的需要,可按每日三餐分配为1/5、2/5、2/5 或 1/3、1/3、1/3;也可按 4 餐分配为1/7、2/7、2/7、2/7。

4.其他　健康状况良好且膳食多样化的糖尿病患者很少发生维生素与矿物质等微量元素的缺乏。食物纤维不被小肠消化吸收,但能带来饱感,有助于减食减重;能延缓糖和脂肪的吸收,可溶性食物纤维(谷物、麦片、豆类中含量较多)能吸附肠道内的胆固醇,延缓碳水化合物的吸收,有助于降低血糖和胆固醇水平。糖尿病患者每日的食盐摄入量不应超过 7g,伴肾病者应<6g,有高血压者应<3g。糖尿病患者应忌酒,饮酒可干扰血糖控制和饮食治疗计划的执行,大量饮酒可诱发酮症酸中毒,长期饮酒可引起酒精性肝硬化、胰腺炎等。

（二）运动疗法

1.作用机制

(1)运动对胰岛素抵抗的作用:肥胖、高血压、高脂血症、冠心病和糖尿病常合并存在,成为胰岛素抵抗的综合征。运动能减轻体重,增加血中 HDL 含量,降低 LDL 和 VLDL 的含量,降低血压,预防动脉粥样硬化,改善心血管的功能。

(2)运动对胰岛素受体和受体后水平的作用:近年的研究显示,运动对糖尿病胰岛素的改善并不作用于受体水平,而可能是作用于受体后水平。运动使骨骼肌细胞内葡萄糖转运蛋白($GLUT_4$)基因转录增加,使 $GLUT_4$ mRNA 含量增加,促进 $GLUT_4$ 从细胞内易位至细胞膜,加强葡萄糖的转运和利用,从而降低血糖。

(3)其他作用:运动能促进机体的新陈代谢,减轻精神紧张及焦虑情绪,改善中枢神经系统的调节机制,增加机体的抵抗力,对预防糖尿病的慢性并发症有一定作用。

2.适应证和禁忌证

(1)适应证:主要适用于轻度和中度2型糖尿病患者,尤其是肥胖者。病情稳定的1型糖尿病患者也可进行运动锻炼。

(2)禁忌证:①急性并发症如酮症、酮症酸中毒及高渗状态;②空腹血糖>15.0mmol/L或有严重的低血糖倾向;③感染;④心力衰竭或心律失常;⑤严重糖尿病肾病;⑥严重糖尿病视网膜病变;⑦严重糖尿病足;⑧新近发生的血栓。

3.运动处方

(1)运动方式:适用于糖尿病患者的训练是低至中等强度的有氧运动。常采用有较多肌群参加的持续性的周期性运动。一般选择患者感兴趣、简单、易坚持的项目,如步行、慢跑、登楼、游泳、划船、有氧体操、球类等活动,也可利用活动平板、功率自行车等器械来进行。运动方式因人而异。1型糖尿病患者多为儿童和青少年,可根据他们的兴趣爱好及运动能力选择,如游泳、踢球、跳绳、舞蹈等娱乐性运动训练,以提高他们对运动的积极性;合并周围神经病变的糖尿病患者可进行游泳、上肢运动、低阻力功率车等训练;下肢及足部溃疡者不宜慢走、跑步,可采用上肢运动和腹肌训练;视网膜病变者选择步行或低阻力功率车;老年糖尿病患者适合平道快走或步行、太极拳、体操、自行车及轻度家务劳动等低强度的运动。

(2)运动强度:运动量是运动方案的核心,运动量的大小由运动强度、运动持续时间和运动频度三个因素决定。在制定和实施运动计划的过程中,必须遵循个体化的差异、肥胖程度、糖尿病的类型和并发症的不同,给患者制定出能将风险降低至最低的个体化运动处方。运动量是否合适,应视患者运动后的反应作为标准。运动后精力充沛,不易疲劳,心率常在运动后10分钟内恢复至安静时心率说明运动量合适。运动强度决定了运动的效果,一般以运动中的心率作为评定运动强度大小的指标,靶心率的测定最好通过运动试验获得,常取运动试验中最高心率的70%～80%作为靶心率。也可根据年龄计算:靶心率＝170－年龄。开始时宜用低强度进行运动,BMI30或中、重度肥胖者可进行中等甚至更强的运动。

(3)运动频率:运动时间可自10分钟开始,逐步延长,达到靶心率的运动累计时间以每日20～30分钟为佳。每天1次或每周运动3～4次。次数过少,运动间歇超过3～4天,则运动训练的效果及运动蓄积效应将减少,已获得改善的胰岛素敏感性将会消失,这样就难以达到运动的效果,故运动疗法实施必须每周3次以上,最好每日都能进行。

(4)运动时间的选择:以餐后30分钟～1小时运动为宜。

4.运动注意事项　制定运动方案前,应对患者进行全面的检查,详细询问病史及进行体格检查,并进行血糖、血脂、血酮、肝肾功能、血压、心电图、运动负荷试验、X线胸片、关节和足的检查。运动实施前、后必须要有热身活动和放松运动,以避免心脑血管事件发生或肌肉关节的损伤;适当减少口服降糖药或胰岛素的剂量,以防发生低血糖;胰岛素的注射部位应避开运动肌群,以免加快该部位的胰岛素吸收,诱发低血糖,一般选择腹部为好;适当补充糖水或甜饮料,预防低血糖的发生。

(三)药物治疗

1.口服抗糖尿病药物　根据病情选用一种或两种药物联合治疗。

(1)促胰岛素分泌剂:①磺酰脲类:如格列齐特80～240mg/d;格列吡嗪5～30mg/d等,餐前服。②格列奈类:如瑞格列奈,每次0.5～4mg;那格列奈,每次120mg餐前口服。

(2)胰岛素增敏剂:①双胍类:可选用二甲双胍0.5～2.0g/d,餐后服用。②噻唑烷二酮类:罗格列酮,4～8mg/d,早、晚服用。

(3)α-糖苷酶抑制剂:阿卡波糖(拜糖平)150～300mg/d,餐时服用。

2.胰岛素治疗　人工合成胰岛素制剂有短效胰岛素,3～4次/天,餐前30分钟皮下注射;中长效胰岛素 1～2 次/天,早、晚餐前 30 分钟皮下注射;预混胰岛素,1～2 次/天,早、晚餐前 30 分钟皮下注射。根据病情选择制剂和剂量,监测血糖,调整胰岛素剂量。

(四)健康教育

健康教育被公认是其他治疗成败的关键。良好的健康教育可充分调动患者的主观能动性,积极配合治疗,有利于疾病控制达标、防止各种并发症的发生和发展,降低耗费和负担,使患者和国家均受益。健康教育的对象包括糖尿病防治专业人员的培训,医务人员的继续医学教育,患者及其家属和公众的卫生保健教育。应对患者和家属耐心宣教,使其认识到糖尿病是终身疾病,治疗需持之以恒。让患者了解糖尿病的基础知识和治疗控制要求,学会测定血糖。如有条件,学会使用便携式血糖计,掌握饮食治疗的具体措施和体育锻炼的具体要求,使用降糖药物的注意事项,学会胰岛素注射技术,从而在医务人员指导下长期合理治疗达标,坚持随访,按需要调整治疗方案。生活制度应规律,戒烟和烈酒,讲求个人卫生,预防各种感染。

(五)自我监测血糖

自我监测血糖是近 10 年来糖尿病患者管理方法的主要进展之一,为糖尿病患者和保健人员提供一种动态数据,应用便携式血糖计可经常观察和记录患者血糖水平,为调整药物剂量提供依据。此外,每 2～3 个月定期复查 GhbAl。(糖化血红蛋白 Al),了解糖尿病病情控制程度,以便及时调整治疗方案。每年 1～2 次全面复查,并着重了解血脂水平,心、肾、神经功能和眼底情况,以便尽早发现大血管、微血管并发症,给予相应的治疗。实践证明,长期良好的病情控制可在一定程度上延缓或预防并发症的发生。

(六)心理治疗

糖尿病是一种慢性疾病,病程长,患者常会出现各种心理障碍,从而影响患者的情绪,不利于病情的稳定。有研究表明,糖尿病患者在疲劳、焦虑、失望和激动时,可见血糖升高,对胰岛素需要量增加。另外,在应激状况下,肾上腺素、去甲肾上腺素分泌增多,胰岛素的分泌受抑制,致使血胰岛素水平下降,血糖升高。因此,在治疗糖尿病的同时,必须重视心理康复治疗,减少各种不良的心理刺激,并学会正确对待自身的疾病,取得对自身疾病的正确认识,树立信心,达到心理平衡,从而有利于糖尿病的控制。

1.精神分析法　也称心理分析,是通过有计划、有目的地同糖尿病患者进行交谈,听取患者对病情的叙述,帮助患者对糖尿病有一完整的认识,建立起战胜疾病的信心。

2.生物反馈疗法　是借助于肌电或血压等生物反馈训练,放松肌肉,同时消除心理紧张,间接地有利于血糖的控制。

3.音乐疗法　通过欣赏轻松、愉快的音乐,消除烦恼和焦虑,消除心理障碍。

4.其他　可举办形式多样的糖尿病教育与生活指导座谈会、经验交流会、观光旅游等活动,帮助患者消除心理障碍,有利于病情稳定。

四、糖尿病足的康复

根据 WHO 的定义,糖尿病足是与下肢远端神经异常和不同程度的周围血管病变相关的足部感染、溃疡和(或)深部组织的破坏。发病年龄多在 40 岁以上,且发病率随年龄增大而增高。糖尿病足主要的严重后果是足溃疡和截肢,其中大约 5%～10% 的患者需行截肢手术。在非创伤性截肢中,糖尿病患者占 50% 以上。截肢者常见于黑人和男性患者。糖尿病足萎缩性病变的基础是神经和血管病变,而感染则加重其病变。在年轻的 1 型糖尿病患者中,主要为神经病变,而在老年控制不理想的 2 型糖尿病患者中,血管和神经因素几乎处于同等重要的地位。

（一）预防

定期观察和检查足及鞋袜,糖尿病患者至少每年进行 1 次足部检查,对高危患者足部检查应更频繁(每 3～6 个月 1 次)。积极控制糖尿病,严格控制高血糖;严格控制高血脂及各种导致动脉粥样硬化的因素;保持足部卫生。每天用温水洗足,但避免热水烫伤;鞋袜要清洁、宽松、柔软、合脚,通气要良好。第一次穿新鞋要试走 1～2 分钟,看是否合脚;不宜赤脚行走。不宜穿拖鞋外出;足部有畸形,要看足科或骨科医生;自行用刀片剪修胼胝要小心,不要削得太深,不要削得出血,以免引起感染;使用鸡眼膏要小心,它是腐融性药物,腐融过深易引发感染;适当运动,不要抽烟;有足病,要及时治疗。

（二）治疗

糖尿病足一般采用综合治疗。

1.内科治疗 控制血糖、控制感染,用药物改善下肢循环等。

2.外科治疗 包括动脉重建术、截肢术等。

3.康复治疗 改善下肢循环及治疗感染溃烂的创口和坏疽。

（1）改善下肢循环:①按摩治疗:自感染溃烂或坏疽部位以上用适当的力量作向心性推摩,10～12 分钟,每天 1～2 次。有助于静脉和淋巴液回流和水肿的消退。②运动治疗:第一节:患者平卧,患肢伸直抬高 45°。作足趾的背伸跖屈活动 30 次,每天 1～2 次。第二节:患者平卧,患肢伸直抬高 45°。作踝关节的伸屈活动 30 次。每天 1～2 回。第三节:患肢为左侧,患者平卧,体左侧靠床缘,患肢伸直抬高 45°维持 2～3 分钟,最后平放床上 2～3 分钟。如此重复 5～6 遍。每天 1～2 回。视病情轻重,患者可行选做 1～2 节均可。持之以恒,会有收效。③正负压治疗:正负压治疗需借助于一个正负压治疗仪来进行。将患肢放入一个有机玻璃舱内,然后电脑控制,注入或吸出空气,使压强在－6.8kPa～＋13.4kPa 之间交替进行,每相均维持 30 秒,每次做 1 小时,每天 1 次。其治疗原理是,负相阶段下肢动脉灌注非常快而充分;正相阶段,静脉和淋巴液回流非常快而充分。反复进行,下肢的血液循环可得到被动的有效的加强。另外,负压相,感染深而积脓的患足,透过玻璃舱看到脓液被吸引而冒出来,对引流有力。在上述压强范围内,经临床实践,未引发 1 例脓毒血症或菌血症。

（2）感染溃烂创口和坏疽的处理:①对感染溃烂的创口最好进行漩涡浴治疗。视创口的大小,脓液的多寡,每天 1～2 次,每次 30 分钟。其作用是:首先将创口的脓、血、痂和腐烂组织清除干净,其次大大减少创面的细菌数量。用水为自来水加 10ml 的消佳净原液。临床实践,从未发生不良反应。②清创:糖尿病足的清创,采用蚕食的方式是可取的。每隔 1～2 天清理 1 次,把腐烂的组织、无生机的组织剪去。当创面有肉芽组织形成,创面周边的痂皮应尽量撕去,使创面周边皮肤生发层细胞匍匐地向中央爬行生长。

（高国强）

第三节 脾胃病辨证论治

一、概述

功能性胃肠病是包括功能性消化不良、肠易激综合征、功能性便秘等在临床上常见的一类疾病,此类疾病患者在内科门诊中占了相当一部分。据国外资料统计,功能性消化不良的患病率比消化性溃疡高 2～8 倍,占消化专科门诊的 30%～70%。国内对本病的流行病学未见规范性调查,据估计患病率在 20%～

30％。又如肠易激综合征,西方统计患者占成年人群的 14％～20％;据北京协和医院报道,1996 年北京城乡 18～70 岁普通人群调查结果,具有肠易激综合征症状、符合 Manning 标准的人群患病率为 7.01％。此外,功能性便秘、功能性腹痛、功能性呕吐、吞气症等在临床上也很常见。由于功能性胃肠病发病因素的多样性和复杂性,现代医学还缺乏特效的治疗药物。近年来随着人们对此类疾病认识的提高,中医中药从整体观念出发,通过调整整体功能,辨证论治胃肠功能性疾病显示了一定的独到之处,并取得良好效果。

1.西医认识　功能性胃肠病患者常常以腹胀、腹痛、反酸、胃灼热、早饱、嗳气、呕吐、腹泻、便秘等消化道症状前来就诊,这些患者经过胃镜、结肠镜、B超、CT等各种系统的相关检查都未能发现器质性病变,属于功能性胃肠病的范畴。国际胃肠病专家经反复讨论,制定出罗马Ⅱ标准。在以症状制定胃肠道功能性疾病诊断标准时,首先必须排除与各疾病相似的器质性病变,如感染、肿瘤及结构异常等器质病变,才能作出相应诊断。如功能性消化不良、肠易激综合征、胃肠功能紊乱、食管功能障碍、功能性便秘等,都是临床上常见的功能性胃肠疾病。近年来,人们在医学概念上,已从生物医学模式转变为生物-心理-社会医学模式,即从单一生物病因的寻找扩展为生物学改变(如动力学改变、内脏感觉过敏、脑肠调节失调)来解释症状,并认识到来自社会文化和心理、社会方面的影响。因此,这些功能性胃肠疾病受到国内外学者的广泛重视。

功能性胃肠病的病因学仍然不十分明确,其发病机制、病理生理改变尚有许多课题有待深入研究。目前多数学者认为,功能性胃肠病的发病因素主要与胃肠动力学障碍、精神心理因素、应激与环境、消化道激素分泌等有关。因为相当一部分功能性胃肠病与精神心理及情绪明显相关,有学者将功能性胃肠疾病列为身心疾病的范畴。

功能性胃肠病的治疗主要包括心理治疗、抗酸抑酸治疗、促胃肠动力和黏膜保护治疗。上述治疗取得了一定效果,但大多为对症治疗,还存在一定问题。如促胃肠动力药包括甲氧氯普胺、吗叮啉、西沙必利、莫沙必利、红霉素等。其中西沙必利为 5-HT$_4$ 受体激动剂,可同时有上消化道和下消化道的动力促进作用,自从发现其延长心脏传导,延长 Q-T 间期的副作用,并有死亡病例报道以来,该药安全性受到质疑,在使用上受到很大限制,目前国内市场基本停售。莫沙必利虽然还没有发现与西沙必利同样的副作用,但由于其化学结构出于同一母体,加之应用时间较短,实际临床效果缺乏广泛验证,部分学者认为其安全性尚待进一步临床观察才能得出结论。因此,目前国内促动力药物还不是很多,尤其是全胃肠的促动力药物还很缺乏。应用质子泵拮抗剂能够显著控制反流症状,但因此而带来的昂贵治疗费用,使社会和患者不堪重负,对于我国这样还不十分富裕的国家而言,或许还应该寻求更为经济有效的治疗方案。

2.中医认识　功能性胃肠病以腹胀(包括上腹饱胀)、腹痛、反酸、胃灼热、早饱、嗳气、呕吐、腹泻、便秘等消化道症状为主要临床表现,中医学对此早有描述,属于脾胃病中"痞满"、"胃脘痛"、"反胃"、"吞酸"、"嘈杂"、"噫气"、"腹痛"、"泄泻"、"便秘"等范畴,如《素问·异法方宜论》曰"脏寒生满病",《东垣试效方·心胃及腹中诸痛门》曰"夫心胃及腹中诸痛,皆因劳役过甚,饮食失节,中气不足,寒邪乘虚而入客之,故卒然而作大痛。"《内经》中载有"飧泄"、"濡泄"、"鹜泄"、"注下"等称谓,将便秘称为"后不利"、"大便难",《难经》则提出了"五泄"的病名。

中医对脾胃病的认识非常丰富。《内经》是奠定脾胃学说理论的最早医学著作,汉代张仲景进一步发挥。到金元时期,金元四大家之一的李杲深刻研究了《内经》、《难经》、《伤寒论》等古典医籍,通过长期临床实践,积累了治疗内伤的丰富经验,著述《脾胃论》独树一帜,提出了"内伤脾胃,百病由生"的观点。历来有"外感宗仲景,内伤法东垣"的说法,可见其为充实和发展中医脾胃学说作出的卓越贡献。金元时期脾胃学说已自成体系,明清医家在李杲的基础上又有很大发挥,使脾胃学说日臻完善。

脾胃实际有广义和狭义之分。狭义的脾胃指脾脏和胃腑。广义的脾胃指脾胃、大肠、小肠等与消化吸收有关的脏腑系统。脾胃位于腹内,同居中州,胃在膈下,上连食管,下通小肠,其经脉络脾。脾胃以膜相连,互为表里。详分脾胃,功能各异。脾为阴脏,性喜燥,主运化、升清,运化水谷和运化水湿。脾运化饮食水谷精微,输布周身营养五脏六腑、四肢百骸。胃为阳腑,性喜润,主受纳和降,消磨、腐熟水谷。饮食经口入胃,胃受纳腐熟水谷,脾主运化,输布水谷精微,共为后天之本、气血化生之源。所谓"五味入胃,由脾布散"(《类经·藏象》),脾"为胃行其津液"(《素问·太阴阳明论》)。因此,脾胃化生的气血是五脏六腑正常生理功能的物质基础,脾胃健运是五脏六腑功能正常的根本。《素问·灵兰秘典论》说:"脾胃者,仓廪之官,五味出焉。"《素问·经脉别论》又说:"食气入胃,散精于肝,淫气于筋。食气入胃,浊气归心,淫精于脉。肺气流经,经气归于肺,肺朝百脉,输精于皮毛……饮入于胃,游溢精气,上输于脾,脾气散精,上归于肺,通调水道,下输膀胱。水精四布,五经并行"。《素问·脉要精微大论》言:"饮入于胃,游溢精气。脾气散精,上归于肺,通调水道,下输膀胱。"同时脾主升清、胃主和降,脾升胃降形成人体气机升降之枢纽,脾胃功能的正常是维持气血化生运行的基础,"有胃气则生,无胃气则死",脾胃受损,则百病生焉。《灵枢·五味》云:"胃者,五脏六腑之海也,水谷皆入于胃,五脏六腑皆禀气于胃"。《素问·玉机真脏论》云:"五脏者皆禀气于胃,胃者五脏之本也"。李东垣《脾胃论》亦云"真气,又名元气,乃先身生之精气,非胃气不能滋之……元气之充足,皆为脾胃之气无所伤,而后能滋养元气。若胃气之本弱,饮食自倍,则脾胃之气既伤,而元气亦不能充,而诸病由所生也……养生当实元气……欲实元气,当调脾胃"。脾胃健运,气血生化有源,五脏六腑才能得以濡养,发挥正常的生理活动。

脾胃居于中焦,人体气机升降出入运动无不经于此,脾胃为精气升降运动的枢纽。气机者,五脏六腑功能之表现形式也。脾主升清,胃主降浊,脾升胃降,中焦气机通畅,人身精气升降出入方可流畅顺通。气机调和,才能维持"清阳出上窍,浊阴出下窍,清阳发腠理,浊阴走五脏,清阳实四肢,浊阴归六腑"的正常功能。若脾胃气虚,升降失司,当升者不升,当降者不降,则内而五脏六腑,外而四肢九窍,都会发生种种病症。李东垣《脾胃论·天地阴阳生杀之理在升降浮沉之间论》指出,"盖脾为水谷之海,饮食入胃,而精气先输脾归肺,上行春夏之令,以滋养周身,乃清气为天者也;升已而下输膀胱,行秋冬之令,为传化糟粕,转味而出,浊阴为地者也。"长夏土气居于中央,为浮沉变化之枢纽,人身精气的升降运动亦赖脾胃居于其中为枢纽。若脾胃一伤,则当升不升,当降不降,疾病随之而生。李东垣在升降问题上,尤其强调生长升发,认为升发阳气,阴火才能敛降,因此"内伤脾胃,百病由生","百病皆由脾胃衰而生也"。脾胃内伤虚弱,无以化生气血,气血亏虚则不足以维持身心活动及防御外邪的侵害,往往引起疾病。

五脏六腑,由经脉相连,表里相依,在五行中是相生相克的关系,因此五脏六腑的功能相互协调、相互影响、相互制约。中焦脾胃关系最为密切的脏腑主要包括肝、肺、肾、大肠等脏腑。"肝者,将军之官,谋略出焉","司疏泄者,肝也"(《格致余论》)。肝的主要功能是疏泄气机,保障脏腑经络的气机条达和畅,能够正常地升降出入,使气血津液能通达上下左右内外,保证正常的生命活动。肝与脾的关系,是木与土相克。肝脏疏泄太过与不及,气机逆乱,则影响中焦脾胃,发生"肝木侮土"的证候。若脾胃虚弱,肝木乘之,则出现"土虚木乘"之证。肺位于胸中,上连气道,开窍于鼻,其经脉下络大肠,互为表里。肺主气,司呼吸,为宗气出入之所,亦气机升降之枢纽。肺通过宣发、肃降。吸入自然界之清气,呼出人体代谢的浊气,完成吐故纳新,对气血津液的代谢和全身脏腑的功能起着治理、调节的作用,如《素问·灵兰秘典论》所言,"肺者,相傅之官,治节出焉"。肺脏气机运动的方式即是宣发、肃降,肺主气、司呼吸的功能失常,肺气失宣、肺失肃降都可以引起疾病的发生。肺对气机运动的影响,还表现在肺与大肠相表里。"大肠者,传导之官,变化出焉"。大肠与胃相连,故属于脾胃系统,以通为顺。大便秘结,腑气不通,可以引起肺失宣降,气机紊乱进而影响中焦脾胃。肾为先天之本,命门附焉,水火同宅,内藏元阴元阳,藏五脏六腑之精。元阴元阳是人体一切生命活动的物质基础,五脏之阴气非此不能生,五脏之阳气非此不能发。脾胃运化、腐熟水谷、升清降浊均赖于肾阳的温煦。同时,脾胃运化产生的精微气血是肾精的物质来源,因此脾与肾的关系,实质是先天生后天,后天养先天的关系。脾胃虚弱日久及肾,或肾气虚衰,肾阳不足甚或衰惫,脾阳失于温煦,都可以导致脾肾两虚。

功能性胃肠病作为身心疾病与精神心理,情志活动有着密切的关系。这一点很早就引起中医学的重视并有丰富的理论阐述。中医将人们情志的变化称作七情,即喜、怒、忧、思、悲、恐、惊。正常的情绪活动可以调和气血,协调阴阳,是机体适应自然环境和社会环境的重要保障,正如清代费伯雄《医醇賸义》所谓"当喜而喜,当怒而怒,当忧而忧,是即喜怒哀乐,发而皆中节也。"如果七情过激或不正常的情绪活动、心理活动持续时间过久,则使人体气机紊乱,脏腑阴阳气血失调,导致疾病的发生。《内经》指出:"人有五脏化五气,以生喜怒忧思悲恐惊","忧恐悲喜怒,令不得有其次,故令人有大病矣"。七情对病机的影响,一般表现为"怒则气上,喜则气缓,悲则气消,恐则气下,思则气结"。七情对脏腑的影响一般表现为"喜伤心,怒伤肝,思伤脾,忧伤肺,恐伤肾"。随着气机的紊乱,脏腑功能的失常,气血津液的运行也发生障碍。"气血冲和,万病不生;一有拂郁,诸病生焉"(《丹溪心法》)。故《证治汇补》云:"七情之交攻,五志之间发,乖戾失常,清者递变而为浊,行者抑遏而反止,营运渐远"。在《内经》中还提到脾与"营"、"意"、"五脏"等相关,如《素问·阴阳应象大论》说脾"在志为思,思伤脾"。《灵枢·本神》说:"脾藏营,营舍意,脾气虚则四肢不用,五脏不安,实则腹胀经溲不利"。《素问·疏五过论》也说,"暴乐暴苦,始乐后苦,皆伤精气,精气内伤,身必败亡。始富后贫,虽不伤邪,皮焦筋屈,痿躄为挛……忧恐喜怒,五脏空虚,血气离守。"一般而言,情志变化分为突发的情志变化和持续性情志失调。突发的情志障碍如暴怒、大悲大喜等可以使气血及脏腑功能暴乱而发病,持续性情志失调可引起气血失和,脏腑功能紊乱,如长期忧思气结,导致脾胃气机郁结,从而出现呕吐、胃痛、痞满等病症。《内经》将情志变化与脏腑的关系以及对人体气机的影响作了精辟论述,至今仍指导着中医临床。

二、病因

1.原发性病因

(1)六淫侵袭与气候影响:四季气候的变化及外感六淫邪气都可以影响脾胃功能,导致脾胃病变。脾为阴土,喜燥恶湿。《素问·至真要大论》云:"诸湿肿满,皆属于脾"。通常情况下,夏令太阴湿气主令,每多伤脾。感受寒邪,伤及中阳,凝滞气机,经脉气血运行受阻,络脉拘急,不通则痛;夏季酷暑,外感暑热之邪,暑热夹湿,内结脾胃大肠,湿热内蕴,阻滞气机,经脉不通则痛,下注肠间则泄泻,胃气上逆则呕吐。

(2)饮食不节:①饥饱失宜。长期过饥则气血化源不足,津液气血亏虚。长期摄入过量则食纳难化,积于胃腑、肠道,腑气壅滞不通,故《素问·痹论》云"饮食自倍,肠胃乃伤"。《素问·生气通天论》又云"因而饱食,筋脉横解,肠澼为痔;因而大饮,则气逆"。生活没有规律,饥饱无常或暴饮暴食,则易损伤脾胃,使胃不能受纳、腐熟水谷,脾不能转输精微。脾胃不和,中焦气机壅滞,健运失司。②饮食偏嗜。小儿过多饮用碳酸饮料,长期高脂肪、高蛋白饮食,常引起疳积,导致脾胃虚弱。成人饮食五味偏嗜、过食肥甘厚味或恣食煎炸之品,或长期嗜酒及过度饮用烈酒,亦可损伤脾胃,产生湿热之邪。湿热一方面阻滞中焦,清浊相干于胃,使脾胃气机逆乱,升降失常,另一方面伤胃气、耗胃阴,使胃体失养。此外,长期服用辛辣燥热之品(如辣椒、芥末、胡椒等调味品或浓茶、咖啡等饮料),则耗伤胃阴,胃络失养,使胃失和降。或嗜食生冷,寒积于中,损伤脾阳,酿化寒湿。③饮食不洁。食用被污染的水或食品,毒邪即可经口而入胃,进而损伤脾胃。

(3)劳逸过度:①过劳。包括劳力、劳心、房劳等方面。"劳则气耗"。劳力者,长期从事重体力劳动,工作紧张,超负荷劳作,得不到适当休息调整,则外伤肌肉筋骨,内伤脏腑阳气,中气受损,日久脾胃虚弱,受纳减少,气血乏源。劳神者,长期用脑过度,殚精竭虑,忧思难解,则暗耗阴血,耗伤胃阴。房劳者,纵欲过度,房事过频,则耗伤肾精,损伤中气,使脾肾两虚,中气不足,气机郁滞。②过逸。与过劳相反,贪图安乐享受,不事劳作,或久坐嗜卧,则使脾胃气机呆滞,运化无力。脾胃气滞,则升降失常,日久影响气血运行不畅,胃之脉络瘀阻,形成胃痞。

(4)情志内伤:长期精神抑郁,精神刺激,情绪激动,或经历大喜大悲,身遇不平之事或暴怒,或悲愤难抑,七情过极,导致脏腑气机逆乱。如暴怒伤肝,肝失疏泄,肝气横逆克犯脾胃,肝木侮土。又如久思伤脾,思则气结。

(5)先天不足:素体脾胃虚弱,胃失和降受纳,脾失健运,水谷运化失常,脾胃功能失调发为疾病。

2.继发性病因

(1)内生五邪:内生五邪即内风、内寒、内湿、内燥、内火(热)的统称,是脏腑功能失调产生的病理产物,同时又是致病因素。通常影响脾胃健运升降功能的主要是内寒、内湿、内燥、内火(热)。脾肾阳虚生内寒,则导致胃痛、痞满、腹胀、泄泻;过食生冷或油腻,或外湿入里,使脾气不运,湿浊内阻,导致或加重脾胃病变;津伤胃燥,则致胃脉失养,内热实火,或阴虚火旺,常可导致腹痛、胃痛、便秘等。

(2)痰饮、瘀血:痰饮和瘀血是机体水液代谢障碍和血液运行不畅,局部血液积聚停滞的病理状态。痰为"诸病之源","百病多由痰作祟",《素问·调经论》亦言"血气不和,百病乃变化而生"。痰饮、瘀血阻滞经脉,使气血运行不利,可以导致腹痛、胃痛。

总之,功能性胃肠病的病因不外乎饮食不节、劳逸过度、情志内伤、外感时邪,无论何种病因均可损伤脾胃。然而脾胃之间的病症又互相影响。如《脾胃论·脾胃胜衰论》指出:"夫饮食不节则胃病,胃病则气短精神少而生大热……胃既病,则脾无所禀受。脾为死阴,不主时也,故亦从而病焉。形体劳役则脾病,脾病则怠惰嗜卧,四肢不收,大便溏泻。脾既病,则其胃不能独行津液,故亦从而病焉……胃乃脾之刚,脾乃胃之柔,表里之谓也。饮食不节,则胃先病,脾无所禀而后病。劳倦则脾先病,不能为胃行气而后病。其所生病之先后虽异,所受邪则一也"。

随着社会进步,生活条件日益提高,现代疾病谱发生很大变化,病因与以前相比又有新的特点。现代社会,生活、工作环境、心理因素等对功能性疾病的影响不容忽视。比如同是饮食不节,由于人们已经丰衣足食,逢年过节的食谱与平时没有明显差别,因为饥饿或缺衣少食而暴饮暴食者减少。再者,近年来我国的饮食结构由以谷类为主,已渐渐接近西方国家的高脂肪、高蛋白饮食结构,由于饮食偏嗜、过食肥甘厚味伤及脾胃者增多。现代人面临的各种压力非常之大,诸如生活压力、工作学习压力、就业压力等与以前亦不可同日而语。工作生活节奏快,工作强度大,同为劳倦过度,而非专指体力过劳,劳神费脑、身心疲惫之类绝非鲜见,诸如慢性疲劳综合征等,使很多人的身体处于一种亚健康状态。同属喜、怒、忧、思、悲、恐、惊七情过极,而导致七情失调原因与前相比,也有许多新的特点,如一夜中彩,炒股弄股,即刻暴富,顷刻之间成为百万富翁甚至亿万富翁,乐极生悲者有之;地位落差,先为达官显贵,后为平民百姓,心理难以适应,失魂落魄有之;工作不稳定,频繁变动,频繁"跳槽"不适应而出现心理障碍者亦有之。此外一些老年人,由于一生忙于工作,一旦退休则备感失落,从而出现一系列心理障碍,即所谓"退休综合征"等。心理因素是造成功能性胃肠疾病的重要原因。外感时邪致病,自古专指风寒暑湿燥火六淫之邪,而在现代已经不单单指自然界的外来邪气,还包括现代生活方式等诸多原因引起的足以造成疾病的一些特殊因素,如时下所谓的"空调病"、"冰箱综合征"等。人们夏天贪凉喜冷,由于进食冰箱内食物或被空调冷风直接所伤,也都是引起功能性胃肠疾病的原因之一。总之,现代人竞争加剧,工作压力增大,生活方式的诸多变化,夜生活的增多等又带来身心上一系列的问题,使功能性胃肠病等身心疾病的发病逐渐增多。

三、辨证论治

无论脾胃病变抑或内科杂病,无不以脾胃学说为根本。脾胃学说是指导中医临床治疗的主要理论根据。脾胃功能的正常是维持气血化生运行的基础,"有胃气则生,无胃气则死","脾胃受损,则百病生焉"。李东垣《脾胃论》亦云:"真气,又名元气,乃先身生之精气,非胃气不能滋之……元气之充足,皆由脾胃之气无所伤,而后能滋养元气,若胃气之本弱,饮食自倍,则脾胃之气既伤,而元气亦不能充,而诸病之所由生也……养生当实元气……欲实元气,当调脾胃"。功能性胃肠病的治疗,首先从脾胃入手,脾病的治法有补脾、温脾、滋脾、升阳、化湿等。胃病治法包括和降、泻下、温胃、清胃、养阴、消导等。若脾胃病影响其他脏腑,可以通过调整其他脏腑功能来治疗,但健脾和胃是基础的治疗方法。

六腑以通为用,正常的受纳、吸收、传导和排泄,需要由"胃实而肠虚,肠实而胃虚",虚实交替完成。各种内外因作用于脾胃、大小肠,都可以导致气机阻滞,使正常的虚实交替运动不能进行,则"肠胃隔绝,而传化失常"。寒热之邪使气机壅滞不通,滞而不运,涩而不行。而胃肠病的疼痛胀满等症,都与气机不通有关。气滞日久,可以生热化火,气病及血,气血不利,络脉不通,形成瘀血。气滞不运,水反为湿,湿聚为病,从而形成复杂的病变。

因此,脾胃病的病机关键是脾胃升降失调、脾胃虚弱。有伤脾阳,有伤脾阴,有伤胃阴,有两伤脾胃。若脾阳气不足则温运无力,脾阴虚损则不能滋养胃阴。胃阳虚多由胃气虚发展而来。胃阴虚多胃中积热,耗伤胃津,灼伤胃液所致。功能性消化不良病变在胃,肠易激综合征病变在肠,但均与脾有关。"实则阳明,虚则太阴",在病的初期,功能性消化不良病表现为实痞,日久脾胃受损,可发展为虚实夹杂,甚或脾肾两虚。正如《脾胃论·脾胃胜衰论》所言"胃乃脾之刚,脾乃胃之柔,表里之谓也。饮食不节,则胃先病,脾无所禀而后病,劳倦则脾先病,不能为胃行气而后病。"功能性消化不良固有胃中积热患者,但慢性病以虚寒居多,而且寒热可以相互转化,也可有寒热夹杂之病机。胃肠积热耗伤阴液,肠胃有寒损伤脾阳。在功能性消化不良中以脾虚气滞、脾胃湿盛、脾胃气阴两虚、脾胃虚寒等多见,肠易激综合征以肝郁脾虚、脾肾两虚等证多见。老年功能性便秘以虚证和虚实夹杂证多见。老年功能性便秘虚责之于阴血亏虚、肠燥失润或脾气亏虚、推动乏力,虚实夹杂则在阴血亏、气血虚的基础上,出现气机阻滞、阳明腑实等夹实证候。老年人肝肾阴虚、肠道津亏血燥失润,传导失司,或脾气虚弱,气虚推动无力,大肠传导乏力,粪便长久停滞于肠道,不能及时排出而发生便秘。因此治疗老年功能性便秘以滋阴养血、润肠通下或健脾益气润下立法。

1.脾胃病辨证

(1)寒邪伤胃:过食生冷及寒邪直中,或损伤脾胃阳气,中焦虚寒,寒凝气滞,气血运行不畅,络脉拘急,气结则满,不通则痛。症见:发病急骤,猝然胃痛或呕吐、泄泻,常伴有恶寒发热,头身疼痛,舌苔白,脉弦紧。

(2)肝胃不和(肝胃郁热):情志过极或郁怒伤肝,肝失疏泄条达,肝气郁结,横逆克犯脾胃,脾胃升降失司,脾胃气滞,甚则胃气上逆;肝气郁结日久,郁而化热,导致肝火胃热。症见:胃痛、痞满、腹痛等,常因生气、情志不遂诱发或加重,同时有两胁胀痛,疼痛部位不固定,排气得舒,胸胁胀满,烦闷不舒,尤善太息,或呃逆、呕吐、反酸烧心,大便不畅或秘结不通,舌边红,舌苔白或薄黄或黄厚,脉弦或弦数。

(3)胃失和降:外邪、食滞、痰饮、气郁等犯胃,或脾胃虚弱,胃阴不足,致胃失和降,胃气上逆。症见:恶心、呕吐、呃逆、嗳气、反酸烧心,舌苔白或黄,脉滑或细弱或细数。

(4)食滞肠胃:饮食不节,饥饱过度,暴饮暴食,有形食物积滞胃肠,导致腑实不通。症见:脘腹胀满,嗳腐吞酸,纳呆厌食,得食益甚,吐后反快,兼大便或溏或结,气味臭秽,苔白厚腻或黄厚腻,脉滑实。

(5)肠胃积热:过食辛辣烤炙之品或嗜酒,蕴湿生热,肠胃积热,一方面伤津耗气,脾胃失养,一方面积热成实,腑气不通,传化失常,气机升降失调,脾胃功能失调。症见:胃脘痞满,灼热急迫,按之满甚,心中烦热,口渴喜冷,大便秘结,小便短赤,甚则口舌生疮,舌质红,苔黄,脉数。

(6)胃阴不足:素体阴虚或吐下伤津,胃阴不足,经脉干涩,血运淤滞,络脉不通,不通则痛;胃体失于濡养,和降失常,胃气上逆;胃阴不足,津枯肠燥,大肠失润,传导失司。症见:胃痛隐隐,呃逆频作,时作干呕,呕量不多,口燥咽干,胃中嘈杂,大便干结,舌红少苔或剥脱,甚至舌红无苔,舌上裂纹,遇有刺激食物,舌头疼痛。

(7)传导失司:饮食不节,胃肠受损,食滞胃肠,或燥热内结,或气滞不行,或气虚传送无力,或阴血亏虚,肠道干涩,或阴寒凝结等均可导致大肠传导失司,腑气不通。症见:大便干结,便下困难,或排便不畅,或排便次数减少,兼见腹胀、腹痛、脘闷嗳气、食欲不振,舌苔白厚或黄厚或舌红少苔,脉滑实或细弱。

(8)脾胃虚弱:先天禀赋不足,或后天失养,脾胃虚弱,健运失司,水谷不化,聚而成湿;脾胃虚弱,脾失升清,胃失和降受纳,精微不化,气血化生乏源,五脏六腑、四肢百骸失于濡养,脾胃功能失调而诸病由生。症见:面色欠华或面色萎黄,神疲乏力,食少纳呆,食入难化,脘腹胀满疼痛,便溏,饮食稍有不慎,即易呕吐,大便溏薄,舌质淡红或淡,或舌淡胖大、边有齿痕,舌苔白、白厚或白腻,脉细或濡弱。

(9)脾虚湿盛:脾胃虚弱,健运失司,水谷不化,聚而成湿,湿阻气机,中焦气滞,清浊不分,下趋大肠,大肠传导失司。症见:脘腹胀满,食少纳呆.大便溏泻,饮食稍有不适,即大便次数增多,夹见不化食物,兼见面色欠华,神疲乏力,口中黏腻,舌质淡,苔白腻,脉细弱或濡细。

(10)脾胃虚寒:外感寒邪、饮食生冷损伤脾阳或素体阳虚,肾阳不足,脾阳失于温煦,脾胃虚寒,寒凝气滞,痰饮水湿随之而生,脾胃功能低下发为疾病。症见:脘腹胀满,胃脘及腹痛隐隐,喜温喜按,得温痛减,遇寒加重,食纳不香,或呕吐痰涎,便软或便溏,舌淡或舌淡胖大、边有齿痕,舌苔白、白厚或白腻,脉细弱或沉迟。

(11)脾肾两虚:脾虚日久,伤及肾(阳)气,或肾阳不足,不能温养脾胃,致脾肾两虚。阳虚失于温煦,脾虚失于健运。症见:常于黎明时分,脐腹作痛,肠鸣泄泻,完谷不化,泻后则安,形寒肢冷,腹部怕凉喜暖,得温痛减,腰膝酸软,舌质淡,苔白,脉沉细。

(12)肝脾失调:忧思恼怒,或情绪紧张,肝失疏泄,气机不利,肝气郁结,横逆侮脾,致脾胃气滞,脾失健运,水湿内停。症见:腹痛肠鸣,腹痛即泻,泻后痛减,每因抑郁恼怒或情绪紧张而诱发,兼见胸胁胀满,嗳气食少,舌苔薄白或薄腻,脉弦。

(13)心脾两虚:思虑过度,暗耗心血,脾气郁结,心脾气血两虚,心神失养。症见:脘腹痞满,不思饮食,心悸气短,失眠多梦,月经量少色淡,面色不华,舌质淡,苔白,脉细弱。

(14)脾阴不足:素体阴虚,或燥热伤阴,或吐下伤津,胃阴不足,失治误治,伤及脾肾之阴,阴虚内热。症见:口干舌燥,五心烦热,形瘦面赤,舌红少苔或干红无苔,脉细数。

(15)肺胃阴虚:素体阴虚,或燥热伤阴,伤及肺胃,致肺胃阴虚,肺失清肃,胃失和降,肺胃之气上逆。肺胃阴虚,肠燥干涩,传导失司。症见:咽干喜饮,胃中嘈杂,呃逆频频,干呕涎沫,阵发干咳,大便干结,舌红少津,或舌红少苔,脉细数。

(16)瘀血阻滞:病程日久,气血不和,瘀血停滞,久病入络,经脉不通。症见:胃脘或腹部疼痛反复发作而不愈,或胃脘或腹部疼痛,部位固定,痛如针刺而拒按,入夜尤甚,面色晦暗,口唇发绀,女子月经延期或有血块,舌质暗有瘀点瘀斑,脉涩。

2.脾胃病治疗

(1)治脾法

1)健脾益气法

适应证:脾胃气虚引起的胃痛、痞满、腹胀、腹痛、泄泻、呕吐、反酸、便秘等。

常用方剂:四君子汤、异功散、人参健脾丸等加减。

常用中成药:香砂和胃丸。

2)健脾理气法

适应证:脾胃气滞引起的胃痛、痞满、腹胀、腹痛等。

常用方剂:香砂六君子汤、异功散、枳实消痞丸等加减。

常用中成药:香砂和胃丸、枳术丸。

3)健脾化湿法

适应证:脾胃虚弱,湿邪内阻引起的胃痛、痞满、腹胀、腹痛、泄泻、呕吐等。

常用方剂:参苓白术散加减。

常用中成药:参苓白术丸。

4)健脾温中法

适应证:脾胃虚寒以及脾肾阳虚引起的胃痛、痞满、腹胀、腹痛、呕吐、反酸、泄泻、便秘等。

常用方剂:小建中汤、黄芪建中汤、苓桂术甘汤、理中汤或附子理中汤加减。

常用中成药:理中丸、附子理中丸、温胃舒胶囊。

5)健脾升阳法

适应证:脾胃虚弱,中气下陷引起的胃痛、痞满、腹胀、腹痛、泄泻、呕吐、反酸、便秘等。

常用方剂:补中益气汤加减。

常用中成药:补中益气丸。

(2)治胃法

1)养胃生津法

适应证:胃阴不足或燥热伤津等引起的胃痛、痞满、腹胀、腹痛、呕吐、反酸、便秘等。

常用方剂:六味地黄丸、左归饮、沙参麦冬饮等加减。

常用中成药:益气生津散、摩罗丹、六味地黄丸、大补阴丸等。

2)温胃散寒法

适应证:寒邪伤中或脾胃虚寒引起的胃痛、痞满、腹痛、泄泻、便秘等。

常用方剂:良附丸、理中汤或附子理中汤加减。

常用中成药:附子理中丸、温胃舒胶囊等。

3)和胃降逆法

适应证:胃气上逆引起的呕吐、呃逆、反酸等。

常用方剂:麦门冬汤、半夏竹茹汤、旋覆代赭汤、丁香柿蒂散等加减。

4)理气和胃法

适应证:肝郁气滞、肝胃不和等引起的胃痛、痞满、腹胀、腹痛等。

常用方剂:越鞠丸、逍遥丸、疏肝散、四磨汤、五磨饮子、乌药顺气汤等加减。

常用中成药:胃苏颗粒、气滞胃痛颗粒、疏肝片、四磨汤等。

5)消食导滞法或泻下导滞法

适应证:肠胃饮食积滞引起的胃痛、痞满、腹胀、腹痛、泄泻、呕吐、反酸、便秘等。

常用方剂:食积轻症用加味保和丸加减;食积重症用大承气汤、小承气汤、调胃承气汤等加减。

常用中成药:食积轻症用大山楂丸、加味保和丸。

6)活血通络法

适应证:胃络瘀血、气血运行不畅等引起的胃痛、痞满、腹胀、腹痛等。

常用方剂:丹参饮、失笑散、血府逐瘀汤等加减。

常用中成药:血府逐瘀胶囊、元胡止痛胶囊。

(3)脾胃同治法

1)清化湿热法

适应证:脾胃湿热引起的胃痛、痞满、腹胀、腹痛、泄泻、呕吐、反酸等。

常用方剂:平胃散、藿香正气散、藿朴夏苓汤、茵陈蒿汤等加减。

常用中成药:藿香正气丸、保济丸。

2)益气养阴法

适应证:脾胃虚弱,气阴两虚引起的胃痛、痞满、呕吐、反酸、便秘等。

常用方剂:生脉饮、麦门冬汤、竹叶石膏汤等加减。

常用中成药:益气生津散、摩罗丹、六味地黄丸、大补阴丸等。

(4)调五脏治脾胃法

1)疏肝理脾法

适应证:肝气郁结、脾胃呆滞,肝脾不调引起的腹胀、腹痛、泄泻、便秘等。

常用方剂:四磨饮子、疏肝散等加减。

常用中成药:逍遥丸、健脾疏肝丸、四磨汤。

2)抑肝扶脾法

适应证:肝气郁结,脾胃虚弱引起的腹胀、腹痛、泄泻、呕吐、反酸等。

常用方剂:四逆散、(加味)逍遥丸、痛泻要方等加减。

常用中成药:四逆散、逍遥丸。

3)补益心脾法

适应证:心脾两虚引起的痞满、腹胀、纳呆等。

常用方剂:归脾汤加减。

常用中成药:人参归脾丸、人参健脾丸。

4)泻心清胃法

适应证:寒热错杂,脾胃气机升降逆乱引起的痞满、呕吐、泄泻等。

常用方剂:大黄黄连泻心汤、半夏泻心汤、附子泻心汤、生姜泻心汤等加减。

5)肃肺通腑法

适应证:因肠胃积热,食滞胃肠,胃阴亏虚或肺胃阴虚,大肠传导失司,腑气不通引起的腹痛、便秘、呕吐等。

常用方剂:大承气汤、小承气汤、调胃承气汤、增液承气汤等加减。

常用中成药:六味安消胶囊、麻仁润肠丸、复方芦荟胶囊等。

6)温补脾肾法

适应证:脾肾阳虚引起的腹胀、腹痛、泄泻、痞满等。

常用方剂:附子理中丸、金匮肾气丸、右归丸等加减。

常用中成药:健脾温肾丸、附子理中丸、固本益肠片等。

脾胃与其他脏腑功能相互协调、相互制约、相互影响,因此治疗功能性胃肠病需要在调理脾胃的同时重视调治其他脏腑,即所谓调五脏治脾胃,尤其应重视肝(胆)、肺、肾与脾胃的关系。如肝气郁结,脾气不畅,可疏肝理脾;肝旺脾弱,木郁犯土可抑肝扶脾;肝气郁结,脾胃呆滞的可疏肝(或舒肝)和胃;心阳不振,脾失健运,可补(心)火温(胃)土;心火过旺,胃热脏燥,可泻(心)火清胃润燥;肺失清肃,腑浊不通,可肃肺通腑;肾阴亏耗,胃失滋养,可滋养胃肾之阴。温补脾气的同时还非常强调脾肾两脏先后天互补的关系,脾阳依赖肾阳的温煦,如命火衰微,火不生土,可补火生土;单纯的脾胃虚弱、脾胃虚寒,还可以加入一些温补肾阳的药物。

在治疗功能性胃肠病的过程中,还一定要重视条畅中焦脾胃气机。脾胃为气机升降之枢纽,脾气不升不仅不能助胃进一步消化,而且其吸收转输水谷精微和水液的功能发生障碍,升提内脏功能障碍。胃气不降,传化无由,壅滞成病。脾胃升降与肝胆肺肾有关。如肝失疏泄,气机郁滞,则克脾犯胃。胆气不升,脾不能发挥升清作用。胆火上逆,胆胃同病,胃失和降。肺失宣发,则不能助脾气散精。肺失肃降,则不能助胃气顺降和大肠传导。而肾阳不足,命火式微则不能温煦脾阳完成升运的功能。治疗脾胃气滞,不同于伤寒之痞从外之内,脾胃气滞当专扶脾气。脾不能行气于肺胃,结而不散,宜辛散而不宜苦泄。早在20世纪80年代,就有学者提出了以健脾益气、理气和胃中药开发促胃动力药的设想,引起中医及中西医结合学者的广泛重视,目前国内治疗功能性消化不良的中药、中成药大多从健脾益气为法,并取得一定临床疗效。

在治疗功能性脾胃病的过程中还应注意以下几点:

1.治疗脾胃,辨病与辨证结合,健脾为先,兼顾补肾。

2.条畅中焦气机是治疗以消化道动力障碍为主的功能性脾胃病的关键。

3.遣方用药宜轻灵,顾及脾胃两脏阴阳属性,润燥相宜,勿使厚味碍脾伤胃。

4.对内伤七情、外感六淫、饮食劳倦等诱因要设法防治,在治疗中始终要把恢复脾胃运化功能放在首位。时时注意调整脾胃升降功能,对功能性消化不良和肠易激综合征便秘型,侧重降胃;对肠易激综合征腹泻型,侧重升脾。由于脾胃与肝关系十分密切,"木疏土健"、"土疏木荣",故调和肝脾十分重要,保持肝气条达,使其行正常疏泄之能,以提高疗效。

5.重视"治未病",预防重于治疗。

6.强调心理、饮食起居等因素在功能性胃肠病发病中的重要作用,在用药治疗的同时注重心理治疗,耐心开导安抚,使之饮食有节,起居有时,情志调畅,则诸病无从由生。

(侯俊丽)

第四节　胃轻瘫综合征

一、概述

1.西医认识　胃轻瘫综合征(简称胃轻瘫)是一组以胃排空延缓为特征的临床综合征,以往曾称胃麻痹、胃无力、胃潴留等。本病可无症状,临床上也可表现为恶心、呕吐、早饱、餐后上腹饱胀、体重减轻等,而无胃肠器质性病变。分为特发性(原发性)和继发性两类,前者病因不明,通常为FD的一种类型,有人主张不要把胃轻瘫作为FD的同义词,只有明显胃排空延缓时,方可诊断为胃轻瘫。继发性胃轻瘫常见于糖尿病、胃手术后、迷走神经切断术后、进行性系统性硬化症(PSS)等。有些药物如乙醇(高浓度)、抗酸剂、阿托品、β-肾上腺素受体激动剂、降钙素、钙通道阻滞剂、右芬氟拉明、苯海拉明、胰高血糖素、左旋多巴、锂、奥美拉唑、恩丹西酮、阿片制剂、吩噻嗪、黄体酮、溴丙胺太林、硫糖铝、烟草、三环类抗抑郁药、四氢大麻酚等可延迟胃排空。

2.中医认识　中医认为本病归属"痞"病,《内经》亦称"否","阳明之复……甚则心痛痞满","太阳之复……心痛痞满"(《素问·至真要大论》),朱丹溪认为"痞者,与否同……处心下,位中央,满痞塞者","痞则内觉痞闷,而外无胀急之形",与胀满不同。

二、病因病机

1.西医认识　特发性胃轻瘫有消化不良症状,无器质性病因,检查发现半数患者有胃排空延缓,胃窦功能减低,酸和胃蛋白酶在胃内停留的时间延长,可能导致上腹痛。约50%的糖尿病患者有自主神经病变,自主神经功能异常多累及消化道,导致胃排空延迟,称为糖尿病性胃轻瘫(DGP),多数对固体食物有明显的排空障碍,胃排空延长,胃内固体和液体食物潴留,常发生于10年以上的糖尿病。胃排空延迟的原因主要由于迷走神经神经损伤(自主神经病变),高血糖对胃排空也有抑制作用,与糖尿病引起的胃肠激素分泌与调节紊乱有密切关系,其胃窦平滑肌功能完整。

胃手术后常伴胃轻瘫,迷走神经切断术后胃排空延迟发生率为5%～10%。迷走神经切断加幽门成形术后28%～40%胃固体排空延迟,迷走神经干切除术使胃底舒张功能、胃窦收缩及协调的幽门舒张功能均降低,使胃液体排空加快,固体排空延迟。PSS是结缔组织退化的一种严重病,各器官结缔组织均可累及,当累及胃时出现胃扩张和胃蠕动缺失,为PSS胃轻瘫。

2.中医认识　"痞"病多属中土素虚,乃因饮食不节或忧患积郁,或痰气交阻,或误下伤中,内外合邪,乘而袭之,清阳不升,浊阴不降,营卫失和,痞塞不通所致。从脏腑讲,责之脾胃,"太阴阳明为表里,脾胃脉也……阴受之则入五脏……入五脏则满闭塞"(《素问·太阴阳明论》),"太阴所至为积饮痞满"(《素问·六元正纪大论》),朱丹溪也说"痞塞者,皆土之病也"。六气所复,如寒气上行,心胃生寒(太阳之复),土虚木胜(阳明之复)可致"痞",土运平气备化之年,其令为湿,在脏应脾发病为痞塞不通,如"备化之纪……其令湿,其脏脾……其病否"。而土运不及卑监之年,土之化气为木气所抑,土气不及,化气不得行令,木气反旺,土之湿气不得施化,其发病为滞留胀满,痞塞不通,如说"卑监之纪……其脏脾……其病留满否塞"(《素问·五常政大论》)，都是说土虚木旺，可损中阳。又"脏寒生满病"，是说饮食生冷，寒气凝滞，损伤中阳。《素问·至真要大论》说"太阴之胜……独胜则湿气内郁……胃满"，是说太阴为胜气时，湿气独胜，胃中满闷。以上条文，可以说明《内经》认为"痞"为中焦脾胃病，中阳不足，寒湿之气阻胃，心胃生寒，有妨运化，遂生痞满。

其后，仲景《伤寒论》，引误下伤中而论治"心下痞"，认为胃气不和、外邪内陷而成痞，用五泻心汤为治。东垣倡导脾胃内伤为百病之由，痞满病本在脾，治在扶助中土，兼以消导化积。朱丹溪阐述"痞"之含义、病机及治法，提出胖人心下痞由于湿痰，瘦人心下痞是郁热在中焦，治宜消痞而不伤正。

三、诊断

1.西医认识　胃轻瘫可发生于任何年龄，女性患病率高，起病隐袭，常见临床表现有早饱、餐后上腹饱胀、恶心、呕吐，或发作性干呕、反复呃逆、进餐时或进餐后加重，也可出现在空腹时，呕吐物可含 4～6 小时前所进食物，可有发酵臭味，反复呕吐者可有消瘦、体重减轻、乏力等症状。继发性者还可有原发病的表现。胃镜，消化道造影、腹部 B 超，必要时作胰腺功能 ERCP 等检查，以除外上消化道、肝、胆、胰的器质性疾病。

胃排空闪烁扫描测定是诊断胃轻瘫的金标准，是较简便、准确、非侵入性检查法，液体试餐用放射性核素 InDIPA 标记，固体试餐用锝硫酸胶质标记，一般情况下，40%～80% 的固体食物在摄入后 2 小时排空，当胃排空时间超过正常值及两个标准差，就可诊断胃轻瘫。目前国内用 X 线检查钡条排出，测定胃排空，方法简便。胃测压计可证实胃轻瘫患者胃窦运动低下，幽门痉挛，幽门-窦-十二指肠运动失调和 MMC 缺失。胃电图(EGG)记录频率大于 4 次/分为胃节律过速，小于 2 次/分为胃节律过缓。进餐后，胃电信号明显增多，胃轻瘫患者餐前无正常慢波，餐后无增强的复合波。通常胃十二指肠测压和 EGG 对中枢性疾病作用有限。

排除上消化道或肝胆胰器质性病变，有以下表现：①早饱，餐后饱胀，体重减轻；②内镜或胃肠钡餐示胃内多量潴留物；③胃排空试验有固体排空和液体排空障碍；④上消化道测压证实胃十二指肠动力不正常；⑤EGG 异常；⑥胃近端张力性收缩和舒张异常。

有①～③可确诊，有①和②及④～⑥中任何一项可考虑胃轻瘫诊断。

2.中医认识　中医认为"痞"有虚实之分，大凡无物无滞为虚痞，有物有滞为实痞。"痞"之由，若因误下，则为正虚邪陷，即《伤寒论》所谓的"病发于阴而反下之，因作痞"，若不因误下，"如中气虚弱，不能运化精微则为痞，饮食痰积，不能施行则为痞，湿热太盛，土乘心下则为痞"。中医无胃轻瘫病名，由于胃排空延迟，患者胃内有多量潴留物，显系宿食在中脘，东垣《兰室秘藏》将饮食所伤分为伤饮和伤食，而"伤食则或呕吐或痞满"，与本病颇相似。本病可由七情所伤，饮食停滞，痰饮积聚，湿热壅盛引起，而脾胃虚弱，中气困惫，精微不化，脾胃升降失职，气机阻滞，蕴困心下，遂成"痞"。气虚脾运不及，阳气不足以推运胃内容物进入肠内，遂使气、痰、食、水、饮聚留胃中。使"胃实而肠虚"，"肠实而胃虚"的虚实交替动作，不能正常进行，影响消化吸收，并使胃中浊气上逆，出现呕恶、嗳气、不食等症状。

四、治疗

1.中医辨证治疗

(1)肝气郁结:胸脘痞闷,食后饱胀,胁胀,吞酸,呕恶,善太息,苔薄白,脉弦。

分析:七情失和,郁郁寡欢,急躁愤怒,使肝失条达,木郁土壅,胃气壅滞,故脘痞,呕恶,吞酸。

治法:疏肝理气,解郁消痞。方用木香化滞汤加消食之品。

枳实　当归　陈皮　木香　柴胡　草豆蔻　半夏　红花　神曲　麦芽

方中木香、枳实、陈皮、柴胡理气疏肝解郁,红花行血,草豆蔻、陈皮、半夏和中,神曲、麦芽消食。

(2)饮食积滞:胸脘痞满,食后饱胀作痛,呕恶厌食,吞酸暧腐,苔厚腻,脉滑。

分析:脾胃虚弱,纳化迟滞,饥饱失时,暴饮暴食,伤及胃气,食滞中脘,传化不及,胃气壅塞则痞;饮食不化,故暧腐呕恶。

治法:消食导滞,和胃消痞。方用保和丸加味

山楂　神曲　半夏　茯苓　陈皮　枳壳　莱菔子　连翘　麦芽　鸡内金

方中陈皮、半夏、茯苓化痰湿,山楂、神曲、麦芽、莱菔子、鸡内金消食积,陈皮、枳壳、连翘理气散结。

(3)痰湿中阻:胸脘痞满,不思饮食,食则饱胀,呕恶,吐清水痰涎,头目眩晕,困倦身重。苔腻,脉滑。

分析:气虚脾运无权,水谷精微不得转输,反化为痰饮,痰气交阻,中阳受遏而痞。

治法:理气化痰,和中消痞。方用二陈汤加消食药。

茯苓　半夏　橘红　甘草　生姜　瓜蒌　胆南星　神曲　麦芽

方中二陈汤化痰湿,瓜蒌、胆南星化痰,陈皮、半夏化痰和中,神曲、麦芽消食。

(4)脾胃虚弱:胸脘痞满,按之则舒,不思饮食,食后饱胀,体倦乏力,便溏,苔薄白,脉沉细。

分析:脾胃素虚,中气不足,纳运失常,食则饱胀。气虚则体倦乏力。

治法:益气健脾,养胃消痞。方用香砂六君子汤。

人参　白术　茯苓　甘草　陈皮　半夏　生姜　大枣　木香　砂仁

方中四君子汤健脾益气,陈皮、半夏、木香、砂仁和中理气消痞。

2.中成药

(1)越鞠丸疏肝解郁,和胃消痞。

(2)保和丸消食导滞,和胃消痞。

(3)四磨汤行气和中降逆。

(4)木香顺气丸行气导滞。

(5)香砂和胃丸和胃畅中。

(6)补中益气丸健脾补中益气。

(7)香砂六君子丸益气健脾,理气消痞。

3.中医食疗

(1)麦芽山楂饮:炒麦芽10g,炒山楂6g,用水煮成汁,去渣后放适量红糖,随意饮用。功能和胃消食导滞。

(2)梅花浆:白梅花15g,香橼15g,切碎,适量麦芽糖,炖烂熟食。功能疏肝理气除满。

(3)生姜5g,葱白7寸,粳米100g做粥,加少量米醋。功能扶脾胃,散寒邪。

4.临证心法

(1)胃轻瘫是脾胃虚弱,运化纳腐功能低下,以致饮食物不能及时腐熟推运到小肠,而留于胃内。此病脾胃虚弱为本,气、食、痰、水、饮为标,为虚中夹实之证,治疗上要在理气、消食、祛痰、化饮的同时,顾护脾胃,用厚胃安中之品,扶助中土为本,使脾胃功能复健,运化功能正常。本病胃排空延缓,饮食停滞中焦,故临证时不论何种证型,均需加用消食之品,以助消化。

(2)DGP属中医痞满伤食范畴,由脾胃虚弱、气滞食积引起,可用益胃消痞、理气消食之法,用党参、黄芪、白术健脾益气和胃,白术促进胃肠分泌和降糖,木香、枳实、厚朴消痞理气,半夏降逆和胃,枳实兴奋胃肠道平滑肌,使胃肠运动收缩节律增强有力,木香加速胃排空,促进内源性 MOT 释放,鸡内金消食积,促使胃液分泌。

五、调护

1.精神调护十分重要,要心态平和,心境安宁,避免急躁、恼怒、忧郁、恐惧。

2.主食要易消化,忌用煎炸食品及未发酵的面食,蔬菜要新鲜,含纤维素要少,切成细丝,煮软,使之易于消化,要细嚼慢咽,切勿暴饮暴食,每餐食量不要太多,定时进食。

3.避免用能使胃排空延缓的药物。

4.继发性胃轻瘫,要积极治疗原发病。

(侯俊丽)

第五节　恶性肿瘤的康复

随着现代生活方式的改变和生活环境的变化,以及现代诊疗技术的发展,恶性肿瘤的发生率和发现率均有所提高。恶性肿瘤是危害人类健康的首位严重的慢性非传染性疾病,所造成的社会和经济负担沉重。该类患者身心备受折磨,健康状况恶化,迫切需要康复的早期介入,以改善功能状况,提高生活质量,早日重返社会。

一、概述

(一)定义

肿瘤是机体在各种致瘤因素作用下,局部组织的细胞在基因水平上失去了对其生长的正常调控,导致细胞的异常增生而形成的新生物,通常表现为局部肿块。恶性肿瘤是细胞不仅异常快速增殖,而且可发生扩散转移的肿瘤。

(二)流行病学

我国恶性肿瘤发病率估计为 100/10 万人口以上,估计每年新增恶性肿瘤患者 100 万。120 万人,现有恶性肿瘤患者约 300 万人,恶性肿瘤的病死率在城市为 128.03/10 万,在农村为 112.36/10 万,其中以肺癌、胃癌、食管癌、肝癌、乳腺癌、宫颈癌最为多见,占全部恶性肿瘤的 70%～80%。

目前,在我国过去高发的食管癌和宫颈癌发病率有了明显下降,胃癌的发病和死亡趋于稳定,而乳腺癌、胰腺癌、结直肠癌等一些在欧美国家高发的癌种在我国有了明显上升,其主要原因是人口老龄化、生活方式城市化以及工业化进程的影响。

(三)病因及发病机制

恶性肿瘤的病因不明,目前认为有多种可能致癌的因素,但常不是必然的直接致癌因素。外源性的化学性、物理性、生物性因素刺激,内源性的机体内部结构改变和功能失调,不良行为生活方式以及遗传因素、社会因素、精神心理因素等,在某种条件下和一定强度下与恶性肿瘤的发生、发展有一定关系。恶性肿瘤患者中"生活方式癌"所占比例高达 80%。

关于肿瘤的发生机制,虽经过大量的研究,目前还未充分解决。有关肿瘤形成的基本理论有:①肿瘤是多步骤发生、多基因突变的演进性疾病;②肿瘤的遗传易感性;③癌基因激活和抑癌基因失活;④生长因子及其受体与细胞内信号转导的异常;⑤肿瘤是一类细胞周期疾病;⑥肿瘤的发生是免疫监视功能丧失的结果;⑦组织微结构理论和干细胞理论等。

(四)临床特征

1.对机体的影响严重 恶性肿瘤生长迅速,常向远处转移或向全身播散。可导致邻近脏器受压或空腔脏器梗阻,继发坏死、溃疡、出血、疼痛、肢体水肿或静脉曲张、病理性骨折、癌性或血性胸腹水、内分泌紊乱等。到晚期出现极度消瘦、无力、贫血、全身衰竭,称为恶病质。

2.临床治疗副作用大 临床手术可以引起组织器官缺损,易造成对术中涉及的周围组织器官功能的影响;化疗可引起毒副反应,包括胃肠道反应、骨髓抑制,心、肺、肝、肾、神经等器官毒性等;放疗的副作用表现为一系列的功能紊乱与失调,如精神不振、食欲下降、疲乏等全身反应,以及局部的皮肤与黏膜反应。

3.精神心理反应剧烈 恶性肿瘤患者从疑诊时开始,到确诊后、治疗前后、终末期都可能发生严重的剧烈心理变化和心理反应过程,出现震惊、恐惧、否认、淡漠、抑郁、焦虑、悲伤等恐癌情结表现。社会、家庭的容忍和经济状况的改变,可引起患者社会心理上的不愉快和抑郁感。严重者会出现肿瘤精神综合征。

4.容易转移复发,难以彻底治愈 虽然目前恶性肿瘤患者的痊愈率得到提高,存活期有所延长,但恶性肿瘤细胞难以彻底消除,某些环境和个人因素难以控制,影响到恶性肿瘤的发展、转移、复发和预后,其病死率、致残率仍较高。

二、康复评定

大多数人类恶性肿瘤是环境因素与遗传因素相互作用的结果。恶性肿瘤本身以及手术、放疗、化疗等对身体结构与功能的损伤严重。康复评定主要是个人行为、生活方式、环境理化生物因素、社会与家庭支持等背景性危险因素评定;通过定期复查,对患者身体结构与功能损伤严重程度进行评定。患者活动能力和参与能力因肿瘤种类、治疗方式等不同,受限和局限性程度也不同,可根据具体情况进行相应的评定。

(一)危险因素评定

人口老龄化,生活模式、食物结构、饮食习惯和行为方式的变化,在工业化和城市化的过程中伴随的生态环境的改变,造成了世界各地大部分恶性肿瘤发病率和死亡率呈上升趋势。这些恶性肿瘤发病的危险因素也是恶性肿瘤的发展、转移、复发的危险因素,影响预后。对危险因素的评定,有助于个性化康复方案的制订和实施。评定方法可以通过采集病史和谈话的方式进行,也可采用量表的形式进行。

主要的背景性危险因素及其在肿瘤发生中占的权重如下:①吸烟占 30%;②饮食因素平均占 35%,其变化幅度为 10%~70%;③生育和性行为占 7%;④职业因素占 4%;⑤酒精滥用占 3%;⑥地理因素占

3%；⑦环境和水污染占 2%；⑧药物和医疗因素占 1%。

影响恶性肿瘤发病或复发的重大生活事件一般都先于恶性肿瘤起病或复发前 6～8 个月。常见生活事件评定量表国内有郑延平、杨德森、张明园等多个版本，可选用；A 型人易发生肿瘤，A 型行为类型评定可选用国内的 A 型行为类型问卷（TABP）。社会支持对身心健康有显著的影响，评定量表有多种。国内设计了一个 10 条的社会支持量表（SSRS），该量表具有较好的预测效度，分为主观支持、客观支持和支持利用度三个维度，可选用。

（二）病理分级评定

未分化癌细胞多呈小圆形、小梭形或呈星形、胞质极少或裸核状，恶性程度高；高分化细胞接近正常分化程度，恶性程度低。

1.四级法　Ⅰ级：未分化癌细胞占 0%～25%；Ⅱ级：未分化癌细胞占 25%～50%；Ⅲ级：未分化癌细胞占 50%～70%；Ⅳ级：未分化癌细胞占 70%～100%。

2.三级法　分为高度分化、中度分化、低度分化三级，恶性程度依次递增。

（三）临床分期评定

多数部位肿瘤的临床分期采用国际抗癌联盟（UICC）所规定的恶性肿瘤 TNM 分期法。此分期法只用于过去未曾进行过治疗的患者，病变的范围仅限于临床检查所见。T 代表原发肿瘤。N 代表局部淋巴结转移状况。M 代表远处转移情况。临床工作中，不同恶性肿瘤还有各自的临床分期标准，如直肠癌采用 Dukes 分期，膀胱癌采用 JSM 分期，胃癌采用 Moss 分期等。

临床分期与肿瘤的临床表现及治疗方案的选择有直接的关系。对恶性肿瘤的分期也是估计患者预后、评估治疗效果的需要。如＜3cm 的小肝癌，术后 5 年生存率远高于＞3cm 的肝癌。直肠癌的术后复发率及预后与其分期密切相关，当无淋巴结转移时，Dukes A、B1、B2 期术后平均复发率分别为 5%、10%、25%，而有淋巴结转移时，复发率明显升高，Dukes C1、C2 期平均复发率上升为 33%、66%。

（四）癌痛的评定

通用疼痛评定法有目测类比测痛法（VAS）、口述等级评分法（VRS）、McGill 疼痛问卷法等，可根据实际情况选用。

针对癌痛的 5 级评定法简便易行，即根据用药的种类和方法将癌痛分为 5 级。0 级：不需任何镇痛剂；1 级：需非麻醉镇痛剂；2～4 级：分别需口服、肌内注射、静脉注射麻醉剂。

（五）心理评定

正确评估肿瘤作为应激源给患者及家属带来的心理负担，评估肿瘤患者的自杀风险，是十分必要的。恶性肿瘤患者心理评定的原则和方法与一般心理评定相同。常用有症状自评量表（SCL-90）、焦虑自评量表（SAS）和抑郁自评量表（SDS）、Rutter 儿童行为问卷、老年抑郁量表（GDS）等。少数有严重精神障碍者，需精神专科医师会诊评定。

（六）营养评定

营养不良在肿瘤患者中普遍存在。肿瘤患者主要出现的营养问题，一是厌食和体重下降；二是肿瘤患者的代谢异常。营养不良可分为消瘦型营养不良、蛋白质型营养不良、混合型营养不良 3 类。

营养评定可分营养筛选和综合评定两个步骤。综合评定经过营养不良粗筛，进一步了解病史、体格检查，利用一些客观指标（如血浆蛋白水平）、机体测量（如动态的体重、身高变化及机体组成测定等），与主观评定相结合来完成营养评定。可根据具体情况选择综合营养评定、主观全面评定（SGA）、营养评定指数（NAI）等方法。

（八）参与能力评定

恶性肿瘤患者参与局限性的主要原因是身体的残疾和心理障碍。社会生活能力评定可选用功能活动问卷、社会功能缺陷筛选表；工作能力的评估方法常用的有微塔法、McleanHospital 工作评估表、Valpar 评定系统等。目前应用较多的是残疾评定和生活质量评定。

1.残疾分类　　根据 Raven 的分类法，恶性肿瘤残疾可分为四类：

（1）肿瘤已控制，无残疾。

（2）肿瘤已控制，因治疗而出现残疾。包括：①器官的截断或切除：如截肢、乳房切除、子宫切除等；②器官切开或部分切除：如肺、胃、肝等器官部分切除，结肠部分切除后腹壁造口、气管切开、面颌根治术后缺损、软组织术后缺损等；③器官切除后内分泌替代治疗：如甲状腺切除、卵巢切除、垂体切除等；④心理反应、精神信念改变等。

（3）肿瘤已控制，因肿瘤而出现残疾。包括：①全身性反应：营养不良、贫血、恶病质、疼痛、焦虑、抑郁等；②局部性残疾：软组织与骨破坏、病理性骨折、膀胱与直肠功能障碍、周围性瘫痪、偏瘫、四肢瘫等。

（4）肿瘤未控制，因肿瘤与治疗而出现残疾。

2.肢体残疾评定　　肢体残疾是指人的四肢残缺或四肢、躯干麻痹、畸形，导致运动系统不同程度的功能丧失或功能障碍。恶性肿瘤致肢体残疾者的整体功能评价是在未加康复措施的情况下，以实现日常生活活动的不同能力来评价。日常生活活动分为 8 项，即端坐、站立、行走、穿衣、洗漱、进餐、大小便、写字。

3.生活质量评定　　生活质量研究在肿瘤临床研究中有三大作用：①评价肿瘤患者及其疼痛的治疗效果，进行疗法的选择；②有利于抗癌药、镇痛剂、止吐药等的筛选及评价；③有助于了解治疗后患者的远期生存状态。

常用量表有普适性量表如健康调查简表（MOSSF-36）、世界卫生组织生活质量问卷（WHOQOL-100）等；专用量表主要有美国研制出的恶性肿瘤治疗功能评价系统（FACT）和欧洲恶性肿瘤研究与治疗组织研制的恶性肿瘤患者生活质量测定量表 QLQ 系列，均有中文版本。FACT 和 QLQ 系列均是由一个测量恶性肿瘤患者生命质量共性部分的共性模块和一些特定恶性肿瘤的子量表（特异模块）构成的量表群。

我国学者在借鉴外国各种评定量表的基础上，设计了具有中国文化特色的恶性肿瘤患者通用生命质量量表，以及宫颈癌、乳腺癌、肺癌等专用量表。但就总体而言，恶性肿瘤的生命质量评定做得还不够普遍，有待加强。

三、康复治疗

由于在肿瘤发生发展的不同阶段，不同肿瘤及其不同程度功能障碍的康复目的不同，将肿瘤患者的康复目的分为预防性康复、恢复性康复、支持性康复、姑息性康复 4 种。恶性肿瘤是一种易转移、复发的疾病，康复治疗上不仅需要多学科综合治疗、治疗方案个体化，而且需要加强心理与行为干预，重视姑息，为恶性肿瘤患者改善功能状况、提高生活质量打下基础。

（一）运动疗法

当某器官或局部功能损伤时需对其进行有针对性的功能训练。如乳癌根治术后，手术侧肩关节活动受限，需对肩关节的活动功能进行训练；骨肿瘤截肢配备假肢后需进行假肢的活动功能训练；肺癌肺部术后需进行患侧呼吸训练，改善肺功能；喉癌全喉切除术后患者不能发声，需进行食管言语训练，发声重建术后需进行发声、言语训练；颌面肿瘤根治术后需进行张口、咀嚼、吞咽、言语功能性训练等。

恶性肿瘤患者应进行适合自己体力的运动和活动，以不产生明显疲劳和症状加重为度。能下地活动者可进行日常生活活动及健身跑、步行、上下楼、骑自行车、瑜伽、太极拳、气功等较低强度的有氧运动，以增强肌力，保持或改善关节活动范围，提高心肺功能与耐力。对于不能下床的患者，要在床上进行肢体的活动，并尽可能自理个人生活活动，如吃饭、穿衣、洗漱等。长期卧床后，在开始恢复运动时，要注意防止直立性低血压，必要时可以用起立床过渡。

恶性肿瘤患者在运动和活动的过程中要劳逸结合。对贫血及心肺功能低下者，应控制有氧活动的强度，注意监测疲劳水平。血小板计数$(200\sim500)\times10^9/L$者宜谨慎运动，低于$200\times10^9/L$者禁忌运动。白细胞计数低于$2\times10^9/L$者只能进行轻度活动，并应适当隔离。有骨转移癌或严重骨质疏松者宜极谨慎运动，限制负重或提供适当的辅助用具，发生病理性骨折者禁忌运动。

（二）物理因子疗法

近年高频电、激光、超声波、冷冻、直流电、磁等多种物理因子被应用于恶性肿瘤的治疗。有体外治疗、腔内治疗或组织间治疗，多数与放疗、化疗、手术相结合，也有不少单独治疗，取得了较好的效果。如利用915MHz的分米波治疗鼻咽癌、超声波配合放疗治疗皮肤恶性肿瘤、高能聚焦超声热疗治疗胰腺癌等。

放疗、化疗后出现骨髓抑制时，除进行药物治疗与加强营养外，可进行穴位的毫米波治疗，有促进白细胞计数回升的作用。术后淋巴水肿治疗可选择加压法。静力加压法有两种方式，一种是梯度压力服装，一种是绷带或缠裹；动力加压法主要方式是气动的泵装置和向心性按摩。

（三）心理与行为干预

心理与行为干预不仅可以改善不良情绪，缓解疼痛，改善睡眠，而且可以提高患者的免疫功能，改善认知功能，降低转移、复发的可能性，还可以减少治疗费用，缓解社会心理压力，提高生活质量等。此外示范疗法、教育启发手段以及恶性肿瘤俱乐部、癌友康复营等形式也十分重要。少数有严重精神障碍者，需精神专科医师会诊治疗。

1.阶段性干预　心理康复中，恐癌情结的消解是最为重要的，应贯穿于恶性肿瘤治疗的各个阶段，也是其他心理康复的前提条件。

(1)确诊前后：告知时应评估透露消息的数量和比率，明确患者想知道的信息，以其能够理解的方式分阶段、分步骤告知，预防心理问题的出现。对那些产生震惊、恐惧、抑郁、悲观，或出现否认、淡漠等异常表现，处于心理障碍的休克期和冲突期，不能很好接受治疗的心理障碍患者，进行针对性分析、引导，使其能纠正错误认识，正视自己的疾病。同时动员患者家属和单位，配合医务人员，稳定其情绪，并适当解决其在经济、家庭、工作等方面的实际困难和问题，以利患者的心理康复。

(2)治疗前后：患者的一般心理需求为希望被尊重、被理解和被接纳；希望获得相关专业信息，寻求安全感；希望早日康复，渴望回归正常交往与活动。此时可对患者及家属的情绪通过自评问卷进行量化评估，然后给予适当的干预。对患者的不适感和担心要表示肯定和理解，尽量不用客观诊断结果否定患者的主观感受；耐心、专心、关心地倾听，并在倾听过程中作出适当的反应；及时提供深入浅出的专业信息，使患者对治疗有充分的了解，达到心理状况稳定、适应。对残疾严重、毁形毁容者，适时配用假体，进行整形整容手术，不但有利于心理康复，也有利于功能康复。必要时使用少量抗焦虑药物。

(3)终末期：晚期恶性肿瘤患者可能因疼痛控制差、衰竭和疲劳、无助感等表现出个性的改变、极大的悲观与绝望。此时可通过交谈来评估其自杀风险，并在结束谈话前否定其想法。然后根据患者回答内容划分风险等级并给予必要的干预。对终末期患者应予最大的帮助和支持，应安排安静舒适的环境，细致周到的护理，充分的精神支持和关怀。对有些患者不必告知全部真实病情，尽量减轻其悲观情绪，使之平静度过终末期。

2.心理干预方法　心理疗法既可个别实施,也可集体实施。个别治疗可洞察到患者深层的心理内容,并随时依患者心理行为反应的变化,灵活地采用各种心理行为干预手段。集体疗法可通过集体内的相互助长,迅速掌握行为治疗技术,并能在同病相怜的病友集体中充分表达、发泄内心痛苦等。

(1)认知疗法:患者和家人对恶性肿瘤的看法通常具有情绪的和行为的后果,影响对诊断和治疗的应对能力。认知疗法是以问题解决为出发点的简短的心理干预,它可帮助患者及其家人以一种客观的、适应性的方式看待恶性肿瘤。

(2)行为训练:行为训练能减轻与侵袭性治疗有关的焦虑和紧张,有效控制化疗的恶性肿瘤患者预期的恶心、呕吐,减轻恶性肿瘤患者的疼痛,特别是催眠之类的方法,如松弛、暗示、想象等。渐进性松弛训练是用于恶性肿瘤心理康复较多的一种行为疗法。

(3)艺术疗法:艺术疗法是一种治疗性艺术,使受试者通过美术室和画室探究其对恶性肿瘤经历的个人情感,并用视觉化的途径表达他们的恶性肿瘤体验。艺术疗法能加强患者的积极感情、减轻痛苦、澄清存在的精神问题。艺术疗法的非言语途径对面临情感冲突或生死选择的患者尤为有利,可以帮助患者面对和接受死亡。

(4)音乐疗法:音乐通过和谐优美的旋律能使肿瘤患者开阔胸怀,精神放松,忘却病魔的苦痛,驱散心中的抑郁,唤起对生活的热爱和与疾病斗争的信心;音乐能影响大脑半球,并使垂体分泌具有止痛作用的内啡肽,使儿茶酚胺水平降低,从而导致血压和心率下降。音乐疗法实施时间为 25～90 分钟不等,配合其他治疗措施效果更好。

(5)自然疗法:有日光疗法、泉水疗法、森林疗法、空气疗法、香花疗法、高山疗法、洞穴疗法、泥土疗法等多种方法。回归于自然之中,呼吸清新的空气,体验泉流云影,花香鸟语,会使人陶然自得,心旷神怡,乐趣无穷,会使肿瘤患者忘却疾病的痛苦,有利于身心的康复。

3.行为干预与个性优化　行为与个性是心理的外显。对不良行为,包括吸烟、酗酒、嗜食肥甘、不食果蔬、起居无常、不喜锻炼、排便无规律与各种不良生活小节等,可以通过必要的教育启发,以及行为医学的相关措施来纠正。对那些情绪极其不稳定、好波动者,典型 A 型行为者、有明显自闭或自我折磨倾向者,可通过鼓励其积极参与相关社团活动,在不断与癌友的交往中逐步加以改变或优化。

(四)癌痛康复

恶性肿瘤引起的疼痛可以是病理性的,甚至可以是心理性的。恶性肿瘤患者伴有不同程度疼痛者占 51.1%。其早期到中期患者占 30%～35%,末期占 50%～70%。以晚期癌转移疼痛最多见、最严重,疼痛发生率达 60% 以上。

1.物理疗法　冷敷可以减轻炎症和疼痛。每次持续时间不超过 15 分钟,防止冻伤,不宜用于外周血管性病变区域或放射治疗损伤区域。热敷可以促进血运,松弛肌肉,减轻疼痛、紧张和焦虑。每次持续时间不超过 30 分钟,避免烫伤。放疗区域、肿瘤病变区域组织禁忌热敷。与热敷相比,冷敷止痛作用持续时间较长。

经皮神经电刺激等低中频电疗、磁疗、红外线热疗等能减轻疼痛,电极置入椎管内的脊髓电刺激疗法有较好的控制癌痛的效果。放射疗法对恶性肿瘤本身有一定的控制和治疗作用,对癌痛(尤其骨转移癌痛)有较好、较快的止痛效果。另外,中等强度的耐力性锻炼有助于增加体内内啡肽的含量,改善情绪,从而起到缓解疼痛的作用。骨关节和脊柱肿瘤所产生的疼痛往往和局部活动有关,采用支具进行局部制动,也可有效止痛。

2.心理疗法　癌性疼痛可使患者出现焦虑、抑郁症状,而患者的精神紧张和焦虑常使痛阈降低,疼痛加重,如此导致恶性循环。心理治疗可打破这一循环链,减轻或消除烦躁或抑郁,减缓疼痛。癌痛严重时,可指导患者进行松弛训练,并注意训练患者的意志力和毅力。晚期癌痛患者往往因疼痛难忍不能控制自己,更应对其关怀、体贴,给予精神心理支持。

3.其他　药物是癌痛常用的治疗方法。可根据癌痛三级阶梯治疗方案进行,也可采用患者自控镇痛技术。对药物镇痛效果欠佳的患者可在局部痛点、外周神经、自主神经、硬膜外和蛛网膜下腔、肿瘤组织中注入无水乙醇或苯酚进行神经阻断。对顽固性疼痛,可在硬膜外或脑室内放置导管,或进行神经松解、神经切断、脊神经根后支切断、脊髓前柱切断等神经外科手术。

(五)营养支持疗法

营养支持适用于接受积极的抗肿瘤治疗,同时存在营养不良问题或预期长时间不能消化和(或)吸收营养物的患者,终末期肿瘤患者通常不推荐使用营养支持作为姑息性治疗。在给予营养支持治疗前应先消除导致营养不良的因素,如厌食、味觉迟钝、口干、吞咽困难、腹胀、便秘、腹泻、食管炎等。营养支持有肠内和肠外两种方式。

1.肠内营养　肠内营养(EN)包括经口和喂养管提供机体代谢所需的营养物质。尽可能的鼓励患者进食,增进患者食欲,改善进餐环境。对丧失咀嚼、吞咽功能,而消化功能完好者应采用喂养管。管饲营养所用的制剂包括匀浆膳和要素膳两种。匀浆膳就是经常食用的多种自然食物经粉碎加工后混合成流质的营养液,成分接近正常人的膳食结构,可以自己配制。要素膳是一种营养素全面、化学成分明确,无须消化即能被肠道直接吸收利用的无渣膳食,是以人体每日膳食营养素需要量和推荐量为依据,用水解蛋白、碳水化合物、脂肪和微量营养素配制的。

2.肠外营养　肠外营养(PN)指通过静脉途径提供完全和充足的营养素,以达到维持机体代谢所需的目的。当患者被禁食,所有营养物质均经静脉途径提供时,称为全胃肠外营养(TPN)。当胃肠功能不能达到营养恢复和维持的要求时则行 TPN。在实施 TPN 的患者中,应防止并发症的发生,如静脉血栓形成、感染和气胸等。严重的水电解质紊乱、酸碱失衡、休克禁忌肠外营养。肠外营养制剂可以提供人体每天的营养素需要量,通常由专业厂家制造。

(六)形体康复

恶性肿瘤本身以及恶性肿瘤手术,尤其是根治性手术往往对组织器官造成严重破坏,形成心理与功能的缺陷,需进行形体康复。如骨肿瘤截肢后常需配用假肢;颌面肿瘤根治术后常需安装假体以改善面容;喉切除术后为掩饰气管造口者的缺陷,可用低领适当掩盖颈前造口,但不可妨碍造口通气呼吸;肩下垂者可穿有垫肩的衣服;女性患者在乳房切除后可使用外部假体,年轻患者可考虑进行乳房重建术等。对于这些需要功能恢复、形体重建的患者,应根据其年龄、性别、文化水平、职业、经济条件等情况,给予积极的支持治疗和心理疏导,帮助患者解决生活上和工作上存在的问题。

(李　雪)

第八章 临床常见问题的康复处理

第一节 慢性疼痛

在第 10 届国际疼痛研究学会(IASP)大会上专家一致达成共识,认定慢性疼痛为一种疾病,2007 年原卫生部要求我国二级以上医院成立一级诊疗科目"疼痛科"。这些都表明慢性疼痛不再是一种临床症状,而是已成为一门新的学科,也说明了慢性疼痛对人类健康影响的严重性。

一、概述

(一)疼痛的定义

国际疼痛研究学会(IASP)提出的:疼痛是组织损伤或与潜在的组织损伤有关的一种不愉快的躯体主观感觉和情感体验。疼痛的定义包括痛觉和痛反应 2 种成分,痛觉即躯体某一部分厌恶和不愉快的感觉,主要发生在大脑皮质;痛反应发生在中枢神经系统的各级水平,主要表现有屈肌反射、心率加快、血压升高、呼吸运动改变、瞳孔扩大、出汗、呻吟、恐惧、烦躁不安及痛苦表情等。

(二)流行病学特点

欧亚诸国曾对 46394 人进行了调查,发现慢性疼痛发病率为 19%(4839 人),其中 66% 为中度疼痛,34% 为严重疼痛;美国的调查表明慢性疼痛在成人中患病率为 40%。慢性疼痛的发生随年龄的增加而发生,60~72 岁达发病率高峰。

(三)疼痛的病因及发病机制

疼痛通常由导致组织损伤的伤害性刺激引起,如刀割、棒击等机械性刺激,电流、高温和强酸、强碱物理化学因素等。组织细胞发炎或损伤时释入细胞外液中的 K^+、H^+、血清素、缓激肽、P 物质(SP)、5-羟色胺、乙酰胆碱、组胺等生物活性物质亦可引起疼痛或痛觉过敏。全身皮肤和有关组织中分化程度最低的游离神经末梢,作为伤害性感受器,将各种能量形式的伤害性刺激传至较高级的疼痛中枢——丘脑、其他脑区以及大脑皮质,引起疼痛的感觉和反应。疼痛的中枢机制包括中枢敏化、脱抑制和扩大的易化以及结构重组等。中枢敏化能够引起炎性疼痛、神经病理性疼痛和功能性疼痛。脱抑制和扩大的易化、结构重组以及异位兴奋性是产生神经病理性疼痛的特有机制。

(四)疼痛的分类

1.根据疼痛的发生部位分类 根据疼痛部位的组织器官、系统分类,可分为躯体痛、内脏痛和中枢痛。

(1)躯体痛:又称浅部痛,疼痛部位在躯体浅部或较浅部。躯体痛多为局部性,疼痛剧烈、定位清楚。如原发性疼痛、肩周炎、膝关节疼痛等。

（2）内脏痛：又称深部痛，疼痛位于深部。内脏痛一般定位不准确，可呈隐痛、胀痛、牵拉痛和绞痛等。

（3）中枢痛：中枢痛主要指脊髓、脑干、丘脑和大脑皮质等神经中枢疾病所致疼痛，如脑出血、脑肿瘤等引起的疼痛。

2.根据疼痛的性质分类

（1）刺痛：又称第一疼痛、锐痛或快痛，其痛刺激冲动经外周神经中直径较小、薄髓（鞘）和传导速度较慢的 Aδ 纤维传入中枢。痛觉主观体验的特点是定位明确，痛觉产生迅速，消失也快，常伴有受刺激的肢体出现保护性反射，无明显情绪反应。

（2）灼痛：又称第二疼痛、慢痛或钝痛，其痛觉信号经外周神经中小直径、无髓（鞘）和传导速度最慢的 C 类纤维传入。其主观体验的特点是定位不明确，往往难以忍受。痛觉的形成慢，消失也慢。

（3）酸痛：又称第三疼痛。其痛觉冲动经外周神经中的 A8 纤维和 C 纤维传入。其主观体验的特点是痛觉难以描述，感觉定位差，很难确定痛源部位。

3.根据疼痛的持续时间分类　根据持续时间可分为急性痛和慢性痛。关于两者时间界限的观点有 6 个月与 3 个月两种观点，但多认为疼痛持续超过 3 个月即为慢性疼痛，也有一种观点认为疼痛持续时间超过正常持续时间即可定义为慢性疼痛。

4.根据疼痛的原因分类　按疼痛原因分类主要有：伤害性疼痛、炎性疼痛、神经病理性疼痛、癌痛及精神（心理）性疼痛等。神经病理性疼痛为源于外周或中枢神经系统的病变或功能障碍而引起的疼痛，如神经系统的损伤（截肢、脊髓损伤等）、缺血（血管梗死、脑卒中等）、感染（带状疱疹及带状疱疹后移神经痛、HIV 感染相关神经痛等）、代谢性疾病（糖尿病神经病变、尿毒症相关神经痛等）、神经受压（如肿瘤压迫、腕管综合征等）。诊断主要参考以下特征：①病理学有已知的神经损伤；②疼痛的性质为烧灼痛、放射痛、刺痛、电击样痛、发作性撕裂痛、搏动性疼痛等，可出现痛觉过敏和（或）痛觉异常；③可伴有感觉或运动神经功能障碍或自主神经症状；④对阿片类或非甾体抗炎药等只有部分敏感。

Michael 将神经病理性疼痛分为三个亚型：①周围神经病理性疼痛：包括颈、腰、骶放射性疼痛和脊神经损伤引起的疼痛；②中枢性疼痛：包括脊髓和脊髓水平以上损伤引起的疼痛；③交感神经相关性疼痛：包括复杂性区域疼痛综合征。

（五）临床特征

1.运动功能障碍　①全身性表现：一些外周或中枢神经系统的病变引起的疼痛多伴有运动功能障碍；②局部性表现：主要指疼痛部位的组织器官、系统的功能障碍。如肩周炎、膝关节疼痛等躯体痛多为局部性，疼痛剧烈、定位清楚，常伴有关节局部活动障碍。

2.感觉功能障碍　根据疼痛的性质不同，患者可有不同的感觉体验。刺痛表现为定位明确，痛觉产生迅速，消失也快，常伴有受刺激的肢体出现保护性反射，无明显情绪反应。灼痛一般定位不明确，往往难以忍受。痛觉的形成慢，消失也慢。酸痛的特点是痛觉难以描述，感觉定位差，很难确定痛源部位。另有一些神经病理性疼痛，其疼痛的性质为烧灼痛、放射痛、刺痛、电击样痛、发作性撕裂痛、搏动性疼痛等，可出现痛觉过敏和（或）痛觉异常。

3.心理功能障碍　慢性疼痛及精神（心理）性疼痛患者多伴有焦虑、抑郁等心理功能障碍。

二、康复评定

疼痛的评定对疼痛康复有重要指导作用，下面介绍几种常用方法。

1.视觉模拟量表　视觉模拟量表（VAS），通常是在一张白纸上画一条长 10cm 的粗直线，左端写着"无痛"(0),右端写着"剧痛"(10)字样。被测者在直线上相应部位做标记,测量"无痛"端至标记点之间的距离即为疼痛评分。目前常用一种改进的 VAS 尺,正面有从 0～10 之间可移动的标尺,背面有 0～10 的数字,当被测者移动标尺确定自己疼痛强度位置时,检查者立即在尺的背面看到 VAS 的具体数字。其记录方法如:VAS 评分,7～8 分。

2.数字评价量表 数字评价量表(NRS):此法是由 0 到 10 共 11 个数字表示疼痛强度,0 表示无痛,10 表示剧痛。被测者根据个人疼痛感受选择一个数字表示疼痛程度。

3.语言评价量表 语言评价量表(VRS)是患者用口述描绘对疼痛程度进行评分。VRS 将疼痛用"无痛""轻微痛""中度痛""重度痛""极重度痛""难以忍受痛"等词汇来表达。该评分法有 4 级评分、5 级评分、6 级评分、12 级评分和 15 级评分等。

4.简明 McGill 疼痛问卷 简明 McGill 疼痛问卷(SF-MPQ)是 1985 年 Melzack 提出的内容简洁、费时较少的一种评价工具。它由 15 个代表词组成,11 个为感觉类,4 个为情感类,每个代表词都让患者进行疼痛强度等级的排序:0,无;1,轻度;2,中度;3,重度。由此分类求出疼痛评级指数(PRL)或总的 PRL。SF-MPQ 适用于检测时间有限,需要得到较多信息的情况。

5.面部表情评分法 婴儿出生时已经知道疼痛,2 岁儿童能报告疼痛的存在,但不能准确地报告疼痛的程度。成人的疼痛测量方法不适用于婴幼儿,人们利用一些行为标准测量婴幼儿的疼痛程度。婴幼儿疼痛的测量主要基于心率、血压等生理反应和哭闹、表情等表面行为。幼儿常用表情痛苦量表评价疼痛程度,5 岁以上小儿可采用成人疼痛测量方法。

6.慢性疼痛影响的评估 疼痛不仅是一种生理感受,而且被描述为同时与个人经历、情感、文化背景等因素相关的体验,它受到精神、心理、情绪及经验等多因素的影响。由于疼痛是一种主观感觉,不可能对其进行直接测量,因此,实际上测定的是慢性疼痛的影响。在有些时候,患者可能只在某些方面有所改善,而其他方面却依旧。如患者下床活动时间可能延长,而主观疼痛感觉不变。因此,需从多个方面综合评定方可获得足够的有关慢性疼痛患者的病情资料,以便敏感地反映出患者的病情变化。

三、康复治疗

(一)心理治疗

心理治疗是综合治疗方法中的一个重要组成部分。认识疼痛的主观性,尊重患者评价自身疼痛的权利,关键是帮助他们正确认识和对待自己的病情,改变患者对疾病不符合实际的目标和不正确的想法,使患者相信疼痛是可以治愈的,积极主动参与治疗。包括如下方法:

1.认知行为疗法 大多数的慢性疼痛患者均伴有认知行为和精神心理的改变,从而进一步加重疼痛,若不及时进行干预,易形成恶性循环。认知行为疗法是略去患者对疼痛的诉说,修正痛苦表情和不良的保护性动作与行为,鼓励患者增加一些体力活动,将止痛药物用量减到最低限度,以减轻疼痛行为和药物成瘾。

2.行为重塑 重塑正常行为,鼓励患者按计划做能够达到的积极行为目标,并给予赞扬鼓励,这样新的行为被强化,不良行为则被削弱。

总之,心理疗法是针对慢性疼痛患者的综合性多方面的治疗,其目的是鼓励患者积极参与,从而帮助患者学习自我控制和处理问题的能力,改善与疼痛相关的认知结构与过程及功能状态。

（二）物理因子疗法

1.电刺激疗法

（1）经皮神经电刺激（TENS）：是通过皮肤将特定的低频脉冲电流输入人体以治疗疼痛的电疗方法。在止痛方面收到较好的效果，因而在临床上（尤其在美国）得到了广泛的应用。TENS疗法与传统的神经刺激疗法的区别在于：传统的电刺激，主要是刺激运动纤维；而TENS则是刺激感觉纤维。适应证包括术后伤口痛、神经痛、扭挫伤、肌痛、关节痛、头痛、截肢后残端痛、幻肢痛、癌痛等。禁忌证包括置有心脏起搏器、颈动脉窦部位、孕妇下腹部与腰部，局部感觉缺失和对电过敏患者。

（2）经皮脊髓电刺激疗法：将电极安放在相应脊髓的外部进行刺激，使用高频率、短时间的电流刺激，使上行神经传导径路达到饱和，难以感觉疼痛。用此短时间刺激可以产生较长时间的止痛效应。

（3）脊髓刺激：用导管针经皮穿刺或椎板切除术时在相应脊髓节段的硬膜外间隙安置电极，导线引出体外。硬膜外弱电流可以兴奋后索粗神经纤维，抑制痛觉传入而止痛。对血管性疼痛尤为有效。

（4）深部脑刺激：通过神经外科手术，将电极置入脑部，电刺激垂体，可治疗一些顽固性疼痛。

2.热疗　热疗可扩张血管，加快血液循环，促进炎症吸收；提高痛阈，使肌梭兴奋性下降，放松肌肉，减少肌肉痉挛。常用电热毯、电光浴等。对软组织、关节及脊柱相关疼痛具有很好的治疗作用，还可缓解胃肠道和泌尿道平滑肌痉挛。

3.冷疗　可以减少出血、渗出，减少疼痛介质的释放，缓解痉挛以及降低痛阈。应用时要注意预防冻伤、冷变态反应（表现为面部充血、全身瘙痒、血压下降、心率加快等），冷疗忌用于雷诺氏病、外周血管病变和结缔组织疾病。

4.光疗　包括红外线、紫外线照射、激光等治疗方法。

（1）红外线：利用它改善血液循环、促进炎症消散、可降低神经系统兴奋性的作用治疗慢性疾患引起的痉挛、软组织疼痛及促进神经功能恢复。

（2）紫外线：红斑量紫外线照射具有显著的镇痛作用，无论对感染性炎症、非感染性炎症痛、风湿性疼痛及神经痛均有良好镇痛效果。

（3）激光疗法是以激光作为能量载体，利用激光对组织的生物学效应进行治疗。多年来，激光技术已成为临床治疗的有效手段。激光还广泛应用于肿瘤、癌症等疾病方面的治疗。

5.超声波疗法　通过产生热缓解疼痛。超声波还有微细按摩作用，能增加局部组织血液循环和改善细胞缺血缺氧状态，使坚硬的结缔组织延长、变软.使粘连组织松解，从而使疼痛减轻。

（三）运动疗法

是指徒手或借助器械，利用力学原理通过某些运动方式（主动或被动运动等），使患者获得全身或局部运动功能、感觉功能恢复的训练方法。运动疗法治疗慢性疼痛的目的有：牵张短缩的肌肉，肌腱，关节囊及其他软组织，扩大关节活动度；增强肌肉的肌力和肌肉活动的耐力；抑制肌肉的异常张力，使肌肉松弛，缓解其紧张度；通过运动疗法的活动刺激，改善心脏，肺脏等内脏器官的功能；通过运动训练预防或治疗各种临床并发症，如褥疮，肌肉痉挛，关节挛缩，骨质疏松等。

运动疗法包括手法治疗、局部运动疗法及整体运动疗法三个方面：

1.手法治疗　根据引起疼痛的具体情况，使用相应的治疗技术对软组织、关节及肌肉行手法治疗，减轻患者疼痛。包括推动、牵拉和旋转。这种被动活动具有一定的节律性，且患者可以对其进行控制或因疼痛产生抵抗。目前临床应用的麦肯基疗法，是一种已被多国医学实践证明非常有效的治疗颈腰痛的当前最新非手术疗法，其特点是：安全、见效快、疗程短、预防复发。

2.局部运动疗法　有肌力、耐力、关节松动等疗法，主要保持和促进肌力恢复，改善运动功能，缓解疼痛。

3.**整体运动疗法**　主动整体锻炼是慢性疼痛康复治疗的基本方式,最好选择集体运动的方法(如徒步、瑜伽、健身操、街舞、羽毛球、游泳、医疗体操和太极拳等),一起活动或锻炼便于交流和分享运动训练的经验,可以相互影响,容易坚持。

(四)康复工程

保持正常的对位、对线可以减缓疼痛。除让患者自身矫正、注意姿势外,选用适当的支具可有效减轻疼痛、保持关节的稳定性,其中包括疼痛关节支具、颈托、腰围及脊柱支具等。要注意合理使用支具及佩戴支具的时间。

(王秋生)

第二节　女性产后盆底功能障碍性疾病

女性产后盆底功能障碍性疾病发病率较高,不同程度上影响女性日常工作、生活和交际,对性生活产生的影响往往导致夫妻关系冷漠,甚至使患者产生孤僻、自卑的不健康情绪,严重影响患者的生活质量。目前有药物、手术等治疗方法,但现代康复理论和实践证明,积极开展女性盆底功能障碍性疾病的有效康复是一种无创治疗趋势,对维护广大妇女的身心健康具有重要意义,还能促进患者积极参与社会生活,提高其生活质量。

一、概述

(一)定义

女性产后盆底功能障碍性疾病(PFD)是指女性产后由于盆底支持结构缺陷、损伤及功能障碍造成的疾患,主要表现为压力性尿失禁(SUI)、盆腔脏器脱垂(POP)、女性性功能障碍(FSD)三大类的一组妇科问题。

(二)流行病学特点

PFD在临床上常表现为一组疾病综合征,SUI在妊娠中很常见,近年国内一项多中心前瞻性队列研究显示,我国初产妇妊娠期尿失禁发病率是26.7%,其中SUI是18.6%,在妊娠32周时是发病高峰。产后SUI症状有很大改善,妇产后6周时妊娠期SUI缓解率是76.9%,其中剖宫产高于阴道分娩。第1次分娩可能使子宫脱垂和阴道前后壁脱垂的风险增加1倍,每增加1次分娩,脱垂的风险率会增加10%~21%。产后3个月内,70.59%的妇女存在性问题,产后3~6个月降为55.63%,产后6个月后降至34.17%,但未恢复到妊娠前(7.17%)水平。其发病率均随着年龄的增加而增加,且压力性尿失禁发病率随年龄增加更为明显。因此,进一步加大对PFD防治力度,减少女性盆底功能障碍性疾病的发生,对提高女性的生活、工作质量,和谐夫妻情感,稳定家庭关系有着重要意义。

(三)病因及发病机制

PFD是多病因致病的疾病,凡是能影响盆底支持系统结构和功能的因素都有可能导致PFD。盆底支持系统包括盆底肌肉和盆腔结缔组织。妊娠及分娩直接改变盆底结构,引起其功能的变化,被认为是PFD的高危因素。

1.**机械性因素**　盆底肌肉与盆底结缔组织的正常相互作用是维持盆腔脏器正常功能的前提。盆底肌肉主要由肛提肌组成,肛提肌主要由盆膈部分和支持脏器部分组成。盆底肌肉纤维分为对盆腹腔起支持作用的类肌纤维和维持运动功能的类肌纤维,其中类肌纤维属于慢收缩纤维,收缩时间持久,而类肌纤维的收缩短暂迅速,但容易疲劳。

女性妊娠使子宫体积和重量逐渐增加,子宫渐呈垂直位,盆底支持组织持续受压而逐渐松弛。分娩时,腹盆腔的压力会发生变化,盆底压力增大,盆底肌肉、韧带及筋膜过度拉伸甚至断裂受损,而引起盆底功能障碍。阴道分娩被认为是盆底结构损伤的最危险因素,尤其在急产、自产和器械助产、分娩巨大儿、第二产程延长、会阴侧切等情况时更容易发生。

2.激素因素　雌、孕激素水平的改变使盆底韧带胶原溶解增加,亦可导致张力性松弛。孕期女性的激素水平发生变化,主要表现为雌激素、孕激素及血清松弛素升高。血清松弛素可使骨盆韧带扩张,利于分娩,但同时,国外学者研究发现,血清松弛素与尿失禁的发生发展亦呈相关性。

妊娠与分娩不但损伤骨盆结构,同时激素水平的变化也改变盆底肌的功能,导致盆底支持结构的异常、阴部神经的机械损伤及盆腔血管的营养障碍,最终引发PFD。阴道分娩特别是多次阴道分娩能加重盆底肌肉筋膜及子宫主韧带宫骶韧带的损伤。

(四)临床特征

盆底肌功能障碍综合征主要表现为二便失禁、盆底疼痛、性功能障碍、便秘或肛门痉挛。女性产后盆底功能障碍性疾病(PFD)主要表现为压力性尿失禁、盆腔脏器脱垂、女性性功能障碍等。

1.压力性尿失禁(SUI)　尿失禁是产后 PFD 常见的表现形式,其中尤以 SUI 最为常见。国际尿控制学会诊断压力性尿失禁的标准是:如果排除泌尿系感染和阴道感染,能够诱发试验阳性,患者由于各种因素导致腹腔内压力骤然增加,尿液发生不自控的流出,并且排除了由于膀胱逼尿肌收缩和膀胱的张力压增高所引起的排尿活动,则为压力性尿失禁。

2.盆腔脏器脱垂(POP)　是指产后因盆底肌筋膜及韧带分娩损伤未能及时得到恢复,其张力减低导致支持组织功能薄弱,从而使得盆底器官发生移位的现象。多次阴道分娩能增加发生 POP 的风险,每增加 1 次分娩,脱垂的风险率会增加 10％～21％。同为盆底功能障碍性疾病的盆腔器官脱垂和压力性尿失禁有共同发病机制,只是表现不同。盆底结构及功能非常复杂,共同维持尿自禁和支持功能。临床上压力性尿失禁常与盆腔器官脱垂合并存在,压力性尿失禁患者 60％有不同程度的盆腔器官脱垂。

3.女性性功能障碍(FSD)　指女性在性反应周期中的一个环节或几个环节发生障碍,以致不能产生满意的性高潮和快感。产后 3 个月内,约 3/4 的妇女存在性问题,产后 3～6 个月降为 1/2,产后 6 个月后降至 1/3,但未恢复到妊娠前水平。

女性产后盆底功能障碍性疾病的各种功能障碍,均可导致患者的日常生活活动能力和功能独立性不同程度下降,严重影响其生活质量。

二、康复评定

女性产后盆底功能障碍评定是康复的重要内容和前提,它对康复治疗目标、康复治疗方案起着指导作用,且有利于康复效果的预测。康复评定涉及的内容很多,主要评定如下:

(一)一般情况评定

1.全面评估　通常先对有盆底肌功能障碍的患者进行全面的评估,主要是盆底功能障碍有关症状及严重程度、本次分娩情况、既往史、产科病史、用药情况、社会和精神压力情况。对症状的系统回顾用于鉴别造成当前功能障碍的主要原因,如胃肠道、内分泌、泌尿系统或盆底肌障碍。同时给予患者一系列的调查问卷,评估患者生活质量和功能障碍的严重程度。

2.妇科检查　包括会阴体弹性、最大屏气时会阴是否下降、会阴有无伤口及其愈合情况、阴道口是否完全闭合等。

(三)盆底肌功能评定

盆底肌功能评定包括盆底肌肌力检查和低频电诊断检查。盆底肌肌力检查从盆底肌力、肌肉收缩强度、收缩时间及疲劳度、重复收缩能力及快速收缩次数、阴道收缩压等方面进行评估。低频电诊断检查包括肌电图、神经传导速度和诱发电位。

1.盆底肌肌力检查

(1)机测肌力:用 PHENIX 系列神经肌肉刺激治疗仪,将涂抹润滑导电膏的盆底肌肉治疗探头放于产妇阴道(同治疗方法),获得盆底 I、II 类肌纤维肌电图和疲劳度,测量盆底肌收缩强度和耐力。

(2)手测肌力:用两个手指,钩挂于宫颈后穹隆,与盆底深层肌肉接触,采用 Oxford 评分法,评估整个盆底肌肌力。

(3)直肠测压:使用通路仪进行直肠测压评估盆底肌及辅助肌肉群的生理和功能状态。将压力感受器插入肛门内可以量化盆底肌肉的张力和收缩力。基于盆底肌的压力结果可以鉴别盆底肌功能的改变情况,并将其分为两类:高张力型和低张力型。

2.低频电诊断检查　使用肌电图对 4 个时相进行记录和分析:①最初的基线相:患者静息时记录 60 秒钟以确定患者的基线。②快速收缩相:当患者进行 5 次快速盆底肌收缩时记录肌电活动。③张力性收缩和耐力相:盆底肌和腹肌收缩 10 秒钟,放松 10 秒钟,连续 5 个循环,记录肌电活动。④后静息相:患者收缩盆底肌后再次静息时记录 60 秒钟,评估最终基线。

(四)女性性功能障碍诊断

采用女性性欲低下、性交疼痛和产后性功能障碍诊断量化评分量表,进行问卷评分;同时进行阴道动态压力测量。根据问卷评分结果和阴道动态压测定结果做出诊断。

(五)排尿功能评定

1.尿动力学检查　通过此检查可把尿失禁的症状用图和数字表现出来并为患者的痛苦提供病理生理的解释,临床上通过尿动力学的参数及图形可以对压力性尿失禁做出正确的客观分析判断,一是判断逼尿肌的排尿功能,二是通过腹部漏尿点压力或尿道压力描记测定了解尿道固有括约肌张力。尿失禁的分型鉴别主要依赖尿动力学检查。

2.尿垫试验　在临床上主要用于诊断压力性尿失禁。在一定时间内(24 小时、48 小时等),被试者在主观抑制排尿的前提下,通过进行某些特定的运动后出现尿液漏出而造成尿垫重量增加,通过测量尿垫增加的重量,可以反映尿失禁的严重程度。临床中 1 小时尿垫试验较为方便常用。

(六)影像学评定

影像学评定主要有超声、X 线排便造影或膀胱造影、盆底 MRI 等。超声视野对于盆腔来说较小,分辨力对于盆腔深部软组织而言不足。盆底 MRI 检查有效克服了上述不足,对盆底解剖及功能状态可以通过它进行全面评价,在脱垂的类型及程度、缺损部位确定上,明显优于其他检查方法。

三、康复治疗

由于部分产后 PFD 呈自限陛,预后相对较好,一般轻、中度的患者首选非手术治疗方案。目前非手术治疗包括生活方式干预性治疗、盆底康复、子宫托及药物治疗等。生活方式干预性治疗、子宫托及药物治疗等保守治疗方法存在局限性,有待改进。盆底康复是治疗和预防产后盆底功能障碍性疾病最有前景的方法,主要包括盆底肌肉锻炼、功能性电刺激和生物反馈疗法,下面对几种相关疗法简介一下。

(一)盆底康复

盆底肌康复是一种非侵入性治疗模式,涉及诸多康复治疗内容,如调整和训练盆底肌肉和功能上相关肌肉的力量和耐力、生物反馈、电刺激以及认知行为治疗。根据患者盆底肌肉评价结果定制个体化治疗方案。每隔一周进行 8～10 组训练,并根据患者治疗表现给予适当家庭训练方案和生活方式的调整。

总体治疗方案包括以下方案的一种或多种:①孤立辅助肌群训练;②增强盆底肌收缩意识训练;③盆底肌力量性训练;④盆底肌耐力性训练;⑤下调盆底肌肉张力训练;⑥盆底肌电刺激。采用个体化治疗原则:每个患者的盆底损伤情况不同,初始肌肉收缩能力不同,个人学习能力不同,应根据个体情况制定个体治疗方案,具体治疗如下:

1.运动疗法

(1)凯格尔盆底康复锻炼:是指患者有意识地对耻骨-尾骨肌群,即肛提肌群进行自主性收缩锻炼,以增加尿道、阴道、肛门的阻力,增加尿控能力,提高阴道"吞吮"力度。国内应用盆底肌锻炼法治疗女性尿失禁较多,在子宫、膀胱、直肠脱垂和阴道紧缩度降低等方面应用较少。让患者主动做缩紧肛门的动作,每次收缩不少于 3 秒,然后放松。每次连续做 15～30 分钟,每日进行 2～3 次;或每日做 150～300 次,6 周为一个疗程。盆底肌康复锻炼要注意强度、速率、持续时间、重复性、疲劳度。

(2)阴道康复器治疗:患者取蹲或卧姿势,开始选一个重 20g(1 号)外涂专用润滑导电膏的阴道康复器,圆头朝上放入阴道,直至一个指头深度,要求患者直立行走,配合凯格尔盆底康复锻炼方法,每天锻炼一次。直至阴道康复器在阴道内保持 10～20 分钟不从阴道中脱出,逐渐增加阴道康复器质量,直至 68g(5 号)。

(3)盆底生物反馈治疗:通过肌电图、压力曲线或其他形式,把肌肉活动的信息转化为视听信号反馈给患者,指导患者进行正确的、自主的盆底肌肉收缩训练。生物反馈盆底肌训练是治疗产后压力性尿失禁及围绝经期压力性尿失禁的有效方法,尤其是对产后压力性尿失禁。

2.物理因子疗法

盆底肌肉电刺激治疗较早应用于盆底肌肉萎缩以及损伤的防治,我国应用电刺激治疗产后 PFD 亦效果显著。采用专用于盆底肌评估和治疗的无创生物反馈治疗仪器,进行生物电兴奋治疗。通过放置在阴道内的电极,传送不同强度的电流,刺激盆底肌肉和神经,使盆底肌收缩强度和弹性增强。电刺激频率、脉宽、每次治疗时间和疗程总时间、每次电刺激时间和休息时间等参数的设置,因人而异,遵循个体化原则。

(三)认知行为疗法

当患者存在因提肛肌和盆底肌痉挛造成的二便失禁、慢性疼痛等问题时,可以为患者个人及其伴侣设置各种心理辅导课,但这更多依赖于很好的患者-治疗师关系。

(江燕绿)

第三节　产褥期健康教育

产褥期是指从胎盘娩出到生殖器官完全恢复,这段时间称产褥期,一般需要 6～8 周的时间。产褥期,是产妇身体复原的时期,由于此期机体抵抗力较低,所以护理不当,易留下健康隐患。

一、环境和卫生

产后需有一个舒适、安静的休养环境。室内空气新鲜,温度较适宜。一般情况下,要保持室温在22~24℃,相对湿度在50%~60%,床铺干燥、平整,每天开窗通风2次,每次15~30分钟。但应避免对流风直接吹向母婴。产后一周内,由于妊娠期间孕妇体内潴留的水分通过皮肤排出,产妇常常会感觉出汗多,这是正常现象,要经常洗头、洗脚,勤换内衣裤,保持身体的清洁。洗澡以淋浴为宜,产后4周内禁止坐浴,以免发生感染。产褥期间,产妇更要注意口腔卫生,早晚刷牙,进食后漱口,以防止口腔内细菌生长,造成口腔疾病。

二、饮食指导

产妇经过妊娠和分娩,身体发生了较大的变化,特别是内分泌及代谢功能增强,消化功能减弱,再加上体力消耗过大,都是产妇在分娩后需要休息调整和恢复的。更重要的是分娩后,需要充足的乳汁哺育宝宝成长,这一切都需要营养物质做基础,而产后营养的主要来源就是饮食。因此,产妇的饮食显得尤为重要。既要营养丰富,又要利于产妇的消化吸收,还要有利于促进乳汁的分泌和婴儿的消化吸收。

1.摄取足够的热量　因为人乳100mL含热量约70kcal,而母体热量转变为乳汁热量的效率只有80%,也就是说,产妇摄入90kcal热能,才能产生100mL乳汁。若产妇平均每日分泌乳汁850mL,则必须每日额外增加约800kcal热能,才能满足分泌乳汁的需要。此外,哺乳期的产妇基础代谢升高10%~20%。因此,一个哺乳期的产妇,每日应当比正常妇女食物热量增加1000kcal左右,才能保证母婴的身体需要。

2.摄取足够的高生物价蛋白　一般情况下,一个产妇平均每天分泌850mL乳汁,以每100mL乳汁含有1.2g蛋白质来计算,则每天分泌的乳汁中含有9~10g蛋白质,如果从食物蛋白转化为母乳蛋白的转化效率70%~80%,那么每天分泌乳汁所消耗的蛋白质为15~20g。因此,产妇要保证每天分泌足量的乳汁,必须比正常妇女多摄入20~30g高生物价蛋白质食物,如牛奶、蛋、禽、畜肉、鱼、豆类等。

3.适当摄取脂肪类食物　如鸡汤、猪蹄汤、骨头汤、禽类动物的汤等,但应避免高脂肪、油炸类食物,以免引起母婴消化吸收不良。

4.摄入足够的维生素与纤维素　为保证乳汁中各种营养成分的相对稳定,满足婴儿生长发育的需要,乳母膳食中必须摄入一定量的维生素。其中维生素A每日比普通妇女增加350μg,主要来源于食物中的胡萝卜、南瓜、哈密瓜、橙等。维生素E每日比普通妇女增加3mg,宜选用的食物有全谷类制品、荚豆类、植物油、深绿色蔬菜等。维生素D增加5mg,除了食物中的奶类、谷类制品外,还要注意多晒太阳,婴儿还要适当的补充鱼肝油,以促进骨骼的生长发育,预防佝偻病。维生素K是此期婴儿体内较缺乏的维生素,因为维生素K在母乳中的含量较少,所以此期除了乳母膳食中增加含维生素K丰富的食物,如绿色蔬菜、马铃薯、水果、豆类、牛奶、海藻类等,还要每天补充5mg的维生素K。此外,常在婴儿出生后给予肌内注射1~2次。维生素C有促进骨骼及结缔组织胶原的合成,刺激铁的吸收,帮助钙的代谢,增加抵抗力的功能,产妇维生素C的摄入每日要比普通妇女增加40mg左右,才能满足母婴的需求。维生素C主要存在于新鲜的蔬菜水果中,如橙、柠檬、柑橘、番茄、草莓、青椒、各式芽菜中。

另外,产妇因为在怀孕时,消化道长期受压,产后卧床等很容易造成便秘。因此,应注意增加含纤维高的食物,如芹菜、菠菜、糙米、植物根茎类食物等,以促进肠蠕动及食物的消化吸收。

5.摄取适量的矿物质　婴儿期缺乏磷,可造成发育不良、精神不振、疲倦等,但如果过量也可能会出现低血钙。一般情况下,产妇每天摄入 1100～1300mg 为宜。磷主要存在于乳制品、全谷类、豆类、干果种子类的食物中。磷与钙的吸收相互制约,若食物中磷过高,会抑制钙的吸收,造成钙的大量流失,食物中最理想的钙磷比例是 1∶1。钙的主要食物来源有乳制品、鱼类、蛋类、豆制品、骨头、虾皮、海带等,倘若食物中仍不能保证足够的摄入量,可适当补充钙粉、乳酸钙等。铁对产后的产妇以及婴儿的成长都具有重要的意义,首先促进产妇造血系统的活跃,有利于产妇身体的复原。铁还是婴儿生长发育所必需的微量矿物质,若此期铁的摄入不足,可造成婴儿缺铁性贫血,表现为皮肤苍白、倦怠等。哺乳期的妇女每日铁的摄入量应在 13～18mg 为宜。铁主要来自食物中动物肝脏、血、豆制品、蛋类、瘦肉、芝麻酱、桂圆及种子类食物。锌也是婴儿生长发育不可缺少的,如果摄入不足,可造成婴儿生长发育迟滞、抵抗力低下、指甲、毛发、皮肤发育不健康。产妇每天锌的摄入量应在 15mg 左右,锌主要来自于食物中全谷类、酵母、南瓜子、核桃、荚豆类等。

6.其他　除了各种营养物质外,补充足够的水分对泌乳非常重要。产妇应养成多饮开水的习惯,一般在哺育前或两次哺乳之间饮开水、果汁或牛奶等,对乳汁的分泌有促进作用。

三、会阴护理

恶露是分娩后从阴道内流出的含有血液、坏死的蜕膜等黏液样的分泌物。产后 3 天内的恶露为红色恶露,颜色鲜红,量多,含有大量的血液、小血块及蜕膜组织。3 天后颜色变浅,其中的血液含量较少有较多的坏死蜕膜组织,称为浆液恶露。浆液恶露持续 10 日左右,浆液逐渐减少,白细胞增多,变为白色恶露,白色恶露因含大量白细胞,色泽较白得名,约持续 3 周左右干净。正常恶露有血腥味,但无臭味,持续 4～6 周,总量为 250～500mL,个体差异较大。若子宫复旧不全或宫腔内残留胎盘、多量胎膜或合并感染时,恶露增多,血腥恶露持续时间延长并有臭味。

产后由于子宫腔内及阴道等处黏膜尚未修复完善,而且产后 4～6 周内,仍有恶露自阴道排出,加之会阴侧切、裂伤等极易引起会阴部、子宫内膜及泌尿系感染。因此应当加强会阴的护理。

产后 30 天内,应注意保持外阴部清洁干燥,每次大便后,可用温水冲洗会阴部,冲洗的原则为自上而下,自前向后,冲洗液不可流入阴道。冲洗毕,更换会阴消毒垫。会阴垫应保持清洁、干燥,污染后及时更换。注意保持内裤的清洁,每日更换清洁内裤。如有会阴部红肿、创面愈合不良或创面有脓性分泌物,恶露有恶臭味时,应及时就医。

四、预防下肢血液静脉血栓

1.原因与临床表现　剖宫产、难产或者有心脏疾患的产妇,由于产后体力疲惫虚弱,伤口疼痛,活动受限,卧床时间较长,其下肢静脉血液回流缓慢,较易淤积于静脉内,容易引起下肢静脉血栓形成。主要表现为下肢体表温度降低,自觉酸胀、麻木,患肢可有水肿,或肢体变粗,如有此种现象,应及时请医师处理。

2.预防措施　产后卧床时,应注意加强双下肢的锻炼,如每天伸屈下肢 2～3 次,每次 5～10 分钟,或将下肢上抬,每次持续 3～5 分钟。若活动不便时,可请家属帮助,或给予按摩。以促进下肢的血液循环,防止血液淤积。若情况允许,应从产后第二天开始下床活动。

五、合理的休息和活动

妊娠和分娩带来的身体变化和体力的消耗,大约需要 6 周的时间才能完全复原。产后充分的休息和睡眠可以消除疲劳,促进组织修复,增强体力,有利于乳汁的分泌。若产后身体无其他并发症,应尽早下床活动,但每天必须保证 8 小时以上的睡眠,才能利于体力的恢复和乳汁的分泌。

活动也要适当,避免疲劳和负重过度,如果在此期不注意休息与活动,不进行科学的锻炼,容易引起腰背和关节酸痛,盆底肌肉托力恢复欠佳而致子宫脱垂,直肠、膀胱、阴道壁膨出等终身疾患,另外,身体疲劳和精神忧虑,还会影响食欲,同时会使乳汁分泌减少。

科学合理的锻炼,不仅能预防下肢静脉血栓,而且还能促进腹壁肌、盆地肌的张力恢复,使子宫、阴道、膀胱、直肠等复原。产褥期除了每天床边活动外,还应注意以下几种锻炼方式。

1.子宫复旧运动　产后 24 小时开始,每天坚持床上俯卧 2 次,每次 15～20 分钟。分娩后 10 天开始做膝胸卧锻炼,每日 2 次,每次 15 分钟左右,以预防或纠正子宫后倾。应注意宜在哺乳后进行,勿挤压乳房,防止乳腺炎的发生。

2.腹肌收缩运动　取平卧位,双臂放在身体两侧,然后慢慢举起一腿,使其与躯干垂直,持续 1 分钟左右,然后再慢慢放下。同样举起另一腿,如此交替 5～6 次。然后将双手交叉放在枕部,使身体慢慢坐起,再慢慢躺下,如此反复 10 次,每日进行 2 次,不仅有利于腹肌的收缩,而且可以促进下肢血液循环,防止久卧引起的下肢静脉血栓形成,还有利于促进呼吸运动。

3.盆底肌、肛提肌收缩运动　取仰卧位,双臂放在身体两侧,支撑床面,双下肢屈曲,足心紧贴床面,使臀部离开床面,然后慢慢放下,如此反复 10 余次。也可以仰卧位,双下肢并拢,或将两足在踝部上下交叉,用力将会阴和肛门肌肉收缩并上提臀部,然后放松,如此反复 20 次。

以上两动作可连续进行,每次 2 次,有利于盆底肌、肛提肌的收缩,又可促进局部的血液循环,防止子宫脱垂及直肠、阴道壁脱出。

4.上肢肌肉收缩运动　取坐位,双上肢平行前举,然后外展侧平,肘部屈直,前壁内收,背部肌肉尽量收缩,肩部外展,如此反复 15～20 次,每日 1～2 次,有利于促进上肢及臂背部肌肉收缩和血液循环。

值得注意的是,提倡产后早期活动并不是指过早地进行体力活动,尤其是有负重的重体力活动。过早从事重体力活动,可能引起生殖系统韧带恢复不全,导致子宫及阴道壁脱垂。

六、性生活指导

产褥期,不宜进行性生活,特别是恶露未干净时,绝不能进行性生活。因此期子宫内膜未修复完整,抵抗力较差,性生活容易导致子宫内膜炎。同时,性交时,对阴道及宫颈的刺激,不利于局部的恢复。

分娩 3 个月后,子宫内膜基本修复完善,可有节制的进行性生活,但必须采取有效的避孕措施,如防止宫内节育环,使用阴茎套等,但禁止服用避孕药物,因药物能通过乳汁给婴儿造成不良影响。

七、产后健康检查

由于妊娠、分娩引起的一系列生理、病理变化以及分娩过程中的创伤,在产后经过 6 周的休养和调理,基本得到恢复。在此期进行健康检查,以便了解全身及生殖器官是否达到良好状态,有无疾病的形成,为以后的休养和活动提供依据。

1.测量血压　许多孕妇在临产时有血压升高的现象,产后经过一段时期的休养,应该得到恢复。若此时仍有血压偏高现象,应注意查找原因,必要时遵医嘱应用药物治疗。

2.妇科检查　其检查的内容主要是子宫复原情况,恶露有无异常,阴道壁有无膨出,宫颈、阴道及会阴是否愈合良好等情况。若子宫复原不良,应进一步检查有无再孕。若恶露不尽时,应进一步检查宫腔内有无残留物,并根据检查情况,指导是否进一步治疗以及是否可以进行正常的性生活等。

3.乳房检查　　主要是检查有无乳腺炎症,乳头皲裂以及乳汁分泌情况,并指导正确哺乳及如何保护哺乳期的乳房等。

4.进行相应的疾病检查　　如曾患有妊娠期高血压疾病及慢性肾炎者,需进行尿常规及蛋白检查;曾有贫血及产后出血较多者,需进行血红蛋白及红细胞计数检查;曾有泌尿系统感染者,需进行尿常规或尿培养检查;如果曾有糖尿病、心脏病、高血压、阑尾炎及其他妇科疾病以外的病症,除进行妇科检查外,还应到相关科室进行相应的检查。同时,如果产妇自觉有哪些不适还应及早进行检查,以便及时治疗。

5.其他　　在进行检查的同时,医生还会对计划生育的有关知识给予指导,以便采取合理的避孕措施。

(江燕绿)

第四节　母乳喂养健康教育

一、母乳喂养的好处

在过去的几十年中,有越来越多的证据证明母乳喂养对健康有益,母乳喂养可以降低儿童的死亡率,它对健康带来的益处可以延续到成人期。世界卫生组织提出:出生后最初 6 个月的纯母乳喂养是建议的喂养婴儿方式,接着以持续母乳喂养并添加适当的补充食品的方式进行喂养,直至 2 岁或更长。

(一)母乳喂养对婴儿的好处

母乳是哺育宝宝最理想的营养品,它为婴儿出生后最初几个月提供了所需的能量和营养素,并且在婴儿 1 岁前的后半年,母乳也满足了一半或更多的婴儿营养需要,而且在婴儿 2 岁的这一年中,母乳可提供三分之一的营养。母乳中含有婴儿生长发育所需要的所有营养成分,容易被宝宝消化吸收,生物利用率高,其质与量随婴儿生长和需要发生相应改变。而且母乳中含有其他任何一种代乳品所不拥有的特殊成分——抗体,抗体可以增强新生儿的免疫力和抵抗外界不良因素侵袭的能力,有防止胃肠道及呼吸道感染的作用。另外,母乳中还含有婴儿大脑发育所必需的物质——半乳糖和不饱和脂肪酸以及影响大脑发育的甲状腺激素及其他天然化合物,有利于促进婴儿大脑的发育。母乳喂养还有利于牙齿的发育和保护,吸吮时的肌肉运动有助于面部正常发育,且可预防因奶瓶喂养引起的龋齿。母乳喂养时,婴儿与母亲皮肤的频繁接触,母婴间情感联系,对婴儿建立和谐、健康的心理有重要作用。母亲哺乳时,应保持心情舒畅,用慈母的眼光与婴儿进行交流,用手轻轻抚摸婴儿的头部及肢体,婴儿会表现的非常安静、自信。哺乳后,婴儿会很快进入甜美的梦乡,并不断的抿起小嘴吧,向妈妈表示自己的幸福和快乐。

(二)母乳喂养对母亲的好处

母乳喂养对母亲的健康也同样有好处,吸吮刺激使催乳素产生的同时促进缩宫素的产生,缩宫素促进子宫收缩和复原,有助于防止产后出血,母乳喂养者的月经复潮及排卵较不哺乳者延迟,母体内的蛋白质、铁和其他营养物质得以储存,利于产后恢复。此外,有利于延长生育间隔,推迟采用其他节育措施的时间。还有资料表明,哺乳可以预防骨质疏松症,降低了患卵巢癌和乳腺癌的危险。

(三)母乳喂养对医院、家庭和社会的好处

在经济方面,医院可以节约消毒、配制人工喂养时所需的奶瓶、奶粉及人力。母乳喂养对社区及家庭

成员也有好处,母乳经济价廉,温度适宜,属于安全的喂养方式,同时对环境具有安全性。因此,母乳喂养是任何一种喂养方式所不能替代的。

二、母乳喂养的技巧

(一)分娩后皮肤接触及吸吮

分娩后初次哺育的时间,传统的观念认为产后第 2 天母乳分泌较多时,才开始哺乳,这是错误的认识和做法。现在主张,婴儿出生后 30 分钟内即可俯在母亲胸前进行皮肤与皮肤的接触,并进行早吸吮,早接触早吸吮可促进神经垂体分泌缩宫素和腺垂体分泌催乳素,刺激乳汁早分泌,刺激子宫收缩,减少产后出血。早吸吮可强化婴儿的吸奶能力,因为刚分娩后的婴儿的觅食反射最强,是婴儿练习吸吮的好机会。

初乳是指产后 7 天内分泌的乳汁,呈黄白色。初乳中不仅含有婴儿生长发育所需的各种成分,还含有丰富的抗体及白细胞,被新生儿吸收后,可有效地防止呼吸道和消化道感染,这是哺乳期的婴儿获得免疫力最主要的途径。因此初乳对于新生儿来说,是非常珍贵的营养品,而且也是不易多得的天然保健品。

(二)母婴同室、按需哺乳

母婴同室,按需哺乳,即让婴儿睡在母亲床边的小床上,只要婴儿哭闹或母亲觉得奶胀,即可抱起喂奶,喂奶的次数与时间间隔不受限制。出生后 24 小时每 1～3 小时 1 次,也可更多些。不仅能保证婴儿生长发育的需要,而且频繁有效的吸吮能刺激泌乳素的分泌,加速产后子宫的复旧,并且预防奶胀。

(三)婴儿正确的含接

正确的含接是指婴儿将乳头和乳晕一起牵拉形成一个"长奶头"(乳头仅占长奶头的 1/3),婴儿的舌头向前伸出呈勺状裹住奶头。这样,婴儿在吸吮时与硬腭相对挤压奶头,能充分挤下乳晕下的乳窦,使乳汁排出,又能有效的刺激乳头上的神经末梢,促进泌乳和喷乳反射。

乳母在喂哺前先将乳头轻轻触及婴儿口唇,诱发觅食反射,当婴儿口张大舌向下的一瞬间,迅速将乳头和乳晕一起柔和的塞入婴儿口中。

当含接正确时可见婴儿的嘴及下颏部紧靠乳房;婴儿的嘴张得很大;在婴儿上唇上面可看到部分乳晕,但在下唇外较少见到;婴儿吸吮动作缓慢而有力;婴儿显得轻松愉快;母亲不感到乳头疼痛。

如含接不正确,婴儿的嘴及下颏不紧贴乳房;可看见较多的乳晕,尤其在下唇下面;婴儿吸吮动作小而快;婴儿因吸不到奶而烦躁不安;母亲容易感到乳头痛。

(四)哺乳体位

喂哺婴儿的正确姿势也很重要。抱婴儿时应使婴儿面向乳房,鼻子对着乳头;婴儿的腹部要紧贴母亲;要托住婴儿的肩背部,而不只是托着头或后脑勺;头和身体呈直线,颈部不要扭曲。母亲的手应呈 C 字形支托乳房;手指不应呈剪刀状向胸壁方向压迫乳房,也不必在喂奶时用一手指放在婴儿鼻子旁。常用的哺乳体位有摇篮式、环抱式、侧卧式。

(五)喂哺的持续时间

持续时间取决于婴儿的需求,让婴儿吸空一侧乳房后再吸吮另一侧。有效吸吮时,最初 4 分钟可获得80%乳量,10 分钟时几乎达 100%。但是婴儿吸吮不仅仅是为了充饥,乳房在满足了婴儿充饥需要后仍有少量乳汁流出,但其流速很慢。因此,此时婴儿若继续吸吮,并不会摄入过多,可以让他在乳房上多吸吮。

(六)保证母亲有足够的乳汁

频繁有效吸吮是保证有足够乳汁的关键,不要给新生儿加母乳以外的任何食物和饮料,不要用奶嘴奶瓶,实行三早(早接触、早吸吮、早开奶)。24 小时母婴同室,按需哺乳,母亲和婴儿同步休息,以保证足够的睡眠,母亲保持心情舒畅,注意营养,饮食充足,品种齐全,多喝汤,不吃抑制泌乳的药物。

(七)如何判断婴儿是否吃饱

婴儿饥饿时常表现为哭闹,小嘴来回觅食,睡觉时眼球快速运动,小嘴有吸吮动作。婴儿吃饱的表现为每次哺乳时听到吞咽声,在 24 小时内有 6 次以上湿尿布,并可见多次(2～4 次)少量软质大便,说明有足够的入量;两次喂奶之间,可见婴儿有满足感、安静,每日体重增长 18～30g,每周体重增长 125～210g,母乳喂养前乳房有涨满感,喂奶时有下奶感,喂奶后松弛。

(八)喂奶后如何拍背

新生儿的胃呈水平位,而且食管和胃接连部位的贲门括约肌还迟缓无力,且在吸吮过程中,有气体被吞咽到胃中,所以喂奶后,应将婴儿抱起,使其上身直立,胸腹部紧贴母亲的胸前,头部靠近母亲的肩部,或坐在母亲的大腿上,使其上身直立,用手掌轻轻拍打婴儿背部,令其打嗝,使胃内空气排出,这样可有效地防止溢奶。

三、母乳的保存及消毒

母乳在小于 26℃室温下可以保存 4 小时,如需储存母乳必须使用干净的容器比如消毒过的奶瓶或者母乳储存袋,密封后在容器上表明日期及容量。母乳在 2～4℃冷藏室中可保存 3～5 天,在-20℃以下冷冻室中可保存 6 个月,应注意应将母乳置于冰箱冷藏或冷冻室中最冷的部位保存,避免放在冰箱门上,以免泳箱门温度不稳定,冷冻室内不能放置其他物品,避免受到其他食物影响,破坏乳汁的新鲜度。

置于冷冻室的母乳食用前先冷藏解冻(冷藏时应放在冰箱内层),或直接放在室温下解冻(不超过 4 小时)。解冻后应轻轻摇晃,让乳汁及脂肪混合均匀。直接以袋子隔温水加热,或将解冻的母乳倒入奶瓶隔水加热回温。不可用微波炉或煮沸法来加热母乳,以免破坏乳汁的营养成分。解冻后的母乳勿再次冷冻,室温下应在 4 小时内(冷藏 24 小时)食用完,以免乳汁变质。

四、哺乳期的乳房护理

1.佩戴胸罩 哺乳期间母亲应戴上合适的棉质胸罩,以起支托乳房和改善乳房血液循环的作用。

2.按摩乳房 哺乳前柔和的按摩乳房,有利于刺激排入反射。

3.清洁乳房 切忌用肥皂或酒精之类物品洗擦乳头,以免引起局部皮肤干燥、皲裂。如需要,可用蘸有清水的布清洁乳头和乳晕。

4.避免损伤 哺乳结束时,不要强行用力拉出乳头,因在口腔负压情况下拉出乳头,会引起局部疼痛或皮损。应让婴儿自己张口乳头自然地从口中脱出。如果母亲因某种原因不得不中断喂哺,那么应首先把自己的手指轻轻放进婴儿的口中,使其停止吸吮。

5.交替喂哺 每次哺乳应两侧乳房交替进行,并挤空剩余的乳汁,这样可以促使乳汁分泌增多,预防乳管阻塞和两侧乳房大小不等。

6.正确挤奶 学会手工挤奶和恰当使用吸奶器或奶泵,避免因手法与吸力不当引起乳房疼痛和损伤。

五、常见乳房问题及护理

一般来说,不同形态和大小的乳房都能产生足够的乳汁,乳房大小主要取决于脂肪的多少,而不是乳腺组织的多少。乳头乳晕的形态和大小有时候可影响婴儿很好的含接,头几天需要额外的帮助以保证孩子的有效吸吮。母乳喂养中常见的乳房问题有乳头皲裂、乳房肿胀、乳头扁平和凹陷、乳腺炎。

(一)乳头皲裂

最常见的原因是含接不良,常促使母亲停止哺喂。一般可先用破裂较轻的一侧乳房喂奶,刺激喷乳反射,再吸患侧乳房时婴儿用力就小了,用母乳涂在乳头上和经常不断的喂奶有助于预防乳头疼痛和组织疼痛发展。如果实在疼痛难忍,可用手或吸奶器挤出直至伤口痊愈。

(二)乳房肿胀

多是由于分娩后激素的变化,使乳房血管充盈,乳汁过度涨满,不适当、不经常让婴儿吸吮乳房或吸吮次数少。处理方法包括频繁有效吸吮,喂奶前热敷,按摩刺激喷乳反射,哺乳前用手挤出部分乳汁,使乳晕变软,使婴儿容易吸吮,母子分开时,经常有效的挤奶,一般 2 小时挤奶一次,挤奶前洗净双手,用拇指及食物按住乳晕挤奶,力量应垂直胸壁方向,各个方向都应挤到,如有吸奶器可用吸奶器吸奶;在喂奶的间隔时间里用包裹碎冰块的袋子或者冷冻的蔬菜叶子冷敷胸部,有助于缓和疼痛和减少肿胀。

(三)乳头扁平和凹陷

此类产妇刚开始哺乳时可能有困难,但是要让产妇相信,乳房的伸展性在产后 1 周内会逐步改善,在哺乳时,婴儿吸的是乳晕而非乳头,新生儿的吸吮有助于乳头的拉长。让婴儿接触乳房,做好皮肤与皮肤的早接触,尽量帮助母亲掌握正确的哺乳体位。大多数母亲都是可以成功母乳喂养的。乳头扁平和凹陷严重时可用吸奶泵或空针筒吸引的方法将乳头吸出来。不应使用奶瓶,因为这样会使婴儿产生乳头错觉,吸奶时更加困难。

(四)乳腺炎

1.临床表现　乳腺炎时乳房的局部皮肤红、肿、剧痛、发热,乳头的顶部有皲裂。乳腺炎有时候易与肿胀相混淆,肿胀累及整个乳房,通常是两侧乳房。乳腺炎影响乳房的局部,通常是一侧乳房,但如果肿胀不缓解,可导致乳腺炎。

2.常见原因　乳腺炎是由于喂奶不够频繁,无效吸吮,衣服太紧,乳房引流差造成的;或因母亲紧张、过度劳累,减少喂奶次数和持续时间,乳房损伤,组织破坏,乳头皲裂,使细菌得以进入而产生。乳汁不能由乳房中排出,就会阻塞乳腺管。乳房部分的乳腺管被浓稠的乳汁堵住结成肿块,此处有压痛,肿块上皮肤发红,但产妇不发热,一般感觉良好,这种情况称为非感染性乳腺炎。如果乳头有皲裂,产妇发热,白细胞计数高,就称为感染性乳腺炎。

3.护理措施　吸空乳房,完全休息,用抗生素,最重要的治疗是改善受累乳房部位乳汁的引流,经常喂哺,吸空乳房。先喂未受累的一侧乳房,因疼痛可能会抑制射乳反射,射乳反射开始后再喂受累的乳房。纠正婴儿的含接姿势。变换体位,每次喂奶采用不同的体位,有助于从乳房的各个部位平均的排出乳汁。教产妇用环抱式或卧位喂奶,以取代每次都抱在胸前的喂奶。如母乳喂养有困难,或母亲不愿用病侧乳房喂哺婴儿,特别是在很痛的时候,有时婴儿拒绝吃患侧乳房的乳汁,可能因为乳汁味道有变化,在这些情况下,需要挤奶。如果乳汁存留在乳房里,可能会形成脓肿。通常阻塞部分的乳房引流改善后,腺管阻塞或乳腺炎就会好转。

六、保护、促进和支持母乳喂养

母乳喂养是一个自然行为,同时也需要学习。许多妇女在喂养之初遇到很多困难。乳头疼痛,担心母乳不足维持婴儿的需要等。这都是很常见的。大量研究证实,母亲和其他照护者在开始和持续进行适宜的母乳喂养时需要得到积极的支持。支持母乳喂养的卫生机构,可由经过培训的母乳喂养咨询员向初为人母的产妇提供咨询,来提高母乳喂养率。为了向母亲及新生儿提供支持并改进关怀程度,在世晃卫生组织和联合国儿童基金会联合行动支持下,目前在152个国家建立了超过两万所"爱婴"机构。世界卫生组织和联合国儿童基金会在1992年发起了爱婴医院行动(BFHI),来加强孕产妇习惯做法,以支持母乳喂养。爱婴医院行动在改善全世界范围内的纯母乳喂养状况作出了贡献,并支持整个卫生系统,这都有利于母亲持续地进行纯母乳喂养。

为了使母亲们能够实行和坚持在最初6个月的纯母乳喂养,提高母乳喂养的成功率,世界卫生组织和联合国儿童基金会发表了保护、促进支持母乳喂养的联合声明,促使母乳喂养成功的十点措施:

有书面的母乳喂养政策,并常规的传达到所有的保健人员。

1.对所有保健人员进行必要的技术培训,使他们能实施这一政策。

2.要把母乳喂养的好处和处理方法告诉所有孕妇。

3.帮助母亲在产后半小时内哺乳。

4.指导母亲如何喂奶,以及在需与其婴儿分开的情况下如何保持泌乳。

5.除母乳外,禁止给新生儿喂任何食物和饮料,除非有医学指征。

6.实行母婴同室——让母亲与婴儿一天24小时在一起。

7.鼓励按需哺乳。

8.不要给母乳喂养的婴儿吸橡皮奶头,或使用奶头作安慰物。

9.促进母乳喂养支持组织的建立,并将出院母亲转给这些组织。

10.其中临床中最重要的是早接触、早吸吮,母婴同室,按需哺乳。

(江燕绿)

第九章　常见病的推拿治疗

第一节　落枕

落枕又称"失枕",是指晨起出现颈部酸胀、疼痛、颈部僵直、活动受限为主要临床表现的一种病证。本病多见于青壮年,男性多于女性,冬春季发病率较高。若经常性落枕,系颈椎病前期症状。本病为颈项部常见病证,轻者数日可自愈,重者疼痛剧烈,甚至迁延数周不愈,影响工作和生活。本病属中医学"项筋急"范畴。

【应用解剖】

颈部可做前屈、后伸,左、右旋转,左、右侧屈及环旋7个方向的运动,这些运动依赖于肌肉完成。颈部的肌群包括颈阔肌、胸锁乳突肌、斜方肌、头夹肌、半棘肌、肩胛提肌等,以脊柱为中轴呈对称性配布,主司头和颈肩部各种运动。本病主要与斜角肌和胸锁乳突肌关系密切。

1.斜角肌　斜角肌由前斜角肌、中斜角肌、后斜角肌组成,由颈5、6脊神经前支支配。前斜角肌起于第3颈椎至第6颈椎横突前结节,止于第1肋骨上缘内侧;中斜角肌起于第2颈椎至第7颈椎横突后结节,止于第1肋骨上缘外侧;后斜角肌起于第5颈椎至第7颈椎横突后结节,止于第2肋骨侧面。中斜角肌参与颈椎侧屈、侧旋和前屈运动。

2.胸锁乳突肌　起于胸骨柄前面和锁骨的胸骨端,止于颞骨乳突。一侧胸锁乳突肌收缩,使头向同侧侧屈,脸转向对侧;两侧同时收缩,作用于寰枕关节额状轴后面时使头后伸,作用于寰枕关节额状轴前面时使头前屈。

3.颈椎韧带　颈部韧带主要有棘上韧带和棘间韧带,棘上韧带起于下项线,附着于棘突之上,又称项韧带;棘间韧带位于两个棘突之间,具有加强颈椎稳定性的作用。

4.项筋膜　项筋膜位于浅筋膜及颈阔肌的深面,各处厚薄不一,围绕颈项部的肌肉、器官,并在血管和神经周围形成纤维鞘,以维护其完整性而起保护作用。

【病因病机】

落枕多因睡眠时枕头过高、过低或过硬;睡卧姿势不良,头枕过度偏转;风寒湿邪侵袭及颈部外伤所致。

1.肌肉扭伤　因睡眠时枕头过高、过低或过硬,或睡卧姿势不良,枕头过度偏转等因素,使头颈处于过伸或过屈状态,引起颈部一侧肌肉长时间受到牵拉紧张,使颈椎小关节扭错,处于过度紧张状态而发生静力性损伤,损伤往往以累及一侧软组织为主,主要表现为肌肉痉挛,局部疼痛不适,活动明显受限等。

2.风寒湿邪侵袭　睡眠时受寒,盛夏贪凉,使颈背部肌肉保护性痉挛,或两侧肌张力不对称,以致僵硬疼痛,动作不利。

3.颈部外伤　某种原因突然头颈扭闪,肌肉无准备地强烈收缩或被牵拉,导致颈肌纤维或韧带等组织发生损伤;或汽车行驶途中突然急刹车而致颈椎快速前后摆动造成损伤;或素有颈肩部筋伤,稍感风寒或睡姿不良,即可引发"落枕"。

中医认为,素体虚弱,缺乏筋肉锻炼,气血不足,循行不畅,筋肉舒缩活动失调,或夜寐颈项部外露,复遭风寒侵袭,致使经络不舒,气血凝滞,筋络痹阻,僵凝疼痛而发病。《伤科汇纂·旋台骨》有"因挫闪及失枕项强痛者"的记载,因此,颈部突然扭转或肩扛重物,或经常低头工作,颈肌慢性劳损,致使颈部筋肌扭伤、痉挛,也是导致本病的原因之一。

【诊断】

1.症状

(1)诱因:有明显的诱发因素,如睡眠时颈部处于某一体位时间过久,或颈部受风寒等。

(2)疼痛:颈项部疼痛,一般多偏于患侧,头常歪向患侧,疼痛向患肩、项背部牵掣放散。颈部不能自由旋转后顾,侧向视物时常连同身体同时转动。

(3)活动受限:颈部活动明显受限,主动、被动活动均受牵掣,动则症状加重。

2.体征

(1)肌痉挛:患侧颈部肌肉痉挛紧张,触之呈条状或块状,常可累及胸锁乳突肌、斜角肌或肩胛提肌。

(2)压痛点:若在胸锁乳突肌处有肌张力增高感和压痛者,为胸锁乳突肌痉挛;在锁骨外 1/3 处(肩井穴)或肩胛骨内侧缘有肌紧张感和压痛者,为斜方肌、斜角肌痉挛;在上三个颈椎棘突旁和同侧肩胛骨内上角处有肌紧张感和压痛者,为肩胛提肌痉挛。

(3)活动受限:以颈部左、右旋转运动受限最明显,甚至要转动身体才能看清两侧的情况,严重时各方向活动均受影响。

(4)其他:颈部各项试验检查无神经根性受压症状。

3.辅助检查　X线检查一般无明显异常。但少数患者可有颈椎生理弧度异常、椎体轻度增生等。

【鉴别诊断】

1.颈椎小关节紊乱症　颈椎小关节紊乱症表现为起病急,颈项强直,疼痛剧烈,活动受限。触诊可有病变颈椎棘突一侧隆起或偏歪。X线检查可有生理弧度变直,椎体可侧方移位,侧位片显示双边影。

2.颈项部肌筋膜炎　颈肩部广泛疼痛、酸胀,肌肉僵硬板滞,或有沉重感、麻木感,后伸活动受限明显。皮下可触及变性的肌筋膜及纤维小结,有筋膜摩擦音,X线检查可见颈椎侧弯,棘突偏离中线,椎间隙左右不等宽等。

3.寰枢关节半脱位　寰枕段疼痛、僵直,活动受限,颈椎张口位片可见寰枢关节间隙改变,或齿状突与寰椎两侧块的间隙不对称,或一侧间隙消失等。

【治疗】

1.治疗原则　舒筋活血,温经通络,解痉止痛。

2.手法　一指禅推法、滚法、按法、揉法、拿法、弹拨法、拔伸法、扳法、擦法等。

3.取穴与部位　落枕穴、风池、天柱、天宗、颈夹脊、肩外俞、阿是穴等及受累部位。

4.操作

(1)患者取端坐位,医者立于患者患侧,先在患侧颈项及肩部用轻柔小鱼际滚法治疗,同时配合头部轻缓的屈伸和旋转活动,促进局部的气血运行。然后提拿颈项及肩部,并弹拨紧张的肌肉,手法力度宜轻,使颈部痉挛的肌肉逐渐放松,时间约 5 分钟,以舒筋活血。

(2)继上势,医者用拇指或中指按揉落枕穴、风池、天柱、天宗、颈夹脊、肩外俞、阿是穴等,以酸胀为度,时间约 5 分钟,以激发经气,温经通络。

（3）继上势,医者根据压痛点及肌痉挛部位,分别在痉挛肌肉的起止点及肌腹部用按揉法、捏拿法、弹拨法操作,时间约 3 分钟,以解痉止痛。

（4）继上势,做拔伸摇颈法操作。嘱患者自然放松颈项部肌肉,医者一手托住患者下颌,一手托住后枕部,两手同时用力向上牵拉拔伸片刻,边做拔伸,边做颈部前屈、后伸动作数次,再缓慢左右摇颈 10～15 次,以通络解痉。

（5）继上势,做旋转提颈法操作。对颈椎后关节有侧偏、压痛者,在颈部微前屈的状态下,医者以一手拇指按于压痛点处,另一手托住其下颌部,做向患侧的旋转至有一定阻力时,向上提升颈椎,以整复后关节错缝。手法要稳而快,切忌暴力蛮劲,以防发生意外。

（6）继上势,医者在患部沿肌纤维方向做擦法、摩肩手法后,再轻轻拍打、叩击肩背部数次。

【注意事项】

1.本病以睡醒后出现颈部酸胀、疼痛、颈部僵直、活动受限为诊断要点。

2.颈部活动功能受限涉及主动肌收缩不能和拮抗肌拮抗两个方面,推拿治疗时既要考虑主动肌因素,又要考虑拮抗肌因素,须两者兼顾。

3.对反复落枕,或落枕一周症状未明显改善者,须做 X 线检查以明确诊断。

4.注意颈项部的保暖,选择合适的枕头,纠正不良睡姿,是防止落枕的有效措施。

【疗效评定】

1.治愈　颈项部疼痛、酸胀消失,压痛点消失,颈部功能活动恢复正常。

2.好转　颈项部疼痛减轻,颈部活动改善。

3.未愈　症状无改善。

（常建军）

第二节　颈椎病

颈椎病又称颈椎综合征,是由于颈椎间盘退变,导致椎间隙变窄、椎间失稳、椎间盘突出或骨质增生,刺激或压迫颈神经根、脊髓、椎动脉或交感神经而引起的综合症候群。轻者头、颈、肩臂麻木疼痛,重者可致肢体酸软无力,甚至大小便失禁、瘫痪。病变累及椎动脉及交感神经时则可出现头晕、心慌等相应的临床表现。本病是中老年人的常见病、多发病。目前对本病的治疗多采用非手术疗法,而在各种非手术疗法中,又以推拿治疗优先考虑。

【应用解剖】

1.寰枕关节　由枕骨隆突与寰椎的上关节凹构成水平面关节,依赖寰枕筋膜维系其稳定,可有轻度侧偏运动,寰椎侧块的横突孔供椎动脉穿出。该关节有颈 1 脊神经根、椎动脉经过,易受刺激或挤压产生相应症状。

2.寰枢关节　由寰椎和枢椎齿状突构成的复合关节,寰椎环绕齿状突可做旋转运动。该关节没有椎间孔,颈 2 神经根从关节间隙穿出,易受挤压、刺激而发生疼痛。

3.枕下三角　由头后大直肌、头后小直肌、头上斜肌、头下斜肌四块肌肉构成,位于寰枢关节的外侧,左右各一。枕大神经、枕小神经、耳大神经、耳小神经、椎动脉从该三角区经过,易受刺激、挤压而产生相应组织分布区域症状。

4.关节突关节 由上位椎体的下关节突与下位椎体的上关节突及关节囊构成,左右各一。起到稳定脊柱,引导脊柱旋转、屈伸、侧屈的作用。当该关节发生紊乱、错缝、滑膜嵌顿时,则可产生疼痛、运动功能障碍。

5.钩椎关节 由颈3～颈7椎体的钩突与上位椎体的下唇缘构成,左右各一。其相邻的组织有椎动脉、神经根、脊膜后支和交感神经丛等。当钩椎关节增生时,可压迫、刺激相邻组织而产生症状。

6.椎管 由椎体后缘、椎弓及后纵韧带、黄韧带构成,供脊髓通行的管道。当椎间盘髓核膨出、突出、脱出,黄韧带肥厚则形成软性椎管狭窄;椎体后缘骨质增生则形成硬性椎管狭窄,产生相应症状。

7.横突孔 第6颈椎至寰椎的两侧均有横突孔,有保护椎动脉的作用。椎动脉自第6颈椎横突孔进入向上直行,穿出寰椎,沿寰椎的椎动脉切迹走行,约于齿状突与乳突连线的中点处经枕骨大孔进入颅内,易受寰枕筋膜痉挛、挤压、刺激的影响而发生血管痉挛。

【病因病机】

颈椎间盘退变是本病的内因,各种急、慢性颈部损伤,感受风、寒、湿邪侵袭是本病的外因。

1.内因 一般情况下,颈椎椎间盘退变从软骨板开始并逐渐骨化,通透性随之降低,髓核中的水分逐渐减少,椎间隙变窄。由于椎间隙变窄,使前、后纵韧带松弛,椎间失稳及继发性炎症,后关节囊松弛,关节腔变窄,关节面长时间磨损而导致增生。椎体后关节、钩椎关节等部位的骨质增生以及椎间孔变窄或椎管前后径变窄,是造成脊髓、颈神经根、椎动脉及交感神经受压的主要病理基础。

2.外因 由于跌、仆、闪、挫或长期从事低头伏案工作,平时姿势不良,枕头和睡姿不当,均可使颈椎间盘、后关节、钩椎关节、椎体周围各韧带及其附近软组织不同程度的损伤,从而破坏了颈椎的稳定性,促使颈椎发生代偿性骨质增生。若增生物刺激或压迫邻近的神经、血管和软组织,则引起各种相应的临床症状和体征。

本病属中医"项痹病""眩晕病"等范畴。中医认为,颈椎病与年龄及气血盛衰、筋骨强弱有关。年老体弱,肝肾、气血亏虚,筋肌骸节失却滋养;或被风寒湿邪所侵,气血凝滞痹阻;或反复积劳损伤,瘀聚凝结于脊窍,发为本病。

【诊断】

（一）颈型颈椎病

由于颈椎急、慢性损伤,或长期不良姿势,而造成椎旁软组织劳损,颈椎关节突关节紊乱、错缝,颈椎生理弧度改变,稳定性下降,从而诱发椎间盘代偿性退变,造成颈椎内、外力平衡失调,导致颈项部和肩胛区域肌肉处于持续紧张的状态,出现该区域的刺激症状。

1.表现为患者颈部前屈,旋转幅度明显减小,颈夹肌、半棘肌、斜方肌等出现肌紧张性疼痛。

2.颈部有僵硬感,易于疲劳。

3.肩胛肩区有酸痛感和沉重感,劳累后症状加重,休息后症状减轻,经常出现"落枕"样现象。

（二）神经根型颈椎病

由于颈椎钩椎关节、关节突骨质增生,颈椎生理弧度改变、椎间孔径变窄及软组织损伤、肿胀等,造成对神经根的压迫和刺激而引起典型的神经根症状。

1.症状

(1)颈项部或肩背呈阵发性或持续性的隐痛或剧痛;受刺激或压迫的颈脊神经的走行方向有烧灼样或刀割样疼痛,伴有针刺样或过电样麻感;当颈部活动某一姿势时,上述症状会加重。

(2)颈部活动有不同程度受限或发硬、发僵,或颈呈痛性斜颈。

(3)一侧或两侧上肢有放射性痛、麻,伴有发沉、肢冷、无力、握力减弱。

2.体征

(1)颈椎生理前凸减少或消失,甚至反弓,脊柱侧弯。上肢及手指感觉减退,严重时可有肌肉萎缩。

(2)颈部有局限性条索状或结节状阳性物,在病变颈椎节段间隙、棘突、棘突旁及其神经分布区可出现压痛。手指放射性痛、麻常与病变节段相吻合。

(3)患侧肌力减弱,病久可出现肌肉萎缩。

(4)臂丛神经牵拉试验、椎间孔挤压试验可出现阳性。

(5)腱反射可减弱或消失。

3.辅助检查

(1)X线检查可显示颈椎生理前凸变直或消失,脊柱、棘突侧弯,椎间隙变窄,椎体前、后缘骨质增生,钩椎关节变锐及椎间孔狭窄等改变。

(2)CT、MRI检查可清楚观察椎间盘突出程度、神经根受压情况。

(三)脊髓型颈椎病

由于突出的颈椎间盘组织、增生的椎体后缘骨赘、向后滑脱的椎体、增厚的黄韧带和椎管内肿胀的软组织等,对脊髓造成压迫,导致脊髓缺血、变性等改变,引起病变节段以下躯体感觉、运动和大小便功能等异常。本型与颈椎间盘突出症相似。

(四)椎动脉型颈椎病

由于颈椎间盘退变、关节间隙变窄、钩椎关节增生,引起椎动脉扭曲、钩椎关节的骨质增生而导致椎动脉受压,或寰枕关节失稳、寰齿间隙不对称,或因椎动脉交感神经丛受刺激而导致基底动脉痉挛等,造成椎基底动脉供血不足。近年来对椎动脉形态学的研究表明,该病存在椎动脉起始段痉挛、钩椎关节增生压迫、寰枕段痉挛、颅内段痉挛等多种形态学病理改变。因此,可以认为,椎动脉形态学改变使椎动脉血流动力学异常,椎动脉供血不足,小脑缺血、缺氧是导致眩晕的主要原因。

《灵枢》有“髓海不足,则脑转耳鸣”“上气不足,脑为之不满,耳为之苦鸣,头为之苦倾,目为之眩”“上虚则眩”等记载。

1.症状

(1)持续性眩晕、恶心(呕吐)、耳鸣(耳塞)、记忆力减退、偏头痛等。

(2)可伴有视物模糊、视力减退、精神萎靡、失眠、嗜睡等。

(3)头部过伸或旋转时,可出现位置性眩晕、恶心、呕吐等急性发作。

(4)可伴有颈肩臂痛或交感神经刺激症状。

2.体征

(1)病变节段关节突关节压痛。

(2)眩晕发作时可出现猝倒,但神志清醒。

(3)旋颈试验阳性。

3.辅助检查

(1)X线检查可见钩椎关节侧方或关节突关节骨质增生。

(2)椎动脉CT血管造影三维重建可见椎动脉扭曲,狭窄,串珠样痉挛,人横突孔异常等。

(3)TCD检查显示椎基底动脉血流速度减慢或增快。

(五)交感神经型颈椎病

1.症状

(1)后枕部疼痛,头痛、头沉、头晕或偏头痛,可伴有耳鸣、耳闷感。

(2)心率增快或减慢,有心前区闷痛、心悸不适症状。

(3)肢体发凉或热感,肤温降低或增高,肤色发白或潮红,多汗或无汗,疼痛或痛觉过敏交替出现。

2.体征

(1)两侧颈椎横突前压痛明显。

(2)部分患者出现霍纳征。

3.辅助检查

(1)X线检查颈椎生理弧度有不同程度的改变,椎体和钩椎关节骨质增生。

(2)心电图检查无异常或有轻度异常。

(六)混合型颈椎病

兼具上述两种类型或两种以上类型的诊断要点。

【鉴别诊断】

(一)颈型颈椎病

落枕:以晨起颈项强痛、活动功能受限为特征。

(二)神经根型颈椎病

前斜角肌综合征:以患侧手指痛麻、肿胀、肢凉,肤色白或紫为特征。出现前斜角肌痉挛、压痛,肩臂下垂时症状加重,上举后症状缓解,艾迪森征阳性。

(三)脊髓型颈椎病

1.颈脊髓肿瘤　以症状呈进行性加重为特征。先出现颈、肩、臂手指疼痛或麻木,继而同侧上肢下神经元病损,逐渐发展到对侧下肢上神经元病损,CT、MRI、脊髓造影可确诊。

2.脊髓空洞症　好发于20～30岁的青年人,以痛温觉与触觉分离为特征,尤以温度觉的减退或消失明显。

(四)椎动脉型颈椎病

1.梅尼埃病　以中青年女性好发为特征。呈发作性眩晕、头痛、恶心、呕吐、耳鸣、眼球震颤等症。

2.位置性低血压　以卧位、蹲位起立时头晕为特征。眩晕即发即止,无颈部症状,旋颈试验阴性。

(五)交感神经型颈椎病

心绞痛有冠心病史,发作时心前区剧烈疼痛,伴胸闷心悸、出冷汗为特征。心电图提示ST段压低,含服硝酸甘油片能缓解。

【治疗】

(一)治疗原则

消除肌痉挛,纠正椎骨错缝,恢复颈椎内、外力平衡。颈型以纠正颈椎紊乱、缓解肌紧张为主;神经根型以活血化瘀、疏经通络为主;椎动脉型以行气活血、益髓止晕为主;交感神经型以益气活血、平衡阴阳为主。

(二)手法

滚法、一指禅推法、按法、拿法、拔伸法、扳法、旋转提颈法、按揉法、擦法等。

(三)取穴与部位

1.五线

(1)督脉线:自风府穴至大椎穴连线,即督脉经颈段。

(2)夹脊线:自风池穴至颈根穴(大椎穴旁开1寸)连线,即华佗夹脊颈段,左右各一线。

(3)颈旁线:自乳突至颈臂穴(缺盆穴内1寸)连线,即上颈段的胸锁乳突肌与下颈段的斜角肌的连线,左右各一线。

2.五区

(1)肩胛带区:冈上肌区域,左右各一区。

(2)肩胛背区:冈下肌区域,左右各一区。

(3)肩胛间区:两侧肩胛骨的内侧之间区域。

3.十三穴　风府穴、风池穴(双)、颈根穴(双)、颈臂穴(双)、肩井穴(双)、肩外俞穴(双)、天宗穴(双)。

(四)操作

1.基本操作

(1)五线:①督脉线用一指禅推法、按揉法往返操作。②夹脊线用一指禅推法、按揉法、拿法往返操作。③颈旁线用一指禅推法、按揉法、抹法往返操作。治疗时间约 5 分钟,以疏经通络,理气活血。

(2)五区:①肩胛带区由肩峰端向颈根部施滚法、拿法交替操作。②肩胛背区用滚法、按揉法交替操作。③肩胛间区用滚法、一指禅推法、拨揉法交替操作。治疗时间约 5 分钟,以舒筋解痉,缓解肌紧张。

(3)十三穴:按揉风府穴、风池穴(双)、颈根穴(双)、颈臂穴(双)、肩井穴(双)、肩外俞穴(双)、天宗穴(双)。时间约 5 分钟,以疏经理气,活血止痛。

(4)其他:①有关节突关节紊乱者,用旋转提颈扳法或颈椎定位扳法操作,以纠正关节紊乱。②颈项部用直擦法或斜擦法操作,颈肩用横擦法操作,以透热为度。

2.辨证操作

(1)颈型颈椎病　①根据症状累及部位,选择相应的五区、十三穴,用一指禅推法、按揉法、拨揉法。②偏头痛者,取同侧风池穴,用一指禅推法向直上方向操作。③眩晕者,用一指禅推风池穴(双),用拇指的尺侧偏峰沿寰枕关节向风府方向操作,左手推右侧,右手推左侧。

(2)神经根型颈椎病　①相应神经根节段治疗。放射至拇指根痛、麻者,取同侧 $C_5 \sim C_6$ 椎间隙,用一指禅推法、按揉法治疗;放射至拇指、食指、中指及环指桡侧半指痛、麻者,取同侧 $C_6 \sim C_7$ 椎间隙,用一指禅推法、按揉法治疗;放射至小指及环指尺侧半指痛、麻者,取同侧 $C_7 \sim T_1$ 椎间隙,用一指禅推法、按揉法治疗。②根据症状累及部位,选择相应的五区、十三穴,用一指禅推法、按揉法、拨揉法操作。

(3)椎动脉型颈椎病:①一指禅推风池穴(双),用拇指的尺侧偏峰沿寰枕关节向风府方向操作,左手推右侧,右手推左侧。②取颈臂穴(双),用一指禅推法、按揉法操作。③用鱼际揉前额,拇指按揉印堂穴、睛明穴、太阳穴,分抹鱼腰穴;沿足少阳胆经头颞部循行线进行扫散法治疗。

(4)交感神经型颈椎病:①颞部、前额部、眼眶等部位,用抹法、一指禅推法、按揉法、扫散法等操作。②视物模糊、眼涩、头晕者,一指禅推风池穴(双),用拇指的尺侧偏峰沿寰枕关节向风府方向操作,左手推右侧,右手推左侧。③头痛、偏头痛、头胀、枕部痛者,取同侧风池穴用一指禅推法向直上方向操作。④耳鸣、耳塞者,取同侧风池穴,用一指禅推法向外上方向操作。⑤心前区疼痛、心动过速或过缓者,取颈臂穴(双),用一指禅推法、按揉法操作。

(5)混合型颈椎病:根据证型和症状的轻重缓急对症治疗。

【注意事项】

1.急性期推拿治疗宜轻柔;缓解期可采用纠正后关节紊乱、错缝的手法,缓解对神经、血管的刺激、压迫。

2.掌握症状与病变节段的一般规律,是辨证推拿的基础。如上颈段病变以头面部症状为主,中颈段病变以颈、肩、背、上臂症状为主,下颈段病变以前臂、手指症状为主。

3.把握推拿手法操作的作用点、作用力、作用力方向,注意向心性操作原则。

4.对椎间盘突出、脱出,脊髓受压明显,临床症状较重,病理反射阳性,参照颈椎间盘突出症治疗方法,禁用颈椎扳法。

【疗效评定】

1.治愈　原有各型症状消失,肌力正常,颈、肢体功能恢复正常,能参加正常的劳动和工作。

2.好转　原有各型症状减轻,颈、肩背疼痛减轻,颈、肢体功能改善。

3.未愈　症状无改善。

(常建军)

第三节　颈椎间盘突出症

颈椎间盘突出症是指颈椎间盘退行性改变,或因外力作用于颈部,使纤维环部分或完全破裂,髓核向外膨出或突出,压迫神经根,或刺激脊髓,而出现颈脊神经支配相应区域的症状和体征的病症。流行病学显示,近年来,由于人们生活方式的改变,工作节奏的加快,俯案低头工作时间的延长,使得颈椎间盘突出症的发病率显著上升,成为造成颈部疼痛的重要病症之一。

本病属中医学"节伤"之范畴。在既往的推拿教材中,本病作为脊髓型颈椎病论述,鉴于颈椎间盘突出症的病因病机和风险程度考虑,本教材中列为单独病症专门讨论。

【应用解剖】

（一）椎间盘

1.软骨终板　软骨终板由纤维软骨组成,在椎体的上、下各一个,其平均厚度约1mm。软骨终板内有许多微孔,是髓核的水分和代谢产物的通路。在婴儿期有微血管穿过,出生8个月以后血管开始闭合,到20～30岁完全闭锁。软骨终板内无神经组织,因此当软骨终板损伤以后,既不产生疼痛,也不能自行修复。软骨板如同关节软骨一样,可以承受压力,防止椎骨遭受超负荷的压力,保护椎体,只要软骨终板保持完整,椎体就不会因压力而发生吸收现象。

2.纤维环　纤维环分为外、中、内三层。外层由胶原纤维带组成,内层由纤维软骨带组成。各层之间有黏合样物质使彼此间牢固地结合在一起。纤维环的前侧部和两侧部最厚,几乎等于后侧部的2倍。最内层纤维和进入髓核内并与细胞间质相连,因此和髓核之间无明确的分界。整个纤维环几乎呈同心圆排列,其外周纤维较垂直,而越到中心倾斜度越大。纤维环十分坚固,紧密附着在软骨终板上,保持脊柱的稳定性。

3.髓核　位于椎间盘的中央,不接触椎体,髓核占椎间盘横断面的50%～60%。髓核内的各种成分结合在一起,形成立体网状胶质结构;在承受压力的情况下使脊椎均匀地负荷。正常人的高度变化与髓核内水分改变有关。随着年龄的增加,来自纤维环和软骨板的纤维软骨逐渐替代髓核中黏液样胶原物质,并使髓核的形态随之改变。髓核具有可塑性,在压力下变为扁平状,使压力向四周传递。在相邻的椎体活动中,髓核起到支点作用,如同滚珠,随着脊柱的屈伸而向前或向后移动。

4.椎间盘的神经支配　在纤维环的后部有许多无髓神经纤维,后纵韧带内也有少量相似的纤维,这些纤维起源于背根神经节远端。

（二）神经根

1.神经根　神经根由脊髓发出,分为前根和后根,在椎间孔处汇合成神经根。前根主司运动,后根主司感觉,当神经根受损害时,则可出现运动和感觉功能障碍。

2.神经根支配区域

(1)C_1神经根:由枕骨与寰椎间隙穿出,无椎间孔,分布于寰枕区域。

(2)C_2神经根:由寰椎与枢椎间隙穿出,无椎间孔,分布于同侧枕下三角及后枕区域。

(3)C_3神经根:由C_2~C_3椎间孔穿出,从头下斜肌反折,经枕下三角向上,分布同侧的耳后、颞部、前额区域。

(4)C_4神经根:由C_3~C_4椎间孔穿出,分布同侧的肩胛、胸前区域。

(5)C_5神经根:由C_4~C_5椎间孔穿出,分布同侧肩部及上臂外侧,支配三角肌、冈下肌、冈上肌及部分屈肌等。

(6)C_6神经根:由C_5~C_6椎间孔穿出,分布同侧前臂外侧及手背虎口区,支配肱二头肌、旋后肌、拇伸肌及桡侧腕伸肌等。

(7)C_7神经根:由C_6~C_7椎间孔穿出,分布同侧肩后部、上肢后臂、前臂后外侧及中指,支配肱三头肌、旋前肌、腕伸肌、指伸肌及背阔肌等。

(8)C_8神经根:由C_7~T_1椎间孔穿出,分布同侧小指及环指尺侧,支配部分屈肌及手内在肌。

【病因病机】

颈椎间盘突出多因脊柱急性损伤或慢性积累性劳损,导致颈椎生理曲度改变或形成侧弯,椎体间应力发生改变,由于颈部长期负重,椎间盘长时间持续受挤压,髓核脱水造成椎间盘的变性。纤维环发生变性时,其纤维首先肿胀变粗,继而发生玻璃样变性,弹性降低,纤维环在外力作用下发生部分或完全破裂。由于变性纤维环的弹性减退,承受椎间盘内张力的能力下降,当受到头颅的重力作用时,椎间盘受力不均,受颈椎周围肌肉的牵拉,或突然遭受外力作用时,可造成颈椎间盘纤维环向外膨出,严重时髓核也可经纤维环裂隙向外突出甚至脱出,进而压迫神经根或脊髓,出现相应节段支配区域的疼痛、麻木或感觉异常等症状。由于下段颈椎受力较大,活动较为频繁,所以C_6~C_7椎间盘和C_5~C_6椎间盘最容易发病。

临床观察显示,影像学上的椎间盘突出程度不一定与症状的严重程度成正比。只有当突出或膨出物压迫或刺激神经根时,才会出现临床症状。其症状的轻重,与颈椎间盘突出位置和神经受压的程度有关。根据椎间盘突出的程度,可分为膨出、突出、脱出三种类型。

1.**膨出型**　椎间盘髓核变性,向后方或侧后方沿纤维环部分破裂的薄弱部膨出,纤维环已超出椎体后缘,但髓核则未超出,硬脊膜囊未受压。

2.**突出型**　椎间隙前宽后窄,椎间盘纤维环和髓核向后方或侧后方沿纤维环不完全破裂部突出,超过椎体后缘,但纤维环包膜尚完整,硬脊膜囊受压。

3.**脱出型**　椎间隙明显变窄,纤维环包膜完全破裂,髓核向后方或侧后方沿完全破裂的纤维环向椎管内脱出,或呈葫芦状悬挂于椎管内,脊髓明显受压。

常见突出位置有以下三种:

(1)外侧型突出:突出部位在后纵韧带外侧,钩椎关节内侧。该处有颈神经根通过,突出的椎间盘可因压迫或刺激脊神经根而产生相关症状。

(2)旁中央型突出:突出部位偏于一侧,介于脊神经和脊髓之间。突出的椎间盘可通过压迫或刺激脊神经根或脊髓而产生单侧脊髓或神经根受压症状。

(3)中央型突出:突出部位在椎管中央,脊髓的正前方。突出的椎间盘可通过压迫脊髓腹面的两侧而产生脊髓双侧压迫的相关症状。

椎间盘突出的临床症状往往表现为三种情况：一是疼痛明显,但无麻木;二是麻木明显,但无疼痛;三是疼痛与麻木并存。一般认为,疼痛是由于突出或膨出的椎间盘炎症、水肿明显,刺激硬脊膜或神经根所致。麻木则是由突出或脱出的椎间盘压迫脊神经所致。疼痛与麻木并存又有真性压迫和假性压迫之分,假性压迫时由于突出物炎症水肿非常明显,既刺激又压迫脊神经,当炎症、水肿消退后,麻木也随之消失;而属真性压迫的,当炎症、水肿消退后,压迫依然存在,麻木症状亦难以消失。

中医认为,颈为脊之上枢,督脉之要道,藏髓之骨节,上通髓海,下连腰脊,融汇诸脉。颈脊闪挫、劳损,致使脊窍错移,气血瘀滞、筋肌挛急而痛。窍骸受损,突出于窍,碍于脊髓,诸脉络受阻,经气不通,则筋肌失荣,痿弛麻木,发为本病。此外,老年人肝肾亏损,筋失约束,或风寒侵袭,筋脉拘挛,失去了内在的平衡,也可诱发颈椎间盘突出,成为颈椎间盘突出发病的危险因素。本病属中医"节伤"范畴。

【诊断】

1.症状

(1)有颈部急、慢性损伤史,或长期低头工作,或感受风寒史。男性多于女性。

(2)颈部疼痛反复发作,休息后症状可减轻,劳累或低头时间过长则加重。

(3)活动功能受限,颈部活动到某一体位时出现上肢过电样放射性疼痛、麻木,常放射到手指。

(4)上肢软弱无力,感觉及皮肤温度改变,严重时有肌肉萎缩。

2.体征

(1)外侧型突出:①主要症状为颈项部及受累神经根的上肢支配区域疼痛与麻木。咳嗽、打喷嚏时疼痛可加重。②疼痛多放射到一侧肩部和上肢,很少对称性发生。③颈僵硬,项肌痉挛,活动受限,当颈部后伸,再将下颌转向健侧时上肢放射性疼痛可加重,做颈前屈或中立位牵引时疼痛可减轻。④由于颈椎间盘突出症的间隙不同,检查时可发现不同受累神经节段支配区域的运动、感觉及反射的改变。⑤颈椎拔伸试验阳性。部分病变节段成角严重的患者可反应为上肢放射性神经痛加重,称反阳性。⑥椎间孔挤压试验阳性。⑦病程日久者,可出现相关肌肉肌力减退,甚至肌肉萎缩。

(2)旁中央型突出:患者除有椎间盘外侧型突出的症状、体征外,还有一侧脊髓受压的症状和体征,可见同侧下肢肌力下降,肌张力增加。严重时可出现腱反射亢进,病理征阳性。

(3)中央型突出:主要表现为脊髓受压,最常见的症状为皮质脊髓束受累。由于病变程度不一,可出现下肢无力,平衡障碍,肌张力增高,腱反射亢进;踝阵挛、髌阵挛及病理反射阳性。重症者可出现两下肢不完全性或完全性瘫痪,足下有踩棉絮感,二便功能障碍,胸乳头以下感觉障碍。

3.辅助检查

(1)X线检查:颈椎正位片可见颈椎侧弯畸形,侧位片上可显示颈椎生理曲度改变、椎间隙变窄或增生性改变。斜位片上可显示椎间孔大小及关节突情况。颈椎X线不能显示是否存在椎间盘突出,但可排除颈椎结核、肿瘤、先天性畸形。

(2)颈椎CT及MRI检查:CT检查可显示颈椎椎管的大小及突出物与受累神经根的关系。MRI检查可显示突出的椎间盘对脊髓压迫的程度、类型及脊髓有无萎缩变性等。

(3)肌电图检查及神经诱发电位检查:可确定受累神经根及其损害程度,客观评价受损程度和判断预后。

【鉴别诊断】

1.颈肩肌筋膜炎　有劳累史及外伤后感受风寒史。多有肩背部疼痛,压痛点多见于肩胛背肌,疼痛范围广泛,患处可触及较硬的结节点及条索。活动时可牵涉至颈项部,但颈部无压痛点,患肢上举至头后侧时疼痛可缓解,但在上举过程中疼痛加重。

2.颈椎半脱位　以寰枢关节半脱位多见,一般有外伤史和肩部负重史,临床表现为颈项疼痛,颈椎旋转活动明显受限,可拍摄颈椎张口位以明确诊断。

3.椎管内肿瘤　起病缓慢,症状进行性发展,病变节段症状明显,CT、MRI检查可明确诊断。

【治疗】

1.治疗原则　舒筋通络,理筋整复,以扩大椎间隙,减轻或解除神经根和脊髓受压。

2.手法　滚法、按法、揉法、拿法、拔伸法、旋转复位法等。

3.取穴与部位　风池、风府、肩井、秉风、天宗、曲池、手三里等穴及颈根、颈臂等经验穴,突出节段相应椎旁及患侧上肢部。

4.操作

(1)患者取坐位,医者立于其身后,用一指禅推法、按揉法沿督脉经颈段、两侧颈夹脊穴上下往返操作3~5遍。自两侧肩胛带、颈根部、颈夹脊线用滚法操作,手法宜深沉缓和,时间约5分钟,以舒筋通络,活血止痛。

(2)继上势,医者用一指禅推法或按揉法在风池、风府穴,同侧肩井、秉风、天宗穴及颈根、颈臂穴操作,以酸胀为度,时间约3分钟,以解痉止痛。

(3)继上势,根据神经根受累的相应节段定位,医者在椎间盘突出间隙同侧,用一指禅推法、按揉法做重点治疗,并对上肢相应穴位用按法、揉法操作,以患者能忍受为度,时间约5分钟,以活血祛瘀,减轻神经根炎症。

(4)继上势,医者以一手虎口托住其后枕部,另一手托住其下颌部做颈椎拔伸法操作,拔伸至最大限度时停顿片刻,再慢慢放松,重复操作3~5次,再做颈椎摇法3~5次,以扩大椎间隙。

(5)继上势,用旋转提颈复位法操作。医者立于其身后,以一手屈曲之肘部托住患者下颌,手指托住枕部,另一手拇指顶推突出节段的相应棘突;令患者逐渐屈颈,至拇指感觉棘突有动感时,逐渐向患侧旋转至弹性限制位,用顿力做向上提升颈椎,以扩大椎间隙,减轻或解除神经根和脊髓受压症状。操作时不做加大旋转幅度的扳法,以防意外发生。对于心理紧张的患者或老年人,可采用仰卧位牵引拔伸状态下进行旋转拉颈复位法操作。

(6)继上势,医者擦颈项,以透热为度,搓、抖上肢。

【注意事项】

1.首先掌握颈椎间盘突出与颈椎间盘突出症是两个不同的概念,椎间盘突出不一定产生症状,当椎间盘突出产生相应临床症状时称椎间盘突出症。其次以椎间盘膨出、突出、脱出三种类型来辨别与症状的关系。

2.颈椎间盘突出症推拿治疗以突出相应节段为重点,以扩大椎间隙,减轻或解除神经根和脊髓受压症状为目的。

3.科学用枕,对颈椎生理弧度变直或消失的,枕头宜垫在颈部;曲度过大的,枕头宜垫在枕后部;侧卧时枕头宜与肩膀等高,使颈椎保持水平位。

4.注意颈部保暖,劳逸结合,避免长时间连续低头位工作或看书,提倡做工间颈椎活动。

5.颈椎间盘突出患者乘车应戴颈托加以保护,以防紧急制动时引起颈椎挥鞭性损伤,或加重突出程度。

6.对于反复发作且非手术治疗无效的患者,建议手术治疗。

(宫永平)

第四节　肩关节周围炎

肩关节周围炎是以肩关节疼痛与功能障碍为主要症状的常见病。祖国医学根据发病的不同情况,有不同的名称。因多发生于 50 岁左右的人,中医称为"五十肩"。因露肩当风,感受风寒湿邪所致,又称为"漏肩风"。发病后肩关节僵硬,活动受限,故又称为"冻结肩"或"肩凝症"。此病女性发病率略高于男性,多见于体力劳动者,如不及时有效地治疗,有可能严重影响肩关节的功能活动。本病早期多见于肱二头肌长头肌腱炎、肩峰下滑囊炎及冈上肌肌腱炎等。肩部是上肢运动的基础,它包括由肩胛骨、锁骨和肱骨通过韧带、关节囊和肌肉相互连接而形成的 4 个关节:肩肱关节、肩锁关节、胸锁关节和肩胛胸壁关节。

【病因病机】

一般认为本病的发生与气血不足、外感风寒湿邪及外伤劳损有关。

1.气血不足　年老体虚或因劳累过度而导致肝肾精亏,气血不足,筋失所养,血虚生痛。久之,则筋脉拘急而不用。

2.外感风寒湿邪　久居湿地,风雨露宿,夜寐露肩当风,以致风寒湿邪客于血脉筋肉。在脉则血凝而不流,脉络拘急而疼痛,寒湿之邪淫溢于筋肉则屈而不伸,痿而不用。

3.外伤筋骨　跌仆闪挫,筋脉受损,瘀血内阻,脉络不通,不通则痛。久之,筋脉失养,拘急不用。

肩部活动范围大,肩部肌腱、韧带经常受到上肢重力和肩关节大范围活动的牵拉,较易劳损而发生变性。因此本病往往在肱二头肌肌腱炎、肩峰下滑囊炎、冈上肌肌腱炎等软组织劳损、炎性病变或外伤、受寒的基础上发病。上述诸因素所造成的韧带、肌腱、关节囊的充血、水肿、渗出、增厚等炎性改变如得不到有效的治疗,久之则发生粘连,肌腱钙化。同时患肩的保护性的活动限制和长期固定,促进了粘连的形成.最终导致肩关节的功能丧失。

【临床表现】

本病的临床表现主要是 2 个方面的症状,即肩痛与肩关节功能活动受限。

1.疼痛　早期呈阵发性疼痛,常因天气变化及劳累而诱发,以后逐渐发展到持续性疼痛,并逐渐加重,昼轻夜重,夜不能寐,不能向患侧侧卧。肩部受到牵拉时,可引起剧烈疼痛。此外在肩关节周围有广泛的压痛,并可向颈部及肘部放射。

2.功能活动受限　由于关节囊及肌肉的粘连、长期废用而引起的肌力降低,且喙肱韧带固定于短缩的内旋位等因素,可使肩关节各向的主动和被动活动均受限。特别是当肩关节外展时,出现典型的"扛肩"现象。梳头、穿衣服等动作均难以完成。严重时,肘关节功能亦受限,屈肘时手不能摸肩。日久,三角肌等可以发生不同程度的废用性萎缩,出现肩峰突起、上臂上举不便、后伸不利等症状。

【推拿治疗】

一部分冻肩患者有自愈趋势,仅遗留轻度功能障碍,大部分患者需经有效的治疗方能痊愈。推拿疗法治疗冻肩症是较为有效的。对初期疼痛较甚者,可用较轻柔的手法在局部治疗,以舒筋活血,通络止痛,改善局部血液循环,加速渗出物的吸收,促进病变肌腱及韧带的恢复。对晚期患者,可用较重的手法如扳、拔伸、摇等并配合肩关节各功能位的被动活动,以松解粘连,滑利关节,促使关节功能恢复。

有条件的地方在治疗前,应先拍摄肩关节 X 线片,以排除骨关节本身的病变,由于骨折而继发的冻结肩,须待 X 线显示骨折完全愈合后,方能进行适当的手法治疗。

治疗原则:舒筋活血,滑利关节。

取穴及部位:合谷、曲池、缺盆、肩髃、肩贞、肩井、天宗等穴及肱二头肌长头腱、短头腱。

主要手法:㨰法、一指禅推法、点法、按法、拿法、扳法、拔伸法、摇法、抖法、搓法等。

操作方法:

1.患者仰卧或坐位,医者站(或坐)于患侧,用㨰法或一指禅推法施术于患侧肩前部及上臂内侧,往返数次,配合患肢的被动外展、外旋活动。

2.健侧卧位,医者一手握患肢的肘部,另一手在肩外侧和腋后部用㨰法,配合按拿肩髃、肩贞,并作患肢上举、内收等被动活动。

3.患者坐位,点按上述穴位,每穴 1~2min,达到酸胀感为适度。

4.医者站在患者的患侧稍后方,一手扶住患肩,一手握住腕部或托住肘部,以肩关节为轴心作环转运动,幅度由小到大。然后医者一手托起前臂,使患者肘屈,患臂内收,患侧之手搭在健侧肩上,再由健肩绕过头顶到患肩,反复环绕 5~7 次,在此同时拿捏患肩。

5.医者站在患者患侧稍前方,一手握住患侧腕部,并以肩部顶住患者患侧肩前部。握腕之手将患臂由前方扳向背后,逐渐用力使之后伸,重复 2~3 次。

6.医者站在患者的健侧稍后方,用一手扶健侧肩,防止患者上身前屈,另一手握住患侧腕部,从背后将患肢向健侧牵拉,逐渐用力,加大活动范围,以患者能够忍耐为度。

7.医者站在患侧肩外侧,用双手握住患肢腕部稍上方,将患肢提起,用提抖的方法向斜上牵拉。牵拉时要求患者先沉肩屈肘,医者缓缓向斜上方牵抖患肢。活动幅度逐渐增加,手法力量由小到大,须注意用力不能过猛,以防发生意外。

8.用搓法由肩部到前臂反复搓动,以此作为手法操作的结束动作。

【按语】

在推拿治疗时用力要轻柔,尤其对该病的早期(疼痛期)不宜用重手法施术。同时要求患者在治疗的同时配合适当的肩部功能锻炼,原则上要求患者持之以恒,循序渐进,可根据患者的具体情况,选择下列方法。

1.双手高举锻炼　患者面对墙壁,用双手或单手沿墙壁缓缓向上爬动,使上肢尽量高举,然后再缓慢向下回到原处,反复数次,以耐受为度。

2.弯腰摇肩法　弯腰伸臂,作肩关节环转摇动,动作幅度由小到大,由慢渐快。

3.扩胸松肩法　自然站立,两足平行,两肘屈曲,双前臂平举至胸部,约平膻中等高,掌心向下,两肘部同时做外展牵拉运动,以牵拉外展肩部,幅度由小到大。

4.体后拉手　双手后伸,由健侧手拉住患侧腕部,渐渐向上拉动,反复进行。

5.外旋锻炼　患者背靠墙而立,双手握拳屈肘,两臂外旋,尽量使拳背碰到墙壁,反复数次。

6.甩手锻炼　患者站立位,作肩关节前屈、后伸及内收、外展运动,动作幅度由小到大,反复进行。

7.双肩内收、外展运动　双手交叉置于颈后部,肩关节尽量做内收、外展运动,反复数次。

(宫永平)

第五节　急性腰部损伤

急性腰部损伤是指腰背两侧的肌肉、肌腱、韧带等软组织突然受到扭、挫、闪等外力的作用而发生急性损伤,引起腰部疼痛及活动受限的一种急性病症,是腰痛疾病中最常见的一种。多发生于青壮年体力劳动者。急性腰损伤如治疗及时,手法运用恰当,疗效较佳;若急性期治疗不当或失治,可转变为慢性顽固性腰痛。急性腰扭伤,属祖国医学"伤筋"范畴。

【病因病机】

腰背部的损伤多发生在腰骶、骶髂关节和腰背两侧骶棘肌。腰骶关节是脊柱运动的枢纽,骶髂关节则是连接躯干和下肢的桥梁,腰部两侧的肌肉和韧带是维持脊柱稳定的重要因素。

急性腰部损伤,多因人们在日常工作、劳动及运动中,腰部突然遭受间接或直接暴力的损伤所致。间接暴力损伤多由于腰部活动时姿势不正确,用力不当,或用力过度,或搬运、抬扛重物时负重过大,肌肉配合不协调,或对客观事物估计不足,毫无思想准备突然进行某项动作,腰部过度后伸或前屈,打喷嚏,咳嗽,倒洗澡水等,以及跌仆闪挫,使腰部肌肉、韧带受到剧烈地扭转、牵拉等,均可使腰部受伤。直接暴力损伤,多因挤压、撞击、堕坠或外力直接打击局部等致腰部软组织损伤,局部血脉破损,引起腰部瘀血肿胀者。中医认为,急性腰扭伤属腰部"伤筋"范畴。《金匮翼》载:"淤血腰痛者,闪挫及强力举重得之。盖腰者,一身之要,屈伸俯仰,无不由之,若一有损伤,则血脉凝涩,经络壅滞,令人卒痛不能转侧,其脉涩,日轻夜重者是也。"由此可知,急性腰扭伤多因卒然受暴力损伤,致腰部气血涩滞,经络不通,肌肉拘急,而引起疼痛。《证治准绳》在谈到腰部的原因时明确指出:"有风、有湿、有寒、有热、有闪挫、有淤血、有气滞、有痰积,皆标也;肾虚,其本也。"说明肾虚是导致本病的内在原因。

【临床表现】

急性腰部损伤多为间接外力所致,轻者为骶棘肌和腰背筋膜不同程度的损伤,较重者可发生棘上、棘间韧带的损伤,严重者可发生滑膜嵌顿后关节紊乱等。

1.腰部疼痛　常在扭伤后突然发生腰部疼痛,少数患者在伤后疼痛不重,尚能勉强继续工作,数小时或1~2d后,腰部疼痛才逐渐加重。扭伤较重者,疼痛剧烈,深呼吸、咳嗽、喷嚏,甚至大小便均使疼痛加重,疼痛以腰部一侧多见。

2.腰部活动受限　坐、卧、翻身困难,左右转侧不利,前后俯仰牵掣作痛;单侧者躯干向病侧倾斜,双侧者腰部挺直,常以一手或两手扶腰以减少腰部活动,防止疼痛,因而步履艰难、迟缓,表情痛苦,甚则需人扶持或担架抬来就诊。

3.牵涉痛　近半数患者有牵涉性疼痛,出现的部位多为臀部(臀上皮神经、梨状肌区)、大腿根部或大腿后部(股后侧皮神经分布区)等处。

4.肌痉挛　主要发生于一侧腰骶部的骶棘肌和臀大肌,偶有两侧者,这是疼痛刺激所引起的,也是对腰痛的一种保护性反应。经俯卧可稍有缓解,但用手指按压时,疼痛明显,痉挛又复出现。

5.局部压痛点　绝大多数患者都有明显局限性压痛点,而且与自述疼痛是一致的,此即为损伤的部位。压痛点多在大肠俞、腰眼穴及第3腰椎横突尖、髂嵴后部、腰骶部等处。

6.腰脊柱生理曲度改变和侧弯　约半数以上患者腰脊柱生理曲线有不同程度的改变和侧弯,有的是前凸减少,有的是左右侧弯,多见患侧倾斜,凸向健侧,有的在腰部前屈时才能看出,有的前屈时侧弯消失,用两指触诊法可明确侧弯情况。这是由疼痛引起的肌肉保护性痉挛。不对称的肌肉痉挛可以引起脊柱生理曲线的改变,这是躯体的一种自动性调节。疼痛和痉挛解除后,此种畸形则自行消失。

【推拿治疗】

治疗原则:通经活络,活血止痛。

取穴及部位:腰阳关、肾俞、命门、大肠俞、环跳、居髎、殷门、委中、承山、阿是穴等及腰骶部、臀部。

主要手法:揉法、擦法、按法、拔伸法、弹拨法、斜扳法、摇法等。

操作方法：

1.患者俯卧位，医者先用揉法或㨰法在患处周围及腰部疼痛部位施术，手法的施力应由轻到重，逐渐加力，以不增加患者痛苦为度，若局部疼痛明显，医者可先施点按肾俞、大肠俞、委中、殷门等穴，或局部采用摩法待腰部疼痛减轻，肌肉痉挛稍松，再施以㨰法或推法。时间5～8min。

2.患者俯卧位，医者用拇指点按肾俞、腰阳关、环跳、委中、居髎、大肠俞、殷门、承山、阿是穴，以酸胀为度，每穴0.5～1min。

3.患者俯卧位，医者用拇指或手大鱼际在腰部软组织痉挛处用弹拨法，以缓解局部软组织痉挛，达到止痛之目的。

4.患者仰卧位，医者与助手分别握住患者双足踝部及两上肢腋窝处，做相反方向拔伸牵引，然后医者做腰部抖法。

5.患者侧卧法，患侧在上，医者用双手分别扶住肩部及臀部做腰部斜扳法，先扳患侧，再扳健侧。

6.患者仰卧位，医者用双手扶住膝部及握拿踝部做屈膝屈髋、旋转被动活动，左右各3～5次。

7.患者俯卧位，医者用擦法于患侧骶棘肌纤维方向及腰骶部，以透热为度。

【按语】

急性腰部损伤多见间接外力所致，大多数损伤发生在骶棘肌和腰骶关节，这是由于腰骶关节是脊柱的枢纽，外力集中之处，骶棘肌又称竖脊肌，是维持脊柱和限制脊柱前屈幅度的主要肌肉，在腰部的活动中，产生的压力和外来的冲击力要作用于这些部位，故损伤的部位最多。推拿治疗本病效果明显，有显著的舒筋通络、活血散瘀、使损伤的组织修复等作用。轻则2～3d，重则1周左右，症状逐渐消失。治疗应根据患者的具体情况，选择适宜的手法以免加重损伤。可适当配合热敷以及服用或外敷活血化瘀中药。损伤早期要减少腰部活动，卧硬板床休息，以利损伤组织的修复。注意局部保暖，待病情缓解后，逐步加强腰部肌肉锻炼。

（宫永平）

第六节　慢性腰肌劳损

慢性腰肌劳损主要指腰部肌肉、筋膜与韧带等软组织的慢性疲劳性损伤，又称腰部劳损。临床以缓慢起病，腰部酸痛，病程缠绵难愈，天气变化或劳累后腰痛加重为主要表现，是慢性腰腿痛中常见的疾病之一。本病常由急性腰扭伤失治、误治，或治疗不彻底，或先天畸形，腰部承受能力减弱，或素体虚弱、寒湿邪侵袭所致。此外，与职业和工作环境有一定关系。本病属中医"肾虚腰痛"范畴。

【应用解剖】

腰部脊柱是由5个椎体组成的具有生理前屈弧度的骨性支柱，承受着人体1/2的重量。腰骶关节是脊柱运动的枢纽，腰部两侧的深层肌肉数目较多，其中最主要的是骶棘肌，位于棘突两侧，从骶骨的背面向上一直延伸到枕骨。收缩时，它可伸脊柱和仰头，对维持人体的直立姿势有重要作用。腰背筋膜为腰部的深筋膜，甚为坚韧，分前、后两层，后层较厚，起自腰椎棘突，覆盖骶棘肌。两层筋膜在骶棘肌的外侧缘互相融合，并成为部分腹肌的起点。

【病因病机】

1.积累性损伤　慢性腰肌劳损是一种慢性积累性损伤。引起本病的主要原因是长期从事弯腰工作或活动，或长期腰部姿势不良等，导致腰部软组织经常处于紧张状态，造成腰背部筋膜劳损、松弛，或腰部软组织扭伤之后,未及时有效地治疗,或治疗不彻底,或反复损伤,迁延而成。其病理表现为腰背肌、韧带及筋膜内压力增加,血流不畅,肌纤维收缩时能源消耗得不到补充,乳酸积聚,代谢产物堆积而发生腰部组织炎症、变性、增厚、挛缩及粘连,刺激相应的神经而引起慢性腰痛。

2.先天畸形　腰椎有先天性畸形和解剖结构缺陷,如腰椎骶化、先天性隐性裂、关节突关节不对称等,减弱了腰骶关节的稳定性;腰椎滑移,腰椎生理弧度过大、变直、消失等,导致腰椎承重能力减弱,脊柱承重力线改变,或腰部两侧肌肉受力不平衡,继发腰部劳损。其病理表现为肌肉筋膜附着处充血、水肿、增厚、粘连、变性或瘢痕组织等改变,产生无菌性炎症,刺激脊神经后支而产生持续性腰痛。

3.感受风寒邪　风为百病之长,寒主收引,湿性凝滞,遭受风寒湿邪侵袭,引起腰部气血运行不畅,降低机体对疼痛的耐受力,促使腰背肌肉、筋膜和韧带紧张、痉挛和变性,筋肌僵滞,引起慢性持续性腰痛。

4.素有体虚　久病体虚,或素体虚弱,或发育不良,缺乏运动锻炼,腰背肌力薄弱,不胜劳累,腰部稍长时间的活动顿感腰酸背痛,或长期处于某一姿势缺乏运动,造成腰肌静力性损伤而腰痛。

《景岳全书》曰:"腰痛症,凡悠悠戚戚,屡发不已者,肾之虚也。"《诸病源候论》说:"夫劳伤之人,肾气虚损,而肾主腰脚,其经贯肾络脊,风邪乘虚,猝入肾经,故猝然而患腰痛。"说明劳逸不当,平素体虚,年老肾气不足,劳累过度,或外感风、寒、湿邪,凝滞肌肉筋脉,以致气血不和,肌肉筋膜拘挛,经络阻滞而致慢性腰痛。

【诊断】

1.症状

(1)有长期腰背部酸痛或胀痛史,腰部重着板紧,时轻时重,反复发作,缠绵不愈。

(2)腰部活动功能基本正常,但不能久坐、久站,经休息后,或适当活动、改变体位后可减轻,遇阴雨天气、劳累后腰痛加重。

(3)腰部喜热怕冷,常喜欢用双手捶腰或做叉腰后伸动作,以减轻疼痛。

(4)急性发作时,腰痛症状加重,疼痛沿臀部向大腿后外侧放散,以酸胀痛为主,一般痛不过膝。

2.体征

(1)脊柱外观正常,腰部活动一般无明显影响。急性发作时可有腰部活动受限、脊柱侧弯等改变。

(2)腰部压痛广泛,压痛点常在一侧或两侧骶棘肌、髂骨嵴后部或骶骨背面及横突处有压痛,痛感以酸胀痛为主。

(3)腰背肌肉僵滞,重者可有一侧或双侧骶棘肌痉挛,神经系统检查多无异常,直腿抬高试验接近正常。

3.辅助检查　X线检查一般无明显异常。部分患者有脊柱生理弧度改变,腰椎滑移,骨质增生等;可发现先天畸形或解剖结构缺陷,常见的有第5腰椎骶化、第1骶椎腰化、隐性脊柱裂等。

【鉴别诊断】

1.腰椎退行性骨关节炎　腰痛主要表现为休息痛,即夜间、清晨腰痛明显,而起床活动后腰痛减轻,脊柱可有叩击痛。X线检查可见腰椎骨钙质沉着和椎体边缘增生骨赘。

2.陈旧性腰椎骨折　有外伤既往史,腰痛呈持续性,阴雨天或天气变化时尤其明显,有不同程度的腰部功能障碍。X线检查可发现椎体楔形压缩改变或附件骨折。

3.腰椎间盘突出症　有典型的腰腿痛伴下肢放射性痛麻、腰部活动受限、脊柱侧弯和腱反射异常、皮肤感觉障碍等神经根受压症状。MRI、CT检查可明确诊断。

【治疗】

1.治疗原则　温经通络,舒筋活血,解痉止痛。

2.手法　滚法、推法、按法、揉法、点法、弹拨法、擦法、摇法、扳法等。

3.取穴与部位　华佗夹脊腰段、肾俞、命门、大肠俞、关元俞、秩边、环跳、委中及腰背部和腰骶部。

4.操作

(1)患者取俯卧位,医者先用滚法在腰部两侧膀胱经往返操作,再用双手掌沿脊柱向两侧分推腰部数遍,用掌根直推两侧骶棘肌数遍,手法宜深沉缓和,时间约5分钟,以舒筋活血,缓解肌痉挛。

(2)继上势,医者用掌根在腰部两侧膀胱经往返按揉数遍,再按揉腰骶部,以局部有温热舒适感为度,时间约5分钟,以温经通络,活血止痛。

(3)继上势,医者用拇指端重点推、拨揉压痛点,并按揉肾俞、命门、大肠俞、关元俞、秩边、环跳、委中等穴,以局部酸胀为度,时间约5分钟,以舒筋通络,解痉止痛。

(4)继上势,医者用拇指或肘部弹拨竖脊肌数遍,再在腰部涂上介质,沿督脉腰段及两侧膀胱经用直擦法施术,腰骶部用横擦法施术,以透热为度。

(5)患者取侧卧位,医者先行腰椎斜扳法操作,左、右各1次,然后叩击腰骶部,拍打两侧骶棘肌,以解痉松肌,舒筋通络。

【注意事项】

1.保持良好的姿势,注意纠正习惯性姿势不良,维持脊柱正常的生理弧度。

2.本病病程长,缠绵难愈,疗效缓慢,患者应积极、耐心地配合医者治疗。

3.注意劳逸结合,避免感受外邪,注意节制房事,对平素体虚、肾气亏虚者,配合用补益肝肾的中药治疗。

【疗效评定】

1.治愈　腰痛症状消失,腰部活动自如。

2.好转　腰痛减轻,腰部活动功能基本恢复。

3.未愈　症状未改善。

(王英淑)

第七节　腰椎间盘突出症

腰椎间盘突出症又称"腰椎间盘纤维环破裂髓核突出症",是指腰椎间盘发生退行性变后,因外力作用,使纤维环部分或完全破裂,髓核向外膨出或突出,刺激或压迫脊神经根或马尾神经,而引起的一组以腰腿痛为主的症候群。本病是腰腿痛疾病中的常见病证。多见于青壮年,好发于20~40岁之间,男性多于女性,以 $L_4 \sim L_5$ 和 $L_5 \sim S_1$ 椎间盘病变发生率最高。本病属中医"腰痛病"范畴。

【应用解剖】

1.椎间盘　椎间盘由纤维环、髓核和软骨终板三部分构成。纤维环是由大量平行排列、整齐紧密的Ⅰ型胶原纤维和少量蛋白多糖构成。其外2/3层呈典型的同心圆致密排列分层结构,并紧紧地锚靠在椎体上;而在内1/3层,斜行排列的纤丝板层与软骨终板交织在一起。纤维环胶原纤维上附有蛋白多糖或糖蛋白颗粒,主要在胶原纤维间起润滑作用,增加椎间盘的稳定性。Ⅰ型胶原溶解度小,纤维较粗,排列整齐致密,使纤维环具有可靠的抗张强度和抗剪切能力。

2.髓核　髓核由不规则网状结构的Ⅱ型胶原和大量的蛋白多糖构成。Ⅱ型胶原含有羟赖氨酸和糖链,亲水性强,加之纤维较细、易分散,其上附有蛋白聚糖微颗粒,构成髓核胶冻状结构,使髓核具有形变、轴承、吸收应力和均匀传递应力的作用。

3.腰丛 腰丛由第12胸神经前支的一部分、第1～3腰神经前支和第4腰神经前支的一部分组成。主要分支有：

（1）股神经：股神经较粗，穿越腹股沟韧带深面下行至股部，支配股前群肌和大腿前部、小腿内侧部和足内侧缘的皮肤。

（2）闭孔神经：闭孔神经较细，经骨盆穿过闭膜管分布于股内侧部，支配股内收肌群及大腿内侧面的皮肤。

4.骶丛 骶丛由第4腰神经前支的一部分与第5腰神经前支合成的腰骶干以及骶、尾神经的前支吻合而成，位于骶骨和梨状肌前面，分支分布于会阴部、臀部、股后部、小腿和足的肌肉与皮肤。其主要分支有坐骨神经。

5.坐骨神经 坐骨神经自梨状肌下孔穿出，经臀大肌深面沿股后侧下行，在腘窝上约10cm处分为胫神经和腓总神经。胫神经经腘窝下行，其肌支走行于小腿三头肌和胫后肌之间，支配小腿后侧屈肌群；其皮支分布于小腿及足底皮肤。腓总神经在腓骨小头内前方又分为腓浅神经和腓深神经。腓浅神经肌支支配腓骨长、短肌，皮支分布于足背及趾背的大部分皮肤；腓深神经沿途发出肌支支配小腿前肌群及足背肌，其皮支分布于第1、2趾相邻的皮肤。

【病因病机】

（一）病因

本病的病因包括内因和外因两个方面。

1.内因 内因主要是腰椎间盘自身退变和解剖学上的薄弱点。

（1）椎间盘退变：椎间盘位于相邻两个椎体之间，为脊椎活动的枢纽，连接构成脊柱的负重关节。一般情况下椎间盘在20～30岁之间开始退变，纤维环弹性逐渐减弱，脆性增加。而髓核的退变比纤维环退变迟，仍保持较好的胶质状态和膨胀能力，在外力作用下，髓核容易被挤入退变的纤维环而形成裂隙。随着年龄的增长和椎间盘不断遭受挤压、牵拉和扭转等外力作用，使椎间盘加速退变，髓核含水量减少而失去弹性，继之使椎间隙变窄，周围韧带松弛，纤维环裂隙加大，是形成腰椎间盘突出症的内在原因。

（2）解剖结构薄弱：有学者认为，从解剖学上看，后纵韧带包绕着椎间盘后缘，到 L_4、L_5、S_1 平面时，后纵韧带只有上部的一半宽度，而 L_4～L_5、L_5～S_1 关节是承受力最集中，损伤和劳损机会最多的部位。由于后纵韧带的变窄，造成了解剖结构中的薄弱点，构成髓核容易从其两侧向后突出的特点。

2.外因 外因主要有损伤、劳损以及风寒湿侵袭等。

（1）损伤：腰部急、慢性损伤是引起纤维环破裂、椎间盘突出的主要原因。腰部闪挫、强力举重、弯腰搬抬重物等易发生本病。因腰椎曲线呈生理前凸，椎间盘后薄前厚，当人体弯腰向前时，髓核由中央向后方移动，由于受到体重、肌肉和韧带等强力影响，髓核产生强大的反抗性弹力，负重越大，这种反抗性弹力就越大，此时，当这种力量超过椎间盘承受能力时，髓核就会突破纤维环并向椎体侧方突出，引起脊神经压迫症状。

（2）劳损：人们在日常的工作和劳动中，由于长期弯腰活动或久站、久坐，使椎间盘受到压力的挤压而变形，同时减低其吸水能力，髓核长时间得不到正常的充盈，椎间隙变窄；纤维环被过度挤压而膨出，形成纤维环裂隙甚至破裂，造成髓核向破裂处突出，刺激或压迫脊神经及马尾神经。

（3）风寒湿侵袭：基于腰椎间盘本身先天性缺陷，或椎间盘已有退变的基础上，遇到风寒湿邪侵袭，腰部肌肉痉挛而使椎间盘内压力升高，血管收缩引起血液循环障碍，发生充血、水肿。日久变性，与周围组织及突出的椎间盘发生粘连，脊神经根或马尾神经受刺激、压迫，引起神经痛症状。

《素问·刺腰痛》曰："衡络之脉令人腰痛,不可以俯仰,仰则恐仆,得之举重伤腰。"又曰:"肉里之脉令人腰痛,不可以咳,咳则筋缩急。"腰为脊之下枢,藏髓之骨节,督脉之要道,连络诸筋,汇聚诸脉。腰部扭挫、闪失、腰节受损,致使脊窍错移,气血瘀滞,筋肌挛急而痛。窍骸受损,突出于窍,碍于脊髓,诸脉络受阻,气血凝滞于经络,则经气不通,不通则痛,沿经筋所循而发为太阳、阳明、少阳经筋的疼痛、麻木。

（二）病理分型

1.根据髓核突出的方向　可分为以下 3 种类型:

(1)向前突出:髓核向椎体前缘突出,一般无临床症状。

(2)向椎体内突出:髓核向椎体软骨板内突出,椎体形成环状缺口,缺口边缘呈钙化。无明显临床意义。

(3)向后突出:髓核向椎管内突出,可压迫或刺激神经根而产生临床症状。

2.根据髓核向后突出　可分为以下 3 种类型:

(1)单侧型:髓核突出仅限于一侧,引起一侧神经根刺激或受压,此型临床最为多见。

(2)双侧型:髓核向后纵韧带两侧突出,双侧神经根均受刺激或压近,此类型临床较少见。

(3)中央型:髓核自椎间盘后中部突出,压迫的是下行的马尾神经,突出的髓核可忽左忽右。临床可见交替性神经根受压症状。

3.根据髓核突出特点与神经根位置关系　可分为以下 3 种类型:

(1)根肩型:髓核突出位于神经根的前外侧(肩上型),将神经根压向后内方,引起神经根放射痛,腰椎多向健侧侧弯。

(2)根腋型:髓核突出位于神经根的前内方(腋下型),将神经根压向后外方,引起神经根放射痛,腰椎多向患侧侧弯。

(3)根前型:髓核突出位于神经根的前方,将神经根压向向方,引起神经根放射痛。腰椎生理前凸消失,前屈后伸活动受限,腰椎多无侧弯。少数情况下,神经根可左右滑动,引起交替性侧弯。

4.根据髓核突出程度　可分为以下 3 种类型:

(1)膨出型:椎间盘纤维环不全破裂,其外层保持完整,受髓核挤压,可从裂隙向外膨出,超过椎体后缘。膨出程度随椎间盘压力的大小而有变化。

(2)突出型:纤维环接近破裂,其外层裂隙较大,髓核从破裂的纤维突出,硬脊膜囊受压。此型可转变为成熟型。

(3)脱出型:纤维环完全破裂,髓核从破裂的纤维环向椎管内脱出下垂,神经根受压。髓核大块突出压迫马尾神经,表现为中央型突出症状。

【诊断】

1.症状

(1)有腰部扭、挫或闪腰史,或慢性劳损、感受风寒湿邪病史。

(2)有数周或数月的腰痛史,可反复发作,咳嗽、喷嚏等腹压增高时疼痛加剧。

(3)多数为一侧下肢放射痛,呈针刺样、触电样,沿坐骨神经放射到大腿后侧、小腿外侧、足外侧及足跟等部位。

(4)腰部各方向运动均可受限,尤以屈伸障碍明显。

(5)受累神经根支配区域早期有感觉过敏,患肢怕冷、肤温降低;久病者可见感觉迟钝、麻木等。中央型突出可有鞍区麻痹,重者出现大小便失禁。

2.体征

(1)弧度改变:腰部僵硬,腰椎生理前凸减小或消失,部分患者脊柱呈后凸畸形。

(2)脊柱侧弯:多数有不同程度的脊柱侧弯,突出物位于神经根的前外侧(肩上型),脊柱则向患侧侧凸;突出物位于神经根的前内方(腋下型),脊柱向健侧侧凸;髓核突出位于神经根的前方,脊柱无侧弯。

(3)功能障碍:前屈受限明显,后伸受限较少。髓核突出位于神经根的前方,前屈、后伸活动受限。

(4)压痛点:椎间盘突出相应节段的同侧椎间旁深压痛,用力按压则下肢放射性痛、麻症状加剧。

(5)肌力改变:踇趾背伸、跖屈肌力改变。$L_4 \sim L_5$ 椎间盘突出,踇趾背伸肌力减弱或消失;$L_5 \sim S_1$ 椎间盘突出,踇趾跖屈肌力减弱或消失。

(6)腱反射改变:$L_3 \sim L_4$ 椎间盘突出,膝腱反射减弱或消失;$L_5 \sim S_1$ 椎间盘突出,跟腱反射减弱或消失。

(7)皮肤感觉改变:$L_4 \sim L_5$ 椎间盘突出,小腿前外侧、足内侧皮肤感觉减退或消失;$L_5 \sim S_1$ 椎间盘突出,外踝部、足外侧皮肤感觉减退或消失;马尾神经受压,则鞍区感觉减退或消失。

(8)特殊检查:屈颈试验阳性,挺腹试验阳性,直腿抬高试验及加强试验阳性。

3.辅助检查　X 线检查可见椎间隙变窄,生理弧度消失,腰椎侧弯等改变。CT、MRI 可显示椎间盘突出的节段、大小、形态和神经根、硬脊膜囊受压程度。

【鉴别诊断】

1.梨状肌综合征　腰部症状不明显,无腰痛和脊柱侧弯,压痛限于梨状肌体表投影区,直腿抬高<60°疼痛,>60°反而减轻,梨状肌紧张试验为阳性。

2.急性腰扭伤　有明显扭伤史,腰痛剧烈,无坐骨神经放射痛;无踇趾背伸、跖屈肌力改变,无皮肤感觉异常;直腿抬高及加强试验阴性。

3.腰椎管狭窄症　以间歇性跛行、主诉症状多而体征少为主要特征,腰腿部症状不明显。一般步行200～300 米,下肢酸困、麻木、无力,必须蹲下休息,休息 3～5 分钟后又能继续行走。

【治疗】

1.治疗原则　舒筋通络,解痉止痛,松解粘连,理筋整复。

2.手法　滚法、按法、揉法、点法、拨法、扳法、擦法等。

3.取穴与部位　椎间盘突出相应节段、腰阳关、肾俞、大肠俞、环跳、居髎、承扶、殷门、委中、承山、阳陵泉、绝骨、丘墟及腰臀部及下肢后外侧。

4.操作

(1)患者取俯卧位,医者在患者腰脊柱两侧膀胱经及臀部和下肢后外侧用滚法、按揉法操作,以患侧腰部为重点。然后医者用双手掌重叠用力,沿脊柱由上至下按压至骶部。手法宜深沉缓和,时间约 5 分钟,以舒筋活血,缓解肌痉挛。

(2)继上势,医者先用拇指或肘尖点、按、揉腰阳关、肾俞、大肠俞、环跳、居髎、承扶、殷门、委中、承山、阳陵泉、绝骨、丘墟及阿是穴。以酸胀为度,时间约 5 分钟,以舒筋通络,活血止痛。

(3)继上势,在两助手配合做拔伸牵引状态下,医者用拇指重叠或肘尖用力,在椎间盘突出相应节段与脊柱成 45°角向椎间孔方向顶推按揉,然后患者改侧卧位,医者以一手按于病变节段,另一手握其上侧下肢踝部做侧卧后伸扳法,手法宜稳实深透,时间约 3 分钟,以舒筋活血,松解粘连。

(4)患者侧卧位,医者用腰部斜扳法左、右各操作 1 次,然后患者仰卧位,医者做屈髋屈膝抱臀卷腰法,根据需要做向左、向右的操作,再强制行直腿抬高扳法,以患者能忍受为度,以整复关节,松解粘连,改变突出物与神经根的位置,减轻突出物对神经根的刺激和压迫。

（5）医者可根据自我擅长，采用踩跻法、背晃法、坐位腰椎旋转复位法、屈膝屈髋旋转扳法等操作，以调整后关节，松解粘连，改变突出物与神经根的位置。

（6）患者俯卧位，医者在腰骶部、小腿后外侧涂上介质，用擦法操作。腰部沿骶棘肌用直擦法，腰骶部用横擦法，小腿后外侧顺肌纤维方向用直擦法，以透热为度。

【注意事项】

1.本病的诊断宜采用三步定位诊断法：即症状、体征定位，神经分布定位，影像学定位。明确椎间盘突出节段，为治疗奠定基础。

2.急性期手法刺激不宜过重，以消除炎症水肿、缓解疼痛为主；缓解期以松解神经根粘连、改变突出物与神经根受压关系、促进髓核回纳吸收为主，推拿治疗的重点在椎间盘突出的相应节段。

3.中央型突出下肢痛麻症状明显者，不宜做重手法和后伸扳法；对出现鞍区麻痹，保守治疗症状改善不明显者，建议手术治疗。

（王英淑）

第八节　膝部疾患

一、膝关节胫侧副韧带损伤

膝关节胫侧副韧带损伤属于中医学"膝部伤筋"的范畴，膝关节胫侧副韧带又称膝关节内侧副韧带，起自于股骨内上髁，止于胫骨内上髁。膝关节在人体关节中，关节面最大，负重较多，容易受损，其中以内侧副韧带损伤多见。

【诊断】

1.症状限于关节内侧，其轻重依损伤程度而异。

（1）疼痛：如为扭伤或不全破裂，患者仍可坚持走路。如为完全断裂，则关节丧失稳定，腘绳肌紧张，使关节活动受限，强力外展膝关节时可引起严重疼痛。

（2）肿胀：韧带扭伤局部多不显肿胀，韧带不全破裂其肿胀多为局限性，韧带完全断裂则膝关节因关节内积血、积液而显示肿胀，甚至为皮下瘀血、青紫。

（3）运动障碍：扭伤后关节活动多无严重障碍，不全破裂或完全破裂均可引起肌肉疼痛痉挛，影响关节活动。患者多用足尖触地走路。

2.体检时在患侧股骨内上髁可有明显压痛，侧方应力试验阳性，关节内如有积血，浮髌试验阳性；若伴有交叉韧带断裂，则抽屉试验阳性。

3.实验室特殊检查：X线片可显示有无合并骨折。应力X线片检查：正常间隙宽为1~1.2cm。韧带部分断裂时宽为1.3~2cm，韧带完全断裂时宽为2cm以上。如间隙明显增宽，可能同时伴有交叉韧带断裂。

【鉴别诊断】

1.半月板损伤　多由暴力突然扭转所致，伤后关节疼痛、肿，胀，关节侧方间隙增宽明显，半月板挤压为阳性。

2.创伤性膝关节血肿　膝关节受伤后立即发生关节内积血但无关节不稳定，侧副韧带分离试验阳性。

3.创伤性滑膜炎　膝关节受伤几个小时后发生关节积液，疼痛较轻，无关节失稳现象。

【治疗】

1.推拿治疗

(1)治则:舒筋活血,消瘀止痛。

(2)取穴:伏兔、血海、三阴交。

(3)手法:按法、摩法、擦法、捋法、捻法、擦法、推法、揉法、拿法等。

(4)操作

方法一

若是即刻损伤,肿痛明显者,最好选用大小适宜、无棱角的冰块,用布包裹后置于内侧副韧带处作为介质,施以轻柔的按法、摩法治疗。因冰能使血管收缩,可迅速、有效地控制损伤外的出血和渗出,同时又能止痛。这种治疗可连续应用 10～20min。治疗后立即用弹性绷带包扎、制动、抬高患肢。在急性损伤的当日,可按上法治疗 1～2 次,以便即刻制止出血。

方法二

①患者仰卧,医者立其左侧,用手掌推按伏兔、血海、三阴交穴,3～5min。②继前体位,医者用指揉法或鱼际揉法于内侧副韧带处治疗 5～10min,此为治疗本病的主要手法。③继前体位,医者用掌擦法施术于患处,手法宜轻柔,以局部温热为度。

方法三

①患者仰卧,医者立其左侧,施以轻柔的按法、摩法于患处治疗,并轻轻伸屈膝关节 2～3 次,按韧带纤维方向理顺筋脉,而后医者沿小腿胫前内侧施以拿法治疗,向心性操作 5～8 次,以恢复关节的轻微错位。②患者坐于床边,两腿自然下垂,两助手分别在患侧固定伤侧大腿和在背后扶其两肩,医者半蹲位于患者前方,一手握于膝部,示指扶住髌骨固定,另一手拿其小腿下端,使小腿向下垂直牵引,然后摇晃膝关节 6～7 次。③继前体位,医者站起(身体向外)且拿小腿之手变为向外牵引,扶膝之手握膝的内侧,使膝关节屈曲旋转于 90°位,扶膝之手沿关节间隙理顺其筋。后将患肢伸直,医者双手掌在膝关节两侧采用捋顺、捻散法。

方法二、三适用于非即刻损伤,局部无明显出血倾向者。

2.辅助治疗

(1)足穴治疗:按摩膝、肝、肾、膀胱、输尿管、甲状腺等反射区。

(2)耳穴治疗:按摩肾、肝、膝、神门等穴位。

(3)敷贴治疗:可在内侧副韧带外加中药热敷治疗。

【注意事项】

对新鲜性(按受伤时间在 10d 之内)内侧副韧带的部分断裂,推拿疗法能起到祛瘀生新和促进损伤组织愈合的作用。对于内侧副韧带完全断裂或合并有半月板、十字韧带损伤者,不能予以推拿治疗。

二、膝关节创伤性滑膜炎

膝关节创伤性滑膜炎,属于中医学的"膝部筋伤""痹证"范畴。本病是指由于创伤引起膝关节滑膜受损,以膝关节积血、积液为主症的疾患。临床上分急性创伤性炎症和慢性劳损性炎症两种。

【诊断】

1.发病可急可缓,膝关节肿胀疼痛,两膝眼及髌上囊部分隆起,一般在损伤后立即发生(或于 1～2h 发生),膝关节及小腿部有广泛的瘀血斑。膝关节全蹲位或活动过后疼痛更加明显,尤以膝关节主动极度伸直和被动极度屈曲时疼痛明显。膝关节功能障碍,患者感觉膝关节活动不灵活,屈曲受限或不能伸直。病期长者感到膝软无力。

2.体检时压痛不固定,可在原发损伤处有压痛,皮温可增高,按之波动,浮髌试验阳性,膝关节活动受限程度随损伤情况而定。病期长者可有股四头肌萎缩,膝关节粘连。

3.X线检查:仅见关节肿胀,但可排除骨质有无异常、有无骨折以及其他膝关节疾患。关节穿刺液为淡黄色或淡粉红色液体。

【鉴别诊断】

1.膝关节结核　有结核病的全身表现,膝关节液检查可发现结核菌。

2.膝关节类风湿关节炎　除有晨僵、胶着等症状外,关节穿刺液为黄色或绿色浑浊液。

【治疗】

1.推拿治疗

(1)治则:活血祛瘀,消肿止痛。

(2)取穴:双膝眼、委中、承山、足三里、阴陵泉、阳陵泉、风市、血海、昆仑、阿是穴、气冲。

(3)手法:㨰法、按法、揉法、拿法、擦法、摩法、推法、捏法。

(4)操作

方法一

①患者仰卧,患肢伸直,腘窝处可垫一薄枕,医者立其左侧。先用轻柔的㨰法、按法、揉法于膝关节周围治疗,然后在股四头肌部施用按法、揉法和拿法治疗,继而用按法、揉法沿股四头肌至膝眼部治疗,重点在髌骨上缘及膝眼部施术。随后于膝关节两侧施用擦法,以透热为度。②患者俯卧,患肢踝前部垫一薄枕,医者立其右侧。先用轻柔而缓和的㨰法于腘窝部及两侧施术;继用拇指按法、揉法或一指禅推法于委中、承山、阴陵泉等穴治疗,再于腘窝部施用擦法,以透热为度。

方法二

①患者仰卧,医者立其左侧,用掌摩法自大腿摩至小腿,反复3~5次,重点在内侧治疗。②继前体位,医者双手掌根沿小腿经膝关节推至大腿中段,力量由小渐大,先内侧后外侧,反复推5~10次。③继前体位,医者用拇指点按患者的血海、阳陵泉、风市、昆仑,用中指点按委中,各1min。④继前体位,医者以双掌揉患者大腿、小腿,然后双掌相对置于膝关节两侧,缓缓揉摩3~5min。⑤继前体位,医者拇指与四指分开沿患者大腿向下捏拿患肢,重点捏拿大腿前内侧肌肉。⑥继前体位,医者将膝关节做屈伸被动活动,幅度由小渐大,最后将患肢伸直,平放于床上,点按气冲穴,以热感传导至足底为度。

方法三

①患者仰卧,双膝伸直,医者立其左侧,从患肢大腿至膝部,由上而下,顺其筋络反复进行推揉数次。然后点按阿是穴、双膝眼等穴1~2min。②继前体位,医者先将患肢伸直拔伸片刻。然后医者一手按住患侧髌骨上缘,另一手握住患肢踝部,嘱患者肌肉放松,先轻轻地、小幅度地来回屈伸膝关节,最后尽力将膝关节完全屈曲,然后伸直患肢。③患者仰卧,医者立其左侧,于髌骨外上方、髌骨内下方的痛点内侧,以拇指用力向外推按数次。④若有关节积液,则用叩击法在髌骨周围软组织及大腿伸侧、大小腿屈侧,治疗20~30次,而后以双掌用力垂直向下按压髌骨20~30次,继而在腘窝部施以轻巧的拍法(适于有瘀血化热者);随后,将示指、中指、环指并拢,用腕力带动三指,点击肌肉、肌腱止点和阿是穴各20次,结束治疗。

2.辅助治疗

(1)石膏托固定:用长腿石膏托把膝关节固定于伸直位2周,以防活动和减轻症状,但不能长期固定,以免肌肉萎缩无力。

（2）药物治疗：急性滑膜损伤，可内服桃红四物汤加田七末 30g，外敷消瘀止痛膏；慢性期可内服健步虎潜丸或羌活胜湿汤加减，外贴万应膏。

【注意事项】

1.急性期应卧床休息，膝部处于微屈位，患肢抬高；慢性期应以功能锻炼为主。

2.手法治疗切忌在滑囊部用力按压，手法要柔和。

3.患肢不宜过度活动，但可鼓励患者做股四头肌的收缩锻炼。

4.避免寒冷刺激。

三、髌前滑囊炎

髌前滑囊炎，属于中医学的"膝部筋伤"范畴，膝关节是人体滑囊最多的关节。髌前滑囊位于皮肤与髌骨、髌韧带之间，覆盖于髌骨的一半和髌韧带的上半部，易受外伤或慢性劳损而发生髌前滑囊炎。

【诊断】

1.患者主要表现为髌骨前下部疼痛、肿胀，髌骨和膝关节活动受限不明显，多无全身症状。

2.髌骨前面凸出，呈帽状，触诊滑囊有弹性及囊内有磨砂状感觉。髌前压痛明显，按之有波动感，若有感染，可见双膝中的一侧髌前有硬的皮肤裂缝。

3.滑囊穿刺为淡黄色或棕黄色滑液，细菌培养阴性，X 线摄片可排除骨关节疾患。

【鉴别诊断】

髌下脂肪垫损伤：检查中可发现膝眼窝处饱满，髌下脂肪肥厚，压痛、腘窝部分肌腱压痛，膝关节屈或伸至最后 10°～20°时有困难并产生疼痛。

【治疗】

1.推拿治疗

（1）治则：舒筋活血，消瘀止痛。

（2）取穴：膝眼、鹤顶、血海、梁丘、阳陵泉、气冲、阿是穴。

（3）手法：滚法、拿法、揉法、捏法、按法、摇法、拨法、缠法、推法、一指禅推法、擦法等。

（4）操作

方法一

①患者仰卧，医者立其左侧，以滚法、揉法施于患膝关节周围，治疗 5min。②继前体位，屈髋、屈膝，医者一手扶患膝，一手握踝部，按顺时针方向摇晃 10～20 次，以舒松膝关节。③继前体位，医者一手拇指放于髌前压痛点，另一手撑按于拇指之上，与髌骨边缘垂直方向，用力推动拇指拨 5～10 次。④继前体位，医者点按膝眼、鹤顶、血海、梁丘、阳陵泉等穴。⑤继前体位，医者双手拇指在髌前肿胀处施以缠法，力度由轻到重，约 1min。⑥继前体位，医者一手扶小腿，一手推揉膝部 10～20 次，结束治疗。

方法二

①患者仰卧，医者立其左侧，将患膝屈曲 80°，足底着床，以双手大鱼际自髌骨前下方正中分别沿髌骨内、外两侧由远端向近端施以推法、揉法治疗 5min，然后将患膝屈伸数次，再将患膝伸直。②继前体位，医者一手自髌骨上缘向下推按髌骨至最大限度，另一手拇指或掌根在髌骨前下方肿胀疼痛部施以按法，力度由轻至重，以感到肿胀消散为度，而后施以揉法、一指禅推法在患部周围治疗约 5min。③继前体位，医者一手自髌骨上缘向下推按髌骨至最大限度，另一手拇指自髌骨内侧沿髌骨下缘至其外侧按 10 次，以患者能耐受为度，随后于患部周围施以擦法治疗，以透热为度，最后点按气冲穴，以热量传导至足底为度。

2.辅助治疗

(1)针灸治疗:针刺膝眼、阿是穴,加灸,或用三棱针患部放血。

(2)中药治疗:选用乌头汤、活血定痛汤等加减治疗。

(3)敷贴治疗:选用消瘀止痛膏或活血散瘀膏,患部外敷,可配合神灯、远红外线等理疗。

【注意事项】

1.避风寒、禁劳累。

2.对于滑囊感染者,可配合西药抗生素治疗或中医火针治疗,外敷金黄散。

四、髌下脂肪垫损伤

髌下脂肪垫损伤,属于中医学"膝部筋伤"的范畴。本病是指膝关节由于直接外伤或膝关节长期过度屈伸活动所致劳损,引起髌下脂肪垫充血、变性,影响膝关节伸膝活动的一种疾病。

【诊断】

1.膝部酸胀、疼痛无力,髌韧带两侧轻度肿胀。少数患者疼痛可放射至腘窝,甚至沿小腿肌肉后部直至跟骨部。多数患者膝关节活动障碍不明显,但不敢伸直行走。当脂肪垫被卡入膝关节时,有交锁现象,疼痛剧烈,休息后可自行缓解。

2.髌韧带两侧肿胀,有明显压痛,膝关节过伸试验阳性。检查时,可让患者患肢伸直,肌肉放松,检查者一手将髌骨推向前下方,使其下缘向前翘起,另一手指按压髌骨下缘后方的脂肪垫附着区,患者可感觉剧烈疼痛。

3.实验室检查:X线片可排除骨与关节病变。

【鉴别诊断】

1.膝关节半月板损伤　多有膝关节外伤史,伤后膝关节疼痛、功能障碍。交锁症状多发生于膝关节伸直至130°~140°时,膝关节旋转挤压试验阳性。

2.髌腱断裂　外伤后,髌腱局部疼痛,膝关节不能伸直,行走困难,局部压痛明显。断裂后,由于股四头肌猛烈收缩,髌骨向上移位,断端间隙可达2~5cm,用手详细检查可发现断端间有游离感,患者诉酸痛感。

【治疗】

1.推拿治疗

(1)治则:活血定痛,舒筋通络。

(2)取穴:膝眼、阳陵泉、足三里、委中、承山、阿是穴、血海、梁丘、阴陵泉、委阳、气冲。

(3)手法:揉法、按法、推法、㨰法、捻法、拨法、拔伸法等。

(4)操作

方法一

①患者仰卧,下肢伸直,患者腘窝部垫一低枕,医者立其左侧,用双手四指在膝关节自下而上做推法、揉法各3~4遍。接着用双拇指重点在髌韧带两侧做轻揉点按法,重点在阿是穴,以酸胀感为度。再用拇指点按足三里、阳陵泉等穴,每穴各1min。②继前体位,如有脂肪垫与髌腱两侧粘连现象,可用拇指在髌骨下方与髌腱两侧做拨法,力量由轻到重,同时配合膝关节的屈伸活动。③继前体位,对于脂肪垫嵌顿者,患者屈髋、屈膝90°,助手握住股骨下端,医者双手握住踝部,做对抗拔伸牵引,同时将小腿内外旋转,并使膝关节尽量屈曲,然后徐徐伸直,反复2~3次。④患者俯卧,医者立其右侧,用拇指点按委中、委阳、承山穴。

方法二

①患者仰卧,膝关节伸直位,医者立其左侧,用大小鱼际肌按住髌下缘处进行环转研磨 5～10min。②继前体位,让患者膝关节屈曲,医者一手握住膝关节,大拇指在患部,另一手握住距小腿(踝)关节,使踝关节进行环转摇晃,同时按住患处的大拇指进行按法和揉法治疗,然后握踝关节的手让膝关节先屈曲再伸直,在伸直的同时,按在患部的拇指用力向下按压 1～2min,反复进行数次。③患者体位同上,医者坐于患侧,两手分别置膝之上下,来回推 20～30 次。

方法三

①患者仰卧,将膝关节屈曲 90°,医者立其左侧,先点按梁丘、血海、膝眼、阳陵泉、阴陵泉、足三里等穴,然后将患肢伸直,医者施以一指禅推法于膝关节髌骨下方 5～10min。②继前体位。医者以手掌根部按住患者髌韧带处,做轻度揉捻、按压、推摩,用力从轻到重,使局部有酸、胀、热感为度。再将膝屈曲至 140°左右,用拇指放置膝眼处,并由韧带向两侧散捋之,再将小腿及大腿的肌肉理顺。最后,点按气冲穴,以热至足部为度。

2.辅助治疗

(1)针灸治疗:针刺梁丘、血海、膝眼、阳陵泉、阴陵泉、足三里等穴。

(2)药物治疗:使用活血散瘀或消瘀止痛膏外敷患处,并可配合理疗,中药外洗。

【注意事项】

1.避免着凉和过于劳累。

2.坚持治疗,动静结合。

五、膝关节增生性关节炎

膝关节增生性关节炎,属于中医学"痹证"的范畴。本病是指损伤、劳损并导致膝关节软骨面变性,软骨下骨板反应性增生,骨刺形成,从而引起的一系列症状体征的一种疾病。为中老年人的常见病和多发病。

【诊断】

1.诉患膝疼痛,疼痛经常出现在活动之后,上下楼梯或坐后突然站起时疼痛加剧,休息后感觉关节僵硬,不活动时无自发性疼痛。部分患者有时在行走时有滑脱感,或出现交锁现象,稍活动后可消失。

2.膝关节肿胀,股四头肌萎缩。膝关节周围压痛,关节活动受限,活动膝关节有疼痛感。个别患者可出现膝内翻或膝外翻。

3.X线检查:正位片显示关节间隙变窄,关节边缘硬化,有不同程度的骨赘形成;侧位片可见股骨内侧髁和外侧髁粗糙。

【鉴别诊断】

以 X 线片所见,与其他膝关节疾病不难鉴别。

【治疗】

1.推拿治疗

(1)治则:舒筋通络,活血止痛,滑利关节。

(2)取穴:内膝眼、外膝眼、梁丘、血海、阴陵泉、阳陵泉、足三里、地机、鹤顶、昆仑、太溪、委中。

(3)手法:揉法、按法、推法、牵引法。

（4）操作

方法一

①患者仰卧，医者立其左侧，用复合手法揉拿患肢，握揉或用掌根揉膝关节周围及内外膝眼穴，直到膝部发热为度，接着用双拇指将髌骨内推，同时垂直按压髌骨边缘痛点，力量由轻到重。继而用单掌根推按髌骨下极，反复多次。接着双手掌对称扣揉膝部，并点按膝眼，梁丘，足三里，昆仑，鹤顶穴。②患者侧卧位，患侧在上，医者位其后，推按或肘压患肢胆经路线（自环跳以下至膝旁），重点推按或肘按风市穴，点按膝阳关和阳陵泉。③患者侧卧位，患侧在下，医者用手掌根揉按血海穴并点按血海、箕门穴。然后在膝部内侧施揉法。重点在膝关节内侧间隙，即股骨内髁和胫骨内髁，在施揉法时可发现压痛点，并用拇指用力按压之。然后医者一手按压血海穴酸痛点，另一手握于患肢内踝之上，做小腿伸屈活动，再点按阴陵泉、地机穴。④对症治疗。膝关节轻度水肿：患者仰卧，医者立其左侧，用双手掌自胫腓骨上端至梁丘、血海穴区做推法。膝关节发凉，可点按气冲、伏兔穴。腘窝疼痛及小腿后侧疼痛：患者俯卧，医者立其右侧，揉拿或按揉患部，点按委中或弹拨腘绳肌。小腿三头肌区可取承筋、承山等穴。步态不稳以及膝部畸形：凡有膝关节因增生而发生的内翻、外翻和膝关节伸屈困难疼痛者可牵引之。

方法二

①按、拿、揉、拨股四头肌、肌二头肌、腓肠肌及胫前肌。研磨、挤压髌骨。②点按梁丘、血海、膝眼、足三里、阴陵泉、阳陵泉等穴位。③摇动膝关节，并做膝关节屈伸活动。

2.辅助治疗

（1）药物治疗：可口服布洛芬、吲哚美辛（消炎痛）、吡罗昔康（炎痛喜康）、骨仙片、骨刺丸等。

（2）针灸治疗：可针刺足三里、梁丘、阴陵泉、阳陵泉、膝眼、血海等穴。

【注意事项】

1.功能锻炼，伸膝抬腿，锻炼股四头肌，促进关节水肿吸收，防止肌肉萎缩。踏步练习为主，以5次开始增加到30次为维持量，循序渐进。下踏时，足跟要落地，踏站要实，也可练以转膝动作，活动量逐渐增加，直至足跟能触及臀部为佳。

2.注意保暖，避免过于劳累。也可用药物热敷。

3.肥胖者可做适当的减肥锻炼。

（宫永平）

第九节　踝与足部疾病

一、跟腱损伤

跟腱损伤，属于中医学"伤筋"的范畴。跟腱损伤是指因损伤引起的跟腱周围组织撕裂渗血、劳损、坏死，造成与跟腱之间粘连而出现跟腱部疼痛的疾患。

【诊断】

1.临床的主要症状是跟腱疼痛，早期疼痛主要发生于活动开始时，活动一段时期后，疼痛反而减轻，但猛力跑跳时疼痛可加重。随着病情加重，凡牵扯跟腱的动作均可引起疼痛，如上下楼、走路等。

2.本病的压痛部位表浅，特别是在捻动跟腱表面时疼痛明显。晚期可出现跟腱变形，其表面可摸到硬块,即所谓"筋聚",捻动时"吱吱"作响。跟腱失去韧性,捏挤时失去弹性,局部增粗呈梭形。患者足尖抵地后蹬时,可引起抗阻力疼痛。

3.X线摄片检查无异常发现。

【鉴别诊断】

踝关节扭伤:有急性扭伤史,踝部出现明显肿胀疼痛,不能着地。内、外踝前下方均有压痛,皮肤呈紫色。外踝扭伤者,将其踝关节内翻则外踝部疼痛加剧;内踝扭伤者,可能伴有外踝骨折。二者跟腱部均无明显压痛,亦无跟腱变形引起的硬块。

【治疗】

1.推拿治疗

(1)治则:舒筋通络,活血止痛。

(2)取穴:阳陵泉、委中、承山、昆仑、太溪、承筋。

(3)手法:按法、揉法、擦法、拨法、拿法、捏法、摇法、一指禅推法、捻法。

(4)操作

方法一

①患者俯卧,医者立其右侧,用拇指按阳陵泉、委中、承山、昆仑、太溪穴,每穴 1min。然后从委中穴至跟腱部施以一指禅推法,紧推慢移,反复操作 3～5 遍。②继前体位,用大鱼际揉法、手背擦法施术于小腿后侧,反复交替,各做 2～3 遍。然后用拇指拨阳陵泉及跟腱部,并施以拿法、捏法、捻法于跟腱部约 5min,有"筋聚"者,应于局部施以拨法、捻法,以散其结。③继前体位,自委中至跟腱部行掌根推法,反复操作 5～10 遍,以皮肤微红、透热为度。④患者仰卧,屈膝 90°,距小腿(踝)关节跖屈,充分放松跟腱。医者立其左侧,一手握持足背,一手在小腿后侧行拿法,1～2min。然后医者一手握持跟腱部,一手握持足背部,摇动距小腿(踝)关节,并做距小腿(踝)关节的背伸、跖屈运动,幅度由小渐大。

方法二

①患者俯卧,患足踝部用枕垫起。医者立其右侧,以一手揉捏跟腱周围,由轻渐重,由浅入深,从上向下,反复多次,以有酸胀感为度。②继前体位。从小腿后侧的承山穴起沿小腿向下至足跟,用擦法反复施术 3～5min,同时配合距小腿(踝)关节做被动屈伸活动,幅度由小到大,逐步增加。然后用拇指点按阳陵泉、承筋穴各 1min。③继前体位。在跟腱及其两侧施用轻快的弹拨法,并配合拿法、捻法。然后再沿跟腱方向做擦法,以透热为度,时间 2～3min。

2.辅助治疗

(1)药物治疗:可服用壮骨续筋丹、舒筋丸、活血丸。

(2)熏洗治疗:采用海桐皮汤等洗药热敷、熏洗患部。

【注意事项】

1.跟腱及小腿部应注意保暖。

2.治疗期间应避免猛力跑跳动作,以免再次损伤跟腱。

二、距小腿(踝)关节扭伤

距小腿(踝)关节扭伤属于中医学"踝部伤筋"的范畴,距小腿(踝)关节扭伤是距小腿(踝)关节失去平衡,过度内翻或外翻造成韧带撕裂而致疼痛、肿胀、皮下淤血、行走跛行的疾患。本病甚为常见,可发生于任何年龄,但以青壮年较多。临床上一般分为内翻扭伤和外翻扭伤两大类,前者多见。

【诊断】

1.有明显的踝部扭伤史,伤后踝部即感疼痛、活动功能障碍,损伤轻者仅局部肿胀,扭伤重时整个踝关节均可肿胀。常伴有跛行,伤足不敢用力着地,活动时疼痛加剧。内翻损伤时,若将足部做内翻动作,则外踝前下方疼痛;外翻损伤时,若将足部做外翻动作,则内踝前下方剧痛。

2.损伤局部可见皮下淤血,皮肤呈青紫色,局部肿胀明显。内翻损伤则外踝前下方压痛。外翻损伤则内踝前下方压痛,严重损伤者,在韧带断裂处,可摸到凹陷,甚至摸到移位的关节。韧带牵拉试验阳性,踝关节活动受限。

3.X线摄片检查:拍摄踝关节的正侧位,可以排除撕脱性骨折。将足强力内翻或外翻摄正侧位相,可以看到距骨倾斜度增大,有时可见移位现象(最好与健侧对比)。

【鉴别诊断】

1.第5跖骨基底部骨折　患足有明确的外伤史或有长途步行史。患足全足肿胀,皮肤可有瘀斑。局部有压痛或纵向挤压痛,可触及异位骨室或骨擦感。患足有不同程度功能受限。X线摄片检查可以明确诊断。

2.腓骨长短肌腱滑脱　急性外伤后,患者有外踝肌腱滑脱感。局部肿胀、青紫、疼痛,尤以足背伸、外翻时疼痛更甚,且沿肌腱部位均有压痛。

3.内外踝骨折　疼痛位置和压痛点位置较高,多在骨上,检查者手握足跟,另一手紧握踝上,两手反向扭动,如出现疼痛加剧则为骨折;X线检查即可显示骨折。

【治疗】

1.推拿治疗

(1)治则:活血化瘀,消肿止痛。

(2)取穴:太溪、解溪、足三里、风市、冲门、阴陵泉、阳陵泉、昆仑、丘墟、绝骨、三阴交、阿是穴。

(3)手法:按法、拔法、伸法、推法、捏法、摇法、捏法、一指禅推法。

(4)操作

方法一

①患者仰卧,医者立其左侧(以右侧为例),医者以拇指按压太溪、昆仑穴1min。起手时,右手示指向上推挤,而后压解溪穴1min,继而拔伸牵引、推按、提拉距小腿(踝)关节约1min;随后按压足三里穴1min,并用双手捏拿小腿,向下滑行至踝上,反复3次,然后捏拿股四头肌联合腱部约1min;最后,以拇指按压风市穴1min,按压冲门穴1min,以得气为度。②患者仰卧,医者立于床尾,以右手紧握患者足趾,向上牵引。牵引1min后,先外翻扩大距小腿(踝)关节内侧间隙,以左手示指压入其间隙内,在继续牵引下,内翻扩大距小腿(踝)关节外侧间隙,以拇指压入关节间隙内。在左手拇指及示指平持距小腿(踝)关节,右手牵引下,将患足左右摇动,内翻或外翻1～2次。③继前体位,仍在牵引下,医者右手拇指及示指夹持距小腿(踝)关节间隙,用力向后下部推按距小腿(踝)关节,同时左手将患足强力背伸。然后在跖屈之同时和右手拇指及示指用力捏压下,示指向上提拉,拇指沿外踝前上缘用力向后下方推按,随即立刻背伸距小腿(踝)关节;继而拇指和示指向前滑行至外踝前侧,对准第4跖骨纵轴,以拇指桡侧缘徐徐向前推按。④继前体位,医者两拇指放于足背部,两拇指端相距1cm,自距小腿(踝)关节前侧开始至跖骨头终止,向中线做对抗挤压推按,反复1～2次。然后以同法施于距小腿(踝)关节前外侧或前内侧反复2～3次。⑤继前体位,内翻损伤者,医者右手持握患侧足趾,左手掌自足背外侧向内推按,反复3次。外翻损伤者,左手持患侧足趾,右手掌自足背内侧向外推按,反复2～3次。

方法二

①患者仰卧,医者立其左侧,用拇指施按法、挥法于踝部治疗,先从患部到周围,接着自外踝或内踝,经小腿外侧或内侧至阳陵泉或阴陵泉穴施术数遍,重点在丘墟、绝骨、三阴交、阳陵泉、阴陵泉穴,以酸胀为度。②继前体位,医者左手托握于足跟下部,右手虎口卡于足底内侧,托握跟骨的手开始摇动拔伸牵引距小腿(踝)关节,当感觉关节松动时,两手配合猛力一拔,常伴有清脆的响声,可重复一遍。③继前体位,在拔伸牵引下医者将足背伸、外翻或内翻、外旋或内旋的同时,一手拇指在韧带损伤处用一指禅推法、揉法治疗约 5min,医者用拇指向内向下或向外向下推,按韧带损伤部位 1～2min,然后于患部施以擦法,自足背部经外踝或内踝至小腿内侧,以透热为度。

2.辅助治疗

(1)药物治疗:早期内服七厘散,后期内服活血酒,并可适时配合活血舒筋的外洗药物。

(2)耳穴按摩:按摩跟、踝、肝、肾、神门等穴位。

【注意事项】

1.急性期手法宜轻柔,禁暴力,以免加重损伤。

2.恢复期手法力度要大,以剥离粘连,恢复距小腿(踝)关节的运动功能。

3.对韧带完全断裂的患者应及时手术治疗。

三、踝管综合征

踝管综合征属于中医学的"踝部筋伤"范畴,是指由于踝管的损伤造成踝管的相对狭窄而致胫神经受压,出现足面疼痛、足跟内侧及足底麻木,并有足部肌肉萎缩的疾患。

【诊断】

1.患足足面有烧灼或针刺感,活动后加剧,休息后常可减轻。随着病情加重,上述症状反复出现,发作时间延长,并伴有跟骨内侧和足底麻木或蚁行感,足背伸时症状加重。重者出现足趾皮肤干燥、发亮,汗毛脱落及足部肌肉萎缩等症状。

2.内踝后侧有压痛,跟骨内侧、足底部皮肤痛觉、触觉减弱或消失。轻叩内踝后方,足底部针刺感加剧。胫神经干叩击试验阳性,止血带试验阳性。

3.X 线摄片检查:部分病例可提示距、跟骨内侧有骨刺形成。

【鉴别诊断】

踝关节扭伤:由外翻暴力引起的踝关节扭伤,在内踝部虽有局部压痛、肿胀,但无神经压迫症状。

【治疗】

1.推拿治疗

(1)治则:活血化瘀,舒筋通络。

(2)取穴:伏兔、鹤顶、膝眼、阳陵泉、足三里、环跳、委中、承山、昆仑、太溪、解溪、涌泉、阴陵泉、三阴交穴。

(3)手法:按法、摐法、揉法、拨法、擦法、拔伸法。

(4)操作

方法一

①患者仰卧,医者立其左侧。医者用拇指按揉伏兔、鹤顶、膝眼、阳陵泉、足三里、解溪、涌泉穴,每穴 1min。然后医者一手握持患侧足跖部,一手握持足跟部,做踝部内翻外翻、伸屈活动,反复操作 3～5 遍。

②患者俯卧,医者立其右侧,以拇指按环跳、委中、承山、昆仑、太溪穴,每穴 1min,继用大鱼际按揉小腿部,然后施擦法,反复操作 3～5 遍,再用拇指拨阳陵泉及小腿内后侧肌腱,反复操作 3 遍。③继前体位,医者用小鱼际于跟腱及足底部行擦法约 3min,以透热为度,结束操作。

方法二

①患者俯卧,医者立其右侧,用双掌自患者小腿内后侧推至踝管下部,反复推 10 次,再用拇指按揉上述部位 3～4 遍,以病变部位为重点,并点按阴陵泉、三阴交、太溪等穴。②继前体位,医者用拇指垂直于病变肌腱方向施以轻巧快速的弹拨法 2～3min,以内踝后方沿肌纤维走行路线至足弓部为重点。③患者仰卧,医者立于床尾,双手托握患者足部,拔伸牵引距小腿(踝)关节 1min,继而医者一手继续牵拉,另一手将距小腿(踝)关节左右摇转各 10 次,并将距小腿(踝)关节做背伸、跖屈、内翻、外翻活动 3～5 次。

2.辅助治疗

(1)足穴按摩:按摩肾、输尿管、膀胱、甲状腺、腕、踝、髋关节等反射区。

(2)可配合患部药物外敷、熏洗。

【注意事项】

1.避免距小腿(踝)关节重复扭伤,注意局部保暖。

2.治疗期间注意休息,减少距小腿(踝)关节的活动。

四、跟痛症

跟痛症属于现代医学的"跟骨下滑囊炎"范畴。此病是指由多种原因造成的以足跟底部站立或行走时疼痛为主要临床表现的疾患。好发年龄在 40～60 岁。

【诊断】

1.患者足跟下或足心疼痛,足底有紧张感,不能久行;每遇劳累而疼痛加重,休息后疼痛减轻;遇寒痛甚,得热则舒。

2.疼痛剧烈者可见患部肿胀,在足跟部脂肪垫的前方以及跟骨结节前缘和内缘疼痛明显,牵拉患者跖筋膜时痛疼加剧。

3.X 线摄片可见跟骨骨刺或增厚的骨膜。

【鉴别诊断】

1.跟骨骨骺炎　好发于儿童或青少年。早期症状不明显,站立或行走时渐感足跟疼痛,局部不肿或微肿,常有明显压痛。X 线摄片可见跟骨骨骺骨质密度增加,呈分裂状,边缘不整齐。

2.类风湿跟骨炎　主要症状多局限于跟骨两旁、跟骨结节及跟腱上端,如足跟后部、底部肿胀,疼痛,不敢承重,行走困难。X 线片可见骨质疏松,足跟后部及底部软组织阴影增厚,在增厚的软组织下方有时可见骨皮质轻度破坏及增生,甚至可见跟骨结节上部如鸡尾状,跖腱附着形成巨大骨刺。

3.跟骨骨折　有明显的外伤史,X 线片显示跟骨骨折。

【治疗】

1.推拿治疗

(1)治则:通经活络,舒筋止痛。

(2)取穴:肾俞、委中、承山、阳陵泉、气冲、三阴交、太溪、照海、然谷、涌泉。

(3)手法:按法、揉法、拨法、擦法、推法。

（4）操作

方法一

①患者俯卧，医者立其右侧。先以拇指按肾俞、委中、承山各 1min，而后以拇指拨阳陵泉约 1min。②患者仰卧，医者立其左侧，先以拇指按气冲穴 1～2min，以下肢发热为度。然后以拇指按三阴交、太溪、照海、然谷、涌泉各 1min。③继前体位。从足跟部沿跟骨结节、跖筋膜，用拇指按揉 5～10 遍，或用一指禅推法推 5～10 遍。而后再用拇指拨跖筋膜附着点的前部。然后用小鱼际擦患足足底 2～3min，以透热为度。

方法二

①患者俯卧，医者立其右侧，将患足放在医者膝上，用一手虎口卡压于跟部固定，另一手拇指在跟底前 1/3 与内 1/3 交点找准痛点，以该点为中心，在跟底由跖骨向跟骨方向或跟骨结节前后的方向，由浅到深施以推按法，反复 6～8 次，在治疗过程中可有"喀噔"的响声。然后医者一手扶跟部，另一手用拇指自上而下推跖筋膜数下，或用双拇指推跟腱两侧，以松解其挛缩。②继前体位。医者在患侧跟骨后部，主要在跟腱附着点及腱中点偏外侧，用拇指对筋结施弹拨手法，手法宜重。最后，医者在患部施以擦法。结束操作。

2.辅助治疗

（1）耳穴按摩法：按摩肝、肾、踝、枕、神门、肾上腺等穴位。

（2）熏洗治疗：推拿治疗后可配合八仙逍遥汤等中药熏洗。

【注意事项】

1.在鞋内放置一软垫，以减少跖筋膜张力；或穿软底鞋及平跟鞋。

2.减少站立和行走。

3.每晚于睡前用热水浸足 10～15min。

4.体重过重者，应减轻体重，减少足跟的承重。

五、跗跖关节扭伤

跗跖关节扭伤，属于中医学"跗骨高挫""足部伤筋"的范畴。本病是指第 1～第 3 楔骨、骰骨与第 1～第 5 跖骨组成的微动关节受到暴力作用后引起的背侧韧带、跖侧韧带及相邻小韧带的损伤，又称跗跖部软组织损伤。临床上外侧的跗跖关节损伤较常见，常合并跗跖关节的错缝或脱位。

【诊断】

1.有明显的扭伤史，伤后患部明显肿胀、疼痛，患足的功能受限，不敢着地行走。

2.足内翻损伤时，第 4～第 5 跖骨关节处压痛明显；足外翻损伤时，第 1 楔骨与第 1 跖骨组成的关节处压痛明显。患部可伴有肿胀，踝关节活动障碍，被动内、外翻踝关节时，可引起上述位置疼痛加重。

3.X 线检查多无明显异常改变。

【鉴别诊断】

1.跗跖关节脱位　多由直接暴力引起，局部肿胀明显，疼痛剧烈，足弓塌陷，足横径变宽，不能行走。X 线摄片可显示跖骨移位的方向。

2.第 5 跖骨基底部骨折　此病多由足内翻扭伤时，腓骨短肌的强烈收缩，牵拉第 5 跖骨基底部引起撕脱性骨折。局部肿胀疼痛，第 5 跖骨基底部压痛，有时可有骨擦音。足外翻外展抗阻力试验阳性，X 线摄片可显示有撕脱性骨折块。

【治疗】

1.推拿治疗

(1)治则:理筋整复、活血定痛。

(2)取穴:解溪、冲阳、足临泣、内庭、申脉、金门、阿是穴。

(3)手法:揉法、按法、捏法、推法、一指禅推法。

(4)操作

方法一

①患者坐于床上,患足放在一方凳上,医者位于患侧,点按解溪、冲阳、足临泣、内庭、申脉、金门等穴,并在压痛最明显处施以轻巧的揉法。继而,在损伤的韧带部位,按其正常解剖走行,施以推法。②继前体位,医者以单掌根放于患足背部伤处,手指朝向患侧足趾,另一手扶住患肢膝部,做左右摇摆动作以分散其注意力,然后按足背的一手用力按压,此时可感觉患足内发出错动或响声,即告复位,结束治疗。

方法二

患者仰卧,将患侧足伸出床边,医者立其左侧。先以双手拇指及其余四指施以捏揉法,在患处由近端向远端治疗数次,再以双拇指按在足背凸起处,另四指在足底握住足部,向足趾方向拔伸牵引,并在持续牵引下,先使足跖屈、稍内翻,再缓缓使足背伸、外翻达一定程度时,双拇指用力向跖侧戳按,可听到响声,如未闻及响声,可在局部放松后,再行治疗。最后,于患处筋脉施以一指禅推法,结束治疗。

2.辅助治疗　敷贴治疗:肿痛明显者,手法治疗后可在伤处外敷消瘀止痛膏。

【注意事项】

1.避免步行长路,严禁跑、跳3周。

2.妇女禁止穿高跟鞋。

3.注意保暖,免受寒湿。

六、趾间关节扭伤

趾间关节扭伤,属于中医学的"筋痹"范畴。此病是指因扭挫、打击而引起的趾间关节及周围组织的损伤,又称趾间关节挫伤。

【诊断】

1.患者有明显的外伤史,活动时疼痛,行路时趾部不敢着地,行走不便。

2.局部压痛明显,关节周围肿大,皮下呈紫色,关节屈伸受限。

3.X线摄片无明显异常改变。

【鉴别诊断】

趾关节骨折:可以通过X线摄片相鉴别。

【治疗】

1.推拿治疗

(1)治则:消肿止痛,活血散瘀。

(2)取穴:大都、公孙、行间、内庭、地五会、束骨、解溪、足临泣。

(3)手法:揉法、捻法、牵法、拉法、摇法。

（4）操作方法

①患者把患足放在床上，医者一手握住足背使患足固定，另一手拇指、示指拿住患趾趾根，上下捻动，以患者有酸胀麻木感为度。②医者一手握足背使患足固定，另一手拇指、示指拿握患趾的末节，轻轻牵拉并向外侧、内侧旋转数次。然后向内外做环形旋转活动，当摇至足背侧和足掌侧时稍用力向上、下两端牵拉，最后在牵引下抖动患趾数次。③点按大都、公孙、行间、内庭、地五会、束骨、解溪、足临泣等穴，以有酸胀感为度。④医者一手拇指、示指拿住患趾，另一手沿足趾足背向上轻轻揉之，继用拇指或鱼际肌自患趾末端向近端，即向足背方向推。经治疗可使局部温度升高、肿胀消除、疼痛减轻。⑤医者用双手拇指、示指分别捏住患趾上、下节，将远趾节环转 5 次，然后拔伸、屈伸数次后，再用拇指捏住趾关节两侧，施以揉捻法。

2.辅助治疗　可以配合中药外洗。方药组成：钩藤、金银花藤、王不留行、刘寄奴、防风、大黄、荆芥。1/d,7d 为 1 个疗程。

【注意事项】

1.避免用力过度。

2.避免长期行走。

七、跖痛症

跖痛症属于中医学"筋痹"的范畴。跖痛症是指跖骨头挤压趾神经所引起的跖部疼痛，又可称为跖骨痛，多发生在第 2 与第 3 或第 3 与第 4 趾蹼间，可形成趾神经瘤，使疼痛加重。

【诊断】

1.第 2～第 4 跖骨头有跖面疼痛和感觉异常，走路及站立时出现，路面不平时疼痛加剧，尤以穿不合适鞋时为甚。合并神经痛时，疼痛可放射到趾，相应的趾蹼间感觉减退。

2.足弓变浅，前足变宽，第 2～第 4 跖骨头跖面常伴有胼胝，局部压痛，有时出现踝背伸功能障碍，常合并踇外翻畸形。

3.X 线检查：第 1～第 2 跖骨头间的间隙增宽，第 1 跖骨头内翻。

【鉴别诊断】

跖骨骨折的疼痛：多为指按加剧，有外伤史，多可通过 X 线摄片相鉴别。

【治疗】

1.推拿治疗

（1）治则：舒筋活血，理筋整复。

（2）取穴：阴谷、阳陵泉、三阴交、太冲、陷谷、束骨、地五会。

（3）手法：拨法、摇法、推法、按法、揉法、擦法。

（4）操作

方法一

①患者俯卧，医者以一手握第 2～第 4 趾背部，另一手拇指于前足跖面用力拨筋分刮，余四指于足背面做固定，拨筋方向与跖筋膜或屈趾肌腱垂直交叉。遇有厚胼胝，重拨患处数次，继拨腓总神经和胫后神经以增效果。②继前体位，左手握踝上固定患足，右手握跖跗关节，左右旋转、活动关节后，左手扣稳，右手顺势将前足向旋前方向一推，可闻响声，最后抓住踇趾摇晃数下，以纠正外翻。

方法二

①患者仰卧,医者以指拨法,分别作用于阳陵泉、三阴交、阴谷、太冲、陷谷、束骨、地五会各 1min。②继前体位,以捻法分别从上至下作用在第 2～第 4 跖骨,继用两指拿法,手法宜轻快柔和。然后以捋法反复作用在压痛点上数次。③继前体位,医者一手固定足踝部,另一手以拇指、示指分别固定第 2～第 4 跖骨头处,相对用力,施以拔伸法,最后以擦法作用于足底,以透热为度。

2.辅助治疗

(1)可选用海桐皮汤、骨科外洗二方外洗,亦可外敷消肿止痛膏,外擦红灵酒。

(2)平足严重者可穿抬高足横弓的矫形鞋。

【注意事项】

1.加强足部内在肌功能锻炼,如有平足者,则应着重练习足的弹力。

2.如合并有神经瘤时,建议行手术切除。

八、踇滑囊炎

踇滑囊炎属于中医学的"筋伤"范畴。是踇外翻畸形的继发病,以第 1 跖趾关节部疼痛,活动受限为主要临床表现。是成人的足部常见病,踇外翻畸形大多数发生在有平足或长期穿紧小尖头鞋者。

【诊断】

1.早期症状不太明显,仅感局部微红或稍肿,穿尖头鞋时常有受压感,活动时有轻度疼痛,行走较多时疼痛加剧,后期可继发跖趾关节的骨性关节炎,活动不利。

2.患者跖趾关节外凸畸形,患部皮肤颜色多发红,患部肿胀、压痛明显,并可触及一壁厚的滑囊。

3.X 线检查:有时可见到跖趾关节的半脱位,骨质无异常改变。

【鉴别诊断】

踇趾趾关节挫伤:有明显的外伤史,局部压痛明显,关节周围肿大,皮下呈紫色,运动时疼痛加剧,行走时趾部不敢着地,行走不便,屈伸受限。

【治疗】

1.推拿治疗

(1)治则:舒筋活血,消肿止痛。

(2)取穴:阳陵泉、足三里、三阴交、解溪、商丘、公孙、太白、隐白、阿是穴。

(3)手法:按法、拨法、推法、引法、摇法、擦法。

(4)操作

方法一

①患者仰卧,医者立其左侧,用拇指按阳陵泉、足三里、三阴交、解溪穴,每穴 1min,然后用拇指拨阳陵泉、足三里约 1min。②患者仰卧,医者立于床尾,施以一指禅推法于踇趾内侧部 2～3min,然后用拇指揉法自商丘经公孙、太白至隐白穴,反复操作 3～5min。③继前体位,医者用一手的拇、示二指捏持住第 1 跖趾关节处,另一手的拇、示二指握住第 1 趾趾骨间关节,两手相对用力牵引,并在维持牵引下,做踇趾的屈伸摇动 1～2min。然后用小鱼际擦法推拿踇趾内侧部 2～3min,以透热为度。

方法二

①患者仰卧,医者坐于患侧,一手施以踇趾内收拔伸手法,同时另一手以拇指按压、弹拨阿是穴。②继前体位,医者以拇指按压足三里穴 2min,以酸、胀感传至踇趾为度。③继前体位,医者一手继续施以内收拔

伸手法于患趾,同时另一手拇指施以擦法于患部,以局部透热为度。

2.辅助治疗

(1)夹板固定疗法:采用小夹板固定于足的内侧(𧿹趾内收位),以矫正𧿹外翻畸形,减小摩擦机会,以缓解临床症状。

(2)敷贴治疗:可外敷双柏散膏,1/d,以消肿止痛。

(3)熏洗治疗:可选用八仙逍遥汤每晚熏洗患足,以舒筋活血。

【注意事项】

1.穿鞋要宽松、舒适。

2.注意休息并时常热敷患处。

3.畸形时间较长,经手法治疗疼痛不能缓解的,可行滑囊切除术及骨切除术。

(王英淑)

第十节 头痛

头痛是指因外感六淫或内伤杂病,致使脉络拘急或失养,清窍不利所引起的以患者自觉头部疼痛为主要症状的一种病证,也是一个常见症状。头痛可发生于一侧、两侧,或前额,或后枕,或巅顶,或整个头部,也可连及颈项。头痛可单独出现,也可伴随各种急、慢性疾病而出现。另有头风一病,亦属头痛范畴。正如《证治准绳·头痛》说:"医书多分头痛、头风为二门,然一病也,但有新久去留之分耳。浅而近者名头痛,其痛猝然而至,易于解散速安也;深而远者为头风,其痛作止不常,愈后遇触复发也。皆当验其邪所从来而治之。"

【病因病机】

《黄帝内经》认为头痛的病因虽与风、寒、湿有关,但主要责之于风,故有"脑风""首风"等名称。

《类证治裁·头痛》说:"头为天象,诸阳会焉,若六淫外侵,精华内痹,郁于空窍,清阳不运,其痛乃作。"说明外感、内伤均可导致头痛。感受六淫之邪,易致外感头痛,尤以风邪之患最为多见,所谓"伤于风者,上先受之"。若风夹寒邪,寒凝血滞,阻遏络脉,血郁于内而为头痛;若夹热邪,火热上炎,侵扰清空,气血逆乱而致头痛;若风夹湿邪,蒙蔽清窍,使清阳不升,浊阴下降而为头痛。正如《医碥·头痛》所说:"六淫外邪,惟风寒湿三者最能郁遏阳气。火暑燥三者皆属热,受其热则汗泄,非有风寒湿袭之,不为患也。然热甚亦气壅脉满,而为痛矣。"内伤头痛主要责之于肝、脾、肾三脏。肝阴不足、肝阳偏亢,或肝郁化火,或中气不足、清阳不升,或血虚脑髓失养,或肾虚髓海空虚,或脾失健运、痰浊内生、中焦被阻,或头痛日久、久病入络、气血瘀滞,或跌仆外伤、脑络瘀阻,均可发为头痛。临床分为风寒头痛、风热头痛、风湿头痛、肝阳头痛、气虚头痛、血虚头痛、肾虚头痛、痰浊头痛、瘀血头痛等多种证型。

【辨证论治】

(一)基本治法

1.手法 一指禅推法、按法、揉法、拿法、扫散法。

2.操作

(1)患者坐位,医者站于患者身侧,医者先用一指禅推法从印堂向上推至前发际;再沿发际推至头维、太阳穴,往返5遍。

(2)继上势,按揉印堂、鱼腰、太阳等穴,每穴1分钟;拿五经,扫散头部两侧少阳经,时间1～2分钟;采用指尖击法,从前额部向后颈部反复叩击 2 分钟。

(3)患者俯卧位,医者站于患者身侧,用一指禅推法沿颈部两侧膀胱经、督脉上下往返治疗 3 分钟。

(4)患者坐位,医者站于患者身侧,用拿法从风池穴拿至大椎穴,反复操作 3 分钟;拿风池穴、肩井穴 2 分钟。

(二)随证加减

1.风寒头痛 痛连项背,恶风寒,喜裹头,口不渴。苔薄白,脉浮紧。

(1)治法:祛风散寒止痛。

(2)手法:在基本治法基础上,加滚法、擦法。

(3)取穴与部位:同基本治法。

(4)操作:患者俯卧位,医者站于患者身侧,在背部施滚法,约 5 分钟;按揉肺俞、风门,拿肩井穴,每穴 1 分钟;擦项背部膀胱经,横擦大椎,以透热为度。

2.风热头痛 头痛而胀,甚至头痛如裂,恶风微热,面红目赤,咽喉肿痛,口渴欲饮,小便黄,大便结。舌尖红,苔薄黄,脉浮数。

(1)治法:疏风清热止痛。

(2)手法:在基本治法基础上,加推法、拍法、擦法。

(3)取穴与部位:在基本治法基础上,加肺俞、风门、曲池、合谷。

(4)操作:①患者俯卧位,医者站于患者身侧,在背部膀胱经,先用推法再用拍法,以皮肤潮红为度;按揉大椎、肺俞、风门穴,每穴 1 分钟,同时配合擦大椎。②患者坐位,医者站于患者身侧,按揉曲池、合谷穴,每穴 1 分钟;擦大椎,以透热为度;拿合谷,拿肩井,约 2 分钟。

3.风湿头痛 头痛如裹,肢体困重,脘闷纳呆,大便或溏。苔白腻,脉濡数。

(1)治法:祛风胜湿通窍。

(2)手法:在基本治法基础上,加拍法、击法、捏法。

(3)取穴与部位:同基本治法。

(4)操作:①患者俯卧位,医者站于患者身侧,提捏项部皮肤,以皮肤潮红为度;拍击背部膀胱经,以皮肤潮红为度。②患者坐位,医者站于患者身侧,提捏印堂,以皮肤潮红为度;按揉大椎、风池,拿肩井、合谷,每穴 1 分钟。

4.肝阳头痛 头痛且晕,心烦易怒,睡眠不安,面红口干,或兼胁痛。舌红少苔或苔薄黄,脉弦紧。

(1)治法:平肝潜阳,息风止痛。

(2)手法:在基本治法基础上,加推法。

(3)取穴与部位:在基本治法基础上,加肝俞、角孙、桥弓、太冲、行间、涌泉。

(4)操作:①患者坐位,医者站于患者身侧,自上而下推桥弓,每侧约 30 次;扫散头部胆经,两侧交替进行;按揉角孙、太冲、行间穴,每穴 1 分钟。②患者俯卧位,医者站于患者身侧,擦涌泉,以透热为度。

5.血虚头痛 头痛隐隐而晕,面色少华,神疲乏力,心悸失眠。舌淡,脉细弱无力或涩。

(1)治法:滋阴养血,和络止痛。

(2)手法:在基本治法基础上,加摩法、擦法。

(3)取穴与部位:在基本治法基础上,加中脘、气海、关元、心俞、膈俞、脾俞、足三里。

(4)操作:①患者仰卧位,医者站于患者身侧,逆时针摩腹 3 分钟,以腹部有温热感为佳,按揉中脘、气海、关元、足三里,时间约 3 分钟。②患者俯卧位,医者站于患者身侧,按揉心俞、膈俞、脾俞,时间约 3 分钟;横擦背部脾俞,直擦背部督脉,以透热为度。

6.肾虚头痛 头痛而空,腰膝酸软,耳鸣目眩,神疲乏力,遗精带下。肾阳虚者,四肢作冷,舌淡胖,脉沉细无力;肾阴虚者,口干少津,舌质红,脉细数。

(1)治法:补益肝肾,填精生髓。

(2)手法:在基本治法基础上,加推法、擦法、摩法。

(3)取穴与部位:在基本治法基础上,加脾俞、肝俞、膈俞、肾俞、命门、气海、关元、足三里、太冲、行间、涌泉。

(4)操作:①肾阳虚者:患者仰卧位,医者站于患者身侧,摩腹4分钟(顺、逆时针各摩2分钟),并按揉气海、关元。患者俯卧位,医者站于患者身侧,直擦背部督脉,再横擦肾俞、命门、腰骶部,以透热为度。②肾阴虚者:患者坐位,医者站于患者身侧,扫散头部胆经,两侧交替进行;自上而下推桥弓,两侧分别进行,各20次。患者俯卧位,医者站于患者身侧,按揉脾俞、肝俞、膈俞、肾俞、命门、足三里、太冲、行间穴,每穴1分钟;横擦膈俞、脾俞,擦涌泉,以透热为度。

7.痰浊头痛 头痛而昏蒙,胸脘满闷,体倦,恶心呕涎,纳呆。苔白腻,脉滑。

(1)治法:健脾燥湿,化痰降逆。

(2)手法:在基本治法基础上,加摩法、擦法。

(3)取穴与部位:在基本治法基础上,加脾俞、胃俞、大肠俞、中脘、天枢、足三里、丰隆、内关。

(4)操作:①患者仰卧位,医者站于患者身侧,摩腹,一指禅推中脘、天枢,时间6～8分钟;按揉足三里、丰隆、内关,时间约3分钟。②患者俯卧位,医者站于患者身侧,横擦背部脾俞,以透热为度;按揉脾俞、胃俞、大肠俞,时间约3分钟。

8.瘀血头痛 头痛经久不愈,痛有定处,痛如锥刺.或有头部外伤史。舌紫暗或有瘀点,脉涩。

(1)治法:活血化瘀,通窍止痛。

(2)手法:在基本治法基础上,加抹法。

(3)取穴与部位:在基本治法基础上,加局部阿是穴。

(4)操作:①患者坐位,医者站于患者身侧,抹前额、推抹太阳穴20遍;②按揉太阳、攒竹、鱼腰、前额、头侧胆经及阿是穴,时间约5分钟。

【注意事项】

1.推拿对缓解头痛症状有较好的疗效,尤其是感冒、颈椎病、神经衰弱及高血压引起的头痛。但临床上必须审证求因,明确其发病原因,因颅内器质性病变及脑外伤所致之头痛不宜用推拿治疗。

2.患者平素宜慎起居,适寒温,戒烟酒,以免诱发头痛。

3.痰浊头痛者饮食宜清淡,忌肥甘厚味,以免助湿生痰。

4.肝阳头痛者宜调畅情志,注意劳逸结合。

(王英淑)

第十章　常见病的针灸治疗

第一节　认知障碍的针灸康复治疗

一、感觉障碍

(一)感觉的概念

感觉是人脑对直接作用于它的客观事物的个别属性的反应。一般感觉包括浅感觉和深感觉。浅感觉为皮肤和黏膜的感觉,包括痛觉、温觉和触觉;深感觉为肌腱、肌肉、骨膜和关节的感觉,包括运动觉、位置觉和震动觉。特殊感觉系指特殊感觉器官的感觉,包括视觉、听觉、嗅觉、味觉和前庭觉。

感觉、知觉和认知是相关而有区别的,它们具有不同属性。知觉障碍和认知障碍属于脑高级功能障碍。

(二)常见的感觉障碍

中风患者,因脑损伤的部位不同,临床症状表现不一。临床上常见的感觉障碍类型为脑干型、丘脑型、内囊型和皮质型。

1.脑干型　该型感觉障碍为传导束型感觉障碍,延脑外侧病变损伤脊髓丘脑束、三叉神经脊髓束,可产生对侧偏身和同侧面部痛觉、温觉缺失、为交叉性感觉障碍。桥脑上部、中脑病变损伤脊髓丘脑束、内侧丘系及脑神经感觉纤维时,可产生对侧偏身深、浅感觉障碍。

2.丘脑型　丘脑是深、浅感觉三级神经元的所在地,丘脑损伤时产生对侧偏身感觉障碍,常常伴有自发性疼痛和痛觉过敏。感觉障碍,一般上肢重、下肢轻,远端重、近端轻,深感觉重、浅感觉轻。如果病变累及外侧膝状体或放射冠,则可出现对侧同向偏盲。

3.内囊型　皮质丘脑束行经内囊后 1/3,内囊损伤时可出现对侧偏身及面部深、浅感觉缺乏或减退,常伴有偏瘫及偏盲。

4.皮质型　病变在大脑皮质感觉中枢,则出现对侧偏身感觉障碍,因为感觉中枢范围较广、病变累及部位不同,可出现上肢、下肢和肢体部分感觉障碍。一般皮质型感觉障碍,上肢重、下肢轻,远端重、近端轻。皮质型感觉障碍的特点为精细的复杂的感觉障碍严重,躯体浅感觉障碍轻微或无障碍。深感觉、定位觉、两点辨别觉和实体觉出现明显障碍。

(三)感觉障碍的针灸治疗

处方1:焦氏头针:感觉区中 2/5、运动区中 2/5。

适应证:上肢感觉障碍。

方法:头针疗法。

处方 2:焦氏头针:感觉区上 1/5,运动区上 1/5。

适应证:下肢感觉障碍。

方法:头针疗法。

处方 3:标准化头针:顶颞前斜线上 1/5、顶颞后斜线上 1/5、顶旁 1 线。

适应证:下肢感觉障碍。

方法:头针疗法。

处方 4:标准化头针:顶颞前斜线中 2/5、顶颞后斜线中 2/5、顶旁 2 线。

适应证:上肢感觉障碍。

方法:头针疗法。

处方 5:方氏头针:倒象区、倒脏区。

适应证:对侧偏身感觉障碍,深、浅感觉障碍。

方法:头针疗法。

处方 6:百会、百会小八卦、百会中八卦、百会大八卦。

适应证:上、下肢感觉障碍。

方法:头针疗法。

处方 7:前顶、百会、四神聪、手足十二针。

适应证:上、下肢感觉障碍。

方法:传统针刺法。

处方 8:百会、角孙上 2 寸八卦、头维与曲鬓连线中点八卦。

适应证:面部感觉障碍。

方法:头针疗法。

处方 9:方氏头针:倒象区上部,倒脏区上部。

适应证:对侧头面部感觉障碍。

方法:头针疗法。

处方 10:焦氏头针:运动区下部 2/5,感觉区下部 2/5。

适应证:对侧面部感觉障碍。

方法:头针疗法。

处方 11:标准化头针:顶颞前斜线下 2/5,顶颞后斜线下 2/5。

适应证:对侧头面部感觉障碍。

方法:头针疗法。

二、知觉障碍

(一)知觉的概念

知觉是人脑对直接作用于感觉器官刺激的整体属性的综合反应,它包括对各种刺激的分析及对不同刺激的辨别能力。

感觉是知觉的基础,没有感觉就没有知觉。但是知觉不是感觉的简单组合,它与个体的知识、经验有密切的关系,即知觉不仅受个体生理因素的影响,而且也受个体的经验、知识及个体各种心理因素的影响。

根据知觉对象不同,可分为物体知觉和社会知觉。物体知觉系指对事和物的知觉,包括空间知觉、时间知觉和运动知觉。空间知觉是人脑对物体空间属性的反应,诸如物体的形状、大小、距离、方向等。时间知觉是人脑对事物持续性、速度和顺序的反应。运动知觉是人脑对事物的空间位移及其速度的反应。社会知觉主要包括个人知觉,即通过个人的外表及其行为了解其心理活动;人际关系知觉即人与人之间的关系;和自我知觉,即通过自己的言行观察来认识自己。

(二)常见的知觉障碍

常见的知觉障碍主要表现为失认症和失用症。

1.失认症　所谓失认症即个体不能通过知觉认识熟悉的事物,是为失认症,非优势半球顶叶下部邻近缘上回的病变可导致失认症,失认症以右半球病变为多。

(1)视觉失认:如果不能分辨各种颜色,为颜色失认;不能认识熟悉的面孔,为相貌失认;不能分辨方形、三角形、圆形等几何形状,为图形失认;不能临摹某一个几何图形,或忽视左半侧空间物体的存在,为半侧空间失认或忽略,非优势半球颞顶枕交界处病变常常导致半侧空间忽略。

(2)听觉失认:如果能够分辨或听取熟悉人的声音,或听到动物的叫声,但不能够确切辨认是何人的声音,或何种动物的叫声,为听觉失认。

(3)触觉失认:在没有任何感觉障碍的条件下,不能借触摸分辨物体的质量、形状、大小及说出物品的名称,为触觉失认。

(4)疾病失认:患者有病,但否认自身有病,为疾病失认,例如偏瘫患者否认偏瘫肢体的存在。

(5)手指失认及 Gerstmann 综合征:患者不能按指令指出正确的手指,尤其是不能分辨食指、中指和无名指较常见,为手指失认症。如果手指失认再加上失写和失算,则为 Gerstmann 综合征。

(6)左右失认:患者不能分辨左右或分辨左右困难,不能理解和应用左右的概念,分不清自己身体的左右,也不能分辨他人身体或环境的左右,为左右失认症。

(7)躯体失认:系指患者不认识身体的结构以及身体各部位之间的关系,患者不能按指令指出相应的身体部位,为躯体失认。

(8)半侧忽略(或半侧注视不能):系指患者不能整合和利用身体和环境一侧的知觉,不能感知身体的左侧或右侧,为半侧忽略。

(9)地理定向障碍:患者不能理解和记住地点之间的关系,在地理关系上迷失方向,为地理定向障碍。

(10)形状细节分辨障碍:患者不能注意物体形状上细微差别,常常混淆形状相仿的物品,例如不能分辨钢笔和铅笔、椅子和轮椅等,是为物体形状细节分辨障碍。

2.失用症　在没有感觉、运动障碍的条件下,后天学习获得的生活技能运用障碍,为失用症。

(1)穿衣失用:患者对衣服各部分分辨不清,分不清衣服的左右、反正,不能自己穿衣服或给玩具穿衣服,为穿衣失用。病变多在非优势半球的顶叶。

(2)运动失用:患者不能按指令完成伸舌、卷舌、吹气等面部运动,不能完成扣纽扣、系鞋带等精细动作,或动作明显拙笨、不协调,为运动失用。病变在非优势半球顶叶、枕叶交界处。

(3)结构性失用:患者不能按指令或自发的复制、描绘二维或三维结构,例如不能完成拼积木作业,并不能模仿复制,为结构性失用。病变多在非优势半球顶叶、枕叶交界处。

(4)意念性失用:患者对复杂的系列运动失去正确的概念,活动逻辑顺序紊乱。患者不能模仿或按指令完成系列动作,不能掌握动作要领,不能对动作进行正确的描述,也不能自发地完成习惯性动作,为意念性失用。病变在顶叶缘上回及胼胝体。

(5)意念动作性失用:患者可以完全理解动作的概念,但不能按指令执行运动,不能完成有目的运动及模仿别人的动作。但可以无意识地完成某些动作,例如面部动作、上下肢动作、全身动作等,为意念动作性失用。病变多在顶叶优势半球顶叶缘上回,运动前区及胼胝体。

(6)步行失用:患者不能启动迈步动作,但可以越过障碍物,遇楼梯可以迈步上行,为步行失用。

(三)知觉障碍的针灸康复治疗

针灸治疗应与知觉障碍的康复训练相结合。知觉障碍的康复训练尚缺乏理想的康复训练方法,基本上是结合失认症、失用症,为患者提供可操作性物品,提供暗示、反复提醒,治疗师协助完成各项训练,进行耐心的反复的康复训练。

处方1:方氏头针:运平、记忆、书写。

适应证:失用症、手指失认症、失读症、失写症。

方法:头针疗法。

处方2:方氏头针:记忆、思维、百会、四神聪。

适应证:记忆力减退。

方法:头针疗法。

处方3:方氏头针:说话、信号、运平。

适应证:语言障碍、言语失用症。

＊言语失用症:其病变多位于优势半球的 Broca 中枢附近,常伴有运动性失语,易出现构音错误(例如语音、省略、替代、增加或重复),患者多意识到自己的错误,并试图纠正。有时无意识的说话正确,而有意识的说话反而不正确。言语失用症是一种言语运动性疾病,它没有与发音器官有关的肌肉麻痹、肌张力异常等症状,而损害了言语肌肉系统按顺序进行活动的能力,因而影响随意说话的能力。

方法:头针疗法。

处方4:焦氏头针:言语二区、言语三区、运用区、运动区下 2/5。

适应证:语言障碍,言语失用症。

方法:头针疗法。

处方5:刘炳权头针:百会、百会中八卦、百会大八卦,角孙上 1.5 寸后 1.5 寸八卦。

适应证:失用症、记忆力障碍、书写障碍。

方法:头针疗法。

三、认知障碍

(一)认知障碍的概念

认知是认识和知晓事物过程的总称,它属于大脑皮质的高级活动范畴,包括感觉、知觉、注意、记忆、理解、思维、言语、推理、判断及表象过程。

中风患者当病变累及大脑皮质时,可导致认知功能障碍,诸如注意力障碍、记忆障碍、推理障碍、判断障碍、执行功能障碍、语言交流障碍等。

病变部位不同认知障碍也表现不同,额叶病变可导致记忆障碍、注意力障碍和智力障碍;顶叶病变可导致空间辨别障碍、失用症、躯体失用症、忽略症和体象障碍;枕叶病变可导致视觉失认、皮质盲;颞叶病变可导致听觉障碍、理解障碍、近事记忆障碍;广泛的大脑皮质损伤可导致全面智能减退,甚或成痴呆。

(二)常见的认知障碍

1.注意障碍　是中风患者脑损伤的常见表现,虽然患者对简单的刺激有反应,但不能充分注意、不能集中注意力;严重的注意障碍是不能转移注意力,即不能把注意力从一件事物转移到另一件事物上;不能同时注意环境中同时存在或同时发生的两件事物上。

2.记忆力障碍　是中风患者脑损伤的常见表现,主要表现为近事记忆障碍,即不能记住新近发生的事情,但远事记忆不受影响,即对很久以前发生的事情记忆影响不大,例如童年、青年、中年发生的事情或经历。

3.推理判断障碍　中风病人脑损伤严重者出现思维障碍,表现为分析综合能力降低、抽象推理能力降低、判断能力降低、解决问题的能力降低。

4.语言交流障碍　中风患者社会人际间交流能力降低,除了失语症、构音障碍外,还有言语失用症。言语失用症是一种言语运动性疾病,其病变多位于优势半球 Broca 中枢附近。它没有与发音器官有关肌肉的麻痹、肌张力异常、不随意运动等症状,而是言语表达障碍,即言语启动困难、迟缓及反复。言语失用症有发音摸索动作,有欲言又止的情况;易出现构音错误,诸如语音省略、替代、增加或重复,但不同于构音障碍。患者意识到自己的错误并试图纠正。

5.执行功能障碍　执行功能包括人们进行有明确目标的活动时多项认知成分,基本成分为达到目标的策划、启动和完成预定目标时所需要执行的步骤,以及监督完成任务及修正行为的能力。执行功能障碍的患者不能选择并执行与活动有关的作业项目。

(三)认知障碍的针灸康复治疗

知觉障碍与认知障碍二者之间有密切的关系,中风患者常有知觉障碍与认知障碍并存的现象。针灸治疗二者虽有区别,但也不能截然分开。认知障碍的康复训练,虽不是高科技,但也需专门治疗师进行耐心地、反复地训练。同样针灸治疗也应与认知障碍的康复训练相结合。

处方 1:百会、四神聪、记忆、思维。

适应证:记忆障碍,思维障碍。

方法:头针疗法。

处方 2:百会、四神聪、脑户、脑空、神门、大陵、劳宫、涌泉。

适应证:血管性痴呆。

方法:传统针刺法,平补平泻。

处方 3:百会、神庭、本神、前顶、风府、风池、神门、内关。

适应证:血管性痴呆、记忆力减退、反应迟钝、表情淡漠。

方法:传统针刺法,平补平泻。

处方 4:百会、四神聪、哑门、内关、中脘、丰隆。

适应证:血管性痴呆。

方法:传统针刺法,泻内关、中脘、丰隆。

处方 5:百会、四神聪、人中、印堂、神庭、风府、大椎、心俞、肾俞、内关、神门。

适应证:血管性痴呆。

方法:传统针刺法,平补平泻。

处方 6:百会、四神聪、风府、大椎、命门、肾俞、足三里、三阴交、太溪。

适应证:老年性痴呆(肾精亏虚)。

方法:传统针刺法。

处方 7:百会、四神聪、脾俞、肾俞、中脘、气海、关元、足三里。

适应证:老年性痴呆(气血两虚)。

方法:传统针刺法。

处方 8:百会、四神聪、人中、风池、合谷、太冲、太溪、涌泉。

适应证:老年性痴呆(肝阳上亢)。

方法:传统针刺法。

处方 9:百会、四神聪、中脘、脾俞、胃俞、足三里、丰隆、内关。

适应证:老年性痴呆(痰湿内阻)。

方法:传统针刺法。

处方 10:管氏益脑十针:囟门前三针(前发际上 1 寸及旁开 1.5 寸)、枕骨后三针(脑户下及旁开 1.5 寸)、头颞左三针(角孙上 2 寸及旁开 1.5 寸)、头颞右三针、巅顶四针(百会前后左右各 1.5 寸)。

适应证:老年性痴呆,血管性痴呆。

方法:前 12 针向下刺 0.5～1.0 寸,巅顶 4 针向百会刺 0.5～1.0 寸。

(李东华)

第二节　常见神经内科病症的针灸治疗

一、中风

中风是以突然晕仆,不省人事,伴口角歪斜,语言不利,半身不遂;或不经昏仆,仅以口喎语謇、半身不遂为临床表现的一种疾病。因发病急骤,症见多端,病情变化迅速,有如"暴风之骤,矢石之中",故名中风、卒中。本病发病率和死亡率较高,且常留有后遗症,因此是威胁人类生命健康和影响患者生活质量的重大疾患之一。

本病类似于西医学的急性脑血管病,如脑梗死、脑出血、脑栓塞、蛛网膜下腔出血等病。

【病因病机】

中风的发生,虽历代医家立论不同,但归纳其主因为风、火、痰交织,病变涉及心、肝、脾、肾等脏。其形成常在中年以后,阴精暗耗,阴阳失调的基础上,或偶因忧思愤怒,或以劳累、房劳等,致风阳煽动,心火暴盛,风火相煽,气血上逆;或饮食不节,嗜酒、恣食厚味,脾虚痰火内盛,化火动风,上蒙清窍,导致脏腑功能骤然失常,阴阳之气逆乱,而发为闭证;若正衰阳气难系,致阴阳离决,而发生脱证。如风痰流窜经络,气血运行阻滞,则见相应肢体、面部及舌的经络失常的症状。

【辨证】

(一)中经络

主症:半身不遂,舌强语謇,口角歪斜。

风痰阻络:肢体麻木,头晕目眩,苔白腻或黄腻,脉弦滑。

肝阳上亢:面红目赤,眩晕头痛,心烦易怒,口苦咽干,尿黄便秘,舌红,苔黄,脉弦有力。

气虚血瘀:肢体软弱,偏身麻木,手足肿胀,面色淡白,气短自汗,舌暗,苔白,脉细涩。

此证病见经络阻滞,或未及脏腑,或脏腑功能失常已渐见复元,而经络气血仍然受碍。除上述三个主要证型外,临床还常见痰热腑实、阴虚风动等,需灵活加以辨识处理。

(二)中脏腑

主症:突然昏仆,神志昏昧,并见半身不遂,舌强失语,口角歪斜等。根据病因、病机可分为闭证和脱证。

闭证:神志昏迷,牙关紧闭,双手握固,面赤气粗,喉中痰鸣,二便闭塞,脉弦滑而数。

脱证:目合口张,手撒,遗溺,气息短促,四肢逆冷,脉散或微。如见汗出如油,脉微欲绝,脉象浮大无根,为真阳外越的危候。

此外,人逾四十岁,若时常头晕头痛,肢体麻木,或偶发一过性肢体痿软无力或语言不利等症,应高度怀疑中风先兆。宜立即问医求治。

【治疗】

(一)基本治疗

1.中经络

(1)半身不遂

治法:疏通经络,调和阴阳。取阳经经穴为主,重在手、足阳明经穴,辅以太阳、少阳经穴,适当配合阴经经穴。

主穴:上肢:肩髃　曲池　内关(尺泽)　外关　合谷

　　　下肢:环跳　伏兔　阳陵泉　足三里　解溪　昆仑　三阴交　太冲

方义:风病多犯阳经,故本方以阳明经腧穴为主。分别取手、足阳明经穴位,具有调和经脉,疏通气血的作用。阳明多气多血,阳明经气血通畅,则正气得以扶助,机体功能得以恢复。同时兼顾阴阳平衡,选用前人治瘫要穴,如太冲、三阴交、尺泽及内关等阴经经穴,以奏调和阴阳之功。

配穴:半身不遂者可取患侧的井穴针刺出血,上肢还可取肩髎、阳池、后溪等穴,下肢还可取风市、阴市、悬钟等穴;病程日久者,上肢可配大椎、肩外俞,下肢可配腰阳关、殷门等;如病侧经筋屈曲拘急者,肘部配益泽,腕部配大陵,膝部配曲泉,踝部配太溪;如言语謇涩者,加廉泉、通里、哑门;风痰阻络者加丰隆;肝阳上亢者加太冲、太溪;气虚血瘀者加气海等。

操作:中风早期,手法宜轻,随着疗程的延长,手法逐渐加重,也可在健侧相应穴位行补法,再泻患侧穴位;肢体肌肤麻木不仁者,可用皮肤针局部叩刺。

(2)口角歪斜

治法:通经活络,调理阴阳。取手足阳明经穴为主。

主穴:地仓　颊车　合谷　太冲

方义:手足阳明和足厥阴经脉均达头面,取地仓、颊车是近取以调局部的经气;取合谷、太冲为远道取穴,以调本经的经气。

配穴:按病位局部取牵正、水沟、四白、下关等穴。

操作:地仓透颊车,泻对侧合谷,泻太冲;初起单刺患侧,病久左右均刺。

2.中脏腑

(1)闭证

治法:平肝息风,醒脑开窍。取督脉和十二井穴为主。

主穴:水沟　十二井　太冲　丰隆　劳宫

方义:闭证乃肝阳暴亢,气血上逆,故泻水沟和十二井点刺出血,以开闭泄热,醒脑开窍。肝脉上巅,泻足厥阴之原穴太冲,降肝经逆气以平息肝阳。脾胃为生痰之源,痰浊壅盛,气机阻遏,故用足阳明经之别络丰隆,蠲化浊痰。再取心包经之荥穴劳宫以清心泄热。本方可奏平肝息风,清火豁痰,开窍启闭之功。

配穴:牙关紧闭者配颊车、合谷;语言不利者配哑门、廉泉、关冲。

操作:水沟向上斜刺,十二井点刺出血,手法要轻快而勿使患者躁动;太冲、劳宫及丰隆用泻法。

(2)脱证

治法:回阳固脱。取任脉穴为主。

主穴:关元　神阙

方义:任脉为阴脉之海,关元为任脉与足三阴经脉之会穴,为三焦元气所出,联系命门真阳,为阴中含阳要穴,元阳外脱,取之救阳。神阙位于脐中,为真气所系,故用大艾炷重灸,以回垂绝之阳。

操作:关元大艾炷隔姜灸,神阙大艾炷隔盐灸,直至四肢转温。

(二)其他治疗

1.头针　选顶颞前斜线、顶旁1线及顶旁2线,毫针平刺入头皮下,快速捻转2～3min,每次留针30min,留针期间反复捻转2～3次。行针期间鼓励患者活动肢体。此法在患病初期应用,疗效更好。

2.电针　在患侧上、下肢体各选两个穴位,针刺得气后留针,接通电针仪,采用断续波或疏密波,以患者肌肉微颤为度,每次通电20min。

3.火罐　采用小口径火罐,选取肩髃、曲池、阳池、秩边、环跳、风市、伏兔、阳陵泉、丘墟等穴,分组轮换应用。本法适用于半身不遂。

【按语】

1.针灸治疗中风疗效较满意,尤其对于神经功能的康复,如肢体运动、语言、吞咽功能等有促进作用。治疗期间应配合适时、积极的功能锻炼。

2.中风急性期,出现高热、神昏、心力衰竭、颅内压增高、上消化道出血等情况时,应采取综合治疗措施。

3.中风患者应注意防止褥疮,保证呼吸道通畅,并密切注意血压变化。

附:假性延髓性麻痹

假性延髓性麻痹又称假性球麻痹,由两侧皮质延髓束损害所致。其表现为软腭、咽喉、舌肌运动障碍,吞咽、发音、讲话困难,无舌肌萎缩及纤维性震颤,咽反射存在,下颌反射增强,常出现强哭强笑。检查体感诱发电位可有异常。由于假性延髓性麻痹往往是急性脑血管病的一种并发症,故此处重点结合中风病进行讨论。

本病属于中医学的"类噎膈"、"瘖痱"等范畴。

【病因病机】

本病病机为肝肾虚衰,精血不能上荣髓窍,加之阴阳失调,气血逆乱,经隧阻滞,阳气不达,出现构音、吞咽或情感功能障碍而发本病。

【辨证】

中风后出现进食进水困难(吞咽呛咳),或言语中断,或暴发性语言,以及情感障碍,如强哭强笑等。

辨证同中风中经络。

【治疗】

治法:通关利窍。取任、督脉以及足少阳局部经穴为主。

主穴:廉泉　哑门　风池　翳风　完骨

方义:廉泉、哑门、风池、翳风、完骨均为近部取穴,可疏通局部气血,通关利窍。

配穴:痰涎壅盛加丰隆;肝阳上亢加百会、太冲;舌强紫黯加金津、玉液;精神障碍(如强哭强笑)配内关、神门、三阴交等。

操作：廉泉穴，向舌根方向深刺 0.8～1.2 寸，至得气后，用提插结合捻转手法，平补平泻运针 1～2min，使针感向舌体放射。哑门穴，宜对准口部与耳垂水平进针，直刺，缓缓送针至得气（患者似有触电样感觉）即起针，不提插，不捻转。风池、完骨、翳风穴，针向喉结震颤徐入 1～1.5 寸，施小幅度捻转补法，以咽喉麻胀为佳，应持续捻转 1～3min。上述各穴，除哑门穴外，在证情稳定期留针 15～20min（急性期一律不留针）。留针期间每隔 5～10min 运针 1 次。

【按语】

1.针灸治疗本病效果较好，应注意针刺的深度和手法刺激量。

2.导致皮质延髓束损伤的原发病不一，应酌情变更治疗方案。

二、眩晕

眩晕是一种自觉头晕眼花、视物旋转动摇的病证。其病位在脑髓清窍。轻者发作时间短，平卧闭目片刻即安；重者如乘坐舟车，旋转起伏不定，以致难于站立，甚至恶心呕吐；或时轻时重，兼见他证而迁延不愈，反复发作。

眩晕多见于西医学的高血压、脑动脉硬化、贫血、神经官能症、五官科疾病等。

【病因病机】

眩晕多因气血亏虚、忧郁恼怒、劳伤过度、饮食厚味等发病。发病机制主要为清窍失养、被扰和被蒙。先天不足或久病体虚，或过度劳伤，肾精亏耗，气血不足而清窍失养；情志不畅，急躁恼怒引起肝阳暴亢，导致清窍被扰；过食肥甘，聚湿成痰，以致清阳不升，浊阴不降而上蒙清窍等。

【辨证】

（一）实证

主症：头晕头胀，视物旋转，目眩耳鸣。

肝阳上亢：头目胀痛，口苦耳鸣，暴躁易怒，舌红，苔黄，脉弦。

湿痰中阻：头重如裹，胸闷恶心，神疲困倦，呕吐痰涎，口黏纳差，舌胖，苔腻，脉濡滑。

（二）虚证

主症：头晕目眩，体虚乏力，失眠健忘，甚则昏眩欲仆。

气血两虚：头晕目眩，神疲乏力，心悸不寐，面色苍白，舌淡苔白，脉细弱。

肾精亏虚：眩晕反复，时轻时重，腰膝酸软，耳鸣健忘，舌淡苔薄，脉沉细。

【治疗】

（一）基本治疗

1.实证

治法　平肝化痰，定眩止晕。取督脉，足少阳经和手、足厥阴经穴为主。

主穴：风池　百会　内关　太冲

方义：肝经与胆经相表里，取胆经风池和肝经太冲，清泄肝胆，平抑肝阳以治标。内关可和中化痰止呕。百会用泻法，可清利脑窍。

配穴：肝阳上亢者加行间、侠溪、太溪、肝俞、肾俞；痰湿中阻者加头维、丰隆、中脘、阴陵泉；耳源性眩晕者加合谷、太阳、曲池；高血压患者加曲池、足三里；颈性眩晕加风府、天柱、颈夹脊。

操作：毫针刺，泻法。风池，向鼻尖方向斜刺，约 1 寸深；百会，沿皮向后刺，令针感向四周扩散，直至整个巅顶发胀;内关,直刺 1 寸,针感向下放射至中指;太冲,斜刺,针感传至足背。

2.虚证

治法　益气养血,定眩止晕。取足少阳经、督脉穴和背俞穴为主。

主穴:风池　百会　肝俞　肾俞　脾俞　足三里

方义:肝俞、肾俞滋补肝肾,养血益精,以培元固本。脾俞、足三里运化水谷,生精化血,以资生化之源。风池用平补平泻法,可疏调头部气血,百会用补法可升提气血,两穴配合以充养脑髓而缓急治标。

配穴:气血两虚者加气海、胃俞;肾精亏虚者加太溪、悬钟、三阴交;贫血者加膏肓、膈俞;神经性眩晕加神门、内关、三阴交。

操作:风池,用平补平泻法;肝俞、肾俞、足三里,用补法;肝俞、肾俞,向棘突斜刺 1~1.5 寸施捻转补法。足三里,直刺 1.5~2 寸,用补法,令针感放射,必要时可配合灸法或温针灸。

(二)其他治疗

1.头针　选双侧晕听区,沿头皮刺入,快速捻转,每日 1 次,每次留针 30min。

2.耳针　选肾上腺、皮质下、额。肝阳上亢者加肝、胆;痰湿中阻者加脾;气血两虚者加脾、胃;肾精亏虚者加肾、脑。毫针刺或用王不留行籽贴压。

3.穴位注射　以合谷、太冲、翳明为一组,或内关、风池、四渎为一组,每次取 2~3 穴,每穴注射 5% 或 10% 葡萄糖液 1~2ml,或维生素 B_{12} 注射液 0.5ml,隔日 1 次。

【按语】

1.针灸治疗本病具有较好的临床疗效,能缓解脑血管痉挛,改善脑动脉供血状况,使脑缺血状况得以改善。但应查明原因,明确诊断,注意原发病的治疗。如高血压性眩晕可配降压药,颈性眩晕可配推拿。

2.眩晕发作时,嘱患者闭目或平卧,保持安静,如伴呕吐,应防呕吐物误入气管。

3.痰湿较重者宜饮食清淡。

附:原发性高血压

原发性高血压又称"高血压病",是一种常见慢性病,以安静状态下持续性动脉血压增高(BP>140/90mmHg 或 18.6/12.0kPa 以上)为主要特点。病因至今未明,一般认为与长期工作紧张、精神刺激及遗传有关。

本病属于中医学"头痛"、"眩晕"、"肝风"等范畴。

【病因病机】

本病多因情志失调、饮食失节、内伤虚损等导致肝肾阴阳失调所致。

【辨证】

主症:头痛头晕,头胀,眼花耳鸣,失眠健忘。

肝火亢盛:眩晕头痛,面红目赤,焦躁不安,惊悸口苦,尿赤便秘,舌红,苔干黄,脉弦数。

阴虚阳亢:眩晕头痛,头重脚轻,耳鸣心悸,失眠健忘,五心烦热,舌红少苔,脉弦细而数。

痰湿壅盛:眩晕头痛,头重胸闷,心悸食少,呕恶痰涎,苔白腻,脉滑。

气虚血瘀:眩晕头痛,面色萎暗,耳鸣心悸,神疲乏力,失眠多梦,夜尿频多,时有浮肿,舌淡或黯,苔白,脉细。

【治疗】

(一)基本治疗

治法:清泻肝火,育阴潜阳。取督脉、足厥阴经、阳明经穴为主。

主穴:百会　曲池　太冲　三阴交　合谷

方义：百会穴为诸阳之会，并与肝经相通，可泻诸阳之气。取曲池、合谷清泻阳明，理气降压。平肝潜阳取肝经原穴太冲，疏肝理气。调补肝脾肾配伍足三阴经交会穴三阴交以治本。

配穴：肝火亢盛者加风池、行间；阴虚阳亢加太溪、肝俞；痰湿壅盛加丰隆、足三里；气虚血瘀加血海、膈俞；阴阳两虚加关元、肾俞；头痛、头重加百会、太阳；心悸怔忡加内关、神门。

操作：气虚血瘀者可灸百会；太冲，向涌泉方向透刺，以增滋阴潜阳之力；其他穴，常规刺。

（二）其他治疗

1.皮肤针　叩刺项后、腰骶部和气管两侧，力量依病情虚实和患者体质强弱而定。每日 1 次。

2.三棱针　取耳尖、大椎、印堂、曲池等穴。每次选 1～2 穴，点刺出血 3～5 滴，2～3 日 1 次。

3.耳针　取耳背沟、耳尖、交感、神门、心等。每次选 3～4 穴，针刺或埋针，也可用王不留行籽贴压。血压过高者还可在降压沟和耳尖点刺出血。

【按语】

1.针灸对各级高血压均有降压作用，其中 1、2 级高血压尤为明显。如血压超过 200/120mmHg，针刺或电针时应避免强刺激。

2.患者避免精神刺激，清淡饮食。

三、头痛

头痛是以头部疼痛为主要表现的病证，是患者的一种自觉症状。常见于临床多种急、慢性疾病，头面部病变和许多全身性疾病均可出现头痛。

头痛多见于西医学的高血压、神经性头痛、脑血管疾病、感染性发热及五官科等病。

【病因病机】

头痛的病因分为外感、内伤两个方面。外感头痛以外风为主，多兼夹寒、热、湿邪等。内伤头痛以情志失调、体虚久病、痰瘀阻遏等所致。情志不遂，肝失条达，肝阳上扰；肝肾不足，髓海空虚，清窍失养；久病体虚，气血不足，脑窍失养；脾失健运，痰湿内生，阻滞脑络；外伤跌仆，气血瘀滞，脑络被阻，均可导致内伤头痛。

【辨证】

（一）外感头痛

主症：头痛连及项背，发病较急，痛无休止，外感表证明显。

风寒头痛：头痛恶寒，恶风无汗，苔薄白，脉浮紧。

风热头痛：头痛而胀，发热微汗，口渴欲饮，小便黄，苔薄黄，脉浮数。

风湿头痛：头痛如裹，肢体困重，苔白腻，脉濡。

（二）内伤头痛

主症：头痛发病较缓，多伴头晕，痛势绵绵，时作时休，遇劳或情志刺激而发作、加重。

肝阳上亢：头部胀痛，口苦目眩，心烦易怒，面赤目赤，舌红，苔黄，脉弦。

肝肾亏虚：头痛头晕，目涩耳鸣，腰膝酸软，神疲乏力，舌红苔少，脉细弱。

气血两虚：头部空痛，神疲无力，面色不华，劳则加重，舌淡苔白，脉细弱。

痰浊蒙窍：头痛昏蒙，脘腹痞满，呕吐痰涎，苔白腻，脉滑。

瘀血阻络：头痛迁延日久，或头有外伤史，痛处固定不移，痛如锥刺，舌黯或瘀斑，脉细涩。

此外，在以脏腑辨证基础上，必要时可根据头部经络循行部位行经络辨证：前额痛为阳明头痛，侧头痛为少阳头痛,后枕痛为太阳头痛,巅顶痛为厥阴头痛。

【治疗】

（一）基本治疗

1.外感头痛

治法　祛风通络,解表止痛。取督脉、手太阴经穴为主。

主穴:列缺　风池　百会　太阳

方义:百会、太阳可疏导头部经气。风池为足少阳与阳维脉的交会穴,功长祛风活血,通络止痛。列缺为肺经络穴,可宣肺解表,祛风通络。

配穴:阳明头痛者加印堂、攒竹、合谷、内庭;少阳头痛者加率谷、外关、足临泣;太阳头痛者加天柱、后溪、申脉;厥阴头痛者加四神聪、太冲、内关;风寒头痛者加风门;风热头痛者加曲池、大椎;风湿头痛者加阴陵泉。

操作:毫针刺,泻法。风门,拔罐或艾灸;大椎,点刺出血。

2.内伤头痛

（1）实证

治法:疏通经络,清利头窍。取督脉及足阳明经、足少阳经穴为主。

主穴:百会　头维　风池

方义:百会、头维疏通头部经络气血。风池活血通经,清利头目,调和气血。

配穴:肝阳上亢者加太冲、太溪、侠溪;痰浊蒙窍者加太阳、丰隆、阴陵泉;瘀血阻络者加阿是穴、血海、膈俞、内关。

操作:毫针泻法。

（2）虚证

治法:疏通经络,滋养脑髓。取督脉和足阳明经、足少阳经穴为主。

主穴:百会风池足三里

方义:百会疏调气血以养脑髓。风池活血通经,调和气血。足三里补益气血,滋养脑髓。

配穴:血虚头痛者加三阴交、肝俞、脾俞;肝肾亏虚者加太溪、肾俞、悬钟。

操作:百会、足三里,用补法;风池,用平补平泻法。

（二）其他治疗

1.耳针　选枕、颞、额、脑。选2～3穴毫针刺,或埋针,亦可用王不留行籽贴压。对于顽固性头痛可在耳背静脉点刺出血。

2.皮肤针　用皮肤针叩刺太阳、印堂及阿是穴,少量出血。适用于外感头痛。

3.穴位注射　选风池穴,用维生素 B_1 注射液或维生素 B_{12} 注射液,每穴 0.5～1.0ml,每日或隔日 1 次。适用于顽固性头痛。

【按语】

1.针灸治疗头痛有较好疗效,对于多次治疗无效或逐渐加重者,要考虑颅脑病变,查明原因,采取综合治疗。

2.如出现两瞳孔不等大,神志不清,应高度警惕脑瘤及蛛网膜下腔出血等重证。

3.头痛患者在治疗期间,应禁烟酒,适当参加体育锻炼,避免过劳和精神刺激,注意休息。

附:偏头痛

偏头痛是由于神经、血管性功能失调所引起的疾病,以一侧头部疼痛反复发作为主症,常伴有恶心、呕吐、对光及声音过敏等特点。部分患者可在外伤后出现。

【病因病机】

中医认为本病多与恼怒、紧张、风火痰浊有关。情志不遂,肝失疏泄,郁而化火,日久伤阴;恼怒急躁,肝阳上亢,上扰清窍;脾阳亏虚,痰湿内生,阻遏清窍;气郁日久,久病入络,脉络痹阻所致。

【辨证】

临床表现为一侧头部疼痛,常局限于额部、颞部和枕部,疼痛开始时为激烈的搏动性疼痛,后转为持续性钝痛。任何时间可发作,但以清晨起床时为多发,症状可持续数小时到数日不等。典型的偏头痛有先兆症状,如眼前闪烁暗点、视野缺损、单盲或同侧偏盲。发作时头痛部位可由头的一个部位转移到另一个部位,同时可放射至颈、肩部等。

肝阳上亢:头部胀痛,心烦易怒,胸胁胀痛,眩晕目赤,脉弦数。

痰蒙清窍:头痛昏沉,胸脘痞闷,呕恶吐涎,苔白腻,脉弦滑。

瘀血阻络:头痛如刺,痛有定处,固定不移,舌紫黯或瘀斑,脉弦或涩。

【治疗】

治法:调和肝胆,通经止痛。取足厥阴及手、足少阳经穴为主。

主穴:合谷率谷丝竹空列缺阿是穴

方义:率谷、丝竹空可疏调少阳经气,通经止痛;阿是穴疏调局部气血,通经止痛;合谷、列缺为远部取穴,可通经止痛。

配穴:肝阳上亢者加太冲、风池;痰蒙清窍者加丰隆、足三里;瘀血阻络者加血海、地机。

操作:头部诸穴平刺,阿是穴行强刺激,间歇行针,久留针,发作时要以远端穴为主,行较强刺激的泻法。

【按语】

1.针刺治疗偏头痛有非常好的疗效,针灸可明显减轻症状,减少发作频率。

2.针灸治疗本病需注意治疗时机,宜在典型发作前进行治疗,女性经期头痛患者可在经前进行治疗。

四、面瘫

面瘫是以口眼向一侧歪斜为主要症状的一种疾病。本病可发生于任何年龄,无明显的季节性,多发病急速,以一侧面部发病多见。

本病相当于西医学的周围性面神经麻痹。至于脑中风引起的中枢性面瘫与本病病理虽然不同,但可参照本病进行治疗。

【病因病机】

本病多由正气不足,脉络空虚,卫外不固,风邪乘虚入中经络,导致气血痹阻,面部经脉、经筋失于濡养,以致肌肉纵缓不收而发。由于足太阳经筋为"目上冈",足阳明经筋为"目下冈",故眼睑不能闭合为足太阳和足阳明经筋功能失调所致。口颊部主要为手太阳和手、足阳明经筋所主,因此,口㖞主要系该三条经筋功能失调所致。

【辨证】

本病常急性发作,一般在睡眠醒来时,发现一侧面部肌肉板滞、麻木、瘫痪、额纹消失,眼裂变大,露睛流泪,鼻唇沟变浅,口角下垂歪向健侧,病侧不能皱眉、蹙额、闭目、露齿、鼓颊;初起时可有耳后疼痛,还可出现患侧舌前 2/3 味觉减退或消失、听觉过敏等症。部分患者病程迁延日久,可因瘫痪肌肉出现挛缩,口角反牵向患侧,甚则出现面肌痉挛,形成"倒错"现象。

风寒证:见于发病初期,面部有受凉史,舌淡,苔薄白,脉浮紧。

风热证:见于发病初期,多继发于感冒发热或其他头面部炎症性、病毒性疾病,舌红,苔薄黄,脉浮数。

气血不足:见于恢复期,或病程较长的患者,兼见肢体倦怠无力,面色淡白,头晕等。

【治疗】

(一)基本治疗

治法:祛风散寒,通经活络。取手、足阳明经和太阳经穴为主。

主穴:太阳　阳白　地仓　颊车　合谷　下关

方义:取面部腧穴疏调局部经气,通行气血,濡润肌肉;合谷循经远取,有"面口合谷收"之意。

配穴:风寒证者配风池;风热证者配曲池;恢复期,配足三里;人中沟歪斜者配水沟;鼻唇沟变浅者配迎香。

操作:面部腧穴均行平补平泻法,风寒证可加灸法。在急性期,面部穴位手法不宜过重,针刺不宜过深,取穴不宜过多,肢体远端的腧穴行泻法且手法宜重;在恢复期,肢体远端的足三里施行补法,合谷行平补平泻法。

(二)其他治疗

1.电针　参照基本治疗的选穴,两穴为一组,每次选1～2组,接通电针,采用疏密波,通电15～20min,每日1次,10次为1个疗程。强度以患者面部肌肉微见跳动而能耐受为度。适用于面瘫中、后期,早期患者不宜用电针法。

2.拔罐　参照基本治疗的选穴,用三棱针点刺阳白、颊车、地仓、颧髎,拔罐,每周2次,适用于恢复期。

3.穴位注射　参照基本治疗的选穴,用维生素 B_1 注射液,或维生素 B_{12} 注射液,或氢溴酸加兰他敏注射液,或胞二磷胆碱注射液,每穴注射0.5ml,每次用3～4穴,每日或隔日1次。

4.穴位敷贴　参照基本治疗的选穴,将马钱子锉成粉末约1～2分,撒于胶布上,然后贴于穴位处,5～7日换药1次。或用蓖麻仁捣烂加少许麝香,取绿豆粒大一团,敷贴穴位上,每隔3～5日更换1次。或用白附子研细末,加少许冰片作面饼,敷贴穴位,每日1次。

【按语】

1.面瘫分为中枢性和周围性两种,应注意鉴别。

2.面瘫早期治疗以浅刺、轻刺、透刺为主,不宜使用电针,针刺量不宜过强。

3.治疗期间避免风寒,面部可配合热敷、理疗及按摩,注意保护患侧眼睛,使角膜、巩膜免受沙尘伤害。

五、癫狂

癫狂是精神失常的病证,为癫证、狂证的总称。根据临床表现,癫证与狂证有所区别,癫证以精神抑郁,表情淡漠,沉默痴呆,语无伦次为特征,属阴证;狂证以精神亢奋,狂躁不安,甚则打人毁物者为特征,属阳证。两者在病因和病机方面有相似之处,又可以相互转化,故临床上常癫狂并称,本病多见于青壮年。

本病相当于西医学的狂躁型及抑郁型精神分裂症、反应性精神病等。

【病因病机】

本证由七情内伤所致。中医学认为,癫证的发生乃阴气过旺(所谓"重阴则癫"),多因情志所伤,思虑太过,所愿不遂,以致肝气郁结,心脾受损,脾失健运,痰浊内生,痰气上逆,蒙蔽心神,神明失常;或思虑过度,暗耗心血,心虚神耗,或脾虚而化源不足,心神失养,发为本病。狂证的发生是由于阳气暴亢(所谓"重阳则狂"),由于恼怒悲愤,肝失条达,气郁化火,煎熬津液,结为痰火,痰火上扰,蒙蔽心窍,神志逆乱,发为狂证。总之,癫狂的病理因素不离乎痰,癫因痰气,狂因痰火。

【辨证】

（一）癫证

主症:精神抑郁,善疑多虑,或焦急胆怯,喃喃自语,语无伦次,静而少动,或悲郁善哭,呆痴叹息。

肝郁气滞:兼见急躁易怒,悲郁易哭,时时太息,胸胁胀满,舌淡,苔薄白,脉弦。

痰气郁结:兼见喜怒无常,秽洁不分,胸脘痞闷,不思饮食,舌苔白腻,脉弦滑。

心脾两虚:兼见神志恍惚,言语错乱,心悸易惊,善悲欲哭,食少倦怠,舌淡苔白,脉沉细弱。

（二）狂证

主症:精神错乱,喧闹不宁,妄语高歌,狂躁不安,不避亲疏,甚者打人毁物。

痰火扰神:兼见彻夜不眠,两目怒视,面红目赤,狂乱无制,气力逾常,骂人毁物,逾垣上屋,高歌狂呼,舌红绛,苔黄腻或黄燥,脉弦大滑数。

火盛伤阴:狂证日久,病势较缓,时而烦躁不安,时而多言善惊,恐惧不安,形瘦面红而秽,舌红少苔或无苔,脉细数。

气血瘀滞:躁扰不安,恼怒多言,甚则登高而歌,或妄闻妄见,面色暗滞,头痛,胸胁满闷,舌质紫黯有点或瘀斑,脉弦或细涩。

【治疗】

（一）基本治疗

1.癫证

治法　理气豁痰,醒神开窍。以督脉,手、足厥阴经,足阳明经穴为主。

主穴:百会　神门　内关　合谷　太冲　丰隆

方义:百会为督脉穴,督脉入络脑,可醒脑开窍,宁神定志;神门为心经原穴,内关为心包经络穴,二穴可调畅气机,宁心安神;合谷、太冲"开四关",可理气解郁,醒脑开窍;丰隆和胃化痰,为化痰要穴。以上诸穴合用,共奏理气豁痰,醒神开窍之功。

配穴:肝郁气滞加期门、膻中;痰气郁结加中脘、膻中;心脾两虚加心俞、脾俞。

操作:毫针刺,泻法。

2.狂证

治法　清心泻火,宁神定志。以督脉、手厥阴经、手少阴经穴为主。

主穴:水沟　神门　内关　劳宫　丰隆

方义:水沟属督脉,督脉与脑相通,可醒脑开窍,安神定志;神门、内关,可醒神开窍,宁心定志;劳宫为心包经荥穴,可清心包而泻心火,安神定志;丰隆化痰通络,醒脑开窍。

配穴:痰火扰神加内庭、中脘;火盛伤阴加行间、太溪、三阴交;气血瘀滞加血海、膈俞。

操作:水沟向鼻中隔深刺、强刺,用雀啄手法,以眼睛充泪为度;其余主穴毫针刺,泻法。

（二）其他治疗

1.耳针　选心、皮质下、肾、枕、神门。每次选用3~5穴,毫针浅刺,癫证轻刺激,狂证强刺激,留针30min,每日1次。亦可用揿针埋藏或王不留行籽贴压。

2.穴位注射　选心俞、膈俞、间使、足三里、三阴交。每次选1~2穴,以25~50mg氯丙嗪注射液,每日或隔日注射1次。

3.三棱针　选大椎、水沟、百会、中冲（十宣或十二井）。点刺出血,隔日1次。适用于狂证。

4.电针　选百会、水沟、通里、丰隆。针后在四肢穴位(癫证用断续波,狂证用连续波)强刺激 15～30min,每日 1 次。

【按语】

1.针灸治疗本病有较好的效果,在治疗过程中,要对患者进行严密的监护,防止自杀以及伤人毁物。

2.在治疗过程中,对患者应加强护理,结合心理治疗,家属应积极配合,以提高疗效。

3.本病易复发,因此,病情缓解后应继续治疗,以巩固疗效。

六、痴呆

痴呆,又称为"呆病"、"痴证"等,是指意识清楚的患者,由于各种躯体疾病而引起的持续性高级神经功能全面障碍,包括记忆、解决日常生活问题的能力、已习得的技能、正确的社交技能和控制情绪反应能力的障碍,最终导致精神功能衰退的一组后天获得性综合征。轻者可见神情淡漠,寡言少语,反应迟钝;重者表现为终日不语,或闭门独居,或口中喃喃,言辞颠倒,行为失常,忽笑忽哭,或不欲食,数日不知饥饿等。

本病多发于老年人,多见于西医学的阿尔茨海默病、脑血管性痴呆和混合性痴呆等病。

【病因病机】

本病病位在脑,脑为元神之府,神机之源,一身之主。脑为髓之海,肾主骨生髓,若年老体衰,或久病耗伤,肾精日亏,脑髓失充,精明失聪,神无所依;或因年迈久病,或思虑伤脾,或饮食不节,损伤脾胃,均可致脾胃运化失司,不能健运水谷,气血生化乏源,不能上荣于脑,神明失养;或因痰浊内生,蒙蔽清窍;或因中风、脑部外伤后,瘀血内阻,痹阻脑络,脑髓失养,神机失用,而发痴呆。

【辨证】

主症:起病缓慢,记忆力障碍是本病的首发症状,先表现为近记忆力减退,进而表现为远记忆力减退;其次出现猜疑的症状;病情进一步发展时,计算能力减退,逐渐发展到对日常生活和常识的理解、判断也发生障碍,还可有认知障碍、人格改变、情感障碍、言语障碍和精神异常,并可出现语言和各种神经功能障碍如失语、失用、震颤麻痹、共济失调、锥体束征等;晚期患者完全卧床,生活不能自理。

肝肾亏虚:记忆力减退,智能下降,神情呆滞愚笨,记忆、判断力降低,伴有头晕耳鸣,怠惰思卧,头昏眩晕,或可见手足发麻、步履艰难,舌瘦,质淡红,脉沉细弱。

气血不足:行为、表情失常,终日寡言少语,喜怒无常,记忆力减退甚至丧失,步态不稳,面色淡白,神疲乏力,舌淡,苔薄白,脉细弱。

痰浊闭窍:表情呆板,智力衰退,记忆力丧失,行动迟缓,终日寡言,倦怠思卧,不思饮食,脘腹胀满,口多涎沫,舌淡胖,苔白腻,脉濡滑者。

瘀血阻络:神情淡漠,反应迟钝,智力减退,语言颠倒,健忘善惊,或离奇幻想,思维异常,行为怪僻,或肢体麻木不遂,肌肤甲错,皮肤晦暗,舌质紫黯,有瘀点或瘀斑,脉细涩者。

【治疗】

(一)基本治疗

治法:补肾填精,醒脑调神。以督脉、足少阴经和足少阳经穴为主。

主穴:百会　四神聪　风池　太溪　悬钟　合谷　太冲　足三里

方义:督脉入络脑,百会、四神聪均位于巅顶,为局部取穴,以醒脑调神;风池配百会、四神聪以开窍醒神,宁心定志;肾主骨生髓,补肾即为生髓,故取太溪补肾养髓;悬钟为髓之会穴,可充养髓海,健脑益智;足三里补益后天,化生气血以助生髓之源;合谷、太冲"开四关",功可活血通络,醒脑开窍。

配穴：肝肾亏虚加肝俞、三阴交；气血不足加气海、膈俞、脾俞；痰浊闭窍加丰隆、中脘；瘀血阻络者加膈俞、血海。

操作：所有腧穴常规针刺。四神聪刺向百会穴，捻转行针；合谷、太冲用泻法；太溪、悬钟用补法；余穴用平补平泻法。

（二）其他治疗

1.耳针　选脑点、神门、心、肝、肾、枕、肾上腺。每次选用 3～5 穴，毫针浅刺，留针 30min，用轻刺激，每日 1 次。亦可用揿针埋藏或王不留行籽贴压。

2.穴位注射　参照基本治疗的选穴。用维生素 B_1 注射液或维生素 B_{12} 注射液，每穴注射 0.5ml，隔日 1 次。

3.电针　选顶中线、额中线、顶颞前斜线、顶颞后斜线，将 2 寸长毫针刺入帽状腱膜下，快速行针，毫针强刺激，每日 1 次。还可配合使用电针，疏密波，中强电流刺激，每日或隔日治疗 1 次。

【按语】

1.针灸治疗痴呆有一定效果。针灸治疗本病以早期治疗效果好，晚期则治疗效果较差。因本病较为顽固，疗程一般较长。

2.有明确病因者在针灸治疗的同时还应积极治疗原发病。

七、痫病

痫病，又称癫痫、痫证，俗称"羊痫风"，是以猝然昏仆，强直抽搐，口吐涎沫，两目上视，移时自醒，醒后神志如常人为特征的一种发作性疾病。

本病相当于西医学的癫痫，包括原发性癫痫及继发性癫痫。

【病因病机】

本病的发病之因，多与先天因素、精神因素、脑部外伤及六淫之邪、饮食失调等有关。或有家族遗传史，或因母孕受惊、高热、服药不慎，或产程胎儿头部受损，均可导致发病。若因情志刺激，肝郁不舒，肝、脾、肾等脏气机失调，骤然阳升风动，痰气上壅，闭阻络窍；或脑部外伤，气血瘀阻，脉络不和，而发病。若久病耗伤，可伤及脾、肾。

【辨证】

（一）发作期

主症：起病急骤，每因惊恐、劳累、情志过极等诱发。发作前常有眩晕、胸闷等先兆。①大发作：突然昏仆，不省人事，两目上视，牙关紧闭，四肢抽搐，口吐白沫，甚则吼叫声，二便失禁，短暂发作后即清醒，醒后神志如常人，发作过后则觉头昏，精神恍惚，乏力欲寐。②小发作：动作突然中断，手中物件落地，或头突然向前倾下，而后迅速抬起，或两目上吊，多在数秒至数分钟后即可清醒，但对上述发作症状全然不知。③可见多种形式，如口、眼、手等局部抽搐而无突然昏倒；或幻视，或呕吐、多汗，或言语障碍，或见有无意识动作等。

（二）间歇期

痰火扰神：兼见平日情绪急躁易怒，心烦失眠，咯痰不爽，口苦咽干，目赤，舌红，苔黄腻，脉弦滑数。

风痰闭窍：兼见眩晕，胸闷脘痞，痰多，纳差，舌苔白腻，脉弦滑。

瘀阻脑络：既往有脑外伤（或产伤）史，伴头痛，颜面口唇青紫，舌质紫黯或有瘀点、瘀斑，脉弦细涩。

心脾两虚：兼见神疲乏力，失眠健忘，面色无华，口唇色淡，纳少腹胀，大便溏薄，舌淡，苔薄白，脉细弱。

肝肾阴虚:兼见头晕目眩,神志恍惚,面色晦暗,两目干涩,健忘失眠,腰膝酸软,舌红少苔,脉细数。

【治疗】

(一)基本治疗

1.发作期

治法:醒脑开窍,息风止痛。以督脉及手厥阴经穴为主。

主穴:水沟　百会　内关　后溪　涌泉

方义:水沟、百会为督脉穴,后溪通督脉,督脉入络脑,故针刺可醒脑开窍,宁神定志;内关为心包经络穴,可调畅气机,宁心安神;涌泉为肾经井穴,既可开窍醒神,又可激发肾气,促进脑神的恢复。

配穴:病在夜间发作加照海,白昼发作加申脉通调阴阳。

操作:水沟向鼻中隔深刺、强刺,用雀啄手法,以眼球充泪为度。

2.间歇期

治法:豁痰开窍,息风定痫。以督脉、任脉和手、足厥阴经穴为主。

主穴:印堂　长强　鸠尾　间使　太冲　丰隆

方义:印堂可醒脑开窍宁神;鸠尾为任脉络穴,任脉为阴脉之海,长强为督脉络穴,督脉为阳脉之海,两穴合用能交通任督,调整阴阳,是治疗痫病的重要组穴;间使为心包经穴,可疏通心包经气血,宁心安神;太冲调畅气机,息风开窍;丰隆和胃降浊,为豁痰化浊的要穴。

配穴:痰火扰神加行间、神门、内庭;风痰闭窍加风池、阴陵泉;瘀阻脑络加膈俞、太阳;心脾两虚加心俞、脾俞、足三里;肝肾阴虚加肝俞、肾俞、太溪、三阴交。

操作:针刺鸠尾应掌握正确的针刺方向、角度和深度,以防伤及肝、脾等腹腔脏器;其余穴位毫针刺,虚补实泻。

(二)其他治疗

1.耳针　选胃、皮质下、神门、心、枕、脑点。每次取 3～5 穴,毫针刺,强刺激,留针 30min,间歇捻针 2～3 次,每日 1 次。亦可用揿针埋藏或王不留行籽贴压。

2.穴位注射　选足三里、内关、大椎、风池。用维生素 B_1 注射液,每穴注射 0.5ml,隔日 1 次。

3.穴位埋线　参照基本治疗的选穴、腰奇穴(尾尖上 2 寸,适当骶管裂孔处)、癫痫穴(第 8 胸椎棘突下)。采用套管针埋线法或医用缝合针埋线法将羊肠线埋于穴位。

4.皮肤针　选长强、百会,督脉循行线。皮肤针叩刺,发作期重刺,间歇期轻刺。

【按语】

1.针灸治疗癫痫有一定的疗效,但应行脑电图等常规检查以明确诊断。针灸能有效地改善症状,减少发作次数。

2.对于继发性癫痫须详细询问病史,专科检查,必要时应做 CT、磁共振检查,以明确诊断,积极治疗原发病。

3.本病属顽症痼疾,病情复杂,病程长,所以治疗上宜坚持长期治疗,需要有耐心、恒心、信心。

八、帕金森病

帕金森病,又称"震颤麻痹",是一种以静止性震颤、肌强直、运动徐缓为主要症状的中枢神经系统变性的锥体外系疾病。本病属于中医学"颤证"、"震掉"的范畴。

西医学对于未发现任何确切原因者称为"原发性震颤麻痹",对于有确切原因者则称为"继发性震颤麻痹"。原发性震颤麻痹好发于50~60岁,男多于女,少数人有家族史。继发性震颤麻痹多见于脑炎,动脉硬化,颅脑损伤,基底节肿瘤,甲状旁腺功能减退或基底节钙化,慢性肝脑变性,一氧化碳、二硫化碳、锰等化学物质中毒等。

【病因病机】

本病病位在脑,以肾为本,以脾为根,以肝为标。由于年事已高或久病肾亏,或劳欲过度,使肝肾阴虚,精血俱耗,以致水不涵木,虚风内动,筋脉失养;或由劳倦过度,或饮食不节,或思虑内伤,损伤心脾,脾虚则气血生化乏源,气血不足,心气虚则行血无力,筋脉失养,而成本病;或因痰湿内盛,风痰闭阻脉络而发病。

【辨证】

主症以震颤、肌强直、运动徐缓为三大主症。震颤多自一侧上肢手部开始;呈"搓丸样",在情绪激动时症状加重,运动时减轻,睡眠时消失。肌强直可出现全身肌肉紧张度增高,被动运动时呈"铅管样强直",若同时有震颤则有"齿轮样强直";面肌强直使表情和眨眼减少,出现"面具脸";若舌肌、咽喉肌强直,可表现为说话缓慢,吐字含糊不清,严重者可出现吞咽困难。运动徐缓表现为随意运动始动困难,动作缓慢和活动减少;一旦起步可表现为"慌张步态";患者因失去联合动作,行走时双手无前后摆动;坐时不易起立,卧时不易翻身;书写时可出现"写字过小症"。部分患者还可出现顽固性便秘、怕热、大量出汗、皮脂溢出、排尿不畅或直立性低血压等其他自主神经症状。部分患者尚有失眠、情绪抑郁、反应迟钝、智力衰退或痴呆等精神症状。

肝肾亏虚:筋脉拘紧,肌肉强直,动作笨拙,头及四肢震颤(静止时明显,情绪激动时加剧,随意运动时减轻或消失),伴头目眩晕,耳鸣,失眠或多梦,腰酸肢软,肢体麻木,舌体瘦,质黯红,脉细弦。

气血不足:筋脉拘紧,肌肉强直,运动减少,肢体震颤,伴头晕心悸,面色无华,神疲乏力,倦怠懒言,舌淡,苔薄白,脉细弱。

痰浊动风:筋脉拘紧,肌肉强直,动作困难(震颤时重时轻,常可自制),胸脘痞闷,食少腹胀,头晕,舌胖大有齿痕,舌质淡,苔腻,脉弦滑。

【治疗】

(一)基本治疗

治法:柔肝息风,通络止颤。以督脉、足厥阴经穴为主。

主穴:百会、四神聪、风池、合谷、太冲、阳陵泉。

方义:本病病位在脑,而百会、四神聪均位于巅顶部,属近部取穴,且督脉内入络脑,可醒脑通络,息风宁神;风池可息风宁神定痉;阳陵泉为筋之会穴,可舒筋通络,柔筋止颤;合谷属手阳明,通经络,行气血;太冲乃肝经原穴,平肝息风,与合谷相配属"开四关"法,可通行气血,调和阴阳,息风止痉。

配穴:肝肾亏虚加肝俞、肾俞、太溪、三阴交;气血不足加气海、脾俞、足三里;痰浊动风加丰隆、中脘、阴陵泉。

操作:四神聪,针刺时四个穴点的针尖都朝向百会;其余穴位平补平泻法。

(二)其他治疗

1.耳针 选心、脑点、枕、肝、神门、脾、肾、交感、神门、皮质下、枕、颈、肘、腕、指、膝。每次选3~5穴,毫针刺,中、强刺激。亦可用揿针埋藏或王不留行籽按压。

2.穴位注射 参照基本治疗的选穴。根据病情选用当归注射液、丹参注射液、黄芪注射液或用10%葡萄糖液10ml,加维生素B_{12}注射液1ml,每穴注入药液0.5~2ml,每日或隔日治疗1次。

3.头针 选顶中线、顶颞后斜线、顶旁1线、顶旁2线。常规头针操作,留针30min左右,每隔5~10min行针1次,或可加用电针,每日或隔日1次。

【按语】

1.针灸疗法治疗本病有一定疗效,因本病属疑难病,原因不明,对病程较短者,效果好,须坚持较长时间的治疗。

2.除常规治疗外,应注意精神调养,保持心情愉快,起居有节,饮食清淡,劳逸适度,适当进行体育锻炼。注意避免一氧化碳、锰、汞、氰化物侵害以及酚噻嗪类、抗忧郁剂、利血平等药物的使用。

(王英淑)

第三节　常见呼吸内科病症的针灸治疗

一、感冒

感冒,又称伤风、冒风,是风邪侵袭人体所致的常见外感疾病。临床表现以鼻塞、咳嗽、头痛、恶寒发热、全身不适为特征。全年均可发病,尤以冬、春季多见。轻者一般称为"伤风";重者在一个时期内广泛流行,称为"时行感冒"。

【病因病机】

感冒发生,主要由于气候急剧变化时,人体卫外功能不能适应,邪气乘虚由皮毛、口鼻而入,引起一系列肺卫症状。感冒虽以风邪多见,但不同季节,多挟时气或非时之气,故临床以风寒、风热多见,又有挟湿、挟暑之兼证。

【辨证】

主症:鼻塞,咳嗽,头痛,恶寒发热,全身不适。

风寒感冒:头痛,肢体酸楚,鼻塞声重,咳嗽流涕,鼻痒喷嚏,痰液稀薄,恶寒发热或不发热,无汗,苔薄白,脉浮紧。

风热感冒:发热汗出,微恶风寒,头痛昏胀,咳嗽痰稠,鼻塞涕浊,口渴咽痛,苔薄黄,脉浮数。

挟湿则头痛如裹,胸闷纳呆;挟暑则汗出不解,心烦口渴。

【治疗】

(一)基本治疗

治法:祛风散寒,解表宣肺。以督脉、手太阴经、足太阳经穴为主。

主穴:大椎　风门　列缺

方义:寒邪束表,卫阳闭阻,大椎是督脉与诸阳经之会,功可疏风散邪,通阳解表;外感风寒,先犯太阳而伤肺部,故取风门疏调太阳,解表宣肺;列缺乃肺经络穴,用以宣通肺气而解表止咳。

配穴头痛配太阳、风池;咳嗽甚配尺泽;鼻塞配迎香;气虚感冒配足三里;风热感冒配曲池、外关、合谷;咽喉痛配少商放血;全身酸楚配身柱;挟湿配阴陵泉;挟暑配委中放血。

操作毫针刺,用泻法。风寒感冒,大椎行灸法;风热感冒,大椎行刺络拔罐。少商、委中,用刺络放血法。

(二)其他治疗

1.穴位注射　参照基本治疗的选穴。用复方大青叶注射液、板蓝根注射液、银黄注射液或复方柴胡注射液,每穴注射1ml,每日1次。

2.刺络拔罐　选大椎、风门、身柱、肺俞等穴,穴位常规消毒,用三棱针点刺出血,然后拔火罐。适用于风热感冒。

3.拔火罐　选大椎、身柱、大杼、肺俞等穴,拔罐后留罐 15min,或用闪罐法。适用于风寒感冒。

4.耳针　选肺、内鼻、下屏尖、额等穴。毫针刺,中、强刺激。咽痛加咽喉、扁桃体穴。

【按语】

1.针刺治疗感冒有较好的疗效,在治疗的同时,应嘱患者多饮热水,促进发汗和利尿,以利于降温和排除体内毒素。

2.在感冒多发季节或患者体虚时,针灸足三里、风门,每日 1 次,连续 3～7 天,有一定预防作用。

二、咳嗽

咳嗽是肺系疾病的主要症状。"咳"指肺气上逆,有声无痰;"嗽"指咯吐痰液,有痰无声。一般多声痰并见,故并称咳嗽。

西医学认为咳嗽是肺系多种疾病均可出现的症状之一,常见于上呼吸道感染、急慢性支气管炎、支气管扩张、肺炎。

【病因病机】

咳嗽病因,临床上分为外感、内伤两类。外感风寒、风热之邪,从口鼻皮毛而入,肺合皮毛,开窍于鼻,肺部受邪,肺气壅遏不宣,清肃功能失常,影响肺气出入,而致咳嗽。内伤咳嗽,多因脏腑功能失调,如肺阴亏损,失于清润,气逆于上;或肺气不足,失于清肃,或脾虚失运,湿聚生痰,上渍于肺,肺气不宣;或肝气郁结,气郁化火,火盛灼肺,阻碍肃降;或肾虚,摄纳无权而气上逆,均可导致咳嗽。

【辨证】

主症:咳嗽。

外邪束肺,肺卫不宣,肺失肃降而致咳嗽。若因风寒,症见咳嗽声重,咽喉作痒,咳痰稀薄,头痛发热,鼻塞流涕,形寒无汗,肢体酸楚,苔薄白,脉浮紧。若因风热,症见咳痰黏稠,身热头痛,汗出恶风,苔薄黄,脉浮数。若燥热伤肺,则干咳无痰,咽痛喉痒,舌红,苔黄,脉浮数。

内伤咳嗽,多由脏腑功能失调所致。若痰湿阻肺,症见咳嗽黏痰,胸脘作闷,神疲纳差,苔白腻,脉濡滑。若肝火灼肺,症见气逆咳嗽,引胁作痛,面赤咽干,苔黄少津,脉弦数。若因肺虚阴亏,症见干咳少痰,或痰中带血,潮热盗汗,形体消瘦,两颊红赤,神疲乏力,舌红少苔,脉细数。

【治疗】

(一)基本治疗

1.外感咳嗽

治法:疏风解表,宣肺止咳。以手太阴肺经和足太阳膀胱经穴为主。

主穴:肺俞　尺泽　列缺

方义:肺主皮毛,司一身之表,取肺之背俞宣肺止咳,宜浅刺;尺泽乃肺之合穴,"合治内腑",宣降肺气,化痰止咳;列缺为肺之络穴,散风祛邪,宣肺解表。

配穴:风寒者配风门;风热者配大椎;咽喉肿痛者取少商点刺出血;鼻塞配迎香;燥热者配曲池。

操作:毫针刺。寒邪重者可艾灸或拔火罐。

2.内伤咳嗽

治法:调补肺气,止咳化痰。以手、足太阴经穴为主。

主穴:太渊　三阴交　肺俞。

配穴:痰湿侵肺者配丰隆、阴陵泉;肝火灼肺者配行间;肺阴亏虚者配膏肓;咯血者配孔最。

方义:内伤咳嗽,肺之气阴损耗,肺失清肃,取肺俞调补肺气,清肃之令自行;太渊为肺经原穴,本脏真气所注,取之肃理肺气;三阴交疏肝健脾,化痰止咳。

操作:毫针刺,补虚泻实。

(二)其他治疗

1.穴位注射参照基本治疗的选穴,用鱼腥草注射液或胎盘注射液,每穴注射0.5~1ml,每日1次,10次为1个疗程。

2.穴位埋线选肺俞、膻中。常规消毒,局麻浸润,用"0"号羊肠线,三角缝合针将肠线埋于一穴位下肌肉层,15日更换埋另一穴。

3.穴位敷贴选肺俞、定喘、风门、膻中、丰隆,用白附子(16%)、洋金花(48%)、川椒(33%)、樟脑(3%)制成粉剂。将药粉少许置穴位上,用胶布敷贴,每3~4日换1次,最好在三伏天应用。亦可用白芥子、甘遂、细辛、丁香、苍术、川芎等量研成细粉,加入基质,调成糊状,制成直径1cm圆饼,贴在穴位上,用胶布固定,每3天更换1次,5次为1个疗程。

【按语】

1.针灸缓解咳嗽有一定疗效。

2.平时注意保暖、慎避风寒。嗜烟酒者,应戒绝。

三、哮喘

哮喘是一种常见的反复发作性疾患。临床以呼吸急促,喉间哮鸣,甚则张口抬肩,不能平卧为主症。"哮"是呼吸急促,喉间有哮鸣音;"喘"是呼吸困难,甚则张口抬肩。正如明代虞抟《医学正传》说:"大抵哮以声响名,喘以气息言"。临床所见哮必兼喘,喘未必兼哮。本病一年四季均可发病,尤以寒冷季节和气候急剧变化时发病较多,且易复发,男女老幼皆可罹患。

西医学的支气管哮喘、慢性喘息性支气管炎、肺炎、肺气肿、心源性哮喘等,均属中医学"哮喘"范畴。

【病因病机】

哮喘成因虽多,但不外乎外感、内伤两端。凡受风寒、风热侵袭,以及过敏体质受烟尘、漆气、花粉等异味影响均可使肺气失宣,气道阻塞而致本病。或因脾失健运,聚湿成痰;或因情志不调,忧思气结,气机不利;或劳伤、久病,伤及肺阴,久病迁延,由肺及肾,肺虚则气无所主,肾虚则摄纳无权,以致哮喘发作。发作期可见气郁痰壅,阻塞气道,表现为邪实证;如反复发作,必致肺气耗损,久则累及脾肾,多为虚证。

【辨证】

主症:呼吸急促,喉间哮鸣,甚则张口抬肩,不能平卧。

一般分为实证、虚证两类。实证如风寒外袭,症见咳嗽喘息,咯痰稀薄,形寒无汗,头痛,口不渴,苔薄白,脉浮紧;如痰热阻肺,症见咳喘痰黏,咯痰不爽,胸中烦闷,咳引胸胁作痛,或见身热口渴,恶心纳呆,苔黄腻,脉滑数。虚证如肺气不足,症见喘促气短,喉中痰鸣,气怯声低,吐痰稀薄,或烦热口干,两颊潮红;如久病肺虚及肾,则气息短促,动则喘甚,形瘦神疲,汗出肢冷,舌淡,苔红,脉沉细。

【治疗】

(一)基本治疗

1.实证

治法:祛邪肃肺,止哮平喘。以任脉、足太阳、手太阴经穴为主。

主穴:肺俞　膻中　天突　尺泽

方义:外邪袭肺,肺气失宣,壅塞气道,取肺之背俞穴以宣发太阳经气,祛邪外出,并宣肺平喘;膻中乃气之会穴,宽胸理气,舒展气机;天突降逆平喘止哮;尺泽为肺经合穴,肃肺化痰,降逆平喘。

配穴:风寒者配风门;风热者配大椎、曲池;肝郁者配太冲;痰盛者配丰隆;喘甚者配定喘。

操作:毫针刺,用泻法。背俞穴可艾灸或拔火罐。

2.虚证

治法:补益肺肾,止哮平喘。以背俞穴、手太阴经穴为主

主穴:肺俞　肾俞　膏肓　太渊

方义:肺主气,肾纳气,肺肾两虚,气无所主,宣降失职,取肺俞、肾俞补益肺肾之气;膏肓理肺补虚;太渊乃肺之原穴,补益肺气,使肺气上充,上有主而下能纳,气机得以升降,哮喘自平。

配穴:肺气虚配气海;肾气虚配太溪;盗汗配阴郄;喘甚配定喘、天突。

操作:毫针刺,用补法,亦可艾灸、拔火罐。

(二)其他治疗

1.穴位敷贴　选肺俞、膏肓、膻中、定喘,用白芥子 30g、甘遂 15g、细辛 15g 共为细末,用生姜汁调药粉成糊状,每穴涂药蚕豆大,外敷胶布,贴 30～60min,去掉,局部红晕微痛为度。若起泡,消毒后挑破,涂甲紫溶液。

2.穴位埋线　选膻中、定喘、肺俞,常规消毒后,局部浸润麻醉,用三角缝合针将"0"号羊肠线埋于穴下肌肉层,每 10～15 日更换 1 次。

3.耳针　选平喘、下屏尖、肺、神门、皮质下、下脚端。每次取 2～3 穴,捻转法用中、强刺激。适用于哮喘发作期。

【按语】

1.针灸对缓解支气管哮喘发作症状有一定疗效,对于发作严重或哮喘持续不缓解者,应配合药物治疗。

2.气候变化时应注意保暖。过敏体质者,注意避免接触致敏原和进食过敏食物。

（常建军）

第四节　常见消化内科病症的针灸治疗

一、胃痛

胃痛,又称胃脘痛,是以上腹胃脘部疼痛为主症。由于疼痛部位近心窝部,古人又称"心痛"、"胃心痛"、"心腹痛"、"心下痛"等。

胃痛多见于西医学的急慢性胃炎、消化性溃疡、胃痉挛、胃扭转、胃下垂、胃黏膜脱垂症、胃神经官能症等。

【病因病机】

无论是胃腑本身的原因,还是其他脏腑的病变影响到胃腑,均可使胃络不通或胃失濡养而导致胃痛,本病的病位在胃,与肝、脾关系密切。若外感寒邪或过食生冷,寒邪客于胃中,寒主收引,阻遏气机,可致胃气不和而疼痛;或因饮食不节,暴饮暴食,或过食肥甘厚腻,食滞不化,气机受阻,胃失和降,而发胃痛;若忧思恼怒,情志不遂,肝失疏泄,肝郁气滞,横逆犯胃,胃失和降,亦可发生胃痛;肝郁化火,火盛伤阴,胃失濡养,不荣则痛;若素体禀赋不足,或劳倦内伤,久病脾胃虚弱,脾不升清,胃不降浊,中阳不运,寒从中生,胃失温养作痛;亦有气郁日久,瘀血内结,气滞血瘀,阻碍中焦气机,胃络失和,而致胃痛。

【辨证】

主症:上腹胃脘部疼痛。若胃痛发作较急,痛势较剧,痛处拒按,食后加重者,多属实证;若胃痛发作较缓,隐隐作痛,痛处喜按,喜暖喜,空腹痛甚,食后痛减者,多属虚证。

寒邪犯胃:胃痛因感受寒邪而暴作,脘腹得温痛减,遇寒则痛增,畏寒喜暖,口不渴,喜热饮,苔薄白,脉弦紧。

饮食停滞:因暴饮暴食而胃脘胀满疼痛,拒按,嗳腐吞酸,嘈杂不舒,呕吐或矢气后痛减,苔厚腻,脉滑。

肝气犯胃:胃脘胀满疼痛,连及两胁,嗳气反酸,心烦易怒,喜太息,大便不畅,每因情志因素而诱发,苔薄白,脉弦。

气滞血瘀:胃脘疼痛(多呈刺痛),痛有定处,按之痛甚,或有呕血黑便,舌质紫黯或有瘀点、瘀斑,脉细涩。

脾胃虚寒:胃痛隐隐,喜温喜按,空腹加重,食后痛减,泛吐清水,大便溏薄,神疲乏力,或手足不温,每因劳累、受凉、进生冷饮食而诱发或加重,舌淡,苔薄白,脉虚弱或迟缓。

胃阴不足:胃脘灼热隐痛,饥不欲食,咽干口燥,大便干结,舌红少津,脉弦细或细数。

【治疗】

(一)基本治疗

治法:和胃止痛。以足阳明、手厥阴经穴及募穴为主。

主穴:中脘　内关　足三里

方义:胃腑以通降为顺,中脘为胃之募穴、腑之会穴,足三里为胃之下合穴,两穴可通调腑气,和胃止痛;内关为手厥阴心包经之络穴,沟通三焦,功擅理气降逆,可畅达三焦气机,和胃降逆止痛。

配穴:寒邪犯胃加胃俞、神阙;饮食停滞加下脘、梁门;肝气犯胃加太冲;气滞血瘀加膈俞、三阴交;脾胃虚寒加关元、脾俞;胃阴不足者加三阴交、内庭。

操作:足三里用平补平泻法。疼痛发作时,持续行针 1～3min,直到痛止或缓解;内关、中脘均用泻法。寒邪犯胃和脾胃虚寒者,施行温和灸法、隔姜灸或温针灸,并可加拔火罐;神阙用隔盐灸。

(二)其他治疗

1.耳针　选胃、十二指肠、脾、肝、神门、交感。每次选用 3～5 穴,毫针浅刺,留针 30min,每日 1 次。亦可用揿针埋藏或王不留行籽贴压。

2.穴位注射　参照基本治疗的选穴,根据中医辨证,分别选用当归注射液、丹参注射液、参附注射液或生脉注射液等,也可选用维生素 B_1 注射液或维生素 B_{12} 注射液穴位注射,每次 2～3 穴,每穴 1ml,每日或隔日 1 次。

【按语】

1.针灸治疗胃痛有显著疗效,有明显止痛效果。但慢性胃痛需坚持治疗才能取得较好的远期疗效。

2.胃痛的临床表现有时可与肝胆疾患、胰腺炎、心肌梗死等相似,须注意鉴别,以免延误病情。

3.对溃疡病出血、胃穿孔等重症胃痛,应及时采取综合治疗措施或转外科治疗。

二、呕吐

呕吐是呕与吐的合称,指胃气上逆,胃内容物从口中吐出而言。有物有声为"呕",有物无声为"吐",无物有声为干"呕"。因呕与吐常同时出现,故并称为呕吐。

呕吐多见于西医学的急慢性胃炎、胃扩张、贲门痉挛、幽门痉挛或梗阻、胃黏膜脱垂症、十二指肠壅积症、胃神经官能症、胆囊炎、胰腺炎,等等。

【病因病机】

胃居中焦,主受纳,腐熟水谷,与脾共司升清降浊之能,胃以和降为顺,若胃气上逆则发为呕吐。若感受风寒暑湿燥火六淫之邪或秽浊之气,侵犯胃腑,气机不利,胃失和降,水谷随逆气上出,发生呕吐;或饮食不节,暴饮暴食,或过食肥甘厚腻,导致食滞不化,胃气上逆而呕吐;或因恼怒伤肝,肝气横逆犯胃,胃气上逆;或久病、饮食、忧思伤脾,脾失健运,水湿内停,酿生痰饮,升清降浊失职,胃失和降;或中阳不运,胃阴不足,均可致胃气失和,而发呕吐。

【辨证】

主症:以呕吐食物、痰涎、水液、胆汁诸物或干呕无物为主症。若呕吐发病急骤,病程较短,呕吐量多,吐物酸腐臭秽或伴有寒热者,多属实证。若呕吐起病缓慢,病程较长,时作时止,呕而无力,吐出物不多,腐臭味不甚者,多属虚证。

寒邪犯胃:呕吐清水或痰涎,食久乃吐,头身疼痛,胸脘痞闷,喜暖畏寒,舌苔薄白,脉迟缓。

热邪内蕴:食入即吐,呕吐物酸腐臭秽,口干而渴,喜寒恶热,小便短赤,大便燥结,舌苔黄,脉数。

饮食停滞:因暴饮暴食呕吐酸腐,脘腹胀满,嗳气厌食,吐后则舒,舌苔厚腻,脉滑实。

肝气犯胃:平素多烦易怒,每因情志不畅而呕吐或吐甚,嗳气吞酸,胸胁胀满,舌苔薄白,脉弦。

痰饮内停:呕吐清水痰涎,脘痞纳呆,眩晕心悸,舌苔白滑或白腻,脉滑。

脾胃虚弱:平素脾虚胃弱,饮食稍有不慎即发呕吐,时作时止,面色无华,少气懒言,纳呆便溏,舌淡苔薄白,脉细弱无力。

胃阴不足:呕吐反复发作,呕量不多或时作干呕,饥不欲食,咽干口燥,舌红少津,脉细数。

【治疗】

(一)基本治疗

治法:和胃降逆止呕。以足阳明、手厥阴经穴及募穴为主。

主穴:中脘 内关 足三里

方义:胃腑以通降为顺,中脘为胃之募穴、腑之会穴,足三里为胃之下合穴,二穴可通调腑气、和胃降逆止呕;内关为手厥阴心包经之络穴,沟通三焦,功擅理气降逆,可畅达三焦气机,和胃降逆止呕。

配穴:寒邪犯胃所致的寒吐加胃俞、上脘;热邪内蕴所致的热吐加合谷,并可用金津、玉液点刺出血;饮食停滞加下脘、梁门;痰饮内停加膻中、丰隆;肝气犯胃者,加阳陵泉、太冲;脾胃虚弱加脾俞、胃俞;胃阴不足者,加三阴交、内庭。

操作:足三里用平补平泻法,内关、中脘用泻法;呕吐发作时,可在内关穴行强刺激并持续运针1～3min;有寒或脾胃虚弱者,可加用艾灸。

(二)其他治疗

1.耳针 根据病变部位取胃、贲门、幽门、十二指肠、胆、肝、脾、神门、交感。每次选用3～5穴,毫针刺,中等刺激,留针 30min,每日 1 次。亦可用撳针埋藏或王不留行籽贴压。

2.穴位注射　参照基本治疗的选穴,可选用甲氧氯普胺注射液、维生素 B_1 注射液或维生素 B_{12} 注射液,每穴 0.5～1ml,每日或隔日 1 次。

【按语】

1.针灸治疗呕吐效果良好,因药物反应或妊娠引起的呕吐也可参照本病治法。

2.上消化道严重梗阻、癌肿引起的呕吐以及脑源性呕吐,针灸只能作对症处理,应重视原发病的治疗。

三、腹痛

腹痛是指胃脘以下、耻骨联合以上部位发生的以疼痛为主要表现的病证。

腹痛是临床上的常见症状,可见于内科、妇科、外科等多种疾病中,以肠道疾病和妇科疾病引起的腹痛较为多见。其中外科、妇科病证等出现的腹痛,可参照相关篇章施治。西医学的急慢性肠炎、胃肠痉挛、肠易激综合征等疾病引起的腹痛,可参照本病进行治疗。

【病因病机】

腹内有许多脏腑(肝、胆、脾、肾、大小肠、膀胱等),且为手足三阴经、足阳明经、足少阳经、冲脉、任脉、带脉、督脉等诸多经脉所过之处,所以不论何种病因,如外邪、饮食、情志等,凡导致脏腑气机失调、经脉运行不畅或脏腑经脉失养时,均可引起腹痛。若外感寒邪,或过食生冷,寒邪内阻,阻遏气机,可以引起腹痛;或因饮食不节,暴饮暴食,过食肥甘厚腻,食滞不化,气机受阻,腑气不通,亦可引起腹痛;或情志抑郁,肝气横逆,气机阻滞,或因腹部手术后、跌仆损伤,导致气滞血瘀,络脉阻塞而引起腹痛;若素体阳虚,脾阳不振,寒自中生,脏腑经脉失于温养,腹痛而作。

【辨证】

主症:以腹部疼痛为主要临床表现,可分别表现为全腹痛、脐腹痛、小腹痛、少腹痛等。若发病急骤,痛势剧烈,拒按,多为实证;若病程较长,腹痛绵绵,喜按,多为虚证。

寒邪内阻:多因感寒饮冷,突发腹部拘急剧痛,得温痛减,遇寒更甚,四肢欠温,口不渴,小便清长,舌淡苔白,脉沉紧。

饮食停滞:暴饮暴食后脘腹胀痛,拒按,嗳腐吞酸,恶食,得吐泻后痛减,舌苔厚腻,脉滑。

气机郁滞:脘腹胀痛,攻窜作痛,痛则欲便,便后痛缓,喜叹息,得嗳气或矢气则减,遇恼怒则剧,舌苔薄白,脉弦。

脾阳不振:腹痛隐隐,时作时止,喜温喜按,饥饿劳累后则重,进食及休息后痛减,大便溏薄,神疲怯冷,舌淡,苔薄白,脉沉细。

【治疗】

(一)基本治疗

治法:通调腑气,缓急止痛。以相应的募穴、下合穴为主。

主穴:中脘　天枢　关元　足三里

方义:中脘在脐上,天枢在脐旁,关元在脐下,属局部选穴;中脘为胃之募穴,又为腑会穴,天枢为大肠募穴,关元为小肠募穴,故三穴对肠胃疾患所致腹痛,可疏调胃肠气机,缓急止痛;"肚腹三里留",足三里与三穴合用,属远近配穴法,功可理气止痛。

配穴:寒邪内阻加神阙;饮食停滞加下脘、里内庭;气机郁滞加太冲;脾阳不振加脾俞、关元。

操作:太冲用泻法,其余主穴用平补平泻法。腹痛发作时,足三里用持续的强刺激 1～3min;寒证可用温和灸法、隔姜灸或温针灸,并可加拔火罐;神阙用隔盐灸。

（二）其他治疗

1.耳针　选胃、小肠、大肠、肝、脾、交感、神门、皮质下。每次选 2～4 穴,疼痛时用中、强刺激捻转。亦可用揿针埋藏或王不留行籽贴压。本法适用于急慢性肠炎引起的腹痛。

2.穴位注射　选天枢、足三里。用异丙嗪注射液和阿托品注射液各 50mg 混合液,每穴注入 0.5ml 药液,每日 1 次。

【按语】

1.针灸治疗腹痛有较好的疗效,但针刺止痛后应明确诊断,积极治疗原发病。

2.急腹症引起的腹痛,在针灸治疗的同时,应严密观察,必要时应采取其他治疗措施或转外科治疗。

四、泄泻

泄泻,亦称"腹泻",是指大便次数增多,便质清稀或完谷不化,甚至如水样。所谓"泄",有漏泄之义,是指粪出稀溏,其势较缓;"泻"有倾泻的含义,是指粪出如水,其势较急。因两者微有不同,但其病则一,故统称"泄泻"。本病属常见病、多发病,一年四季均可发生,但以夏、秋两季多见。以其发病特点,临床可概分为急性泄泻和慢性泄泻两类。

泄泻多见于西医学的急慢性肠炎、肠结核、肠易激综合征、过敏性肠炎、慢性非特异性溃疡性结肠炎等疾病中。

【病因病机】

泄泻的病位在肠,但关键病变脏腑在脾胃,此外尚与肝、肾有密切关系。不论是肠腑本身的原因,还是由于其他脏腑的病变影响到肠腑,均可导致大肠的传导功能和小肠的泌别清浊功能失常,而发生泄泻。

急性泄泻,多因外感寒湿暑热之邪,客于肠胃,脾受湿困,邪滞交阻,气机不利,肠胃运化及传导功能失常,以致清浊不分,水谷夹杂而下;或因饮食不节,进食生冷不洁之物,脾胃损伤,运化失常而发病。慢性泄泻,多由久病耗伤,脾胃素虚或外邪迁延日久,受纳、运化失职,水湿不化或食滞内停,清浊不分而下;或情志不调,肝失疏泄,横逆乘脾,运化失常,而成泄泻;或肾阳亏虚,命门火衰,不能温煦脾土,难以腐熟水谷,而致泄泻。

【辨证】

（一）急性泄泻

主症:发病势急,病程短,大便次数显著增多。

寒湿泄泻:感受寒湿而发病,大便清稀或如水样,水谷相混,腹痛肠鸣,恶寒食少,口不渴,苔白滑,脉濡缓。

湿热泄泻:泻下急迫,热如水注,或泻下不爽,粪色黄褐,气味臭秽,肛门灼热,腹痛,口渴喜冷饮,小便短赤,舌红,苔黄腻,脉濡数者。

饮食停滞:暴饮暴食后,腹满胀痛,大便恶臭如败卵,泻后痛减,伴有未消化的食物,嗳腐吞酸,纳呆,舌苔垢浊或厚腻,脉滑者。

（二）慢性泄泻

主症:发病势缓,病程较长,可由急性泄泻演变而来。

脾胃虚弱:大便溏薄,夹有不消化食物,迁延反复,稍进油腻饮食则便次增多,腹部隐痛喜按,伴有神疲乏力,面色萎黄,舌淡,苔薄白,脉细弱。

肝气乘脾:腹痛泄泻每因情志不畅而发,肠鸣攻窜作痛,腹痛即泻,泻后痛缓,素有胸胁胀闷,嗳气食少,矢气频作,舌苔薄白,脉弦。

肾阳亏虚:每于黎明之前,脐腹作痛,继则肠鸣而泻,完谷不化,泻后则安,形寒肢冷,腹部喜暖,腰膝酸软,舌淡苔白,脉沉细。

【治疗】

(一)基本治疗

1.急性泄泻

治法:除湿导滞,调肠止泻。以大肠的俞、募穴,下合穴及足太阴经穴为主。

主穴:天枢　大肠俞　上巨虚　阴陵泉

方义:本病病位在肠,故取大肠募穴天枢、大肠背俞穴为"俞募配穴",上巨虚为大肠之下合穴,"合治内腑",三穴合用可调理肠腑气机,而止泄泻;阴陵泉为化湿要穴,可健脾化湿。

配穴:寒湿泄泻加神阙;湿热泄泻加内庭;饮食停滞加中脘。

操作:毫针刺,用泻法。神阙用温和灸或隔盐灸,寒湿者可配合用灸法。

2.慢性泄泻

治法:健脾温肾,固本止泻。以大肠的俞、募穴,任脉及足阳明经穴为主。

主穴:神阙　天枢　大肠俞　足三里

方义:灸神阙可温补元阳,固本止泻;大肠俞、天枢为"俞募配穴",能调理肠胃气机止泻;足三里健脾益胃。

配穴:脾胃虚弱加脾俞、胃俞;肝气乘脾加太冲;肾阳亏虚加肾俞、命门、关元。

操作:神阙用灸法;天枢用平补平泻法;足三里用补法。肾阳不足者可重用灸法,或用隔附子饼灸。

(二)其他治疗

1.耳针　选大肠、小肠、胃、脾、肝、肾、神门、交感。每次选3～5穴,毫针刺,中等刺激。亦可用撤针埋藏或王不留行籽贴压。

2.穴位注射　选天枢、上巨虚。用小檗碱注射液,或用维生素 B_1 注射液、维生素 B_{12} 注射液,每穴每次注射 0.5～1.0ml,每日或隔日1次。

【按语】

1.针灸治疗泄泻有较好疗效。若急性胃肠炎或溃疡性结肠炎等因腹泻频繁而出现脱水现象者,应配合输液等综合疗法。

2.急性泄泻治疗期间须控制饮食。

五、便秘

便秘是指大便秘结,排便周期或时间延长,或虽有便意但排便困难的病证。可见于多种急慢性疾病中。

便秘常见于西医学的功能性便秘、肠易激综合征、直肠及肛门疾病所致便秘、药物性便秘、内分泌及代谢性疾病的便秘,以及肌力减退所致的便秘等。

【病因病机】

本病病位在大肠,病机关键是大肠传导失常,但与脾、胃、肺、肝、肾等功能失调均有关联。若素体阳盛,或嗜食辛辣炙煿,以致胃肠积热,津液耗伤,肠道干涩燥结,大便干结,而成热秘;若因情志不畅,肝气郁滞,或忧愁思虑过度气结,或肺失宣降,腑气不通,或久坐少动,肠道气机郁滞,通降失常,传导失职,糟粕内停,而成气秘;若恣食生冷,或外感寒邪,或下焦阳气不充,阴寒凝结,腑气受阻,糟粕不行,凝结肠道,而成冷秘;若久病、产后,气血两伤未复,或年迈体弱,气血亏耗所致,气虚则大肠传导无力,血虚则肠失滋润,而成虚秘。

【辨证】

主症:以排便困难为主症。临床上有各种不同的表现:大便秘结,排便周期延长;或周期不长,但粪质干结,排便艰难;或粪质不硬,虽有便意,但便出不畅。

热秘:大便干结,腹胀腹痛,面红身热,口干口臭,喜冷饮,小便短赤,舌红,苔黄或黄燥,脉滑数。

气秘:欲便不得,嗳气频作或喜叹息,腹中胀痛连及两胁,得矢气或便后则舒,胸胁痞满,纳食减少,舌苔薄腻,脉弦。

冷秘:大便艰涩,排出困难,腹部拘急冷痛,手足不温,畏寒喜暖,小便清长,舌淡苔白,脉弦紧或沉迟。

虚秘:虽有便意,但排便不畅,或数日不便,但腹无所苦,临厕努挣乏力,挣则汗出心悸气短,便后疲乏,大便并不干硬,面色无华,舌淡苔薄,脉细弱。

【治疗】

(一)基本治疗

治法:通调腑气,润肠通便。以大肠的俞、募、下合穴为主。

主穴:天枢　大肠俞　上巨虚　支沟　照海

方义:便秘病位在大肠,故取大肠募穴天枢与大肠俞同用,属"俞募配穴",再加下合穴上巨虚,以"合治内腑",三穴合用,能通调大肠腑气而开秘;支沟宣通三焦气机,以通腑气,照海养阴以增液行舟,润肠通便,支沟、照海为治疗便秘之经验效穴。

配穴:热秘加合谷、内庭;气秘加太冲、中脘;虚秘加脾俞、气海、足三里、三阴交;冷秘加神阙、关元。

操作:热秘、气秘只针不灸,泻法;冷秘、虚秘针灸并用,可用温针灸、温和灸、隔姜灸或隔附子饼灸。

(二)其他治疗

1.耳针　选大肠、直肠、三焦、腹、肝、脾、肾、交感、皮质下。每次选3~5穴,毫针刺,中等强度或轻刺激。亦可用揿针埋藏或王不留行籽贴压。

2.穴位注射　参照基本治疗的选穴。用生理盐水或维生素 B_1 注射液、维生素 B_{12} 注射液,每穴注射0.5~1.0ml,每日或隔日1次。

【按语】

1.针灸治疗便秘有较好效果,如经多次治疗无效者,应查明病因。

2.X线钡剂透视、纤维结肠镜等有关检查,有助于本病的诊断。

3.患者应多吃新鲜蔬菜、水果,进行适当体育活动,并养成定时排便的习惯。

(李东华)

第五节　针灸治疗男性疾病

一、淋证

淋证是指以小便频数短涩,滴沥刺痛,溲之不尽,小腹拘急或痛引腰腹为主要特征的病证。临床上根据病机和证候的不同,一般分为热淋、石淋、血淋、气淋、膏淋和劳淋六种类型。

本病相当于西医学的急慢性尿路感染、结石、结核、急慢性前列腺炎、急慢性肾盂肾炎及乳糜尿等疾病。

【病因病机】

淋证主要与饮食不节、年老体衰、情志不畅、房室过度等因素有关。其病位在膀胱和肾,且与肝、脾密切相关。其基本病机为湿热蕴结膀胱,膀胱气化功能失调。

【辨证要点】

主症:小便频数短涩,滴沥刺痛,小腹拘急引痛。

热淋:小便频急不爽,溺色黄混浊,灼热刺痛,小腹拘急胀痛,或有恶寒发热,口苦呕恶,便秘,舌红苔黄腻,脉濡数。

石淋:小便艰涩,时有中断,或尿中夹有砂石冲出,尿道窘迫疼痛,甚则腰腹剧痛难忍,尿中带血,并见恶心呕吐、冷汗淋漓等症,舌红苔薄黄,脉弦数。

血淋:小便热涩刺痛,尿色深红或夹有血丝、血块,小腹满急疼痛,伴心烦口渴,便结,舌红苔黄,脉滑数,为实证;尿色淡红,尿痛涩滞不明显,伴腰酸膝软,神疲乏力,舌淡红少苔脉细数,为虚证。

气淋:小便涩滞,淋沥不畅,少腹满痛,苔薄白,脉沉弦,为实证;少腹坠胀,小便余沥不尽,面色㿠白,腰酸神疲,舌淡脉虚细无力,为虚证。

膏淋:小便混浊色白如米泔水,上有浮油,置之沉淀,或伴有絮状凝块物,或混有血液,尿道热涩疼痛,排尿不畅,舌红苔黄腻,脉濡数,为实证;病程日久,反复发作,淋出如脂,涩痛反见减轻,但见形体日渐消瘦,腰酸膝软,头晕无力,舌淡苔腻,脉细弱无力,为虚证。

劳淋:小便赤涩淋沥不已,时作时止,遇劳则发,尿意频频,腰膝酸软,神疲乏力,舌淡,脉虚弱。

【治疗】

1.基本治疗

治法:清热利湿、健脾益肾、通调气机、通淋止痛。取足三阴经穴与俞、募穴为主。

主穴:膀胱俞　中极　阴陵泉　行间　太冲　太溪　委阳

方义:膀胱俞、中极,为俞募配穴法,可疏利膀胱气机,配脾经合穴阴陵泉,以利湿通利小便,使气化复常,小便通利,通则不痛;因足厥阴经上循阴器,抵少腹,故取肝经荥穴行间,肝经原穴太冲,以泻本经气火而定痛。肾经原穴太溪,可益肾水以清其源,配三焦下合穴委阳,共奏清热利湿,通调气机,通淋止痛之功。

配穴:热淋加合谷、外关、支沟;石淋加秩边透水道、然谷;血淋实证加血海、膈俞、少府。血淋虚证加足三里、气海;气淋实证加肝俞、期门、间使。气淋虚证加关元、足三里、脾俞、胃俞;膏淋实证加期门、蠡沟。膏淋虚证加中极、肾俞、命门、关元;劳淋加脾俞、肾俞、关元、命门、三阴交、足三里。

操作:针用泻法,或补泻兼施,气淋、膏淋、劳淋酌情加用灸法。

2.其他疗法

(1)耳针:选膀胱、肾、交感、肾上腺、皮质下、枕,每次取2～4穴,毫针中等度刺激,留针20～30分钟,每日1次。

(2)电针:选肾俞、三阴交,用高频脉冲电流,中等强度刺激,通电5～10分钟。

(3)皮肤针:选曲骨、三阴交、关元、归来、水道、腹股沟、第2腰椎至第4骶椎夹脊,用皮肤针循经叩刺,叩至皮肤红润为度。适用于慢性前列腺炎。

【按语】

1.针灸治疗石淋可迅速缓解急性期疼痛,并可推石下移。

2.针刺对尿路中、下段结石效果较好,针后排石效果较好。而尿路上段和肾盂、肾盏部位的结石,或因尿路感染较严重,肾功能受损或结石体积较大,针刺难以奏效者,则应采取综合疗法。

3.石淋患者应嘱多饮水,多活动,多做跑跳运动,叩击肾区等以促进排石。

4.患膏淋、气淋而气血虚衰者,可给予补气养血之药调服。

5.忌食一切辛辣肥腻煎炸之品,宜吃藕粉、莲子、赤小豆粥、苹果等食物。

二、癃闭

癃闭是以排尿困难,小腹胀急,甚则小便闭塞不通为主要表现的病证。癃,指小便不畅,点滴而出,病势较缓;闭,指小便欲解不得,胀急难通,病势较急。因两者病位同在膀胱,病机上可相互转化,故合称为"癃闭"。多见于老年男性、产后妇女及手术后患者。

本病相当于西医学的膀胱、尿道的器质性及功能性病变所引起的排尿困难和尿潴留。

【病因病机】

本病的发生多与感受外邪、久病体虚、湿热蕴结有关。其病位在膀胱,与三焦、肺、脾、肾关系密切。肾不能分清泌浊;或肾阴亏虚,虚热内生,热移膀胱,而清浊不分;或肾阳不足,膀胱气化不能;或脾气虚弱,中气下陷,精微下渗,以上均可导致本病发生。基本病机为膀胱气化功能失调。

【辨证要点】

主症:排尿困难,小便不利,点滴而出,甚则闭塞不通。伴有小腹胀满、头晕、心悸、喘促、浮肿、恶心呕吐、甚至昏迷抽搐等症状。

热结膀胱:小便量少而短赤灼热,甚至点滴不出,小腹胀满,口渴不欲饮,舌红苔黄腻,脉数。

肝郁气滞:小便不通或通而不爽,情志抑郁,或多烦善怒,胁腹胀满,心烦不寐,口苦,苔薄黄,脉弦。

肾阳不足:小腹坠胀,小便不通或滴沥不畅,排出无力,面色㿠白,神气怯弱,畏寒肢冷,腰膝酸软,纳呆,舌淡胖,苔薄白,脉沉细或弱。

经脉受损:有外伤或腹部手术史,小便滴沥不畅,或尿如细线,甚则阻塞不通,小腹胀满疼痛,位置固定,舌紫暗或有瘀斑瘀点,脉涩。

【治疗】

1.基本治疗

治法:疏调膀胱,通利小便。取任脉、足太阴经穴及膀胱俞募穴为主。

主穴:中极 膀胱俞 三阴交 阴陵泉

方义:中极、膀胱俞,为俞募配穴法,可疏调膀胱气化功能而促其化气利尿;足三阴经经脉均循行于少腹或阴器,故取足三阴之交会穴三阴交,配足太阴脾经合穴阴陵泉,以健脾利水,除湿而通利下焦,可助膀胱气化,诸穴合用以奏疏调膀胱、通利小便之功。

配穴:热结膀胱加合谷、内关;肝郁气滞加太冲、合谷、支沟;肾阳不足加关元、命门、肾俞、太溪;经脉受损加血海、膂俞、次髎;心烦加内关;神昏加水沟、中冲;口苦加大陵;腹满胀痛加天枢、气海、太冲;脘胀纳差加中脘、足三里;腰膝酸软加志室、腰阳关、阳陵泉。

操作:实证针用泻法;虚证针用补法并加灸。

2.其他疗法

(1)耳针:选膀胱、肾、尿道、三焦、枕。每次选2~3穴,毫针中等度刺激,留针40~60分钟,每10~15分钟捻针1次。每日或隔日1次。

(2)电针:取双侧维道穴,沿皮刺,针尖向曲骨方向透刺2～3寸,通电15～30分钟,强度以病人能够耐受为度。

(3)皮肤针:选小腹部任脉、脾经、肾经及胃经,循经叩刺为主,以皮肤红润为度。

【按语】

1.针灸治疗癃闭,对神经性、功能性者效果较好,器质性者效果欠佳,必须针对病因治疗。

3.本证不包括肾脏实质性病变的无尿症。

2.尿潴留膀胱过度充盈时,下腹部穴位针刺时宜浅刺、斜刺,忌深刺、直刺。

4.若兼见哮喘、神昏等兼症时应严密观察,必要时采取综合治疗措施。

附:慢性前列腺炎

慢性前列腺炎是指前列腺在病原体或(和)某些非感染因素作用下,患者出现以骨盆区域疼痛或不适、排尿异常等症状为特征的一组疾病。是一种常见的泌尿生殖疾病,主要包括慢性细菌性前列腺炎和非细菌性前列腺炎两部分。临床表现为尿频、尿急、尿道灼痛,清晨尿道口有黏液、黏丝或脓性分泌物,尿混浊或大便后尿道口有白色液体流出,后尿道、会阴及肛门不适,有时阴茎、睾丸及腹股沟部疼痛,伴有射精痛、血精、早泄、阳痿及乏力、头晕、失眠等症状。好发于青壮年,易于复发。

慢性前列腺炎属于中医学的"精浊""白浊"范畴。本病的病因是以湿热下注、相火妄动、肝失疏泄、气滞为主,加上败精瘀阻精室,蕴久酿毒。病机为病久伤及脾肾,脾虚则湿不得化,肾虚则开阖无度,精浊自下。

治法:清热利湿,活血化痰,疏肝解郁,补肾益精。取任脉经穴为主。

主穴:中极　关元　气海　次髎

配穴:湿热下注加合谷、阴陵泉;气滞血瘀加血海、膈俞;肝气郁结加合谷、太冲;中气下陷加百会、四神聪;肾阳虚加命门、志室;肾阴虚加肾俞、太溪。

操作:实证针用泻法;虚证针用补法,肾气虚及肾阳虚者可加灸。

方义:中极为膀胱募穴,可疏利膀胱气机,关元补肾培元,通调水道,气海大补元气,三穴共用,可行气活血,利湿通淋;次髎位于腰骶部,可调理下焦,理气活血,脉络通畅,通经止痛。

【按语】

1.嘱患者宜生活规律,不过度劳累,谨防感冒。

2.禁饮酒,忌食刺激性食物,如辛辣食物、浓茶、咖啡等;节制房事,保持心情舒畅。

3.保持大便通畅,防止便秘,不能过于憋尿。

4.不宜久坐,如需久坐,应间歇起来活动,以免盆腔充血而增加排尿困难,尽量少骑自行车。

5.配合锻炼,做收腹提肛操。

三、遗精

遗精即指不因性生活而精液频繁遗泄的病证,又称"失精"。有梦遗、滑精之分。有梦而泄者称梦遗,无梦而泄者称滑精。成年男子每月偶有遗精,无其他症状者属正常生理现象。若遗精次数频繁,每周2次以上,或清醒时流精,并伴头昏、失眠、疲乏、腰酸等症,则属病理现象。

本病多见于西医学的神经衰弱、前列腺炎、精囊炎、睾丸炎等疾病中。

【病因病机】

本病发生常因劳心太过、心肾不交、水亏火旺、欲念不遂、心神动摇、君相火旺、饮食不节、湿热内生等引起热邪扰动精室;或早婚、房劳过度、频犯手淫、纵欲无度等,致日久肾虚精脱;或相火扰动精室、肾不固精等。病位在肾,基本病机为肾失封藏,精关不固。

【辨证要点】

主症:男子梦中遗精,每周超过 2 次以上;或清醒时,不因性生活而排泄精液,伴见头晕目眩、精神萎靡、神疲乏力、腰腿酸软、失眠等症。

心肾不交:梦中遗精,少寐多梦,伴心中烦热,心悸健忘,头晕目眩,口咽干燥,小便短赤,舌红苔薄黄,脉细数。

湿热下注:遗精频作,或有梦或无梦,或尿时有少量精液外流,伴小便短黄而混,或尿涩不爽,口苦烦渴,心烦少寐,口舌生疮,大便溏臭,舌红苔黄腻,脉濡数。

心脾两虚:遇思虑、劳累而发遗精,伴心悸不宁,失眠健忘,面黄神倦,纳差便溏,舌淡苔薄白,脉细弱。

肾虚不固:多为无梦而遗,甚至滑泄不禁,阳痿早泄,精液清稀而冷,伴小便清长,头晕耳鸣,腰膝酸软,形寒肢冷,面色㿠白,舌淡胖,苔白滑,脉沉细。

【治疗】

1.基本治疗

治法:滋阴降火,清热利湿,益气养血,补虚涩精。以任脉、足三阴经穴为主。

主穴:关元中封　志室　肾俞　次髎　三阴交

方义:关元为足三阴经与任脉之交会穴,可调补肝、脾、肾,补摄下焦之元气,配足厥阴肝经经穴中封,降肝火而止梦遗;志室固摄精关;肾俞补肾以固摄精宫;次髎调肾固精,直达病所;三阴交调肝、脾、肾三脏之气而固精止遗。

配穴:心肾不交加太溪、神门;湿热下注加中极、阴陵泉;心脾两虚加心俞、脾俞、足三里;肾虚不固加气海、太溪;头晕目眩加风池、百会;夜寐不眠加神门、厉兑;头晕心悸加风池、内关;久滑难愈加会阴。

操作:心肾不交只针不灸,平补平泻;湿热下注只针不灸,泻法;心脾两虚、肾虚不固针灸并用,补法加灸。

2.其他疗法

(1)耳针:选精宫、内生殖器、内分泌、心、肾、睾丸、皮质下、神门。毫针轻刺激,留针 30 分钟。每次选用 2～3 穴,每日或隔日 1 次。亦可用王不留行籽贴压。

(2)穴位注射:选中极、关元。用维生素 B₁ 注射液或当归注射液,每穴注射 0.2～0.5mL,针后出现针感并向前阴传导时,将药液缓缓注入。隔日 1 次,10 次为 1 个疗程。

(3)皮肤针:叩刺脊柱两侧夹脊,重点刺激后颈部及腰骶部,配合刺激头部、颌下、下腹部、腹股沟、阴茎根部及下肢内侧三阴交一带。轻中度刺激,叩刺至皮肤微现红晕为度。阴茎根部用重刺激。隔日 1 次,10 次为 1 个疗程。

【按语】

1.针灸治疗本病有较好的疗效。由某些器质性疾病引起的遗精、滑精,应同时治疗原发病。

2.在治疗时,做好心理疏导,多鼓励,消除患者疑虑。讲究精神卫生,节制性欲、杜绝手淫,禁看淫秽书刊和黄色录像。

3.建立良好的生活习惯,坚持适当的体育锻炼。

附:早泄

早泄是指阴茎插入阴道时间很短或甚至刚触及阴道日便发生射精,不能进行正常性交的病证。

本病相当于西医学的男子性功能障碍。

【病因病机】

本病多因手淫过度或色欲过度、房事不节，或情志内伤，或房事时突受惊恐，致封藏失职，固摄无权而成。本病病位在肾，基本病机为肾失封藏，精关不固。

【辨证要点】

主症：本病以性交时间短即行排精，甚至性交前即泄精，无法进行正常性生活。

肾气不固：性欲减退，早泄滑精，泄后疲乏，腰膝酸软，小便清长，夜尿多，舌淡苔薄，脉沉弱。

阴虚火旺：阳事易举，早泄遗精，腰膝酸软，五心烦热，潮热盗汗，舌红少苔，脉细数。

肾虚肝郁：精神抑郁，一交即泄，腰酸腿软，焦躁不安，头晕目眩，口苦咽干，舌红苔薄白，脉弦。

惊恐伤肾：胆怯心悸，性欲淡漠，一交即泄，舌淡红，苔薄白，脉稍数。

【治疗】

1.基本治疗

治法：调补肝肾，滋阴潜阳，固精止泄。以任脉、足少阴肾经穴为主。

主穴：关元　太溪　肾俞　命门　三阴交　精官

方义：关元为足三阴与任脉之交会穴，可增补肾气以固摄精液，配三阴交调养肝脾肾，以固精关；太溪滋补肾中之阴精以填精固本；肾俞、命门补肾气壮肾阳，以固摄精关，配精官可助益肾固精之力。

配穴：肾气不固加志室；阴虚火旺加照海、行间；肾虚肝郁加内关、膻中、太冲；惊恐伤肾加百会、四神聪、神门；腰膝酸软加肾俞、腰阳关；潮热盗汗加复溜、合谷；夜尿多加中极、膀胱俞；心胆虚怯加心俞、胆俞、大陵。

操作：肾气不固、阴虚火旺、惊恐伤肾者针用补法；肝郁气滞者，针用补泻兼施，可加灸。

2.其他疗法

(1)耳针：选内、外生殖器、内分泌、肾、心，每次选用2～3穴，毫针轻刺激，留针15分钟，每日或隔日1次，或王不留行籽贴压。

(2)皮肤针：重点叩刺颈项及腰骶部夹脊穴，配合刺激下腹部、腹股沟和阴茎根部。中等度刺激以局部皮肤出现红晕为度。

【按语】

1.针灸治疗本病有一定疗效。针刺小腹部腧穴，需向下斜刺，使针感达阴部为佳。

2.治疗期间停止性生活，以不同床为好。

3.做好思想工作，消除疑虑，减轻思想负担，树立起自信心。

四、阳痿

阳痿，又称阴痿，是指男子未至性功能衰退时期，在性生活时出现阴茎痿弱不起，临房举而不坚或坚而不能持久的一种病证。凡男子年老而精气衰，阳事不举，为正常的生理衰退现象。

本病相当于西医学的神经衰弱、内分泌功能紊乱、生殖器官神经性损害、海绵体炎、睾丸疾病及其他以阳痿为主症的慢性疾病。

【病因病机】

本病发生多因纵欲过度，久犯手淫，或思虑太过，或惊恐伤肾，肾气受损，命门火衰，宗筋不振，弛缓而阳事不举；亦有因湿热下注，浸淫宗筋，致宗筋弛缓而发阳痿。其病位在宗筋，与肾、肝、心、脾的功能失调密切相关，经脉上主要与心、肝、脾、肾经密切相关。基本病机为宗筋失养，迟缓不振。

【辨证要点】

主症:成年男子性交时,阴茎痿而不举,或举而不坚,或坚而不久,无法进行正常性生活。

命门火衰:阳事不举,或举而不坚,伴神疲倦怠,畏寒肢冷,面色㿠白,头晕目眩,耳鸣,腰膝酸软,夜尿清长,舌淡胖,苔薄白,脉沉细。

心脾亏虚:阳痿不举,伴心悸易惊,胆怯多疑,失眠多梦,神疲乏力,面色无华,食少纳呆,腹胀便溏,舌淡,苔薄白,脉细弱。

惊恐伤肾:阳痿不举,或举而不坚,伴心悸易惊,胆怯多疑,夜寐不宁,常有被惊吓史,舌红,苔薄白,脉细弦。

湿热下注:阴茎痿软,伴阴囊潮湿,瘙痒腥臭,睾丸坠胀痛,小便赤涩灼痛,胁胀腹闷,肢体困倦,泛恶口苦,舌红,苔黄腻,脉滑数。

【治疗】

1.基本治疗

治法:温补肾阳为主,命门火衰温肾壮阳,心脾亏虚补益心脾,惊恐伤肾补肾安神,湿热下注清利湿热。取任脉、督脉腧穴为主。

主穴:关元　中极　肾俞　命门　三阴交

方义:关元、中极均是任脉与足三阴经的交会穴,能壮人身之元气。肾藏精而主生殖,开窍于二阴,配肾俞、命门可以培元固本,益肾助阳,用灸法可增强温补的作用。三阴交可以填补肾精,调补肝脾肾。

配穴:命门火衰加八髎;心脾亏虚加心俞、脾俞、神门;惊恐伤肾加百会、四神聪;湿热下注加阴谷、行间;夜寐不宁者加神门;心悸易惊者加内关;头晕目眩者加风池;腰膝酸软者加腰阳关;纳谷不香者加足三里;阴囊潮湿者加阴陵泉。

操作:命门火衰、心脾亏虚、惊恐伤肾者针用补法,可加灸;湿热下注者针用泻法。

2.其他疗法

(1)耳针:选内生殖器、外生殖器、交感、睾丸、心、肾、神门,中等度刺激,留针15分钟。每次选用2～3穴,每日或隔日1次。

(2)电针:选关元、三阴交和八髎、然谷两组穴,用低频脉冲,通电3～5分钟,两组穴可交替使用。

【按语】

1.针灸治疗对原发性阳痿效果较好,对继发性阳痿如外伤截伤、前列腺炎、糖尿病等所致者应治疗原发病。

2.本病多属功能性,因此在治疗同时,须配合心理疗法,解除患者精神压力,有利于病情恢复。

3.治疗期间应暂停房事。

五、男性不育

男性不育,亦称"无子""无嗣",是指育龄夫妇同居2年以上,性生活正常又未采用任何避孕措施,由于男方原因使女方不能受孕者。

本病相当于西医学的精子减少症、无精子症、死精子症、精液不化症、不射精症、逆行射精症等。

【病因病机】

本病发生多与先天禀赋不足、劳伤久病、恣情纵欲等因素相关。其病位在精宫,与肝、脾、肾、冲脉、任脉、督脉相关,尤其与肾脏密切。其基本病机为肾精亏虚、肝郁血瘀和湿热下注等因素而致精少、精弱、精寒、精薄、精瘀等导致不育。

【辨证要点】

主症:婚后 2 年,未采取避孕措施,不能使女方怀孕,睾丸过小、软,性交中无精液射出或仅有微量精液射出。

肝郁气滞:性欲低下,睾丸坠胀,阳痿不举或举而不坚,或性交时不射精,伴精神抑郁,两胁胀痛,嗳气,不思饮食,舌黯苔薄,脉弦细。

湿热下注:阳痿或勃起不坚,精子数少或死精过多,伴头晕身重,尿黄,口苦咽干,舌红苔黄腻,脉滑数。

肾气虚弱:性欲减退,无力射精,精少,阳痿早泄,伴精神疲惫,腰膝酸软,头晕耳鸣,舌红少苔,脉细弱为肾阳虚弱;遗精滑精,精少稀薄,或精液黏稠不化,伴头晕耳鸣,五心烦热,舌红少苔,脉沉细数为肾阴不足。

气血虚弱:性欲减退,阳痿,精子数少,伴神疲乏力,面色苍白,头晕目眩,舌淡苔白,脉沉细无力。

【治疗】

1.基本治疗

治法:实证疏肝解郁,清热利湿;虚证益气养血,补肾填精。取任脉、足太阳经穴为主。

主穴:关元　三阴交　肾俞　命门　次髎　秩边　足三里

方义:关元大补元气,三阴交健脾益气,又可滋补肝肾;肾俞、次髎、秩边属足太阳膀胱经穴,位于腰骶部,可调补下元,益气填精,配命门加强益肾壮阳之功;足三里为足阳明胃经之合穴,能补后天脾胃之气,使精血生化之源旺盛。诸穴相配,先后天得补,肝脾肾得调,共奏益精填髓之功。

配穴:肝郁气滞加太冲、内关、肝俞;湿热下注加中极、阴陵泉;肾阳虚弱加太溪、照海;肾阴不足加太溪、志室;气血虚弱加脾俞、胃俞;腰膝酸软加腰阳关、关元俞;头晕耳鸣加风池、太冲;食欲不振加中脘、足三里;心悸多梦者,加神门、内关。

操作:实证针用泻法,不灸;虚证针用补法,可灸。

2.其他疗法

(1)耳针:选内、外生殖器、皮质下、内分泌,每次选用 2～3 穴,毫针中等度刺激,留针 15 分钟。每日或隔日 1 次。

(2)皮内针:关元、三阴交,用图钉型揿针垂直刺入,胶布固定。

【按语】

1.针灸治疗本病有一定效果。

2.治疗期间,夫妻最好分床就寝,保养精气,以提高疗效。

3.治疗一段时间,诸症改善,可择日同房,以利受孕。

4.戒烟、酒及避免有害因素影响,如放射性物质、毒品等。

(王英淑)

第六节　急症的针灸治疗

一、高热

高热是指体温升高超过 39℃以上的急性症状。古有"壮热""实热""日晡潮热"等名称。

高热多见于现代医学中各种原因所致的急性感染性疾病、恶性肿瘤、中暑、严重烧伤、风湿热等。

【病因病机】

高热多与六淫疫毒之邪侵袭有关,尤与暑热、湿热、燥热关系密切。基本病机是外邪侵袭,正邪交争;或脏腑功能失调,阳热亢盛。

【辨证要点】

主症:体温超过39℃。

热在肺卫:伴恶寒,头身疼痛,咽痛鼻塞,咳嗽痰稠,舌质红,苔薄黄,脉浮数。

气分热盛:伴汗出,烦渴引饮,大便干燥,小便黄赤,舌质红,苔黄,脉洪数。

热入营血:高热夜甚,伴烦躁,口渴少饮,或见斑疹隐隐,或吐血、衄血、便血、尿血,甚则神昏谵语,四肢抽搐,舌质红绛而干,脉细数。

【治疗】

1.基本治疗

治法:清热泻火解毒。取督脉及手阳明经穴为主。

主穴:大椎　十二井穴　曲池　合谷

方义:大椎为督脉与手足三阳经交会穴,能宣散全身阳热之气;曲池、合谷分别为手阳明大肠经的合穴、大肠之原穴,清泻阳明和气分之热;十二井穴或十宣在四肢末端,为阴阳经之交接,既泻热退烧,又清热醒神。

配穴:热在肺卫加外关、尺泽;气分热盛加内庭、支沟;热入营血加委中、曲泽;神昏谵语加素髎、水沟;抽搐加阳陵泉、太冲。

操作:毫针常规针刺。大椎、十二井穴以三棱针点刺放血。

2.其他疗法

(1)耳针:取耳背静脉、耳尖。以三棱针点刺放血。

(2)刮痧:取背俞穴和脊柱两侧。用刮痧板刮至皮肤呈紫红色为度。

【按语】

1.针灸退热效果良好,可作为应急处理高热措施之一。

2.由于多种原因都可引起高热,故在针刺治疗时,应明确诊断,针对病因配以相应治疗。

3.若高热汗出过多,可饮用糖盐水。饮食宜清淡,忌食油腻、辛辣刺激食物。

二、抽搐

抽搐是以四肢肌肉不自主抽动,或兼有颈项强直、角弓反张、口噤不开等为特征的病证。历代文献记载有"拘挛""搐搦""惊厥""痉厥"等名称。

抽搐多见于现代医学小儿高热惊厥、高血压脑病、颅内感染、癫痫、癔症及颅脑外伤、破伤风等疾病。

【病因病机】

抽搐常与感受六淫疫毒、头部外伤、暴怒、药物中毒、伤津失血等因素相关。病位在脑,涉及于肝。基本病机是风热疫毒、痰热蕴结、肝郁化火,热引肝风;或阴血亏虚,水不涵木,虚风内动。

【辨证要点】

主症:四肢抽动,或伴项背强直、口噤不开、角弓反张,甚则意识丧失。

热极生风:发病急骤,伴壮热汗出,渴欲饮冷,烦躁或神昏,舌质红,苔黄,脉弦数有力;或喉间痰鸣,甚则惊厥昏迷,牙关紧闭,舌质红、苔黄腻,脉滑数。

血虚生风:肢颤或手足蠕动,伴低热,五心烦热,舌质绛,脉弦细数。

【治疗】

1.基本治疗

治法:息风止痉。取督脉和手足厥阴经穴为主。

主穴:水沟　内关　太冲　合谷

方义:督脉上入络脑,水沟为督脉要穴,可醒脑开窍,息风止痉;合谷、太冲相配,谓"开四关",可平肝息风,镇惊止痉,是息风止痉的首选穴位。内关是手厥阴心包经络穴,可宁心镇静止痉。诸穴合用,共奏息风止痉,宁心安神之功。

配穴:热极生风加大椎、曲池;痰热生风加丰隆、风池;血虚生风加血海、足三里;神昏加十宣、涌泉。

操作:毫针常规针刺。水沟用雀啄法捣刺;十宣宜点刺放血。

2.其他治疗

耳针:取皮质下、缘中、肝、脾、心、耳中。毫针刺,强刺激。

【按语】

1.针灸治疗抽搐有一定疗效,可止痉以应急。

2.针刺治疗同时应查明原因,采取针对性治疗。

三、晕厥

晕厥是以突发而短暂的意识丧失、四肢厥冷为特征的病证。也称"卒厥""暴厥"等。

本病多见于现代医学一过性脑缺血、体位性低血压、脑血管痉挛、癔症性昏迷、低血糖昏迷以及情志、外伤等各种原因引起的晕厥。

【病因病机】

晕厥多与体质、情志、感邪、亡血伤津以及饮食不当等因素有关。本病病位在脑,与心、肝关系密切。基本病机是气机逆乱,神窍被扰;或气血亏虚,神明失养。

【辨证要点】

主症:突然昏仆,意识丧失,四肢逆冷。病情轻者常在昏厥后数秒至数分钟后恢复神志;病情重者昏厥时间较长,但苏醒后无明显后遗症。

实证:起病前多由暴怒引发,伴面色红赤,口唇青紫,口噤不开,声息气粗,或见肢痉握拳,脉伏或沉弦。

虚证:昏仆时伴面色苍白,口唇色淡,目陷口张,声息低微,汗出肢冷,舌质淡,脉沉微。

【治疗】

1.基本治疗

治法:苏厥醒神。取督脉、手厥阴经穴为主。

主穴:水沟　涌泉　内关　中冲

方义:水沟属于督脉,是醒脑开窍之要穴;中冲为手厥阴心包经井穴,涌泉为足少阴肾经井穴,二穴可调理阴阳,醒神开窍;内关是手厥阴心包经之络穴,有醒神宁心之功。

配穴:实证加太冲、合谷;虚证加百会、气海、关元。

操作:毫针常规针刺。中冲以三棱针点刺放血。

2.其他疗法

(1)耳针:取心、神门、肾上腺、皮质下。毫针刺,实证用强刺激。

(2)刺络法:取十宣、十二井穴、大椎。三棱针点刺出血。适用于实证。

【按语】

1.针灸治疗对外伤疼痛、情志刺激引起的晕厥疗效显著而迅速。其他原因引起者,针灸只作为应急辅助治疗。

2.针灸治疗同时需做详细检查,明确诊断,以便采取综合急救措施。

四、虚　脱

虚脱是以突然面色苍白、肢冷汗出、表情淡漠或烦躁不安,甚则昏迷、二便失禁、脉微欲绝为特征的危重证候。

本病相当于现代医学中各种原因引起的休克。

【病因病机】

虚脱多与大失血、大汗、大吐、大泻,或六淫邪毒外袭、七情过度损伤、久病虚衰,或药物过敏、中毒等因素有关。其病位在五脏,基本病机是气血津液严重损伤,致脏腑气血失调,阴阳之气不相顺接,甚则阴阳衰竭,出现亡阴亡阳之危候。

【辨证要点】

主症:面色苍白,冷汗淋漓,四肢厥逆,神情淡漠,甚则昏迷,二便失禁或尿少,脉微欲绝,血压下降。

亡阳:伴唇色紫绀,呼吸气微,舌质胖淡,脉微欲绝或芤大无力。

亡阴:伴气促息微,烦躁不安,口渴唇干,舌绛干瘦,脉细数无力。

【治疗】

1.基本治疗

治法:苏厥救逆,回阳固脱。取督脉、手厥阴经穴为主。

主穴:素髎　水沟　内关

方义:督脉总督一身之阳气,素髎、水沟可以醒脑开窍、升阳救逆;内关为手厥阴经络穴,为阴维所系,可补心气,益心神,有振奋心阳、醒神苏厥之效。

配穴:亡阴加涌泉、太溪;亡阳加百会、气海、关元;神志昏迷加中冲、涌泉;脉微厥冷加百会、关元。

操作:毫针常规针刺。素髎、水沟强刺激,泻法;内关用补法。百会、气海、关元用灸法,中冲用三棱针放血。

2.其他疗法

(1)耳针:取皮质下、肾上腺、心等穴。毫针刺,强刺激。

(2)灸法:取百会、神阙、膻中、气海、关元。艾炷直接灸至汗收脉起为止。

【按语】

虚脱是一种危重病证,病情复杂,发病突然,针灸可作为抢救措施之一,但须针对不同病因进行综合治疗。

五、内脏绞痛

（一）心绞痛

心绞痛是以突然发生的心前区或胸骨后压榨性疼痛，伴胸闷、气短、心悸、汗出为主要特征的临床综合征。是由冠状动脉供血不足，心肌急剧、短暂的缺血、缺氧所引起。多见于冠心病、急性冠状动脉综合征、X综合征、心脏神经官能症、风湿热、肥厚型心肌病、冠状动脉炎等疾病。

心绞痛属于中医学"胸痹"的范畴，又称"心痛""厥心痛""真心痛"等。

【病因病机】

心绞痛多与感受寒邪、饮食不节、情志郁结，或年迈肾虚、劳逸失度等因素相关。其病位在心，与脾、胃、肝、肾关系紧密。基本病机是寒邪凝滞，肝郁气滞，痰湿内阻，或年老体虚，胸阳不振，心脉痹阻不通。

【辨证要点】

主症：突发心前区或胸骨后压榨性或窒息性剧烈疼痛，可放射至左肩、左上肢、前臂内侧及无名指和小指。伴心悸，胸闷，气短，汗出，恐惧感。一般持续数秒至十余分钟不等。

气滞血瘀：情绪因素诱发，胸闷，心前区压榨性疼痛，伴烦躁不安，舌质紫暗或有瘀斑，脉细涩。

寒邪凝滞：感寒诱发，心痛如刺，痛有定处，心痛彻背，伴唇甲青紫，舌质暗，脉弦紧。

痰浊阻络：胸中闷痛，痛彻肩背，喘不得卧，喉中痰鸣，口黏乏味，形体肥胖，舌质胖，苔腻，脉滑。

阳气虚衰：伴面色苍白，唇甲青紫或淡白，大汗淋漓，气促息微，甚则心痛彻背，四肢逆冷，舌质淡，苔薄白，脉沉微。

【治疗】

1.基本治疗

治法：通阳行气，活血止痛。取手少阴、手厥阴经穴为主。

主穴：内关　膻中　阴郄　郄门

方义：内关为通于阴维脉之八脉交会穴和手厥阴心包经络穴，可宽胸宁心，通经活络；郄门、阴郄分别为手厥阴心包经和手少阴心经郄穴，可疏通心脉，缓急止痛；膻中为心包募穴，气之会穴，可调畅胸中气机，理气宽胸。

配穴：气滞血瘀加血海、太冲；寒邪凝滞加至阳、神阙；痰浊阻络加丰隆、中脘；阳气虚衰加至阳、心俞。

操作：毫针常规针刺。阳气虚衰者配合灸法。

2.其他疗法

耳针：取心、小肠、神门、交感、皮质下。毫针刺，或用埋针法、压丸法。

（二）胆绞痛

胆绞痛是以右上腹剧烈疼痛，阵发性加剧或痛无休止为主要特征的常见急腹症。多见于胆囊炎、胆石症、胆管炎、胆道蛔虫症等疾病。

胆绞痛属于中医学"胁痛"的范畴。

【病因病机】

胆绞痛多与情志不畅、恣食肥甘、结石、蛔虫阻滞等因素相关。本病病位在胆，与肝、脾关系密切。基本病机是肝气不舒，湿热内蕴，蛔虫妄动，胆腑壅遏，气机阻滞。

【辨证要点】

主症：突发性右上腹剧烈疼痛，阵发性加剧，为持续性绞痛。痛处拒按，疼痛可放射至右肩背部。

肝胆气滞:因情志因素而诱发,伴胸闷不舒,性情急躁,纳呆,舌质淡红,苔薄白,脉弦。

肝胆湿热:伴恶心呕吐,咽干口苦,大便干结,或寒战高热,黄疸,舌质红,苔黄腻,脉滑数。

蛔虫妄动:右上腹及剑突下呈钻顶样剧烈疼痛,痛处拒按,伴恶心呕吐,或吐蛔,舌质淡,苔白,脉弦紧。

【治疗】

1.基本治疗

治法:疏肝利胆,行气止痛。取胆的俞穴、募穴、下合穴为主。

主穴:胆俞　日月　阳陵泉　胆囊穴

方义:胆俞、日月分别是胆的俞、募穴,二穴俞募配穴,可疏通腑气,利胆止痛;阳陵泉为胆之下合穴,可调畅胆腑气机。胆囊穴为经外奇穴,是治疗胆囊疾患的经验效穴。

配穴:肝胆气滞加丘墟、太冲;肝胆湿热加阴陵泉、行间;蛔虫妄动加迎香透四白;发热寒战加大椎;恶心呕吐加足三里、内关。

操作:毫针常规针刺。可久留针,间歇行针,以保持针感。日月沿肋间隙向外斜刺或平刺,以免刺伤内脏。

2.其他治疗

耳针:取胆、肝、胰、神门、交感、耳迷根。毫针刺,或用埋针法、压丸法。

(三)肾绞痛

肾绞痛是以剧烈腰区疼痛或侧腹部绞痛为主要特征,呈阵发性和放射性,可伴不同程度的尿痛、尿血。多见于肾结石、膀胱结石、输尿管结石、尿道结石等疾病。

肾绞痛属于中医学"腰痛""砂淋""石淋""血淋"等范畴。

【病因病机】

肾绞痛多与嗜食辛辣、情志不遂、肾气亏虚等因素有关。其病位在肾和膀胱,与脾和三焦关系密切。基本病机为结石内生,气机失畅,水道不通。

【辨证要点】

主症:腰部剧烈疼痛或侧腹部绞痛,常向膀胱、外生殖器、大腿内侧放散,或阴部急胀刺痛,多呈持续性或间歇性,可见排尿困难,或滴沥中断,或见血尿。

下焦湿热:伴小便黄赤混浊,淋沥不畅,或有尿血,身热,舌质红,苔黄腻,脉弦滑。

肾气不足:伴排尿无力,小便续断,甚则点滴而下,神疲懒言,腰膝酸软,舌质淡,苔薄白,脉沉细。

【治疗】

1.基本治疗

治法:通淋止痛,清热利湿。取膀胱和肾的俞募穴、足太阴经穴为主。

主穴:京门　肾俞　中极　膀胱俞　三阴交

方义:京门、肾俞、中极、膀胱俞分别是肾与膀胱的俞募穴,采用俞募配穴,可通调肾与膀胱气机,助气化、清湿热,理气止痛;三阴交通于足三阴经,可疏肝理气,健脾化湿,益肾利水,通络化瘀止痛。

配穴:下焦湿热加委阳、阴陵泉;肾气不足加关元、水分;伴恶心呕吐加中脘、内关;尿中砂石加次髎、水道;尿血加血海、地机。

操作:毫针常规针刺。

2.其他治疗

耳针:取肾、膀胱、交感、皮质下、输尿管、三焦。毫针刺,强刺激;或用埋针法、压丸法。

【按语】

针灸治疗内脏绞痛有一定的镇痛效果,疼痛缓解后,应进一步治疗原发病。但临床必须注意密切观察病情,对重症心绞痛或持续发作者,应采取相应的综合治疗措施。结石引起的内脏绞痛,当考虑结石的性质、大小、位置等,并结合患者的体质等因素;镇痛后及时抗感染、碎石甚至手术治疗。

六、出血证

(一)鼻衄

鼻衄是指非外伤原因而引起的鼻腔出血病证。古代文献又称"鼻洪""鼻红",妇女经期鼻出血称为"倒经"。

本病多见于现代医学的鼻部疾病,如鼻炎、肿瘤、小儿鼻腔异物并发炎症;还可见于引起鼻出血的全身性疾病,如动脉硬化、高血压、凝血障碍性血液病、肝硬化、药物或重金属中毒、维生素缺乏及营养不良等。

【病因病机】

鼻衄多与外感风热、情志不畅、过食辛辣等因素有关。其病位在鼻窍,与肺、肝、胃密切相关。基本病机是热灼鼻络,迫血妄行。

【辨证要点】

主症:一侧或双侧鼻腔出血。

肺经郁热:鼻血点滴而出,伴鼻咽干燥,发热、咳嗽,舌质红,苔薄,脉数。

胃火炽盛:鼻血流出较多,伴齿龈肿胀或出血,大便干燥,小便短赤,舌质红,苔黄,脉滑数。

肝火上炎:鼻血流出较多,伴面红目赤,口苦咽干,烦躁易怒,胸胁胀满,舌质红,苔黄,脉弦数。

【治疗】

1.基本治疗

治法:清热泻肺,凉血止血。取鼻周腧穴和督脉、手太阴经、手阳明经穴为主。

主穴:迎香　印堂　上星　孔最　合谷

方义:迎香、印堂为鼻之局部取穴,可调和局部气血,宣散局部郁热;上星擅通鼻窍,所属督脉下行鼻柱,可清泻鼻窍火热之邪;孔最为手太阴肺经郄穴,可清肃肺热,达凉血止血之功;合谷为手阳明大肠经原穴,可清泻头面之热邪,凉血止鼻衄。

配穴:肺经郁热加尺泽、鱼际;胃火炽盛加内庭;肝火上炎加行间。

操作:毫针常规针刺。迎香刺向鼻根方向;印堂、上星可用三棱针点刺出血。

2.其他治疗

(1)耳针:内鼻、外鼻、肺、肾上腺、额。毫针刺,或用埋针法、压丸法。

(2)穴位敷贴:劳宫或涌泉。选用独头蒜,洗净去皮,捣烂成泥膏状,敷贴于穴位。

【按语】

1.针刺对单纯性鼻出血效果显著。出血量大时应局部填塞止血,以防造成不良后果。血止后应进一步查明病因,积极治疗原发病。

2.对血液病引起的鼻出血应慎用针刺和刺血法。

3.治疗期间忌食辛辣香燥之品。

4.儿童鼻出血患者,应注意纠正其挖鼻、揉鼻等不良习惯;老年鼻出血患者,有高血压、冠心病、支气管炎等病史者,应针对病因治疗。

(二)咯血

咯血是指气管、支气管或肺组织出血,随咳嗽而出的病证。属中医学"咳血""嗽血""咳唾血""唾血"等范畴。

本病多见于现代医学的支气管扩张或炎症、肺结核、肺癌、肺脓肿、肺吸虫,或风湿性心脏病、左心衰竭合并肺水肿等。

【病因病机】

咯血多与感受热邪、情志不遂等因素有关。其病位在肺,与肝关系密切。基本病机是热灼肺络,迫血妄行。

【辨证要点】

主症:咳嗽痰中夹血,或咯血量多,呼吸气急。

肺热伤络:常因外感而发,伴发热,咳嗽,舌质红,苔薄黄,脉数。

肝火伤络:常因情志过激而发,伴面红目赤,咳逆,口苦咽干,胁痛,舌质红,苔黄,脉弦数。

【治疗】

1.基本治疗

治法:清热肃肺,凉血止血。取手太阴经穴为主。

主穴:孔最 尺泽 鱼际 中府

方义:孔最为手太阴肺经郄穴,有清热止血之功,是治疗咯血的常用效穴;尺泽为手太阴肺经合穴,鱼际为手太阴肺经荥穴,中府为肺之募穴,三穴并用,可清泻肺热,止血凉血。

配穴:肺热伤络加大椎、少商;肝火伤络加行间、太冲。

操作:毫针常规针刺。鱼际、大椎、少商点刺出血。

2.其他治疗

(1)穴位敷贴:取涌泉。选用独头蒜数枚,洗净去皮,捣烂成泥膏状,敷贴于穴位。

(2)耳针:取气管、肺、肝、肾上腺。毫针刺法,或用埋针法、压丸法。

(3)定位:注射取孔最、肺俞。选用清开灵注射液,或生脉注射液。

【按语】

1.针灸对咯血有效。但引起咯血的原因较多,应进一步明确诊断后再进行治疗。对大量咯血者应及时采取中西医结合综合治疗。

2.治疗期间应避免过食辛辣燥热之品。大量咯血者应绝对卧床休息,避免情绪波动。

(三)吐血

吐血是指食管、胃或十二指肠出血,经口部呕吐而出的病证。血色或鲜红或呈褐色,常夹有食物残渣或并发黑便。又称"呕血"。

本病多见于现代医学的胃及十二指肠溃疡、肿瘤、肝硬化并发食道静脉曲张等疾病。

【病因病机】

吐血多与过食辛辣、饮酒过量、情志过激等因素有关。本病病位在胃,与肝关系密切。基本病机是肝火、胃热灼伤胃络,迫血妄行,气逆吐血。

【辨证要点】

主症:呕吐鲜血,或呕血褐色,伴食物残渣或黑便。

胃热伤络:常因过食辛辣或饮酒引发呕血,色鲜红或暗红,伴口臭便秘,舌质红,苔黄腻,脉滑数。

肝火伤络:常因暴怒引发呕血,血色红,血量多,伴烦躁易怒,胁肋胀痛,舌质红,苔黄,脉弦数。

【治疗】

1.基本治疗

治法:泻热止血,和胃止呕。取胃的募穴和足阳明经穴为主。

主穴:中脘　足三里　梁丘　内关

方义:中脘为胃之募穴,足三里为胃之下合穴,梁丘为胃经郄穴,三穴配合,可清泻胃中积热,并和胃降逆止呕;内关为通于阴维脉的八脉交会穴,可宽胸降气止呕。

配穴:胃热伤络加内庭;肝火伤络加行间。

操作:毫针常规针刺。内庭、行间可点刺出血。

2.其他疗法

(1)耳针:胃、肝、贲门、交感。毫针刺,或用埋针法、压丸法。

(2)穴位注射:足三里、梁丘、地机。选用清开灵注射液。

【按语】

1.针灸对本病有一定疗效,但引起吐血的原因较多,应明确诊断,对因治疗,必要时采用中西医结合综合治疗。

2.治疗期间应避免暴饮暴食,忌食辛辣之品或过度饮酒;对大量吐血者,应绝对卧床休息,禁止饮食。

3.保持心情舒畅,避免情志过激。

(四)便血

便血指血液随大便而下,血量不一,血色鲜红或暗红,先便后血或先血后便,或血与便相混杂,或大便如柏油样,甚至单纯下血者。古代文献又称为"肠风下血""后血"等。

便血多见于现代医学的痔裂下血、肠道息肉、肠道炎症(阿米巴痢、肠结核、溃疡性结肠炎等)、肠道肿瘤等。

【病因病机】

便血多与嗜食辛辣、内伤七情、劳倦太过等因素有关。其病位在大肠,与脾、胃关系密切。基本病机是湿热下注,灼伤血络,迫血妄行,或脾气虚弱,脾不统血,血自妄行。

【辨证要点】

主症:排便下血,血色鲜红或暗红。

大肠湿热:先血后便,血色鲜红,伴肛门灼热疼痛,舌质红,苔黄腻,脉数。

脾不统血先便后血,血色暗红或黑,或血混杂于便中,伴面色无华,神疲倦怠,舌质淡,脉弱。

【治疗】

1.基本治疗

治法:清热利湿,调肠止血。取大肠的背俞穴、下合穴及督脉、足太阳经腧穴为主。

主穴:大肠俞　上巨虚　长强　承山

方义:本病病位在大肠,大肠俞为大肠之背俞穴,上巨虚为大肠之下合穴,二穴合用,可疏导肠道气机,清热利湿,调肠止血;长强属督脉,位于肛门之后,为局部取穴;承山为足太阳膀胱经穴,膀胱经之经别入于肛中,二穴远近配合,可调畅肛肠部之气机,化瘀止血。

配穴:大肠湿热加阴陵泉;脾不统血加脾俞、血海。

操作:毫针常规针刺。长强沿骶骨内壁进针1~1.5寸,避免刺伤直肠。

2.其他治疗

(1)耳针:肛门、直肠、大肠、肾上腺。毫针刺,或用埋针法、压丸法。

（2）三棱针：膈俞、次髎。用三棱针挑刺并挤压出血，挑刺后拔罐。

（3）穴位注射：大肠俞、承山。选用清开灵注射液、鱼腥草注射液或人参注射液。

【按语】

1.针灸对本病有一定疗效。但引起便血的原因较多，应明确诊断，对因治疗，必要时采用中西医结合综合治疗。

2.治疗期间应忌食辛辣燥热之品。大量便血者应卧床休息，避免情绪紧张。

（五）尿血

尿血即指尿液中混有血液或血块，又称"溺血""血尿""溲血"。少量血尿需显微镜检查发现，严重者肉眼即见尿中混血，更甚者则为全血尿。

本病多见于现代医学的泌尿系统疾病，如肾、输尿管、膀胱及尿道的结核、肿瘤等。

【病因病机】

尿血多与嗜食辛辣油腻之品、五志过极、邪侵下焦等因素有关。其病位在肾、膀胱，与心、小肠关系密切。基本病机是火热灼伤肾与膀胱血络，迫血下溢。

【辨证要点】

主症：肉眼或显微镜检查发现尿中混血或血块，甚则全血尿。

湿热下注：伴小便黄赤，有灼热感，或尿频，尿涩，舌质红，苔黄腻，脉滑数。

心火亢盛：伴心烦失眠，口渴，口舌生疮，舌尖红，少苔，脉数。

阴虚火旺：伴头昏、耳鸣，腰膝酸软，潮热盗汗，舌质红，少苔，脉细数。

【治疗】

1.基本治疗

治法：清利湿热，凉血止血。取膀胱的俞穴、募穴为主。

主穴：中极　膀胱俞　肾俞　血海　三阴交　阴陵泉

方义：该病病位在肾与膀胱，中极为膀胱之募穴，膀胱俞为膀胱之背俞穴，肾俞为肾之背俞穴，三穴合用，可增强膀胱与肾之气化作用，疏利水道；阴陵泉、三阴交清利湿热；血海泻血中之热而止血。

操作：毫针常规针刺。

配穴：湿热下注加曲骨；心火亢盛加神门、大陵；阴虚火旺加太溪、照海。

2.其他治疗

（1）耳针：取膀胱、肾、心、交感。毫针刺，或用埋针法、压丸法。

（2）穴位注射：取肾俞、膀胱俞、三焦俞。选用清开灵注射液，或鱼腥草注射液。

【按语】

1.针灸对本病有一定疗效。但引起尿血的原因较多，应明确诊断，对因治疗。对尿血严重者应采用中西医结合综合治疗。

2.治疗期间应避免辛辣燥热之品，多饮水，注意卧床休息，避免情绪紧张。

（宫永平）

参考文献

1.王玉龙.康复功能评定学.北京:人民卫生出版社,2013

2.倪朝民.神经康复学.北京:人民卫生出版社,2013

3.程海英.针灸临床实用手册.北京:人民卫生出版社,2013

4.章文春,郭海英.中医养生康复学.北京:人民卫生出版社,2013

5.桑德春,贾子善.老年康复学.北京:北京科学技术出版社,2016

6.刘宏亮,武继祥.康复医学科临床速查掌中宝.北京:军事医学科学出版社,2014

7.陈启明,戴尅戎.骨关节医学与康复.北京:人民卫生出版社,2015

8.张晓阳.骨关节痛治疗与康复.北京:人民军医出版社,2013

9.纪清.常见病特色推拿治疗.北京:人民军医出版社,2015

10.宋柏林.推拿治疗学.北京:人民卫生出版社,2012

11.燕铁斌.康复医学前沿.北京:人民军医出版社,2014

12.和艳红,安丙辰.骨科疾病术后康复.河南:河南科学技术出版社,2014

13.励建安,张通.脑卒中康复治疗.北京:人民卫生出版社,2016

14.李泽兵.人体六大关节功能康复.北京:科学出版社,2014

15.何成奇.内外科疾病康复学.北京:人民卫生出版社,2013

16.吴镇阳.中风偏瘫家庭康复.上海:上海交通大学出版社,2015

17.李晓捷.实用儿童康复医学.北京:人民卫生出版社,2016

18.周建伟,张安仁,邱玲,黄蜀,王文春,呼永和,张昭,谢慧君,赵菁菁,翟佳丽,江玥,田恬,刘迪,郑旭,王敏.针灸康复综合治疗地震脑损伤认知功能障碍:随机对照研究.中国针灸,2014,34(02):105-109

19.夏玲,张兆波.冷疗法在骨科康复中临床应用进展.中国康复医学杂志,2014,29(06):591-594

20.韩振翔,祁丽丽,褚立希,蔡伟青,陈学芬,黄静怡,张慧琰.针灸结合主动功能锻炼分期治疗肩周炎方案的优选.中国针灸,2014,34(11):1067-1072

21.张世明.运动疗法在骨科康复中的应用.中医正骨,2014,26(09):3-5

22.李具宝,熊启良,屈尚可,贺竟哲,邓颖,贾涛,李琰,易红赤.中医推拿治疗腰椎间盘突出症:应用规律10年文献分析.中国组织工程研究,2014,18(44):7211-7216

23.戚红艳,武效芬,邵洪娟,于建波,孙晓红,郭俊峰.脑损伤恢复期患者注意障碍的康复训练及效果.中华护理杂志,2011,46(11):1095-1098

24.赵永光,雄鹰,刘海滨,李年贵,郑丽芬,李冰,唐迪,李爽.应用三级康复治疗体系对脑损伤后功能恢复的影响.中华保健医学杂志,2010,12(05):380-383

25.黄桂兰,许明,黎帅,张泓,谭洁,彭咏梅,邓多喜,蒋全睿.认知康复训练治疗脑损伤后认知功能障碍的Meta分析.中国康复,2017,32(02):95-98

26.严晓慧,严隽陶,龚利,姜淑云.推拿手法操作参数的规范化研究.世界科学技术-中医药现代化,2015,17(12):2443-2450

27.曹晔,王月秋.推拿结合针刺不同远端穴位治疗急性腰扭伤:随机对照研究.中国针灸,2015,35(05):453-457

28.安光辉,赵毅,姚斐,严隽陶,龚利,孔令军,元唯安,陈耀龙.脊柱推拿治疗腰背及颈部疼痛的疗效和安全性的系统评价再评价.中国循证医学杂志,2015,15(09):1010-1017

29.韦英成,董彤,吴肖梅,阎杰,梁晓行,覃喜扬,杨铿,吴曦,姜进文,杨先.推拿手法治疗神经根型颈椎病的研究进展.中医正骨,2015,27(10):65-67

30.吴粮葶,李瑛,任玉兰.基于数据挖掘技术探析针灸治疗中风后遗症的经穴特点.中国针灸,2013,33(02):125-130

31.周景辉,吴耀持,谢艳艳,张峻峰,黄承飞,孙懿君.针灸治疗膝骨关节炎的应用效果及机制.中国组织工程研究,2013,17(28):5255-5260

32.苏志维,任玉兰,周思远,覃海知,陈大帅,刘婷,李瑛.基于数据挖掘探析古代针灸治疗腹泻的经穴特点.中国针灸,2013,33(10):905-909

33.王念宏,严隽陶,孙武权,胡永善,夏军,魏礼成,贾杰,欧阳桂林,何勇,郭艳明,许洁.早期推拿对全膝关节置换患者术后股四头肌表面肌电影响的随机对照研究.中西医结合学报,2012,10(11):1247-1253